中药配方颗粒
液相色谱图集

（上册）

主编　钱忠直　宋宗华

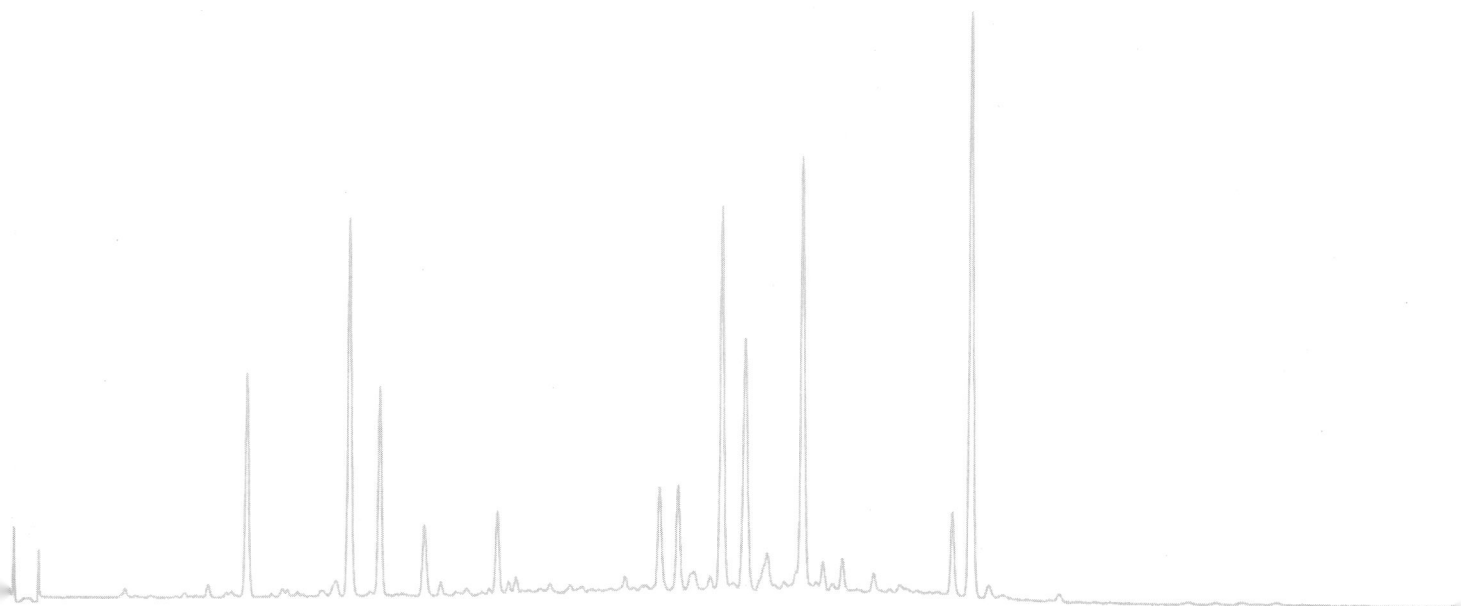

中国健康传媒集团

中国医药科技出版社

内 容 提 要

本书对中药配方颗粒质量标准中含量测定和指纹/特征图谱高效液相色谱图进行了充分展示，说明中药成分复杂性，且在可控范围内。在撰写过程中，对已经采用超高效液相色谱的品种和方法，直接展现图谱；对于标准中采用 HPLC 方法检测的品种，根据《中国药典》要求，适当调整仪器参数，提供了采用超高效液相色谱进行分离分析的对比图谱，供读者选择参考。

在本书的编制过程中，征集原研企业的样品，与复核药检所交流，及时收集各种反馈信息，保证信息和数据的真实和科学性，尽量体现中药多成分的特征，真实展现检验方法的灵敏度、专属性、可靠性和稳定性。既展示了含量测定和指纹/特征图谱色谱峰的轮廓，又提供了节能环保的并行方法。

本书可供广大分析检测人员参考和借鉴。

图书在版编目（CIP）数据

中药配方颗粒液相色谱图集 . 上册 / 钱忠直，宋宗华主编 . — 北京：中国医药科技出版社，2021.10
ISBN 978-7-5214-2671-7

Ⅰ . ①中… Ⅱ . ①钱… ②宋… Ⅲ . ①中成药—颗粒剂—液相色谱—图集 Ⅳ . ① R286-64

中国版本图书馆 CIP 数据核字（2021）第 160826 号

责任编辑 高雨濛
美术编辑 陈君杞
版式设计 锋尚设计

出版　**中国健康传媒集团** | **中国医药科技出版社**
地址　北京市海淀区文慧园北路甲 22 号
邮编　100082
电话　发行：010-62227427　邮购：010-62236938
网址　www.cmstp.com
规格　889 × 1194mm $\frac{1}{16}$
印张　34¾
字数　926 千字
版次　2021 年 10 月第 1 版
印次　2021 年 10 月第 1 次印刷
印刷　三河市万龙印装有限公司
经销　全国各地新华书店
书号　ISBN 978-7-5214-2671-7
定价　280.00 元

获取新书信息、投稿、
为图书纠错，请扫码
联系我们。

中药配方颗粒液相色谱图集

（上册）

编写委员会

主　　审　　张　伟

主　　编　　钱忠直　宋宗华

副 主 编　　杨文良　王海南　俞克佳　傅欣彤

策　　划　　任重远　张亮裕

常务编委　　王京辉　郭　伟　郭洪祝　魏　梅　陈盛君　付　静　胡昌江
　　　　　　谭　沛　许译升　房　爽

编　　委　　（以姓氏笔画为序）
　　　　　　于密密　王　峰　王萌萌　邓郑祥　邢占磊　刘　颖　闫海霞　祁　进
　　　　　　孙冬梅　杜小伟　李　松　李　铮　肖智华　张　雪　张　辉　张志强
　　　　　　张琳培　陈　岩　陈　晶　陈有根　陈思妮　邵　燕　范妙璇　周　维
　　　　　　赵一懿　赵惠萍　袁汉成　黄　倩　梅　婕　常增荣　谭　成

合作编写单位

国家药典｜沃特世联合开放实验室

北京市药品检验研究院

广东一方制药有限公司

江阴天江药业有限公司

北京康仁堂药业有限公司

四川新绿色药业科技发展有限公司

华润三九医药股份有限公司

神威药业集团有限公司

前　言

为加强中药配方颗粒的管理，规范中药配方颗粒的生产，引导产业健康发展，更好满足中医临床需求，国家药监局、国家中医药局、国家卫生健康委、国家医保局已于2021年2月1日共同发布了《关于结束中药配方颗粒试点工作的公告》。公告要求，国家药典委员会结合试点工作经验继续组织审定中药配方颗粒的国家药品标准；国家标准没有规定的，应当符合省级药品监督管理部门制定的标准。自此，"中药配方颗粒国家药品标准"审定颁布和"省级中药配方颗粒标准"制定进入了快车道。

为规范中药配方颗粒的质量控制与标准研究，国家药监局组织制订了《中药配方颗粒质量控制与标准制定技术要求》（以下简称技术要求），公告要求省级药品监督管理部门制定的标准应当符合技术要求的规定。根据中药配方颗粒的特点，技术要求规定应加强专属性鉴别和多成分、整体质量控制。应建立与药效相关的活性成分或指标成分的含量测定项，并采用特征图谱或指纹图谱等方法进行整体质量评价，必要时可建立生物活性测定方法。由于中药配方颗粒已经不具备中药饮片性状鉴别的特征，应建立以对照药材为随行对照的特征图谱或指纹图谱。特征图谱或指纹图谱也是表征标准汤剂的重要参数之一，可以说，这是保证中药产品质量迄今为止最严的质量标准要求。

目前，国家药监局已经颁布160个中药配方颗粒国家药品标准，从已颁标准看，每一个标准多采用高效液相色谱法或超高效液相色谱法制定了特征图谱或指纹图谱及含量测定项。为及时总结推广中药配方颗粒质量控制和标准研究的成果，指导和规范全国开展中药配方颗粒质量标准研究制定工作，同时也为今后中药配方颗粒日常监管提供技术支撑，国家药典委员会组织专家在企业起草和药检所复核前期工作的基础上，优选出第一批86个品种编撰成《中药配方颗粒液相色谱图谱集》（上册）。

本书对含量测定和指纹/特征图谱高效液相色谱图进行了充分展示。书中不仅有含量测定色谱图，对于中药中千分之几和万分之几的成分做到色谱图基线分离，精确定量；同时重点展示了指纹/特征图谱的色谱峰轮廓，用以说明中药成分复杂性，且在可控范围内，中药化学成分不同于化学药物的"构效关系"，而是具有自己独特的"谱效关系"。在撰写过程中，对已经采用超高效液相色谱的品种和方法，直接展现图谱；对于标准中采用HPLC方法检测的品种，根据《中国药典》四部通则0512高效液相色谱法中有关"方法转换"的要求，适当调整仪器参数，提供了采用超高效液相色谱进行分离分析的对比图谱，供大家选择参考。在本书的编制过程中，征集原研企业的样品，与复核药检所交流，及时收集各种反馈信息，保证信息和数据的真实和科学性，尽量体现中药多成分的特征，真实展现检验方法的灵敏度、专属性、可靠性和稳定性。既展示了含量测定和指纹/特征图谱色谱峰的轮廓，又提供了节能环保的并行方法，供广大分析检测人员参考和借鉴。

党中央、国务院对药品安全、有效和质量可控历来高度重视，提出了"四个最严"的要求，其中加强药品检测方法的完善是建立最严标准的基础，也是完善最严监管制度和提升监管能力的保证。希望本书的编撰出版，有助于中药配方颗粒质量标准的建立和完善，对于指导和规范中药配方颗粒质量标准研究和生产监管，推动中药产业健康发展，不断满足中医临床需要，发挥积极作用。

编　者
2021 年 5 月

编写说明

1. **样品** 由原研企业提供，其中广东一方制药有限公司 23 个品种，江阴天江药业有限公司 23 个品种，北京康仁堂药业有限公司 19 个品种，四川新绿色药业科技发展有限公司 18 个品种，华润三九医药股份有限公司 2 个品种，神威药业集团有限公司 1 个品种。样品来源情况均在各品种项下说明。

2. **对照物质** 各品种项下均说明对照药材 / 饮片和对照品的来源、批号和纯度；非中国食品药品检定研究院发放对照品，详细说明来源、批号和纯度；非中国食品药品检定研究院发放对照饮片，由生产企业检定、炮制加工并提供，详细说明来源和批号。

3. **对照药材 / 饮片溶液、对照品溶液、供试品溶液制备** 同该品种项下质量标准中描述。

个别品种配方颗粒所用药材植物来源，中国食品药品检定研究院未发放相应植物来源的对照药材，实验用目前发放的对照药材配制参照物溶液，相应特征峰均可检出。

4. **色谱条件和色谱图** 编者关注节能环保绿色检测方法和新的检测技术，在编写过程中，对质量标准规定的液相色谱方法进行了方法转换，经过方法转换的品种，色谱条件并行，色谱图并行，含量测定色谱峰基线分离，指纹 / 特征图谱色谱峰相对保留时间和相对峰面积平行进行比较，均能达到质量标准的要求。

4.1 使用超高效液相色谱法的品种，附该品种色谱条件和色谱图。

4.2 使用高效液相色谱法测定的品种，附该品种色谱条件和色谱图；并按照《中国药典》四部通则 0512 高效液相色谱法中"1. 对仪器的一般要求和色谱条件"项中，第（4）项"色谱参数调整"的技术要求进行了方法转换，转换为超高效液相色谱条件；【含量测定】项保证测定成分与其他成分基线分离，准确定量，小粒径（约 2μm）填充剂色谱柱不能满足基线分离的情况下，按照通则规定对色谱条件进行调整；【特征图谱】项洗脱梯度程序遵从保持不同规格色谱柱的洗脱柱体积倍数相同，从而保证梯度变化相同原则，同时考虑不同仪器系统体积的差异，适当调整仪器参数，在梯度表中注明"Pre injection volume"或者"After injection volume"。

4.3 考虑方法的普适性问题，提供了 9 个案例，北柴胡、醋北柴胡、大枣、独活、秦皮（尖叶白蜡树）、益母草、盐知母、知母、炙甘草（甘草），将超高效液相色谱色谱条件转换为高效液相色谱色谱条件。例如：北柴胡、醋北柴胡质量标准【特征图谱】项规定使用色谱柱为 ACQUITY UPLC BEH C18（2.1mm×100mm，1.7μm），方法转换使用相同填料，对应高效液相色谱柱为 XBridge C18（4.6mm×250mm，5μm），考虑到超高效液相色谱和高效液相色谱仪器系统体积不同，增加 3 分钟前进样平衡时间，测定结果特征峰相对保留时间均在质量标准规定范围内，流速由 0.4ml/min 变为 1.5ml/min，检测时间由 37 分钟变为 121 分钟。再例如：秦皮（尖叶白蜡树）质量标准【特征图谱】项规定使用色谱柱为 ACQUITY UPLC BEH C18（2.1mm×100mm，1.7μm），方法转换使用相同填料，对应高效液相色谱柱为 XBridge C18（3.0mm×150mm，2.5μm），测定结果特征峰相对保留时间均在质量标准规定范围内，流速由 0.3ml/min 变为 0.7ml/min，检测时间由 17.5 分钟变为 21 分钟。

4.4 指纹/特征图谱鉴别是对中药中多化学成分进行的细致分离，多采用梯度洗脱。色谱柱填料颗粒基质、填料表面积、键合相及键合工艺，即键合方式、键合密度、键合后的封端，都会影响色谱柱的保留和选择性。近年来色谱柱的品牌和填料呈现多元化的趋势，不同品牌不同型号填料的色谱柱对指纹/特征图谱的多成分分离有一定影响。本书编写过程中，同品牌的色谱柱，选用相同型号填料的色谱柱进行方法转换；不同品牌的色谱柱，选取填料颗粒基质和键合相相近色谱柱进行方法转换。

4.5 所使用仪器 Alliance、ACQUITY 为沃特世科技有限公司生产仪器，其他品牌仪器标注在各品种项下；色谱柱仅注明填料型号和规格。

5. **指纹/特征图谱特征峰参数列表** 为更好地服务于读者，本书真实展现实验状态、仪器参数，在特征峰参数列表中注明：组分编号、组分名称、保留时间（min）、理论板数、拖尾因子、相对保留时间、相对保留时间标准规定值及范围、相对峰面积、相对峰面积标准规定范围，供广大分析检测人员对比参考使用。

6. 本书的编写方式目前也仅为一种尝试，欢迎使用者批评指正，并联系我们，以便沟通、共同进步（goldpharma@chp.org.cn）。

目　录

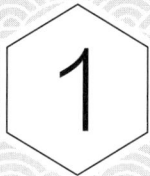

1 白芍配方颗粒
Baishao Peifangkeli

① **样品来源** 广东一方制药有限公司。

② **样品性状** 本品为黄白色至黄棕色的颗粒；气微，味苦、微酸。

③ **对照药材和对照品来源**

对照药材 白芍（中国食品药品检定研究院，批号：120905-201610）。

对 照 品 1. 没食子酸；2. 儿茶素；3. 芍药苷；4. 1, 2, 3, 4, 6- 五没食子酰葡萄糖；5. 苯甲酰芍药苷
（中国食品药品检定研究院，1. 批号：110831-201605，纯度：90.8%；2. 批号：110877-
201604，纯度：99.2%；3. 批号：110736-201842，纯度：97.4%。成都曼思特生物科技有限
公司，4. 批号：MUST-16061211，纯度：98.5%；5. 批号：MUST-16061803，纯度：99.28%）。

④ **特征图谱**

4.1 溶液的制备

参照物溶液的制备 取白芍对照药材 0.4g，置具塞锥形瓶中，加稀乙醇 50ml，超声处理（功率
250W，频率 40kHz）30 分钟，放冷，摇匀，滤过，取续滤液，作为对照药材参照物溶液。另取没食子
酸对照品、儿茶素对照品、芍药苷对照品、1, 2, 3, 4, 6- 五没食子酰葡萄糖对照品、苯甲酰芍药苷对照品适
量，精密称定，加甲醇制成每 1ml 含没食子酸 50μg、儿茶素 30μg、芍药苷 160μg、1, 2, 3, 4, 6- 五没食
子酰葡萄糖 30μg、苯甲酰芍药苷 30μg 的混合溶液，作为对照品参照物溶液。

供试品溶液的制备 取本品适量，研细，取约 0.1g（相当于饮片 0.45g），置具塞锥形瓶中，加稀
乙醇 50ml，超声处理（功率 250W，频率 40kHz）30 分钟，放冷，摇匀，滤过，取续滤液，即得。

4.2 色谱条件

方法	HPLC（质量标准方法）	UPLC（方法转换方法）
仪器	Alliance HPLC e2695	ACQUITY UPLC I-Class
仪器配置	PDA，柱温箱	BSM，FTN，PDA，柱温箱
色谱柱	Triact C18 4.6mm×250mm，5μm	ACQUITY UPLC HSS C18 2.1mm×100mm，1.8μm
流动相	A：乙腈 B：0.1% 磷酸溶液	A：乙腈 B：0.1% 磷酸溶液

梯度	时间 （分钟）	流动相 A（%）	流动相 B（%）	曲线	时间 （分钟）	流动相 A（%）	流动相 B（%）	曲线
	0	5	95	初始	0.0	5	95	初始
	25	15	85	6	4.2	15	85	6
	37	15	85	6	6.2	15	85	6
	38	20	80	6	6.3	20	80	6
	58	20	80	6	9.7	20	80	6
	70	50	50	6	11.7	50	50	6
	71	5	95	6	11.8	5	95	6
	85	5	95	6	15.0	5	95	6

流速	1.0ml/min	0.5ml/min
检测波长	230nm	230nm
柱温	30℃	30℃
进样量	10μl	1μl

4.3 结果与分析

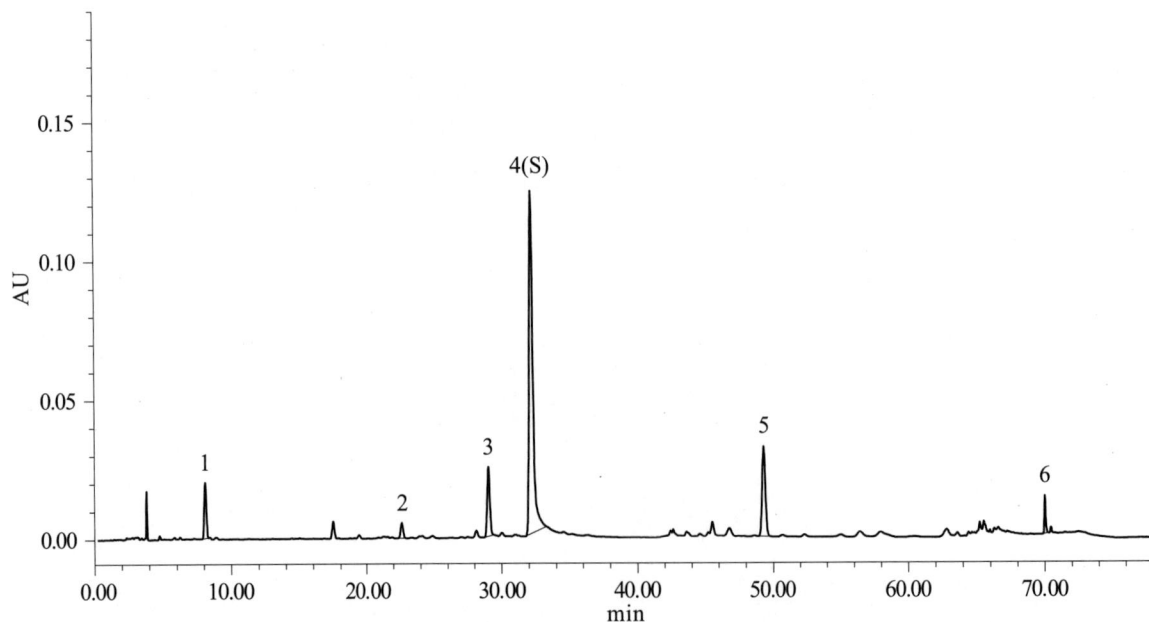

图 1-1　特征图谱对照药材 HPLC 色谱图

表 1-1　特征图谱对照药材 HPLC 特征峰参数列表

组分编号	组分名称	保留时间（min）	理论板数	拖尾因子	相对保留时间	相对保留时间标准规定值限度：±10%
1	没食子酸	8.086	12498	1.04	—	—
2	儿茶素	22.609	72189	1.03	—	—
3	芍药内酯苷	29.042	103225	1.03	0.90	0.90（0.81～0.99）
4（S）	芍药苷	32.174	75895	1.30	—	—
5	1,2,3,4,6-五没食子酰葡萄糖	49.294	191756	1.06	—	—
6	苯甲酰芍药苷	70.003	2645538	1.20	—	—

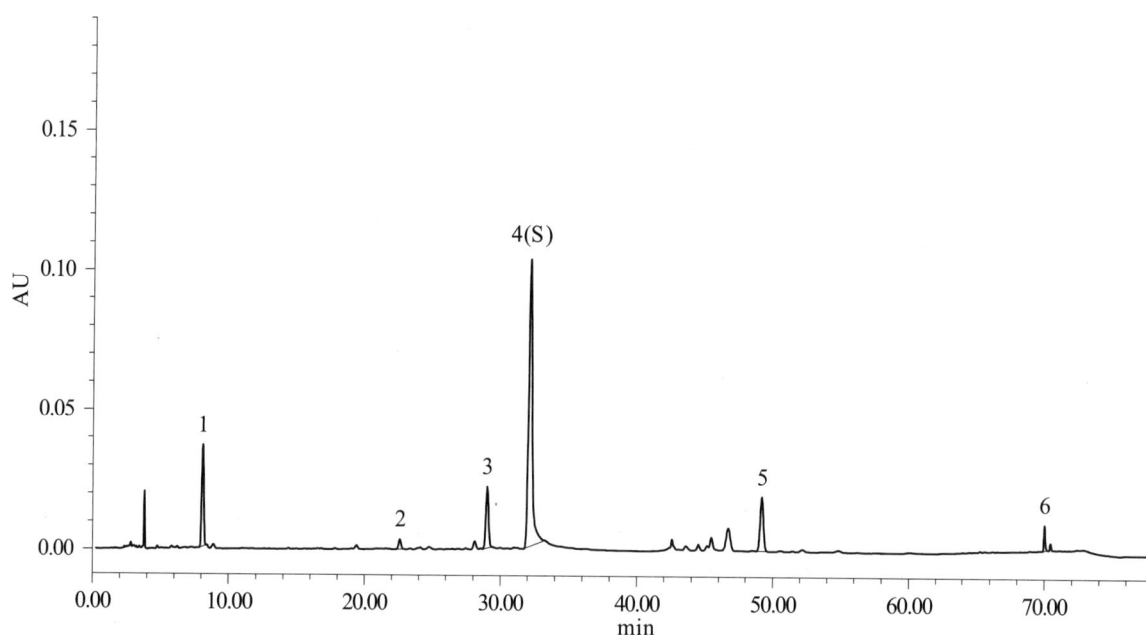

图 1-2　特征图谱供试品 HPLC 色谱图

表 1-2　特征图谱供试品 HPLC 特征峰参数列表

组分编号	组分名称	保留时间（min）	理论板数	拖尾因子	相对保留时间	相对保留时间标准规定值限度：±10%	相对峰面积	相对峰面积标准规定范围
1	没食子酸	8.084	12259	1.04	—	—	—	—
2	儿茶素	22.594	70893	1.02	—	—	—	—
3	芍药内酯苷	29.014	101909	1.03	0.90	0.90（0.81～0.99）	0.155	≥ 0.089
4（S）	芍药苷	32.136	76997	1.28	—	—	—	—
5	1,2,3,4,6-五没食子酰葡萄糖	49.181	194491	1.05	—	—	—	—
6	苯甲酰芍药苷	69.995	2706837	1.14	—	—	0.030	≥ 0.020

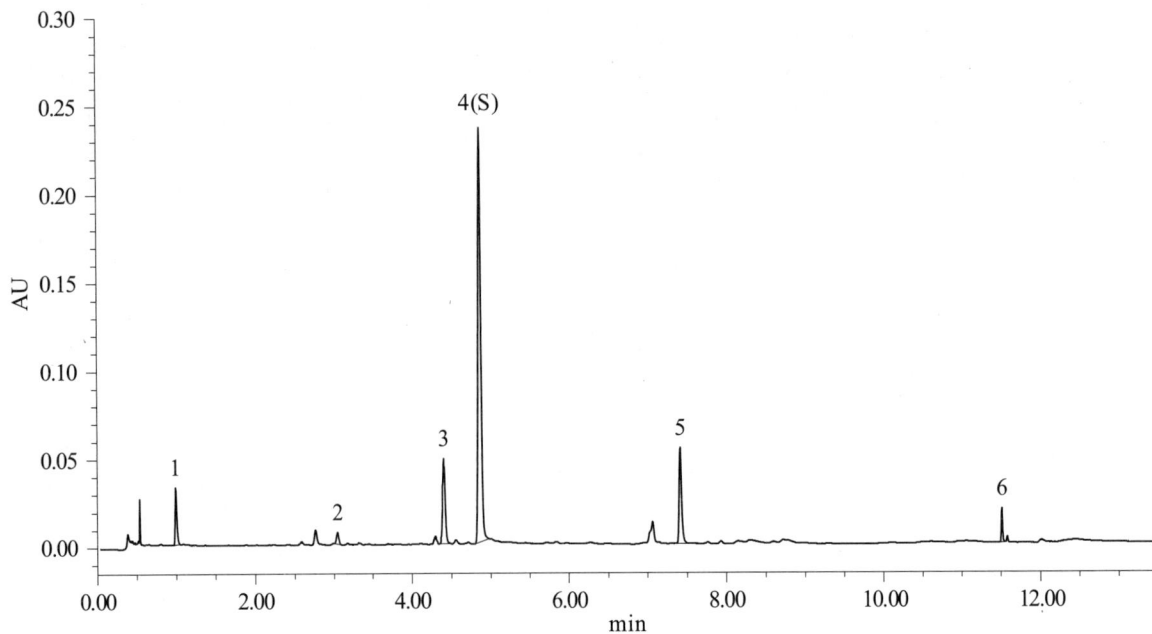

图 1-3　特征图谱对照药材 UPLC 色谱图

表 1-3　特征图谱对照药材 UPLC 特征峰参数列表

组分编号	组分名称	保留时间（min）	理论板数	拖尾因子	相对保留时间	相对保留时间标准规定值限度：±10%
1	没食子酸	0.993	11206	1.36	—	—
2	儿茶素	3.043	43364	1.08	—	—
3	芍药内酯苷	4.399	81308	1.08	0.90	0.90（0.81～0.99）
4（S）	芍药苷	4.866	87262	1.10	—	—
5	1,2,3,4,6- 五没食子酰葡萄糖	7.416	280587	1.30	—	—
6	苯甲酰芍药苷	11.514	2680928	1.11	—	—

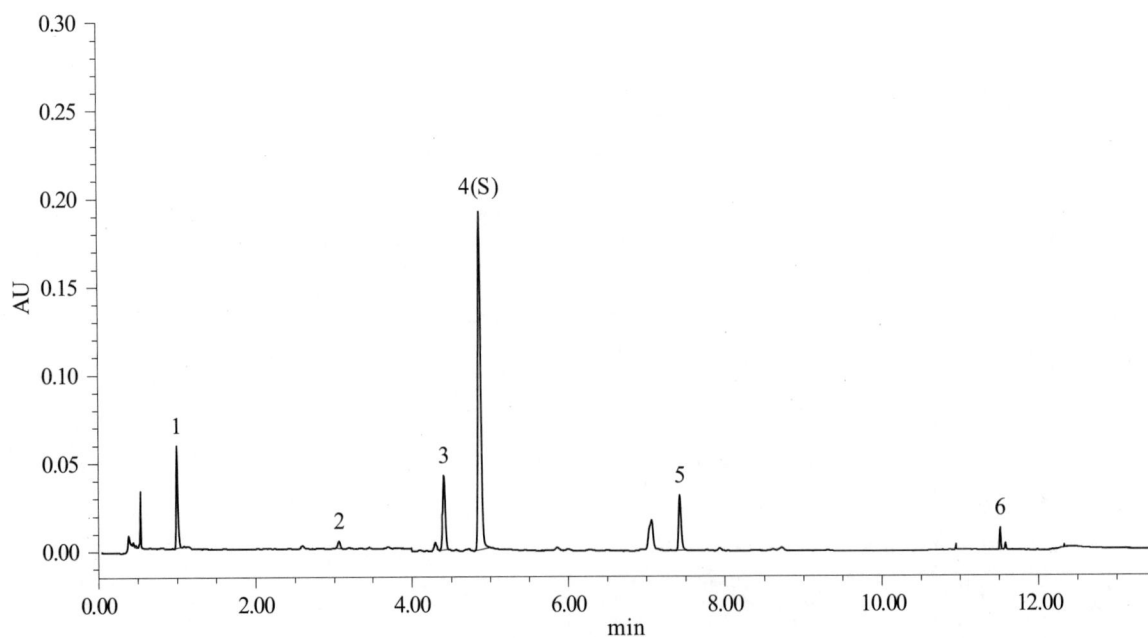

图 1-4　特征图谱供试品 UPLC 色谱图

表 1-4 特征图谱供试品 UPLC 特征峰参数列表

组分编号	组分名称	保留时间（min）	理论板数	拖尾因子	相对保留时间	相对保留时间标准规定值 限度：±10%	相对峰面积	相对峰面积标准规定范围
1	没食子酸	0.996	11069	1.40	—	—	—	—
2	儿茶素	3.055	40706	1.03	—	—	—	—
3	芍药内酯苷	4.404	81819	1.05	0.90	0.90（0.81~0.99）	0.199	≥0.089
4（S）	芍药苷	4.872	86217	1.11	—	—	—	—
5	1,2,3,4,6-五没食子酰葡萄糖	7.427	265916	1.30	—	—	—	—
6	苯甲酰芍药苷	11.514	2694230	1.13	—	—	0.028	≥0.020

⑤ 含量测定

5.1 溶液的制备

对照品溶液的制备 取芍药苷对照品适量，精密称定，加甲醇制成每 1ml 含 120μg 的溶液，即得。

供试品溶液的制备 取本品适量，研细，取约 0.1g（相当于饮片 0.45g），精密称定，置具塞锥形瓶中，精密加入甲醇 50ml，称定重量，超声处理（功率 250W，频率 40kHz）30 分钟，放冷，再称定重量，用甲醇补足减失的重量，摇匀，滤过，取续滤液，即得。

5.2 色谱条件

方法	HPLC（质量标准方法）	UPLC（方法转换方法）
仪器	Alliance HPLC e2695	ACQUITY UPLC I-Class
仪器配置	PDA，柱温箱	BSM，FTN，PDA，柱温箱
色谱柱	XSelect HSS C18 4.6mm×250mm，5μm	ACQUITY UPLC HSS C18 2.1mm×100mm，1.8μm
流动相	A：乙腈 B：0.1% 磷酸溶液	A：乙腈 B：0.1% 磷酸溶液
等度	时间（分钟） / 流动相A（%） / 流动相B（%） / 曲线： 0 / 15 / 85 / 初始 25 / 15 / 85 / 6	时间（分钟） / 流动相A（%） / 流动相B（%） / 曲线： 0.0 / 15 / 85 / 初始 8.0 / 15 / 85 / 6
流速	1.0ml/min	0.5ml/min
检测波长	230nm	230nm
柱温	30℃	30℃
进样量	10μl	1μl

5.3 结果与分析

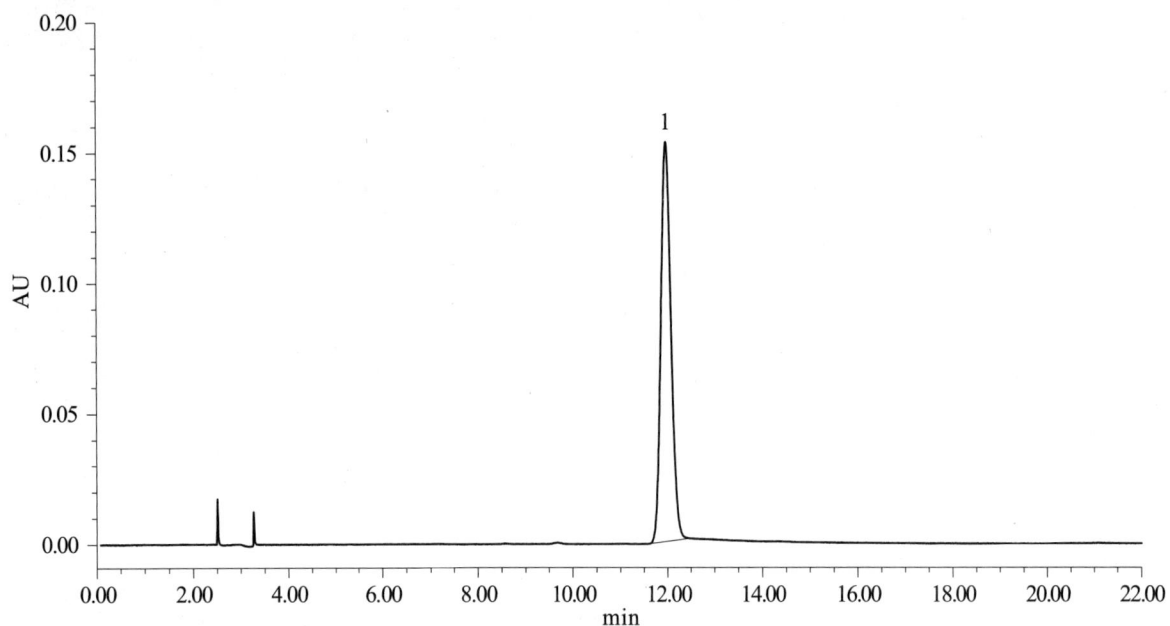

图 1-5　含量测定对照品 HPLC 色谱图
1. 芍药苷

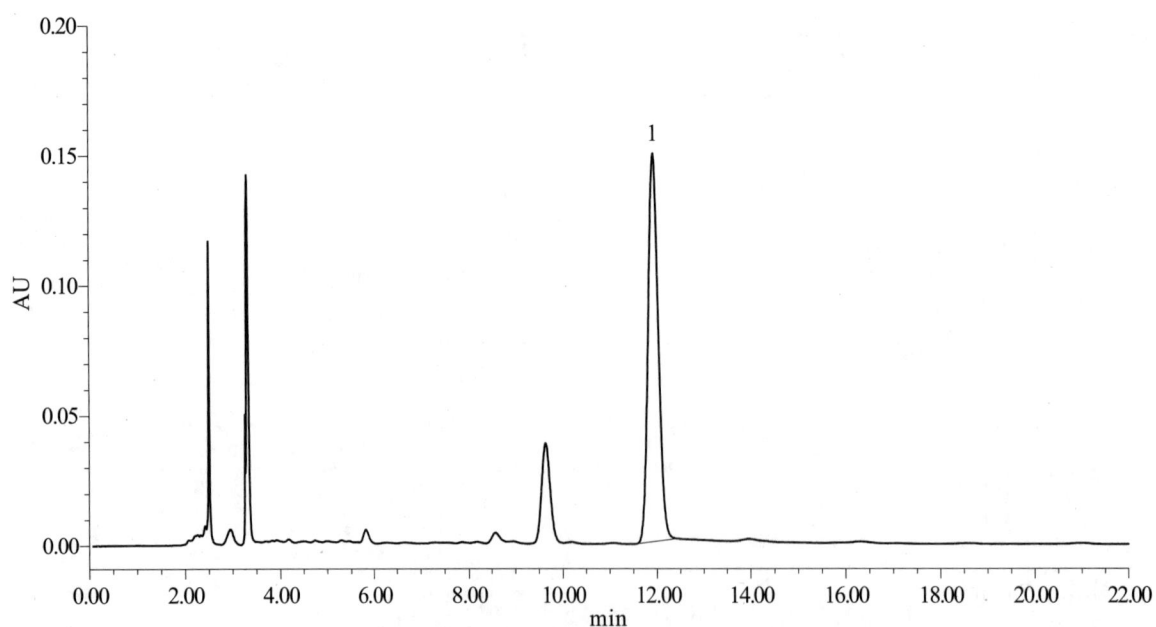

图 1-6　含量测定供试品 HPLC 色谱图
1. 芍药苷

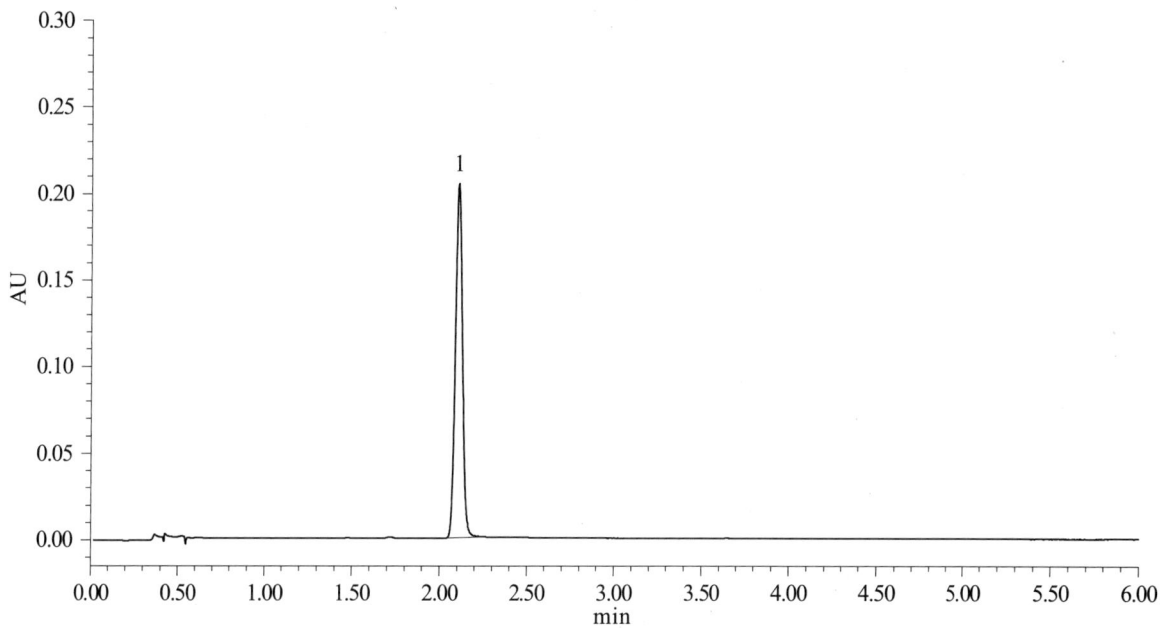

图 1-7　含量测定对照品 UPLC 色谱图
1. 芍药苷

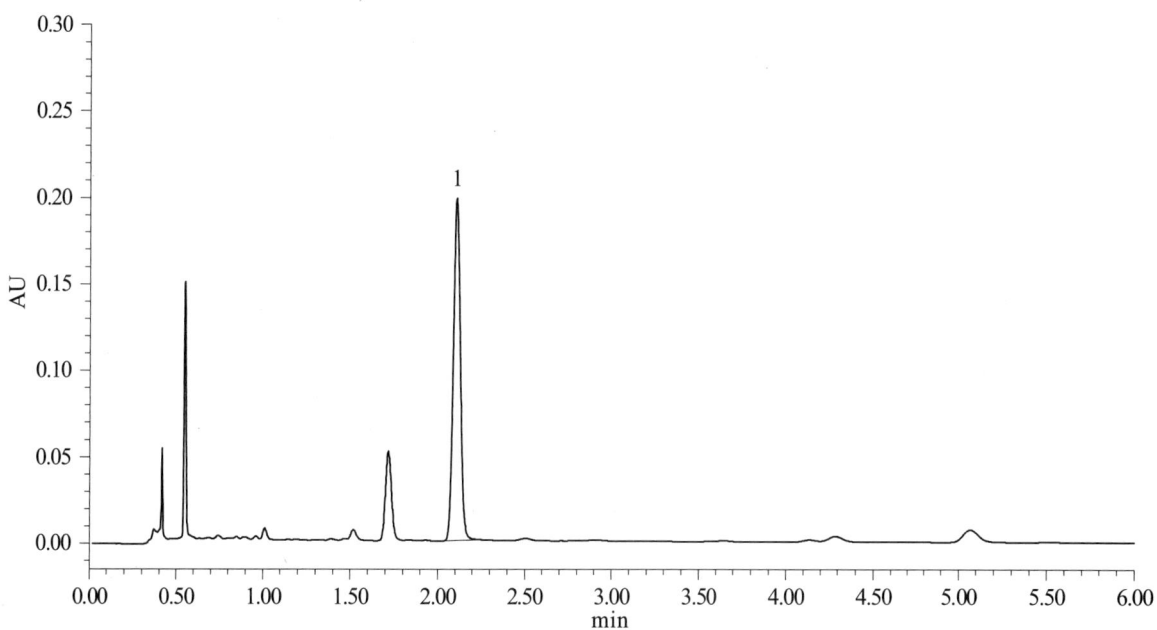

图 1-8　含量测定供试品 UPLC 色谱图
1. 芍药苷

2 白鲜皮配方颗粒
Baixianpi Peifangkeli

1 样品来源 四川新绿色药业科技发展有限公司。

2 样品性状 本品为棕黄色至黄棕色的颗粒;气微,味苦。

3 对照药材和对照品来源

对照药材 白鲜皮(中国食品药品检定研究院,批号:120978-201105)。

对 照 品 1.梣酮;2.黄柏酮;3.白鲜碱;4.柠檬苦素(中国食品药品检定研究院,1.批号:111700-201603, 纯度:99.7%;2.批号:111923-201303, 纯度:98.0%;3.批号:111654-200602,供含量测定用;4.批号:110800-201406,纯度:99.91%)。

4 特征图谱

4.1 溶液的制备

参照物溶液的制备 取白鲜皮对照药材0.5g,置具塞锥形瓶中,加甲醇25ml,密塞,超声处理(功率600W,频率40kHz)30分钟,放冷,摇匀,滤过,取续滤液,作为对照药材参照物溶液。另取梣酮对照品、黄柏酮对照品、白鲜碱对照品、柠檬苦素对照品适量,精密称定,加甲醇制成每1ml各含梣酮60μg、黄柏酮0.1mg、白鲜碱20μg、柠檬苦素1mg的混合溶液,作为对照品参照物溶液。

供试品溶液的制备 取本品适量,研细,取约0.5g(相当于饮片1.85g),精密称定,置100ml具塞锥形瓶中,精密加入70%甲醇25ml,称定重量,超声处理(功率600W,频率40kHz)10分钟,放冷,再称定重量,用70%甲醇补足减失的重量,摇匀,滤过,取续滤液,即得。

4.2 色谱条件

方法	HPLC（质量标准方法）	UPLC（方法转换方法）
仪器	Alliance HPLC e2695	ACQUITY UPLC H-Class
仪器配置	PDA，柱温箱	QSM，FTN，PDA，柱温箱
色谱柱	TC C18（2） 4.6mm×250mm，5μm	ACQUITY UPLC HSS T3 2.1mm×100mm，1.8μm
流动相	A：乙腈 B：0.1%磷酸溶液	A：乙腈 B：0.1%磷酸溶液
梯度	见下表	见下表
流速	1.0ml/min	0.35ml/min
检测波长	230nm	230nm
柱温	30℃	30℃
进样量	10μl	1μl

HPLC 梯度：

时间（分钟）	流动相 A（%）	流动相 B（%）	曲线
0	5	95	初始
25	30	70	6
40	50	50	6
60	50	50	6
70	5	95	1

UPLC 梯度：

时间（分钟）	流动相 A（%）	流动相 B（%）	曲线
Before injection volume 400μl			
0.00	5	95	初始
5.95	30	70	6
9.53	50	50	6
14.29	50	50	6
20.00	5	95	1

4.3 结果与分析

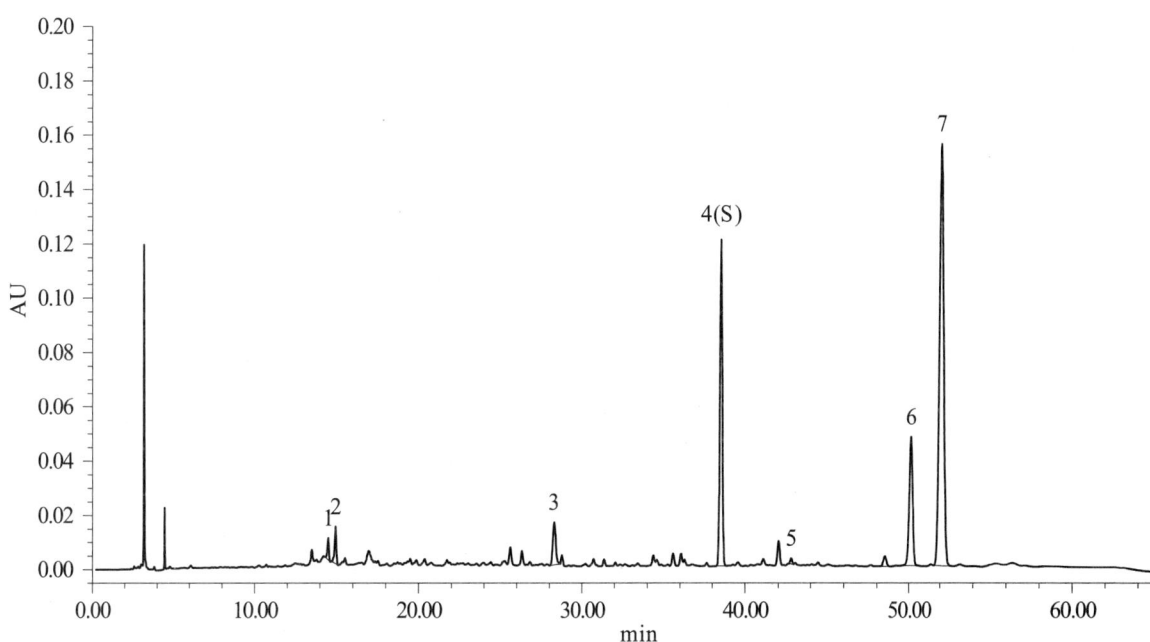

图 2-1　特征图谱对照药材 HPLC 色谱图

表 2-1 特征图谱对照药材 HPLC 特征峰参数列表

组分编号	组分名称	保留时间（min）	理论板数	拖尾因子	相对保留时间	相对保留时间标准规定值限度：±10%
1	—	14.507	120658	0.93	0.376	0.371（0.334～0.408）
2	—	14.953	119375	0.80	0.388	0.381（0.343～0.419）
3	—	28.300	112986	1.05	0.734	0.728（0.655～0.801）
4（S）	白鲜碱	38.537	309516	1.01	—	—
5	柠檬苦素	42.788	642306	1.03	—	—
6	黄柏酮	50.128	241108	0.96	—	—
7	栌酮	52.094	180290	1.01	—	—

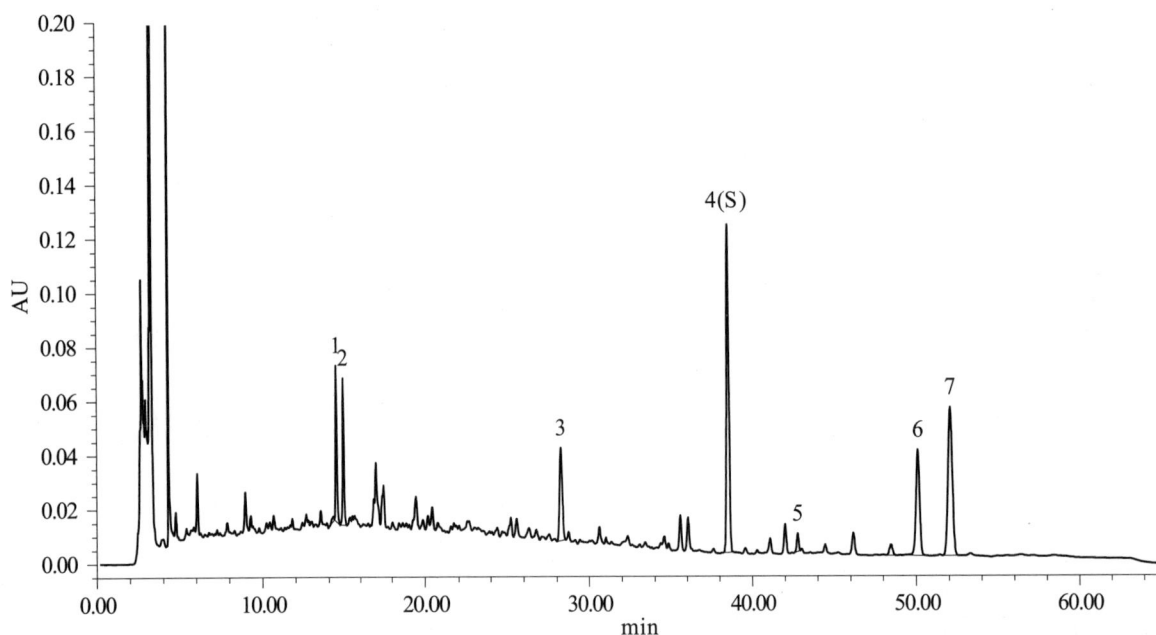

图 2-2 特征图谱供试品 HPLC 色谱图

表 2-2 特征图谱供试品 HPLC 特征峰参数列表

组分编号	组分名称	保留时间（min）	理论板数	拖尾因子	相对保留时间	相对保留时间标准规定值限度：±10%
1	—	14.456	53787	0.64	0.375	0.371（0.334～0.408）
2	—	14.900	135335	1.16	0.387	0.381（0.343～0.419）
3	—	28.252	147548	1.00	0.734	0.728（0.655～0.801）
4（S）	白鲜碱	38.508	120806	1.05	—	—

组分编号	组分名称	保留时间（min）	理论板数	拖尾因子	相对保留时间	相对保留时间标准规定值限度：±10%
5	柠檬苦素	42.764	312642	1.01	—	—
6	黄柏酮	50.098	284449	1.03	—	—
7	梣酮	52.067	240647	0.98	—	—

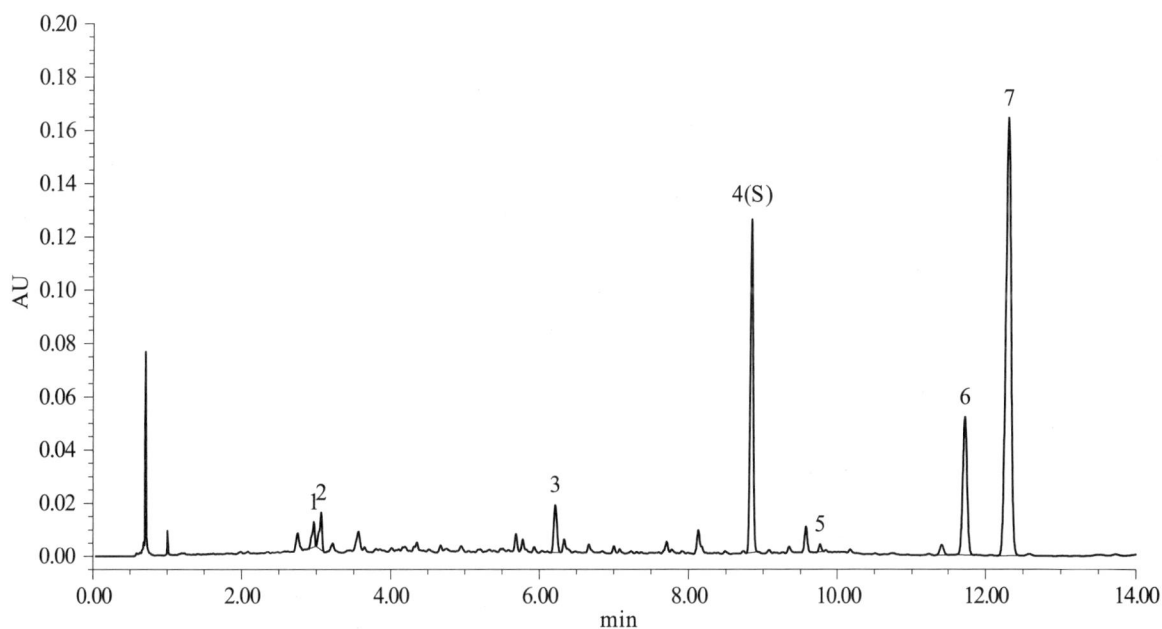

图 2-3　特征图谱对照药材 UPLC 色谱图

表 2-3　特征图谱对照药材 UPLC 特征峰参数列表

组分编号	组分名称	保留时间（min）	理论板数	拖尾因子	相对保留时间	相对保留时间标准规定值限度：±10%
1	—	2.968	43155	0.71	0.336	0.371（0.334～0.408）
2	—	3.066	48571	0.74	0.347	0.381（0.343～0.419）
3	—	6.214	93970	1.06	0.703	0.728（0.655～0.801）
4（S）	白鲜碱	8.845	238969	1.03	—	—
5	柠檬苦素	9.762	366304	1.02	—	—
6	黄柏酮	11.726	195826	1.03	—	—
7	梣酮	12.297	141970	1.03	—	—

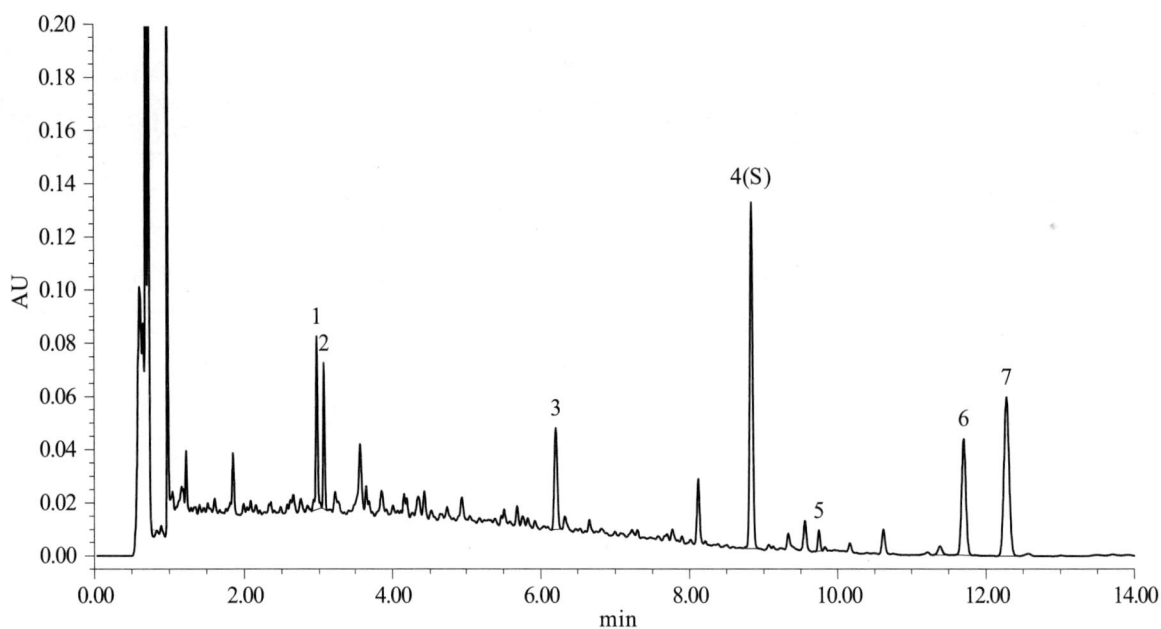

图 2-4　特征图谱供试品 UPLC 色谱图

表 2-4　特征图谱供试品 UPLC 特征峰参数列表

组分编号	组分名称	保留时间（min）	理论板数	拖尾因子	相对保留时间	相对保留时间标准规定值限度：±10%
1	—	2.968	76654	0.78	0.336	0.371（0.334～0.408）
2	—	3.066	88560	1.08	0.347	0.381（0.343～0.419）
3	—	6.208	99959	1.06	0.703	0.728（0.655～0.801）
4（S）	白鲜碱	8.834	239029	1.03	—	—
5	柠檬苦素	9.747	410029	1.02	—	—
6	黄柏酮	11.704	194851	1.03	—	—
7	梣酮	12.278	140822	1.03	—	—

5 含量测定

5.1　溶液的制备

对照品溶液的制备　取梣酮对照品、黄柏酮对照品适量，精密称定，加甲醇制成每 1ml 含梣酮 60μg、黄柏酮 0.1mg 的混合溶液，即得。

供试品溶液的制备　同特征图谱。

5.2 色谱条件

方法	HPLC（质量标准方法）	UPLC（方法转换方法）
仪器	Alliance HPLC e2695	ACQUITY UPLC H-Class
仪器配置	PDA，柱温箱	QSM，FTN，PDA，柱温箱
色谱柱	XSelect HSS C18 4.6mm×250mm，5μm	ACQUITY UPLC HSS T3 2.1mm×100mm，1.8μm
流动相	A：甲醇 B：水	A：甲醇 B：水
等度	时间（分钟） / 流动相A（%） / 流动相B（%） / 曲线 0 / 55 / 45 / 初始 60 / 55 / 45 / 6	时间（分钟） / 流动相A（%） / 流动相B（%） / 曲线 0 / 55 / 45 / 初始 20 / 55 / 45 / 6
流速	0.8ml/min	0.2ml/min
检测波长	236nm	236nm
柱温	30℃	30℃
进样量	10μl	1μl

5.3 结果与分析

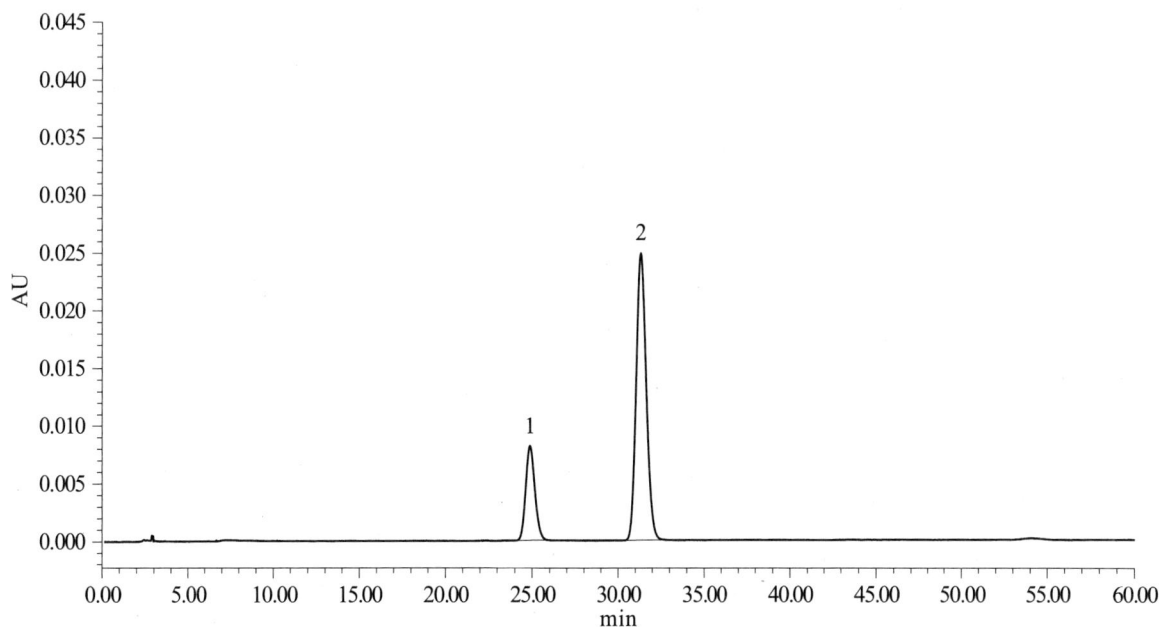

图 2-5　含量测定对照品 HPLC 色谱图
1. 黄柏酮；2. 梣酮

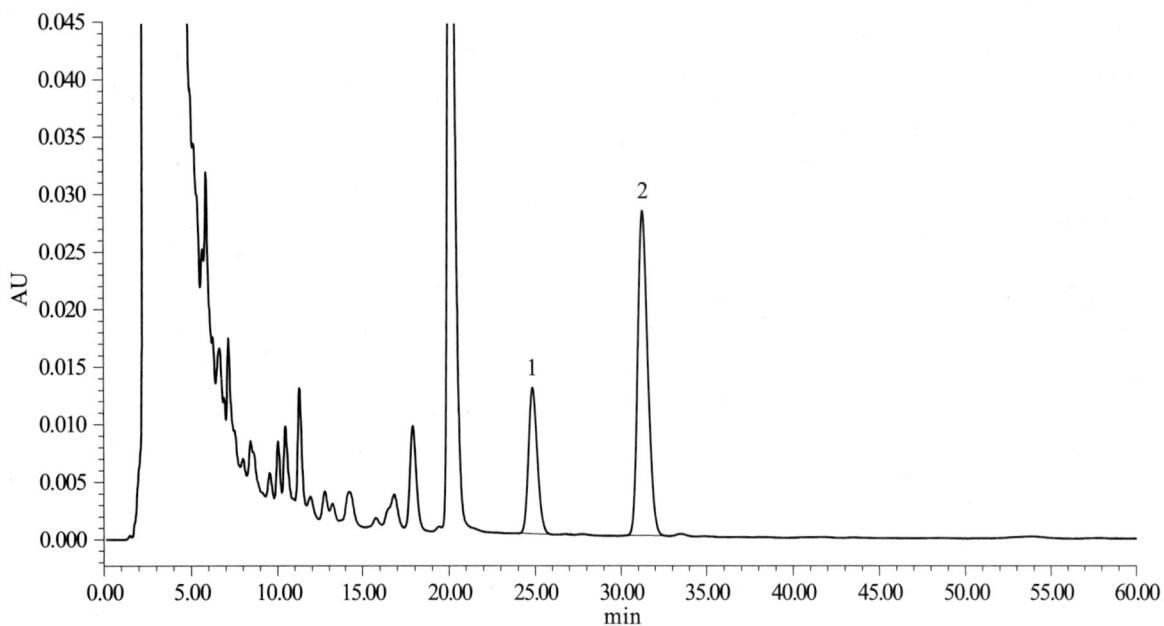

图 2-6　含量测定供试品 HPLC 色谱图
1. 黄柏酮；2. 梣酮

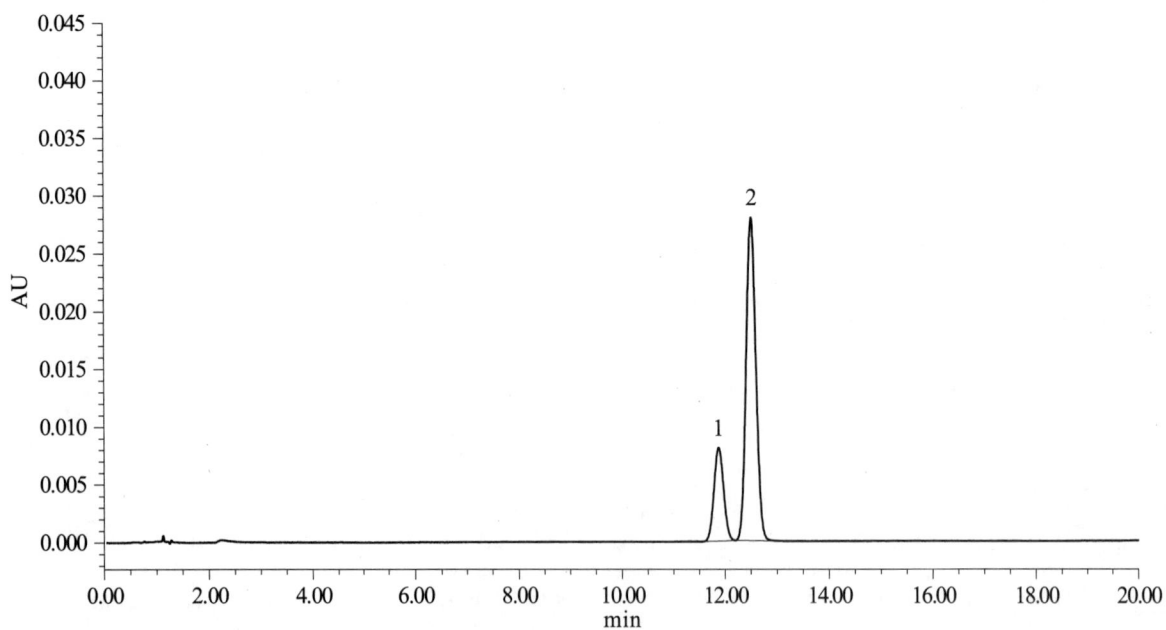

图 2-7　含量测定对照品 UPLC 色谱图
1. 黄柏酮；2. 梣酮

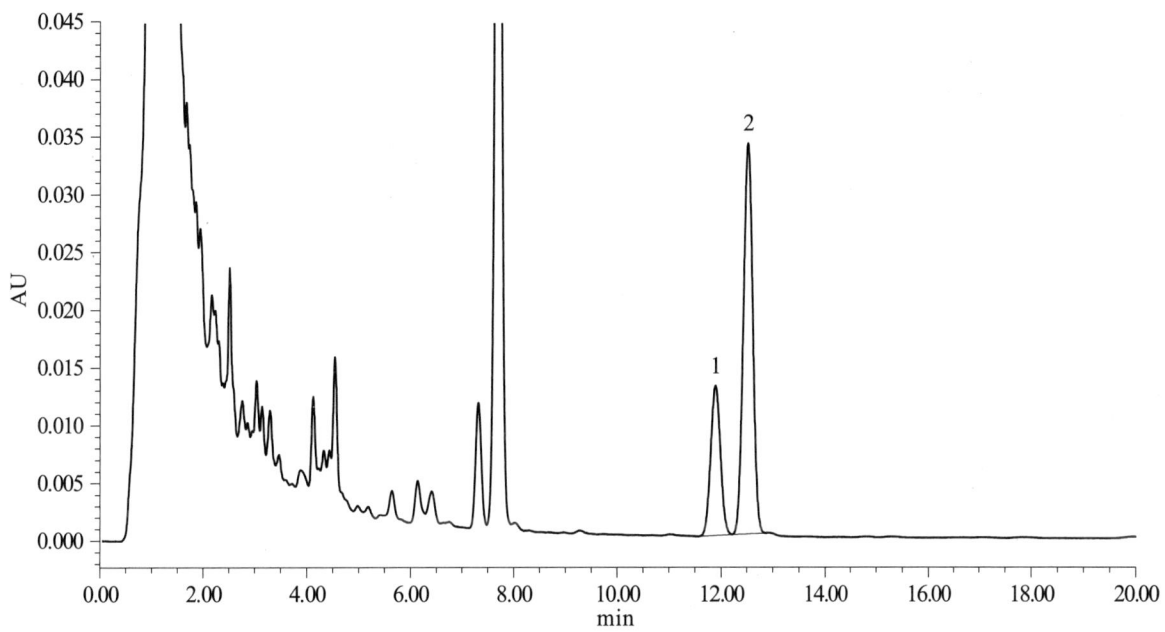

图 2-8　含量测定供试品 UPLC 色谱图
1．黄柏酮；2．梣酮

3 白芷（白芷）配方颗粒
Baizhi（Baizhi）Peifangkeli

1 **样品来源** 广东一方制药有限公司。

2 **样品性状** 本品为浅黄色至棕黄色的颗粒；气芳香，味辛，微苦。

3 **对照药材和对照品来源**

对照药材 白芷（中国食品药品检定研究院，批号：120945-201510）。

对 照 品 1. 欧前胡素；2. 异欧前胡素（中国食品药品检定研究院，1. 批号：110826-201616，纯度：99.6%；2. 批号：110827-201812，纯度：99.6%）。

4 **特征图谱**

4.1 溶液的制备

参照物溶液的制备 取白芷对照药材 0.6g，置具塞锥形瓶中，加水 20ml，加热回流 20 分钟，放冷，离心，取上清液 10ml，加甲醇 10ml，摇匀，滤过，取续滤液，作为对照药材参照物溶液。另取欧前胡素对照品、异欧前胡素对照品适量，精密称定，加甲醇制成每 1ml 含欧前胡素 10μg、异欧前胡素 2μg 的混合溶液，作为对照品参照物溶液。

供试品溶液的制备 取本品适量，研细，取约 0.2g（相当于饮片 0.6g），置具塞锥形瓶中，加甲醇 20ml，超声处理（功率 300W，频率 50kHz）20 分钟，放冷，摇匀，滤过，取续滤液，即得。

4.2 色谱条件

方法	UPLC（质量标准方法）
仪器	ACQUITY UPLC H-Class
仪器配置	QSM，FTN，PDA，柱温箱
色谱柱	ZORBAX SB C18 2.1mm×100mm，1.8μm
流动相	A：乙腈 B：0.1% 醋酸溶液
梯度	
流速	0.35ml/min
检测波长	300nm
柱温	35℃
进样量	1μl

时间 （分钟）	流动相 A（%）	流动相 B（%）	曲线
0.0	15	85	初始
5.5	28	72	6
7.0	40	60	6
9.5	40	60	6
15.5	65	35	6
15.51	15	85	6
23.0	15	85	6

4.3 结果与分析

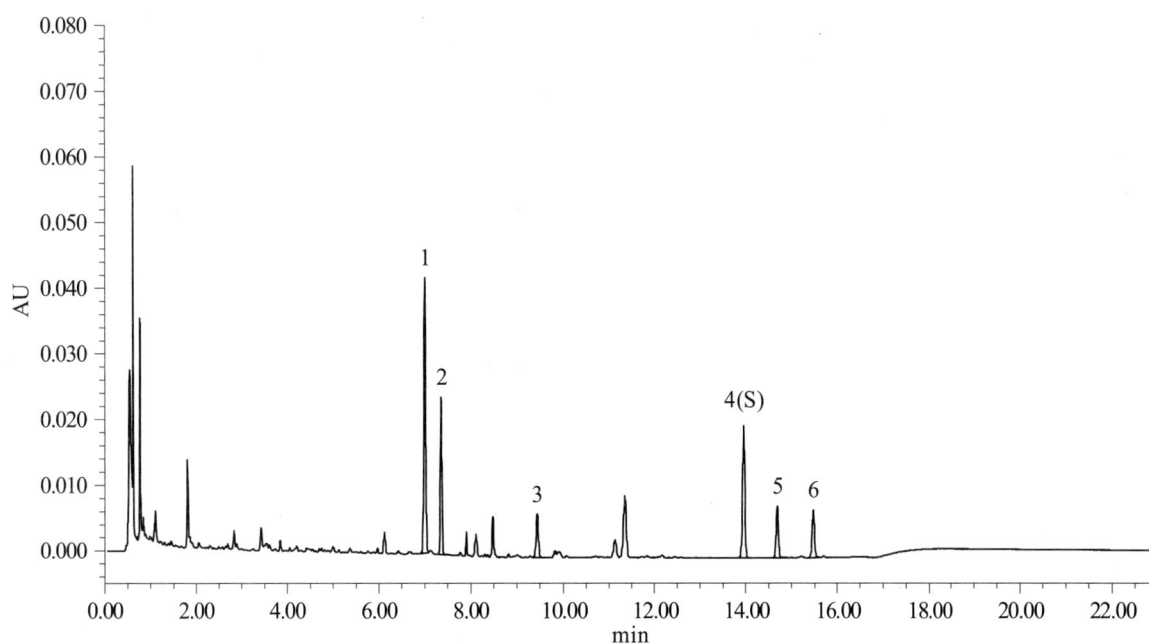

图 3-1　特征图谱对照药材 UPLC 色谱图

表 3-1 特征图谱对照药材 UPLC 特征峰参数列表

组分编号	组分名称	保留时间（min）	理论板数	拖尾因子	相对保留时间	相对保留时间标准规定值限度：±10%
1	水合氧化前胡素	7.001	156126	0.97	0.50	0.49（0.44～0.54）
2	白当归素	7.355	248232	1.01	0.53	0.52（0.47～0.57）
3	佛手苷内酯	9.443	176068	0.95	0.68	0.67（0.60～0.74）
4（S）	欧前胡素	13.959	353865	0.96	—	—
5	珊瑚菜素	14.694	410185	0.95	1.05	1.05（0.94～1.16）
6	异欧前胡素	15.473	446628	0.96	—	—

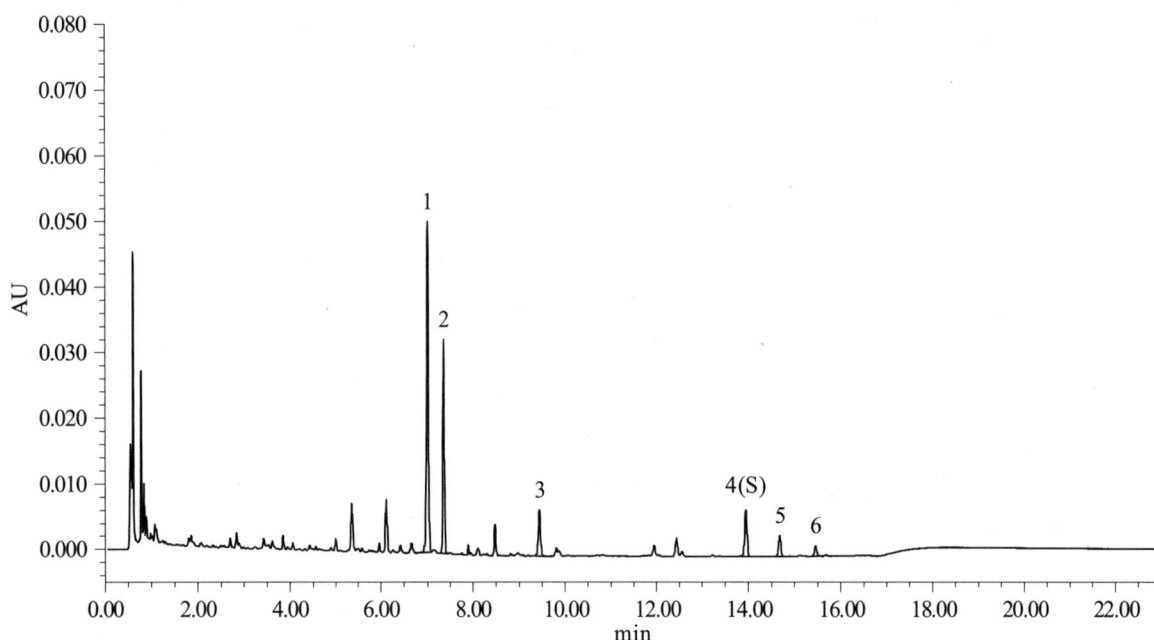

图 3-2 特征图谱供试品 UPLC 色谱图

表 3-2 特征图谱供试品 UPLC 特征峰参数列表

组分编号	组分名称	保留时间（min）	理论板数	拖尾因子	相对保留时间	相对保留时间标准规定值限度：±10%	相对峰面积	相对峰面积标准规定范围
1	水合氧化前胡素	6.996	153757	0.98	0.50	0.49（0.44～0.54）	5.517	≥0.713
2	白当归素	7.351	247485	1.00	0.53	0.52（0.47～0.57）	—	—
3	佛手苷内酯	9.437	177399	0.96	0.68	0.67（0.60～0.74）	0.969	≥0.338
4（S）	欧前胡素	13.946	356362	0.97	—	—	—	—
5	珊瑚菜素	14.680	403781	0.95	1.05	1.05（0.94～1.16）	0.441	≥0.220
6	异欧前胡素	15.460	452081	0.93	—	—	—	—

5 含量测定

5.1 溶液的制备

对照品溶液的制备 取欧前胡素对照品适量，精密称定，加甲醇制成每 1ml 含 5μg 的溶液，即得。

供试品溶液的制备 取本品适量，研细，取约 0.2g（相当于饮片 0.6g），精密称定，置具塞锥形瓶中，精密加入稀乙醇 20ml，称定重量，超声处理（功率 300W，频率 50kHz）30 分钟，放冷，再称定重量，用稀乙醇补足减失的重量，摇匀，滤过，取续滤液，即得。

5.2 色谱条件

方法	HPLC（质量标准方法）	UPLC（方法转换方法）
仪器	ACQUITY Arc	ACQUITY UPLC H-Class
仪器配置	QSM-R，FTN-R，PDA，柱温箱	QSM，FTN，PDA，柱温箱
色谱柱	XSelect HSS C18 4.6mm×250mm，5μm	ACQUITY UPLC HSS C18 2.1mm×100mm，1.8μm
流动相	A：甲醇 B：水	A：甲醇 B：水
等度	时间（分钟）／流动相A（%）／流动相B（%）／曲线 0　55　45　初始 40　55　45　6	时间（分钟）／流动相A（%）／流动相B（%）／曲线 0　55　45　初始 12　55　45　6
流速	1.0ml/min	0.4ml/min
检测波长	300nm	300nm
柱温	45℃	50℃
进样量	10μl	1μl

5.3 结果与分析

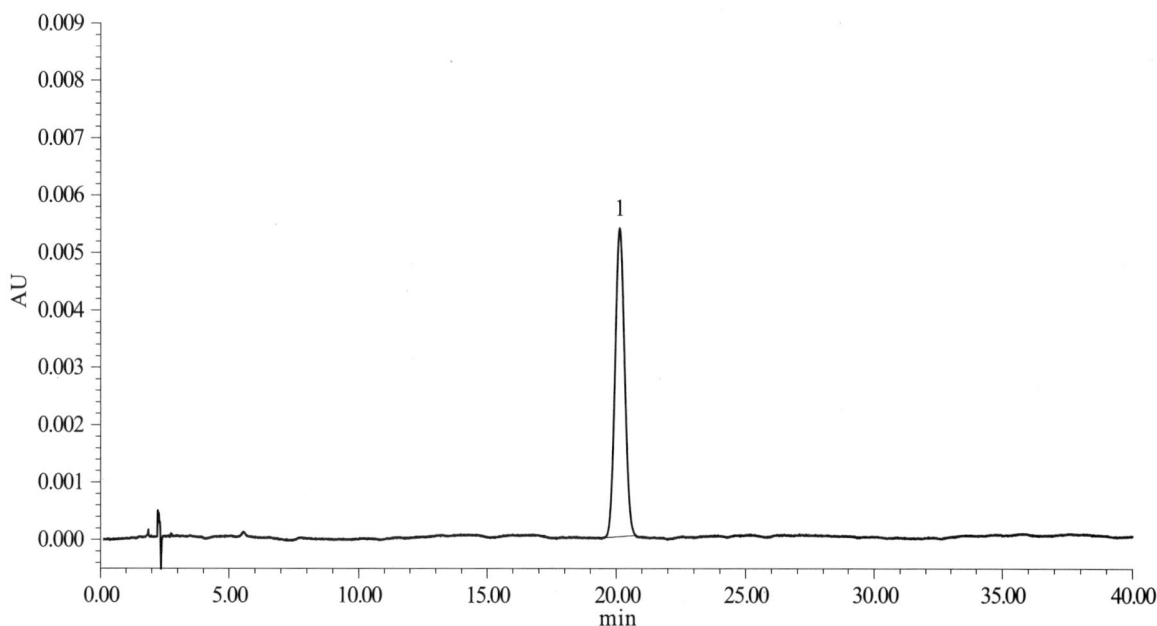

图 3-3　含量测定对照品 HPLC 色谱图
1. 欧前胡素

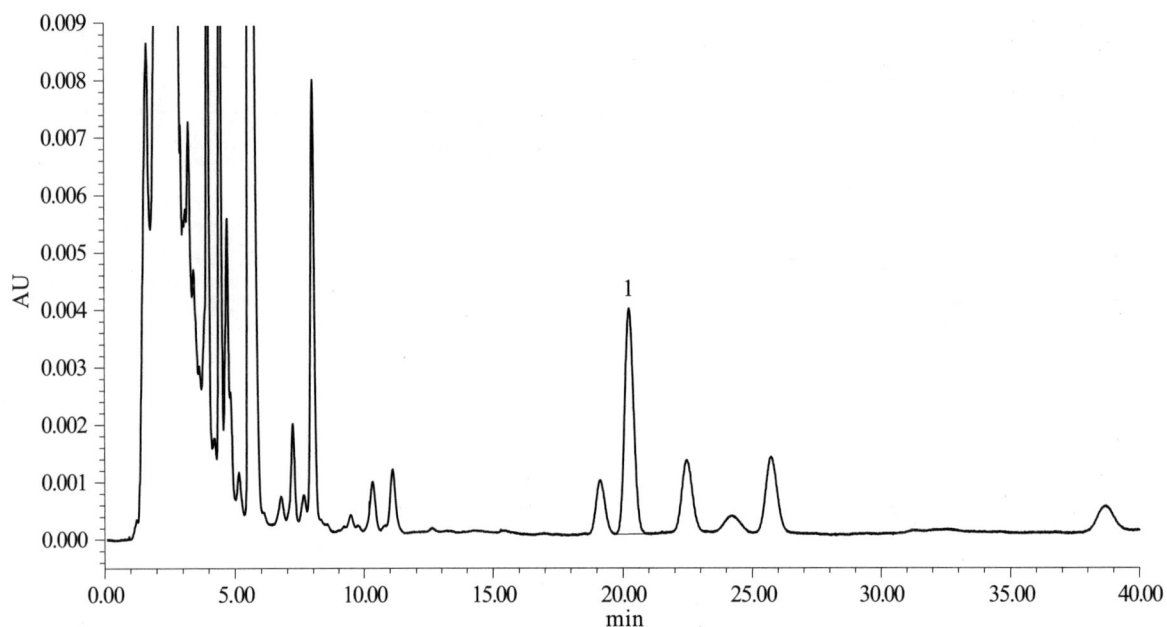

图 3-4　含量测定供试品 HPLC 色谱图
1. 欧前胡素

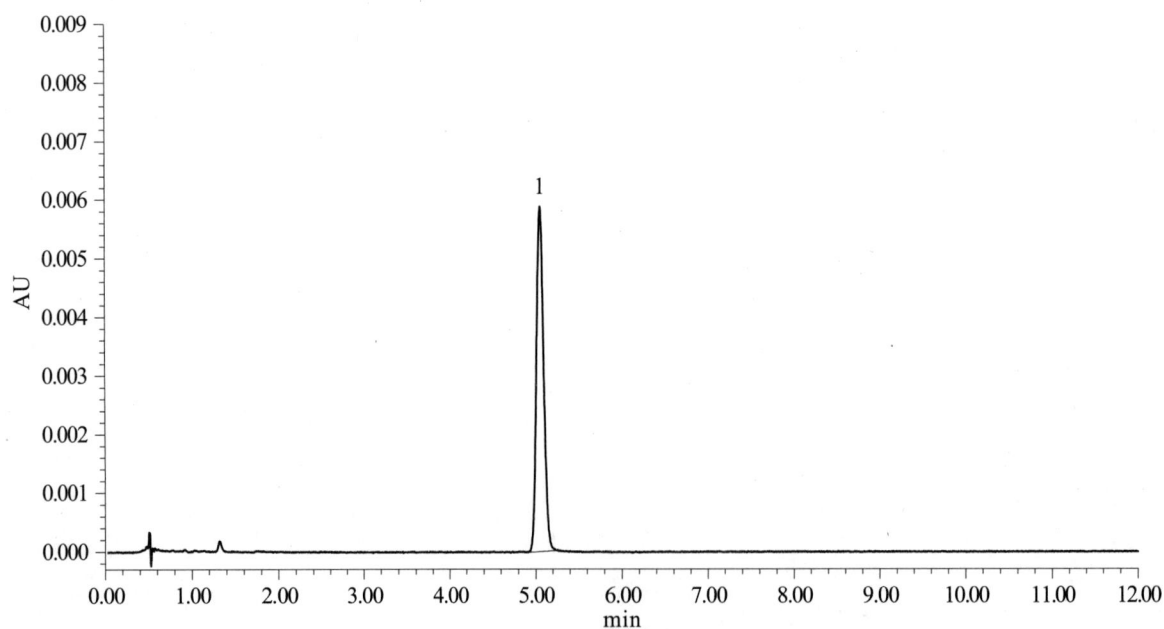

图 3-5　含量测定对照品 UPLC 色谱图
1. 欧前胡素

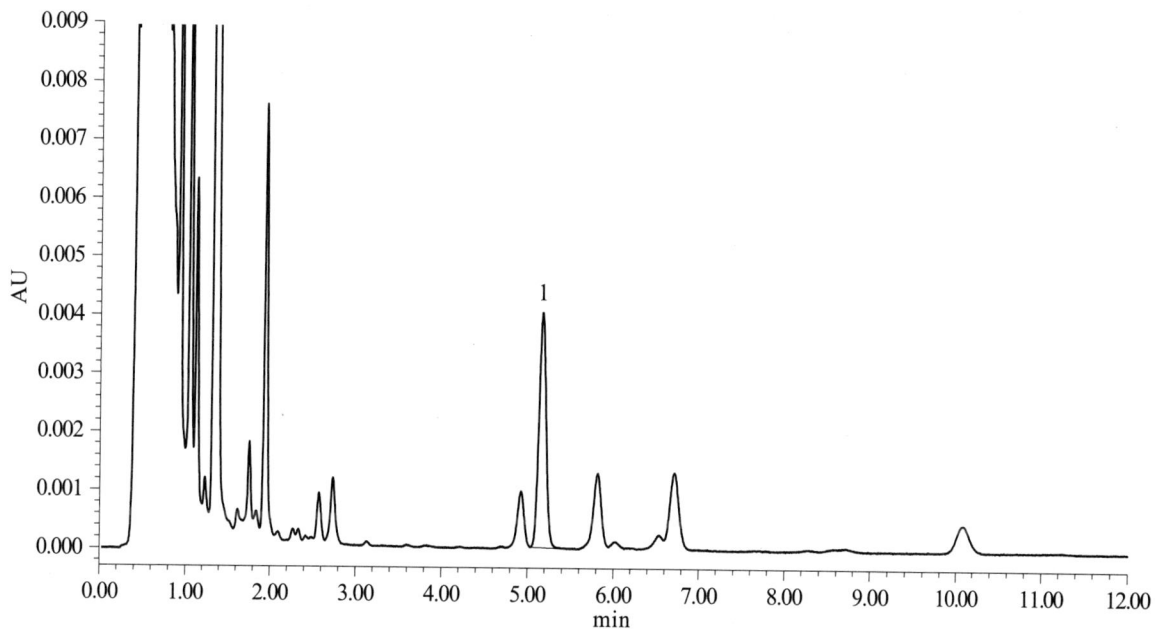

图 3-6　含量测定供试品 UPLC 色谱图
1. 欧前胡素

4 百部（对叶百部）配方颗粒
Baibu（Duiyebaibu）Peifangkeli

1 样品来源 广东一方制药有限公司。

2 样品性状 本品为浅黄色至棕色的颗粒；气微，味甘、苦。

3 对照药材和对照品来源

对照药材 百部（对叶百部）（中国食品药品检定研究院，批号：121221-201604）。

对 照 品 绿原酸（中国食品药品检定研究院，批号：110753-201817，纯度：96.8%）。

4 特征图谱

4.1 溶液的制备

参照物溶液的制备 取百部（对叶百部）对照药材 0.5g，置 20ml 量瓶中，加 80% 甲醇 15ml，超声处理（功率 500W，频率 40kHz）30 分钟，取出，放冷，加 80% 甲醇至刻度，摇匀，滤过，取续滤液，作为对照药材参照物溶液。另取绿原酸对照品适量，加 80% 甲醇制成每 1ml 含绿原酸 20μg 的溶液，作为对照品参照物溶液。

供试品溶液的制备 取本品适量，研细，取约 0.1g（相当于饮片 0.14g），置 10ml 量瓶中，加 80% 甲醇 8ml，超声处理（功率 500W，频率 40kHz）10 分钟，取出，放冷，加 80% 甲醇至刻度，摇匀，滤过，取续滤液，即得。

4.2 色谱条件

方法	**UPLC**（质量标准方法）
仪器	ACQUITY UPLC H-Class
仪器配置	QSM，FTN，PDA，柱温箱
色谱柱	CORTECS UPLC T3 2.1mm×100mm，1.6μm
流动相	A：乙腈 B：0.1% 磷酸溶液

时间 （分钟）	流动相 A（%）	流动相 B（%）	曲线
0	1	99	初始
10	22	78	6
15	50	50	6
18	90	10	6
20	90	10	6
25	1	99	1

流速	0.25ml/min
检测波长	210nm
柱温	25℃
进样量	1μl

4.3 结果与分析

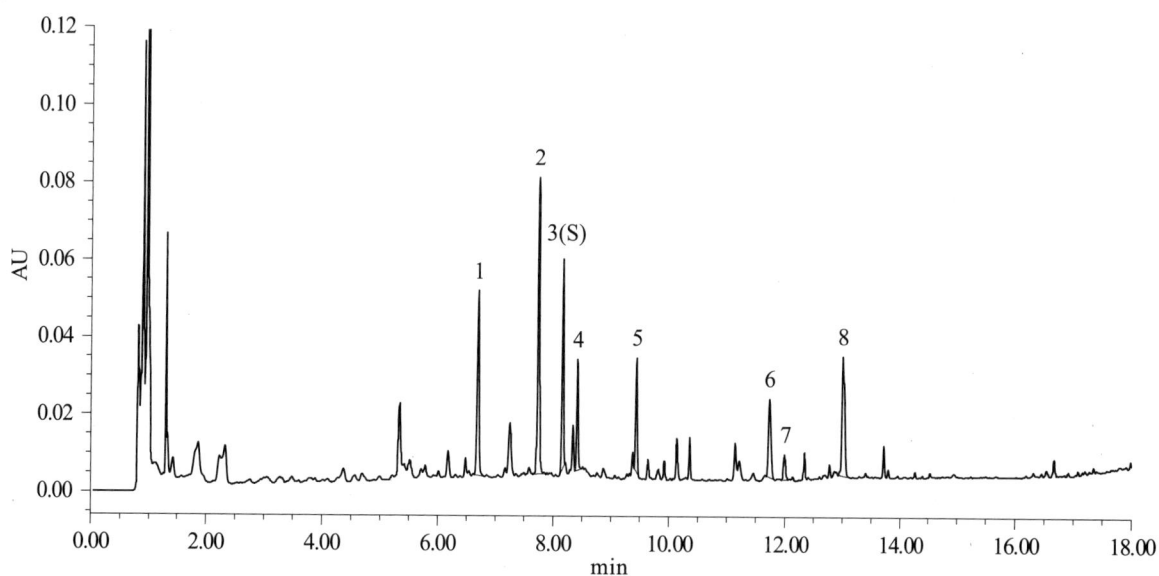

图 4-1　特征图谱对照药材 UPLC 色谱图

表 4-1 特征图谱对照药材 UPLC 特征峰参数列表

组分编号	组分名称	保留时间（min）	理论板数	拖尾因子	相对保留时间	相对保留时间标准规定值限度：±10%
1	新绿原酸	6.701	185690	1.06	0.82	0.82（0.74～0.90）
2	—	7.743	285865	1.05	0.95	0.95（0.86～1.04）
3（S）	绿原酸	8.162	429317	0.99	—	—
4	隐绿原酸	8.421	484642	1.04	1.03	1.04（0.94～1.14）
5	—	9.446	506796	1.12	1.16	1.19（1.07～1.31）
6	—	11.738	308296	1.41	1.44	1.50（1.35～1.65）
7	—	11.997	496034	1.11	1.47	1.54（1.39～1.69）
8	—	13.006	416707	1.77	1.59	1.69（1.52～1.86）

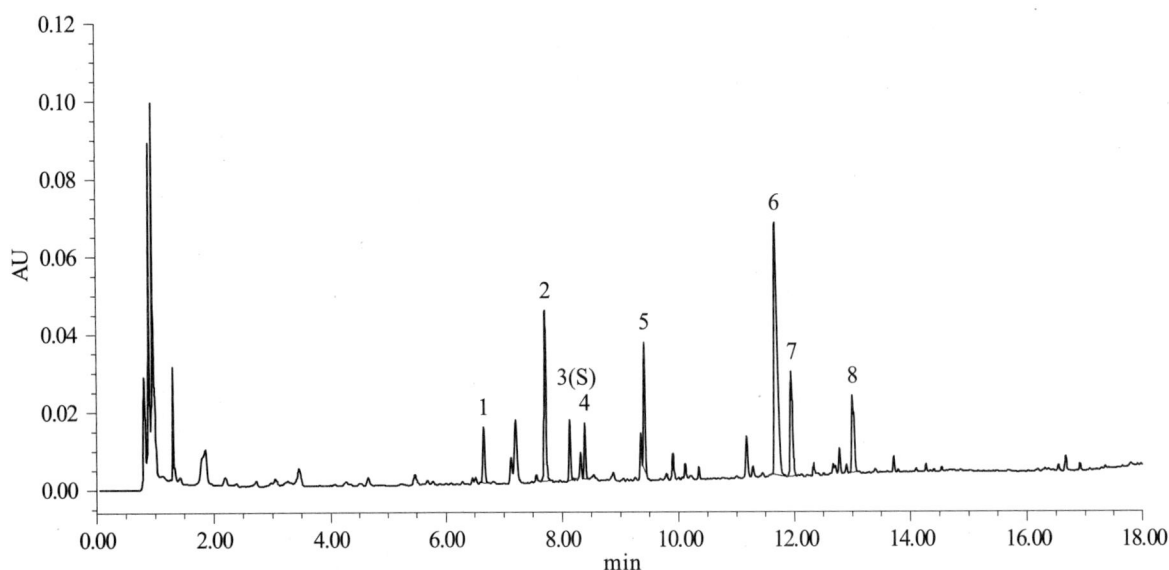

图 4-2 特征图谱供试品 UPLC 色谱图

表 4-2 特征图谱供试品 UPLC 特征峰参数列表

组分编号	组分名称	保留时间（min）	理论板数	拖尾因子	相对保留时间	相对保留时间标准规定值限度：±10%	相对峰面积	相对峰面积标准规定范围
1	新绿原酸	6.662	183183	1.07	0.82	0.82（0.74～0.90）	—	—
2	—	7.705	280480	1.06	0.95	0.95（0.86～1.04）	—	—
3（S）	绿原酸	8.129	399423	1.00	—	—	—	—
4	隐绿原酸	8.390	469808	1.08	1.03	1.04（0.94～1.14）	—	—
5	—	9.413	512059	1.16	1.16	1.19（1.07～1.31）	—	—
6	—	11.668	184753	2.31	1.44	1.50（1.35～1.65）	3.95	≥1.27

组分编号	组分名称	保留时间（min）	理论板数	拖尾因子	相对保留时间	相对保留时间标准规定值限度：±10%	相对峰面积	相对峰面积标准规定范围
7	—	11.943	364197	1.40	1.47	1.54（1.39~1.69）	1.23	≥0.34
8	—	12.999	535913	1.78	1.60	1.69（1.52~1.86）	—	—

⑤ 含量测定

5.1 溶液的制备

对照品溶液的制备 取绿原酸对照品适量，精密称定，加甲醇制成每1ml含5μg的溶液，即得。

供试品溶液的制备 取本品适量，研细，取约0.1g（相当于饮片0.14g），精密称定，置25ml量瓶中，加70%乙醇约15ml，超声处理（功率500W，频率40kHz）10分钟，放冷，加70%乙醇至刻度，摇匀，滤过，取续滤液，即得。

5.2 色谱条件

方法	UPLC（质量标准方法）
仪器	ACQUITY UPLC H-Class
仪器配置	QSM，FTN，PDA，柱温箱
色谱柱	ACQUITY UPLC BEH C18 2.1mm×100mm，1.7μm
流动相	A：乙腈 B：0.1%磷酸溶液
梯度	时间（分钟） / 流动相A（%） / 流动相B（%） / 曲线：0/1/99/初始；15/10/90/6；20/40/60/6；22/90/10/6；24/90/10/6；25/1/99/6；32/1/99/6
流速	0.25ml/min
检测波长	325nm
柱温	25℃
进样量	1μl

5.3 结果与分析

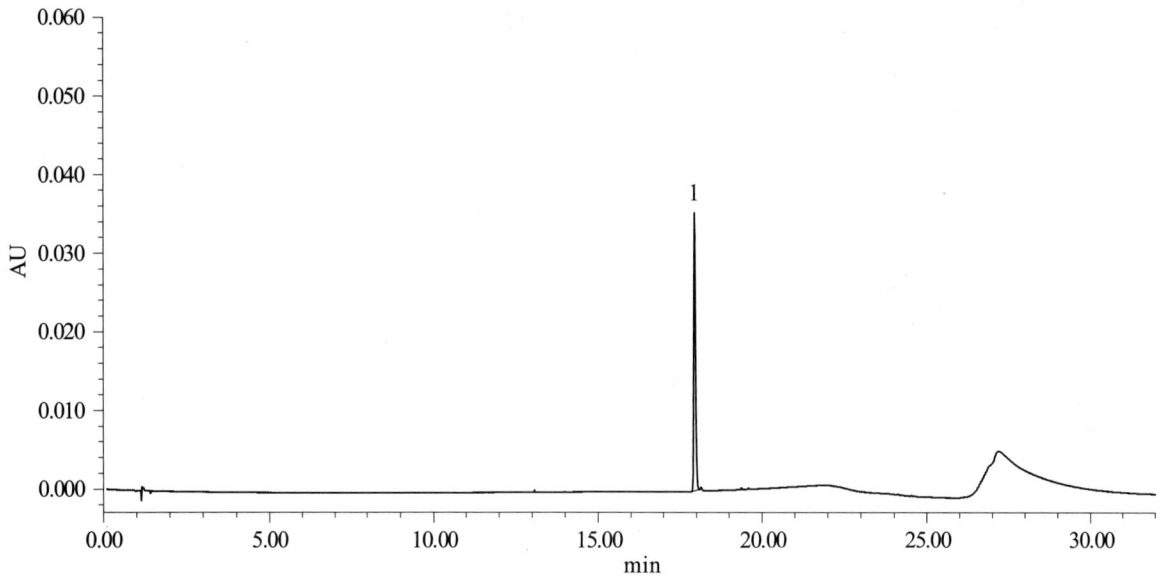

图 4-3　含量测定对照品 UPLC 色谱图
1. 绿原酸

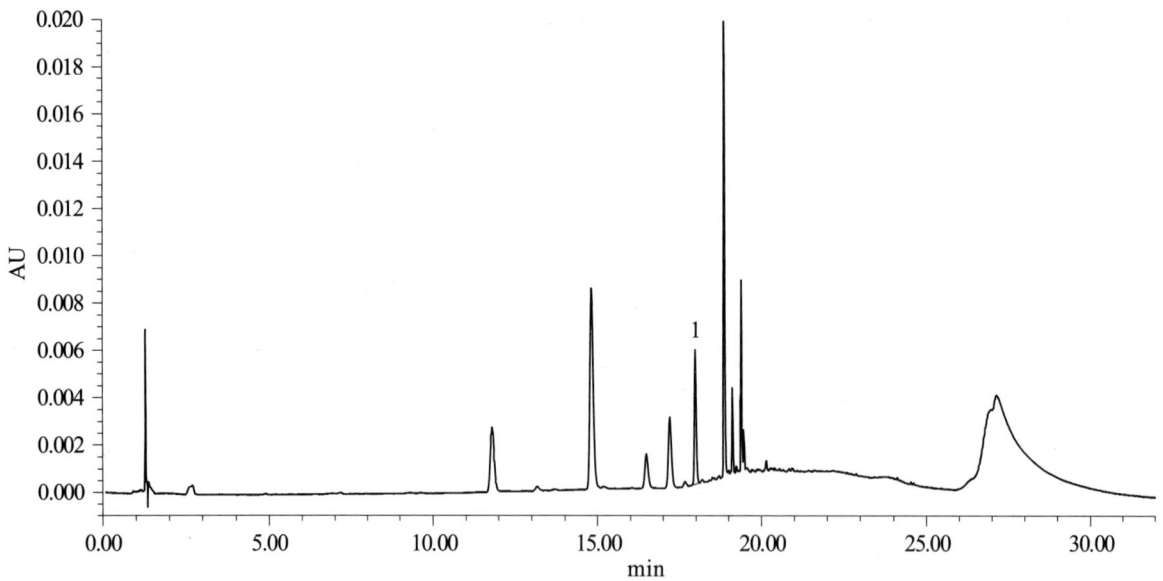

图 4-4　含量测定供试品 UPLC 色谱图
1. 绿原酸

5 板蓝根配方颗粒
Banlangen Peifangkeli

① 样品来源 四川新绿色药业科技发展有限公司。

② 样品性状 本品为淡黄棕色至黄棕色的颗粒；气微，味微苦。

③ 对照药材和对照品来源

对照药材 板蓝根（中国食品药品检定研究院，批号：121177-201608）。

对 照 品 1.鸟苷；2.(R,S)-告依春（中国食品药品检定研究院，1.批号：111977-201501，纯度：93.6%；2.批号：111753-201706，纯度：100.0%）。

④ 特征图谱

4.1 溶液的制备

参照物溶液的制备 取板蓝根对照药材 1g，置圆底烧瓶中，加水 50ml，称定重量，煎煮 2 小时，放冷，再称定重量，用水补足减失的重量，摇匀，滤过，取续滤液，作为对照药材参照物溶液。另取鸟苷对照品适量，精密称定，加水制成每 1ml 含 60μg 的溶液，作为对照品参照物溶液。

供试品溶液的制备 取本品适量，研细，取约 1.0g（相当于饮片 2.0g），精密称定，置具塞锥形瓶中，精密加入水 50ml，称定重量，超声处理（功率 600W，频率 40kHz）20 分钟，放冷，再称定重量，用水补足减失的重量，摇匀，滤过，取续滤液，即得。

4.2 色谱条件

方法	HPLC（质量标准方法）	UPLC（方法转换方法）
仪器	Alliance HPLC e2695	ACQUITY UPLC H-Class
仪器配置	PDA，柱温箱	QSM，FTN，PDA，柱温箱
色谱柱	TC C18（2） 4.6mm×250mm，5μm	ACQUITY UPLC HSS T3 2.1mm×100mm，1.8μm
流动相	A：甲醇 B：0.1% 磷酸溶液	A：甲醇 B：0.1% 磷酸溶液

梯度	时间（分钟）	流动相 A（%）	流动相 B（%）	曲线	时间（分钟）	流动相 A（%）	流动相 B（%）	曲线
					After injection volume 400μl			
	0	1	99	初始	0.00	1	99	初始
	5	1	99	6	0.05	1	99	6
	30	7	93	6	6.00	7	93	6
	40	7	93	6	8.38	7	93	6
	50	1	99	1	15.00	1	99	1

流速	1.0ml/min	0.35ml/min
检测波长	245nm	245nm
柱温	30℃	30℃
进样量	10μl	1μl

4.3 结果与分析

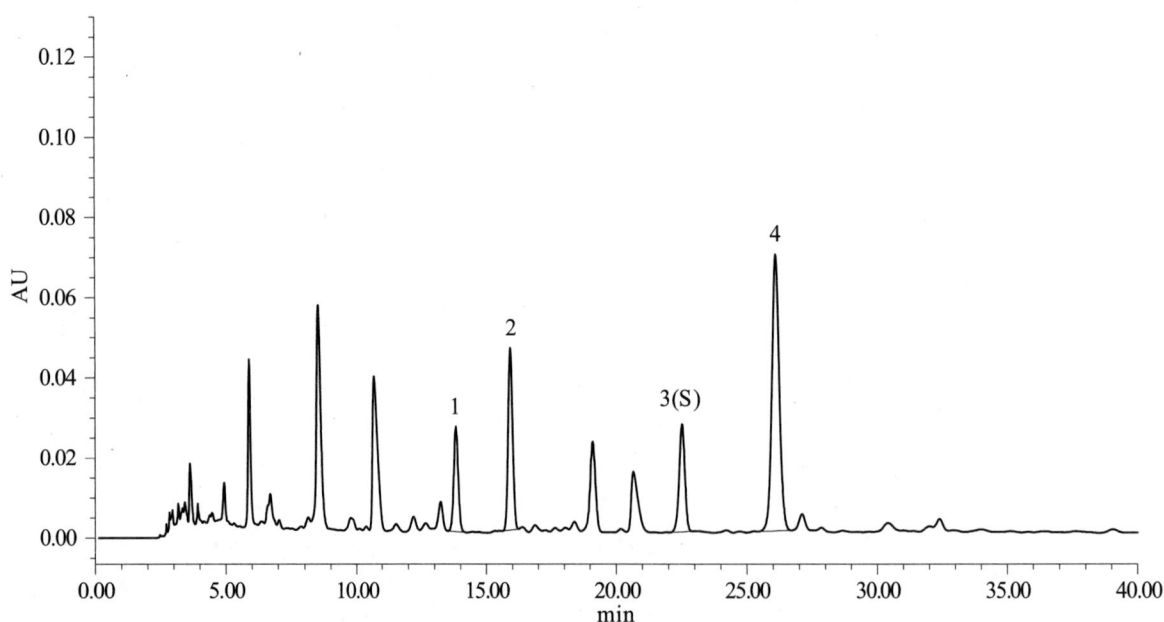

图 5-1 特征图谱对照药材 HPLC 色谱图

表 5-1　特征图谱对照药材 HPLC 特征峰参数列表

组分编号	组分名称	保留时间（min）	理论板数	拖尾因子	相对保留时间	相对保留时间标准规定值限度：±10%
1	尿苷	13.825	29762	1.04	0.614	0.620（0.558～0.682）
2	腺苷	15.929	38331	1.06	0.707	0.678（0.610～0.746）
3（S）	鸟苷	22.531	50513	0.93	—	—
4	（R,S）-告依春	26.107	40298	1.02	1.159	1.166（1.049～1.283）

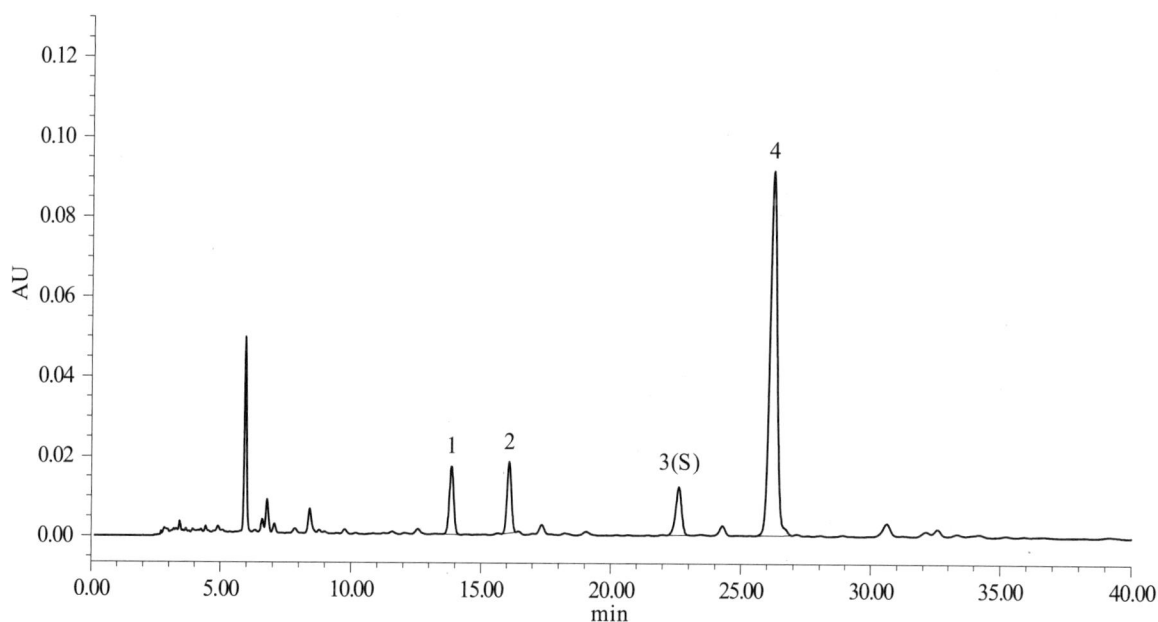

图 5-2　特征图谱供试品 HPLC 色谱图

表 5-2　特征图谱供试品 HPLC 特征峰参数列表

组分编号	组分名称	保留时间（min）	理论板数	拖尾因子	相对保留时间	相对保留时间标准规定值限度：±10%
1	尿苷	13.867	31349	1.01	0.613	0.620（0.558～0.682）
2	腺苷	16.098	40409	1.01	0.712	0.678（0.610～0.746）
3（S）	鸟苷	22.626	47633	0.90	—	—
4	（R,S）-告依春	26.216	44368	1.01	1.159	1.166（1.049～1.283）

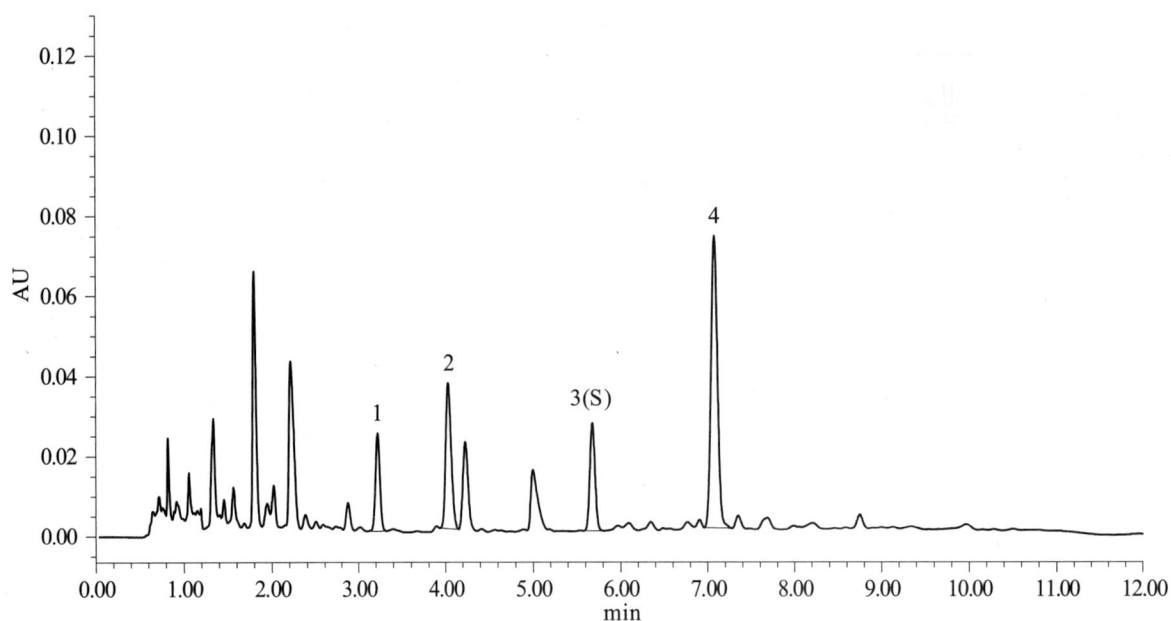

图 5-3　特征图谱对照药材 UPLC 色谱图

表 5-3　特征图谱对照药材 UPLC 特征峰参数列表

组分编号	组分名称	保留时间（min）	理论板数	拖尾因子	相对保留时间	相对保留时间标准规定值限度：±10%
1	尿苷	3.221	18592	1.05	0.567	0.620（0.558～0.682）
2	腺苷	4.033	17414	1.20	0.710	0.678（0.610～0.746）
3（S）	鸟苷	5.680	42839	1.06	—	—
4	（R, S）- 告依春	7.078	43539	1.05	1.246	1.166（1.049～1.283）

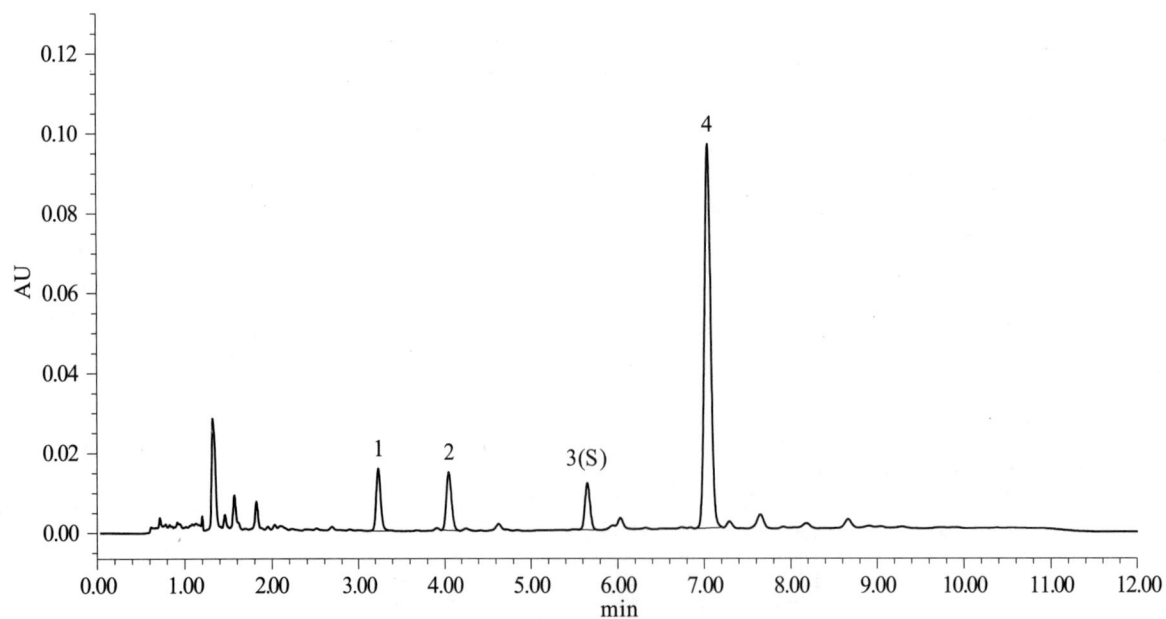

图 5-4　特征图谱供试品 UPLC 色谱图

表 5-4　特征图谱供试品 UPLC 特征峰参数列表

组分编号	组分名称	保留时间（min）	理论板数	拖尾因子	相对保留时间	相对保留时间标准规定值限度：±10%
1	尿苷	3.236	18436	1.16	0.572	0.620（0.558~0.682）
2	腺苷	4.047	19854	1.16	0.716	0.678（0.610~0.746）
3（S）	鸟苷	5.654	43510	1.08	—	—
4	（R,S）- 告依春	7.044	43336	1.05	1.246	1.166（1.049~1.283）

5 含量测定

5.1 溶液的制备

对照品溶液的制备　取（R,S）-告依春对照品适量，精密称定，加甲醇制成每1ml含40μg的溶液，即得。

供试品溶液的制备　同特征图谱。

5.2 色谱条件　同特征图谱。

5.3 结果与分析

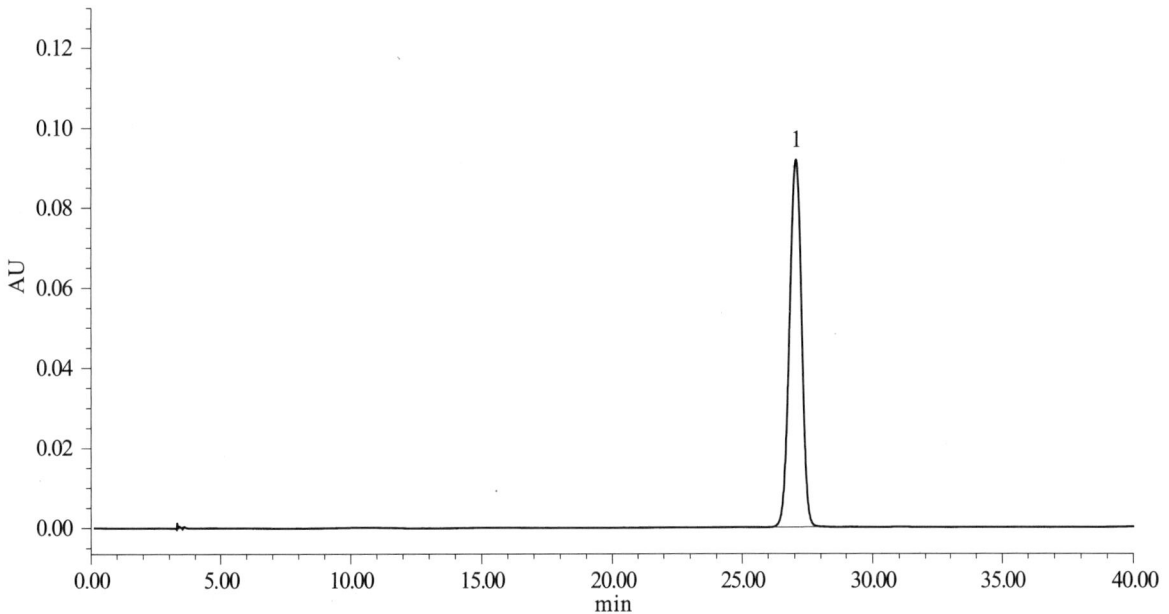

图 5-5　含量测定对照品 HPLC 色谱图
1.（R,S）- 告依春

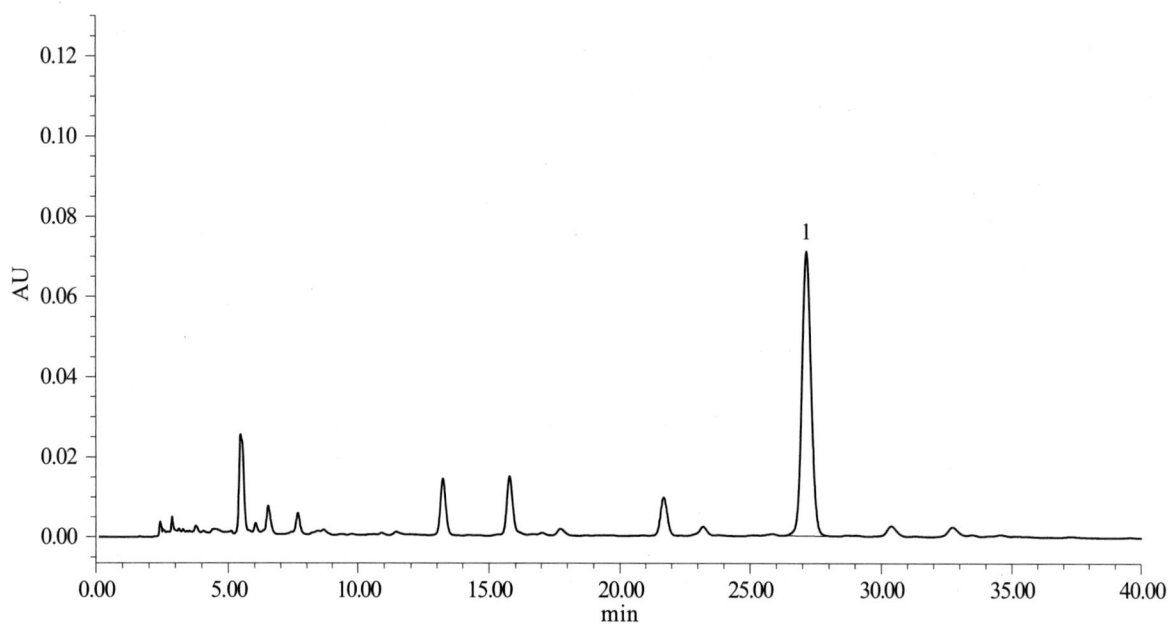

图 5-6　含量测定供试品 HPLC 色谱图
1.（R, S）- 告依春

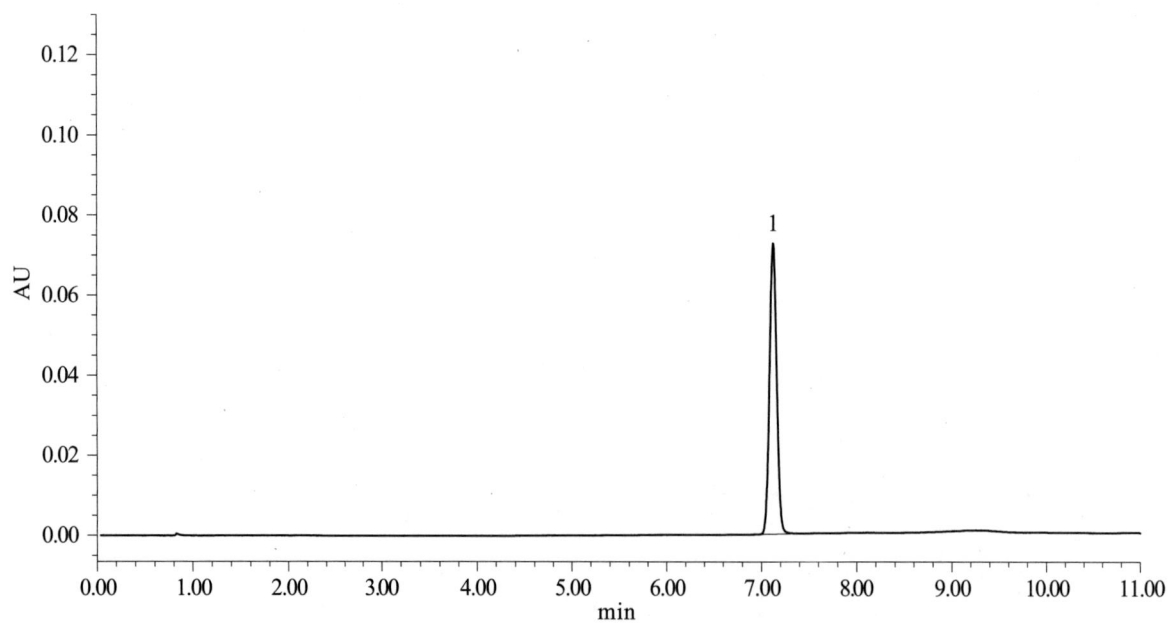

图 5-7　含量测定对照品 UPLC 色谱图
1.（R, S）- 告依春

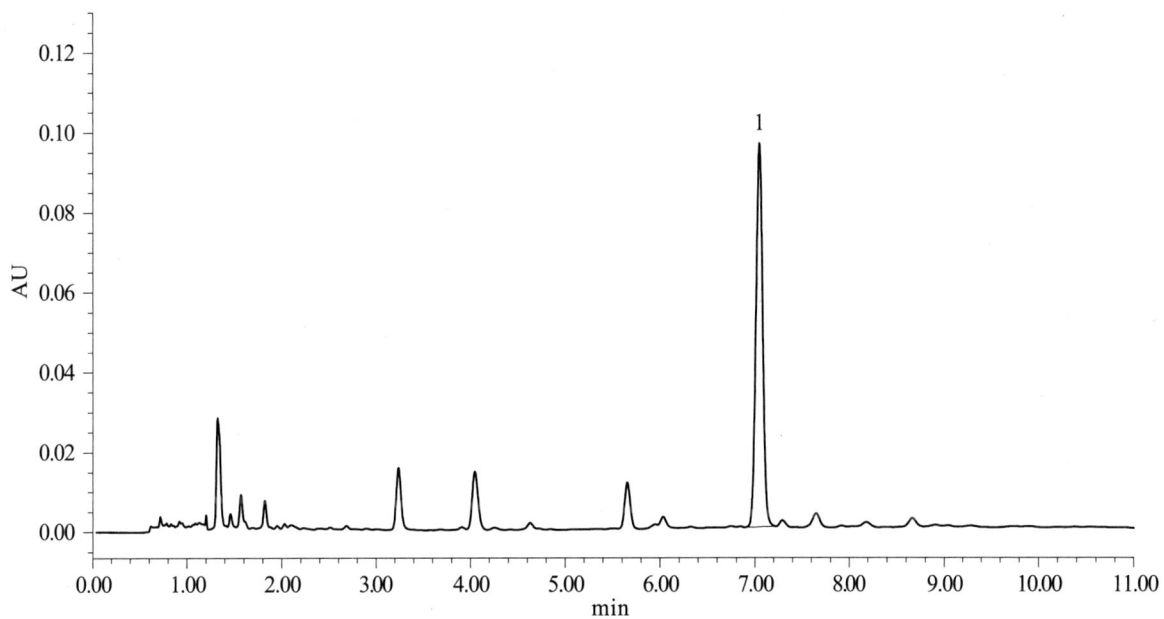

图 5-8　含量测定供试品 UPLC 色谱图
1.（R, S）- 告依春

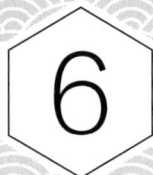

6 半枝莲配方颗粒
Banzhilian Peifangkeli

1 **样品来源** 广东一方制药有限公司。

2 **样品性状** 本品为棕黄色至棕褐色的颗粒；气微，味微苦。

3 **对照药材和对照品来源**

对照药材 半枝莲（中国食品药品检定研究院，批号：121293-201404）。

对 照 品 野黄芩苷（中国食品药品检定研究院，批号：110842-201709，纯度：91.7%）。

4 **特征图谱**

4.1 溶液的制备

参照物溶液的制备 取半枝莲对照药材 0.5g，置具塞锥形瓶中，加 70% 乙醇 25ml，加热回流 30 分钟，放冷，摇匀，滤过，取续滤液，作为对照药材参照物溶液。另取野黄芩苷对照品适量，精密称定，加甲醇制成每 1ml 含 0.1mg 的溶液，作为对照品参照物溶液。

供试品溶液的制备 取本品适量，研细，取约 0.1g（相当于饮片 0.4g），置具塞锥形瓶中，加 70% 乙醇 50ml，超声处理（功率 250W，频率 40kHz）30 分钟，放冷，摇匀，滤过，取续滤液，即得。

4.2 色谱条件

方法	**UPLC**（质量标准方法）
仪器	ACQUITY UPLC H-Class
仪器配置	QSM，FTN，PDA，柱温箱
色谱柱	Acclaim RSLC 120 C18 2.1mm×100mm，2.2 μm
流动相	A：甲醇 B：0.2%磷酸溶液
梯度	见下表
流速	0.4ml/min
检测波长	335nm
柱温	30℃
进样量	1μl

时间 （分钟）	流动相 A（%）	流动相 B（%）	曲线
0	25	75	初始
3	29	71	6
10	34	66	6
16	34	66	6
20	42	58	6
28	42	58	6

时间 （分钟）	流动相 A（%）	流动相 B（%）	曲线
35	75	25	6
45	25	75	1

4.3 结果与分析

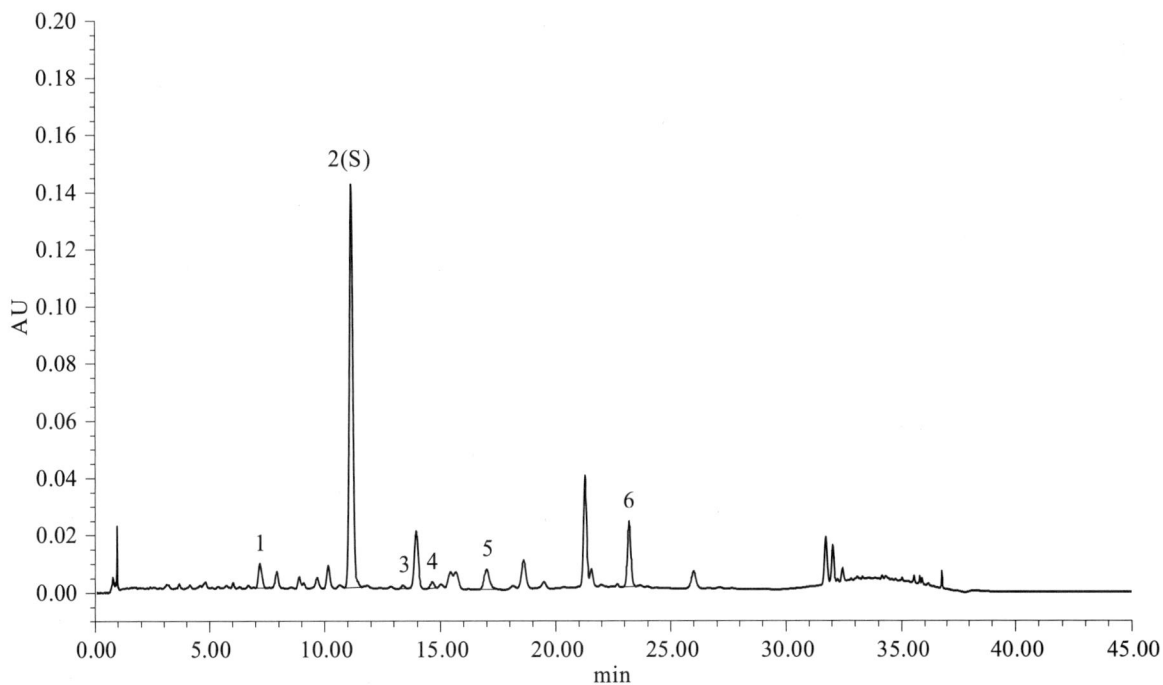

图 6-1　特征图谱对照药材 UPLC 色谱图

表 6-1　特征图谱对照药材 UPLC 特征峰参数列表

组分编号	组分名称	保留时间（min）	理论板数	拖尾因子	相对保留时间	相对保留时间标准规定值限度：±10%
1	—	7.182	9132	1.24	0.64	0.63（0.57~0.69）
2（S）	野黄芩苷	11.140	27052	1.04	—	—
3	—	13.387	36532	0.92	1.20	1.24（1.12~1.36）
4	芹菜素-7-O-β-D-葡萄糖醛酸苷	14.658	35403	0.92	1.32	1.36（1.22~1.50）
5	—	17.005	24282	1.26	1.53	1.61（1.45~1.77）
6	—	23.191	104388	1.03	—	—

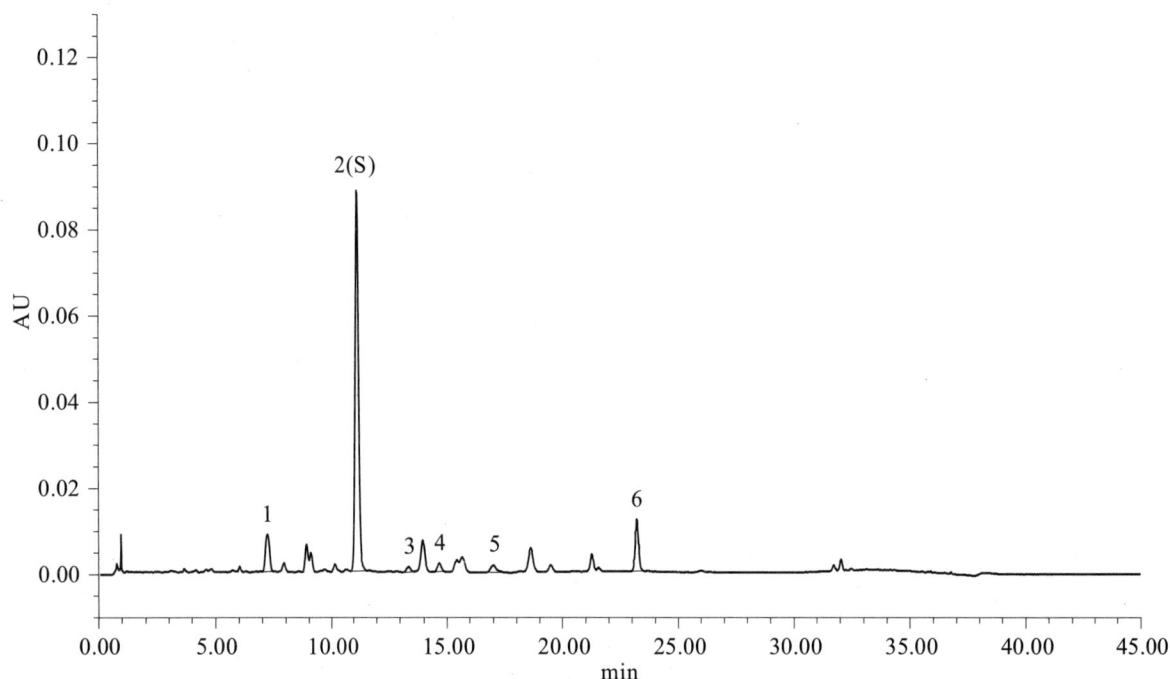

图 6-2　特征图谱供试品 UPLC 色谱图

表 6-2　特征图谱供试品 UPLC 特征峰参数列表

组分编号	组分名称	保留时间（min）	理论板数	拖尾因子	相对保留时间	相对保留时间标准规定值限度：±10%
1	—	7.212	9095	1.04	0.65	0.63（0.57~0.69）
2（S）	野黄芩苷	11.147	27945	1.04	—	—
3	—	13.351	30128	0.99	1.20	1.24（1.12~1.36）
4	芹菜素-7-O-β-D-葡萄糖醛酸苷	14.664	33572	0.96	1.32	1.36（1.22~1.50）
5	—	17.007	22650	1.33	1.53	1.61（1.45~1.77）
6	—	23.202	106414	1.06		与对照药材参照物峰6保留时间相对应

⑤ 含量测定

5.1 溶液的制备

对照品溶液的制备　同特征图谱。

供试品溶液的制备　取本品适量，研细，取约 0.1g（相当于饮片 0.4g），精密称定，置具塞锥形瓶中，精密加入 20% 乙醇 50ml，称定重量，超声处理（功率 250W，频率 40kHz）30 分钟，放冷，再称定重量，用 20% 乙醇补足减失的重量，摇匀，滤过，取续滤液，即得。

5.2 色谱条件

方法	HPLC（质量标准方法）				UPLC（方法转换方法）			
仪器	ACQUITY Arc				ACQUITY UPLC H-Class			
仪器配置	QSM-R，FTN-R，PDA，柱温箱				QSM，FTN，PDA，柱温箱			
色谱柱	XBridge BEH C18 4.6mm×150mm，2.5μm				ACQUITY UPLC BEH C18 2.1mm×100mm，1.7μm			
流动相	A：甲醇 B：4% 醋酸溶液				A：甲醇 B：4% 醋酸溶液			
等度	时间 （分钟）	流动相 A（%）	流动相 B（%）	曲线	时间 （分钟）	流动相 A（%）	流动相 B（%）	曲线
	0	29	71	初始	0	29	71	初始
	25	29	71	6	20	29	71	6
流速	1.0ml/min				0.3ml/min			
检测波长	335nm				335nm			
柱温	30℃				30℃			
进样量	10μl				1μl			

5.3 结果与分析

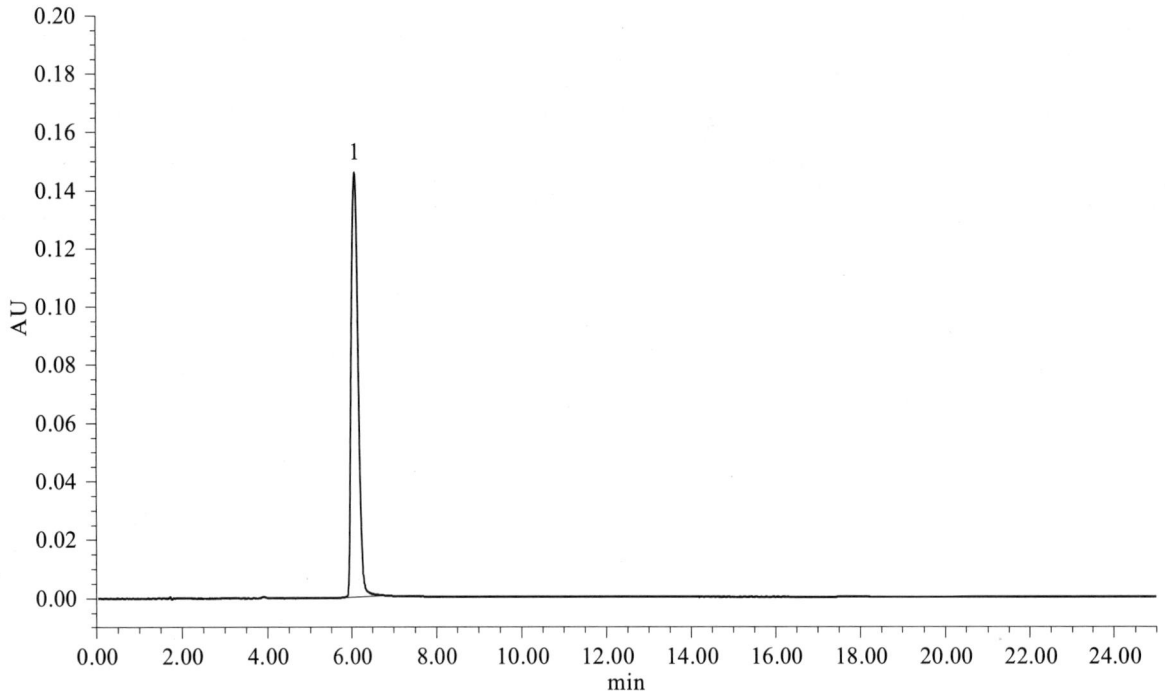

图 6-3 含量测定对照品 HPLC 色谱图
1. 野黄芩苷

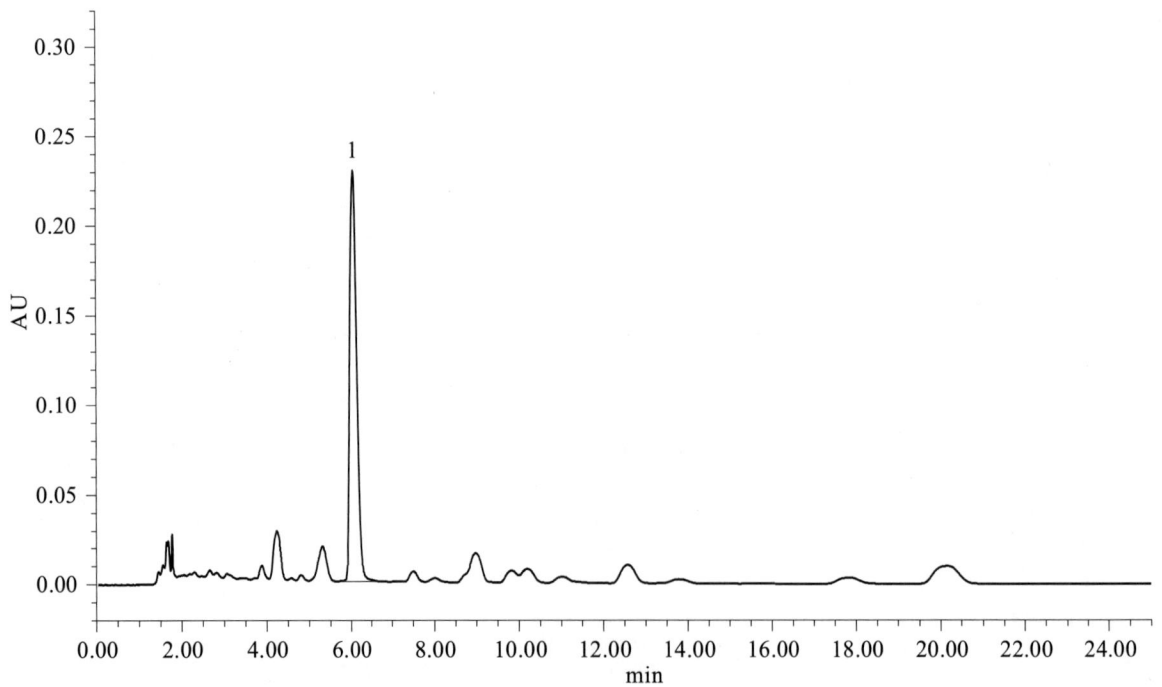

图 6-4 含量测定供试品 HPLC 色谱图
1. 野黄芩苷

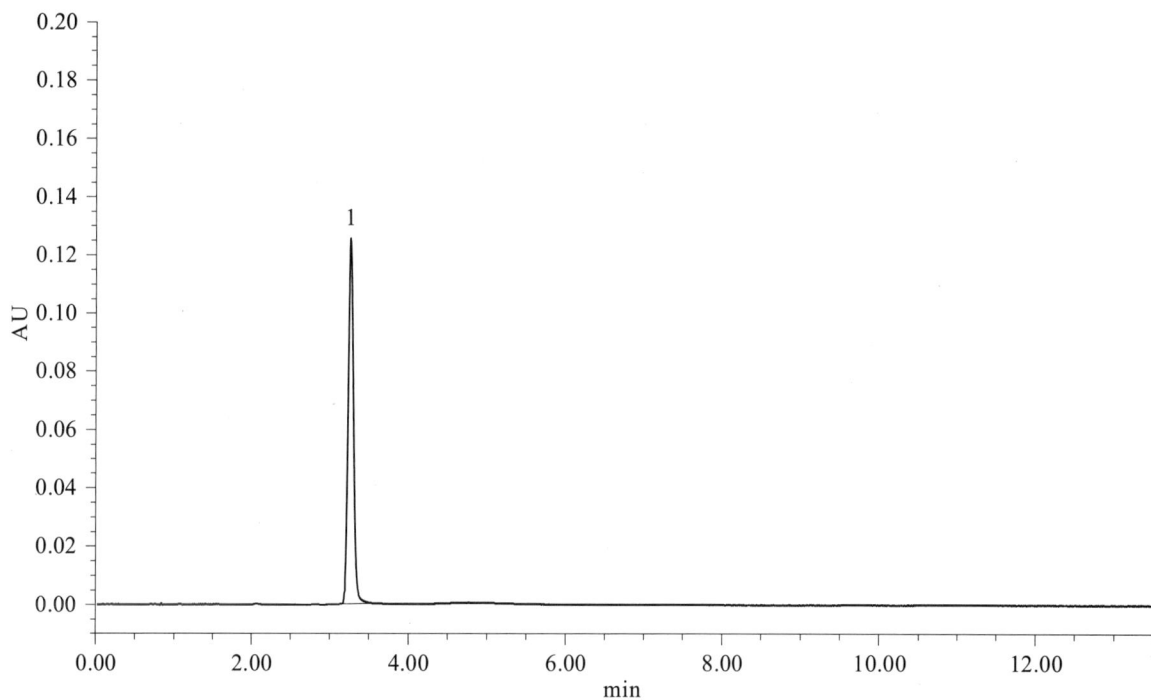

图 6-5　含量测定对照品 UPLC 色谱图
1. 野黄芩苷

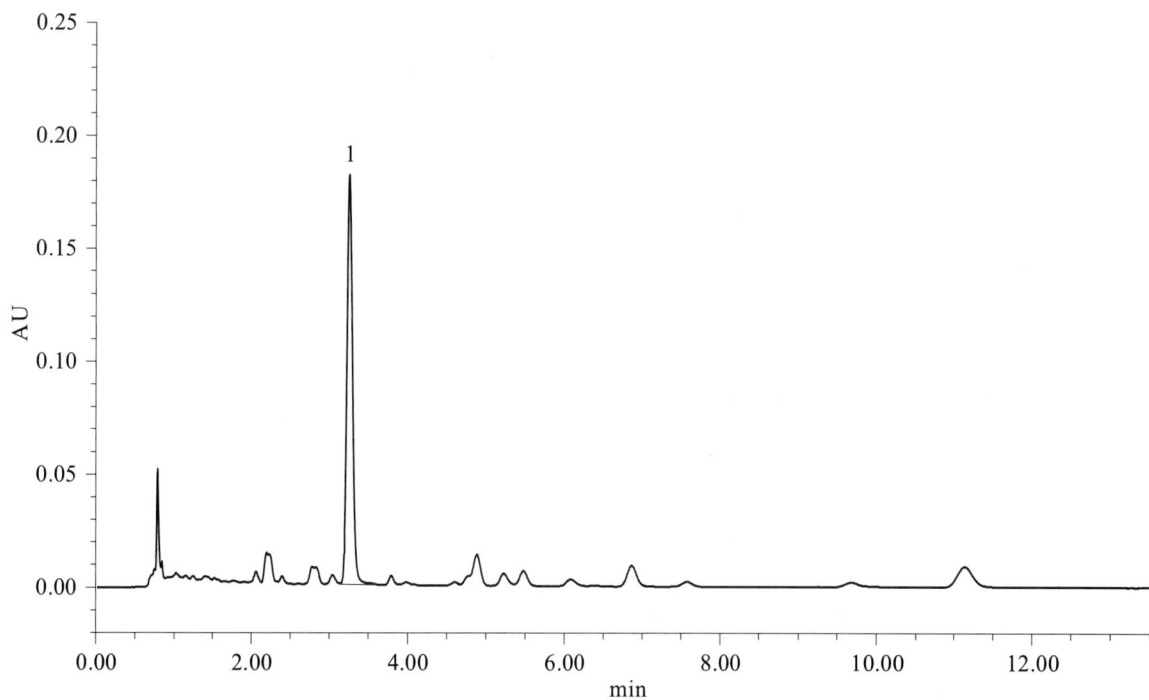

图 6-6　含量测定供试品 UPLC 色谱图
1. 野黄芩苷

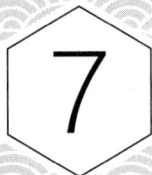

7 薄荷配方颗粒
Bohe Peifangkeli

1 **样品来源** 北京康仁堂药业有限公司。

2 **样品性状** 本品为浅黄棕色至棕绿色颗粒；有特殊清凉香气，味辛凉。

3 **对照药材和对照品来源**

对照药材 薄荷（中国食品药品检定研究院，批号：120916-201812）。

对 照 品 1.蒙花苷；2.迷迭香酸（中国食品药品检定研究院，1.批号：111528-201710，纯度：96.6%；2.批号：111871-201706，纯度：90.5%）。

4 **特征图谱**

4.1 溶液的制备

参照物溶液的制备 取薄荷对照药材 0.5g，加水 15ml，加热回流 30 分钟，放冷，离心，取上清液，置 10ml 容量瓶中，加水至刻度，滤过，取续滤液作为对照药材参照物溶液。另取蒙花苷对照品、迷迭香酸对照品适量，精密称定，分别加甲醇分别制成每 1ml 含蒙花苷 0.1mg、迷迭香酸 30μg 的溶液，作为对照品参照物溶液。

供试品溶液的制备 取本品适量，研细，取约 0.2g（相当于饮片 0.74g），精密称定，置具塞锥形瓶中，精密加水 20ml，使溶解，摇匀，滤过，取续滤液，即得。

4.2 色谱条件

方法	UPLC（质量标准方法）			
仪器	ACQUITY UPLC H-Class			
仪器配置	QSM，FTN，PDA，柱温箱			
色谱柱	CORTECS UPLC T3 2.1mm×100mm，1.6μm			
流动相	A：甲醇 B：0.1% 磷酸溶液			
梯度	时间 （分钟）	流动相 A（%）	流动相 B（%）	曲线
	0.0	10	90	初始
	5.0	25	75	6
	9.0	33	67	6
	14.0	33	67	6
	22.5	50	50	6
	26.0	95	5	6
	27.0	95	5	6
	32.0	10	90	1
流速	0.35ml/min			
检测波长	334nm			
柱温	40℃			
进样量	2μl			

4.3 结果与分析

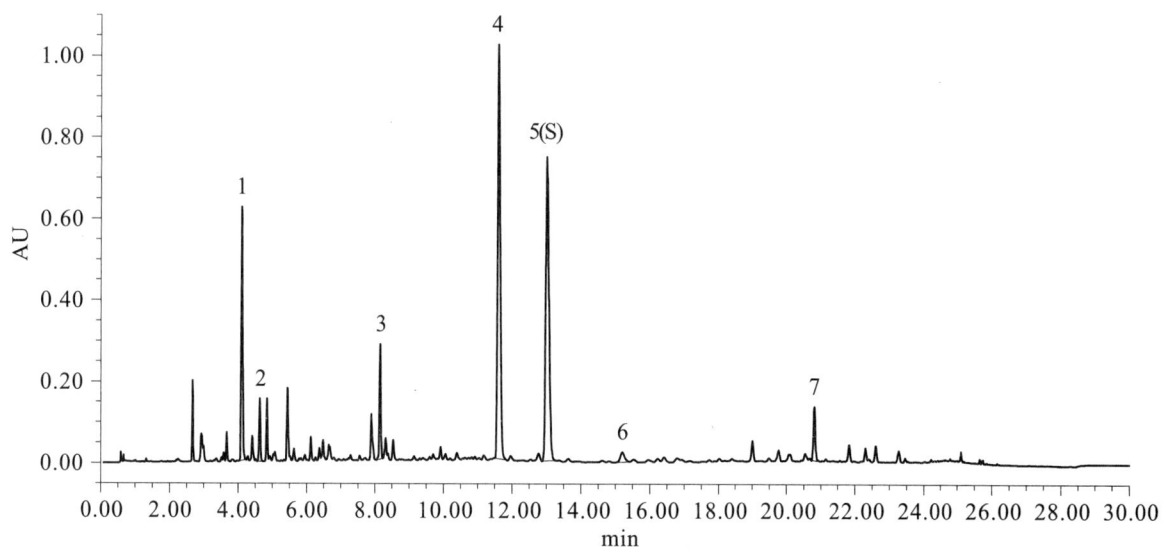

图 7-1 特征图谱对照药材 UPLC 色谱图

表 7-1　特征图谱对照药材 UPLC 特征峰参数列表

组分编号	组分名称	保留时间（min）	理论板数	拖尾因子	相对保留时间	相对保留时间标准规定值限度：±10%
1	—	4.101	45793	1.46	0.32	0.30（0.27～0.33）
2	—	4.632	75726	1.02	0.36	0.34（0.31～0.37）
3	—	8.154	209976	1.03	0.63	0.64（0.58～0.70）
4	—	11.588	102177	1.74	0.89	0.91（0.82～1.00）
5（S）	迷迭香酸	13.003	85468	1.52	—	—
6	—	15.201	71557	1.07	1.17	1.16（1.04～1.28）
7	蒙花苷	20.802	643276	1.12	—	—

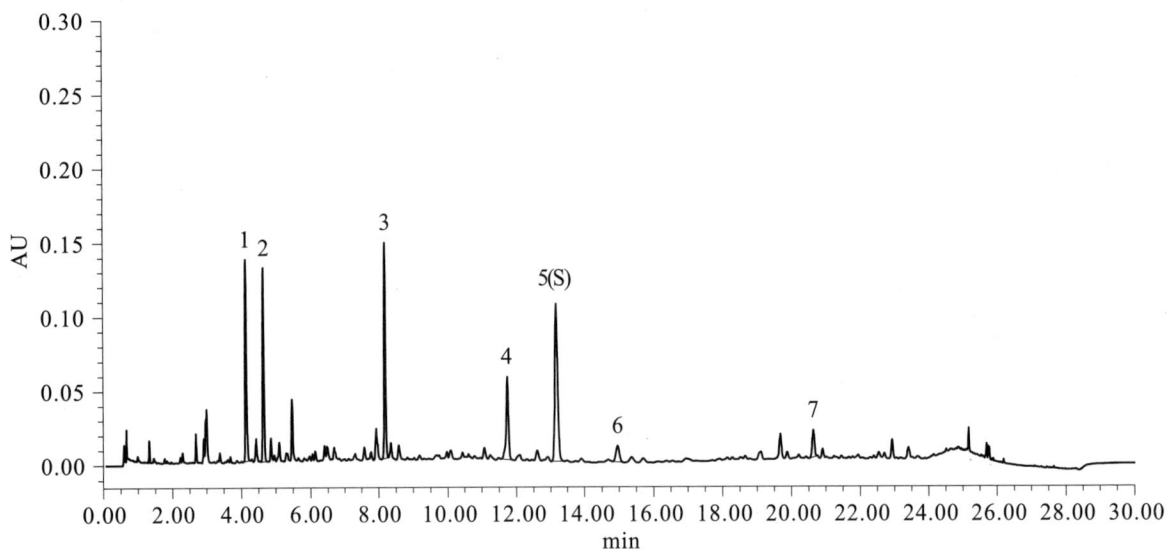

图 7-2　特征图谱供试品 UPLC 色谱图

表 7-2　特征图谱供试品 UPLC 特征峰参数列表

组分编号	组分名称	保留时间（min）	理论板数	拖尾因子	相对保留时间	相对保留时间标准规定值限度：±10%	相对峰面积	相对峰面积标准规定范围
1	—	4.140	62889	1.21	0.31	0.30（0.27～0.33）	—	—
2	—	4.648	76454	1.02	0.35	0.34（0.31～0.37）	—	—
3	—	8.191	216798	1.03	0.62	0.64（0.58～0.70）	—	—
4	—	11.743	173217	0.81	0.89	0.91（0.82～1.00）	—	—
5（S）	迷迭香酸	13.178	113724	1.06	—	—	—	—
6	—	14.960	98081	1.03	1.14	1.16（1.04～1.28）	—	—
7	蒙花苷	20.639	442151	0.96	—	—	0.1	≤ 0.5

5 **含量测定**

5.1 溶液的制备

对照品溶液的制备　同特征图谱迷迭香酸对照品参照物溶液。

供试品溶液的制备　同特征图谱。

5.2 色谱条件　同特征图谱。

5.3 结果与分析

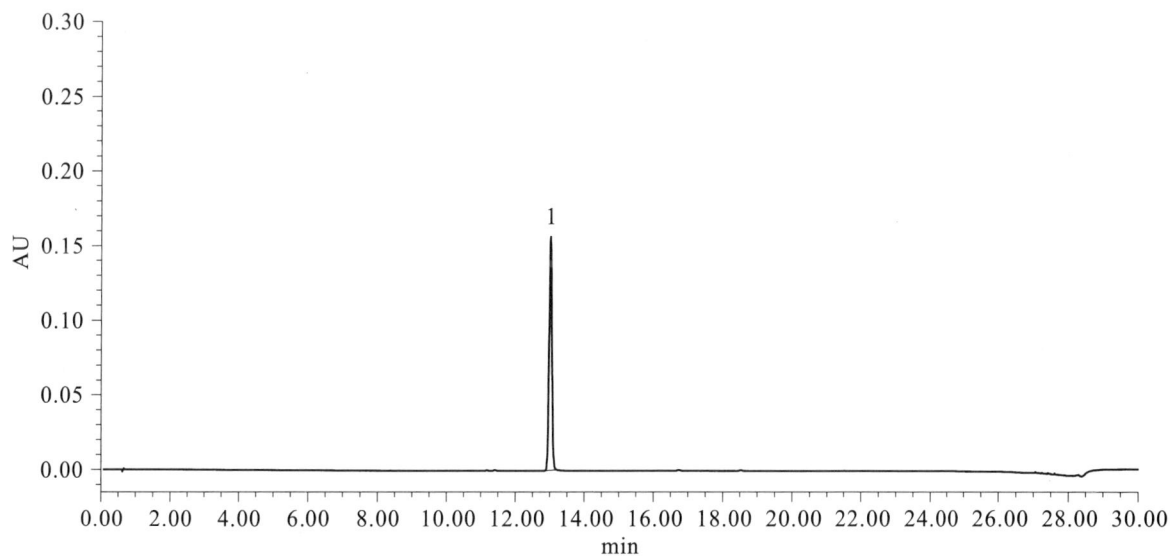

图 7-3　含量测定对照品 UPLC 色谱图
1. 迷迭香酸

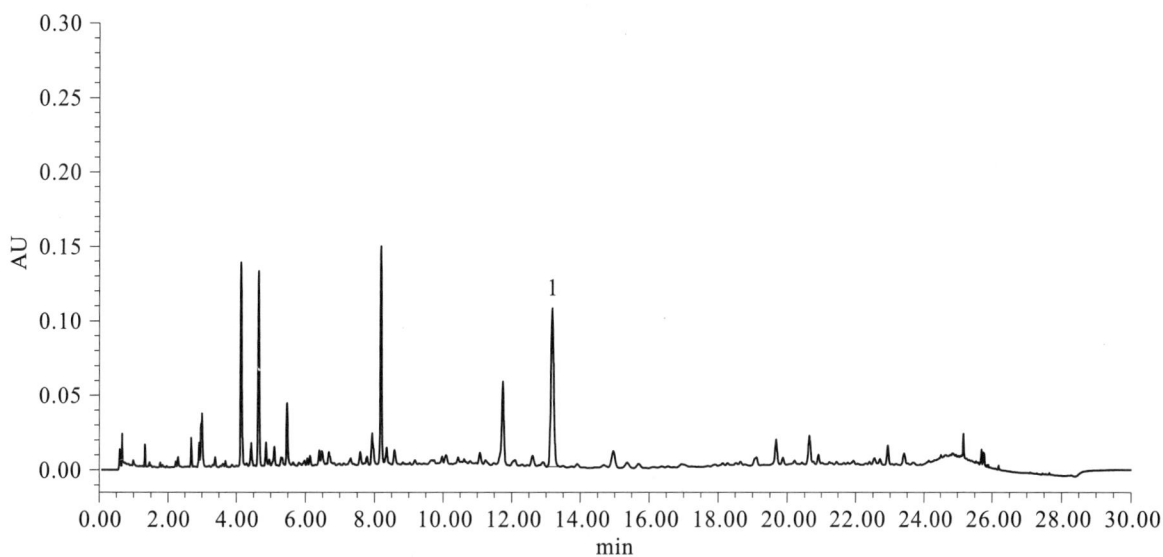

图 7-4　含量测定供试品 UPLC 色谱图
1. 迷迭香酸

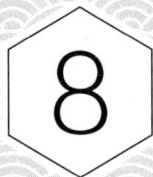

8 北柴胡配方颗粒

Beichaihu Peifangkeli

1 样品来源 北京康仁堂药业有限公司。

2 样品性状 本品为黄色至黄棕色的颗粒;气微,味微苦。

3 对照药材和对照品来源

对照药材 柴胡(北柴胡)(中国食品药品检定研究院,批号:120992-201509)。

对 照 品 柴胡皂苷 a(中国食品药品检定研究院,批号:110777-201711,纯度:91.1%)。

4 特征图谱

4.1 溶液的制备

参照物溶液的制备 取柴胡(北柴胡)对照药材 0.5g,置锥形瓶中,加水 25ml,加热回流 30 分钟,滤过,取续滤液 20ml,蒸干,加 5% 浓氨试液的 50% 乙醇溶液 25ml,超声处理(功率 250W,频率 40kHz)30 分钟,取出,放冷,摇匀,滤过,取续滤液,作为对照药材参照物溶液。另取柴胡皂苷 a 对照品适量,精密称定,加甲醇制成每 1ml 含 75μg 的溶液,作为对照品参照物溶液。

供试品溶液的制备 取本品适量,研细,取约 1.0g(相当于饮片 4.0g),精密称定,置具塞锥形瓶中,精密加入 5% 浓氨试液的 50% 乙醇溶液 25ml,密塞,称定重量,超声处理(功率 250W,频率 40kHz)30 分钟,放冷,再称定重量,用 5% 浓氨试液的 50% 乙醇溶液补足减失的重量,摇匀,滤过,取续滤液,即得。

4.2 色谱条件

方法	UPLC（质量标准方法）	HPLC（方法转换方法）
仪器	ACQUITY UPLC H-Class	Alliance HPLC e2695
仪器配置	QSM，FTN，TUV，柱温箱	PDA，柱温箱
色谱柱	ACQUITY UPLC BEH C18 2.1mm×100mm，1.7μm	XBridge C18 4.6mm×250mm，5μm
流动相	A：乙腈 B：水	A：乙腈 B：水

梯度：

UPLC（质量标准方法）

时间（分钟）	流动相 A（%）	流动相 B（%）	曲线
0	25	75	初始
8	28	72	6
15	29	71	6
20	36	64	6
28	36	64	6
31	40	60	6
37	40	60	6
45	25	75	1

HPLC（方法转换方法）

时间（分钟）	流动相 A（%）	流动相 B（%）	曲线
0	25	75	初始
3	25	75	6
40	28	72	6
50.5	29	71	6
66.5	36	64	6
92	36	64	6
101.5	40	60	6
121	40	60	6
140	25	75	1

方法	UPLC（质量标准方法）	HPLC（方法转换方法）
流速	0.4ml/min	1.5ml/min
检测波长	211nm、250nm	211nm、250nm
柱温	35℃	35℃
进样量	3μl	20μl

4.3 结果与分析

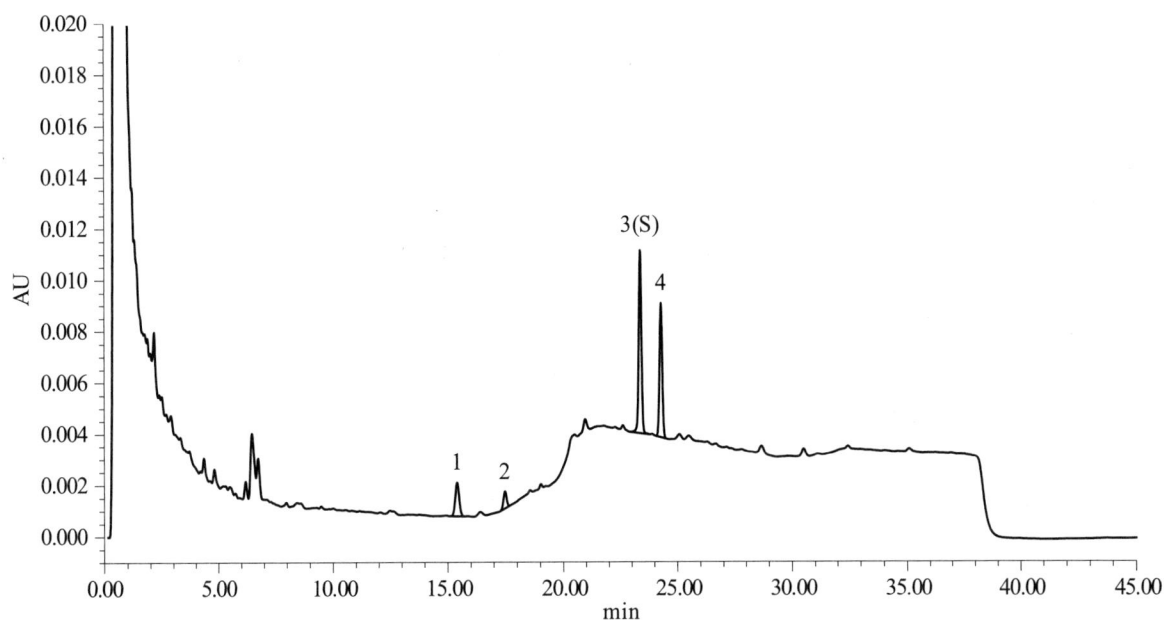

图 8-1　特征图谱对照药材 UPLC 色谱图（211nm）

表 8-1　特征图谱对照药材 UPLC 特征峰参数列表（211nm）

组分编号	组分名称	保留时间（min）	理论板数	拖尾因子	相对保留时间	相对保留时间标准规定值 限度：±10%（峰1、峰2）、±8%（峰4）
1	柴胡皂苷 c	15.400	37219	1.04	0.66	0.61（0.55～0.67）
2	柴胡皂苷 f	17.476	70991	0.85	0.75	0.69（0.62～0.76）
3（S）	柴胡皂苷 a	23.372	178261	1.00	—	—
4	柴胡皂苷 b_2	24.284	177254	1.03	1.04	1.04（0.96～1.12）

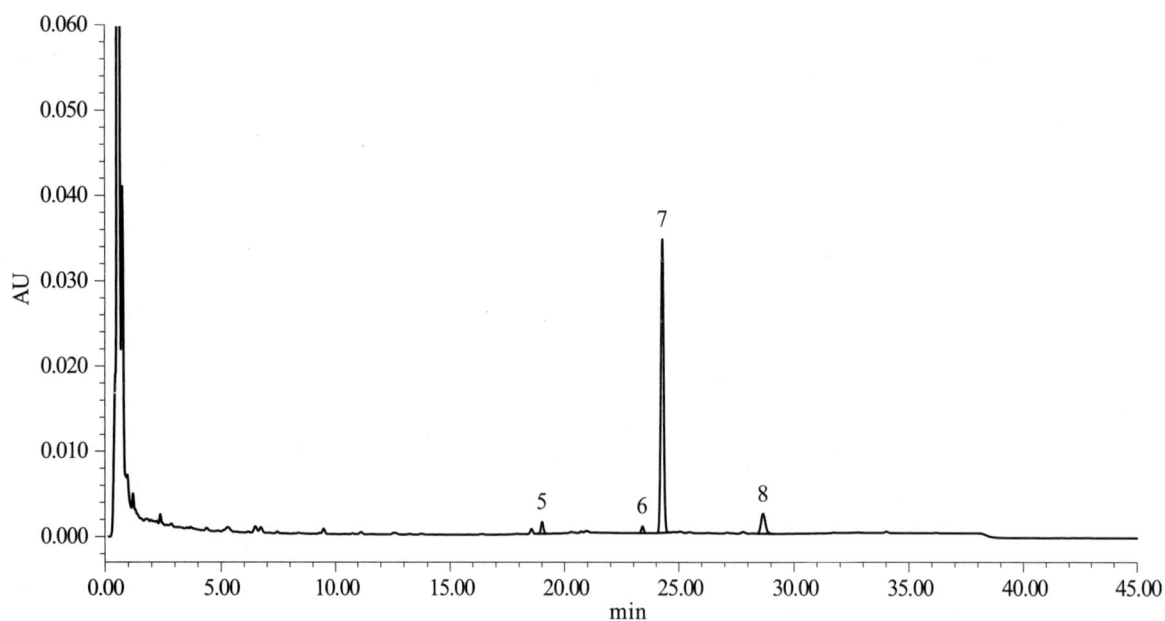

图 8-2　特征图谱对照药材 UPLC 色谱图（250nm）

表 8-2　特征图谱对照药材 UPLC 特征峰参数列表（250nm）

组分编号	组分名称	保留时间（min）	理论板数	拖尾因子	相对保留时间	相对保留时间标准规定值
5	—	19.018	129774	1.05	—	—
6	—	23.401	202857	0.99	—	—
7	柴胡皂苷 b_2	24.275	178129	1.01	—	—
8	柴胡皂苷 b_1	28.665	106540	1.12	—	—

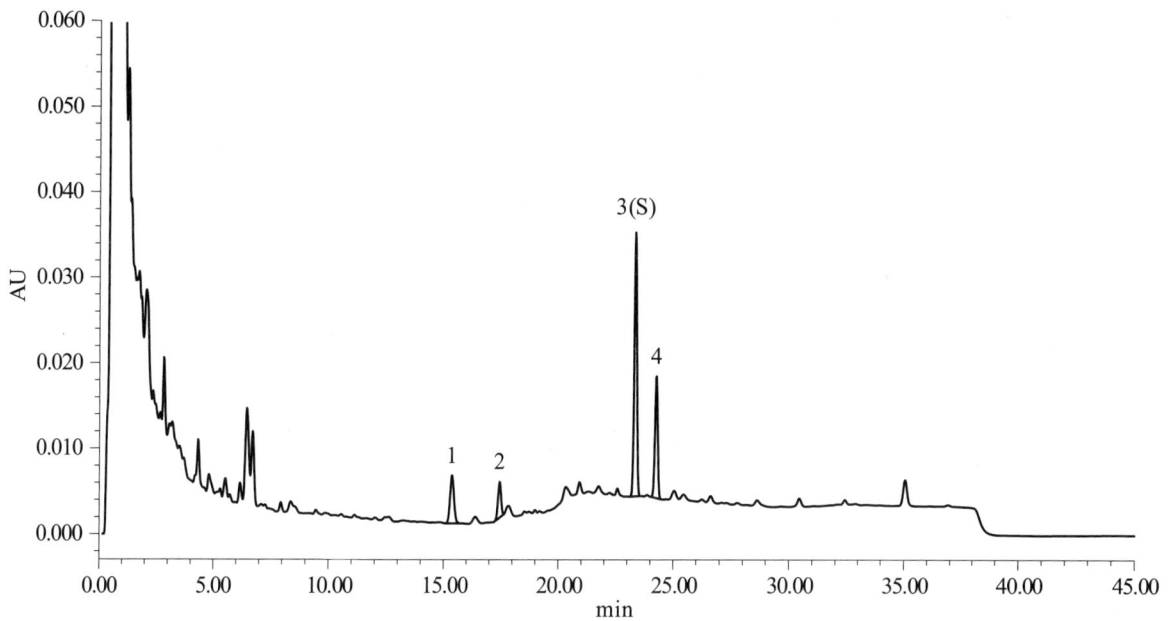

图 8-3　特征图谱供试品 UPLC 色谱图（211nm）

表 8-3　特征图谱供试品 UPLC 特征峰参数列表（211nm）

组分编号	组分名称	保留时间（min）	理论板数	拖尾因子	相对保留时间	相对保留时间标准规定值 限度：±10%（峰1、峰2）、±8%（峰4）	相对峰面积	相对峰面积标准规定范围（峰1与峰3的比值）
1	柴胡皂苷 c	15.373	35888	1.04	0.66	0.61（0.55～0.67）	0.27	＜ 0.35
2	柴胡皂苷 f	17.452	73265	0.91	0.75	0.69（0.62～0.76）	—	—
3（S）	柴胡皂苷 a	23.353	181284	0.97	—	—	—	—
4	柴胡皂苷 b_2	24.261	181057	0.99	1.04	1.04（0.96～1.12）	—	—

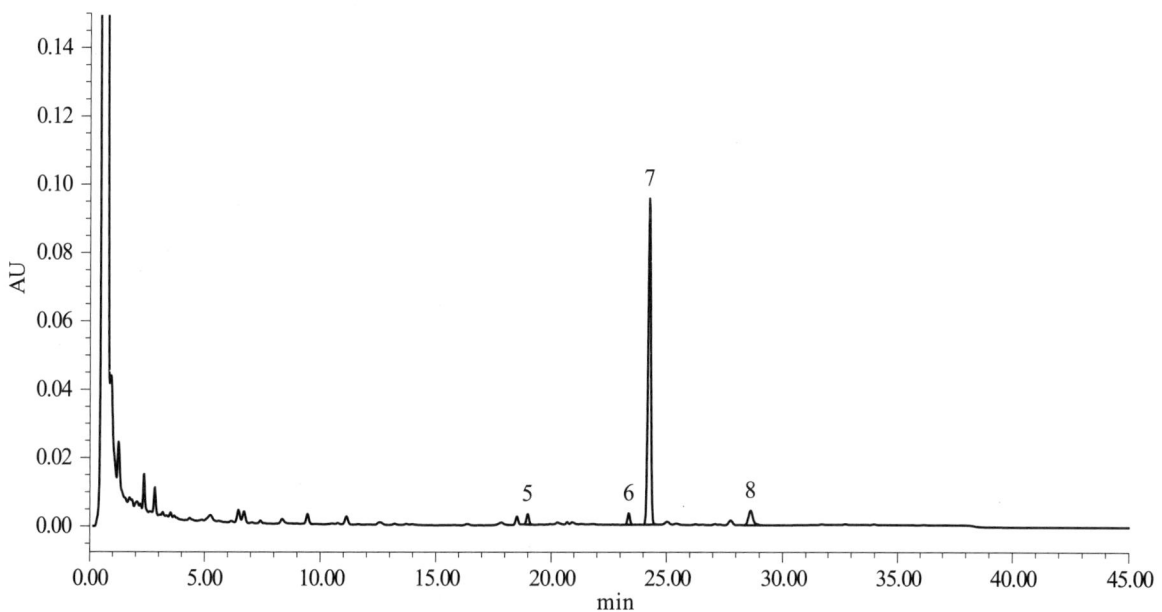

图 8-4　特征图谱供试品 UPLC 色谱图（250nm）

表 8-4 特征图谱供试品 UPLC 特征峰参数列表（250nm）

组分编号	组分名称	保留时间（min）	理论板数	拖尾因子	相对保留时间	相对保留时间标准规定值	相对峰面积	相对峰面积标准规定范围（峰8与峰8及峰6之和的比值）
5	—	18.993	129774	1.11		与对照药材参照物峰5保留时间相对应	—	—
6	—	23.372	202857	1.01		与对照药材参照物峰6保留时间相对应	—	—
7	柴胡皂苷 b_2	24.252	178129	0.98		与对照药材参照物峰7保留时间相对应	—	—
8	柴胡皂苷 b_1	28.623	106540	1.35		与对照药材参照物峰8保留时间相对应	0.70	≤ 0.85

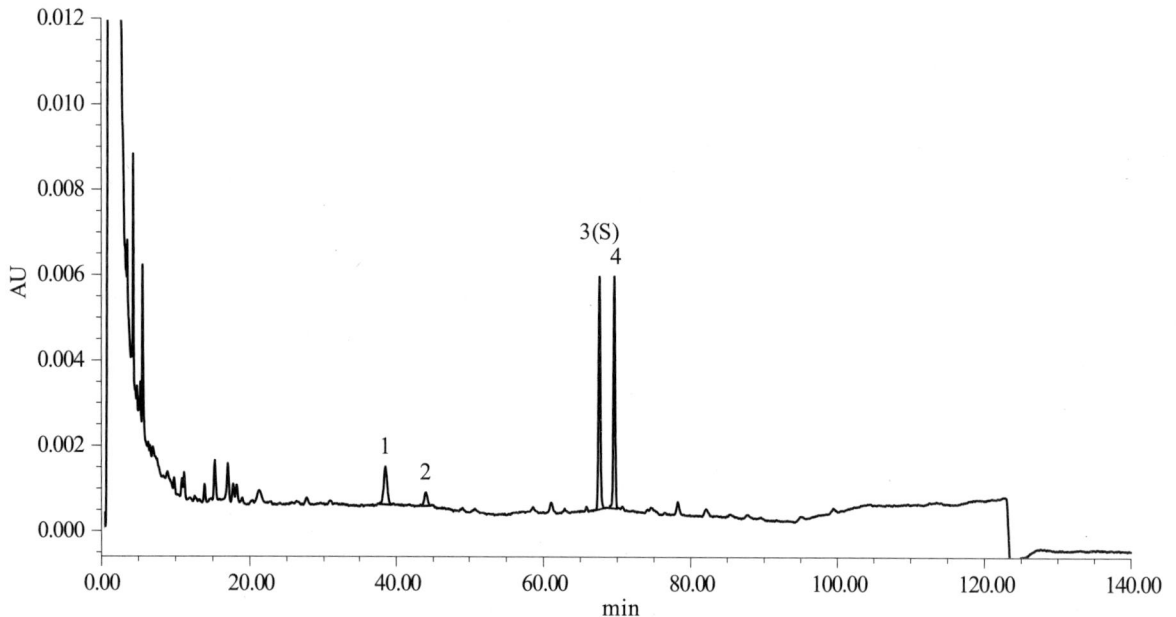

图 8-5 特征图谱对照药材 HPLC 色谱图（211nm）

表 8-5 特征图谱对照药材 HPLC 特征峰参数列表（211nm）

组分编号	组分名称	保留时间（min）	理论板数	拖尾因子	相对保留时间	相对保留时间标准规定值限度：±10%（峰1、峰2）、±8%（峰4）
1	柴胡皂苷 c	38.547	29640	0.97	0.57	0.61（0.55～0.67）
2	柴胡皂苷 f	44.001	52917	1.06	0.65	0.69（0.62～0.76）
3（S）	柴胡皂苷 a	67.604	344747	1.02	—	—
4	柴胡皂苷 b_2	69.619	416998	0.99	1.03	1.04（0.96～1.12）

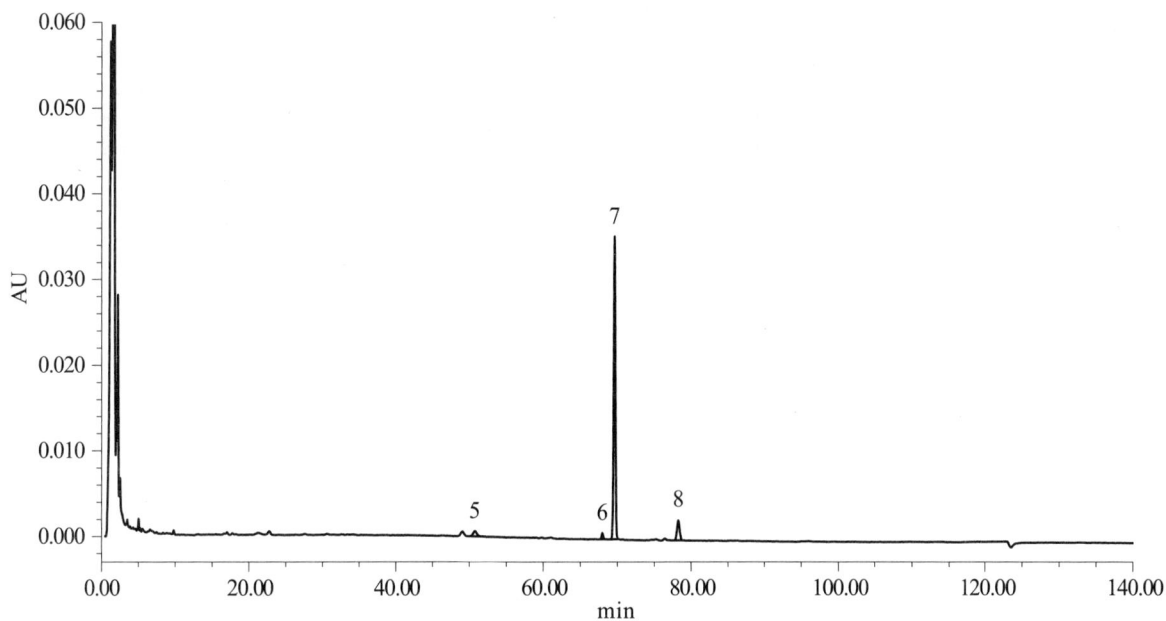

图 8-6　特征图谱对照药材 HPLC 色谱图（250nm）

表 8-6　特征图谱对照药材 HPLC 特征峰参数列表（250nm）

组分编号	组分名称	保留时间（min）	理论板数	拖尾因子	相对保留时间	相对保留时间标准规定值
5	—	50.776	45700	0.98	—	—
6	—	67.976	452664	1.03	—	—
7	柴胡皂苷 b₂	69.619	420434	1.00	—	—
8	柴胡皂苷 b₁	78.271	204354	1.02	—	—

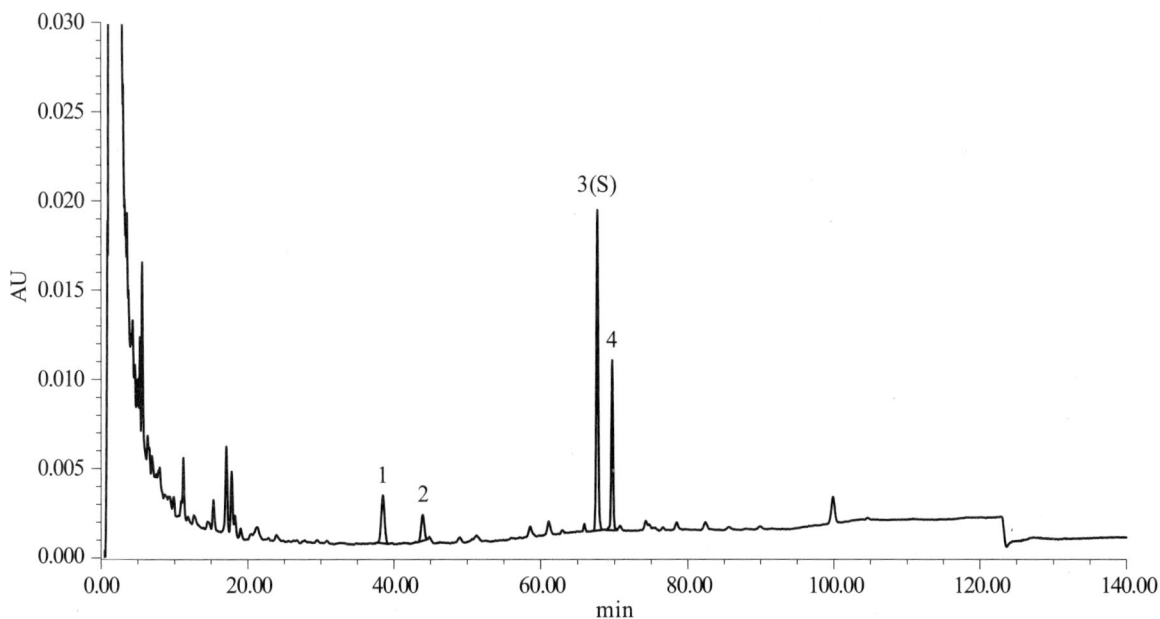

图 8-7　特征图谱供试品 HPLC 色谱图（211nm）

表 8-7　特征图谱供试品 HPLC 特征峰参数列表（211nm）

组分名称	组分名称	保留时间（min）	理论板数	拖尾因子	相对保留时间	相对保留时间标准规定值 限度：±10%（峰1、峰2）、±8%（峰4）	相对峰面积	相对峰面积标准规定范围（峰1与峰3的比值）
1	柴胡皂苷 c	38.511	31769	1.02	0.57	0.61（0.55~0.67）	0.27	＜0.35
2	柴胡皂苷 f	43.936	45212	1.00	0.65	0.69（0.62~0.76）	—	—
3（S）	柴胡皂苷 a	67.669	339779	1.01	—	—	—	—
4	柴胡皂苷 b_2	69.692	405523	0.99	1.03	1.04（0.96~1.12）	—	—

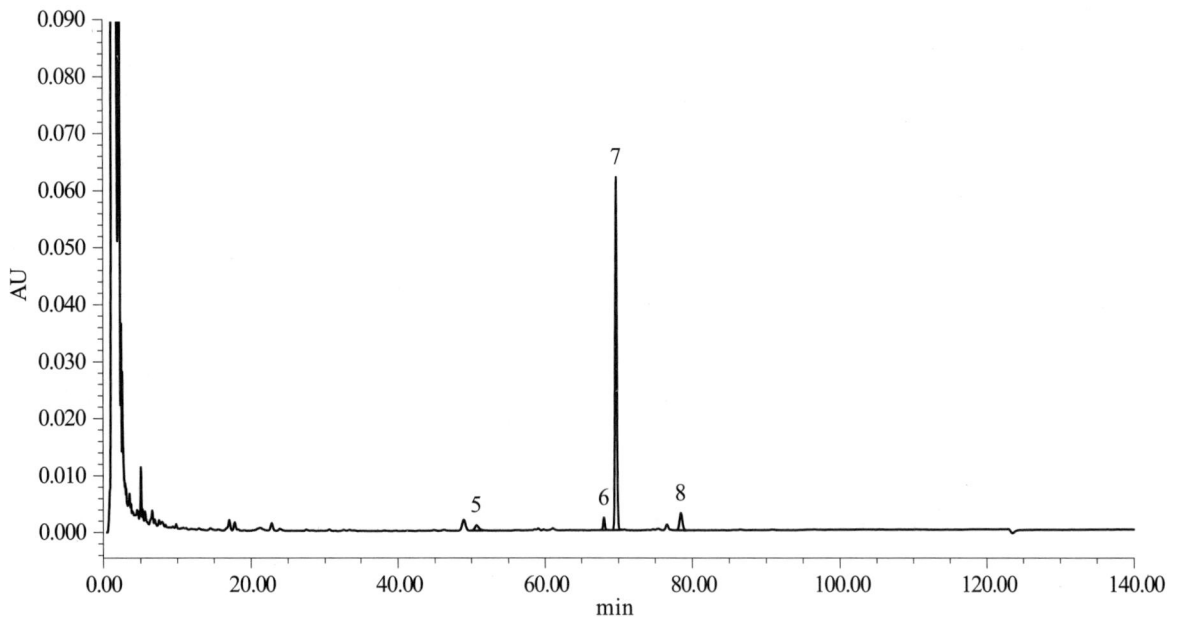

图 8-8　特征图谱供试品 HPLC 色谱图（250nm）

表 8-8　特征图谱供试品 HPLC 特征峰参数列表（250nm）

组分编号	组分名称	保留时间（min）	理论板数	拖尾因子	相对保留时间	相对保留时间标准规定值	相对峰面积	相对峰面积标准规定范围（峰8与峰8及峰6之和的比值）
5	—	50.673	37472	1.35		与对照药材参照物峰5保留时间相对应	—	—
6	—	68.034	434561	0.95		与对照药材参照物峰6保留时间相对应	—	—
7	柴胡皂苷 b_2	69.692	412397	1.00		与对照药材参照物峰7保留时间相对应	—	—
8	柴胡皂苷 b_1	78.476	192310	1.05		与对照药材参照物峰8保留时间相对应	0.70	≤0.85

5 含量测定

5.1 溶液的制备 同特征图谱。

5.2 色谱条件 检测波长为 211nm，其余同特征图谱。

5.3 结果与分析

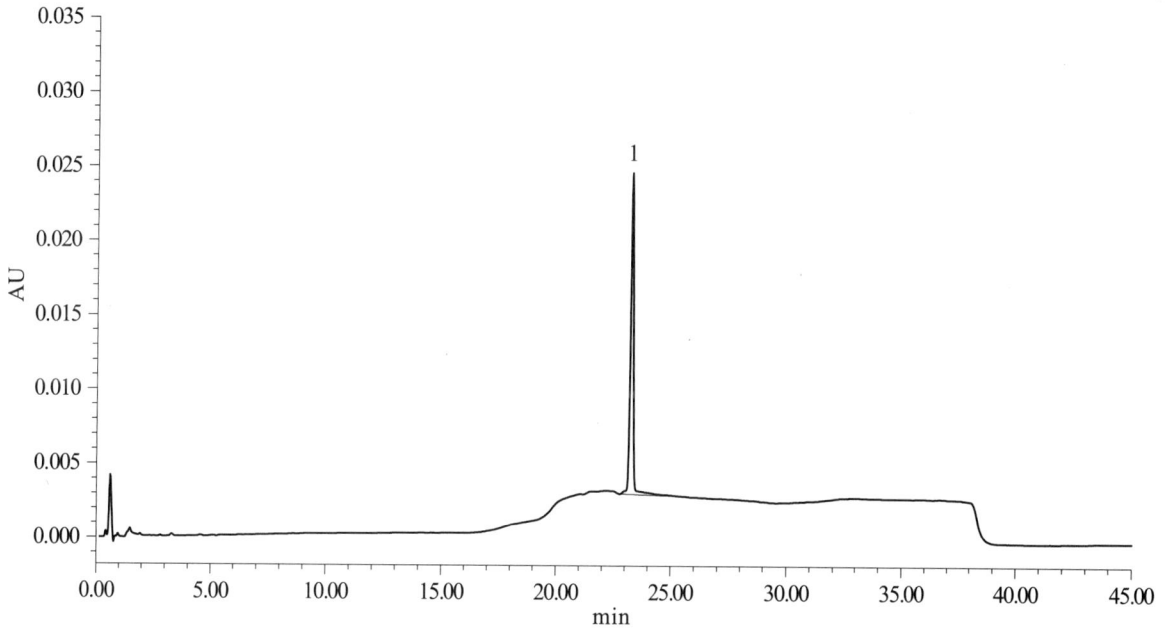

图 8-9　含量测定对照品 UPLC 色谱图
1. 柴胡皂苷 a

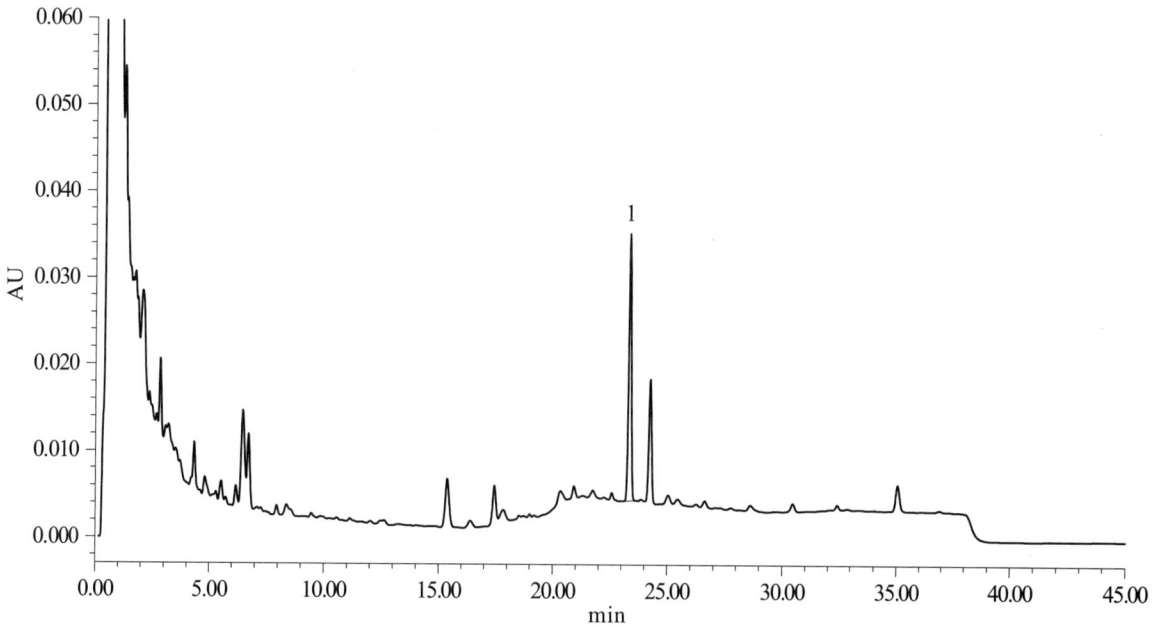

图 8-10　含量测定供试品 UPLC 色谱图
1. 柴胡皂苷 a

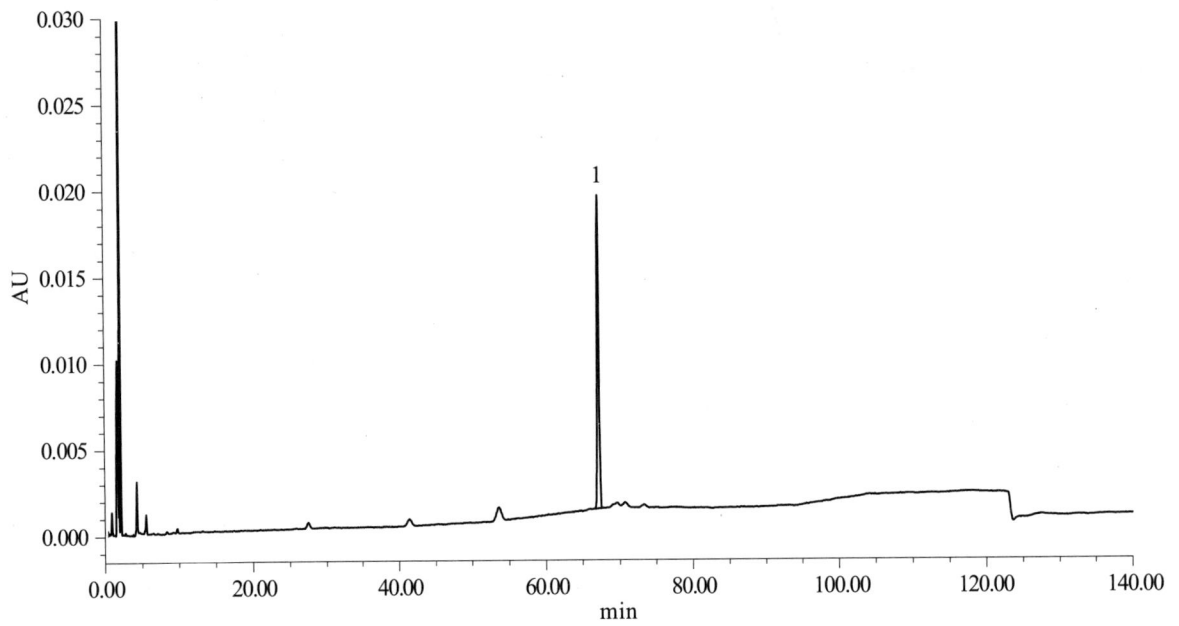

图 8-11　含量测定对照品 HPLC 色谱图
1. 柴胡皂苷 a

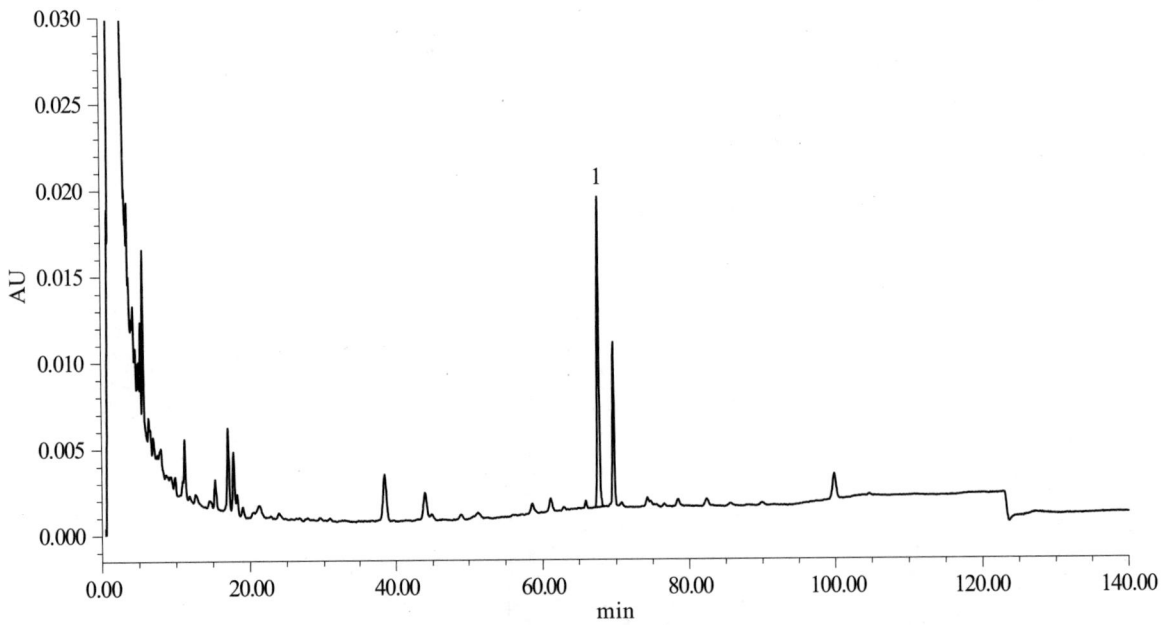

图 8-12　含量测定供试品 HPLC 色谱图
1. 柴胡皂苷 a

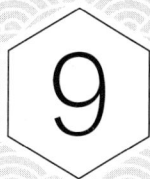

9 炒王不留行配方颗粒
Chaowangbuliuxing Peifangkeli

① 样品来源 四川新绿色药业科技发展有限公司。

② 样品性状 本品为灰黄色至灰棕色的颗粒；气微，味苦。

③ 对照药材和对照品来源

对照药材 王不留行（中国食品药品检定研究院，批号：121094-201706）。

对 照 品 王不留行黄酮苷（中国食品药品检定研究院，批号：111853-201704，纯度：96.9%）。

④ 特征图谱

4.1 溶液的制备

参照物溶液的制备 取王不留行对照药材 2.5g，置具塞锥形瓶中，加 70% 甲醇 25ml，密塞，超声处理（功率 600W，频率 40kHz）30 分钟，放冷，摇匀，滤过，取续滤液，作为对照药材参照物溶液。另取王不留行黄酮苷对照品适量，精密称定，加 70% 甲醇制成每 1ml 含 0.1mg 的溶液，作为对照品参照物溶液。

供试品溶液的制备 取本品适量，研细，取约 1.0g（相当于饮片 8.0g），精密称定，置具塞锥形瓶中，精密加入 70% 甲醇 50ml，密塞，称定重量，超声处理（功率 600W，频率 40kHz）30 分钟，放冷，再称定重量，用 70% 甲醇补足减失的重量，摇匀，滤过，取续滤液，即得。

4.2 色谱条件

方法	HPLC（质量标准方法）	UPLC（方法转换方法）
仪器	Alliance HPLC e2695	ACQUITY UPLC H-Class
仪器配置	PDA，柱温箱	QSM，FTN，TUV，柱温箱
色谱柱	ZORBAX Eclipse XDB-C18 4.6mm×250mm，5μm	ACQUITY UPLC HSS C18 2.1mm×100mm，1.8μm
流动相	A：乙腈 B：0.1% 磷酸溶液	A：乙腈 B：0.1% 磷酸溶液

梯度

时间 （分钟）	流动相 A（%）	流动相 B（%）	曲线
0	5	95	初始
35	20	80	6
60	60	40	6
70	5	95	1

时间 （分钟）	流动相 A（%）	流动相 B（%）	曲线
Before injection volume 350μl			
0.0	5	95	初始
7.3	20	80	6
12.5	60	40	6
16.0	5	95	1

	HPLC	UPLC
流速	1.0ml/min	0.4ml/min
检测波长	270nm	270nm
柱温	30℃	30℃
进样量	10μl	1μl

4.3 结果与分析

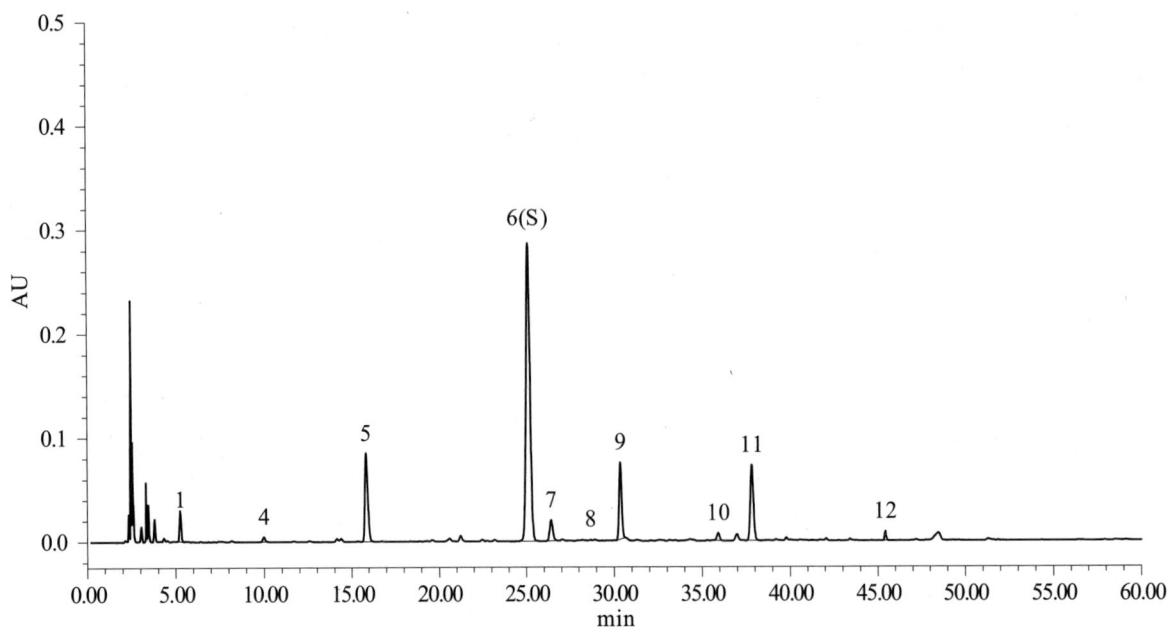

图 9-1 特征图谱对照药材 HPLC 色谱图

表 9-1　特征图谱对照药材 HPLC 特征峰参数列表

组分编号	组分名称	保留时间（min）	理论板数	拖尾因子	相对保留时间	相对保留时间标准规定值限度：±10%
1	—	5.247	13884	1.15	0.209	0.217（0.195～0.239）
2	—	无峰	—	—	—	0.304（0.274～0.334）
3	—	无峰	—	—	—	0.320（0.288～0.352）
4	原儿茶酸	9.983	29085	1.06	0.397	0.408（0.367～0.449）
5	刺桐碱	15.848	41824	1.31	0.631	0.645（0.580～0.710）
6（S）	王不留行黄酮苷	25.122	57735	1.03	—	—
7	肥皂草苷	26.402	105751	1.14	1.051	1.051（0.946～1.156）
8	—	28.672	219865	0.91	1.141	1.142（1.028～1.256）
9	异牡荆素 -2″-O- 阿拉伯糖苷	30.352	204333	1.05	1.208	1.206（1.085～1.327）
10	—	35.916	234563	1.07	1.430	1.429（1.286～1.572）
11	—	37.825	215200	1.07	1.506	1.501（1.351～1.651）
12	王不留行环肽 B	45.425	1193263	1.14	1.808	1.821（1.639～2.003）

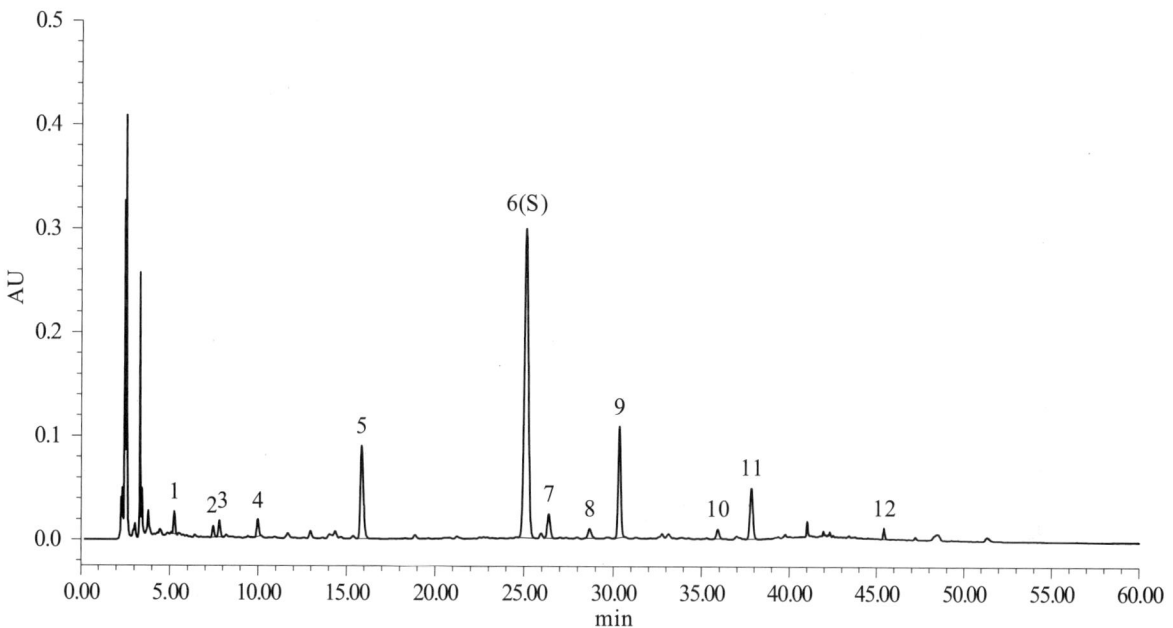

图 9-2　特征图谱供试品 HPLC 色谱图

表 9-2　特征图谱供试品 HPLC 特征峰参数列表

组分编号	组分名称	保留时间（min）	理论板数	拖尾因子	相对保留时间	相对保留时间标准规定值 限度：±10%
1	—	5.248	14711	1.14	0.209	0.217（0.195～0.239）
2	—	7.456	20813	1.07	0.297	0.304（0.274～0.334）
3	—	7.820	22220	1.17	0.311	0.320（0.288～0.352）
4	原儿茶酸	9.990	30926	1.03	0.398	0.408（0.367～0.449）
5	刺桐碱	15.849	41173	1.37	0.631	0.645（0.580～0.710）
6（S）	王不留行黄酮苷	25.115	58503	1.04	—	—
7	肥皂草苷	26.387	110054	1.11	1.051	1.051（0.946～1.156）
8	—	28.674	106897	1.15	1.142	1.142（1.028～1.256）
9	异牡荆素 -2″-O- 阿拉伯糖苷	30.344	199025	1.08	1.208	1.206（1.085～1.327）
10	—	35.906	226322	1.09	1.430	1.429（1.286～1.572）
11	—	37.827	214866	1.06	1.506	1.501（1.351～1.651）
12	王不留行环肽 B	45.436	1180568	1.19	1.809	1.821（1.639～2.003）

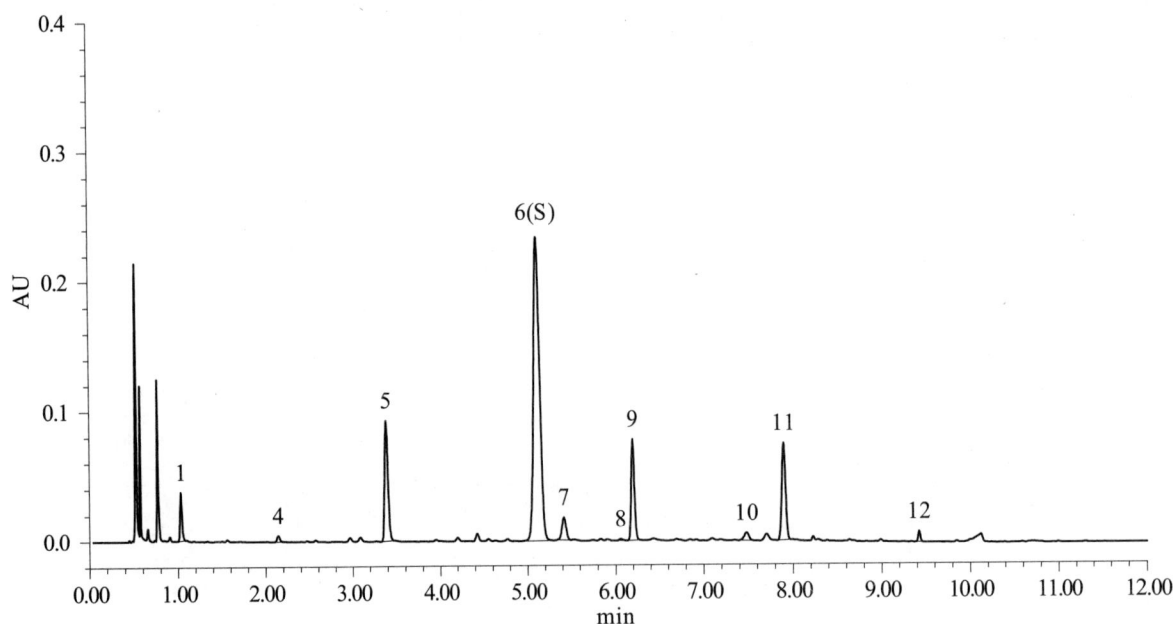

图 9-3　特征图谱对照药材 UPLC 色谱图

表 9-3　特征图谱对照药材 UPLC 特征峰参数列表

组分编号	组分名称	保留时间（min）	理论板数	拖尾因子	相对保留时间	相对保留时间标准规定值限度：±10%
1	—	1.032	10207	1.23	0.202	0.217（0.195～0.239）
2	—	无峰	—	—	—	0.304（0.274～0.334）
3	—	无峰	—	—	—	0.320（0.288～0.352）
4	原儿茶酸	2.143	21397	1.11	0.419	0.408（0.367～0.449）
5	刺桐碱	3.386	36364	1.18	0.662	0.645（0.580～0.710）
6（S）	王不留行黄酮苷	5.115	25064	1.01	—	—
7	肥皂草苷	5.418	58997	1.00	1.059	1.051（0.946～1.156）
8	—	6.056	92685	1.11	1.184	1.142（1.028～1.256）
9	异牡荆素 - 2″-O- 阿拉伯糖苷	6.196	136671	1.10	1.211	1.206（1.085～1.327）
10	—	7.478	99785	0.93	1.462	1.429（1.286～1.572）
11	—	7.897	160677	1.01	1.544	1.501（1.351～1.651）
12	王不留行环肽 B	9.423	711941	1.13	1.842	1.821（1.639～2.003）

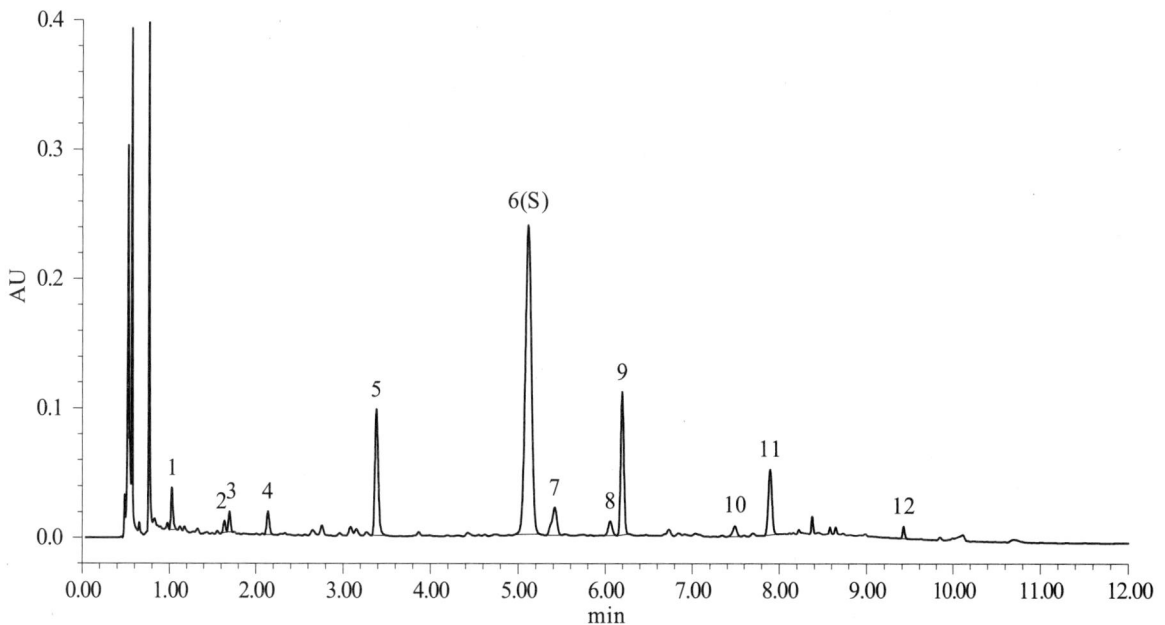

图 9-4　特征图谱供试品 UPLC 色谱图

表 9-4　特征图谱供试品 UPLC 特征峰参数列表

组分 编号	组分 名称	保留时间 （min）	理论 板数	拖尾 因子	相对保留 时间	相对保留时间标准规定值 限度：±10%
1	—	1.026	9476	1.40	0.201	0.217（0.195～0.239）
2	—	1.639	18386	0.89	0.320	0.304（0.274～0.334）
3	—	1.697	20382	1.12	0.332	0.320（0.288～0.352）
4	原儿茶酸	2.139	21877	1.18	0.418	0.408（0.367～0.449）
5	刺桐碱	3.382	36257	1.24	0.661	0.645（0.580～0.710）
6（S）	王不留行黄酮苷	5.114	24981	1.01	—	—
7	肥皂草苷	5.417	40272	0.85	1.059	1.051（0.946～1.156）
8	—	6.056	80955	1.02	1.184	1.142（1.028～1.256）
9	异牡荆素 -2″-O- 阿拉伯糖苷	6.193	137839	1.09	1.211	1.206（1.085～1.327）
10	—	7.489	113120	0.87	1.465	1.429（1.286～1.572）
11	—	7.896	160453	1.03	1.544	1.501（1.351～1.651）
12	王不留行环肽 B	9.417	711493	1.13	1.842	1.821（1.639～2.003）

❺ 含量测定

5.1　溶液的制备　同特征图谱。

5.2　色谱条件

方法	HPLC（质量标准方法）				UPLC（方法转换方法）			
仪器	Alliance HPLC e2695				ACQUITY UPLC H-Class			
仪器配置	PDA，柱温箱				QSM，FTN，TUV，柱温箱			
色谱柱	ZORBAX Eclipse XDB-C18 4.6mm×250mm，5µm				ACQUITY UPLC HSS C18 2.1mm×100mm，1.8µm			
流动相	A：甲醇 B：0.3% 磷酸溶液				A：甲醇 B：0.3% 磷酸溶液			
梯度	时间 （分钟）	流动相 A（%）	流动相 B（%）	曲线	时间 （分钟）	流动相 A（%）	流动相 B（%）	曲线
	0	35	65	初始	0.0	35	65	初始
	10	35	65	6	2.8	35	65	6
	20	40	60	6	5.6	40	60	6
	35	50	50	6	9.7	50	50	6
	43	35	65	1	13.0	35	65	1
流速	1.0ml/min				0.3ml/min			
检测波长	280nm				280nm			
柱温	30℃				30℃			
进样量	10µl				1µl			

5.3 结果与分析

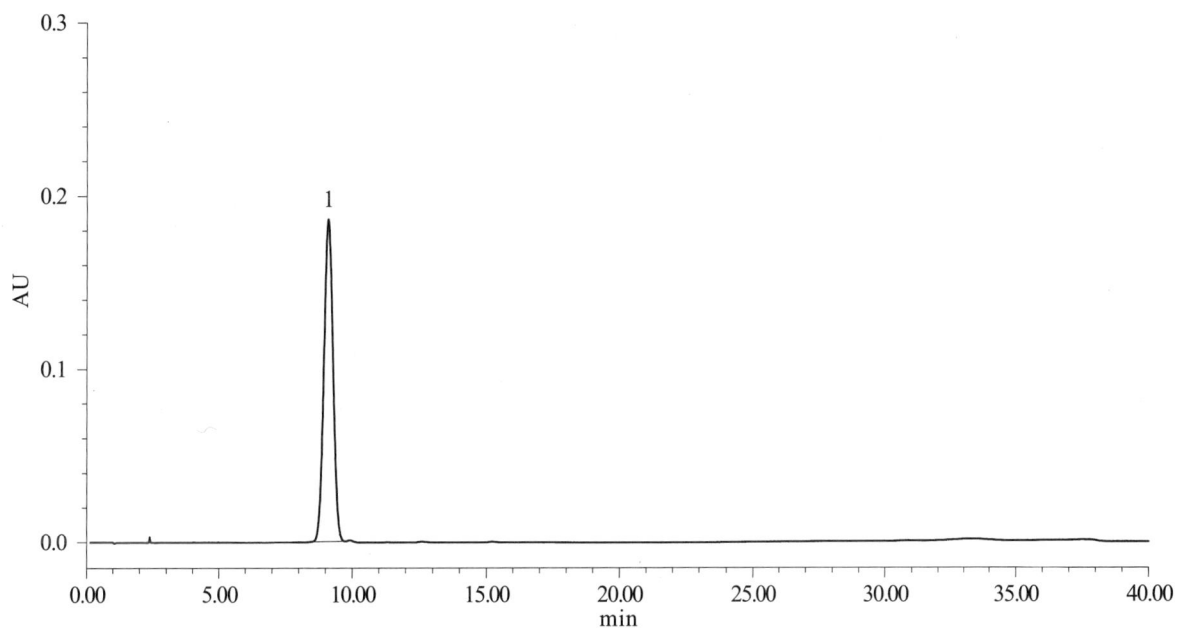

图 9-5 含量测定对照品 HPLC 色谱图
1. 王不留行黄酮苷

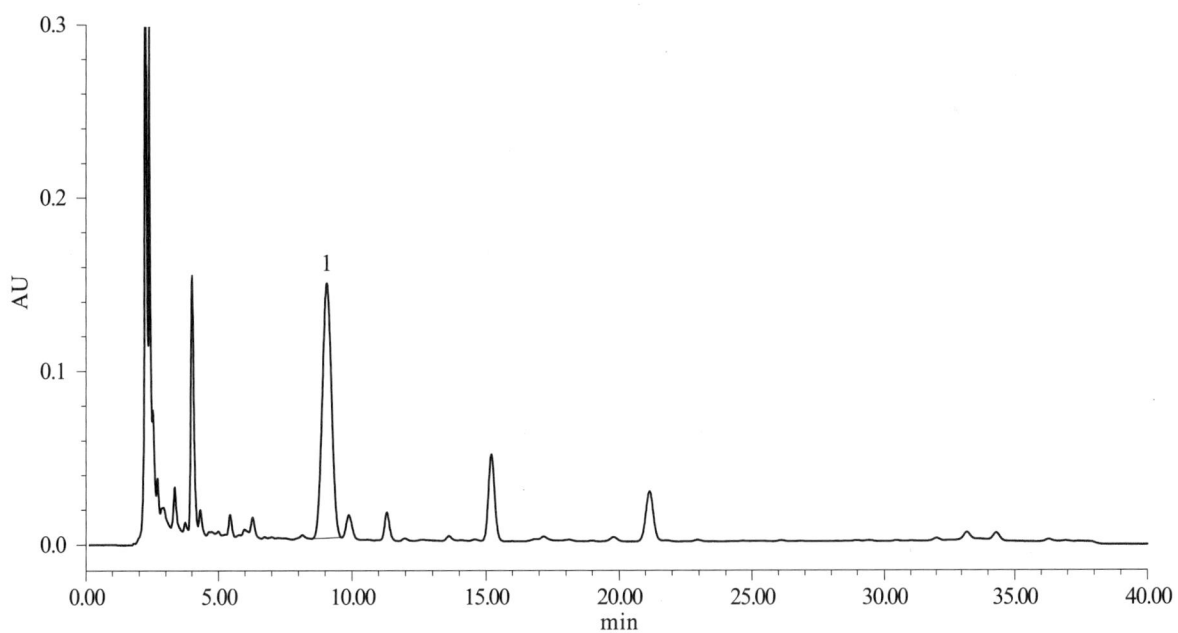

图 9-6 含量测定供试品 HPLC 色谱图
1. 王不留行黄酮苷

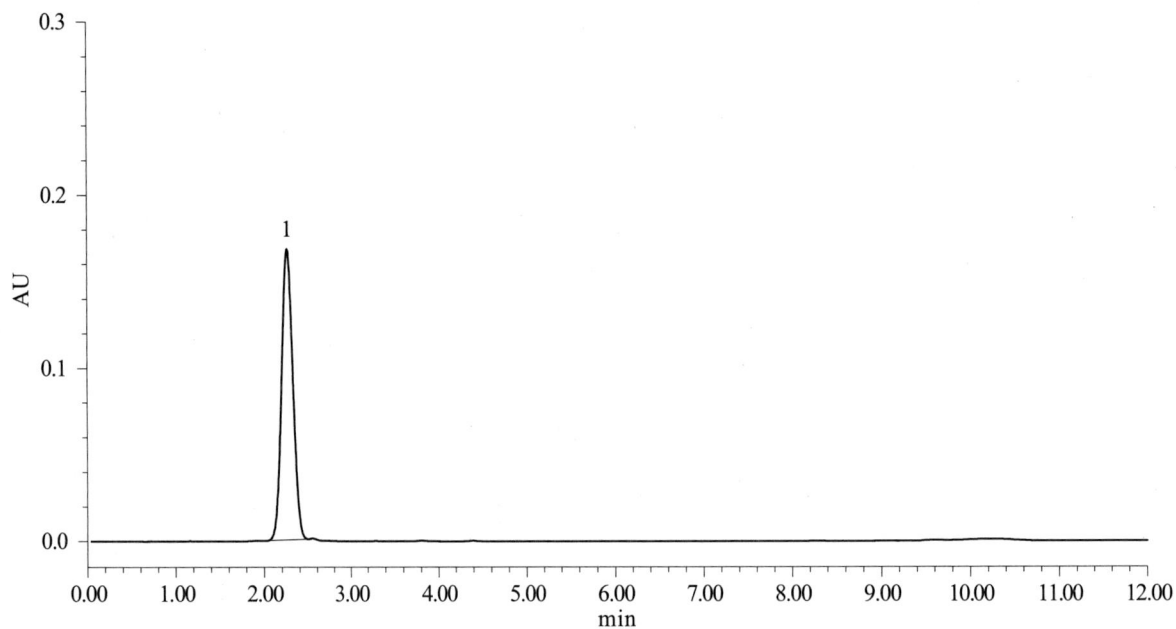

图 9-7 含量测定对照品 UPLC 色谱图
1. 王不留行黄酮苷

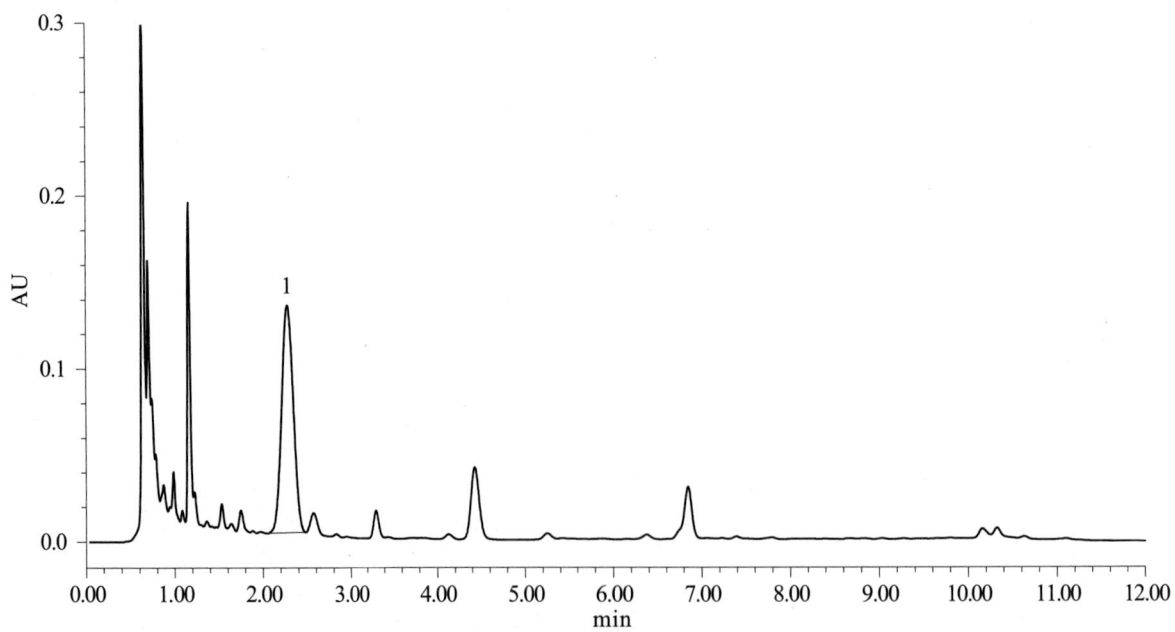

图 9-8 含量测定供试品 UPLC 色图谱
1. 王不留行黄酮苷

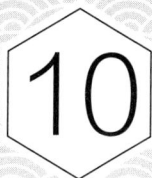

10 炒栀子配方颗粒
Chaozhizi Peifangkeli

① 样品来源 四川新绿色药业科技发展有限公司。

② 样品性状 本品为桔黄色至棕黄色的颗粒,气微,味苦。

③ 对照药材和对照品来源

对照药材 栀子(中国食品药品检定研究院,批号:120986-201610)。

对 照 品 栀子苷(中国食品药品检定研究院,批号:110749-201718,纯度:97.6%)。

④ 特征图谱

4.1 溶液的制备

参照物溶液的制备 取栀子对照药材 0.1g,置具塞锥形瓶中,加 50% 乙醇 50ml,超声处理(功率 250W,频率 50kHz)20 分钟,放冷,摇匀,滤过,取续滤液,作为对照药材参照物溶液。另取栀子苷对照品适量,精密称定,加甲醇制成每 1ml 含 30μg 的溶液,作为对照品参照物溶液。

供试品溶液的制备 取本品适量,研细,取约 0.1g(相当于饮片 0.3g),精密称定,置具塞锥形瓶中,加 50% 乙醇 50ml,密塞,称定重量,超声处理(功率 250W,频率 50kHz)20 分钟,放冷,再称定重量,用 50% 乙醇补足减失的重量,摇匀,滤过,取续滤液,即得。

4.2 色谱条件

方法	HPLC（质量标准方法）	UPLC（方法转换方法）
仪器	Alliance HPLC e2695	ACQUITY UPLC H-Class
仪器配置	PDA，柱温箱	QSM，FTN，PDA，柱温箱
色谱柱	TC C18（2） 4.6mm×250mm，5μm	ACQUITY UPLC HSS T3 2.1mm×100mm，1.8μm
流动相	A：乙腈 B：0.4% 磷酸溶液	A：乙腈 B：0.4% 磷酸溶液

梯度：

时间（分钟）	流动相 A（%）	流动相 B（%）	曲线
0	8	92	初始
10	15	85	6
15	20	80	6
20	25	75	6
40	30	70	6
50	8	92	1

时间（分钟）	流动相 A（%）	流动相 B（%）	曲线
Before injection volume 317μl			
0.00	8	92	初始
2.38	15	85	6
3.57	20	80	6
4.76	25	75	6
9.53	30	70	6
14.00	8	92	1

	HPLC	UPLC
流速	1.0ml/min	0.35ml/min
检测波长	0~23 分钟 238nm 23~50 分钟 440nm	0~6 分钟 238nm 6~14 分钟 440nm
柱温	30℃	30℃
进样量	10μl	1μl

4.3 结果与分析

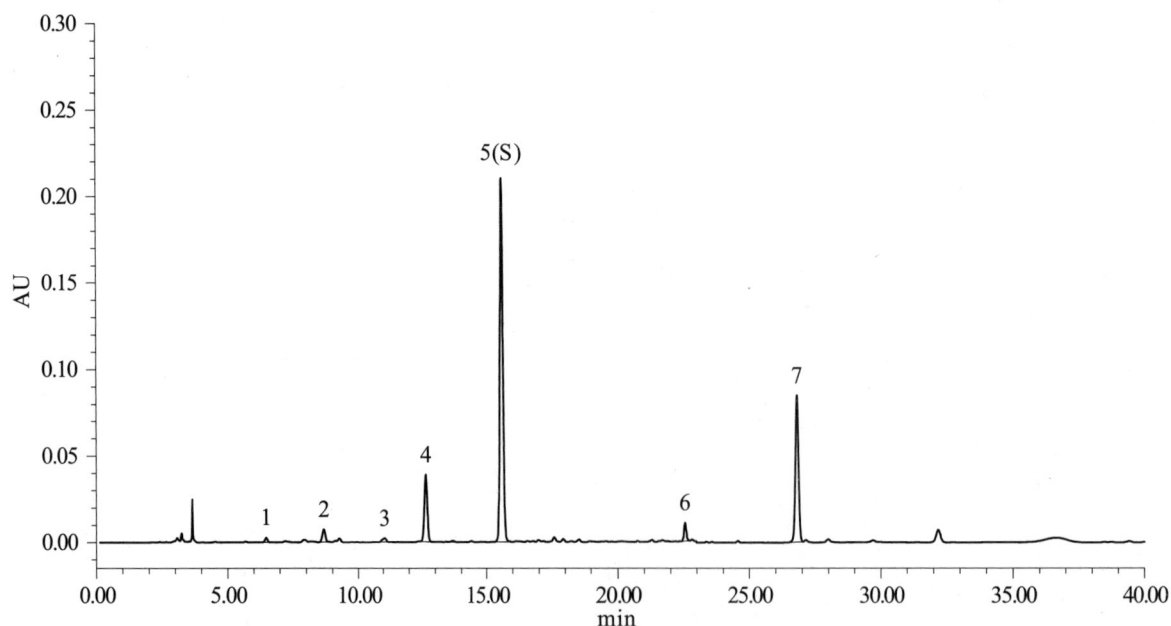

图 10-1 特征图谱对照药材 HPLC 色谱图

表 10-1　特征图谱对照药材 HPLC 特征峰参数列表

组分 编号	组分 名称	保留时间 （min）	理论 板数	拖尾 因子	相对保留 时间	相对保留时间 标准规定值 限度：±8%
1	—	6.479	20301	1.00	0.416	0.410（0.377～0.443）
2	—	8.669	25805	0.96	0.556	0.554（0.510～0.598）
3	—	11.057	20999	0.82	0.710	0.705（0.649～0.761）
4	京尼平 -1-β-D- 龙单双糖苷	12.647	57953	0.99	0.812	0.806（0.742～0.870）
5（S）	栀子苷	15.583	94160	1.03	—	—
6	—	22.558	300976	1.07	1.448	1.455（1.339～1.571）
7	西红花苷 I	26.810	233035	0.99	1.720	1.711（1.574～1.848）

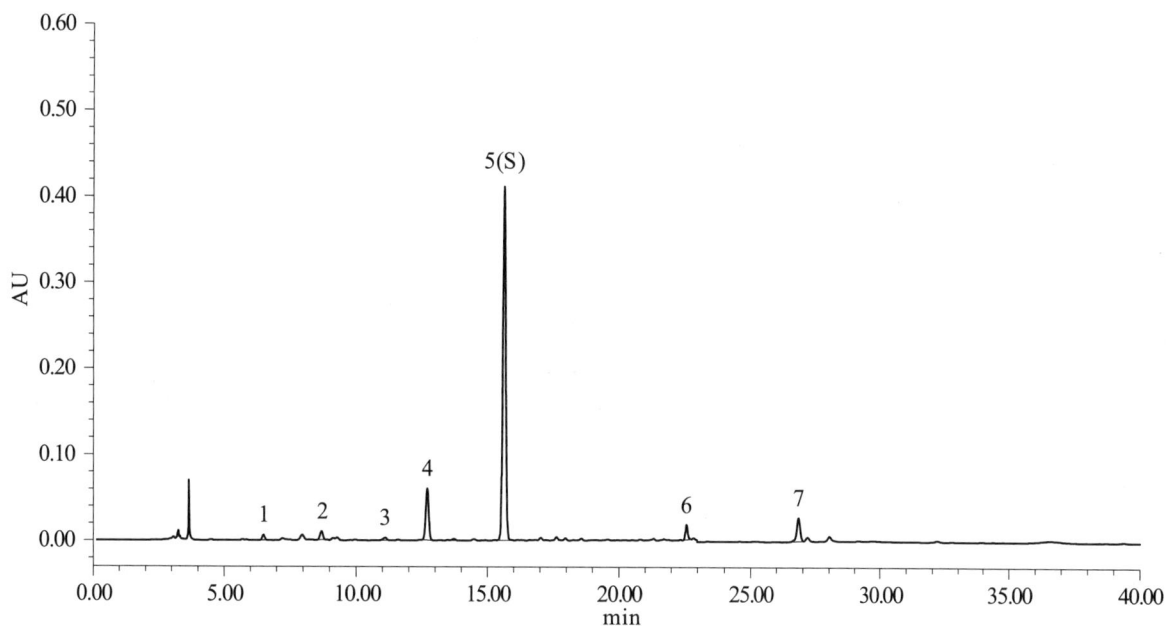

图 10-2　特征图谱供试品 HPLC 色谱图

表 10-2　特征图谱供试品 HPLC 特征峰参数列表

组分 编号	组分 名称	保留时间 （min）	理论 板数	拖尾 因子	相对保留 时间	相对保留时间 标准规定值 限度：±8%
1	—	6.500	20454	0.98	0.416	0.410（0.377～0.443）
2	—	8.697	25567	0.94	0.556	0.554（0.510～0.598）
3	—	11.104	25484	0.84	0.710	0.705（0.649～0.761）
4	京尼平 -1-β-D- 龙单双糖苷	12.701	57362	0.99	0.813	0.806（0.742～0.870）

组分编号	组分名称	保留时间（min）	理论板数	拖尾因子	相对保留时间	相对保留时间标准规定值限度：±8%
5（S）	栀子苷	15.631	94833	1.01	—	—
6	—	22.588	305480	1.10	1.445	1.455（1.339~1.571）
7	西红花苷 I	26.834	218593	0.83	1.717	1.711（1.574~1.848）

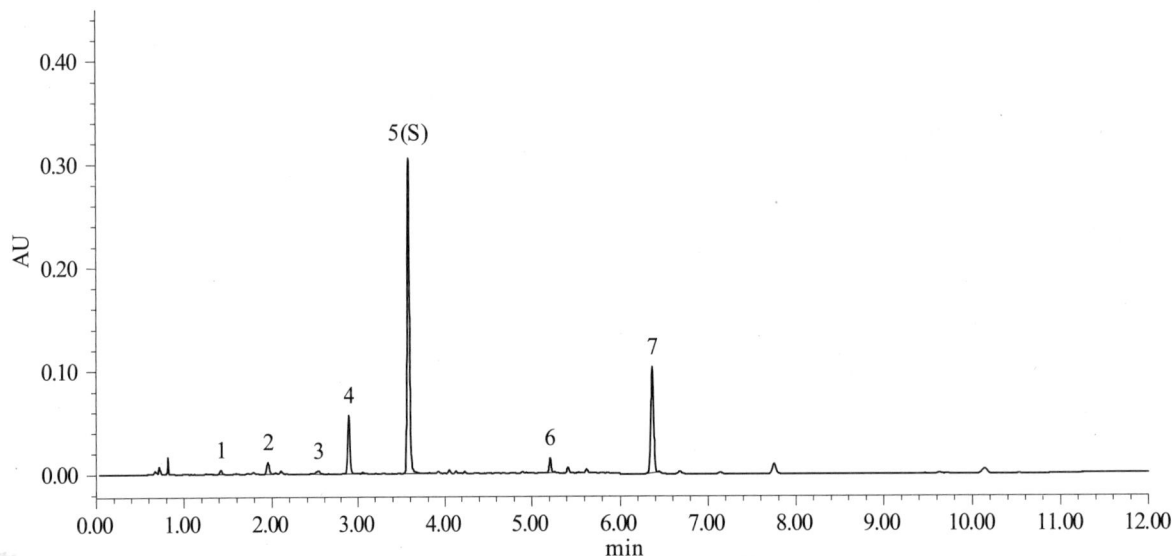

图 10-3　特征图谱对照药材 UPLC 色谱图

表 10-3　特征图谱对照药材 UPLC 特征峰参数列表

组分编号	组分名称	保留时间（min）	理论板数	拖尾因子	相对保留时间	相对保留时间标准规定值限度：±8%
1	—	1.421	12655	1.01	0.397	0.410（0.377~0.443）
2	—	1.957	19812	1.03	0.547	0.554（0.510~0.598）
3	—	2.529	10179	1.06	0.707	0.705（0.649~0.761）
4	京尼平 -1-β-D- 龙单双糖苷	2.892	55685	1.09	0.808	0.806（0.742~0.870）
5（S）	栀子苷	3.579	93795	1.12	—	—
6	—	5.208	247343	1.09	1.455	1.455（1.339~1.571）
7	西红花苷 I	6.367	181216	1.05	1.779	1.711（1.574~1.848）

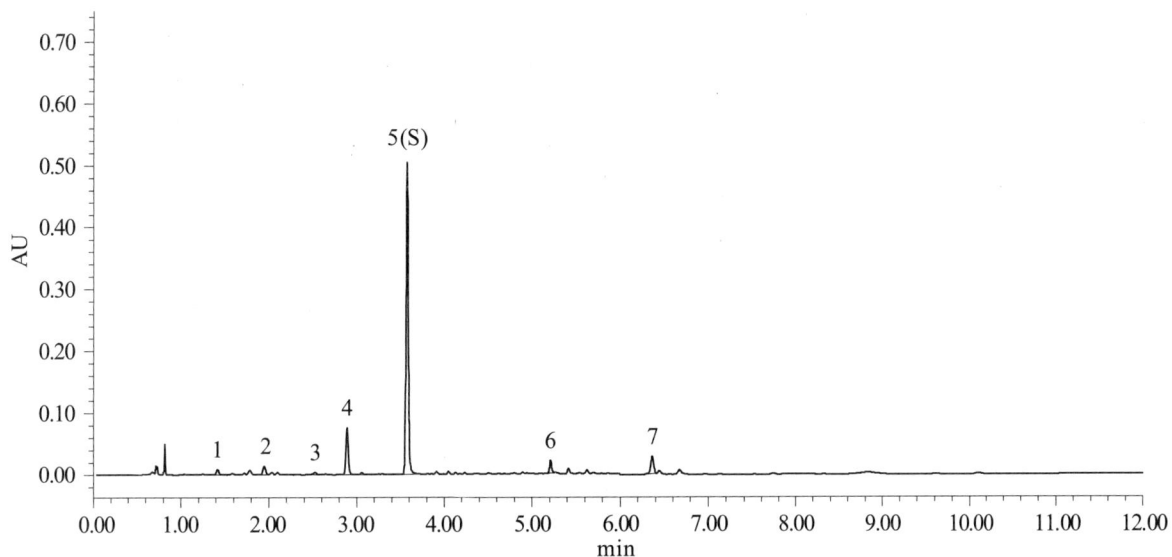

图 10-4　特征图谱供试品 UPLC 色谱图

表 10-4　特征图谱供试品 UPLC 特征峰参数列表

组分编号	组分名称	保留时间（min）	理论板数	拖尾因子	相对保留时间	相对保留时间标准规定值限度：±8%
1	—	1.419	12540	0.99	0.397	0.410（0.377～0.443）
2	—	1.951	19480	1.01	0.546	0.554（0.510～0.598）
3	—	2.525	22566	1.06	0.706	0.705（0.649～0.761）
4	京尼平 -1-β-D-龙单双糖苷	2.889	54645	1.08	0.808	0.806（0.742～0.870）
5（S）	栀子苷	3.575	92712	1.12	—	—
6	—	5.209	240748	1.11	1.457	1.455（1.339～1.571）
7	西红花苷 I	6.365	180237	0.80	1.781	1.711（1.574～1.848）

⑤ 含量测定

5.1　溶液的制备　同特征图谱。

5.2　色谱条件

方法	HPLC（质量标准方法）	UPLC（方法转换方法）
仪器	Alliance HPLC e2695	ACQUITY UPLC H-Class
仪器配置	PDA，柱温箱	QSM，FTN，PDA，柱温箱

方法	HPLC（质量标准方法）	UPLC（方法转换方法）
色谱柱	XSelect HSS C18 4.6mm×250mm，5μm	ACQUITY UPLC HSS T3 2.1mm×100mm，1.8μm
流动相	A：乙腈 B：水	A：乙腈 B：水

等度	时间（分钟）	流动相 A（%）	流动相 B（%）	曲线		时间（分钟）	流动相 A（%）	流动相 B（%）	曲线
	0	15	85	初始		0	15	85	初始
	15	15	85	6		5	15	85	6

流速	1.0ml/min	0.35ml/min
检测波长	238nm	238nm
柱温	30℃	30℃
进样量	10μl	1μl

5.3 结果与分析

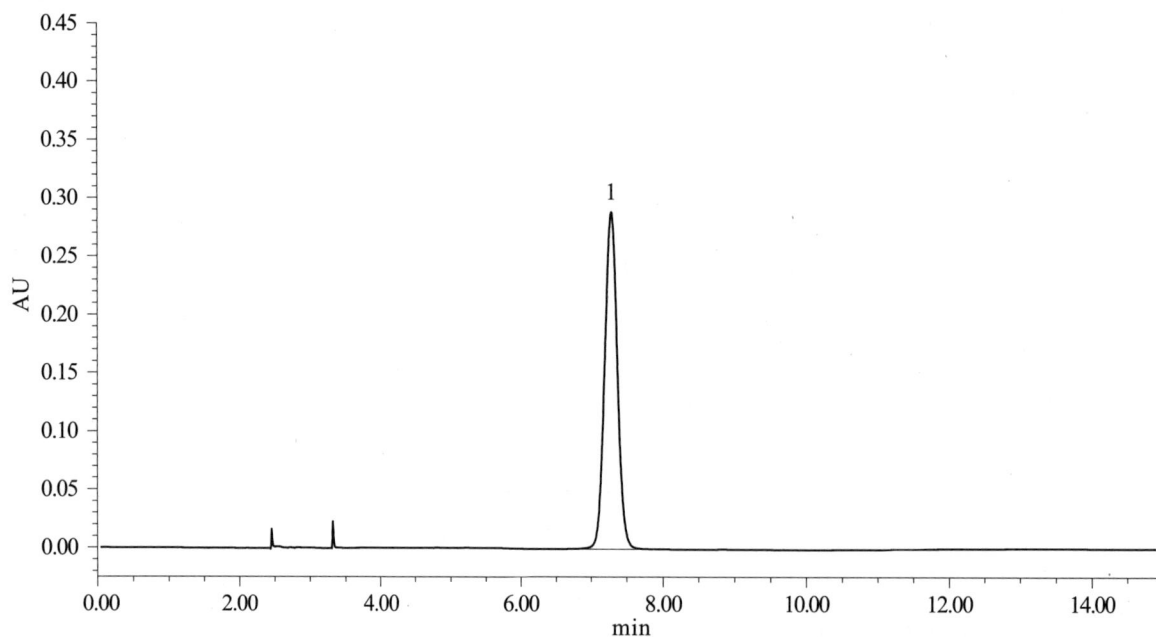

图 10-5 含量测定对照品 HPLC 色谱图
1. 栀子苷

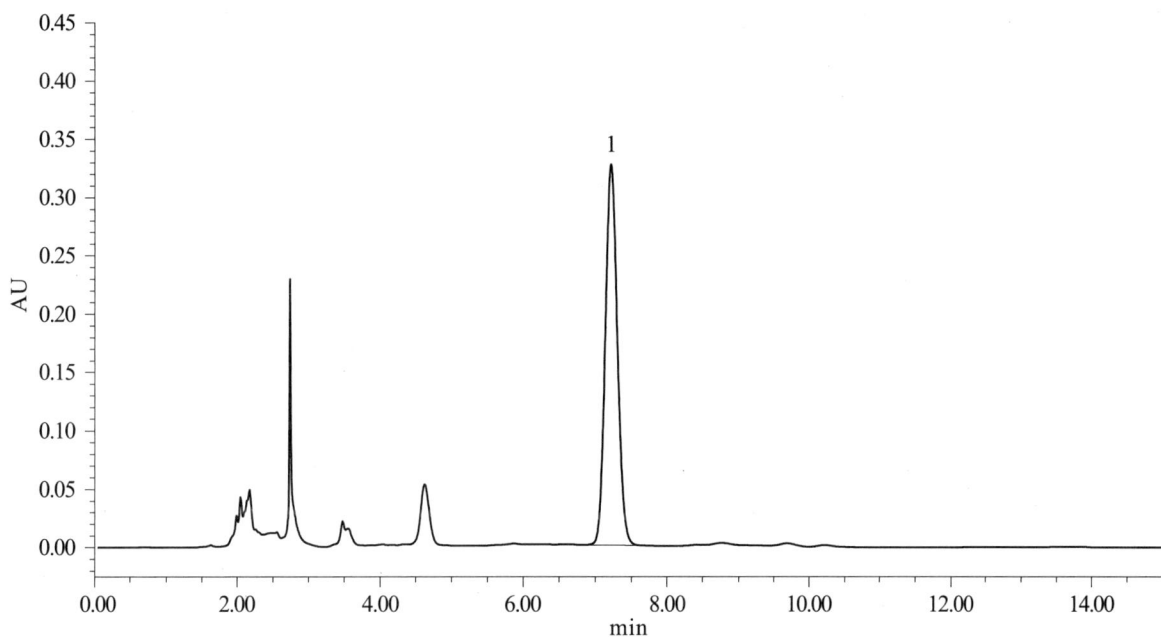

图 10-6　含量测定供试品 HPLC 色谱图
1. 栀子苷

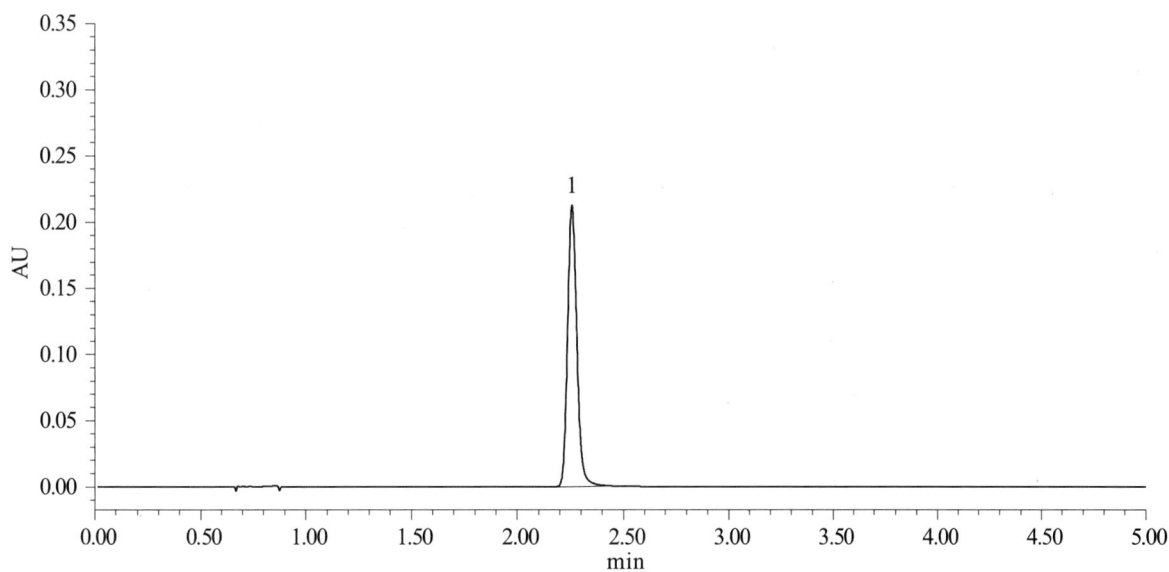

图 10-7　含量测定对照品 UPLC 色谱图
1. 栀子苷

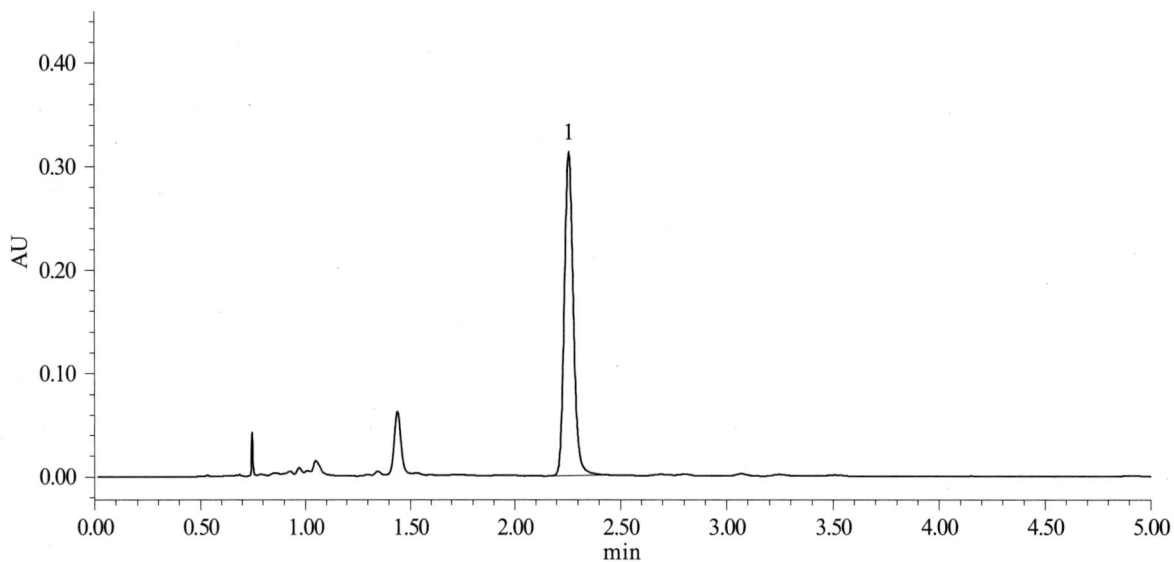

图 10-8　含量测定供试品 UPLC 色谱图
1. 栀子苷

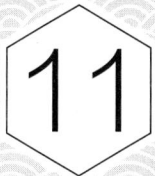

11 陈皮配方颗粒
Chenpi Peifangkeli

1 **样品来源** 广东一方制药有限公司。

2 **样品性状** 本品为棕黄色至棕色的颗粒；气香，味辛、苦。

3 **对照药材和对照品来源**

对照药材 陈皮（中国食品药品检定研究院，批号：120969-201510）。

对 照 品 1.柚皮芸香苷；2.橙皮苷；3.川陈皮素；4.橘皮素（1.成都普菲德生物技术有限公司，批号：14259-46-2，纯度≥98%。中国食品药品检定研究院，2.批号：110721-201818，纯度：96.2%；3.批号：112055-202001，纯度：99.6%；4.批号：112054-202001，纯度：99.8%）。

4 **特征图谱**

4.1 溶液的制备

参照物溶液的制备 取陈皮对照药材1.0g，置具塞锥形瓶中，加甲醇100ml，超声处理（功率300W，频率45kHz）60分钟，取出，放冷，摇匀，滤过，取续滤液，作为对照药材参照物溶液。另取柚皮芸香苷对照品、橙皮苷对照品、川陈皮素对照品、橘皮素对照品适量，精密称定，加甲醇制成每1ml各含100μg的混合溶液，作为对照品参照物溶液。

供试品溶液的制备 取本品适量，研细，取约0.2g（相当于饮片0.4g），精密称定，置具塞锥形瓶中，精密加入甲醇50ml，称定重量，超声处理（功率300W，频率40kHz）30分钟，放冷，再称定重量，用甲醇补足减失的重量，摇匀，滤过，取续滤液，即得。

4.2 色谱条件

方法	UPLC（质量标准方法）
仪器	ACQUITY UPLC H-Class
仪器配置	QSM，FTN，PDA，柱温箱
色谱柱	Acclaim RSLC 120 C18 2.1mm×100mm，2.2μm
流动相	A：乙腈 B：0.5% 冰醋酸溶液

时间 （分钟）	流动相 A（%）	流动相 B（%）	曲线
0	13	87	初始
15	20	80	6
25	34	66	6
44	42	58	6
52	13	87	1

流速	0.4ml/min
检测波长	283nm
柱温	25℃
进样量	1μl

4.3 结果与分析

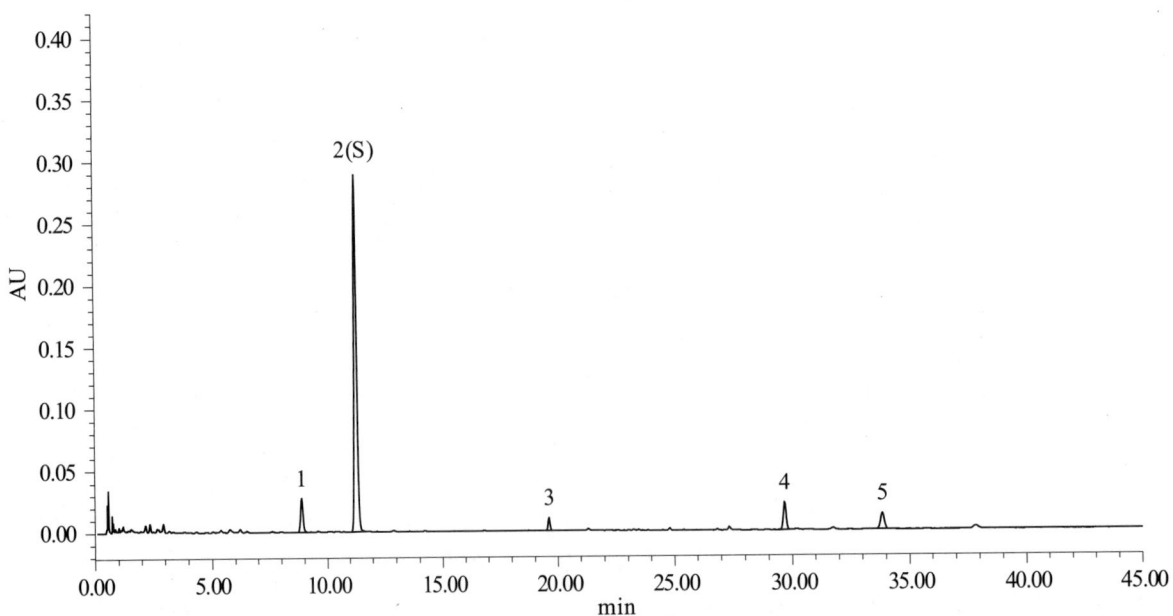

图 11-1 特征图谱对照药材 UPLC 色谱图

表 11-1　特征图谱对照药材 UPLC 特征峰参数列表

组分编号	组分名称	保留时间（min）	理论板数	拖尾因子	相对保留时间	相对保留时间标准规定值限度：±10%
1	柚皮芸香苷	8.877	33964	1.07	—	—
2（S）	橙皮苷	11.292	44915	1.07	—	—
3	—	19.615	247224	1.02	1.74	1.60（1.44～1.76）
4	川陈皮素	29.675	275591	1.03	—	—
5	橘皮素	33.848	200875	1.03	—	—

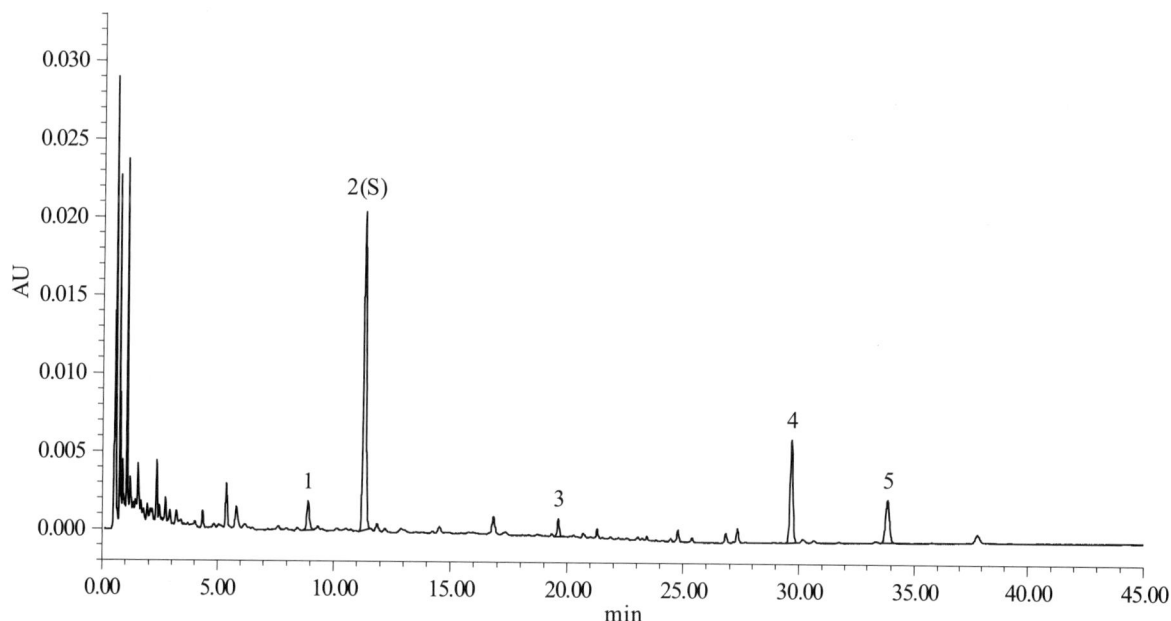

图 11-2　特征图谱供试品 UPLC 色谱图

表 11-2　特征图谱供试品 UPLC 特征峰参数列表

组分编号	组分名称	保留时间（min）	理论板数	拖尾因子	相对保留时间	相对保留时间标准规定值限度：±10%	相对峰面积	相对峰面积标准规定范围
1	柚皮芸香苷	8.896	31429	1.07	—	—	0.09	0.03～0.92
2（S）	橙皮苷	11.308	44070	1.05	—	—	—	—
3	—	19.623	235930	1.04	1.74	1.60（1.44～1.76）	—	—
4	川陈皮素	29.673	280246	1.02	—	—	0.34	≥0.03
5	橘皮素	33.851	199521	1.01	—	—	0.18	≥0.02

⑤ 含量测定

5.1 溶液的制备

对照品溶液的制备 取橙皮苷对照品适量，精密称定，加甲醇制成每1ml含0.1mg的溶液，即得。
供试品溶液的制备 同特征图谱。

5.2 色谱条件

方法	HPLC（质量标准方法）	UPLC（方法转换方法）
仪器	ACQUITY Arc	ACQUITY UPLC H-Class
仪器配置	QSM-R，FTN-R，PDA，柱温箱	QSM，FTN，PDA，柱温箱
色谱柱	XSelect HSS T3 4.6mm×250mm，5μm	ACQUITY UPLC HSS T3 2.1mm×100mm，1.8μm
流动相	甲醇 - 醋酸 - 水（35 ：4：61）	甲醇 - 醋酸 - 水（35 ：4：61）
流速	1.0ml/min	0.3ml/min
检测波长	283nm	283nm
柱温	30℃	30℃
进样量	5μl	1μl

5.3 结果与分析

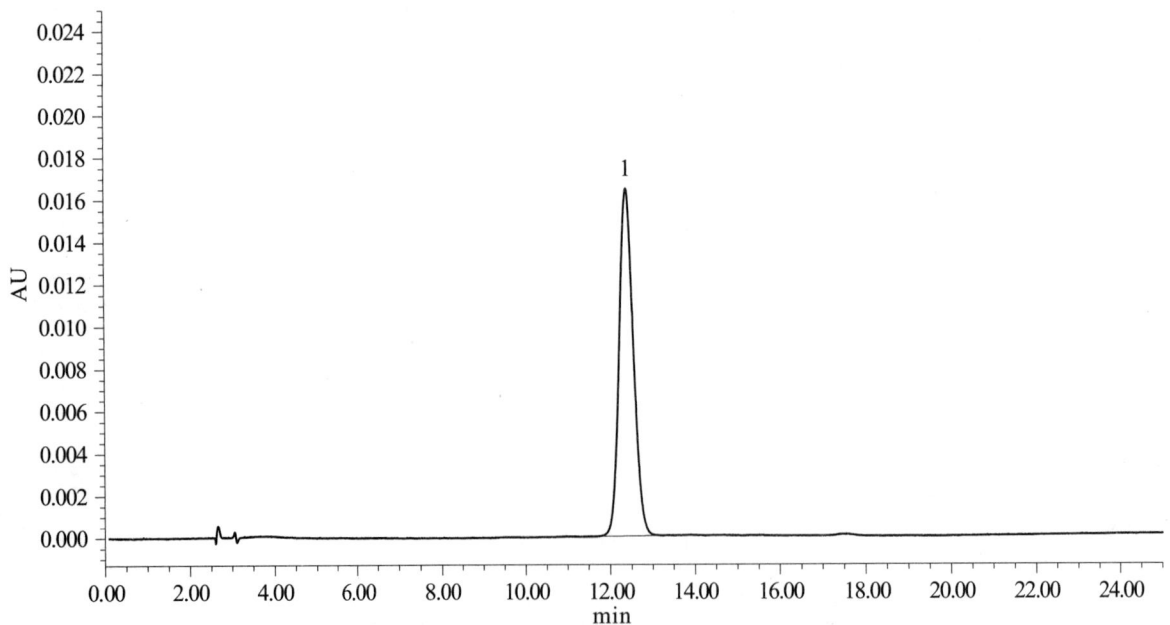

图 11-3　含量测定对照品 HPLC 色谱图
1. 橙皮苷

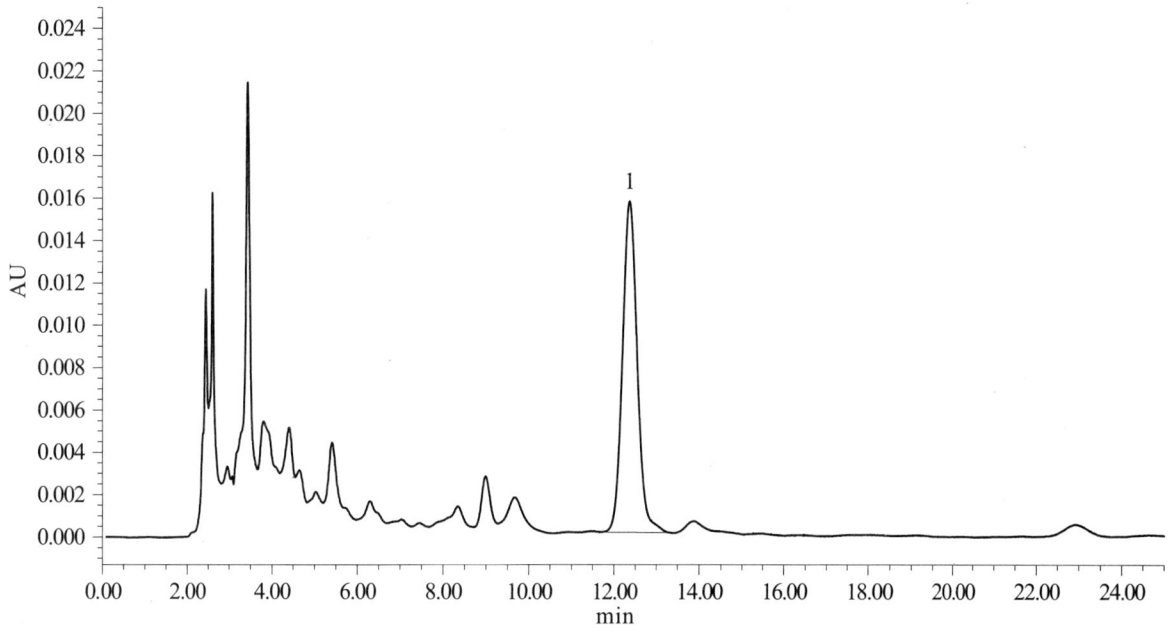

图 11-4　含量测定供试品 HPLC 色谱图
1. 橙皮苷

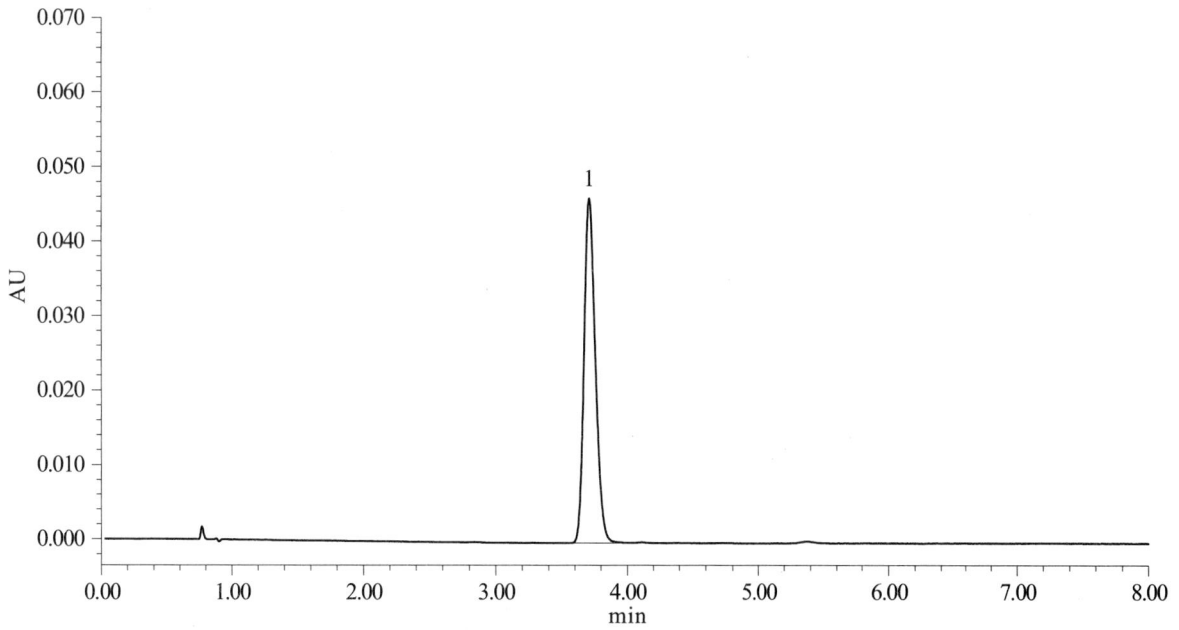

图 11-5　含量测定对照品 UPLC 色谱图
1. 橙皮苷

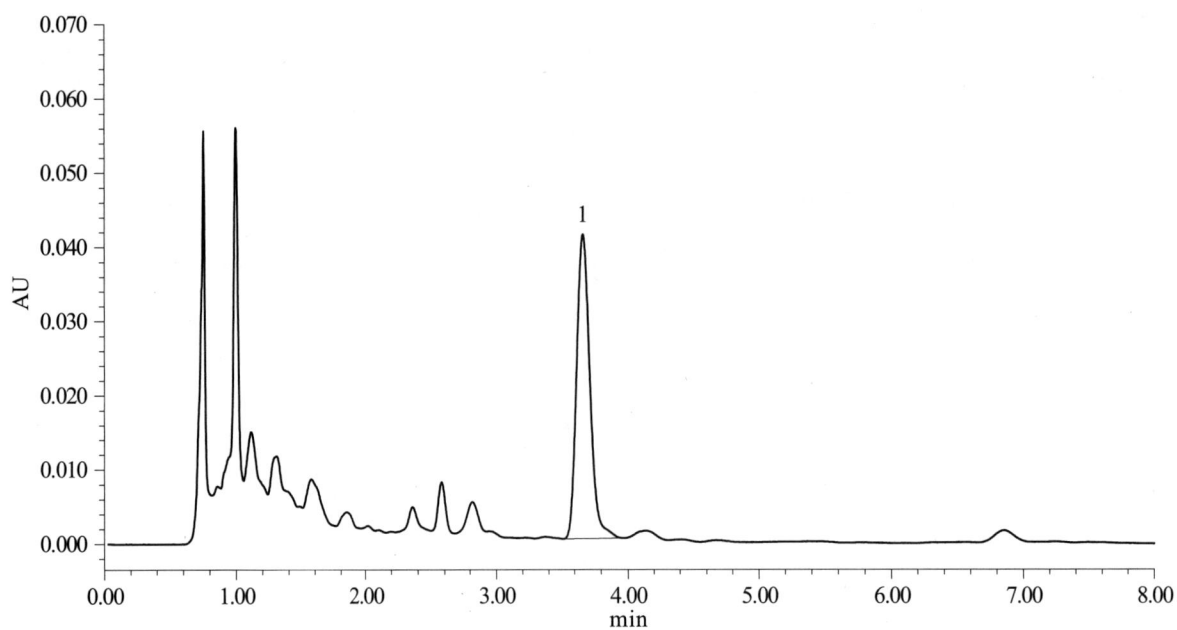

图 11-6 含量测定供试品 UPLC 色谱图
1. 橙皮苷

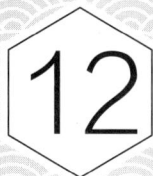

12 川牛膝配方颗粒
Chuanniuxi Peifangkeli

① 样品来源 江阴天江药业有限公司。

② 样品性状 本品为黄色至黄棕色颗粒；气微，味甜。

③ 对照药材和对照品来源

对照药材 川牛膝（中国食品药品检定研究院，批号：121065-201707）

对 照 品 1. 杯苋甾酮；2. L-色氨酸（1. 中国食品药品检定研究院，批号：111804-201705，纯度：95.3%；2. Shanghai Standard Technology Co. Ltd.，批号：6135，纯度≥98%）。

④ 特征图谱

4.1 溶液的制备

参照物溶液的制备 取川牛膝对照药材 0.5g，置具塞锥形瓶中，加水 25ml，超声处理（功率 250W，频率 40kHz）30 分钟，摇匀，滤过，取续滤液，作为对照药材参照物溶液。另取 L-色氨酸对照品、杯苋甾酮对照品适量，精密称定，分别加甲醇制成每 1ml 各含 25μg 的溶液，作为对照品参照物溶液。

供试品溶液的制备 取本品适量，研细，取约 0.5g（相当于饮片 0.75g），同"对照药材参照物溶液"制备方法制备供试品溶液。

4.2 色谱条件

方法	UPLC（质量标准方法）			
仪器	ACQUITY UPLC H-Class			
仪器配置	QSM，FTN，PDA，柱温箱			
色谱柱	Endeavorsil C18 2.1mm×150mm，1.8μm			
流动相	A：甲醇 B：0.1% 磷酸溶液			
梯度	时间 （分钟）	流动相 A（%）	流动相 B（%）	曲线
	0	5	95	初始
	2	18	82	6
	5	43	57	6
	10	62	38	6
	18	75	25	6
	20	5	95	6
	25	5	95	6
流速	0.3ml/min			
检测波长	254nm			
柱温	25℃			
进样量	2μl			

4.3 结果与分析

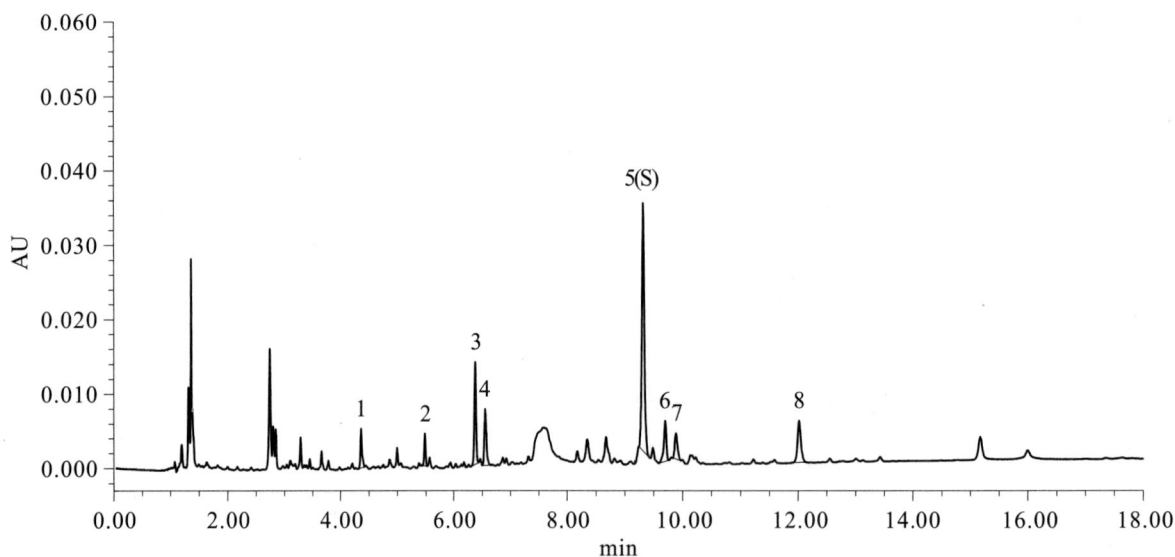

图 12-1　特征图谱对照药材 UPLC 色谱图

表 12-1　特征图谱对照药材 UPLC 特征峰参数列表

组分编号	组分名称	保留时间（min）	理论板数	拖尾因子	相对保留时间	相对保留时间标准规定值限度：±10%
1	—	4.363	169474	1.25	0.47	0.46（0.41~0.51）
2	L- 色氨酸	5.482	237588	0.97	—	—
3	—	6.375	233541	0.97	0.68	0.68（0.61~0.75）
4	—	6.552	182458	1.29	0.70	0.70（0.63~0.77）
5（S）	杯苋甾酮	9.316	240630	1.17	—	—
6	—	9.700	287096	0.77	1.04	1.04（0.94~1.14）
7	—	9.887	194765	1.23	1.06	1.05（0.94~1.16）
8	—	12.017	210831	1.10	1.29	1.27（1.14~1.40）

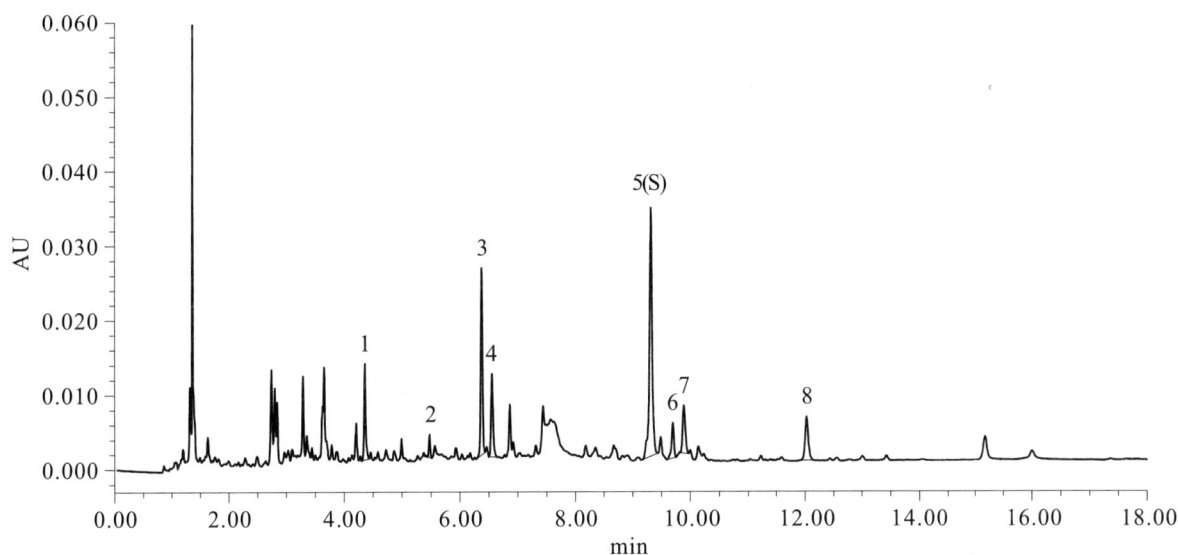

图 12-2　特征图谱供试品 UPLC 色谱图

表 12-2　特征图谱供试品 UPLC 特征峰参数列表

组分编号	组分名称	保留时间（min）	理论板数	拖尾因子	相对保留时间	相对保留时间标准规定值限度：±10%
1	—	4.360	171257	1.23	0.47	0.46（0.41~0.51）
2	L- 色氨酸	5.477	258885	1.00	—	—
3	—	6.377	232239	0.97	0.68	0.68（0.61~0.75）
4	—	6.553	193314	1.25	0.70	0.70（0.63~0.77）
5（S）	杯苋甾酮	9.316	223786	0.84	—	—

组分编号	组分名称	保留时间（min）	理论板数	拖尾因子	相对保留时间	相对保留时间标准规定值限度：±10%
6	—	9.702	297495	0.76	1.04	1.04（0.94～1.14）
7	—	9.892	209111	1.21	1.06	1.05（0.94～1.16）
8	—	12.026	217841	1.14	1.29	1.27（1.14～1.40）

5 含量测定

5.1 溶液的制备

对照品溶液的制备　取杯苋甾酮对照品适量，精密称定，加甲醇制成每1ml含20μg的溶液，即得。

供试品溶液的制备　取本品适量，研细，取约0.5g（相当于饮片0.75g），精密称定，置具塞锥形瓶中，精密加入70%甲醇25ml，密塞，称定重量，超声处理（功率250W，频率40kHz）30分钟，放冷，再称定重量，用70%甲醇补足减失的重量，摇匀，滤过，取续滤液，即得。

5.2 色谱条件

方法	UPLC（质量标准方法）			
仪器	ACQUITY UPLC H-Class			
仪器配置	QSM，FTN，PDA，柱温箱			
色谱柱	Endeavorsil C18　2.1mm×150mm，1.8μm			
流动相	A：甲醇　B：水			
梯度	时间（分钟）	流动相A（%）	流动相B（%）	曲线
	0	10	90	初始
	2	10	90	6
	3	40	60	6
	10	40	60	6
	12	100	0	6
	15	10	90	1
流速	0.3ml/min			
检测波长	243nm			
柱温	25℃			
进样量	2μl			

5.3 结果与分析

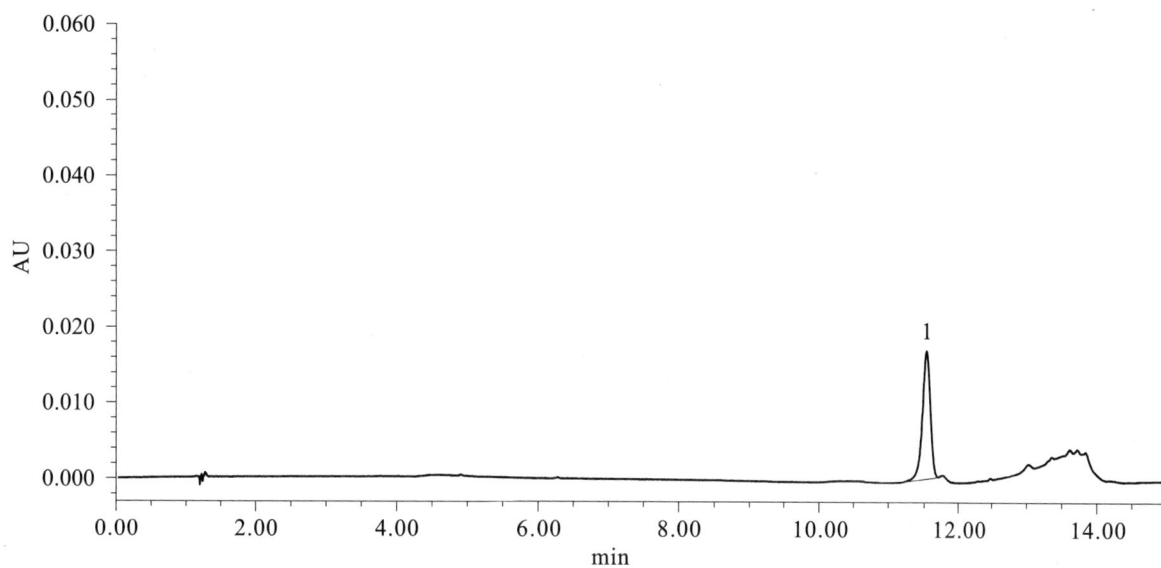

图 12-3　含量测定对照品 UPLC 色谱图
1. 杯苋甾酮

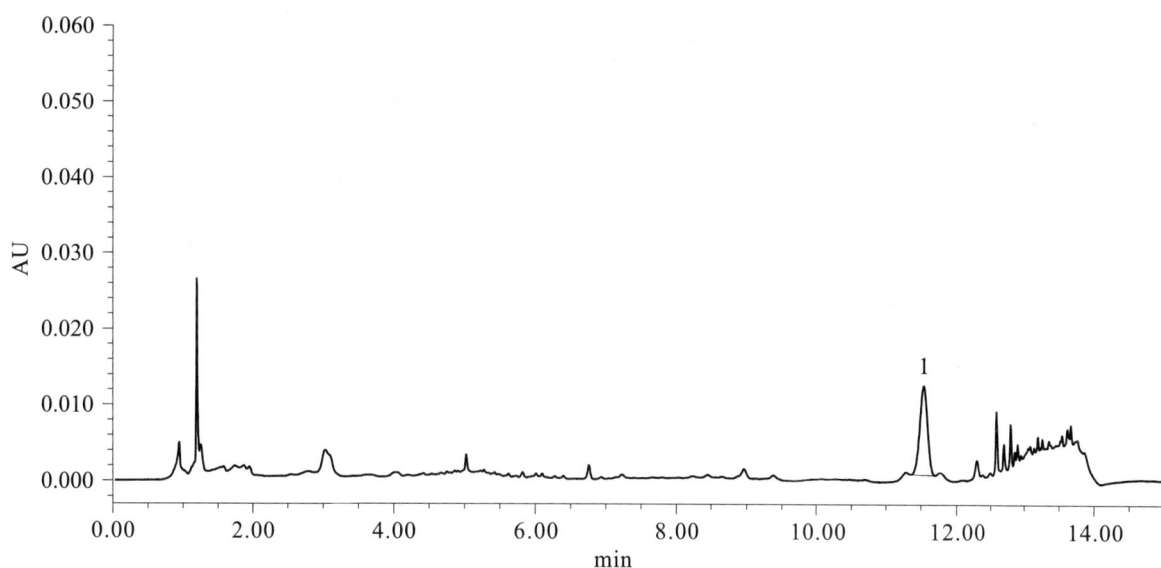

图 12-4　含量测定供试品 UPLC 色谱图
1. 杯苋甾酮

13 川射干配方颗粒
Chuanshegan Peifangkeli

① 样品来源　四川新绿色药业科技发展有限公司。

② 样品性状　本品为淡黄色至黄棕色的颗粒；气香，味苦。

③ 对照药材和对照品来源

对照药材　川射干（中国食品药品检定研究院，批号：121548-201203）。

对 照 品　射干苷（中国食品药品检定研究院，批号：111632-202003，供含量测定用纯度：98.7%）。

④ 特征图谱

4.1　溶液的制备

参照物溶液的制备　取川射干对照药材0.2g，置具塞锥形瓶中，加入70%乙醇50ml，密塞，超声处理（功率250W，频率40kHz）30分钟，放冷，摇匀，滤过，取续滤液，作为对照药材参照物溶液。另取射干苷对照品适量，精密称定，加70%乙醇制成每1ml含80μg的溶液，作为对照品参照物溶液。

供试品溶液的制备　取本品适量，研细，取约0.2g（相当于饮片0.6g），同"对照药材参照物溶液"制备方法制备供试品溶液。

4.2 色谱条件

方法	HPLC（质量标准方法）	UPLC（方法转换方法）
仪器	Alliance HPLC e2695	ACQUITY UPLC H-Class
仪器配置	PDA，柱温箱	QSM，FTN，PDA，柱温箱
色谱柱	TC C18（2） 4.6mm×250mm，5μm	ACQUITY UPLC HSS T3 2.1mm×100mm，1.8μm
流动相	A：乙腈 B：0.2%磷酸溶液	A：乙腈 B：0.2%磷酸溶液

梯度：

HPLC（质量标准方法）

时间（分钟）	流动相 A（%）	流动相 B（%）	曲线
0	18	82	初始
25	18	82	6
35	36	64	6
60	36	64	6
70	18	82	1

UPLC（方法转换方法）

时间（分钟）	流动相 A（%）	流动相 B（%）	曲线
Before injection volume 317μl			
0	18	82	初始
5.95	18	82	6
9.53	36	64	6
14.29	36	64	6
20	18	82	1

方法	HPLC（质量标准方法）	UPLC（方法转换方法）
流速	1.0ml/min	0.35ml/min
检测波长	265nm	265nm
柱温	40℃	40℃
进样量	对照药材 5μl；供试品 10μl	对照药材 0.5μl；供试品 1μl

4.3 结果与分析

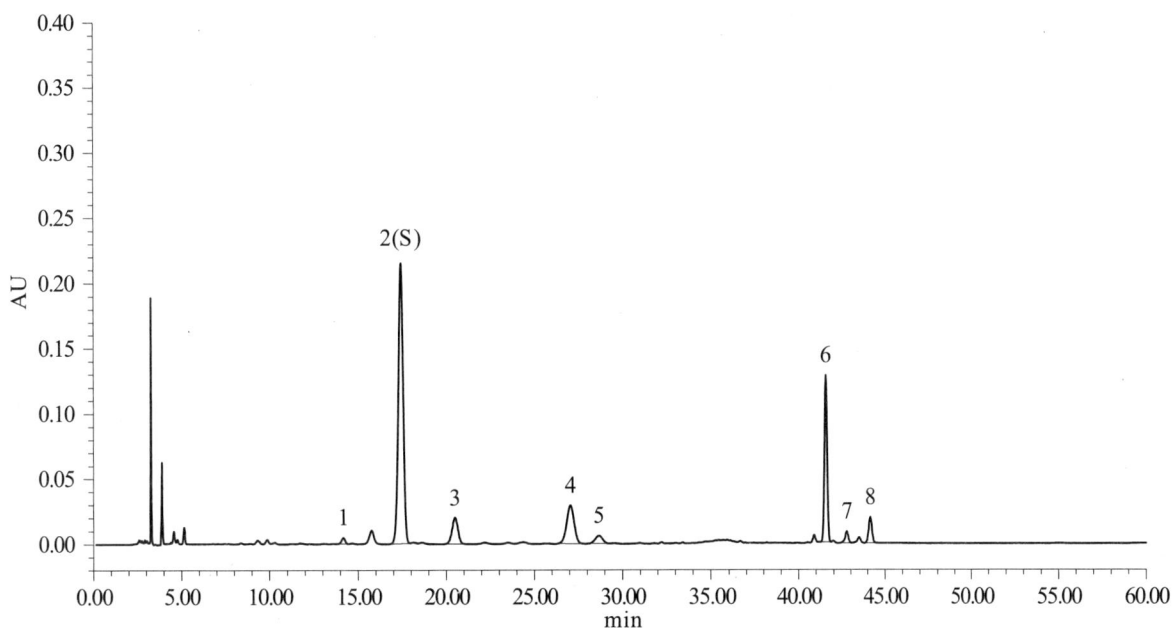

图 13-1　特征图谱对照药材 HPLC 色谱图

表 13-1　特征图谱对照药材 HPLC 特征峰参数列表

组分编号	组分名称	保留时间（min）	理论板数	拖尾因子	相对保留时间	相对保留时间标准规定值限度：±10%
1	—	14.169	21546	0.91	0.813	0.896（0.806～0.986）
2（S）	射干苷	17.434	18524	0.95	—	—
3	—	20.495	17975	0.97	1.176	1.183（1.065～1.301）
4	—	27.052	18844	0.95	1.552	1.561（1.405～1.717）
5	野鸢尾苷	28.653	20465	0.94	1.644	1.620（1.458～1.782）
6	鸢尾黄素	41.555	335000	0.99	2.384	2.201（1.981～2.421）
7	鸢尾甲黄素 A	42.764	264532	0.81	2.453	2.271（2.044～2.498）
8	鸢尾甲黄素 B	44.156	239922	0.99	2.533	2.347（2.112～2.582）

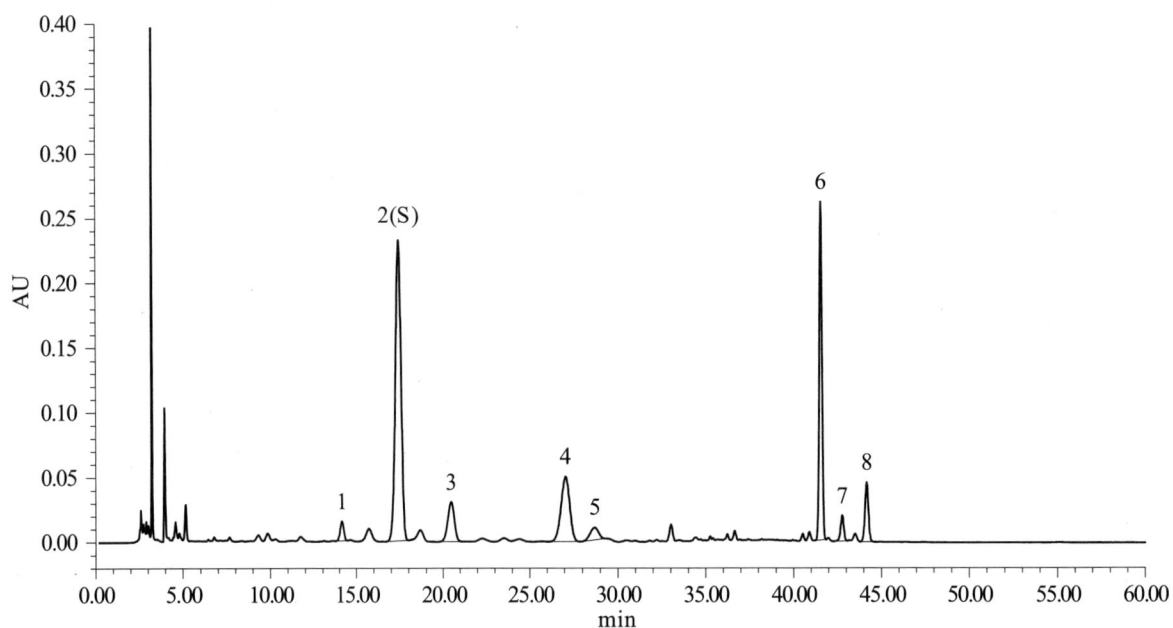

图 13-2　特征图谱供试品 HPLC 色谱图

表 13-2　特征图谱供试品 HPLC 特征峰参数列表

组分编号	组分名称	保留时间（min）	理论板数	拖尾因子	相对保留时间	相对保留时间标准规定值限度：±10%
1	—	14.162	18913	0.94	0.813	0.896（0.806～0.986）
2（S）	射干苷	17.430	13259	0.93	—	—
3	—	20.501	14508	0.92	1.176	1.183（1.065～1.301）
4	—	27.070	14138	0.93	1.553	1.561（1.405～1.717）
5	野鸢尾苷	28.690	16299	0.88	1.646	1.620（1.458～1.782）

组分编号	组分名称	保留时间（min）	理论板数	拖尾因子	相对保留时间	相对保留时间标准规定值限度：±10%
6	鸢尾黄素	41.562	332292	0.99	2.385	2.201（1.981～2.421）
7	鸢尾甲黄素 A	42.766	271812	0.90	2.454	2.271（2.044～2.498）
8	鸢尾甲黄素 B	44.167	240238	0.99	2.534	2.347（2.112～2.582）

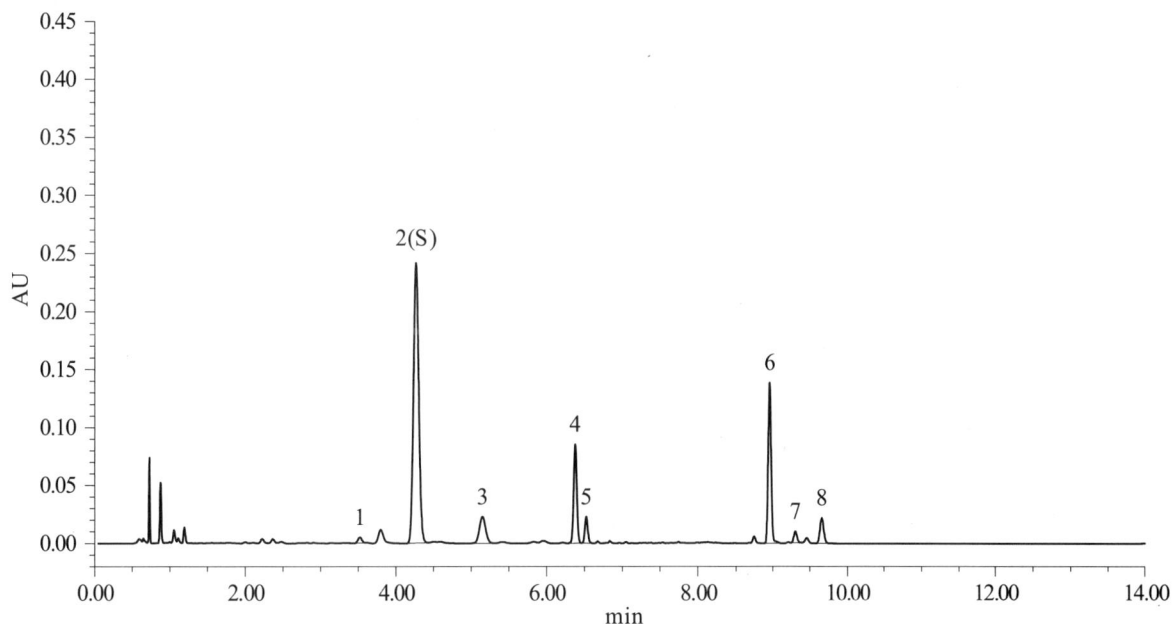

图 13-3　特征图谱对照药材 UPLC 色谱图

表 13-3　特征图谱对照药材 UPLC 特征峰参数列表

组分编号	组分名称	保留时间（min）	理论板数	拖尾因子	相对保留时间	相对保留时间标准规定值限度：±10%
1	—	3.521	21295	0.99	0.825	0.896（0.806～0.986）
2（S）	射干苷	4.269	17090	1.08	—	—
3	—	5.151	18104	1.04	1.207	1.183（1.065～1.301）
4	—	6.381	108380	1.02	1.495	1.561（1.405～1.717）
5	野鸢尾苷	6.526	138329	1.10	1.529	1.620（1.458～1.782）
6	鸢尾黄素	8.955	221123	1.06	2.098	2.201（1.981～2.421）
7	鸢尾甲黄素 A	9.305	206318	1.04	2.180	2.271（2.044～2.498）
8	鸢尾甲黄素 B	9.659	169960	1.08	2.262	2.347（2.112～2.582）

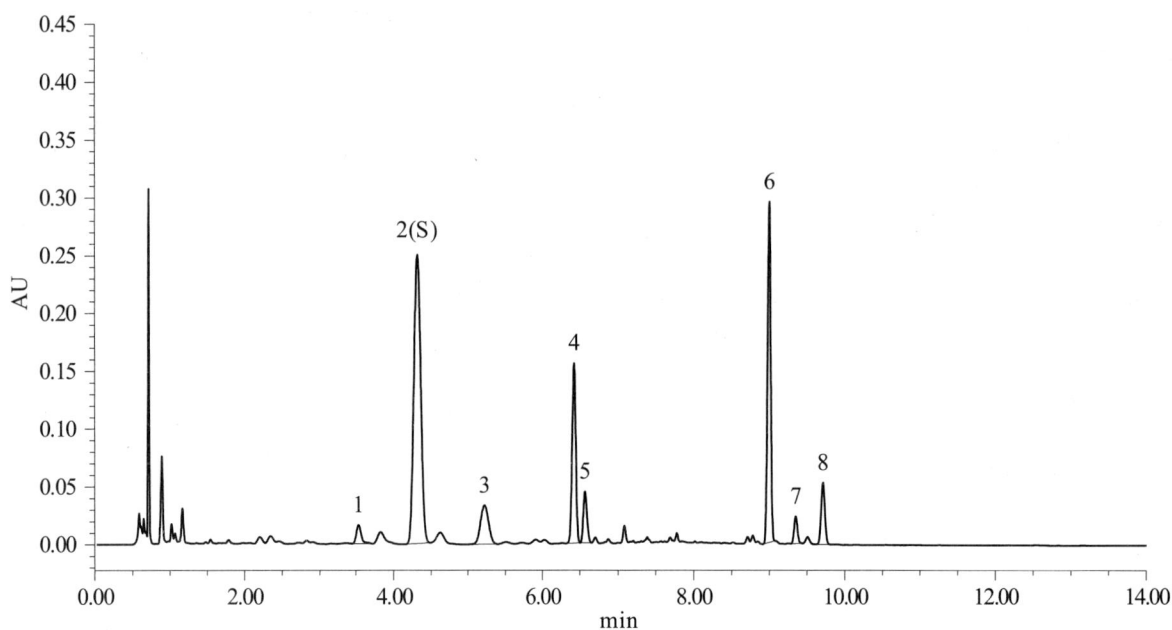

图 13-4　特征图谱供试品 UPLC 色谱图

表 13-4　特征图谱供试品 UPLC 特征峰参数列表

组分编号	组分名称	保留时间（min）	理论板数	拖尾因子	相对保留时间	相对保留时间标准规定值 限度：±10%
1	—	3.534	15145	1.52	0.820	0.896（0.806～0.986）
2（S）	射干苷	4.311	10376	1.07	—	—
3	—	5.219	10934	1.03	1.211	1.183（1.065～1.301）
4	—	6.425	85302	1.00	1.490	1.561（1.405～1.717）
5	野鸢尾苷	6.568	86785	1.17	1.524	1.620（1.458～1.782）
6	鸢尾黄素	8.993	219376	1.04	2.086	2.201（1.981～2.421）
7	鸢尾甲黄素 A	9.349	198652	1.05	2.169	2.271（2.044～2.498）
8	鸢尾甲黄素 B	9.709	171967	1.05	2.252	2.347（2.112～2.582）

⑤ 含量测定

5.1　溶液的制备

对照品溶液的制备　同特征图谱射干苷对照品参照物溶液制备。

供试品溶液的制备　取本品适量，研细，取约 0.1g（相当于饮片 0.3g），精密称定，置具塞锥形瓶中，精密加入 70% 乙醇 50ml，密塞，称定重量，超声处理（功率 250W，频率 40kHz）30 分钟，放冷再称定重量，用 70% 乙醇补足减失的重量，摇匀，滤过，取续滤液，即得。

5.2 色谱条件

方法	HPLC（质量标准方法）	UPLC（方法转换方法）
仪器	ACQUITY Arc	ACQUITY UPLC H-Class
仪器配置	QSM-R，FTN-R，PDA，柱温箱	QSM，FTN，PDA，柱温箱
色谱柱	Xselect HSS T3 4.6mm×250mm，5μm	ACQUITY UPLC HSS T3 2.1mm×100mm，1.8μm
流动相	A：乙腈 B：水	A：乙腈 B：水

等度	时间（分钟）	流动相A（%）	流动相B（%）	曲线	时间（分钟）	流动相A（%）	流动相B（%）	曲线
	0	18	82	初始	0	18	82	初始
	30	18	82	6	12	18	82	6

流速	1.2ml/min	0.35ml/min
检测波长	265nm	265nm
柱温	35℃	35℃
进样量	对照品 5μl；供试品 10μl	对照品 0.5μl；供试品 1μl

5.3 结果与分析

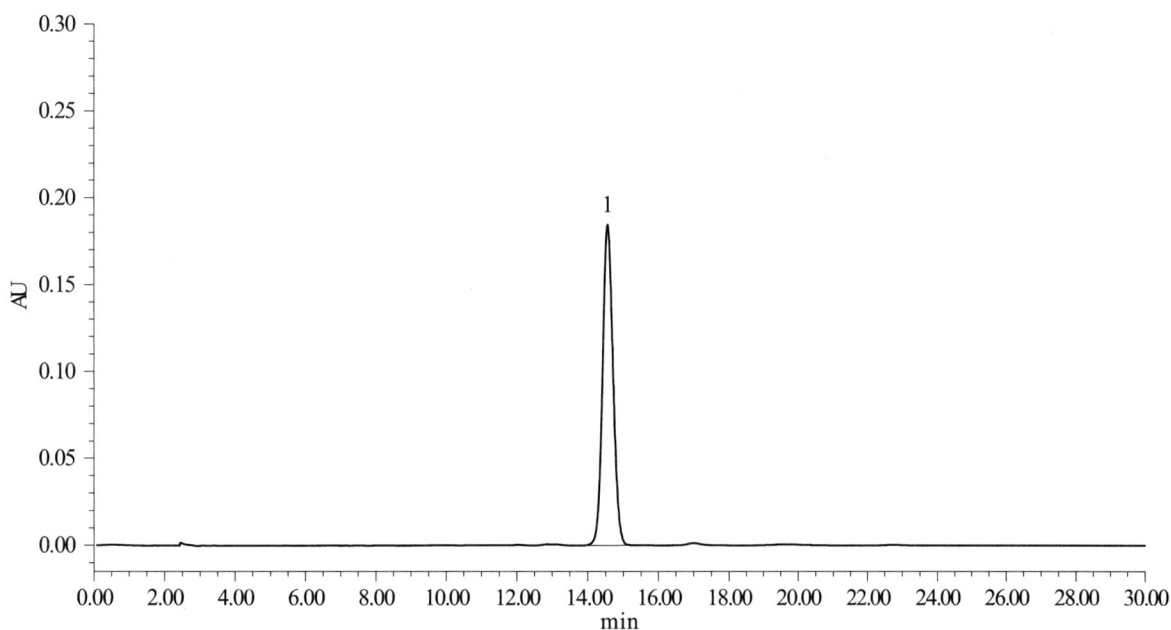

图 13-5　含量测定对照品 HPLC 色谱图
1. 川射干

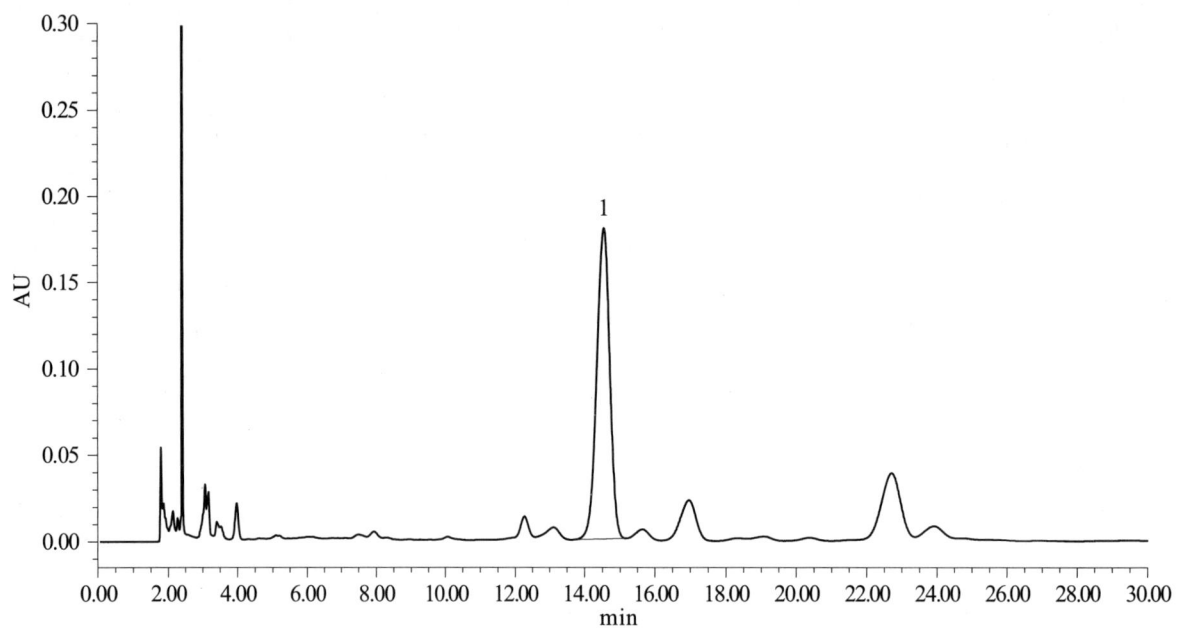

图 13-6　含量测定供试品 HPLC 色谱图
1. 川射干

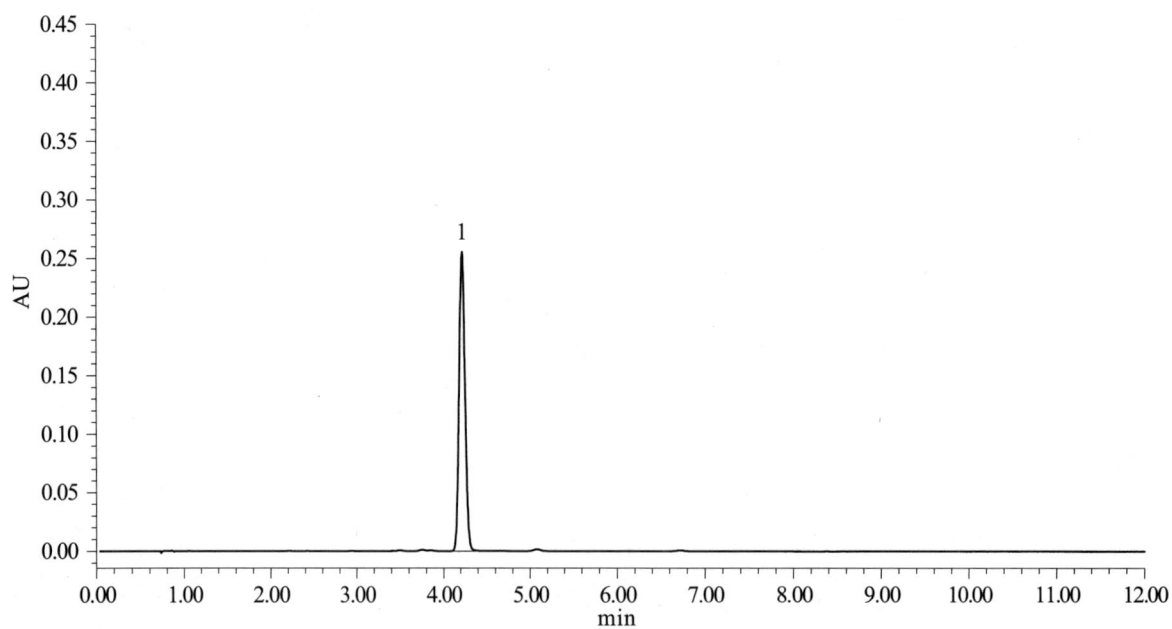

图 13-7　含量测定对照品 UPLC 色谱图
1. 川射干

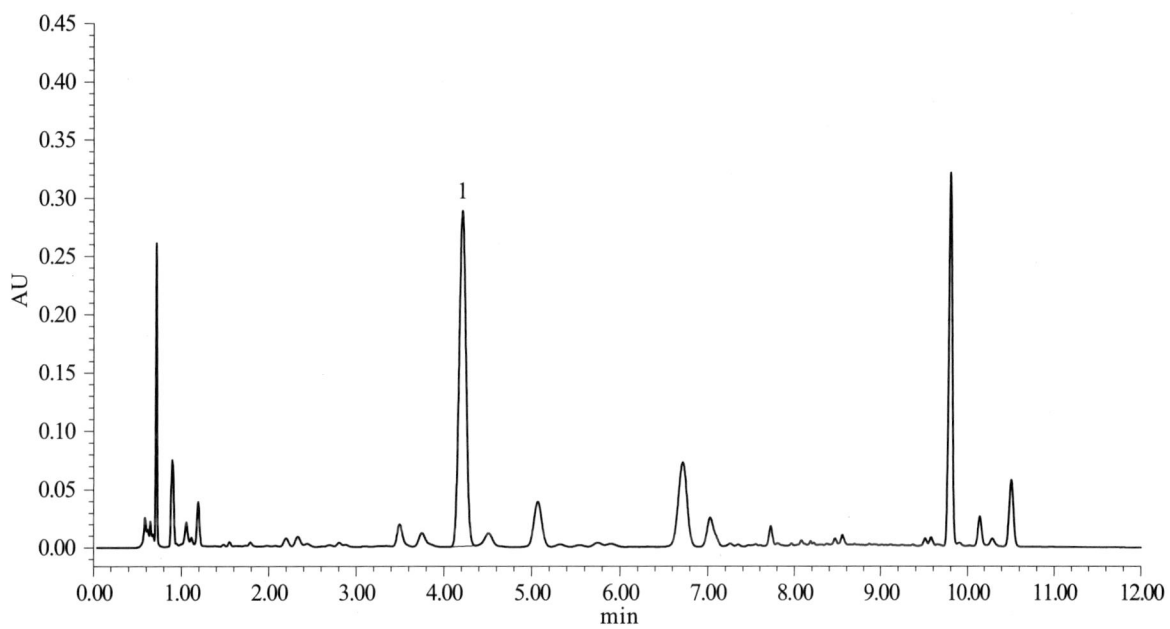

图 13-8　含量测定供试品 UPLC 色谱图
1. 川射干

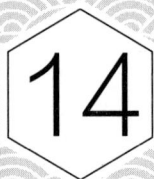

14 川芎配方颗粒
Chuanxiong Peifangkeli

1 **样品来源**　四川新绿色药业科技发展有限公司。

2 **样品性状**　本品为淡黄色至黄棕色的颗粒；气微香，味微苦、辛。

3 **对照药材和对照品来源**

　　对照药材　川芎（中国食品药品检定研究院，批号：120918-201612）。

　　对 照 品　阿魏酸（中国食品药品检定研究院，批号：110773-201915，纯度：99.4%）。

4 **特征图谱**

4.1　溶液的制备

　　参照物溶液的制备　取川芎对照药材 1g，置具塞锥形瓶中，加水 50ml，回流提取 30 分钟，放冷，摇匀，滤过，取续滤液，作为对照药材参照物溶液。另取阿魏酸对照品适量，精密称定，加 70% 甲醇制成每 1ml 含 50μg 的溶液，作为对照品参照物溶液。

　　供试品溶液的制备　取本品适量，研细，取约 0.5g（相当于饮片 1.5g），精密称定，置具塞锥形瓶中，精密加入 70% 甲醇 50ml，密塞，称定重量，超声处理（功率 600W，频率 40kHz）30 分钟，放冷，再称定重量，用 70% 甲醇补足减失的重量，摇匀，滤过，取续滤液，即得。

4.2 色谱条件

方法	HPLC（质量标准方法）	UPLC（方法转换方法）
仪器	ACQUITY Arc	ACQUITY UPLC H-Class
仪器配置	QSM-R，FTN-R，PDA，柱温箱	QSM，FTN，PDA，柱温箱
色谱柱	Luna C18 4.6mm×250mm，5μm	ACQUITY UPLC HSS C18 2.1mm×100mm，1.8μm
流动相	A：乙腈 B：0.1% 磷酸溶液	A：乙腈 B：0.1% 磷酸溶液

梯度：

时间（分钟）	流动相 A（%）	流动相 B（%）	曲线
0	8	92	初始
5	8	92	6
25	20	80	6
45	40	60	6
50	80	20	6
65	80	20	6
75	8	92	1

时间（分钟）	流动相 A（%）	流动相 B（%）	曲线
Before injection volume 317μl			
0	8	92	初始
1.04	8	92	6
5.21	20	80	6
9.38	40	60	6
10.42	80	20	6
13.55	80	20	6
20	8	92	1

方法	HPLC（质量标准方法）	UPLC（方法转换方法）
流速	1.0ml/min	0.4ml/min
检测波长	300nm	300nm
柱温	30℃	30℃
进样量	10μl	1μl

4.3 结果与分析

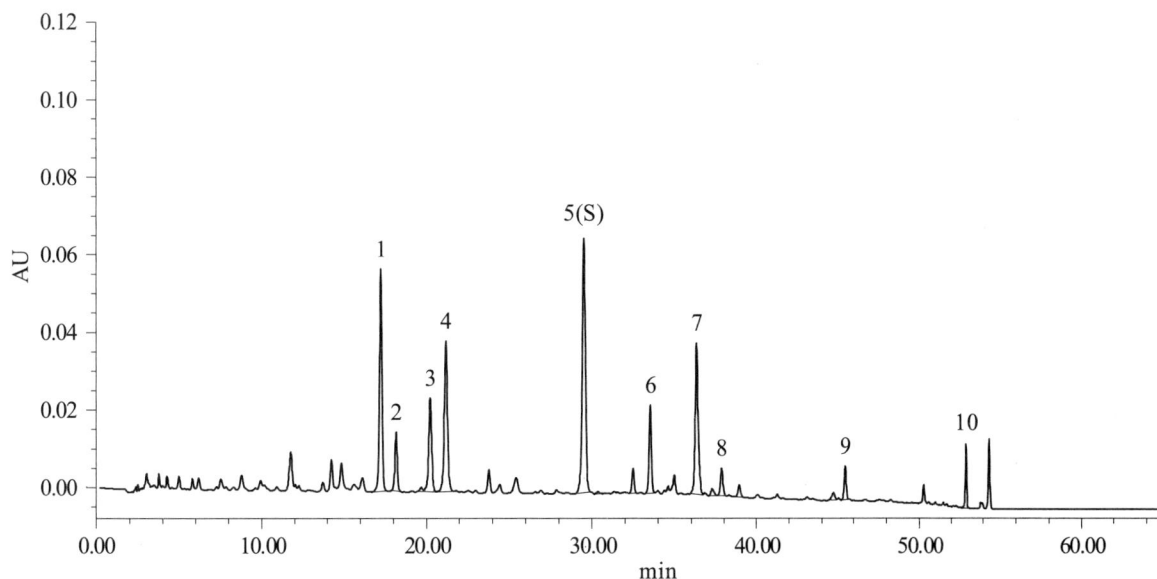

图 14-1　特征图谱对照药材 HPLC 色谱图

表 14-1　特征图谱对照药材 HPLC 特征峰参数列表

组分编号	组分名称	保留时间（min）	理论板数	拖尾因子	相对保留时间	相对保留时间标准规定值限度：±10%
1	绿原酸	17.250	64561	0.94	0.585	0.576（0.518~0.634）
2	隐绿原酸	18.165	76223	0.96	0.616	0.626（0.563~0.689）
3	咖啡酸	20.227	60849	0.95	0.685	0.678（0.610~0.746）
4	—	21.182	63837	0.97	0.718	0.731（0.658~0.804）
5（S）	阿魏酸	29.509	116014	0.92	—	—
6	—	33.538	286133	0.97	1.137	1.134（1.021~1.247）
7	洋川芎内酯 I	36.320	219094	1.14	1.231	1.256（1.130~1.382）
8	—	37.834	280512	1.00	1.282	1.306（1.175~1.437）
9	—	45.460	564479	0.95	1.541	1.528（1.375~1.681）
10	洋川芎内酯 A	52.943	2207634	0.97	1.794	1.776（1.598~1.954）

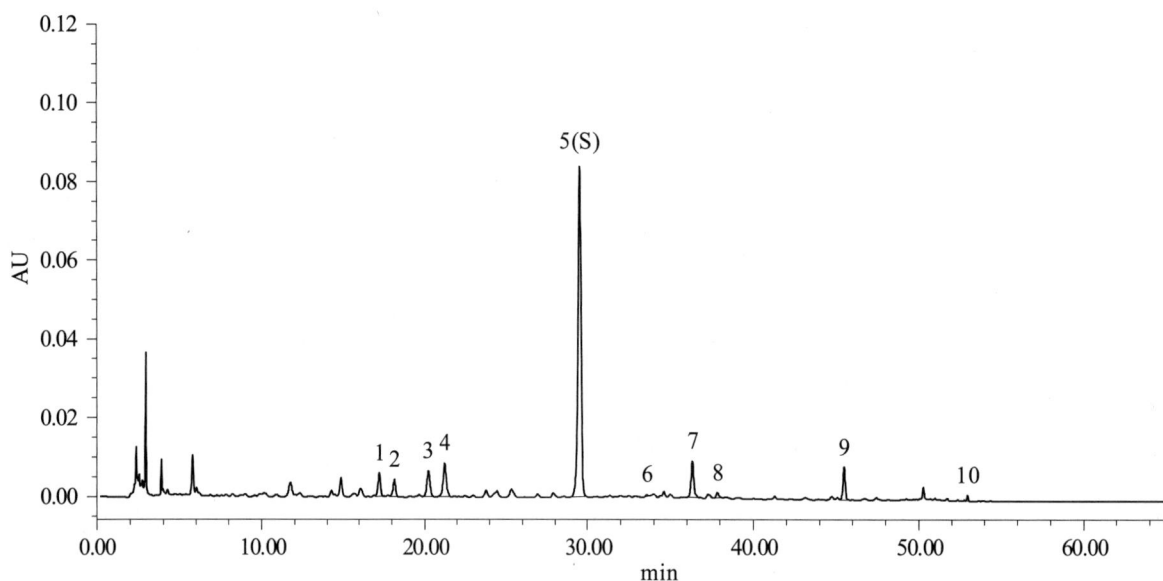

图 14-2　特征图谱供试品 HPLC 色谱图

表 14-2　特征图谱供试品 HPLC 特征峰参数列表

组分编号	组分名称	保留时间（min）	理论板数	拖尾因子	相对保留时间	相对保留时间标准规定值限度：±10%
1	绿原酸	17.252	61090	0.93	0.584	0.576（0.518~0.634）
2	隐绿原酸	18.167	63743	0.91	0.615	0.626（0.563~0.689）
3	咖啡酸	20.220	54761	1.04	0.685	0.678（0.610~0.746）

组分编号	组分名称	保留时间（min）	理论板数	拖尾因子	相对保留时间	相对保留时间标准规定值限度：±10%
4	—	21.211	59710	1.04	0.719	0.731（0.658～0.804）
5（S）	阿魏酸	29.518	116462	0.94	—	—
6	—	33.568	374618	0.92	1.137	1.134（1.021～1.247）
7	洋川芎内酯 I	36.327	253802	1.19	1.231	1.256（1.130～1.382）
8	—	37.841	305268	0.98	1.282	1.306（1.175～1.437）
9	—	45.474	544895	0.97	1.541	1.528（1.375～1.681）
10	洋川芎内酯 A	52.945	2333614	1.10	1.794	1.776（1.598～1.954）

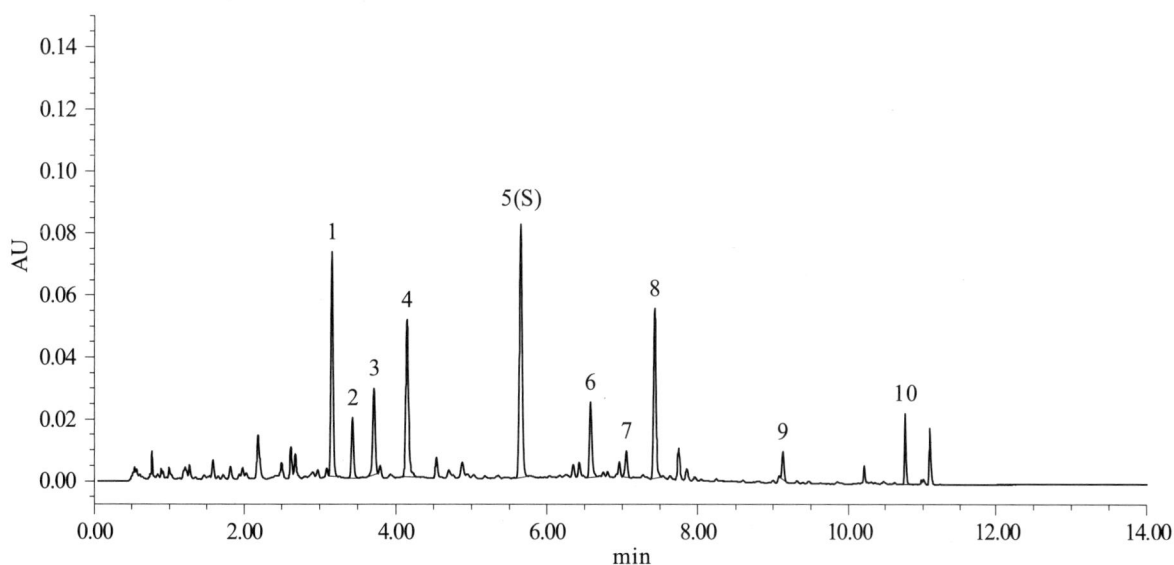

图 14-3　特征图谱对照药材 UPLC 色谱图

表 14-3　特征图谱对照药材 UPLC 特征峰参数列表

组分编号	组分名称	保留时间（min）	理论板数	拖尾因子	相对保留时间	相对保留时间标准规定值限度：±10%
1	绿原酸	3.161	55866	1.12	0.559	0.576（0.518～0.634）
2	隐绿原酸	3.433	65339	1.12	0.607	0.626（0.563～0.689）
3	咖啡酸	3.716	62540	0.88	0.657	0.678（0.610～0.746）
4	—	4.152	65362	1.20	0.734	0.731（0.658～0.804）
5（S）	阿魏酸	5.655	109994	1.09	—	—
6	—	6.579	191825	1.32	1.163	1.134（1.021～1.247）
7	洋川芎内酯 I	7.057	250112	0.93	1.248	1.256（1.130～1.382）

组分编号	组分名称	保留时间（min）	理论板数	拖尾因子	相对保留时间	相对保留时间标准规定值限度：±10%
8	—	7.429	260673	1.09	1.314	1.306（1.175~1.437）
9	—	9.133	493388	1.21	1.615	1.528（1.375~1.681）
10	洋川芎内酯 A	10.761	1658674	1.41	1.903	1.776（1.598~1.954）

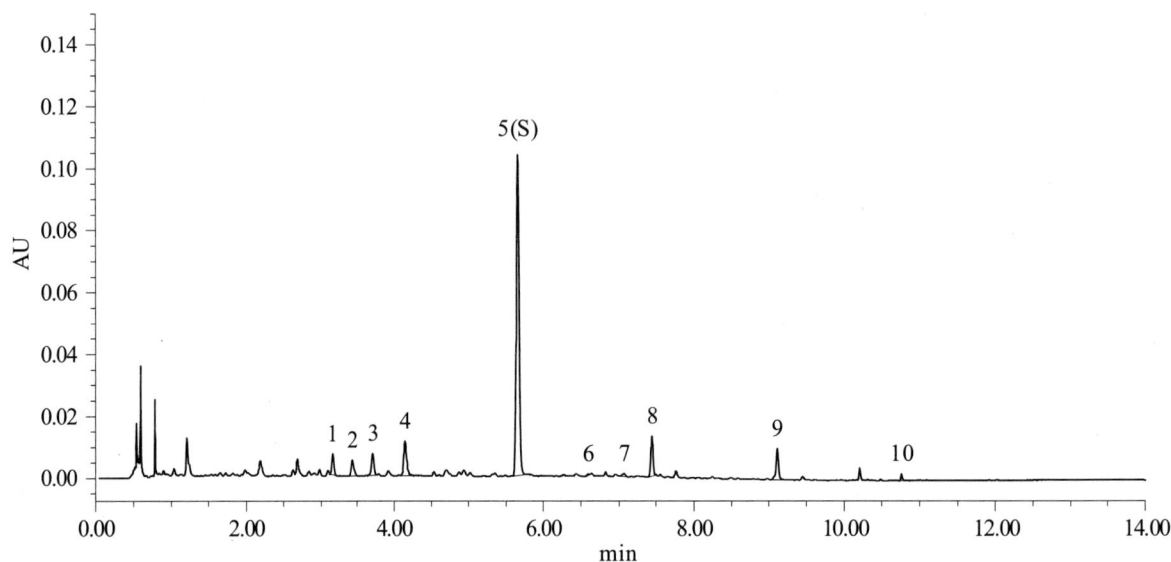

图 14-4　特征图谱供试品 UPLC 色谱图

表 14-4　特征图谱供试品 UPLC 特征峰参数列表

组分编号	组分名称	保留时间（min）	理论板数	拖尾因子	相对保留时间	相对保留时间标准规定值限度：±10%
1	绿原酸	3.158	51109	1.18	0.558	0.576（0.518~0.634）
2	隐绿原酸	3.436	41166	1.30	0.607	0.626（0.563~0.689）
3	咖啡酸	3.717	59013	0.91	0.657	0.678（0.610~0.746）
4	—	4.150	56271	1.25	0.734	0.731（0.658~0.804）
5（S）	阿魏酸	5.657	106002	1.10	—	—
6	—	6.591	333764	0.91	1.165	1.134（1.021~1.247）
7	洋川芎内酯 I	7.073	103722	0.85	1.250	1.256（1.130~1.382）
8	—	7.446	273110	1.01	1.316	1.306（1.175~1.437）
9	—	9.112	412496	0.87	1.611	1.528（1.375~1.681）
10	洋川芎内酯 A	10.760	1863390	1.49	1.902	1.776（1.598~1.954）

⑤ 含量测定

5.1 溶液的制备 同特征图谱。

5.2 色谱条件

方法	HPLC（质量标准方法）	UPLC（方法转换方法）
仪器	ACQUITY Arc	ACQUITY UPLC H-Class
仪器配置	QSM-R，FTN-R，PDA，柱温箱	QSM，FTN，PDA，柱温箱
色谱柱	XSelect HSS C18 4.6mm×250mm，5μm	ACQUITY UPLC HSS C18 2.1mm×100mm，1.8μm
流动相	A：乙腈 B：0.1% 磷酸溶液	A：乙腈 B：0.1% 磷酸溶液

等度	时间（分钟）	流动相 A（%）	流动相 B（%）	曲线
	0	15	85	初始
	40	15	85	6

等度	时间（分钟）	流动相 A（%）	流动相 B（%）	曲线
	0	15	85	初始
	10	15	85	6

方法	HPLC	UPLC
流速	1.2ml/min	0.4ml/min
检测波长	321nm	321nm
柱温	30℃	30℃
进样量	10μl	1μl

5.3 结果与分析

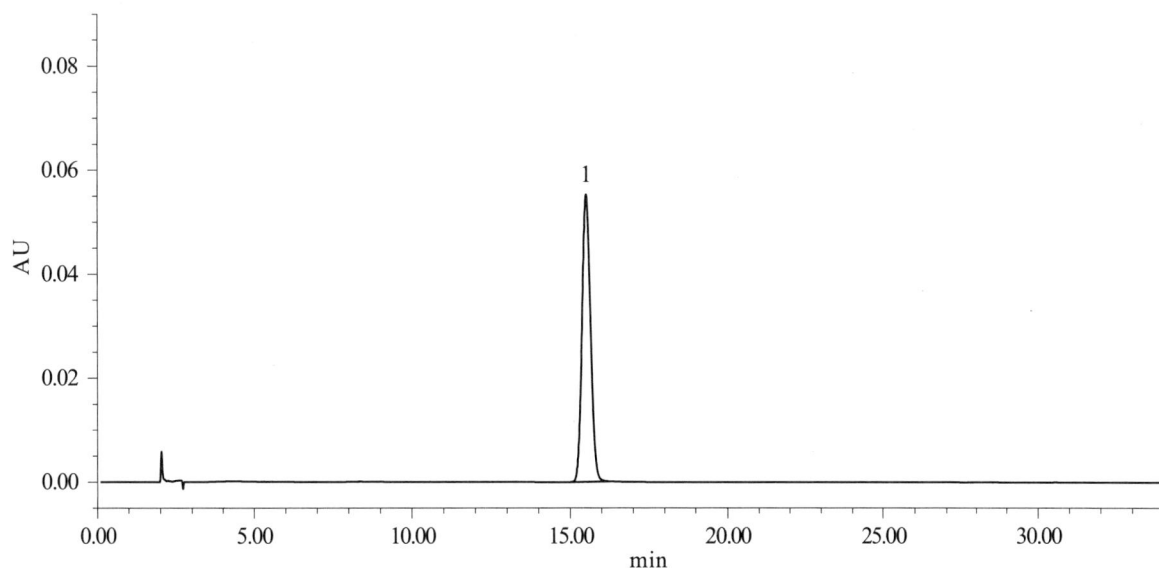

图 14-5 含量测定对照品 HPLC 色谱图
1. 阿魏酸

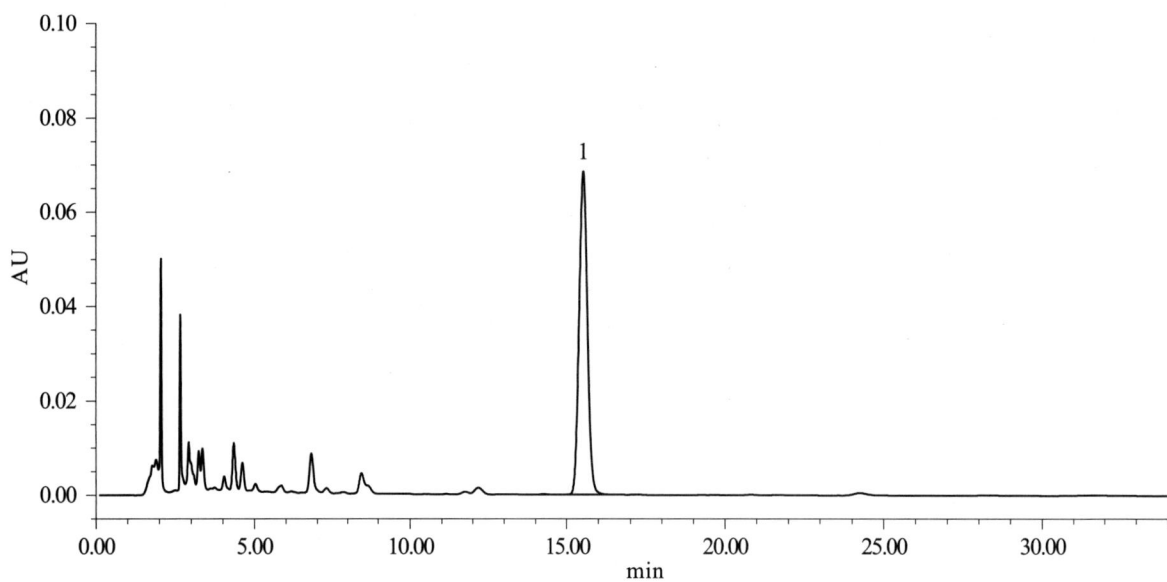

图 14-6　含量测定供试品 HPLC 色谱图
1. 阿魏酸

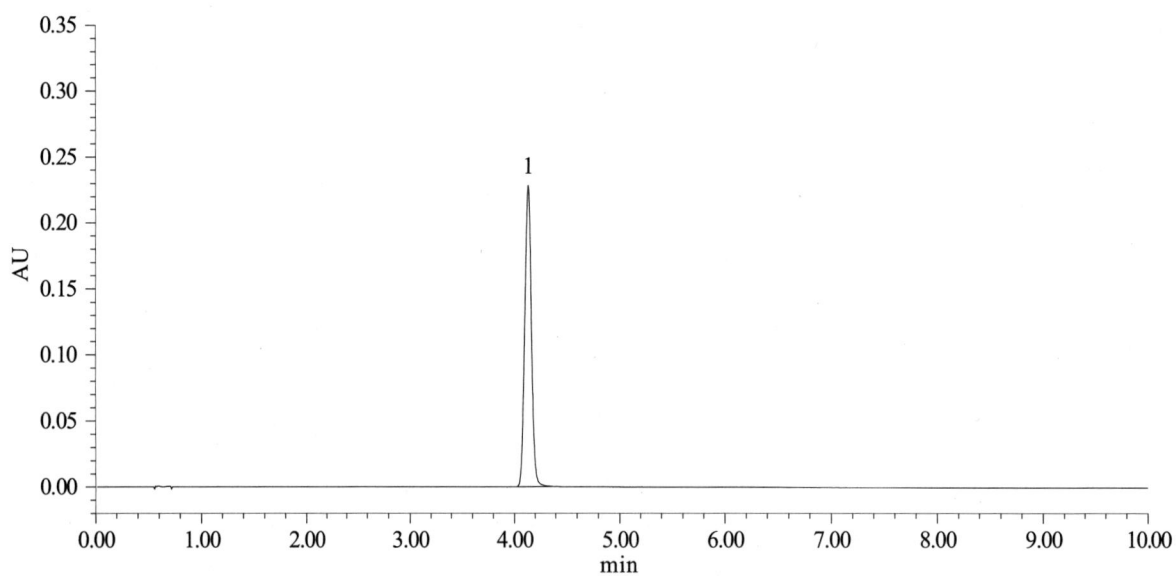

图 14-7　含量测定对照品 UPLC 色谱图
1. 阿魏酸

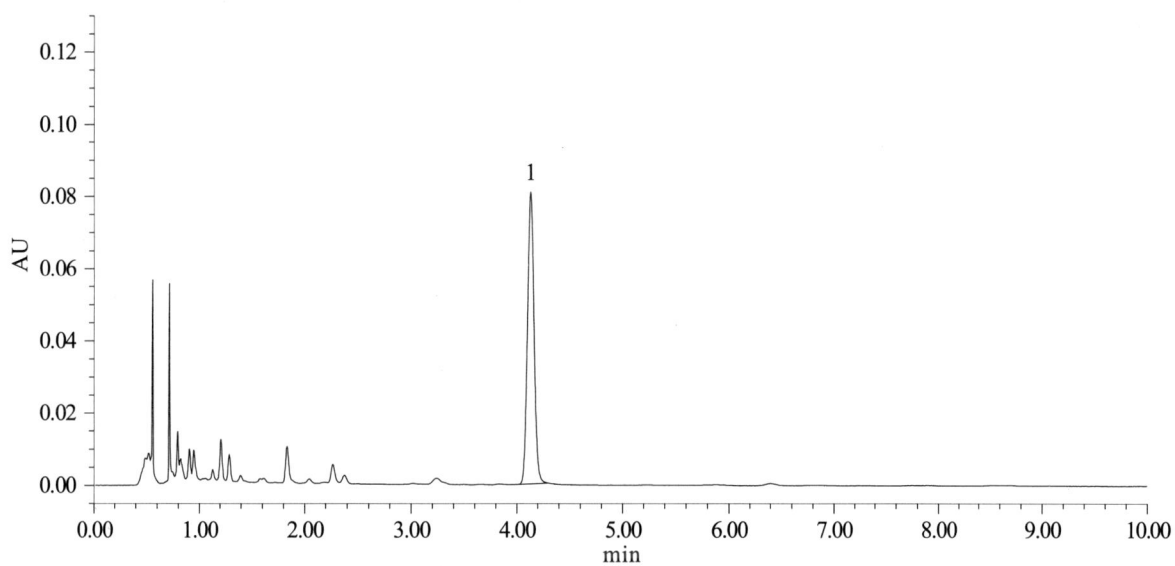

图 14-8　含量测定供试品 UPLC 色谱图
1. 阿魏酸

15 醋北柴胡配方颗粒
Cubeichaihu Peifangkeli

① 样品来源 北京康仁堂药业有限公司。

② 样品性状 本品为黄色至黄棕色的颗粒；气微，味微苦。

③ 对照药材和对照品来源

对照药材 柴胡（北柴胡）（中国食品药品检定研究院，批号：120992-201509）。

对 照 品 柴胡皂苷a（中国食品药品检定研究院，批号：110777-201711，纯度：91.1%）

④ 特征图谱

4.1 溶液的制备

参照物溶液的制备 取柴胡（北柴胡）对照药材0.5g，置锥形瓶中，加水25ml，加热回流30分钟，滤过，取续滤液20ml，蒸干，加5%浓氨试液的50%乙醇溶液25ml，超声处理（功率250W，频率40kHz）30分钟，取出，放冷，摇匀，滤过，取续滤液，作为对照药材参照物溶液。另取柴胡皂苷a对照品适量，精密称定，加甲醇制成每1ml含75μg的溶液，作为对照品参照物溶液。

供试品溶液的制备 取本品适量，研细，取约1.0g（相当于饮片3.5g），精密称定，置具塞锥形瓶中，精密加入5%浓氨试液的50%乙醇溶液25ml，密塞，称定重量，超声处理（功率250W，频率40kHz）30分钟，放冷，再称定重量，用5%浓氨试液的50%乙醇溶液补足减失的重量，摇匀，滤过，取续滤液，即得。

4.2　色谱条件

方法	UPLC（质量标准方法）				HPLC（方法转换方法）			
仪器	ACQUITY UPLC H-Class				Alliance HPLC e2695			
仪器配置	QSM，FTN，TUV，柱温箱				PDA，柱温箱			
色谱柱	ACQUITY UPLC BEH C18 2.1mm×100mm，1.7μm				XBridge C18 4.6mm×250mm，5μm			
流动相	A：乙腈 B：水				A：乙腈 B：水			
梯度	时间 （分钟）	流动相 A（%）	流动相 B（%）	曲线	时间 （分钟）	流动相 A（%）	流动相 B（%）	曲线
	0	25	75	初始	0.0	25	75	初始
	8	28	72	6	3.0	25	75	6
	15	29	71	6	40.0	28	72	6
	20	36	64	6	50.5	29	71	6
	28	36	64	6	66.5	36	64	6
	31	40	60	6	92.0	36	64	6
	37	40	60	6	101.5	40	60	6
	45	25	75	1	121.0	40	60	6
					140.0	25	75	1
流速	0.4ml/min				1.5ml/min			
检测波长	211nm、250nm				211nm、250nm			
柱温	35℃				35℃			
进样量	3μl				10μl			

4.3　结果与分析

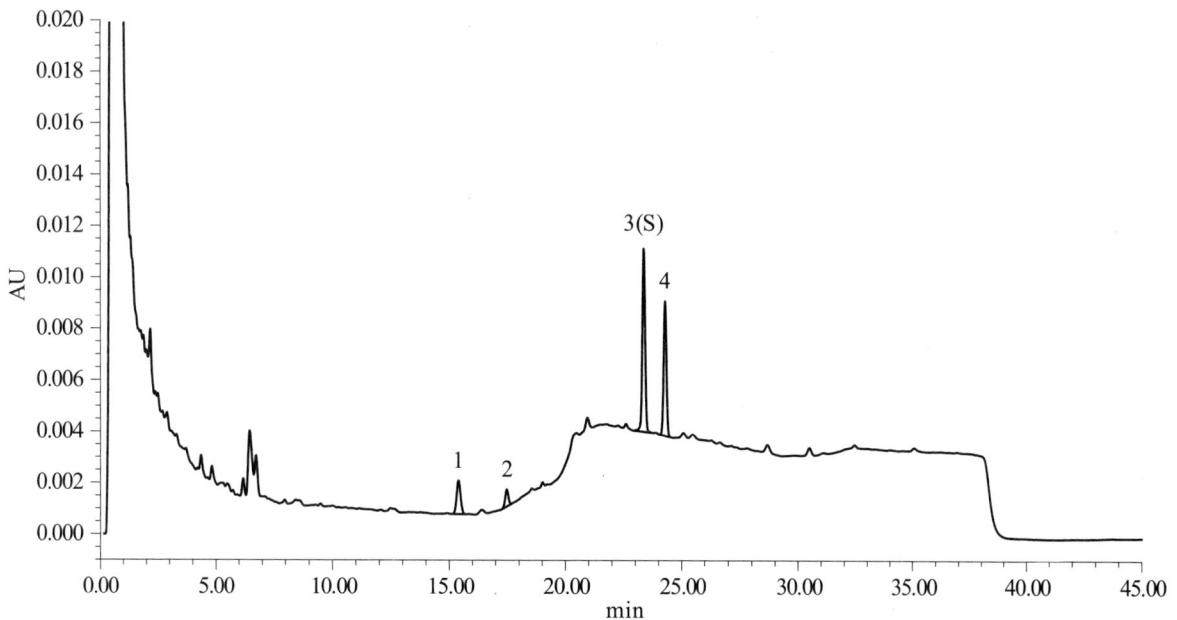

图 15-1　特征图谱对照药材 UPLC 色谱图（211nm）

表 15-1　特征图谱对照药材 UPLC 特征峰参数列表（211nm）

组分编号	组分名称	保留时间（min）	理论板数	拖尾因子	相对保留时间	相对保留时间标准规定值限度：±10%（峰1、峰2）、±8%（峰4）
1	柴胡皂苷 c	15.400	37219	1.04	0.66	0.61（0.55～0.67）
2	柴胡皂苷 f	17.476	70991	0.85	0.75	0.69（0.62～0.76）
3（S）	柴胡皂苷 a	23.372	178261	1.00	—	—
4	柴胡皂苷 b₂	24.284	177254	1.03	1.04	1.04（0.92～1.12）

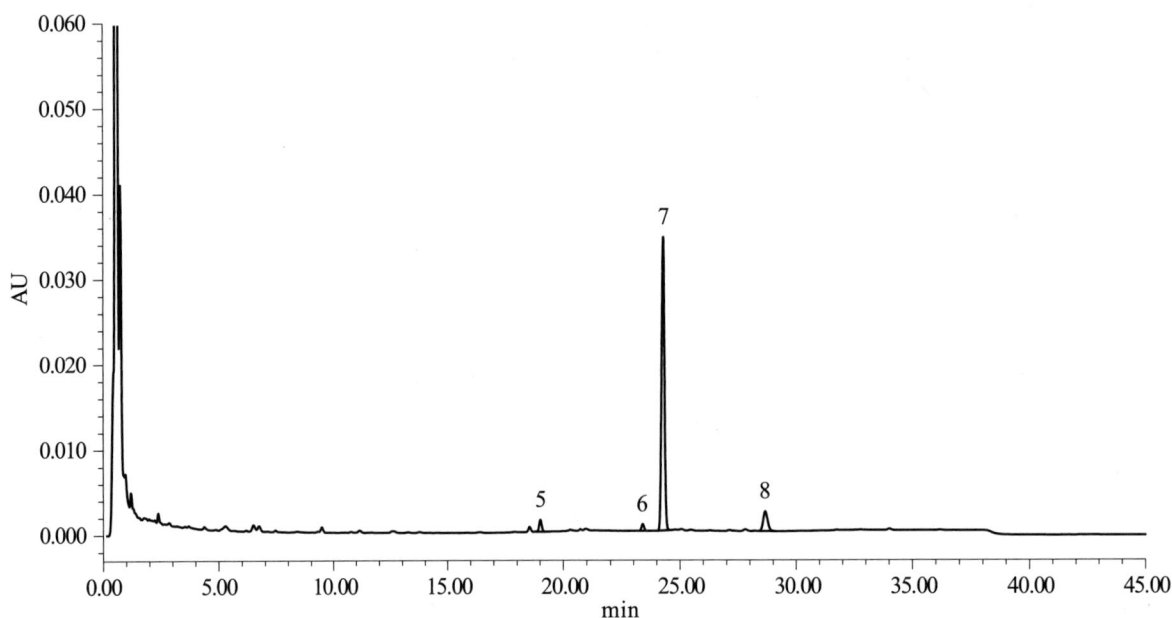

图 15-2　特征图谱对照药材 UPLC 色谱图（250nm）

表 15-2　特征图谱对照药材 UPLC 特征峰参数列表（250nm）

组分编号	组分名称	保留时间（min）	理论板数	拖尾因子	相对保留时间	相对保留时间标准规定值
5	—	19.018	129774	1.05	—	—
6	—	23.401	202857	0.99	—	—
7	柴胡皂苷 b₂	24.275	178129	1.01	—	—
8	柴胡皂苷 b₁	28.665	106540	1.12	—	—

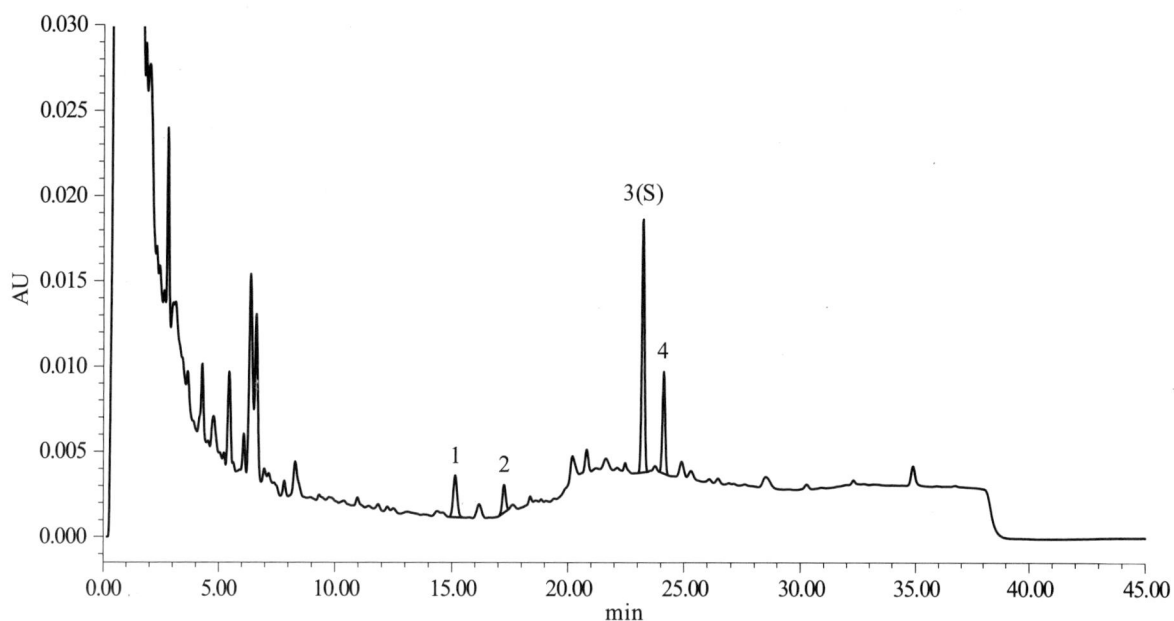

图 15-3　特征图谱供试品 UPLC 色谱图（211nm）

表 15-3　特征图谱供试品 UPLC 特征峰参数列表（211nm）

组分编号	组分名称	保留时间（min）	理论板数	拖尾因子	相对保留时间	相对保留时间标准规定值 限度：±10%（峰1、峰2）、±8%（峰4）
1	柴胡皂苷 c	15.143	35018	1.08	0.65	0.61（0.55～0.67）
2	柴胡皂苷 f	17.250	62596	0.91	0.74	0.69（0.62～0.76）
3（S）	柴胡皂苷 a	23.227	183916	1.00	—	—
4	柴胡皂苷 b_2	24.114	179244	1.04	1.04	1.04（0.96～1.12）

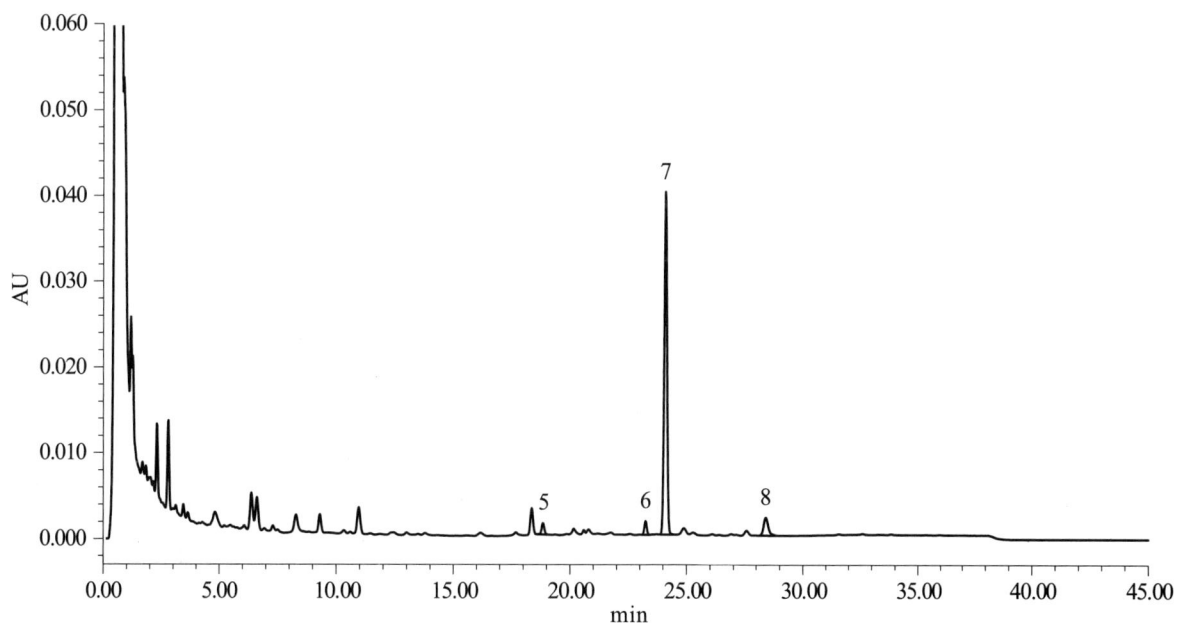

图 15-4　特征图谱供试品 UPLC 色谱图（250nm）

表 15-4　特征图谱供试品 UPLC 特征峰参数列表（250nm）

组分编号	组分名称	保留时间（min）	理论板数	拖尾因子	相对保留时间	相对保留时间标准规定值	相对峰面积	相对峰面积标准规定范围（峰8与峰8及峰6之和的比值）
5	—	18.850	120379	1.10		与对照药材参照物峰5保留时间相对应	—	—
6	—	23.252	206343	1.02		与对照药材参照物峰6保留时间相对应	—	—
7	柴胡皂苷 b_2	24.105	176540	1.02		与对照药材参照物峰7保留时间相对应	—	—
8	柴胡皂苷 b_1	28.414	102198	1.35		与对照药材参照物峰8保留时间相对应	0.71	> 0.85

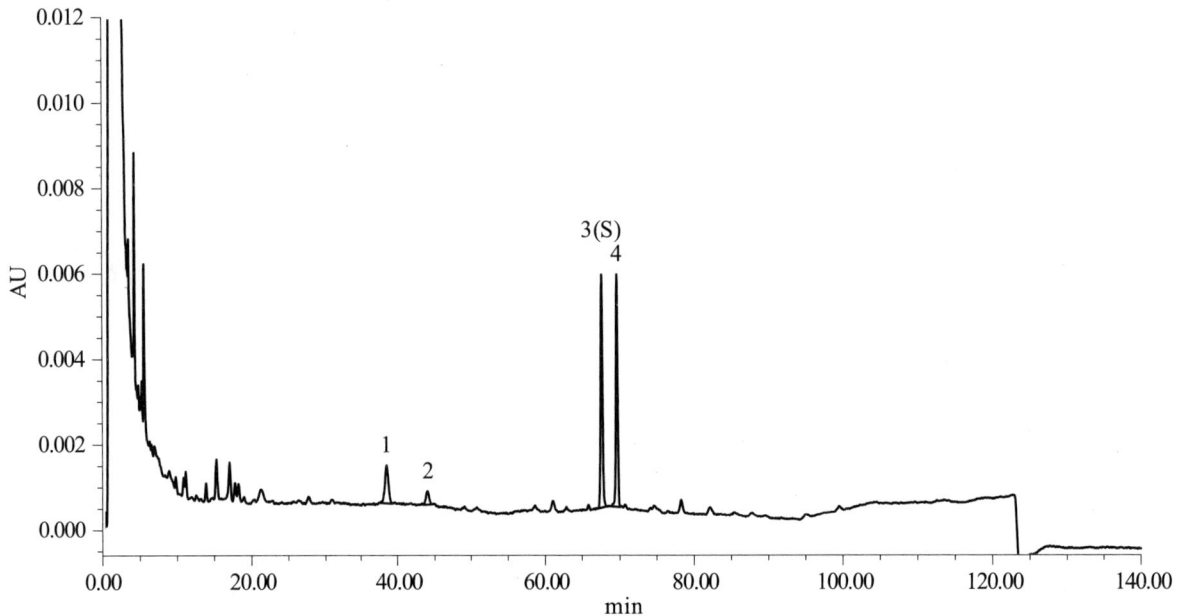

图 15-5　特征图谱对照药材 HPLC 色谱图（211nm）

表 15-5　特征图谱对照药材 HPLC 特征峰参数列表（211nm）

组分编号	组分名称	保留时间（min）	理论板数	拖尾因子	相对保留时间	相对保留时间标准规定值 限度：±10%（峰1、峰2）、±8%（峰4）
1	柴胡皂苷 c	38.547	29640	0.97	0.57	0.61（0.55～0.67）
2	柴胡皂苷 f	44.001	52917	1.06	0.65	0.69（0.62～0.76）
3（S）	柴胡皂苷 a	67.604	344747	1.02	—	—
4	柴胡皂苷 b_2	69.619	416998	0.99	1.03	1.04（0.96～1.12）

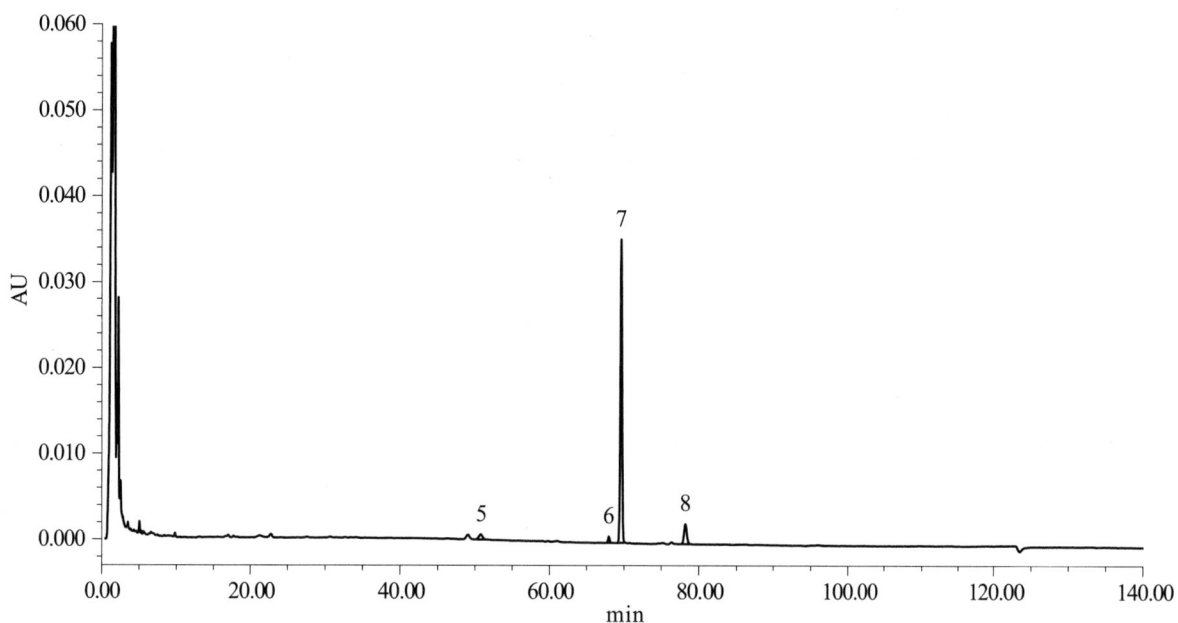

图 15-6　特征图谱对照药材 HPLC 色谱图（250nm）

表 15-6　特征图谱对照药材 HPLC 特征峰参数列表（250nm）

组分编号	组分名称	保留时间（min）	理论板数	拖尾因子	相对保留时间	相对保留时间标准规定值
5	—	50.776	45700	0.98	—	—
6	—	67.976	452664	1.03	—	—
7	柴胡皂苷 b_2	69.619	420434	1.00	—	—
8	柴胡皂苷 b_1	78.271	204354	1.02	—	—

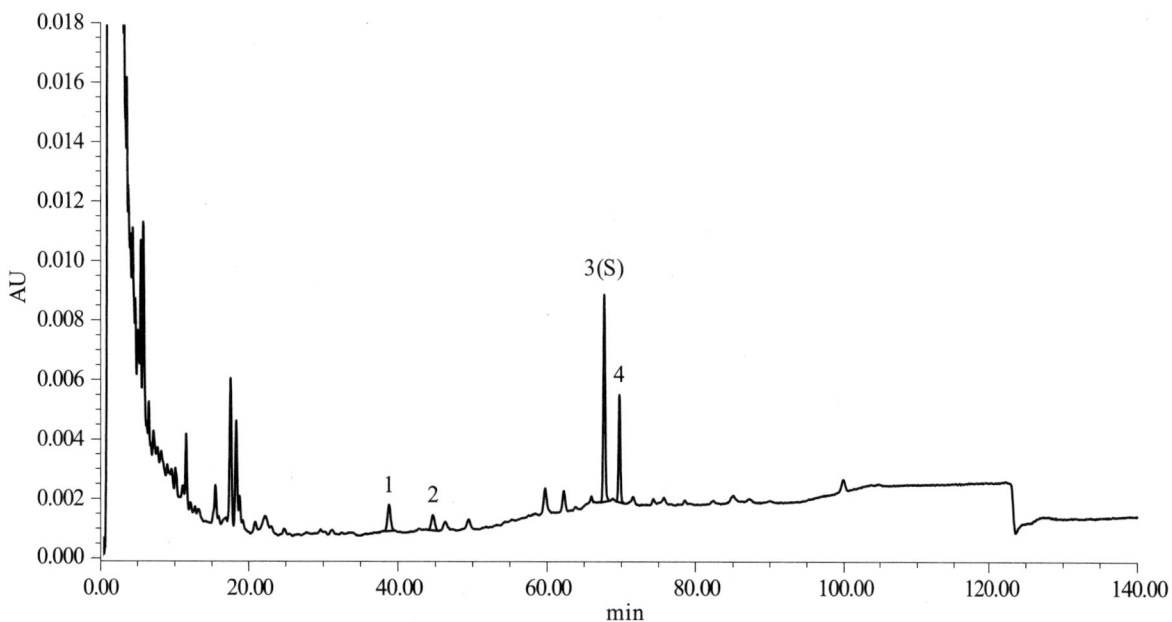

图 15-7　特征图谱供试品 HPLC 色谱图（211nm）

表 15-7 特征图谱供试品 HPLC 特征峰参数列表（211nm）

组分编号	组分名称	保留时间（min）	理论板数	拖尾因子	相对保留时间	相对保留时间标准规定值 限度：±10%（峰1、峰2）、±8%（峰4）
1	柴胡皂苷 c	38.804	38722	1.10	0.57	0.61（0.55～0.67）
2	柴胡皂苷 f	44.670	41572	1.11	0.66	0.69（0.62～0.76）
3（S）	柴胡皂苷 a	67.710	343816	1.01	—	—
4	柴胡皂苷 b$_2$	69.757	397689	1.05	1.03	1.04（0.96～1.12）

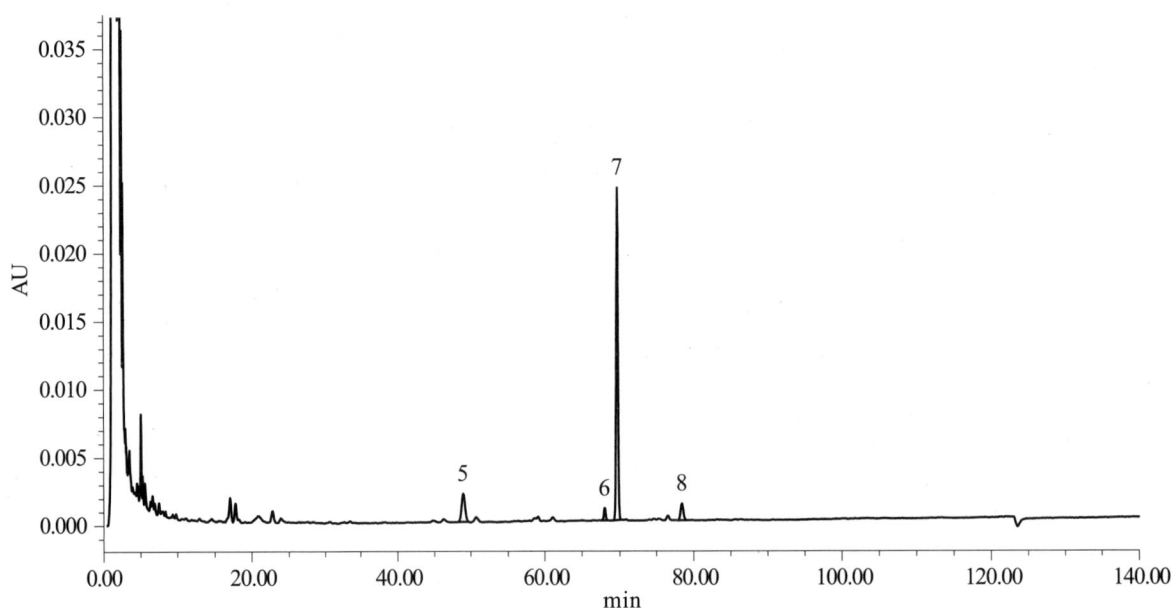

图 15-8 特征图谱供试品 HPLC 色谱图（250nm）

表 15-8 特征图谱供试品 HPLC 特征峰参数列表（250nm）

组分编号	组分名称	保留时间（min）	理论板数	拖尾因子	相对保留时间	相对保留时间标准规定值	相对峰面积	相对峰面积标准规定范围（峰8与峰8及峰6之和的比值）
5	—	48.984	51690	1.02		与对照药材参照物峰5保留时间相对应	—	—
6	—	68.017	408384	0.90		与对照药材参照物峰6保留时间相对应	—	—
7	柴胡皂苷 b$_2$	69.662	410497	1.01		与对照药材参照物峰7保留时间相对应	—	—
8	柴胡皂苷 b$_1$	78.417	198717	1.04		与对照药材参照物峰8保留时间相对应	0.69	＞0.85

5 含量测定

5.1 溶液的制备 同特征图谱。

5.2 色谱条件 检测波长为 211nm, 其余同特征图谱。

5.3 结果与分析

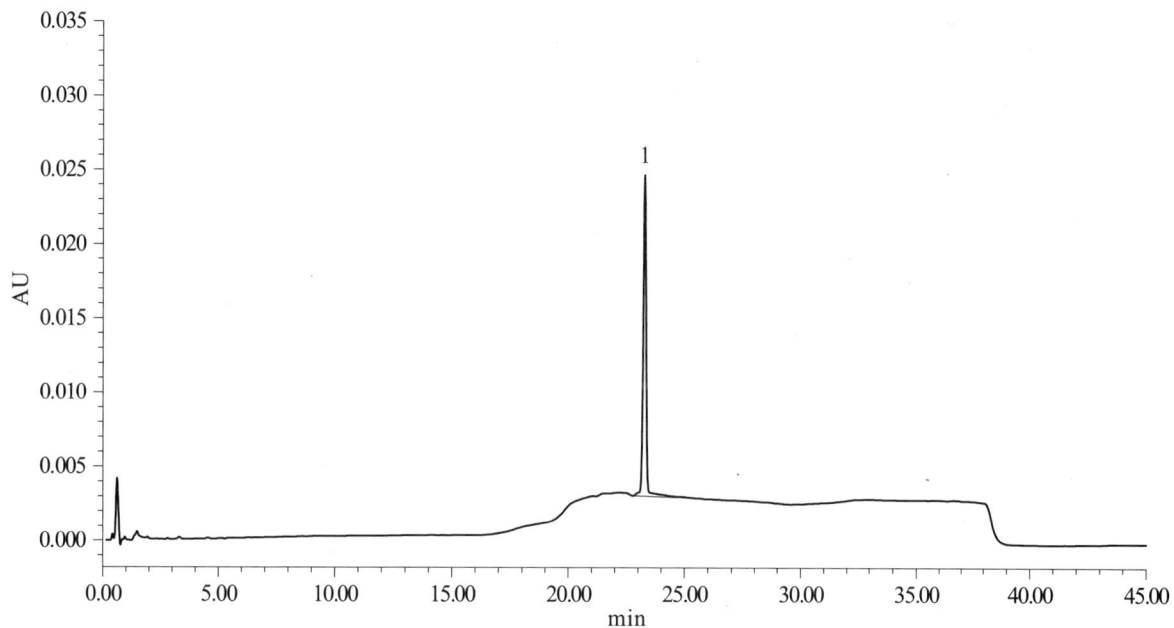

图 15-9 含量测定对照品 UPLC 色谱图
1. 柴胡皂苷 a

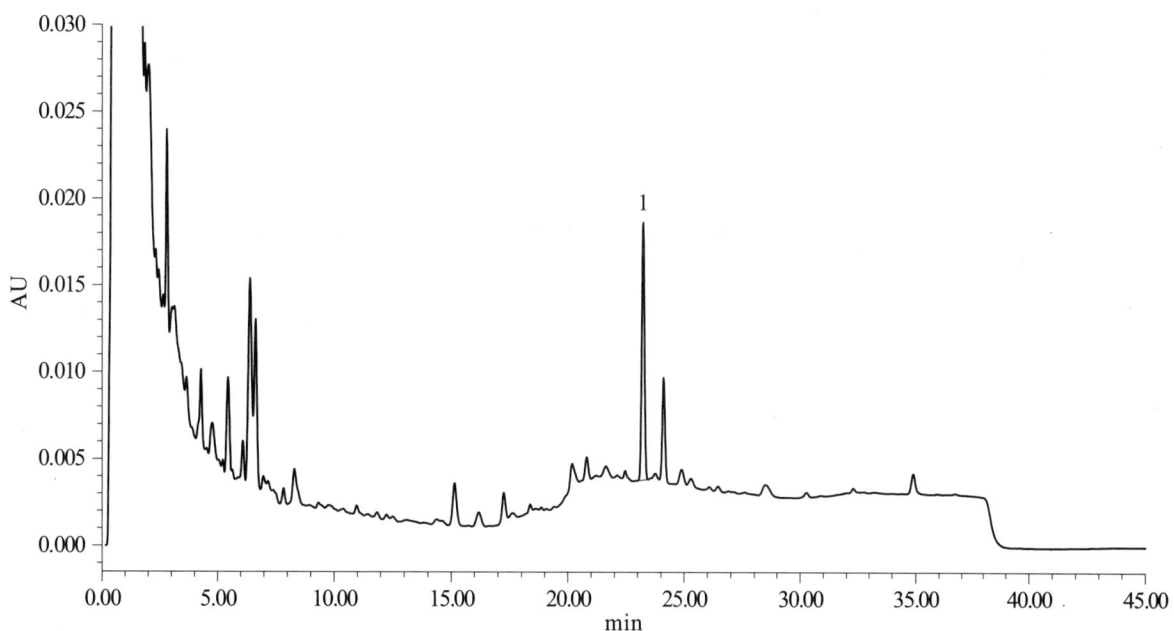

图 15-10 含量测定供试品 UPLC 色谱图
1. 柴胡皂苷 a

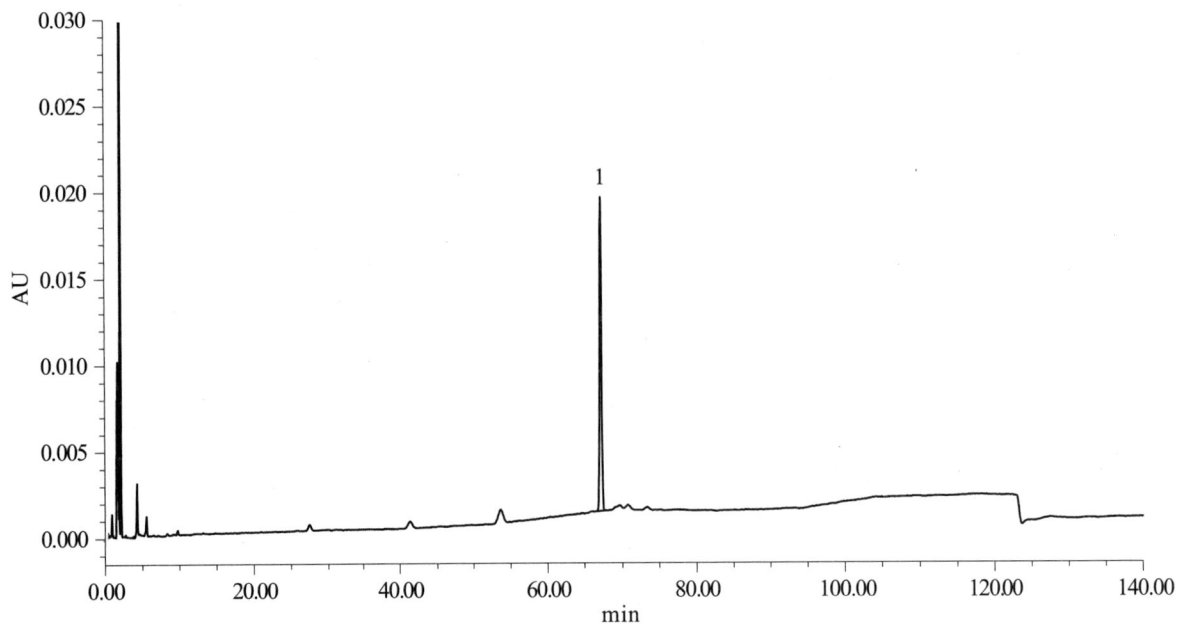

图 15-11　含量测定对照品 HPLC 色谱图
1. 柴胡皂苷 a

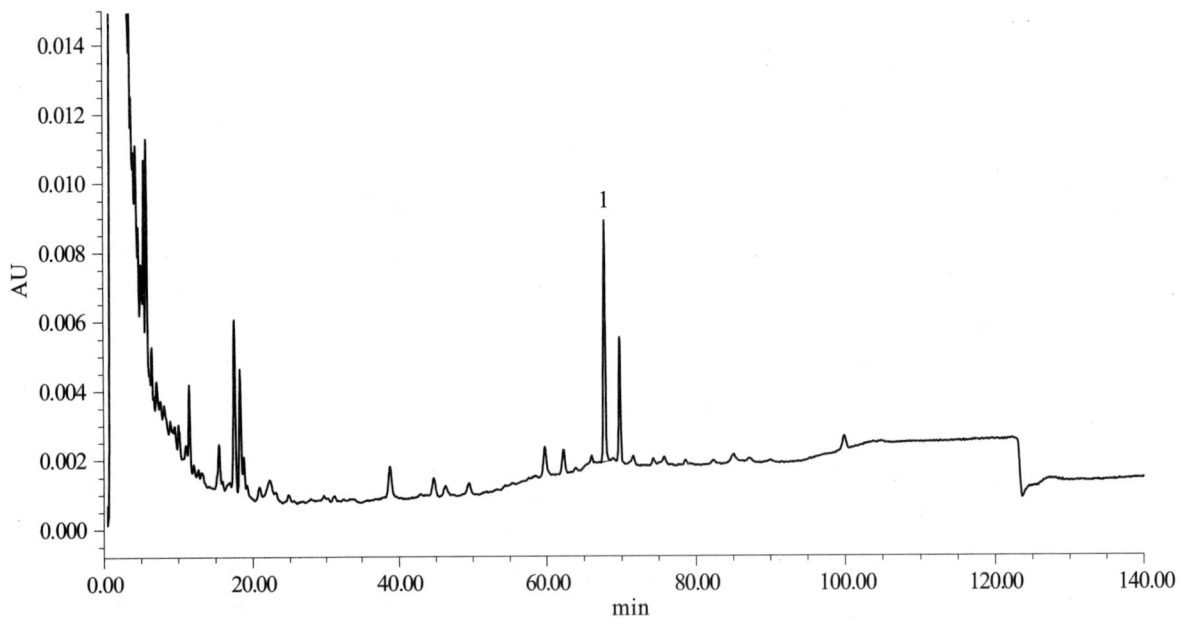

图 15-12　含量测定供试品 HPLC 色图谱
1. 柴胡皂苷 a

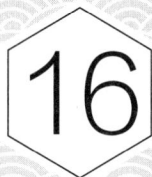

16 醋延胡索配方颗粒
Cuyanhusuo Peifangkeli

1 **样品来源**　广东一方制药有限公司。

2 **样品性状**　本品为浅黄色至棕黄色的颗粒；气微，味苦。

3 **对照品来源**

　　对 照 品　1.原阿片碱；2.盐酸巴马汀；3.盐酸小檗碱；4.延胡索乙素（中国食品药品检定研究院，1.批号：110853-201805，纯度：99.6%；2.批号：110732-201812，纯度：97.6%；3.批号：110713-201814，纯度：86.7%；4.批号：110726-201819，纯度：99.8%）。

4 **特征图谱**

4.1　溶液的制备

　　参照物溶液的制备　取原阿片碱对照品、盐酸巴马汀对照品、盐酸小檗碱对照品和延胡索乙素对照品适量，精密称定，加甲醇制成每 1ml 含原阿片碱 10μg、盐酸巴马汀 10μg、盐酸小檗碱 5μg、延胡索乙素 30μg 的混合溶液，作为对照品参照物溶液。

　　供试品溶液的制备　取本品适量，研细，取约 0.2g（相当于饮片 0.9g），精密称定，置具塞锥形瓶中，精密加入稀乙醇 25ml，称定重量，超声处理（功率 200W，频率 40kHz）30 分钟，放冷，再称定重量，用稀乙醇补足减失的重量，摇匀，滤过，取续滤液，即得。

4.2 色谱条件

方法	HPLC（质量标准方法）
仪器	Alliance HPLC e2695
仪器配置	PDA，柱温箱
色谱柱	Gemini C18 4.6mm×250mm，5μm
流动相	A：乙腈 B：0.1% 磷酸溶液（三乙胺调 pH 值至 6.0）
梯度	见下表

时间 （分钟）	流动相 A（%）	流动相 B（%）	曲线
0	10	90	初始
15	17	83	6
65	30	70	6
85	55	45	6
105	80	20	6
115	85	15	6
116	10	90	6
130	10	90	6

流速	0.8ml/min
检测波长	280nm
柱温	30℃
进样量	10μl

4.3 结果与分析

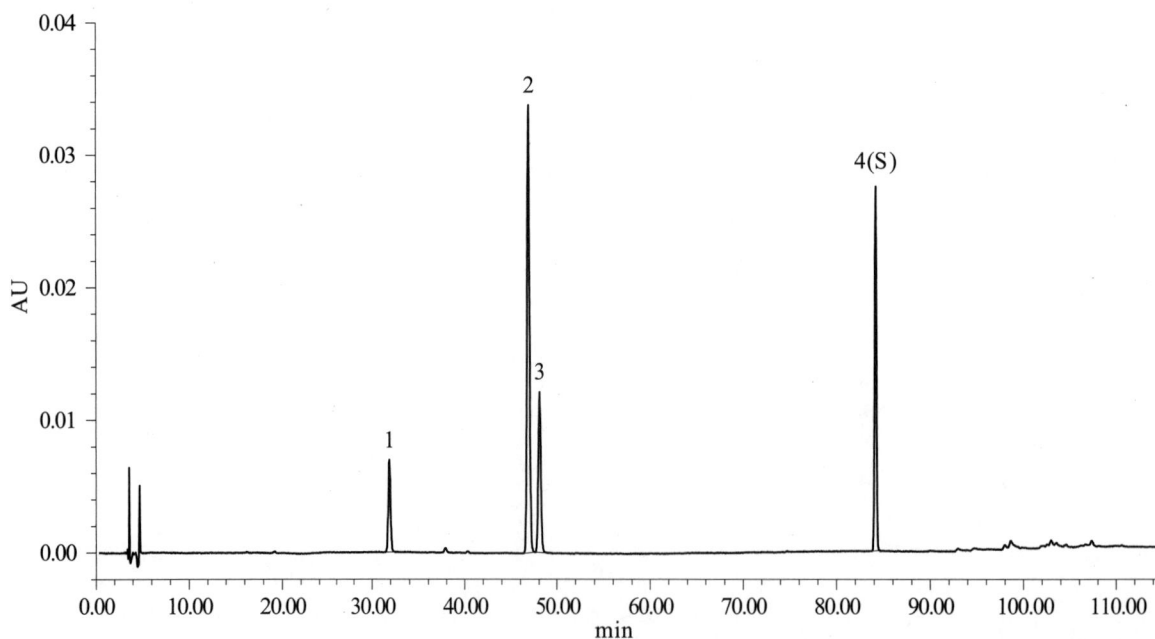

图 16-1　特征图谱对照品 HPLC 色谱图

表 16-1　特征图谱对照品 HPLC 峰参数列表

组分编号	组分名称	保留时间（min）	理论板数	拖尾因子
1	原阿片碱	31.879	79506	1.08
2	盐酸巴马汀	46.815	142508	1.12
3	盐酸小檗碱	48.052	135754	1.10
4（S）	延胡索乙素	84.131	875908	1.03

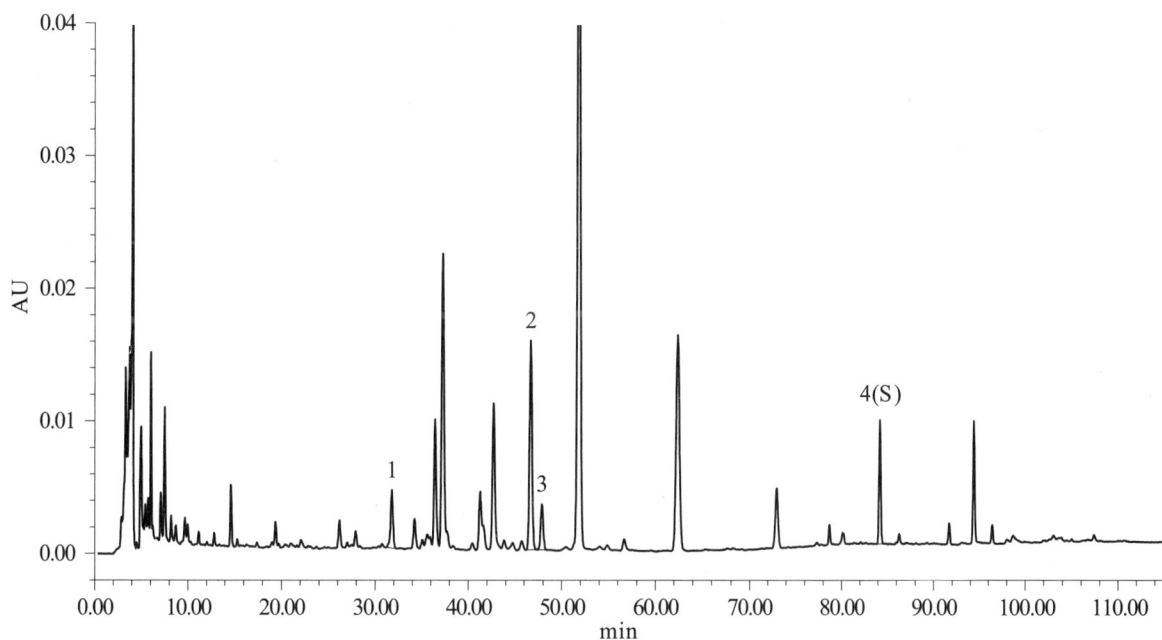

图 16-2　特征图谱供试品 HPLC 色谱图

表 16-2　特征图谱供试品 HPLC 特征峰参数列表

组分编号	组分名称	保留时间（min）	理论板数	拖尾因子	相对峰面积	相对峰面积标准规定范围
1	原阿片碱	31.790	75265	0.85	0.639	≥ 0.398
2	盐酸巴马汀	46.688	142774	1.09	2.340	≥ 1.107
3	盐酸小檗碱	47.882	134703	1.06	0.525	≥ 0.351
4（S）	延胡索乙素	84.205	885414	1.03	—	—

⑤ 含量测定

5.1　溶液的制备

对照品溶液的制备　取延胡索乙素对照品适量，精密称定，加甲醇制成每 1ml 含 30μg 的溶液，即得。

供试品溶液的制备　同特征图谱。

5.2　色谱条件

方法	HPLC（质量标准方法）	UPLC（方法转换方法）
仪器	Alliance HPLC e2695	ACQUITY UPLC H-Class
仪器配置	PDA，柱温箱	QSM，FTN，TUV，柱温箱
色谱柱	Gemini C18 4.6mm×250mm，5μm	ACQUITY UPLC HSS C18 2.1mm×100mm，1.8μm
流动相	A：甲醇 B：0.1% 磷酸溶液（三乙胺调 pH 值至 6.0）	A：甲醇 B：0.1% 磷酸溶液（三乙胺调 pH 值至 6.0）

等度

时间 （分钟）	流动相 A（%）	流动相 B（%）	曲线
0	55	45	初始
40	55	45	6

时间 （分钟）	流动相 A（%）	流动相 B（%）	曲线
0	55	45	初始
12	55	45	6

方法	HPLC（质量标准方法）	UPLC（方法转换方法）
流速	1.0ml/min	0.3ml/min
检测波长	280nm	280nm
柱温	30℃	30℃
进样量	10μl	1μl

5.3　结果与分析

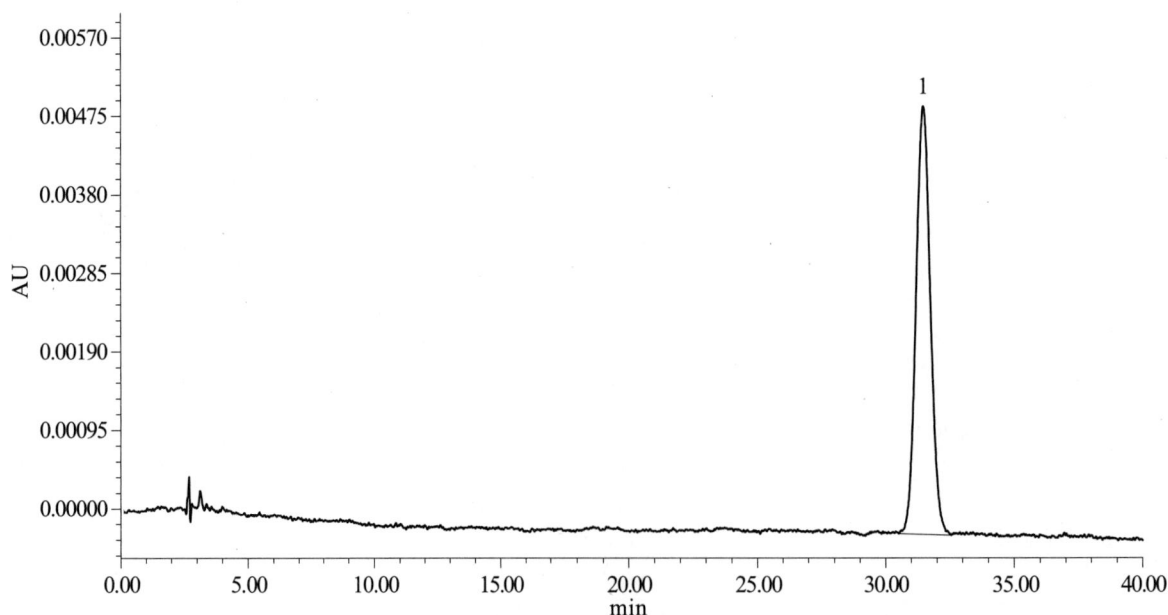

图 16-3　含量测定对照品 HPLC 色谱图
1. 延胡索乙素

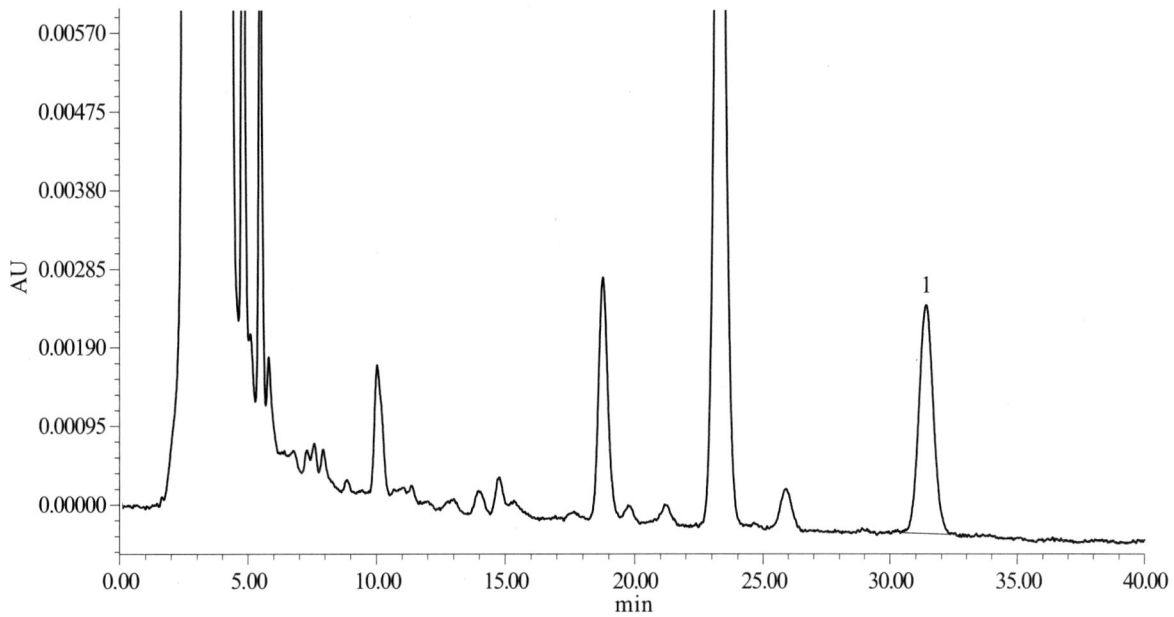

图 16-4　含量测定供试品 HPLC 色谱图
1. 延胡索乙素

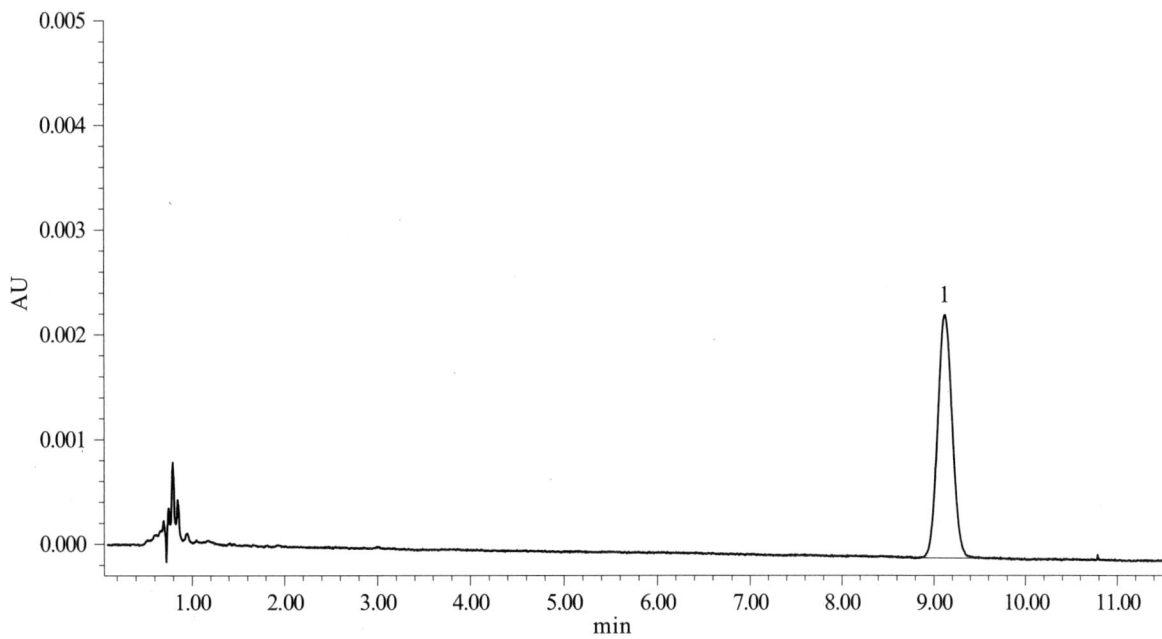

图 16-5　含量测定对照品 UPLC 色谱图
1. 延胡索乙素

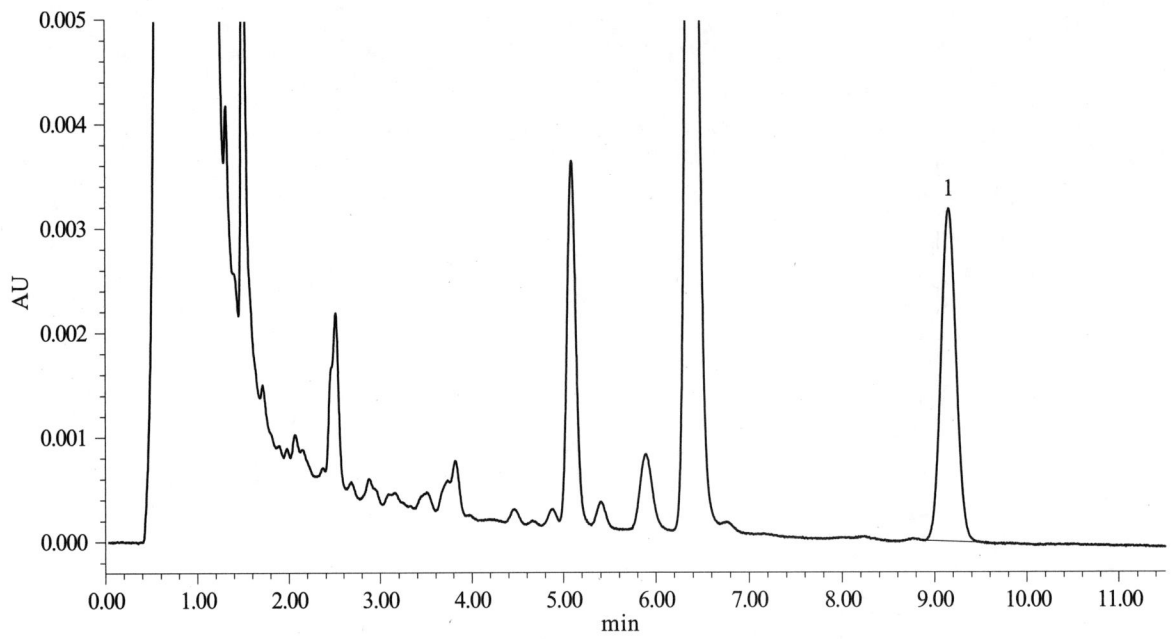

图 16-6　含量测定供试品 UPLC 色谱图
1. 延胡索乙素

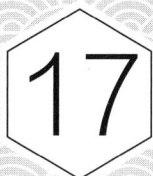

17 大黄（药用大黄）配方颗粒
Dahuang（Yaoyongdahuang）Peifangkeli

① 样品来源 江阴天江药业有限公司。

② 样品性状 本品为黄色至黄棕色的颗粒；气微，味苦、微涩。

③ 对照药材和对照品来源

对照药材 大黄（药用大黄）（中国食品药品检定研究院，批号：120984-201202）。

对 照 品 1.大黄素；2.芦荟大黄素；3.大黄酸；4.大黄酚；5.大黄素甲醚（中国食品药品检定研究院，1.批号：110756-201512，纯度：98.7%；2.批号：110795-201710，纯度：98.3%；3.批号：110757-201607，纯度：99.3%；4.批号：110796-201922，纯度：99.4%；5.批号：110758-201817，纯度：99.2%）。

④ 指纹图谱

4.1 溶液的制备

参照物溶液的制备 取大黄（药用大黄）对照药材 0.5g，置具塞锥形瓶中，加水 25ml，加热回流 60 分钟，放冷，摇匀，滤过，取续滤液，作为对照药材参照物溶液。另取大黄素对照品适量，精密称定，加甲醇制成每 1ml 含 50μg 的溶液，作为对照品参照物溶液。

供试品溶液的制备 取本品适量，研细，取约 0.2g（相当于饮片 0.8g），精密称定，置具塞锥形瓶中，精密加入甲醇 25ml，密塞，称定重量，超声处理（功率 250W，频率 40kHz）30 分钟，放冷，再称定重量，用甲醇补足减失的重量，摇匀，滤过，取续滤液，即得。

4.2 色谱条件

方法	UPLC（质量标准方法）			
仪器	ACQUITY UPLC H-Class			
仪器配置	QSM，FTN，PDA，柱温箱			
色谱柱	CORTECS UPLC T3 2.1mm×150mm，1.6μm			
流动相	A：乙腈 B：0.1%磷酸溶液			
梯度	时间 （分钟）	流动相 A（%）	流动相 B（%）	曲线
	0	2	98	初始
	1	11	89	6
	3	11	89	6
	6	15	85	6
	8	15	85	6
	9	18	82	6
	12	19	81	6
	14	25	75	6
	20	27	73	6
	25	40	60	6
	28	100	0	6
	35	100	0	6
	40	2	98	1
流速	0.3ml/min			
检测波长	260nm			
柱温	25℃			
进样量	1μl			

4.3 结果与分析

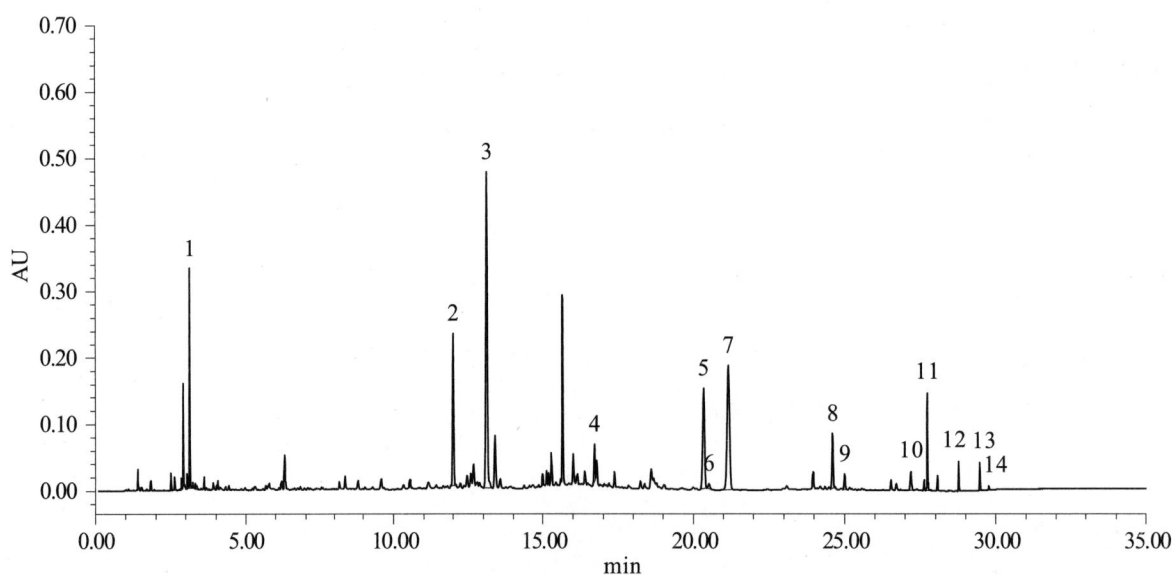

图 17-1 指纹图谱对照药材 UPLC 色谱图

表 17-1　指纹图谱对照药材 UPLC 特征峰参数列表

组分编号	组分名称	保留时间（min）	理论板数	拖尾因子
1	没食子酸	3.130	239425	1.19
2	—	11.996	461523	1.02
3	大黄酸 8-O-β-D 葡萄糖苷	13.123	341575	0.93
4	番泻苷 A	16.709	1182363	0.94
5	决明酮 8-O-β-D 葡萄糖苷	20.336	475975	0.92
6	—	20.513	530950	1.06
7	大黄素 8-O-β-D 葡萄糖苷	21.156	294558	0.99
8	—	24.604	1906496	0.96
9	—	25.001	2137114	1.16
10	芦荟大黄素	27.188	2512343	1.17
11	大黄酸	27.731	7247767	1.28
12	大黄素	28.756	12070039	1.43
13	大黄酚	29.463	10762551	1.33
14	大黄素甲醚	29.766	11112641	0.89

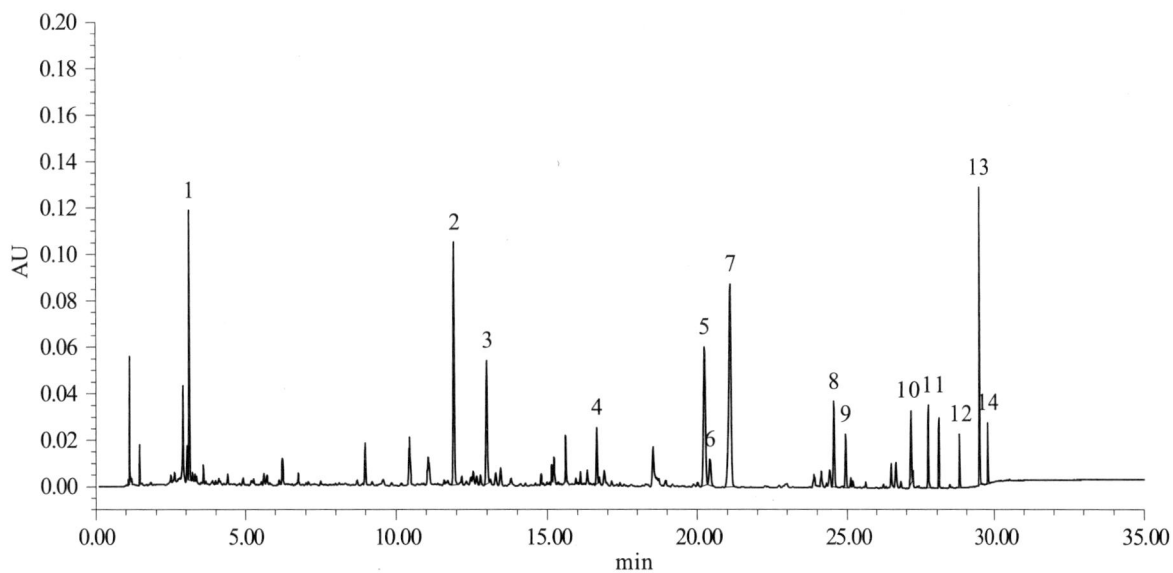

图 17-2　指纹图谱供试品 UPLC 色谱图

表 17-2　指纹图谱供试品 UPLC 特征峰参数列表

组分编号	组分名称	保留时间（min）	理论板数	拖尾因子
1	没食子酸	3.111	83477	0.98
2	—	11.909	455653	1.04
3	大黄酸 8-*O*-*β*-D 葡萄糖苷	12.997	384474	1.07
4	番泻苷 A	16.644	1017802	0.95
5	决明酮 8-*O*-*β*-D 葡萄糖苷	20.241	473954	0.97
6	—	20.420	530869	1.28
7	大黄素 8-*O*-*β*-D 葡萄糖苷	21.081	395408	0.82
8	—	24.549	1789687	1.03
9	—	24.948	2122129	1.04
10	芦荟大黄素	27.147	2618109	0.92
11	大黄酸	27.712	6685065	1.28
12	大黄素	28.747	12251297	1.45
13	大黄酚	29.455	10803737	1.34
14	大黄素甲醚	29.760	11249900	1.26

5 含量测定

5.1 溶液的制备

5.1.1 总蒽醌

对照品溶液的制备　取芦荟大黄素对照品、大黄酸对照品、大黄素对照品、大黄酚对照品、大黄素甲醚对照品适量，精密称定，加甲醇制成每 1ml 含芦荟大黄素 6μg、大黄酸 6μg、大黄素 3μg、大黄素甲醚 3μg、大黄酚 8μg 的混合溶液，即得。

供试品溶液的制备　取本品适量，研细，取约 0.2g（相当于饮片 0.8g），精密称定，置具塞锥形瓶中，精密加入甲醇 50ml，密塞，称定重量，超声处理（功率 250W，频率 40kHz）60 分钟，放冷，再称定重量，用甲醇补足减失的重量，摇匀，滤过。精密量取续滤液 5ml，置烧瓶中，挥去溶剂，加 8% 盐酸溶液 10ml，超声处理 2 分钟，再加三氯甲烷 10ml，加热回流 1 小时，放冷，置分液漏斗中，用少量三氯甲烷洗涤容器，并入分液漏斗中，分取三氯甲烷层，酸液再用三氯甲烷提取 3 次，每次 10ml，合并三氯甲烷液，减压回收溶剂至干，残渣加甲醇使溶解，转移至 10ml 量瓶中，加甲醇至刻度，摇匀，滤过，取续滤液，即得。

5.1.2 游离蒽醌

对照品溶液的制备　同含量测定项下总蒽醌。

供试品溶液的制备　同指纹图谱。

5.2 色谱条件 总蒽醌和游离蒽醌。

方法	UPLC（质量标准方法）			
仪器	ACQUITY UPLC I-Class			
仪器配置	BSM，FTN，PDA，柱温箱			
色谱柱	ACQUITY UPLC HSS T3 2.1mm×100mm，1.8μm			
流动相	A：甲醇 - 乙腈（1∶4） B：0.1% 磷酸溶液			
梯度	时间 （分钟）	流动相 A（%）	流动相 B（%）	曲线
	0	52	48	初始
	15	75	25	6
	20	52	48	1
流速	0.3ml/min			
检测波长	254nm			
柱温	30℃			
进样量	1μl			

5.3 结果与分析

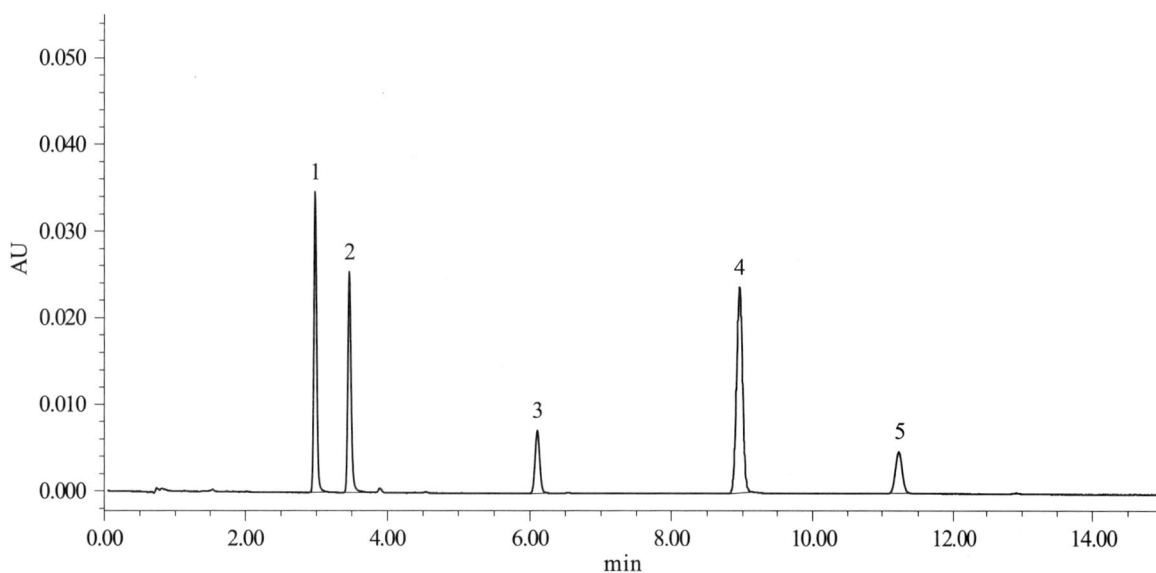

图 17-3 含量测定对照品 UPLC 色谱图
1. 芦荟大黄素；2. 大黄酸；3. 大黄素；4. 大黄酚；5. 大黄素甲醚

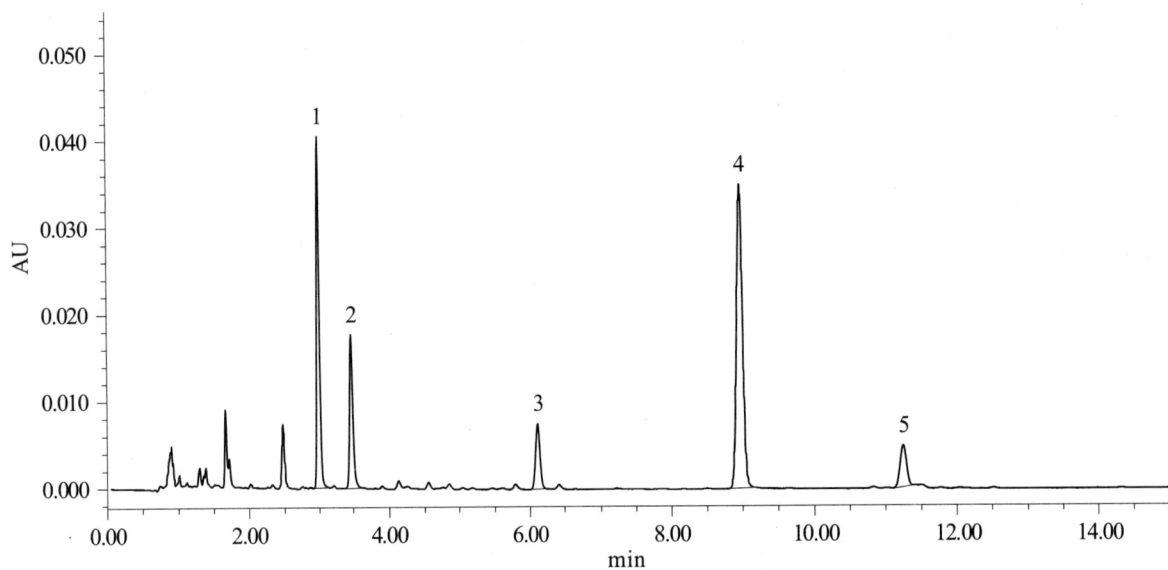

图 17-4　含量测定（总蒽醌）供试品 UPLC 色谱图
1. 芦荟大黄素；2. 大黄酸；3. 大黄素；4. 大黄酚；5. 大黄素甲醚

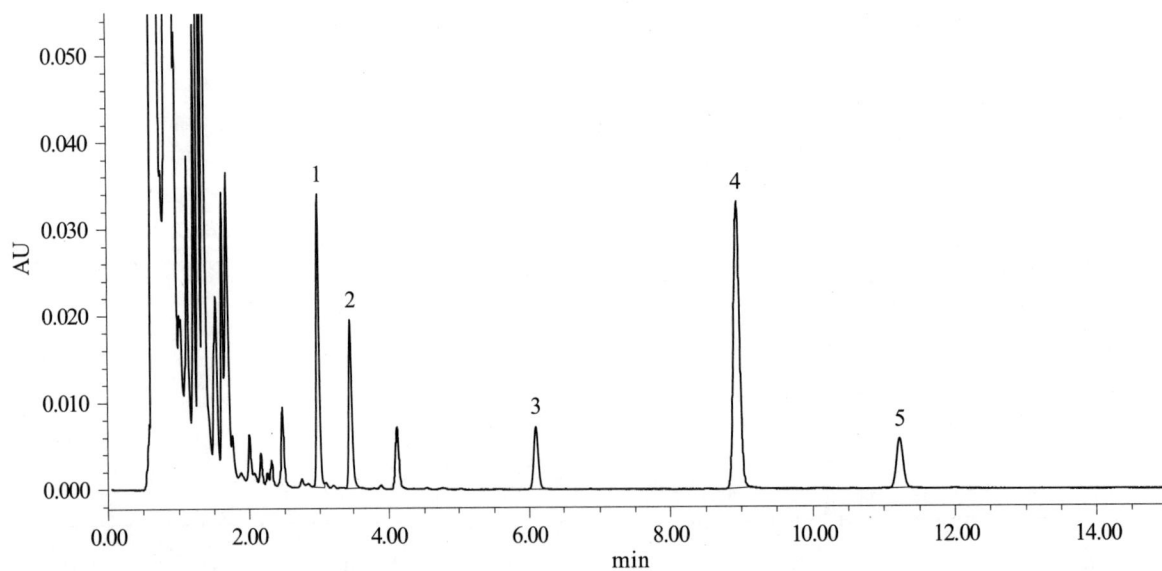

图 17-5　含量测定（游离蒽醌）供试品 UPLC 色谱图
1. 芦荟大黄素；2. 大黄酸；3. 大黄素；4. 大黄酚；5. 大黄素甲醚

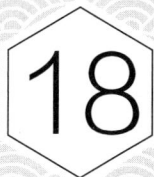

⬡18 大枣配方颗粒
Dazao Peifangkeli

① **样品来源** 江阴天江药业有限公司。

② **样品性状** 本品为黄白色至浅棕黄色的颗粒；气微，味甜。

③ **对照药材和对照品来源**

对照药材 大枣（中国食品药品检定研究院，批号：121040-201408）。

对 照 品 1. 环磷腺苷；2. 5- 羟甲基糠醛（1. 中国食品药品检定研究院，批号：140709-201805，纯度：99.8%；2. 上海源叶生物科技有限公司，批号：H12M9Z601023，纯度 ≥ 98%）。

④ **特征图谱**

4.1 溶液的制备

参照物溶液的制备 取大枣对照药材 1g，置具塞锥形瓶中，加水 10ml，加热回流 60 分钟，放冷，摇匀，滤过，取续滤液，作为对照药材参照物溶液。另取环磷腺苷、5- 羟甲基糠醛对照品适量，精密称定，加水分别制成每 1ml 各含 10μg 的溶液，作为对照品参照物溶液。

供试品溶液的制备 取本品适量，研细，取约 0.65g（相当于饮片 0.78g），精密称定，置具塞锥形瓶中，精密加入水 10ml，称定重量，超声处理（功率 500W，频率 40kHz）20 分钟，放冷，再称定重量，用水补足减失的重量，摇匀，滤过，取续滤液，即得。

4.2 色谱条件

方法	UPLC（质量标准方法）	HPLC（方法转换方法）
仪器	ACQUITY UPLC H-Class	ACQUITY Arc
仪器配置	QSM，FTN，PDA，柱温箱	QSM，FTN，PDA，柱温箱
色谱柱	CORTECS UPLC T3 2.1mm×150mm，1.6μm	CORTECS T3 3.0mm×150mm，2.7μm
流动相	A：乙腈 B：0.1% 磷酸溶液	A：乙腈 B：0.1% 磷酸溶液

梯度：

时间 （分钟）	流动相 A（%）	流动相 B（%）	曲线
0	0	100	初始
7	2	98	6
11	9	91	6
15	0	100	1

时间 （分钟）	流动相 A（%）	流动相 B（%）	曲线
Before injection volume 600μl			
0	0	100	初始
4.1	2	98	6
6.4	9	91	6
12	0	100	1

方法	UPLC（质量标准方法）	HPLC（方法转换方法）
流速	0.2ml/min	0.7ml/min
检测波长	254nm	254nm
柱温	30℃	30℃
进样量	2μl	对照药材 3μl；供试品 5μl

4.3 结果与分析

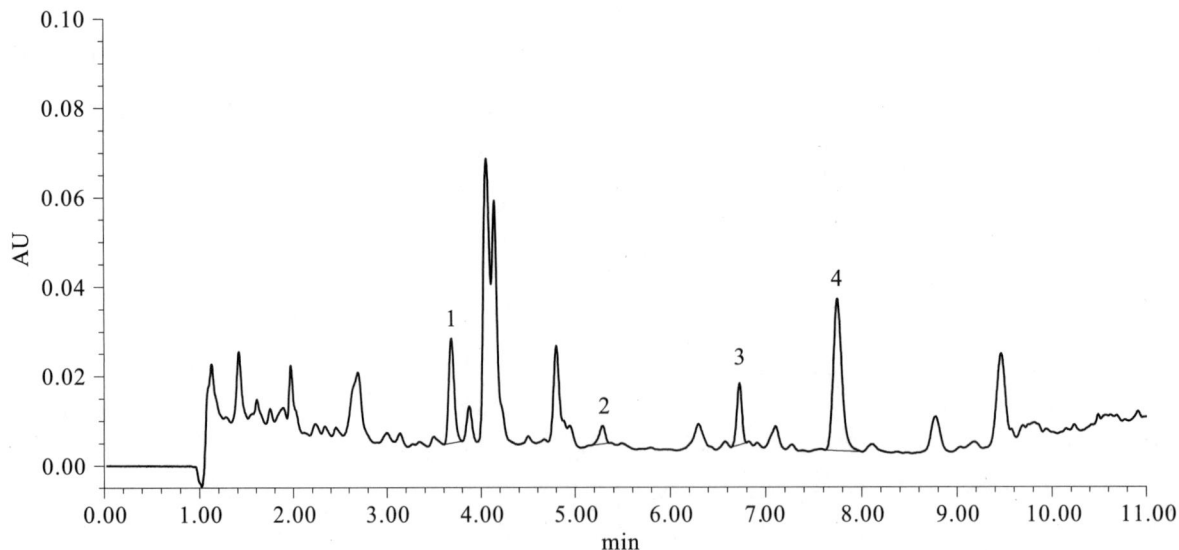

图 18-1 特征图谱对照药材 UPLC 色谱图

表 18-1　特征图谱对照药材 UPLC 特征峰参数列表

组分编号	组分名称	保留时间（min）	理论板数	拖尾因子	相对保留时间	相对保留时间标准规定值
1	—	3.683	18132	1.18	—	—
2	—	5.284	33296	0.80	—	—
3	环磷腺苷	6.725	73682	0.93	—	—
4	5-羟甲基糠醛	7.745	36245	1.24	—	—

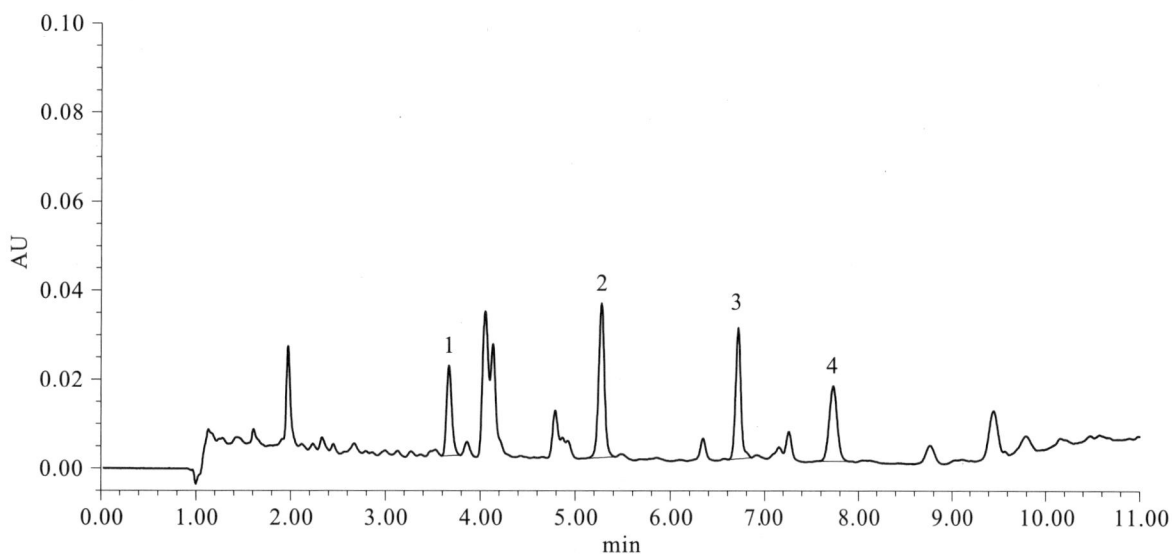

图 18-2　特征图谱供试品 UPLC 色谱图

表 18-2　特征图谱供试品 UPLC 特征峰参数列表

组分编号	组分名称	保留时间（min）	理论板数	拖尾因子	相对保留时间	相对保留时间标准规定值
1	—	3.669	21261	1.25	与对照药材参照物峰1保留时间相对应	
2	—	5.273	36912	1.04	与对照药材参照物峰2保留时间相对应	
3	环磷腺苷	6.708	69272	1.12	—	—
4	5-羟甲基糠醛	7.725	40142	1.08	—	—

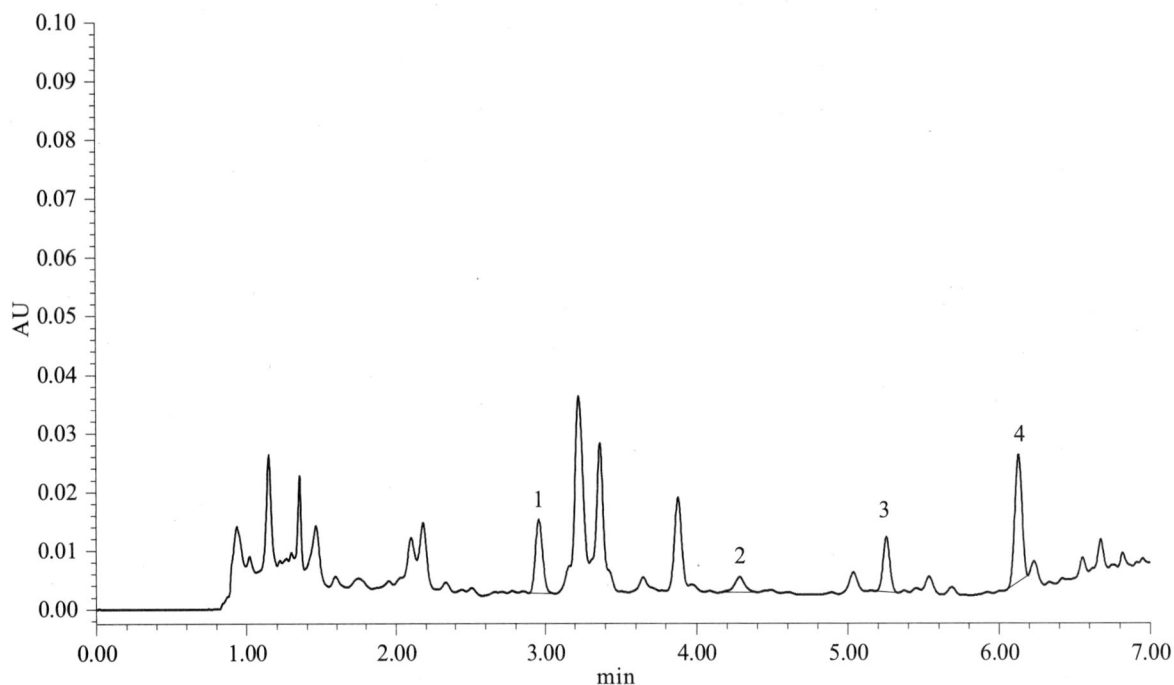

图 18-3　特征图谱对照药材 HPLC 色谱图

表 18-3　特征图谱对照药材 HPLC 特征峰参数列表

组分编号	组分名称	保留时间（min）	理论板数	拖尾因子	相对保留时间	相对保留时间标准规定值
1	—	2.958	16750	1.09	—	—
2	—	4.285	24143	0.92	—	—
3	环磷腺苷	5.255	65587	1.02	—	—
4	5-羟甲基糠醛	6.131	74462	0.91	—	—

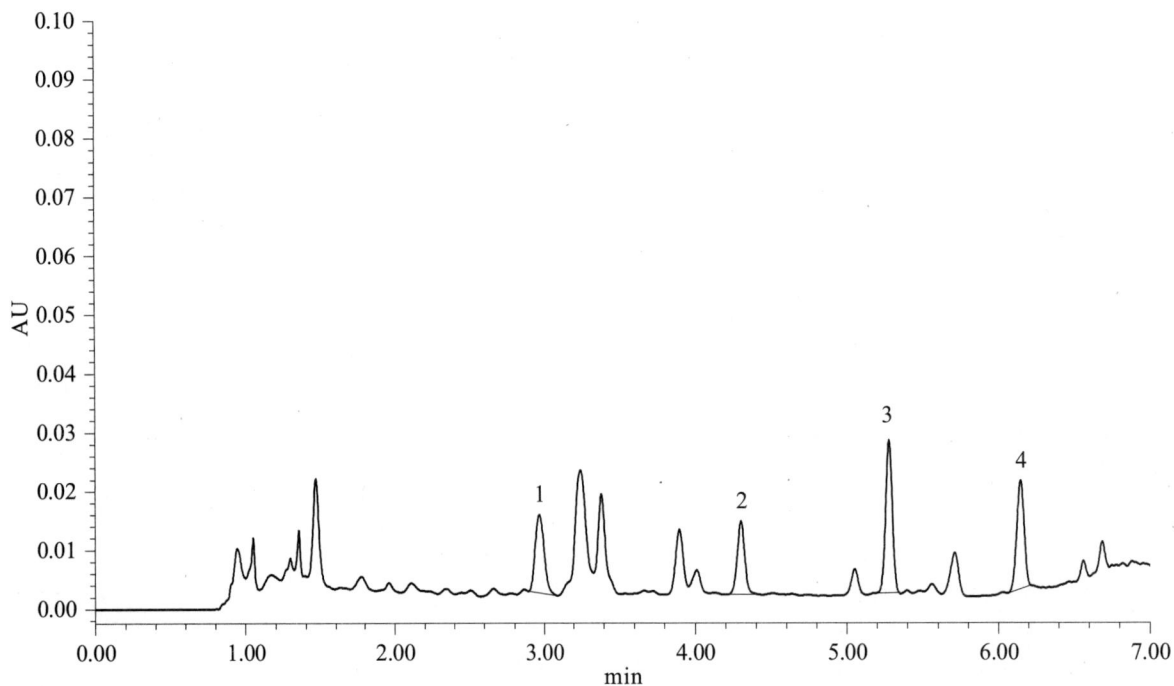

图 18-4　特征图谱供试品 HPLC 色谱图

表 18-4 特征图谱供试品 HPLC 特征峰参数列表

组分编号	组分名称	保留时间（min）	理论板数	拖尾因子	相对保留时间	相对保留时间标准规定值
1	—	2.967	11851	1.08	与对照药材参照物峰 1 保留时间相对应	
2	—	4.301	39128	1.00	与对照药材参照物峰 2 保留时间相对应	
3	环磷腺苷	5.278	67038	0.99	—	—
4	5-羟甲基糠醛	6.147	71450	0.93	—	—

5 含量测定

5.1 溶液的制备

对照品溶液的制备 取环磷腺苷对照品适量，精密称定，加 30% 甲醇制成每 1ml 含 2.5μg 的溶液，即得。

供试品溶液的制备 取本品适量，研细，取约 0.5g（相当于饮片 0.6g），精密称定，置具塞锥形瓶中，精密加入 30% 甲醇 15ml，密塞，称定重量，超声处理（功率 250W，频率 40kHz）30 分钟，放冷，再称定重量，用 30% 甲醇补足减失的重量，摇匀，滤过，取续滤液，即得。

5.2 色谱条件

方法	UPLC（质量标准方法）	HPLC（方法转换方法）
仪器	ACQUITY UPLC H-Class	ACQUITY Arc
仪器配置	QSM，FTN，PDA，柱温箱	QSM-R，FTN-R，PDA，柱温箱
色谱柱	CORTECS UPLC T3 2.1mm×100mm，1.6μm	CORTECS T3 3.0mm×150mm，2.7μm
流动相	A：甲醇 B：0.02mol/L 磷酸二氢钾溶液	A：甲醇 B：0.02mol/L 磷酸二氢钾溶液
等度	时间（分钟）／流动相 A（%）／流动相 B（%）／曲线 0／10／90／初始 15／10／90／6	时间（分钟）／流动相 A（%）／流动相 B（%）／曲线 0／8.5／91.5／初始 15／8.5／91.5／6
流速	0.3ml/min	0.7ml/min
检测波长	259nm	259nm
柱温	30℃	30℃
进样量	2μl	对照品 3μl；供试品 5μl

5.3 结果与分析

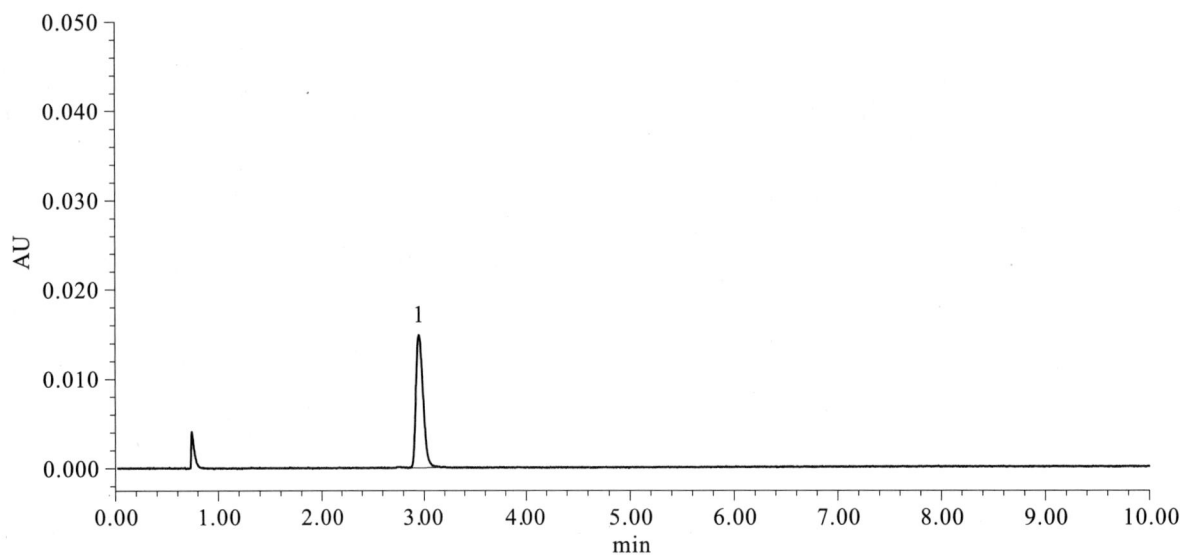

图 18-5　含量测定对照品 UPLC 色谱图
1. 环磷腺苷

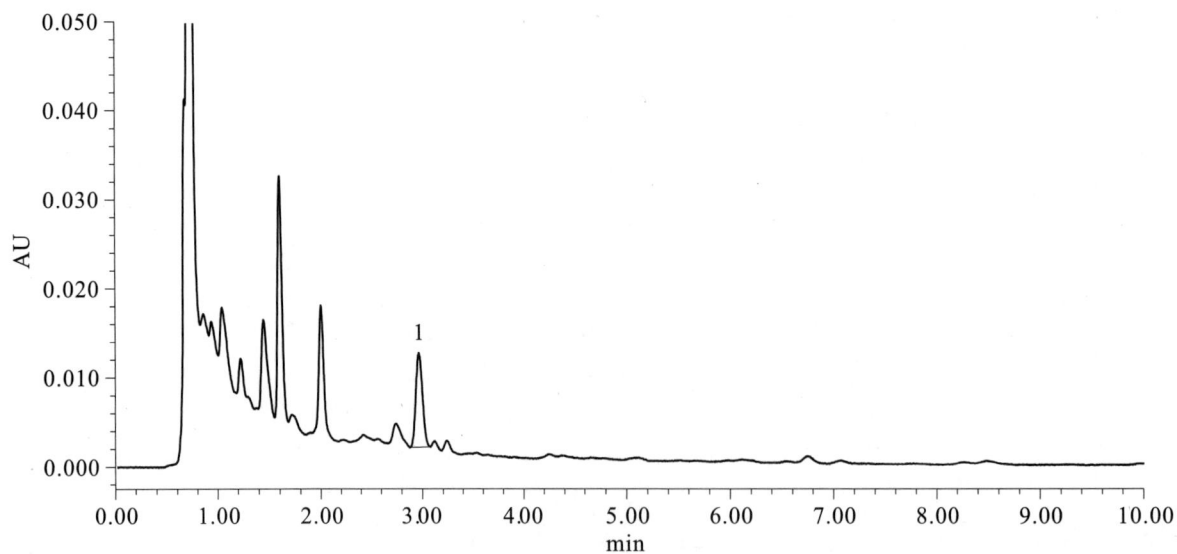

图 18-6　含量测定供试品 UPLC 色谱图
1. 环磷腺苷

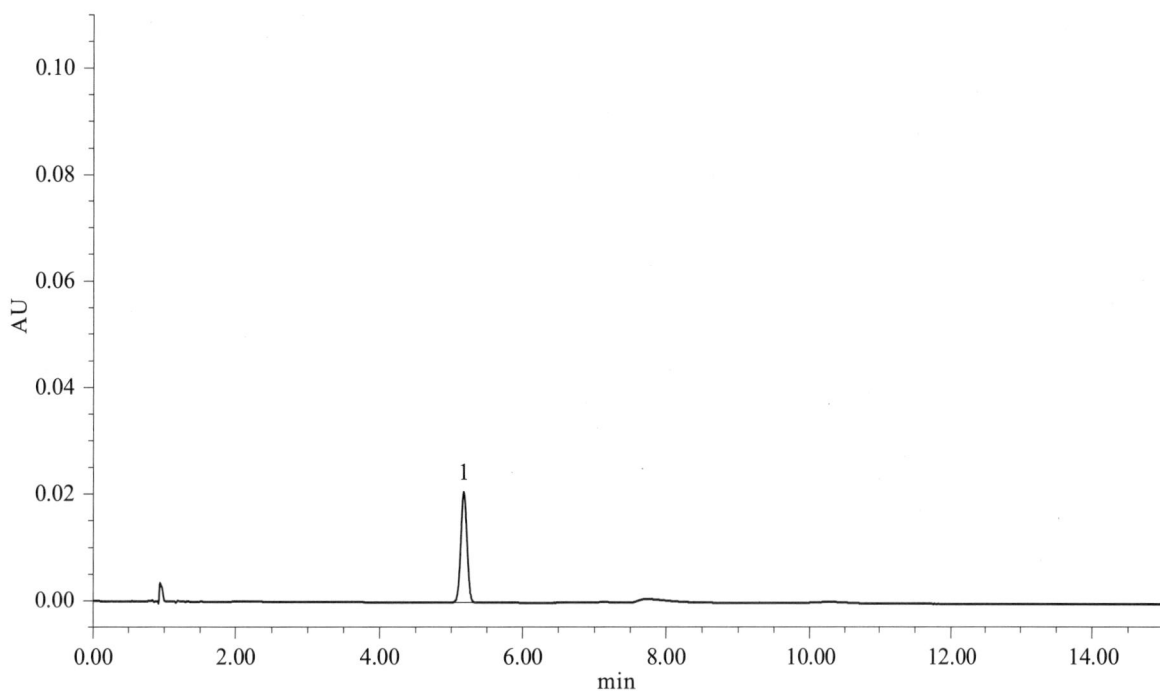

图 18-7　含量测定对照品 HPLC 色谱图
1. 环磷腺苷

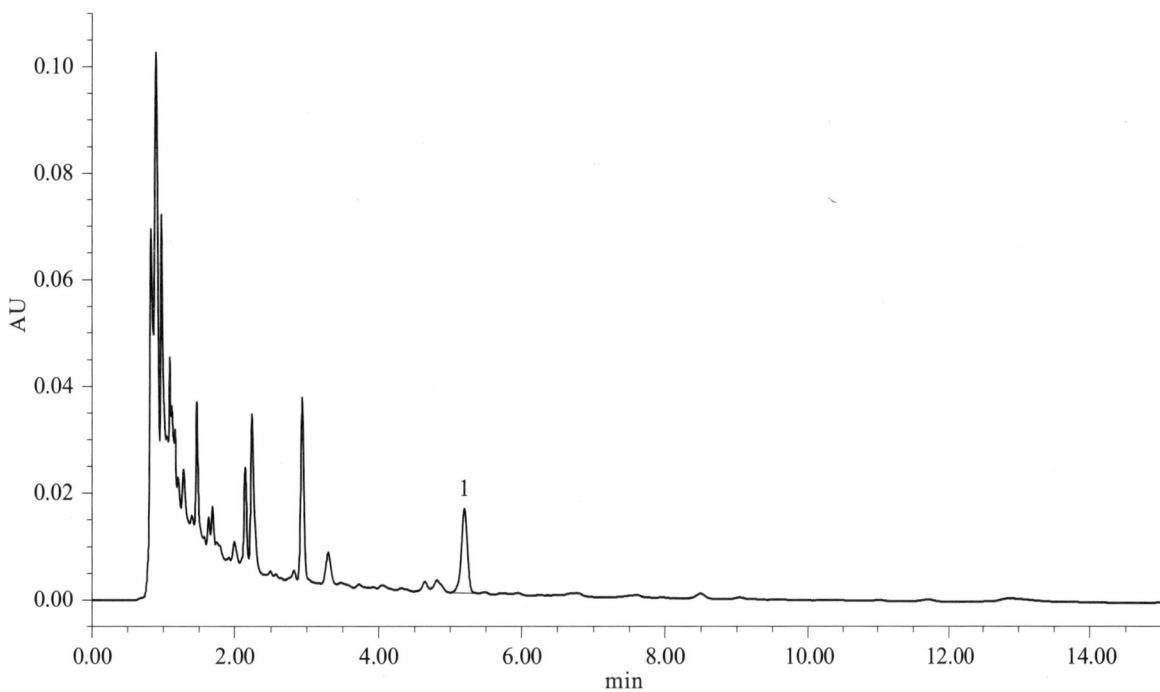

图 18-8　含量测定供试品 HPLC 色谱图
1. 环磷腺苷

19 独活配方颗粒
Duhuo Peifangkeli

1 **样品来源** 北京康仁堂药业有限公司。

2 **样品性状** 本品为黄棕色至棕色颗粒；有特异香气，味苦、辛、微麻舌。

3 **对照药材和对照品来源**

  对照药材 独活（中国食品药品检定研究院，批号：120940-201612）。

  对 照 品 1. 蛇床子素；2. 二氢欧山芹醇当归酸酯（中国食品药品检定研究院，1. 批号：110822-201710，纯度：99.5%；2. 批号：111583-201605，纯度：98.6%）。

4 **特征图谱**

4.1 溶液的制备

  参照物溶液的制备 取独活对照药材 0.4g，置具塞锥形瓶中，加水 30ml，回流提取 30 分钟，放冷，离心，取上清液蒸干，加 70% 甲醇 20ml，超声处理（功率 250W，频率 40kHz）20 分钟，放冷，滤过，取续滤液，作为对照药材参照物溶液。另取蛇床子素、二氢欧山芹醇当归酸酯对照品适量，精密称定，加甲醇制成每 1ml 含蛇床子素 20μg、含二氢欧山芹醇当归酸酯 2μg 的混合溶液，作为对照品参照物溶液。

  供试品溶液的制备 取本品适量，研细，取约 0.2g（相当于饮片 0.34g），精密称定，置具塞锥形瓶中，精密加入 70% 甲醇 20ml，称定重量，超声处理（功率 250W，频率 40kHz）20 分钟，放冷，再称定重量，用 70% 甲醇补足减失的重量，摇匀，滤过，取续滤液，即得。

4.2 色谱条件

方法	UPLC（质量标准方法）	HPLC（方法转换方法）
仪器	ACQUITY UPLC H-Class	Alliance HPLC e2695
仪器配置	QSM，FTN，TUV，柱温箱	PDA，柱温箱
色谱柱	ZORBAX Extend C18 2.1mm×100mm，1.8μm	XSelect HSS T3 4.6mm×250mm，5μm
流动相	A：甲醇 B：水	A：甲醇 B：水

梯度：

时间（分钟）	流动相A（%）	流动相B（%）	曲线
0	30	70	初始
2	35	65	6
10	45	55	6
18	51	49	6
23	90	10	6
25	90	10	6
30	30	70	1

时间（分钟）	流动相A（%）	流动相B（%）	曲线
0.0	30	70	初始
2.5	30	70	6
7.3	35	65	6
26.5	45	55	6
45.7	51	49	6
58.0	90	10	6
62.5	90	10	6
80.0	30	70	1

方法	UPLC（质量标准方法）	HPLC（方法转换方法）
流速	0.3ml/min	1.5ml/min
检测波长	330nm	330nm
柱温	35℃	35℃
进样量	3μl	10μl

4.3 结果与分析

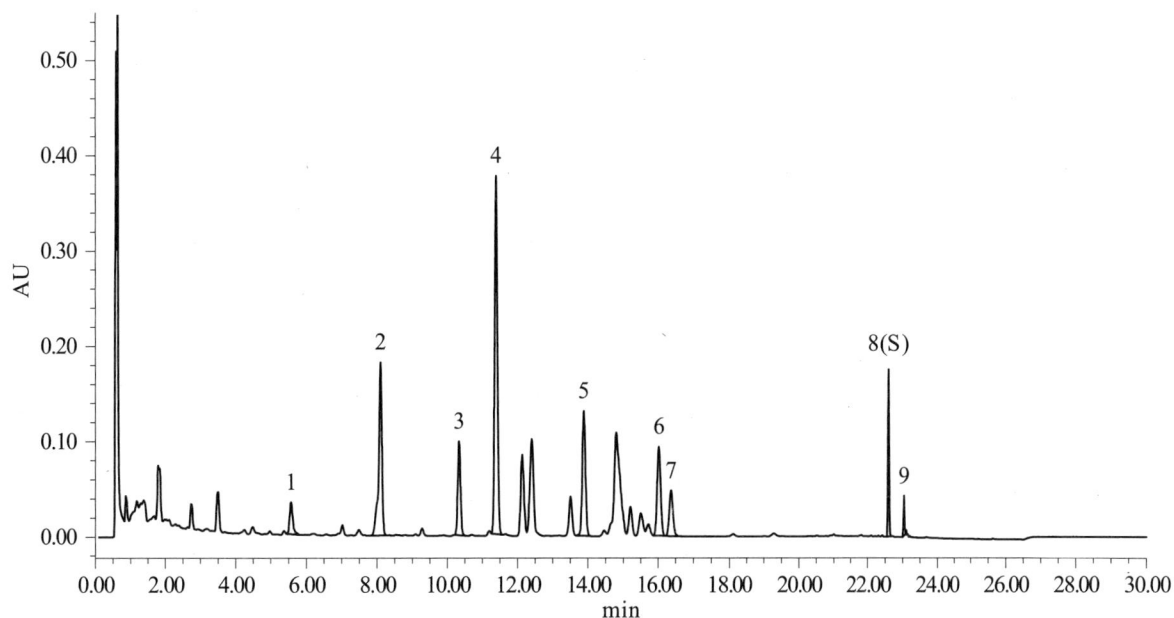

图 19-1　特征图谱对照药材 UPLC 色谱图

表 19-1 特征图谱对照药材 UPLC 特征峰参数列表

组分编号	组分名称	保留时间（min）	理论板数	拖尾因子	相对保留时间	相对保留时间标准规定值限度：±10%
1	—	5.571	20330	1.52	—	—
2	—	8.101	50144	0.75	0.36	0.38（0.34～0.42）
3	—	10.337	80683	1.06	0.46	0.48（0.43～0.53）
4	—	11.390	95818	1.06	0.50	0.53（0.48～0.58）
5	—	13.884	109649	1.04	0.61	0.63（0.57～0.69）
6	—	16.021	117610	1.05	0.71	0.72（0.65～0.79）
7	—	16.370	112893	1.10	0.72	0.74（0.67～0.81）
8（S）	蛇床子素	22.591	2333446	1.06	—	—
9	二氢欧山芹醇当归酸酯	23.035	3256774	0.99	1.02	1.02（0.92～1.12）

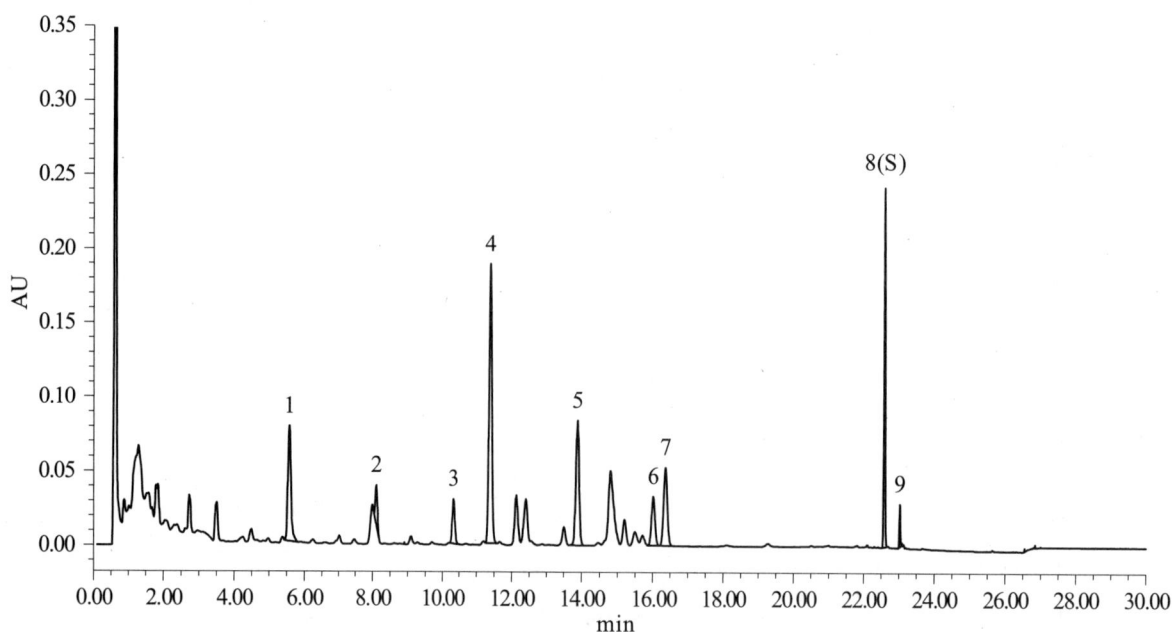

图 19-2 特征图谱供试品 UPLC 色谱图

表 19-2 特征图谱供试品 UPLC 特征峰参数列表

组分编号	组分名称	保留时间（min）	理论板数	拖尾因子	相对保留时间	相对保留时间标准规定值限度：±10%
1	—	5.577	19851	1.27	与对照药材参照物峰 1 保留时间相对应	
2	—	8.111	78627	1.17	0.36	0.38（0.34～0.42）
3	—	10.336	79073	1.08	0.46	0.48（0.43～0.53）

组分编号	组分名称	保留时间（min）	理论板数	拖尾因子	相对保留时间	相对保留时间标准规定值 限度：±10%
4	—	11.389	94232	1.06	0.50	0.53（0.48～0.58）
5	—	13.882	109486	1.04	0.61	0.63（0.57～0.69）
6	—	16.018	118498	1.04	0.71	0.72（0.65～0.79）
7	—	16.369	114624	1.05	0.72	0.74（0.67～0.81）
8（S）	蛇床子素	22.585	2303871	1.06	—	—
9	二氢欧山芹醇当归酸酯	23.027	2969892	1.01	1.02	1.02（0.92～1.12）

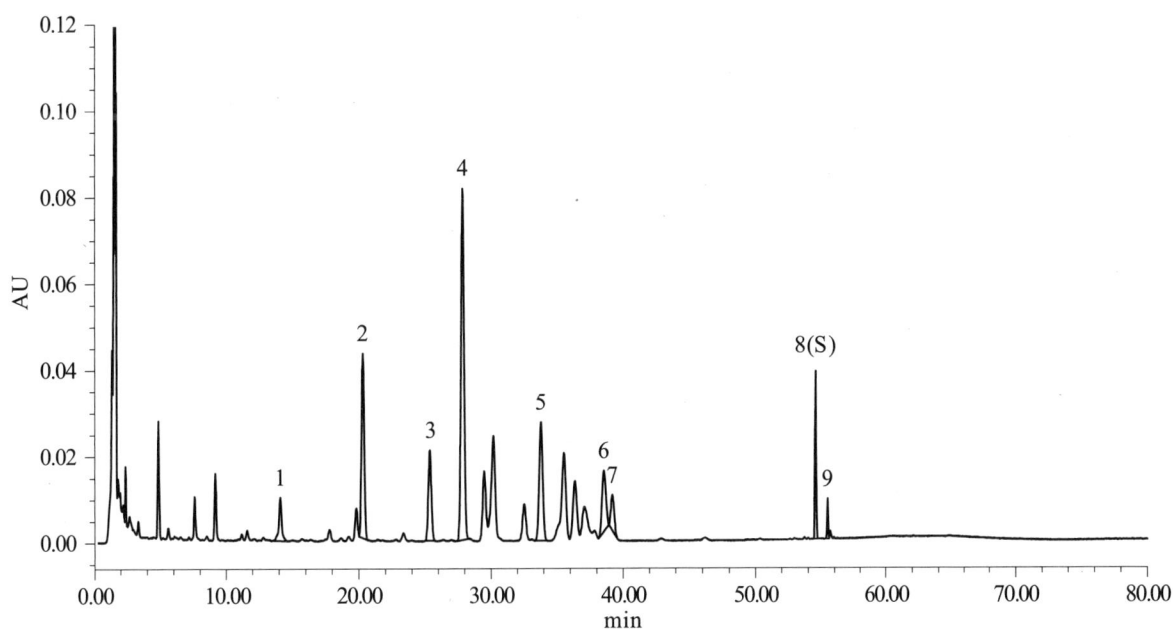

图 19-3　特征图谱对照药材 HPLC 色谱图

表 19-3　特征图谱对照药材 HPLC 特征峰参数列表

组分编号	组分名称	保留时间（min）	理论板数	拖尾因子	相对保留时间	相对保留时间标准规定值 限度：±10%
1	—	14.106	26985	0.96	—	—
2	—	20.310	46211	1.03	0.37	0.38（0.34～0.42）
3	—	25.371	54986	0.99	0.46	0.48（0.43～0.53）
4	—	27.851	65281	0.99	0.51	0.53（0.48～0.58）
5	—	33.804	73398	0.99	0.62	0.63（0.57～0.69）
6	—	38.544	71709	1.01	0.71	0.72（0.65～0.79）

组分编号	组分名称	保留时间（min）	理论板数	拖尾因子	相对保留时间	相对保留时间标准规定值限度：±10%
7	—	39.206	99286	1.18	0.72	0.74（0.67~0.81）
8（S）	蛇床子素	54.564	1749203	1.00	—	—
9	二氢欧山芹醇当归酸酯	55.481	2149109	1.00	1.02	1.02（0.92~1.12）

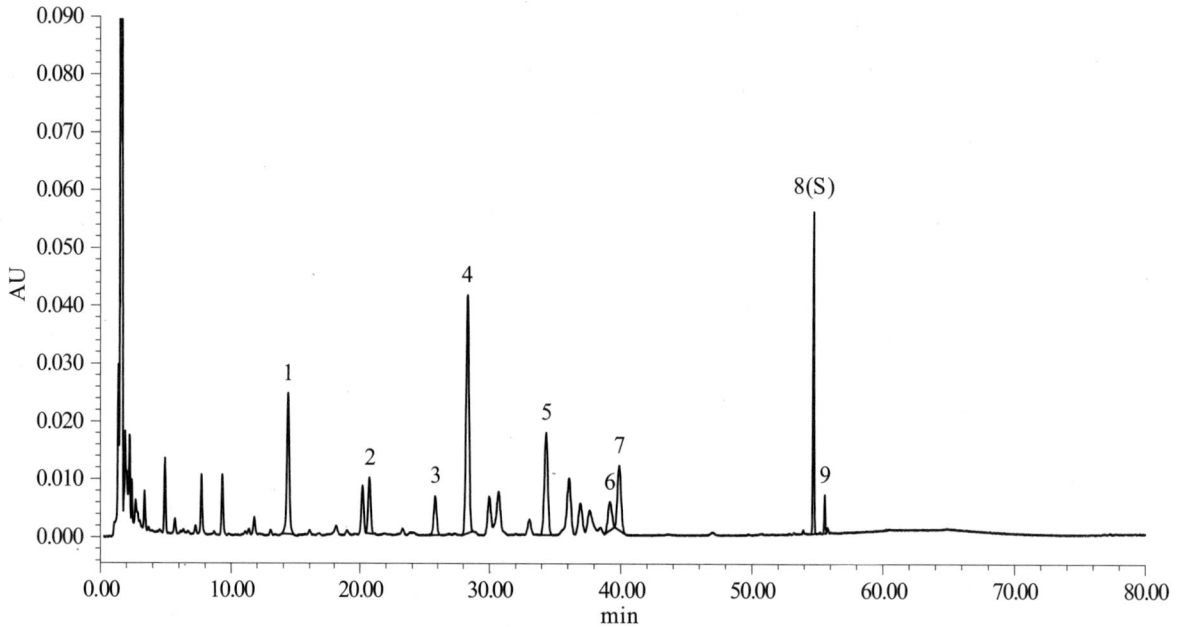

图 19-4　特征图谱供试品 HPLC 色谱图

表 19-4　特征图谱供试品 HPLC 特征峰参数列表

组分编号	组分名称	保留时间（min）	理论板数	拖尾因子	相对保留时间	相对保留时间标准规定值限度：±10%
1	—	14.359	29597	0.98	与对照药材参照物峰 1 保留时间相对应	
2	—	20.732	51725	1.01	0.38	0.38（0.34~0.42）
3	—	25.804	56473	0.97	0.47	0.48（0.43~0.53）
4	—	28.331	69769	0.98	0.52	0.53（0.48~0.58）
5	—	34.357	74712	0.99	0.63	0.63（0.57~0.69）
6	—	39.158	73393	1.00	0.72	0.72（0.65~0.79）
7	—	39.891	88400	1.07	0.73	0.74（0.67~0.81）
8（S）	蛇床子素	54.713	1975260	1.00	—	—
9	二氢欧山芹醇当归酸酯	55.575	2329611	1.02	1.02	1.02（0.92~1.12）

5 含量测定

5.1 溶液的制备 同特征图谱。

5.2 色谱条件 同特征图谱。

5.3 结果与分析

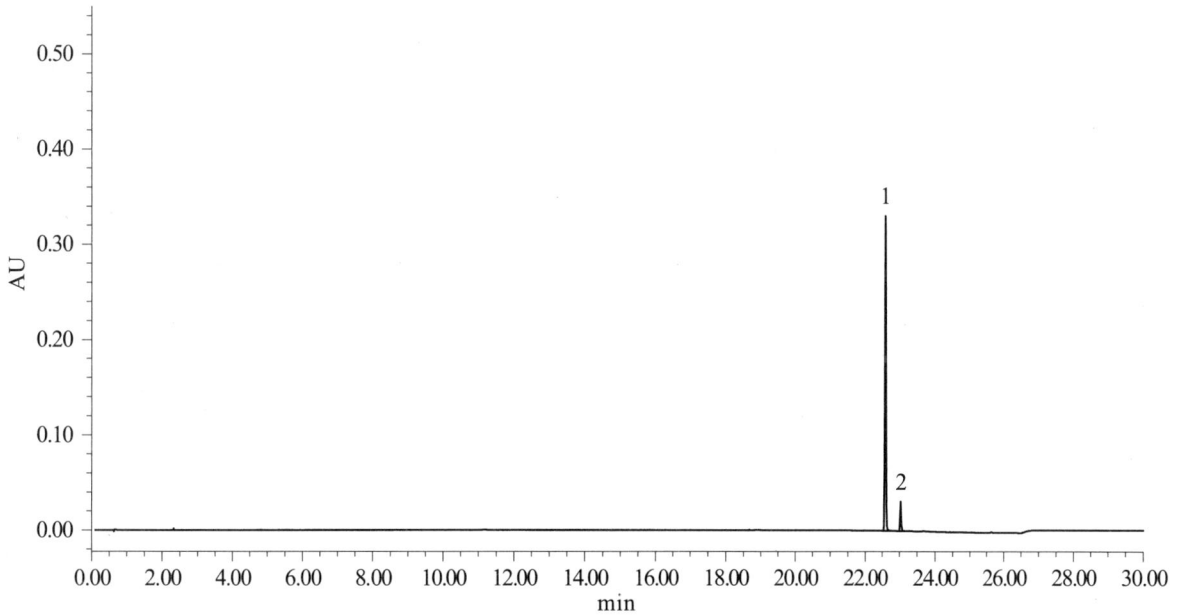

图 19-5 含量测定对照品 UPLC 色谱图
1. 蛇床子素；2. 二氢欧山芹醇当归酸酯

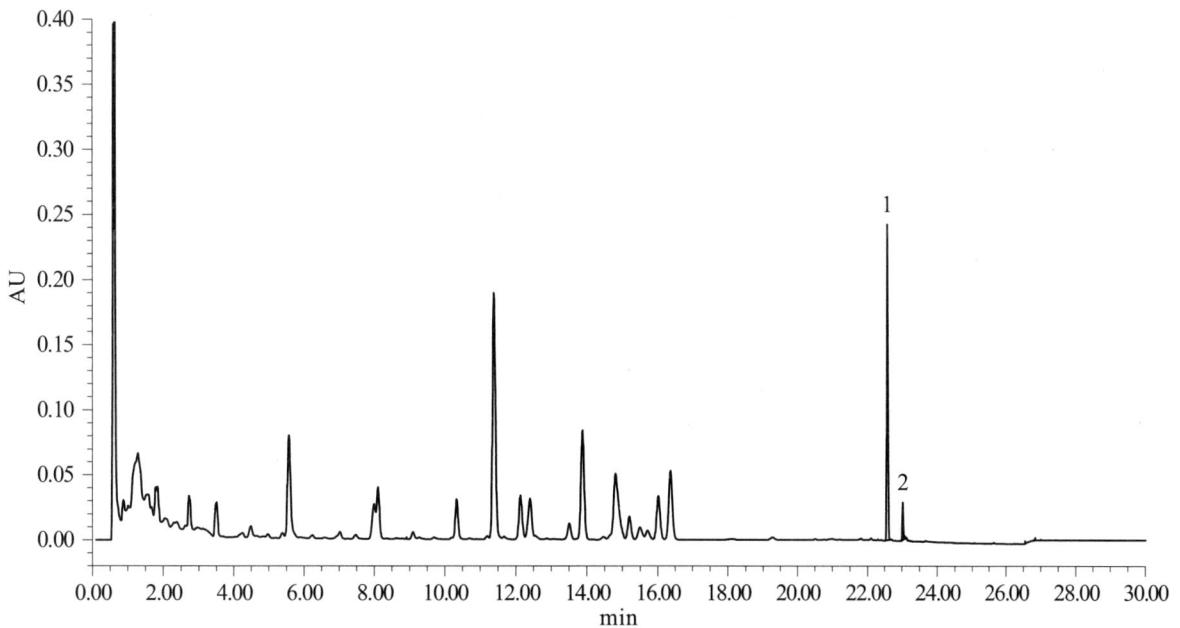

图 19-6 含量测定供试品 UPLC 色谱图
1. 蛇床子素；2. 二氢欧山芹醇当归酸酯

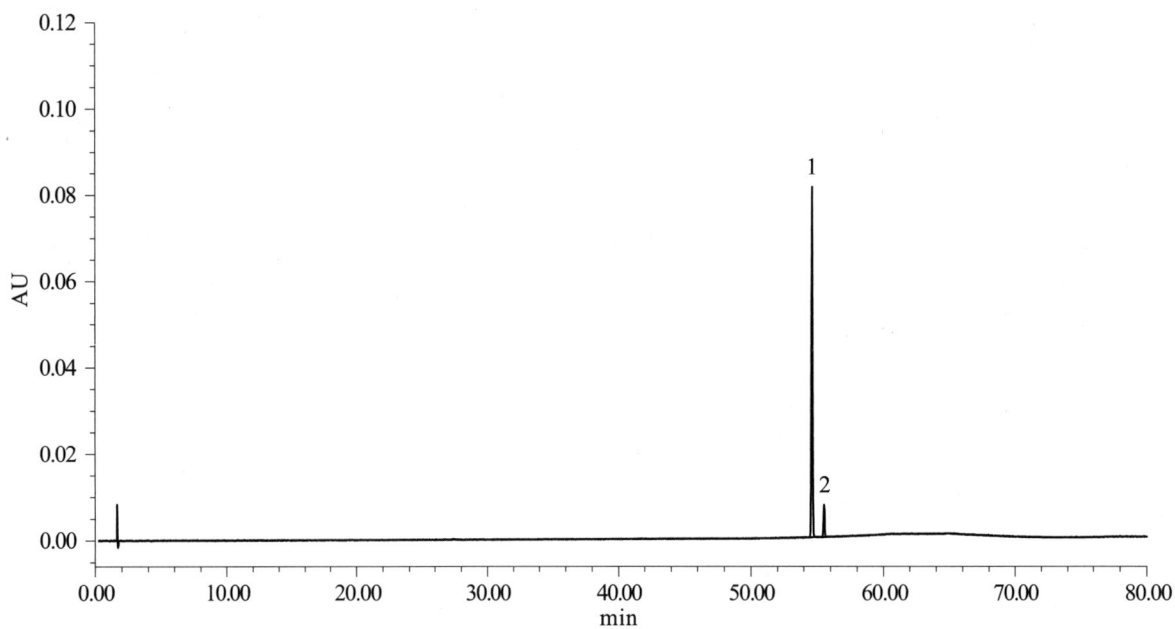

图 19-7　含量测定对照品 HPLC 色谱图
1. 蛇床子素；2. 二氢欧山芹醇当归酸酯

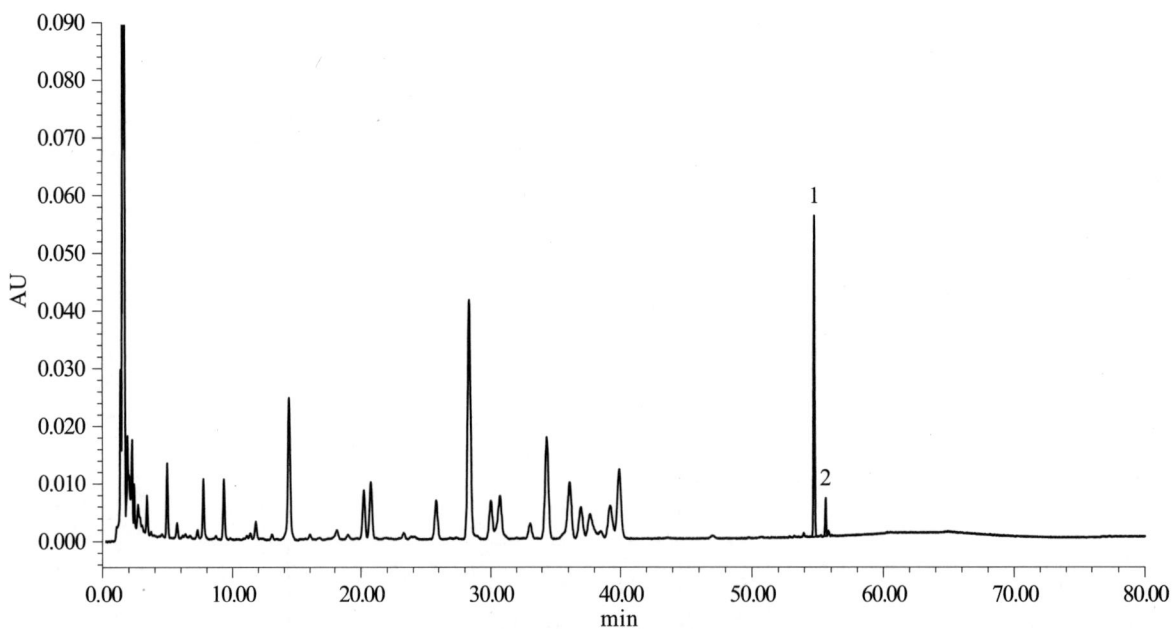

图 19-8　含量测定供试品 HPLC 色谱图
1. 蛇床子素；2. 二氢欧山芹醇当归酸酯

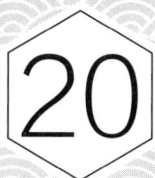

⬡20 粉葛配方颗粒
Fenge Peifangkeli

①样品来源 四川新绿色药业科技发展有限公司。

②样品性状 本品为淡黄色至黄棕色的颗粒，气微，味微苦。

③对照药材和对照品来源

对照药材 粉葛（四川新绿色药业科技发展有限公司，批号：SY0139180301）。

对照品 1. 大豆苷；2. 葛根素（中国食品药品检定研究院，1. 批号：111738-201904，纯度：93.4%；2. 批号：110752-201816，纯度：95.4%）。

④特征图谱

4.1 溶液的制备

参照物溶液的制备 取粉葛对照药材约 0.5g，置具塞锥形瓶中，加 30% 乙醇 50ml，称定重量，加热回流 30 分钟，放冷，再称定重量，用 30% 乙醇补足减失的重量，摇匀，滤过，取续滤液，作为对照药材参照物溶液。另取大豆苷对照品适量，精密称定，加 30% 乙醇制成每 1ml 含 70μg 的溶液，作为对照品参照物溶液。

供试品溶液的制备 取本品适量，研细，取约 0.5g（相当于饮片 1.6g），精密称定，置具塞锥形瓶中，精密加入 30% 乙醇 50ml，称定重量，加热回流 30 分钟，放冷，再称定重量，用 30% 乙醇补足减失的重量，摇匀，滤过，取续滤液，即得。

4.2 色谱条件

方法	HPLC（质量标准方法）	UPLC（方法转换方法）
仪器	Alliance HPLC e2695	ACQUITY UPLC H-Class
仪器配置	PDA，柱温箱	QSM，FTN，PDA，柱温箱
色谱柱	TC C18（2） 4.6mm×250mm，5μm	ACQUITY UPLC HSS T3 2.1mm×100mm，1.8μm
流动相	A：乙腈 B：0.1% 甲酸溶液	A：乙腈 B：0.1% 甲酸溶液

梯度	时间（分钟）	流动相A（%）	流动相B（%）	曲线	时间（分钟）	流动相A（%）	流动相B（%）	曲线
	0	10	90	初始	0.00	10	90	初始
	40	35	65	6	9.53	35	65	6
	50	35	65	6	11.91	35	65	6
	60	10	90	1	16.00	10	90	1

流速	1.0ml/min	0.35ml/min
检测波长	250nm	250nm
柱温	30℃	30℃
进样量	对照药材 40μl；供试品 10μl	对照药材 4μl；供试品 1μl

4.3 结果与分析

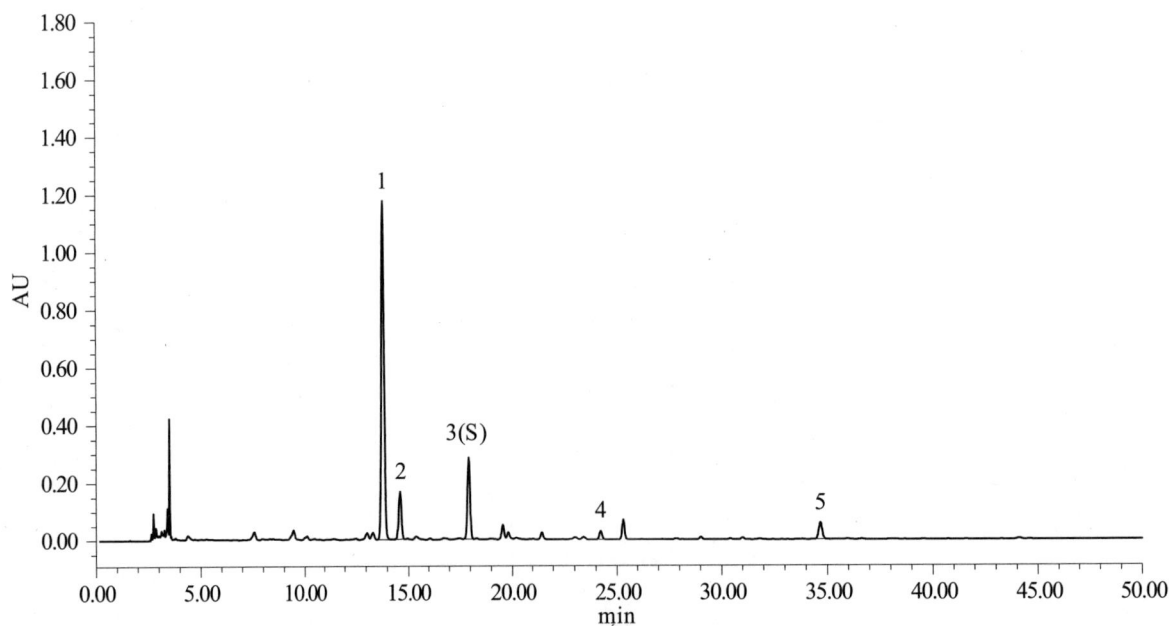

图 20-1　特征图谱对照药材 HPLC 色谱图

表 20-1　特征图谱对照药材 HPLC 特征峰参数列表

组分编号	组分名称	保留时间（min）	理论板数	拖尾因子	相对保留时间	相对保留时间标准规定值限度：±8%
1	葛根素	13.815	51187	0.98	0.771	0.786（0.723～0.849）
2	—	14.608	58826	0.93	0.815	0.831（0.765～0.897）
3（S）	大豆苷	17.929	91097	1.00	—	—
4	—	24.224	147720	1.01	1.351	1.324（1.218～1.430）
5	大豆苷元	34.680	207731	1.02	1.934	1.864（1.715～2.013）

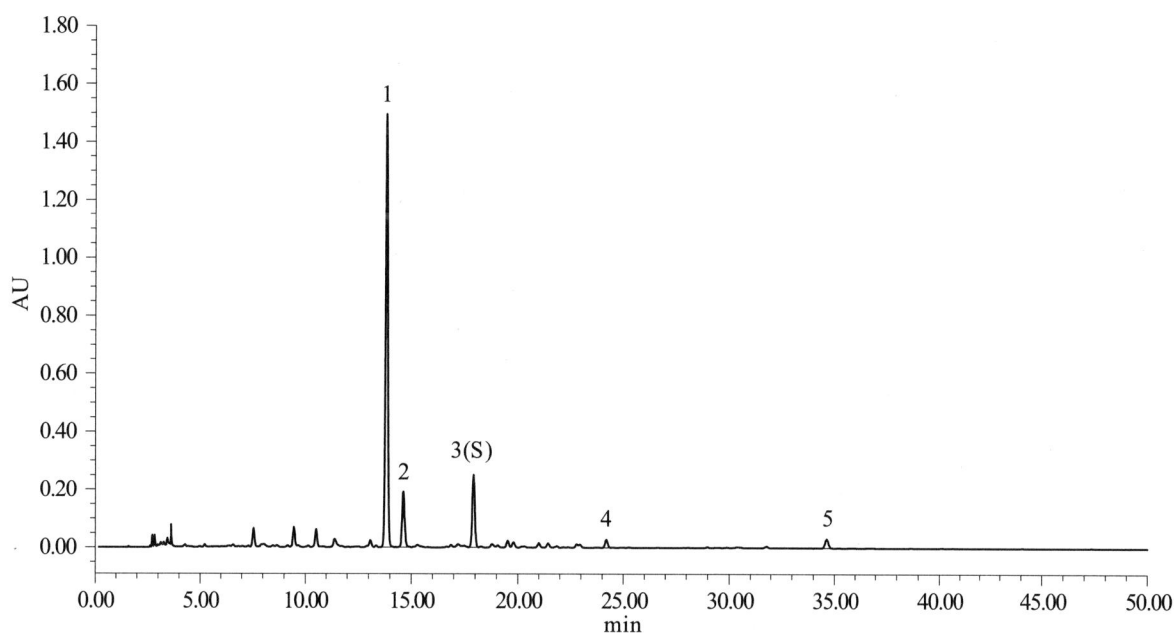

图 20-2　特征图谱供试品 HPLC 色谱图

表 20-2　特征图谱供试品 HPLC 特征峰参数列表

组分编号	组分名称	保留时间（min）	理论板数	拖尾因子	相对保留时间	相对保留时间标准规定值限度：±8%
1	葛根素	13.835	77966	1.03	0.772	0.786（0.723～0.849）
2	—	14.630	74932	1.13	0.816	0.831（0.765～0.897）
3（S）	大豆苷	17.921	107044	1.01	—	—
4	—	24.203	153988	1.00	1.351	1.324（1.218～1.430）
5	大豆苷元	34.641	199681	1.00	1.933	1.864（1.715～2.013）

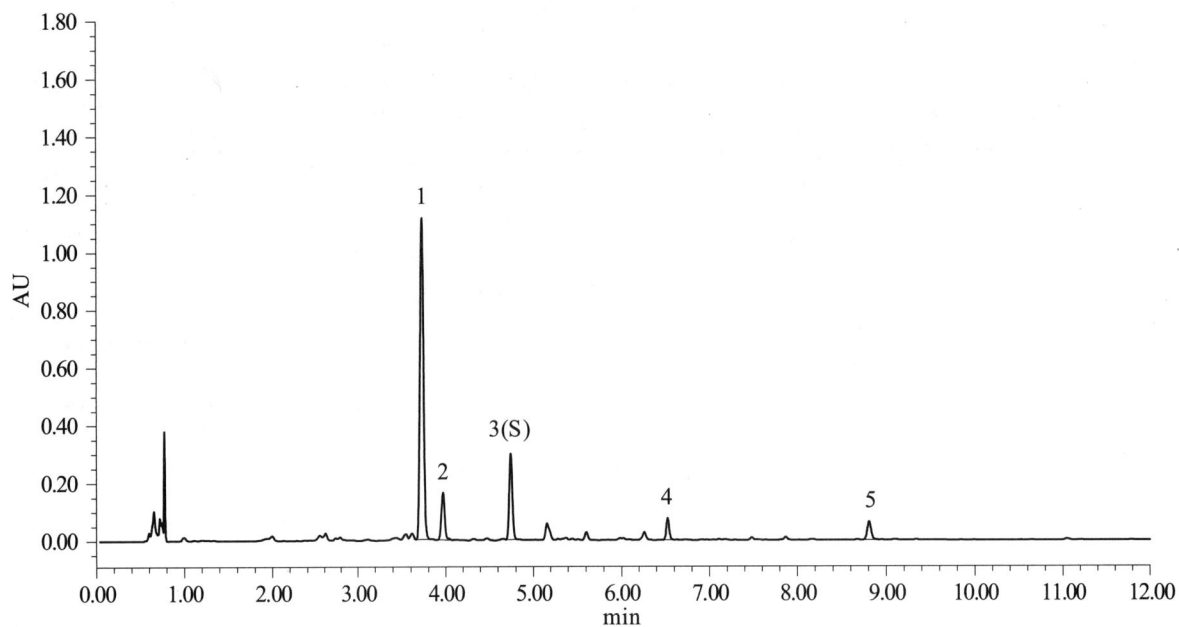

图 20-3　特征图谱对照药材 UPLC 色谱图

表 20-3　特征图谱对照药材 UPLC 特征峰参数列表

组分编号	组分名称	保留时间（min）	理论板数	拖尾因子	相对保留时间	相对保留时间标准规定值 限度：±8%
1	葛根素	3.726	39699	1.01	0.785	0.786（0.723～0.849）
2	—	3.971	48373	1.01	0.837	0.831（0.765～0.897）
3（S）	大豆苷	4.744	84346	1.08	—	—
4	—	6.526	188425	1.12	1.376	1.324（1.218～1.430）
5	大豆苷元	8.809	185885	1.09	1.857	1.864（1.715～2.013）

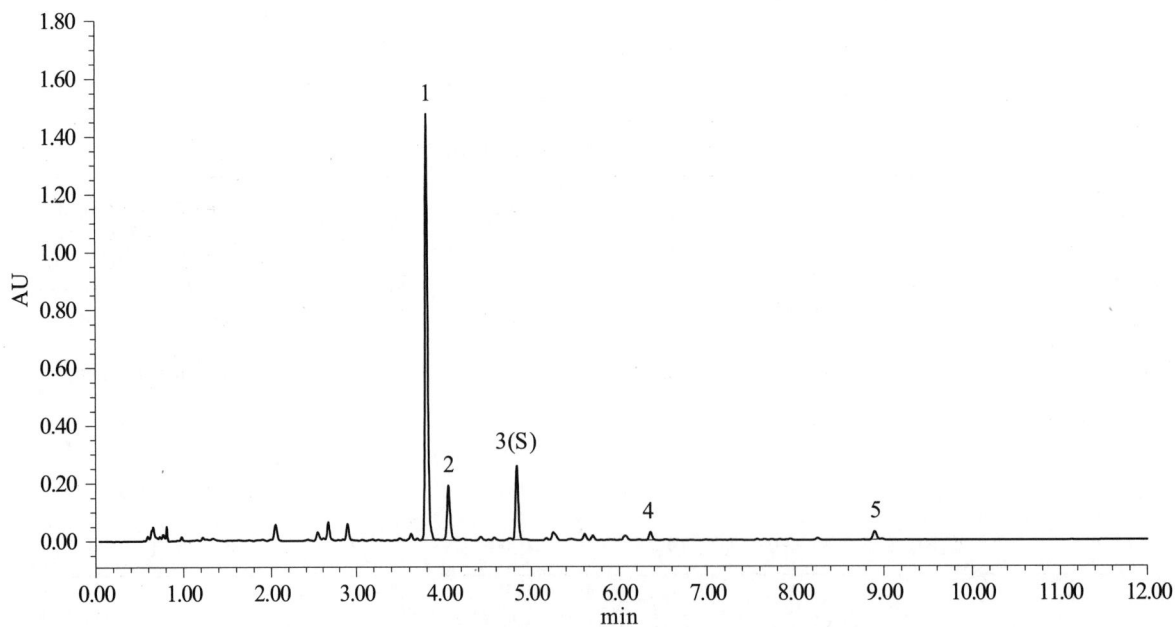

图 20-4　特征图谱供试品 UPLC 色谱图

表 20-4　特征图谱供试品 UPLC 特征峰参数列表

组分编号	组分名称	保留时间（min）	理论板数	拖尾因子	相对保留时间	相对保留时间标准规定值限度：±8%
1	葛根素	3.799	76311	1.14	0.786	0.786（0.723～0.849）
2	—	4.052	66412	1.22	0.838	0.831（0.765～0.897）
3（S）	大豆苷	4.836	107496	1.11	—	—
4	—	6.359	147656	1.16	1.315	1.324（1.218～1.430）
5	大豆苷元	8.899	204278	1.00	1.840	1.864（1.715～2.013）

5 含量测定

5.1 溶液的制备

对照品溶液的制备　取葛根素对照品适量，精密称定，加30%乙醇制成每1ml含80μg的溶液，即得。

供试品溶液的制备　同特征图谱。

5.2 色谱条件

方法	HPLC（质量标准方法）	UPLC（方法转换方法）
仪器	ACQUITY Arc	ACQUITY UPLC H-Class
仪器配置	QSM-R，FTN-R，PDA，柱温箱	QSM，FTN，PDA，柱温箱
色谱柱	XSelect HSS T3 4.6mm×250mm，5μm	ACQUITY UPLC HSS T3 2.1mm×100mm，1.8μm
流动相	A：甲醇 B：水	A：甲醇 B：水
等度	时间（分钟）／流动相A（%）／流动相B（%）／曲线 0　25　75　初始 30　25　75　6	时间（分钟）／流动相A（%）／流动相B（%）／曲线 0　25　75　初始 7　25　75　6
流速	1.0ml/min	0.35ml/min
检测波长	250nm	250nm
柱温	45℃	40℃
进样量	5μl	1μl

5.3 结果与分析

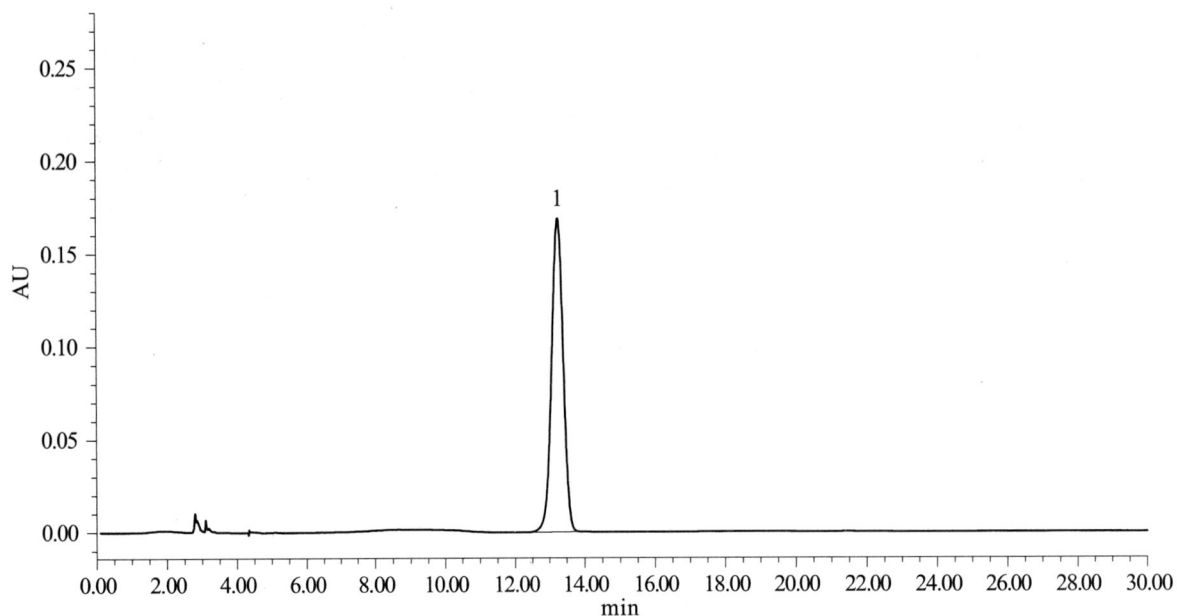

图 20-5　含量测定对照品 HPLC 色谱图
1. 葛根素

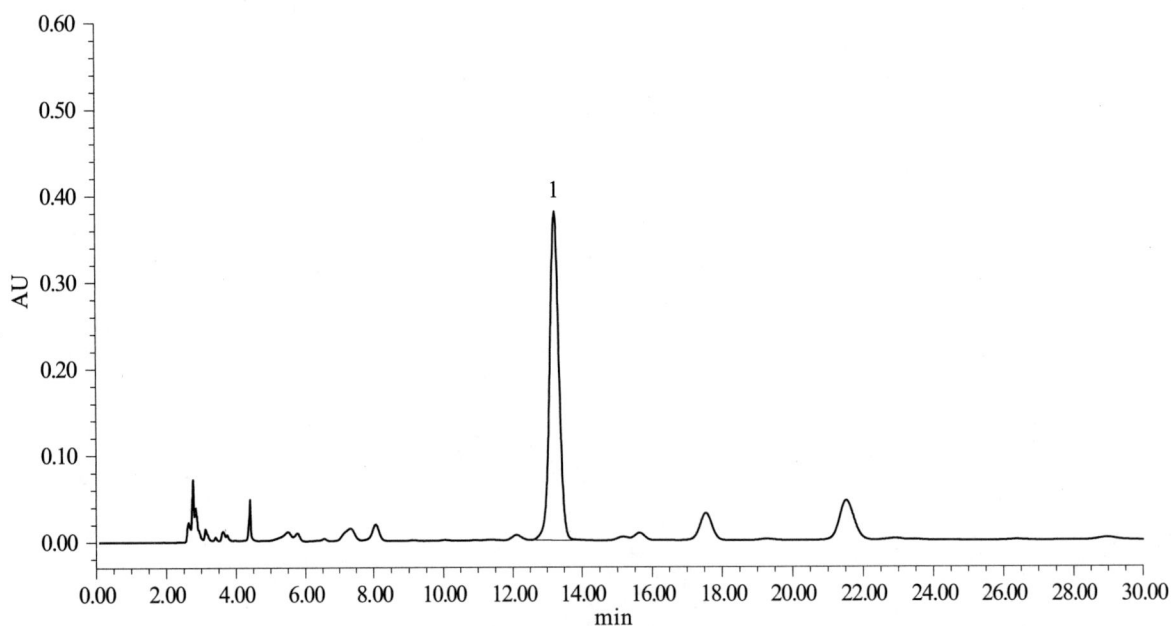

图 20-6　含量测定供试品 HPLC 色谱图
1. 葛根素

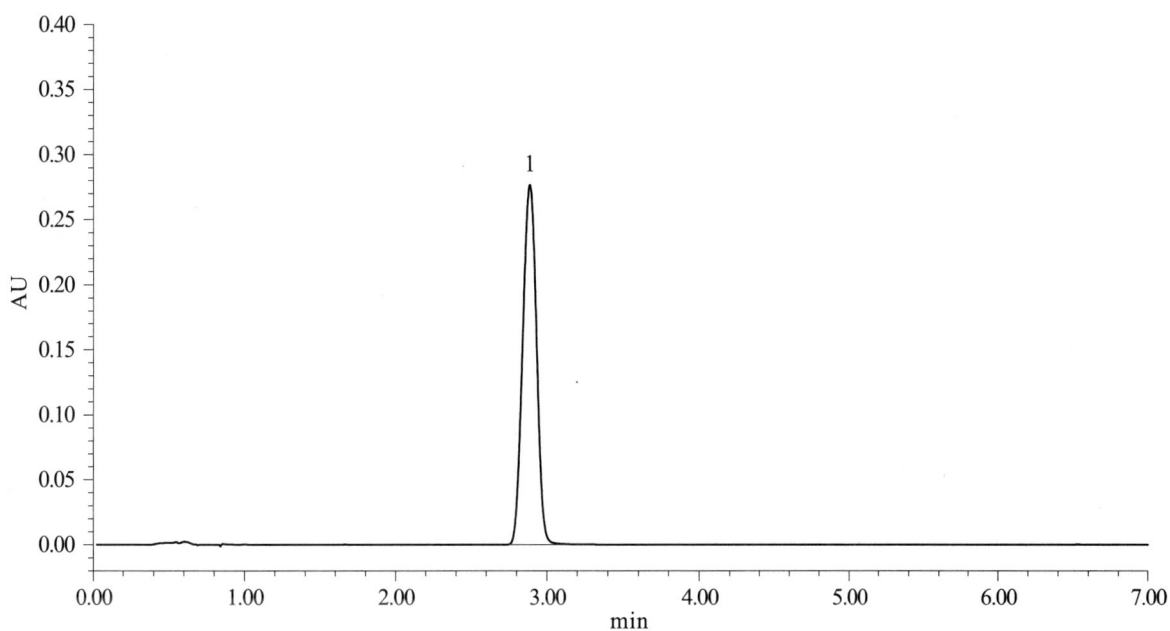

图 20-7　含量测定对照品 UPLC 色谱图
1. 葛根素

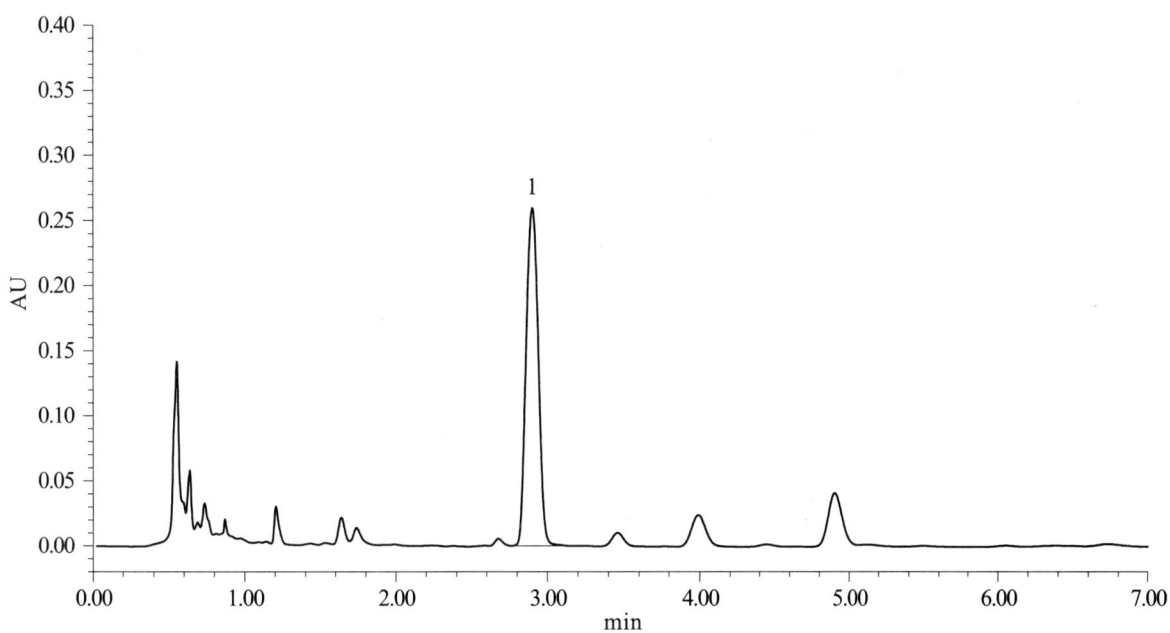

图 20-8　含量测定供试品 UPLC 色谱图
1. 葛根素

㉑ 麸炒苍术（北苍术）配方颗粒
Fuchaocangzhu（Beicangzhu）Peifangkeli

1 样品来源　北京康仁堂药业有限公司。

2 样品性状　本品为浅黄色至棕黄色的颗粒；气微香，味苦、辛。

3 对照药材和对照品来源

　　对照药材　苍术（北苍术）（中国食品药品检定研究院，批号：120983-201605）。

　　对 照 品　1.绿原酸；2.5-羟甲基糠醛（中国食品药品检定研究院，1.批号：110753-202018，纯度：96.1%；2.批号：111626-202013，纯度：99.5%）。

4 特征图谱

4.1　溶液的制备

　　参照物溶液的制备　取苍术（北苍术）对照药材0.5g，加水50ml，煎煮30分钟，滤过，滤液减压浓缩至干，残渣加10%甲醇20ml，密塞，超声处理（功率250W，频率40kHz）40分钟，取出，放冷，摇匀，滤过，取续滤液作为对照药材参照物溶液。另取5-羟甲基糠醛对照品、绿原酸对照品适量，精密称定，分别加10%甲醇制成每1ml含5-羟甲基糠醛3μg、绿原酸20μg的溶液，作为对照品参照物溶液。

　　供试品溶液的制备　取本品适量，研细，取约0.5g（相当于饮片1.0g），精密称定，置具塞锥形瓶中，精密加入10%甲醇20ml，密塞，称定重量，超声处理（功率250W，频率40kHz）40分钟，取出，放冷，再称定重量，用10%甲醇补足减失的重量，摇匀，滤过，取续滤液，即得。

4.2 色谱条件

方法	UPLC（质量标准方法）			
仪器	ACQUITY UPLC H-Class			
仪器配置	QSM，FTN，TUV，柱温箱			
色谱柱	ACQUITY UPLC HSS T3 2.1mm×100mm，1.8μm			
流动相	A：乙腈 B：0.1% 甲酸溶液			
梯度	时间 （分钟）	流动相 A（%）	流动相 B（%）	曲线
	0	0	100	初始
	2	0	100	6
	7	4	96	6
	20	20	80	6
	23	22	78	6
	24	24	76	6
	39	65	35	6
	41	65	35	6
	42	0	100	6
	50	0	100	6
流速	0.4ml/min			
检测波长	0～8.5 分钟为 284nm 8.5～50 分钟为 336nm			
柱温	30℃			
进样量	5μl			

4.3 结果与分析

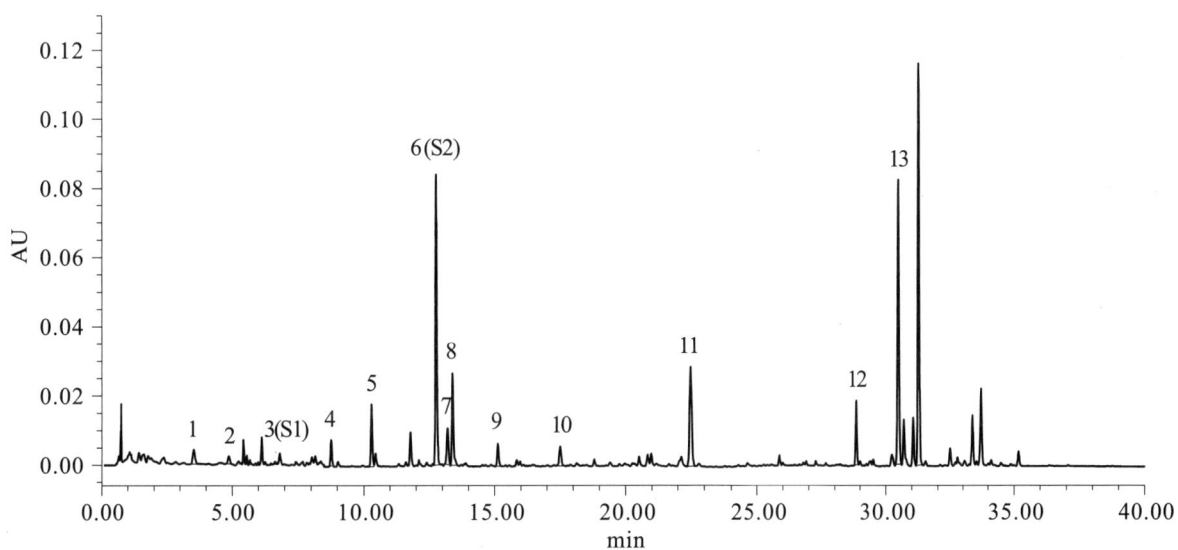

图 21-1　特征图谱对照药材 UPLC 色谱图

表 21-1 特征图谱对照药材 UPLC 特征峰参数列表

组分编号	组分名称	保留时间（min）	理论板数	拖尾因子	相对保留时间	相对保留时间标准规定值限度：±10%
1	—	3.522	7425	1.24	—	—
2	—	4.873	19338	1.15	—	—
3（S1）	5-羟甲基糠醛	6.628	53587	1.05	—	—
4	—	8.767	113613	1.05	1.32	1.40（1.26～1.54）
5	—	10.292	171378	1.17	1.55	1.67（1.50～1.84）
6（S2）	绿原酸	12.761	251085	1.23	—	—
7	—	13.199	166683	1.09	1.03	1.02（0.92～1.12）
8	—	13.389	297540	1.62	1.05	1.05（0.94～1.16）
9	—	15.123	303451	1.23	1.19	1.18（1.06～1.30）
10	—	17.507	239115	0.96	1.37	1.36（1.22～1.50）
11	—	22.481	350374	1.12	1.76	1.75（1.58～1.92）
12	—	28.849	1476866	1.07	2.26	2.23（2.01～2.45）
13	—	30.473	1374110	1.11	2.39	2.42（2.18～2.66）

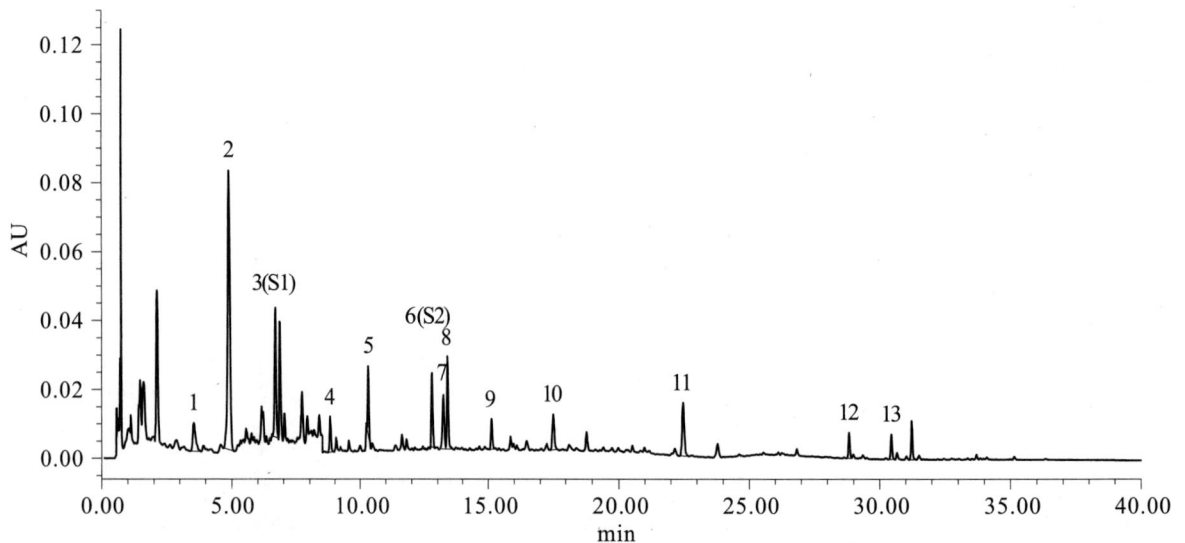

图 21-2 特征图谱供试品 UPLC 色谱图

表 21-2　特征图谱供试品 UPLC 特征峰参数列表

组分编号	组分名称	保留时间（min）	理论板数	拖尾因子	相对保留时间	相对保留时间标准规定值限度：±10%
1	—	3.548	5203	1.61		与对照药材参照物峰 1 保留时间相对应
2	—	4.894	15573	0.92		与对照药材参照物峰 2 保留时间相对应
3（S1）	5-羟甲基糠醛	6.678	66145	1.11	—	—
4	—	8.809	107407	1.15	1.32	1.40（1.26～1.54）
5	—	10.319	222264	1.32	1.55	1.67（1.50～1.84）
6（S2）	绿原酸	12.779	244682	1.25	—	—
7	—	13.231	169743	0.97	1.04	1.02（0.92～1.12）
8	—	13.403	284102	1.18	1.05	1.05（0.94～1.16）
9	—	15.129	323513	1.16	1.18	1.18（1.06～1.30）
10	—	17.516	238779	1.10	1.37	1.36（1.22～1.50）
11	—	22.466	347995	1.17	1.76	1.75（1.58～1.92）
12	—	28.830	1419769	1.06	2.26	2.23（2.01～2.45）
13	—	30.450	1359237	1.08	2.38	2.42（2.18～2.66）

⑤ 含量测定

5.1　溶液的制备

对照品溶液的制备　同特征图谱绿原酸对照品参照物溶液。

供试品溶液的制备　同特征图谱。

5.2　色谱条件　同特征图谱。

5.3 结果与分析

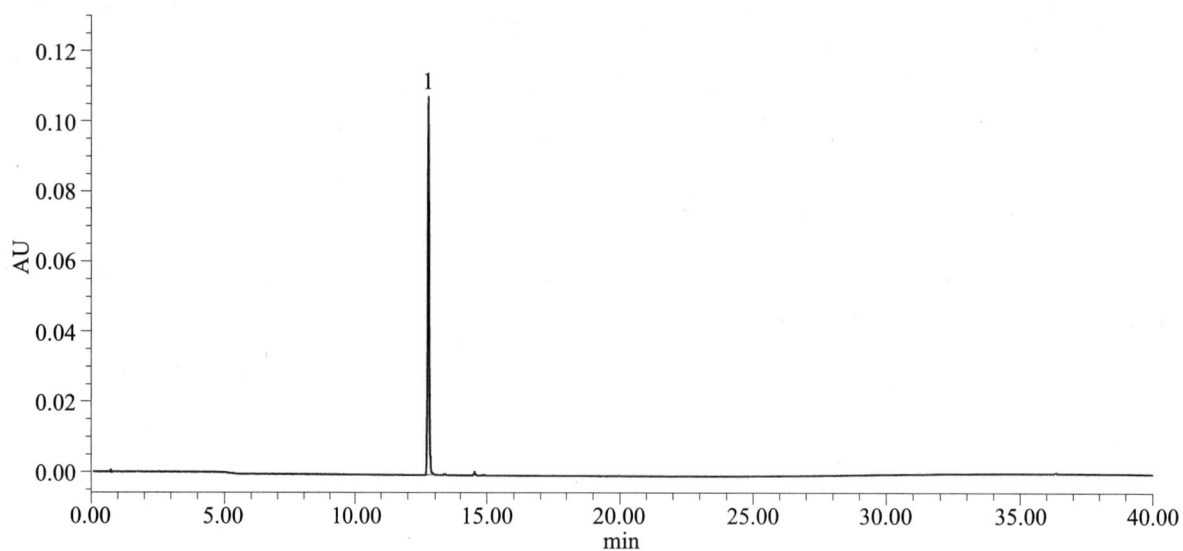

图 21-3 含量测定对照品 UPLC 色谱图
1. 绿原酸

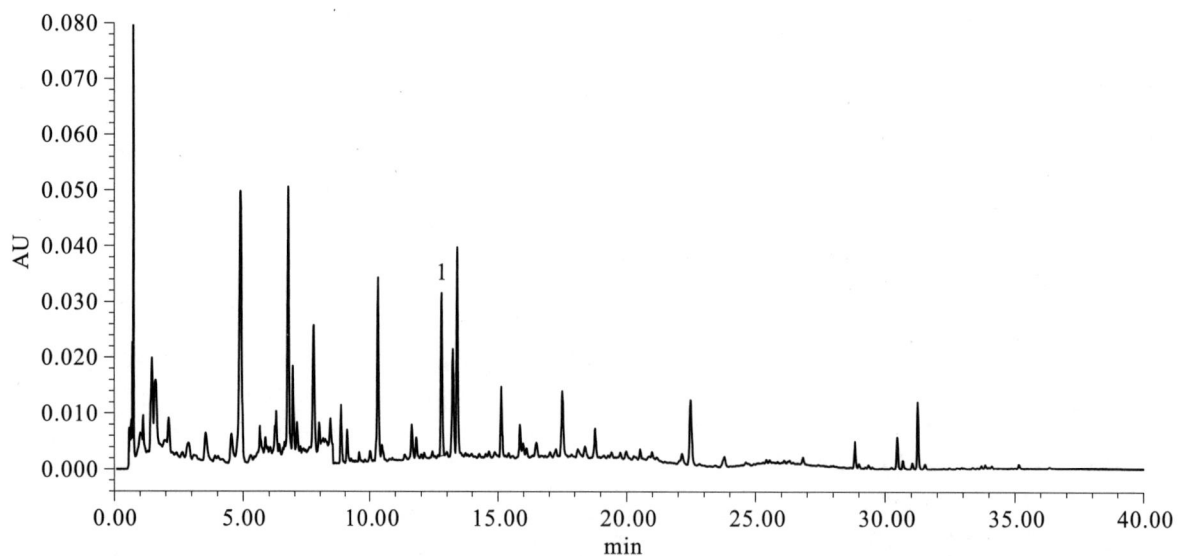

图 21-4 含量测定供试品 UPLC 色谱图
1. 绿原酸

㉒ 麸炒枳壳配方颗粒
Fuchaozhiqiao Peifangkeli

① **样品来源**　广东一方制药有限公司。

② **样品性状**　本品为黄棕色至棕褐色的颗粒；气微香，味苦、微酸。

③ **对照药材和对照品来源**

对照药材　枳壳（中国食品药品检定研究院，批号：120981-201104）。

对 照 品　1. 柚皮苷；2. 新橙皮苷；3. 川陈皮素；4. 橘皮素（中国食品药品检定研究院，1. 批号：1110722-201714，纯度：93.4%；2. 批号：111857-201703，纯度：99.2%；3. 批号：112055-202001，纯度：99.6%；4. 批号：112054-202001，纯度：99.8%）。

④ **特征图谱**

4.1　溶液的制备

参照物溶液的制备　取枳壳对照药材0.1g，置具塞锥形瓶中，加甲醇50ml，加热回流1.5小时，放冷，摇匀，滤过，取续滤液，作为对照药材参照物溶液。另取柚皮苷对照品、新橙皮苷对照品、川陈皮素对照品、橘皮素对照品适量，精密称定，加甲醇制成每1ml各含80μg的混合溶液，作为对照品参照物溶液。

供试品溶液的制备　取本品适量，研细，取约0.1g（相当于饮片0.3g），精密称定，置具塞锥形瓶中，精密加入甲醇100ml，密塞，称定重量，超声处理（功率250W，频率40kHz）30分钟，取出，放冷，再称定重量，用甲醇补足减失的重量，摇匀，滤过，取续滤液，即得。

4.2 色谱条件

方法	UPLC（质量标准方法）			
仪器	ACQUITY UPLC H-Class			
仪器配置	QSM，FTN，PDA，柱温箱			
色谱柱	ZORBAX SB-C18 2.1mm×100mm，1.8μm			
流动相	A：乙腈 B：0.05% 磷酸溶液			
梯度	时间 （分钟）	流动相 A（%）	流动相 B（%）	曲线
	0	15	85	初始
	7	25	75	6
	8	40	60	6
	10	45	55	6
	13	60	40	6
	15	15	85	6
	20	15	85	6
流速	0.4ml/min			
检测波长	320nm			
柱温	30℃			
进样量	1μl			

4.3 结果与分析

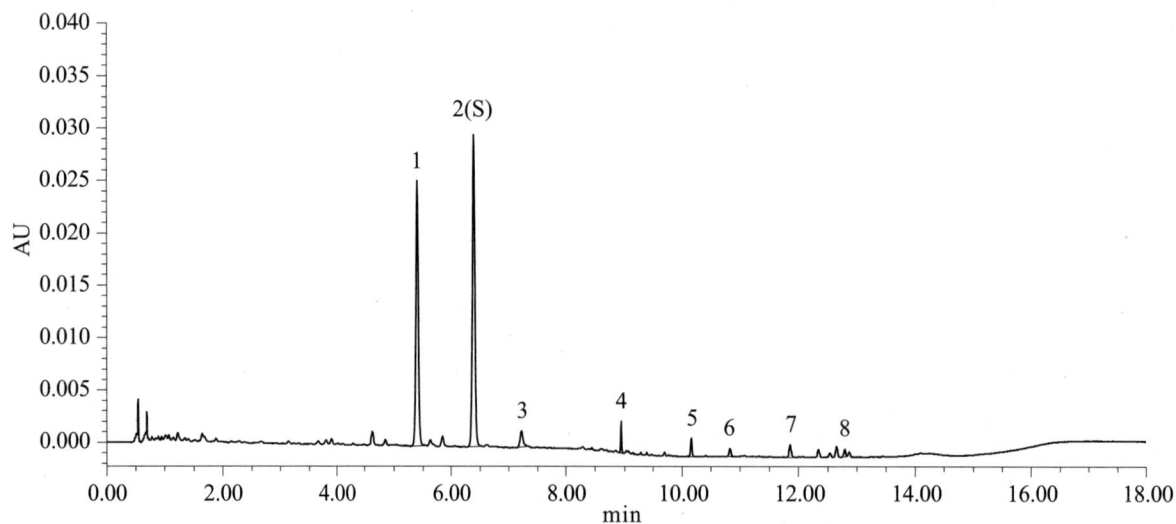

图 22-1　特征图谱对照药材 UPLC 色谱图

表 21-1　特征图谱对照药材 UPLC 特征峰参数列表

组分编号	组分名称	保留时间（min）	理论板数	拖尾因子	相对保留时间	相对保留时间标准规定值限度：±10%
1	柚皮苷	5.398	83244	1.00	—	—
2（S）	新橙皮苷	6.391	111221	0.99	—	—
3	—	7.214	104242	1.21	1.13	1.13（1.02～1.24）
4	—	8.942	1841065	1.02	1.40	1.47（1.32～1.62）
5	—	10.160	848879	1.04	1.59	1.66（1.49～1.83）
6	—	10.824	465973	1.10	1.69	1.78（1.60～1.96）
7	川陈皮素	11.855	593168	1.13	—	—
8	橘皮素	12.794	715873	0.90	—	—

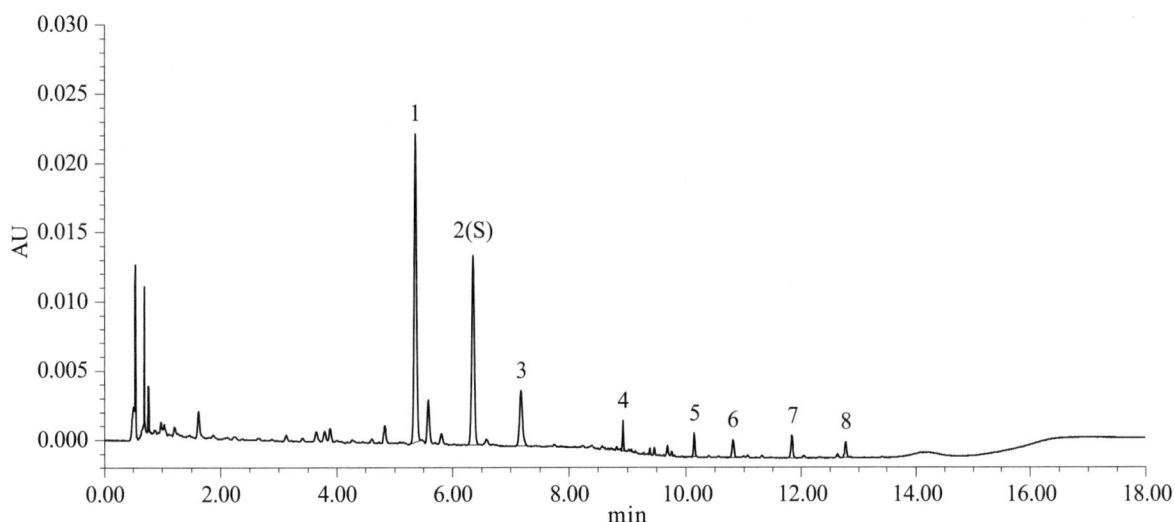

图 22-2　特征图谱供试品 UPLC 色谱图

表 21-2　特征图谱供试品 UPLC 特征峰参数列表

组分编号	组分名称	保留时间（min）	理论板数	拖尾因子	相对保留时间	相对保留时间标准规定值限度：±10%	相对峰面积	相对峰面积标准规定范围
1	柚皮苷	5.364	84498	0.99	—	—	—	—
2（S）	新橙皮苷	6.352	95337	0.95	—	—	—	—
3	—	7.175	96342	1.16	1.13	1.13（1.02～1.24）	—	—
4	—	8.927	1463606	0.87	1.41	1.47（1.32～1.62）	—	—
5	—	10.146	860677	1.02	1.60	1.66（1.49～1.83）	—	—
6	—	10.806	463789	0.97	1.70	1.78（1.60～1.96）	—	—
7	川陈皮素	11.837	594862	1.01	—	—	0.09	≥ 0.06
8	橘皮素	12.773	673917	1.02	—	—	0.06	≥ 0.05

5 含量测定

5.1 溶液的制备

对照品溶液的制备 取橙皮苷、新橙皮苷对照品适量，精密称定，加甲醇制成每 1ml 各含 80μg 的混合溶液，即得。

供试品溶液的制备 同特征图谱。

5.2 色谱条件 检测波长 283nm，其他同特征图谱。

5.3 结果与分析

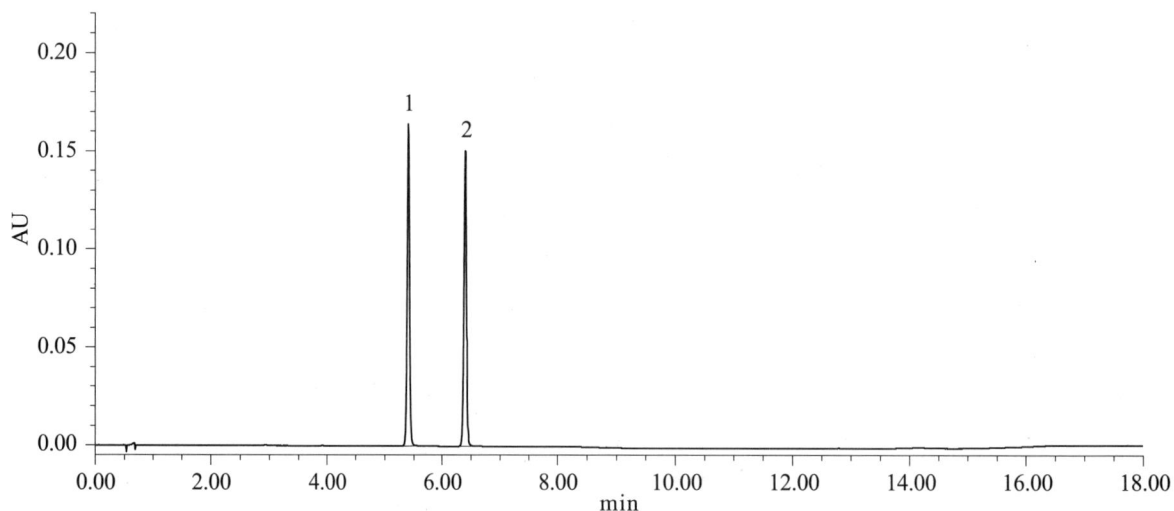

图 22-3　含量测定对照品 UPLC 色谱图
1. 柚皮苷；2. 新橙皮苷

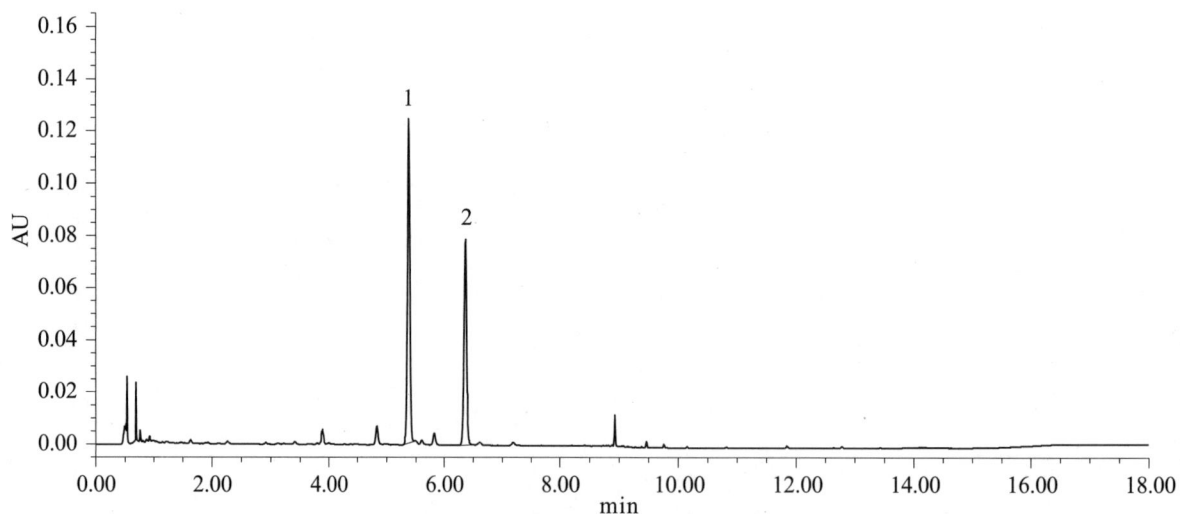

图 22-4　含量测定供试品 UPLC 色谱图
1. 柚皮苷；2. 新橙皮苷

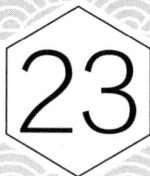

23 干姜配方颗粒
Ganjiang Peifangkeli

① **样品来源**　江阴天江药业有限公司。

② **样品性状**　本品为黄白色至棕黄色颗粒；气微，味辛辣。

③ **对照药材和对照品来源**

对照药材　干姜（中国食品药品检定研究院，批号：120942-201510）。

对 照 品　1. 6- 姜辣素；2. 六氢姜黄素（1. 中国食品药品检定研究院，批号：111833-201705，纯度：96.8%；2. Shanghai Standard Technology Co. Ltd.，批号：6595，纯度 ≥ 95%）。

④ **特征图谱**

4.1　溶液的制备

参照物溶液的制备　取干姜对照药材 0.5g，加甲醇 25ml，超声处理（功率 250W，频率 40kHz）30 分钟，摇匀，滤过，取续滤液，作为对照药材参照物溶液。另取 6- 姜辣素对照品、六氢姜黄素对照品适量，精密称定，分别加甲醇制成每 1ml 含 0.1mg 的溶液，作为对照品参照物溶液。

供试品溶液的制备　取本品适量，研细，取约 0.4g（相当于饮片 2.4g），同对照药材参照物溶液制备方法制成供试品溶液。

4.2 色谱条件

方法	HPLC（质量标准方法）	UPLC（方法转换方法）
仪器	Alliance HPLC e2695	ACQUITY UPLC H-Class
仪器配置	PDA，柱温箱	QSM，FTN，PDA，柱温箱
色谱柱	Plasitil ODS C18 4.6mm×250mm，5μm	ACQUITY UPLC HSS T3 2.1mm×100mm，1.8μm
流动相	A：乙腈 B：水	A：乙腈 B：水

梯度	时间（分钟）	流动相A（%）	流动相B（%）	曲线
	0	15	85	初始
	5	35	65	6
	25	70	30	6
	40	90	10	6
	50	90	10	6
	60	15	85	1

时间（分钟）	流动相A（%）	流动相B（%）	曲线
0	15	85	初始
0.8	35	65	6
4.2	70	30	6
6.7	90	10	6
8.3	90	10	6
8.5	15	85	6
12	15	85	6

方法	HPLC（质量标准方法）	UPLC（方法转换方法）
流速	1.0ml/min	0.5ml/min
检测波长	215nm	215nm
柱温	40℃	40℃
进样量	10μl	1μl

4.3 结果与分析

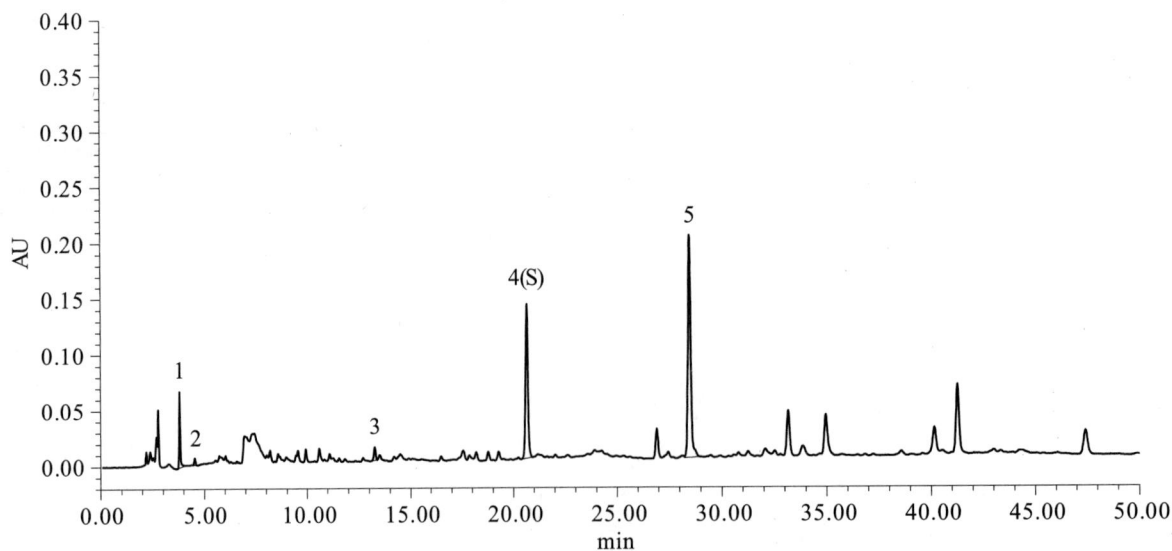

图 23-1 特征图谱对照药材 HPLC 色谱图

表 23-1　特征图谱对照药材 HPLC 特征峰参数列表

组分编号	组分名称	保留时间（min）	理论板数	拖尾因子	相对保留时间	相对保留时间标准规定值限度：±10%
1	—	3.800	25807	1.08	0.18	0.18（0.16～0.20）
2	—	4.535	19419	1.07	0.22	0.21（0.19～0.23）
3	六氢姜黄素	13.264	99722	0.94	—	—
4（S）	6-姜辣素	20.650	152489	1.06	—	—
5	6-姜烯酚	28.474	221135	1.10	1.38	1.39（1.25～1.53）

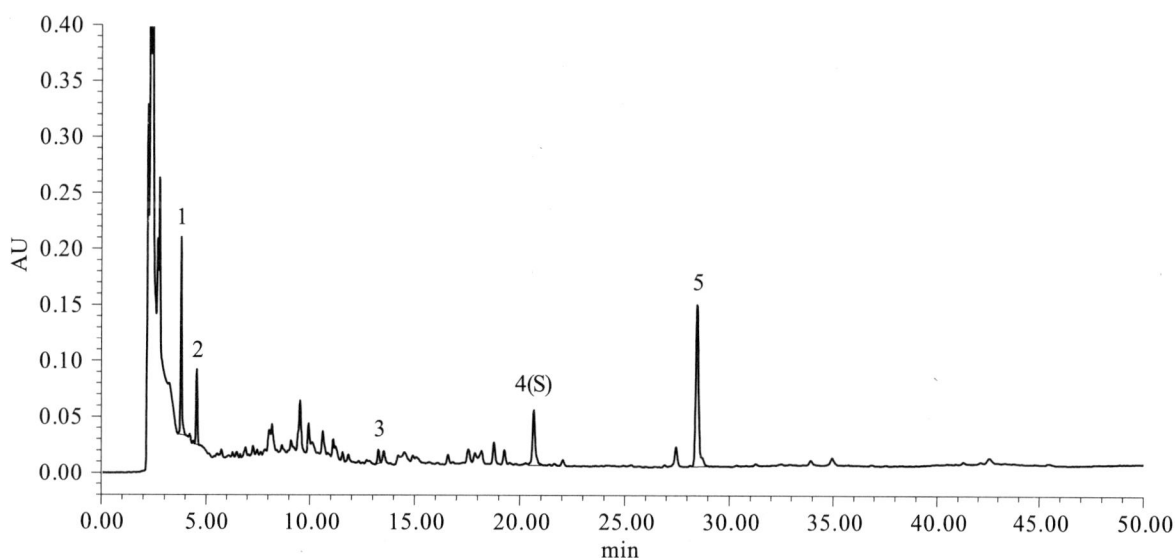

图 23-2　特征图谱供试品 HPLC 色谱图

表 23-2　特征图谱供试品 HPLC 特征峰参数列表

组分编号	组分名称	保留时间（min）	理论板数	拖尾因子	相对保留时间	相对保留时间标准规定值限度：±10%
1	—	3.798	24305	1.41	0.18	0.18（0.16～0.20）
2	—	4.547	19847	1.08	0.22	0.21（0.19～0.23）
3	六氢姜黄素	13.277	88890	0.93	—	—
4（S）	6-姜辣素	20.658	139344	1.17	—	—
5	6-姜烯酚	28.475	220160	1.42	1.38	1.39（1.25～1.53）

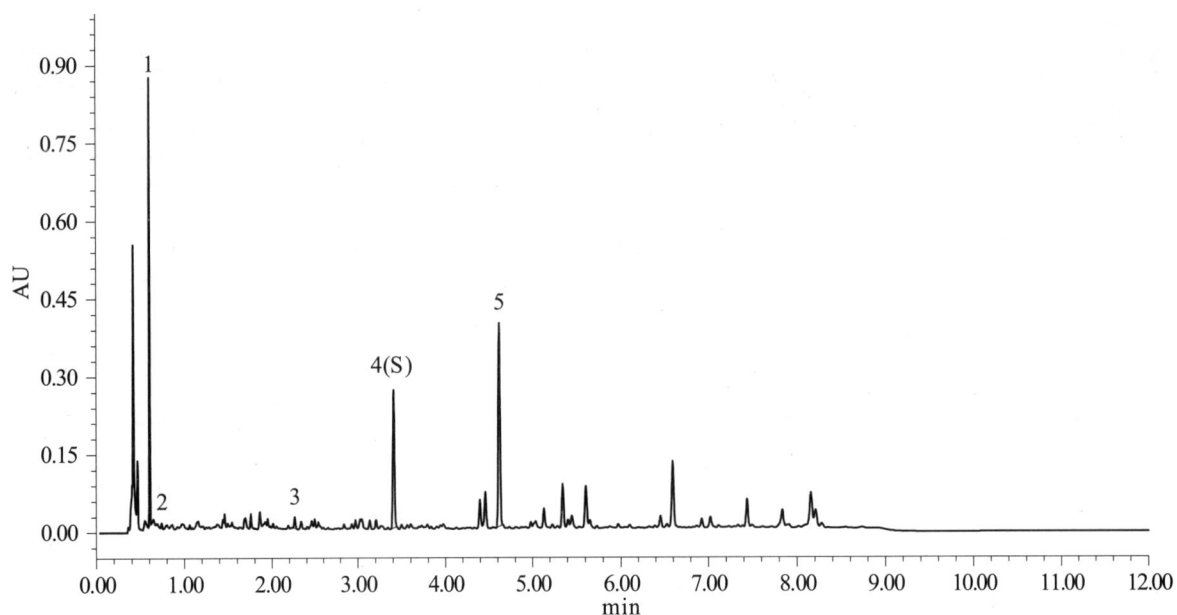

图 23-3　特征图谱对照药材 UPLC 色谱图

表 23-3　特征图谱对照药材 UPLC 特征峰参数列表

组分编号	组分名称	保留时间（min）	理论板数	拖尾因子	相对保留时间	相对保留时间标准规定值限度：±10%
1	—	0.605	33378	1.02	0.18	0.18（0.16～0.20）
2	—	0.740	13871	1.11	0.22	0.21（0.19～0.23）
3	六氢姜黄素	2.263	106560	1.18	—	—
4（S）	6-姜辣素	3.408	161281	1.06	—	—
5	6-姜烯酚	4.617	261297	1.05	1.35	1.39（1.25～1.53）

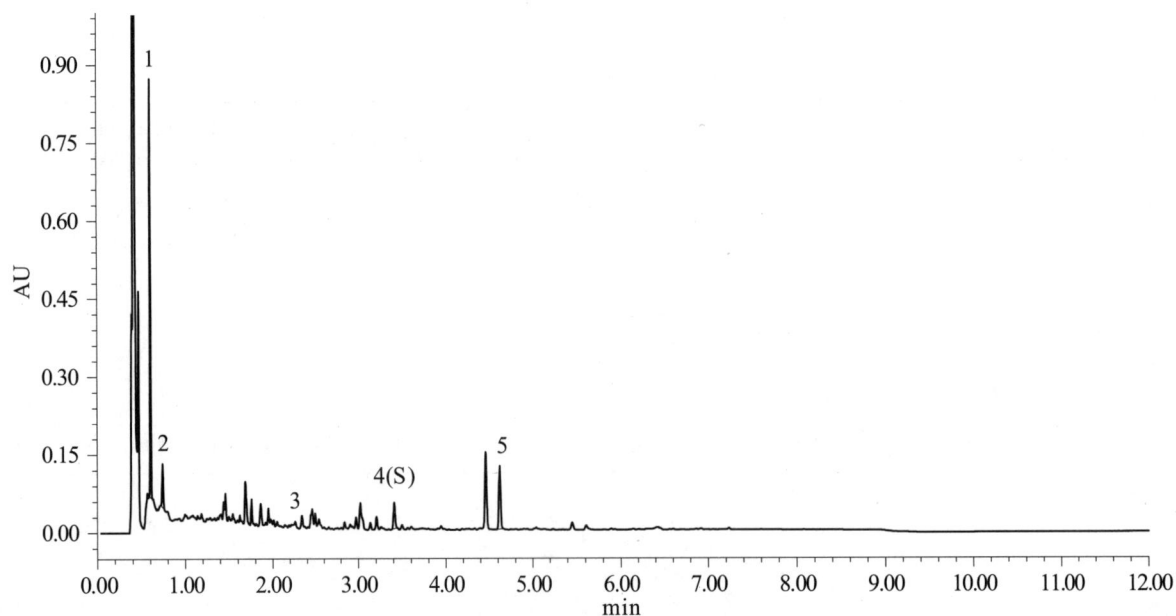

图 23-4　特征图谱供试品 UPLC 色谱图

表 23-4　特征图谱供试品 UPLC 特征峰参数列表

组分编号	组分名称	保留时间（min）	理论板数	拖尾因子	相对保留时间	相对保留时间标准规定值限度：±10%
1	—	0.605	29828	0.97	0.18	0.18（0.16~0.20）
2	—	0.741	13867	1.12	0.22	0.21（0.19~0.23）
3	六氢姜黄素	2.261	150224	1.38	—	—
4（S）	6- 姜辣素	3.409	150527	1.08	—	—
5	6- 姜烯酚	4.619	258328	1.04	1.36	1.39（1.25~1.53）

5　含量测定

5.1　溶液的制备

对照品溶液的制备　取 6- 姜辣素对照品适量，精密称定，加 75% 甲醇制成每 1ml 含 70μg 的溶液，即得。

供试品溶液的制备　取本品适量，研细，取约 0.25g（相当于饮片 1.5g），精密称定，置具塞锥形瓶中，精密加入 75% 甲醇 20ml，密塞，称定重量，超声处理（功率 250W，频率 40kHz）30 分钟，放冷，再称定重量，用 75% 甲醇补足减失的重量，摇匀，滤过，取续滤液，即得。

5.2　色谱条件

方法	UPLC（质量标准方法）
仪器	ACQUITY UPLC H-Class
仪器配置	QSM，FTN，PDA，柱温箱
色谱柱	CORTECS UPLC T3 2.1mm×100mm，1.6μm
流动相	A：甲醇 B：水 C：乙腈
等度	<table><tr><td>时间（分钟）</td><td>流动相A（%）</td><td>流动相B（%）</td><td>流动相C（%）</td><td>曲线</td></tr><tr><td>0</td><td>5</td><td>55</td><td>40</td><td>初始</td></tr><tr><td>5</td><td>5</td><td>55</td><td>40</td><td>6</td></tr></table>
流速	0.4ml/min
检测波长	280nm
柱温	30℃
进样量	1μl

5.3 结果与分析

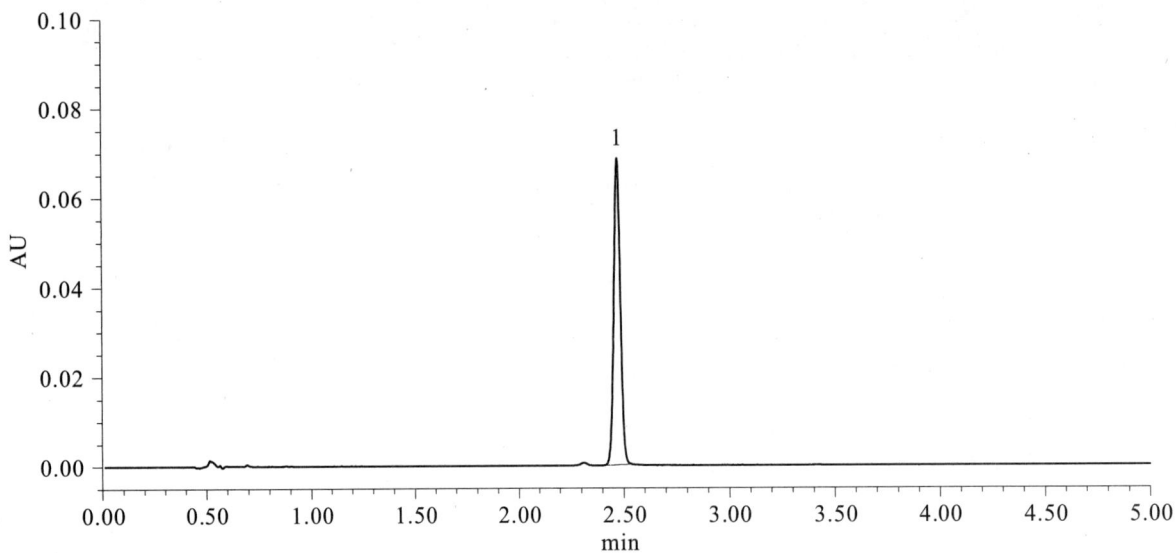

图 23-5　含量测定对照品 UPLC 色谱图
1. 6- 姜辣素

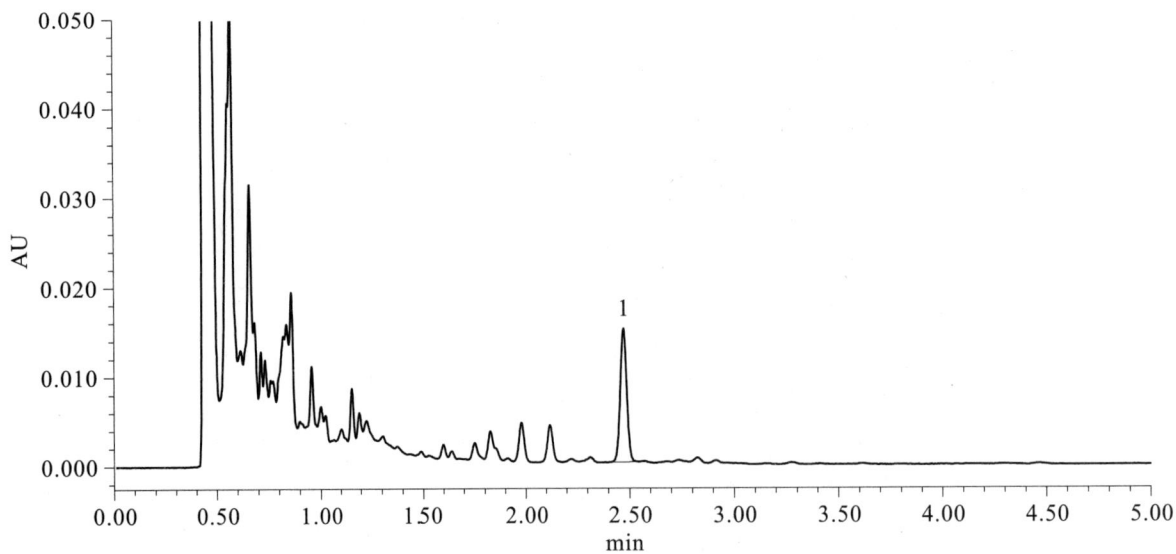

图 23-6　含量测定供试品 UPLC 色谱图
1. 6- 姜辣素

24 葛根配方颗粒
Gegen Peifangkeli

① 样品来源 北京康仁堂药业有限公司。

② 样品性状 本品为黄色至黄棕色的颗粒；气微，味微甜。

③ 对照药材和对照品来源

对照药材 葛根（中国食品药品检定研究院，批号：121551-201404）。

对 照 品 1.葛根素；2.黄豆苷元（中国食品药品检定研究院，1.批号：110752-201615，纯度：95.4%；2.批号：100347-200702，纯度：99.7%）。

④ 特征图谱

4.1 溶液的制备

参照物溶液的制备 取葛根对照药材0.4g，置具塞锥形瓶中，加30%乙醇100ml，密塞，超声处理（功率250W，频率40kHz）40分钟，放冷，摇匀，滤过，取续滤液，作为对照药材参照物溶液。另取葛根素对照品、黄豆苷元对照品适量，精密称定，分别加30%乙醇制成每1ml含葛根素80μg、含黄豆苷元1mg的溶液，作为对照品参照物溶液（注：黄豆苷元先加少量甲醇溶解后，再加30%乙醇稀释至适宜浓度）。

供试品溶液的制备 取本品适量，研细，取约0.1g（相当于饮片0.25g），精密称定，置具塞锥形瓶中，精密加入30%乙醇100ml，称定重量，超声处理（功率250W，频率40kHz）40分钟，放冷，再称定重量，用30%乙醇补足减失的重量，摇匀，滤过，取续滤液，即得。

4.2 色谱条件

方法	UPLC（质量标准方法）			
仪器	ACQUITY UPLC H-Class			
仪器配置	QSM，FTN，TUV，柱温箱			
色谱柱	ACQUITY UPLC BEH C18 2.1mm×100mm，1.7μm			
流动相	A：乙腈 B：0.1% 磷酸溶液			
梯度	时间 （分钟）	流动相 A（%）	流动相 B（%）	曲线
	0	6	94	初始
	10	9	91	6
	14	11	89	6
	22	30	70	6
	30	6	94	1
流速	0.4ml/min			
检测波长	250nm			
柱温	30℃			
进样量	0.4μl			

4.3 结果与分析

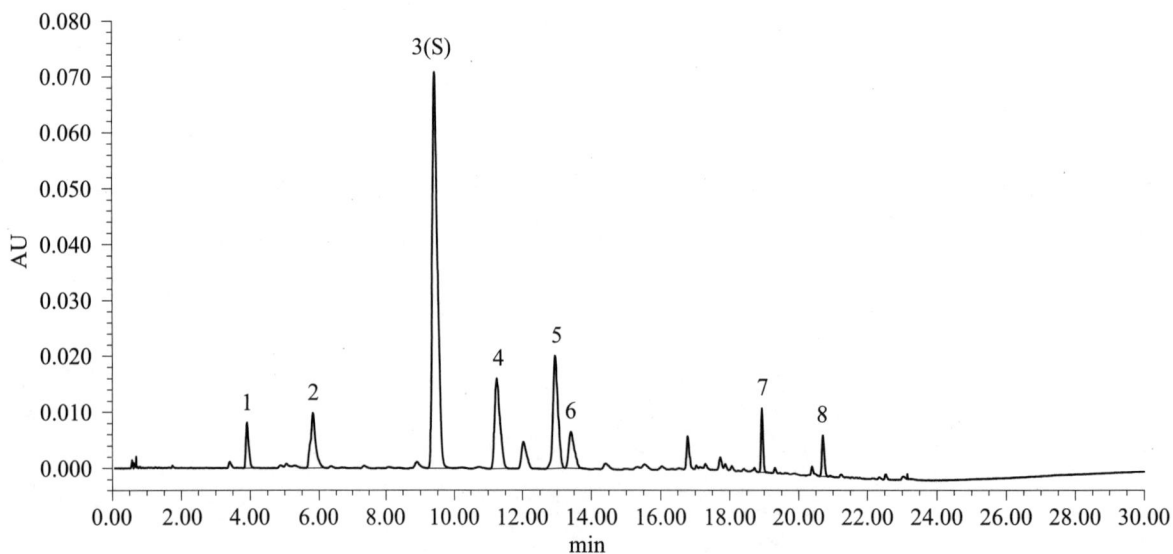

图 24-1　特征图谱对照药材 UPLC 色谱图

表 24-1　特征图谱对照药材 UPLC 特征峰参数列表

组分编号	组分名称	保留时间（min）	理论板数	拖尾因子	相对保留时间	相对保留时间标准规定值限度：±10%
1	—	3.906	10501	1.42	0.42	0.40（0.36～0.44）
2	—	5.818	9321	1.25	0.62	0.62（0.56～0.68）
3（S）	葛根素	9.407	15985	1.41	—	—
4	—	11.252	21008	1.38	1.20	1.18（1.06～1.30）
5	—	12.944	34434	1.16	1.38	1.35（1.22～1.48）
6	—	13.409	29361	1.41	1.43	1.41（1.27～1.55）
7	—	18.933	506045	1.30	2.01	2.01（1.81～2.21）
8	黄豆苷元	20.705	365301	1.25	—	—

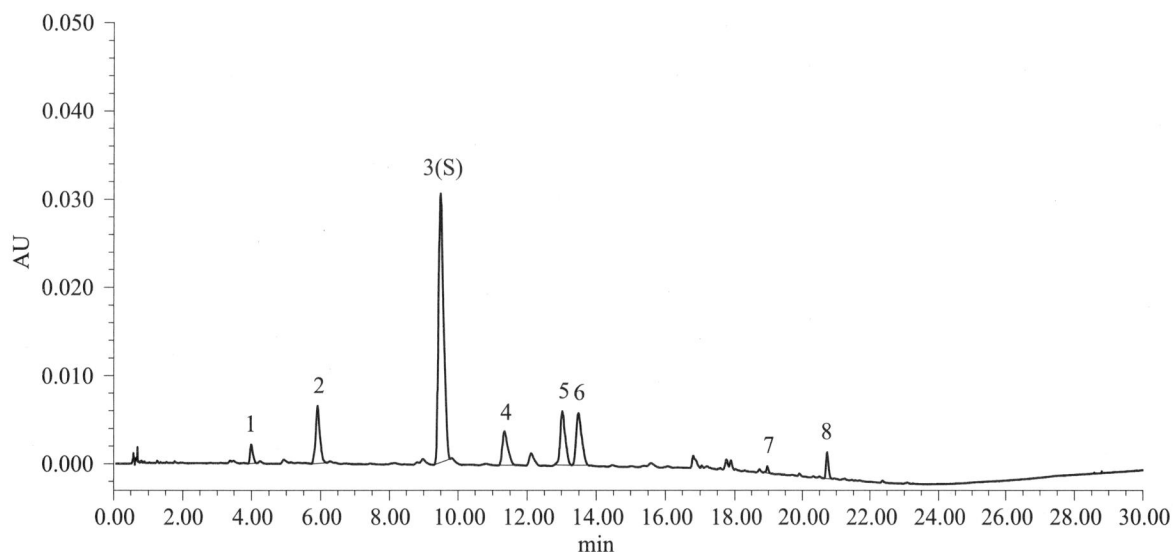

图 24-2　特征图谱供试品 UPLC 色谱图

表 24-2　特征图谱供试品 UPLC 特征峰参数列表

组分编号	组分名称	保留时间（min）	理论板数	拖尾因子	相对保留时间	相对保留时间标准规定值限度：±10%
1	—	3.990	10693	1.40	0.42	0.40（0.36～0.44）
2	—	5.904	12660	1.14	0.62	0.62（0.56～0.68）
3（S）	葛根素	9.489	17967	1.38	—	—
4	—	11.340	22529	1.46	1.20	1.18（1.06～1.30）
5	—	13.023	38283	1.18	1.37	1.35（1.22～1.48）
6	—	13.485	30441	1.36	1.42	1.41（1.27～1.55）
7	—	18.967	459643	0.97	2.00	2.01（1.81～2.21）
8	黄豆苷元	20.727	378086	1.25	—	—

⬡ 5 含量测定

5.1 溶液的制备

对照品溶液的制备 同特征图谱葛根素对照品参照物溶液。
供试品溶液的制备 同特征图谱。

5.2 色谱条件 同特征图谱。

5.3 结果与分析

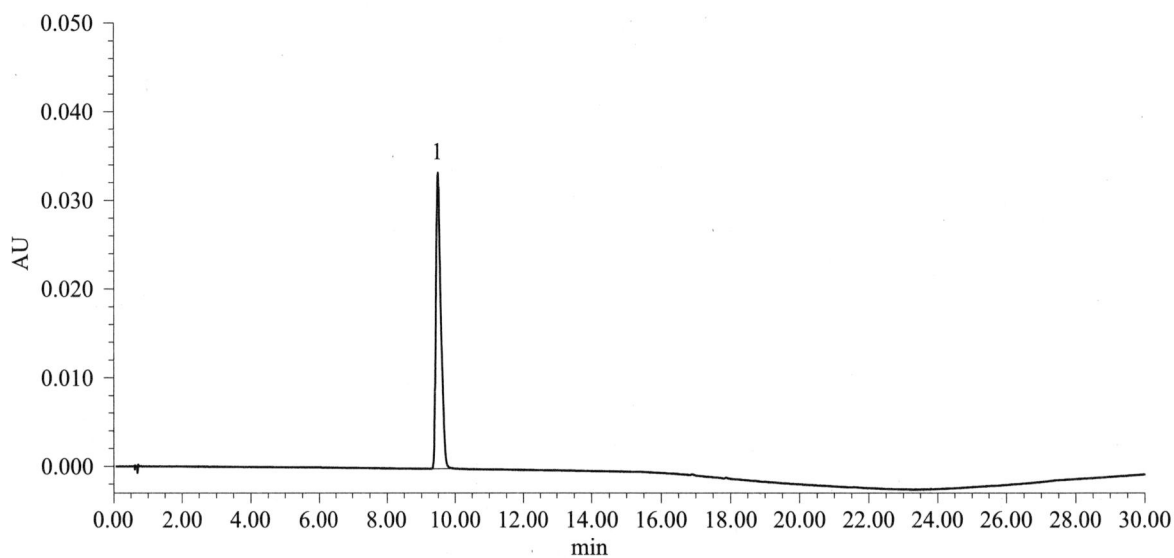

图 24-3 含量测定对照品 UPLC 色谱图
1. 葛根素

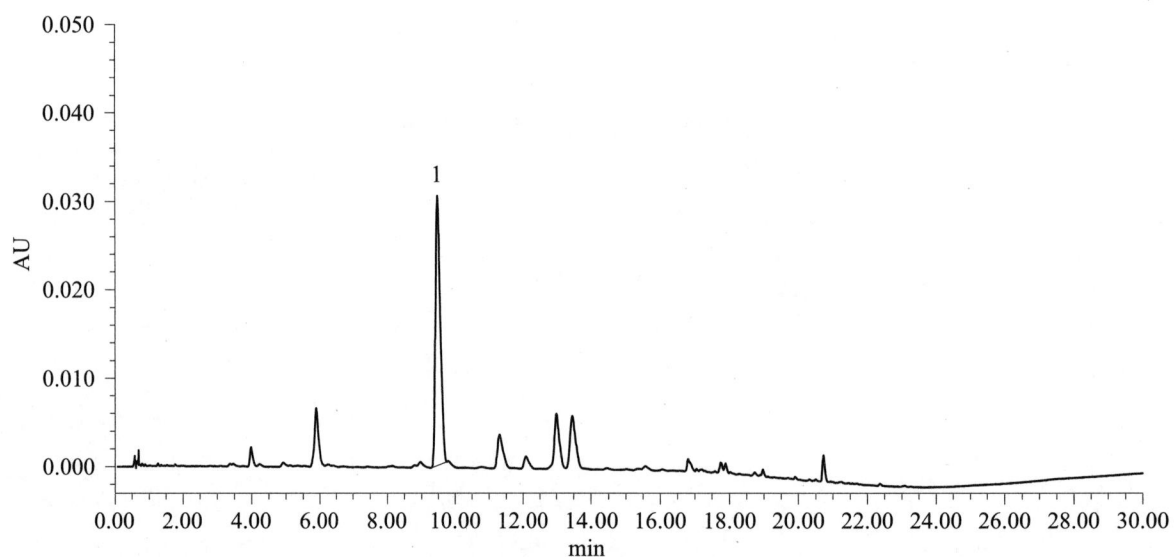

图 24-4 含量测定供试品 UPLC 色谱图
1. 葛根素

25 骨碎补配方颗粒

Gusuibu Peifangkeli

1 样品来源　江阴天江药业有限公司。

2 样品性状　本品为浅灰棕色至深棕色的颗粒；气微，味淡、微涩。

3 对照药材和对照品来源

　　对照药材　骨碎补（中国食品药品检定研究院，批号：121169-201304）。

　　对 照 品　柚皮苷（中国食品药品检定研究院，批号：110722-201815，纯度：91.7%）。

4 特征图谱

4.1 溶液的制备

　　参照物溶液的制备　取骨碎补对照药材0.5g，置具塞锥形瓶中，加入50%甲醇25ml，超声处理（功率250W，频率40kHz）40分钟，放冷，摇匀，滤过，取续滤液，作为对照药材参照物溶液。另取柚皮苷对照品适量，精密称定，加甲醇制成每1ml含60μg的溶液，作为对照品参照物溶液。

　　供试品溶液的制备　取本品适量，研细，取约0.2g（相当于饮片1.3g），同对照药材参照物溶液的制备方法制成供试品溶液。

4.2 色谱条件

方法	HPLC（质量标准方法）	UPLC（方法转换方法）
仪器	Alliance HPLC e2695	ACQUITY UPLC H-Class
仪器配置	PDA，柱温箱	QSM，FTN，PDA，柱温箱
色谱柱	Megres C18 4.6mm×250mm，5μm	ACQUITY UPLC HSS T3 2.1mm×100mm，1.8μm
流动相	A：甲醇 B：0.1% 磷酸溶液	A：甲醇 B：0.1% 磷酸溶液

梯度	时间（分钟）	流动相A（%）	流动相B（%）	曲线		时间（分钟）	流动相A（%）	流动相B（%）	曲线
	0	10	90	初始		0.0	10	90	初始
	5	10	90	6		1.4	10	90	6
	15	20	80	6		4.2	20	80	6
	27	25	75	6		7.5	25	75	6
	35	35	65	6		9.7	35	65	6
	50	45	55	6		13.9	45	55	6
	55	45	55	6		15.3	45	55	6
	65	10	90	1		20.0	10	90	1

流速	1.0ml/min	0.3ml/min
检测波长	283nm	283nm
柱温	30℃	30℃
进样量	10μl	1μl

4.3 结果与分析

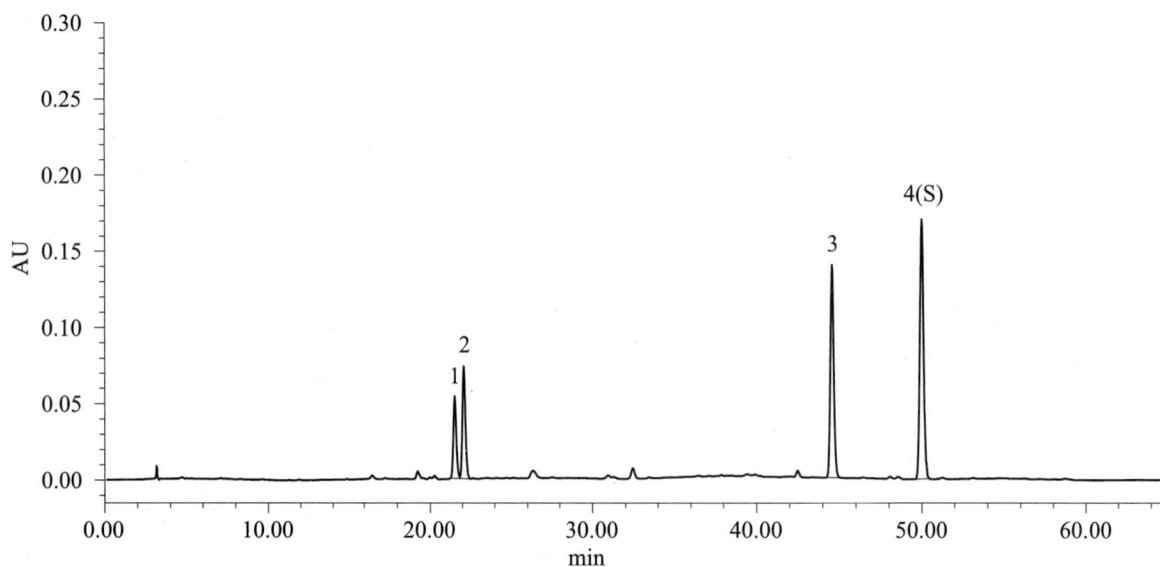

图 25-1　特征图谱对照药材 HPLC 色谱图

表 25-1　特征图谱对照药材 HPLC 特征峰参数列表

组分编号	组分名称	保留时间（min）	理论板数	拖尾因子	相对保留时间	相对保留时间标准规定值限度：±10%
1	—	21.511	64377	1.15	0.43	0.44（0.40～0.48）
2	—	22.080	65629	1.16	0.44	0.45（0.40～0.50）
3	—	44.541	231793	1.16	0.89	0.89（0.80～0.98）
4（S）	柚皮苷	49.968	232519	1.15	—	—

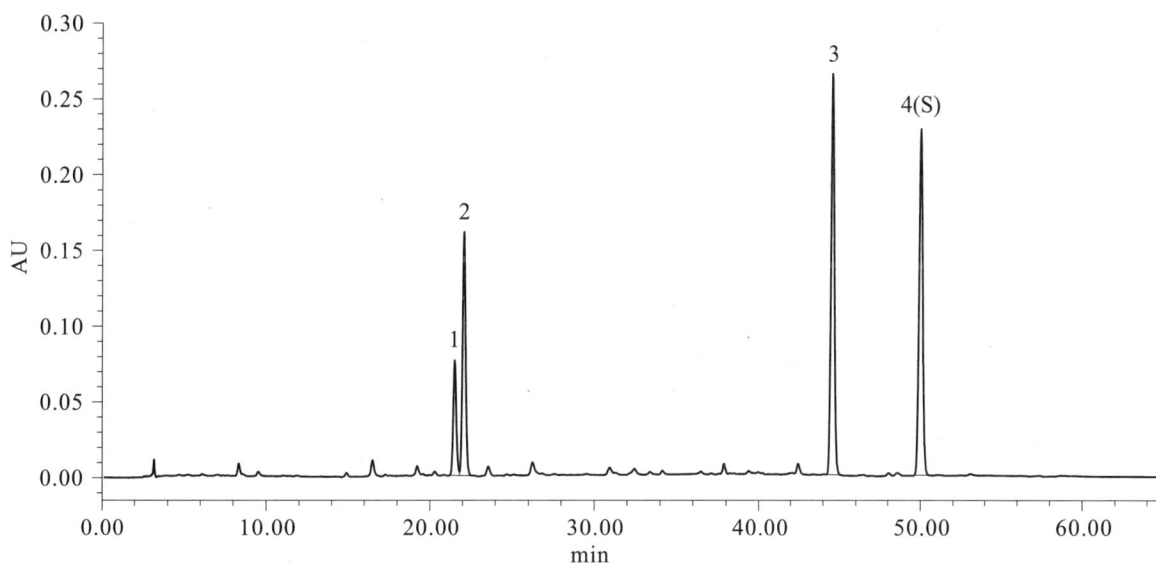

图 25-2　特征图谱供试品 HPLC 色谱图

表 25-2　特征图谱供试品 HPLC 特征峰参数列表

组分编号	组分名称	保留时间（min）	理论板数	拖尾因子	相对保留时间	相对保留时间标准规定值限度：±10%
1	—	21.515	63880	1.15	0.43	0.44（0.40～0.48）
2	—	22.075	66324	1.16	0.44	0.45（0.40～0.50）
3	—	44.552	234659	1.15	0.89	0.89（0.80～0.98）
4（S）	柚皮苷	49.990	232464	1.14	—	—

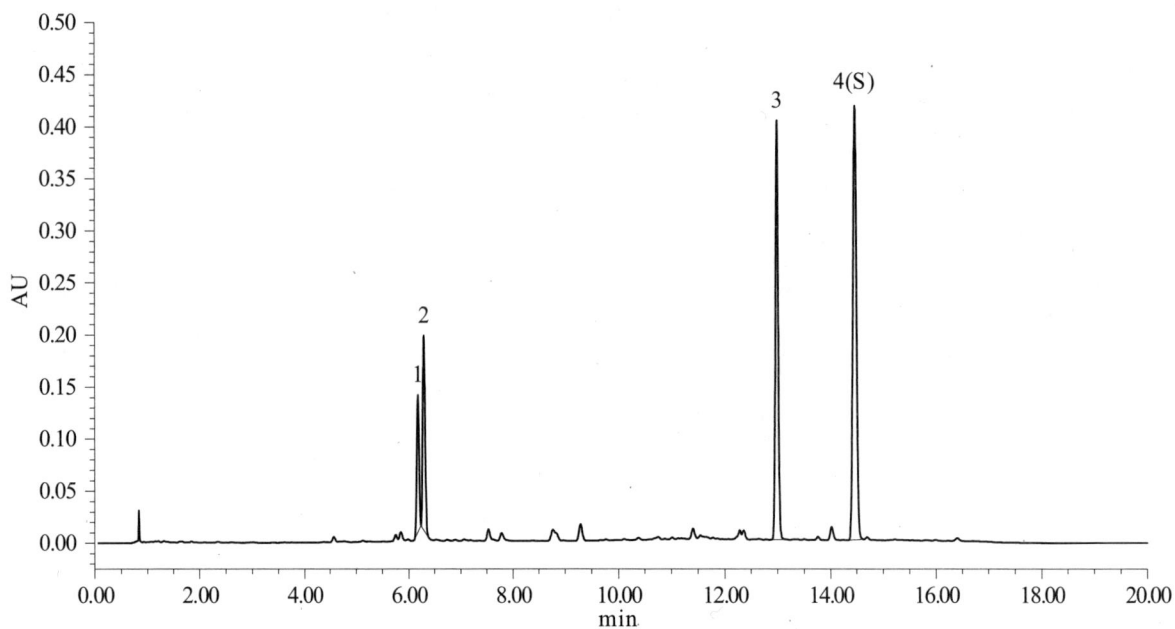

图 25-3　特征图谱对照药材 UPLC 色谱图

表 25-3　特征图谱对照药材 UPLC 特征峰参数列表

组分编号	组分名称	保留时间（min）	理论板数	拖尾因子	相对保留时间	相对保留时间标准规定值限度：±10%
1	—	6.175	82445	0.98	0.43	0.44（0.40～0.48）
2	—	6.291	81332	1.15	0.44	0.45（0.41～0.50）
3	—	12.983	302252	1.11	0.90	0.89（0.80～0.98）
4（S）	柚皮苷	14.457	209808	1.08	—	—

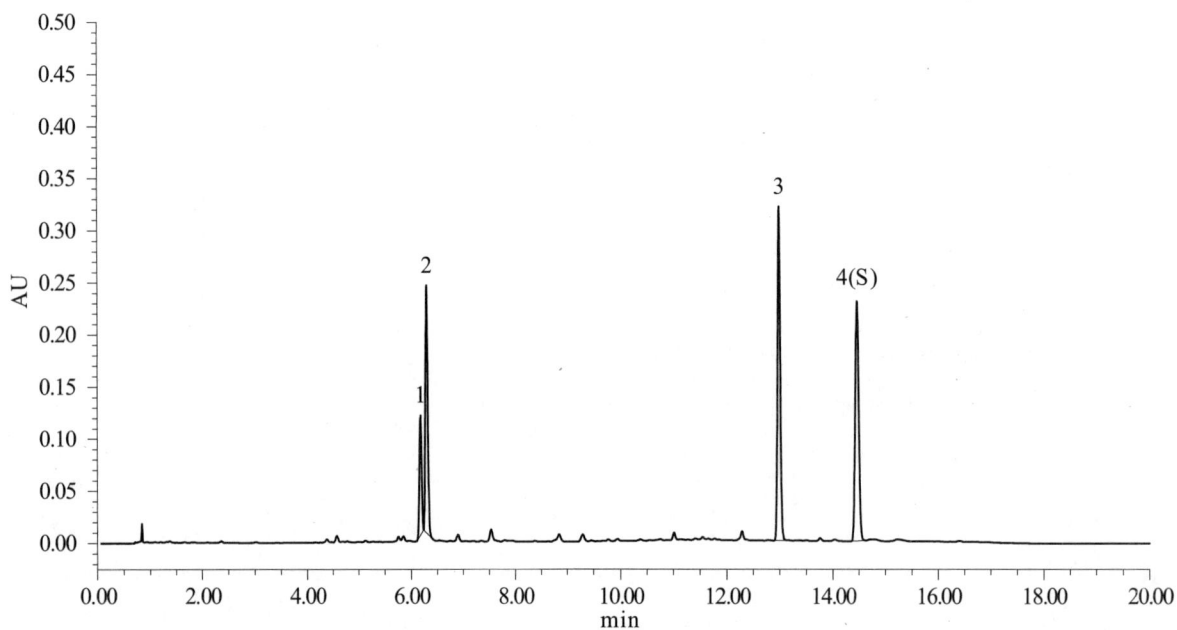

图 25-4　特征图谱供试品 UPLC 色谱图

表 25-4　特征图谱供试品 UPLC 特征峰参数列表

组分编号	组分名称	保留时间（min）	理论板数	拖尾因子	相对保留时间	相对保留时间标准规定值限度：±10%
1	—	6.174	91965	1.00	0.43	0.44（0.40～0.48）
2	—	6.290	89899	1.17	0.44	0.45（0.41～0.50）
3	—	12.984	304236	1.10	0.90	0.89（0.80～0.98）
4（S）	柚皮苷	14.459	211676	1.07	—	—

⑤ 含量测定

5.1　溶液的制备

对照品溶液的制备　取柚皮苷对照品适量，精密称定，加 50% 甲醇制成每 1ml 含 70μg 的溶液，即得。

供试品溶液的制备　取本品适量，研细，取约 0.2g（相当于饮片 1.3g），精密称定，置具塞锥形瓶中，精密加入 50% 甲醇 50ml，密塞，称定重量，超声处理（功率 250W，频率 40kHz）30 分钟，放冷，再称定重量，用 50% 甲醇补足减失的重量，摇匀，滤过，取续滤液，即得。

5.2　色谱条件

方法	**UPLC**（质量标准方法）
仪器	ACQUITY UPLC H-Class
仪器配置	QSM，FTN，PDA，柱温箱
色谱柱	CORTECS UPLC T3 2.1mm×100mm，1.6μm
流动相	甲醇 - 醋酸 - 水（35：4：65）
流速	0.3ml/min
检测波长	283nm
柱温	30℃
进样量	1μl

5.3 结果与分析

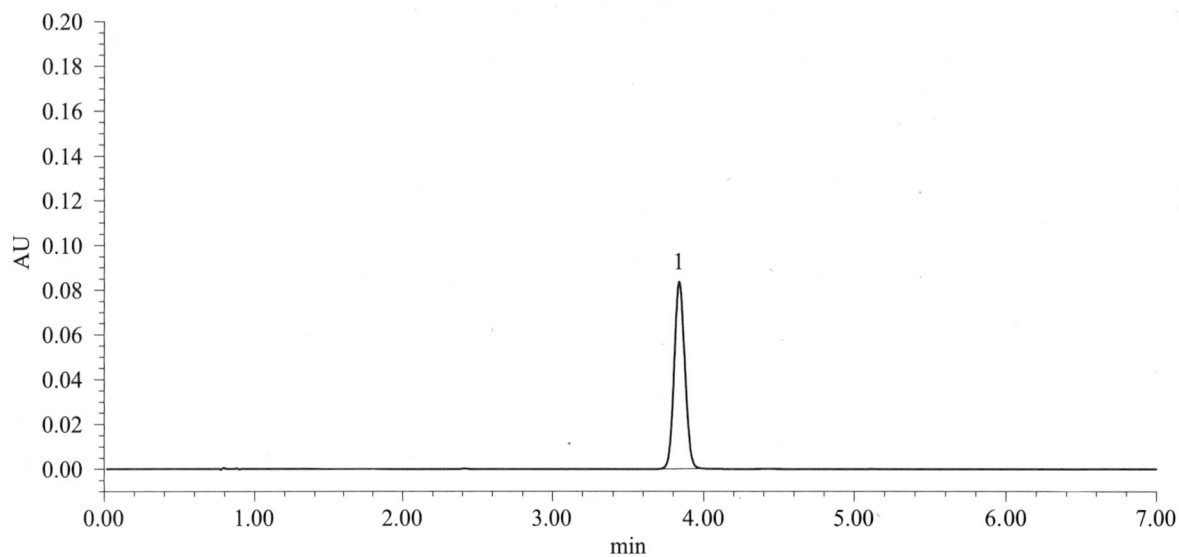

图 25-5　含量测定对照品 UPLC 色谱图
1. 柚皮苷

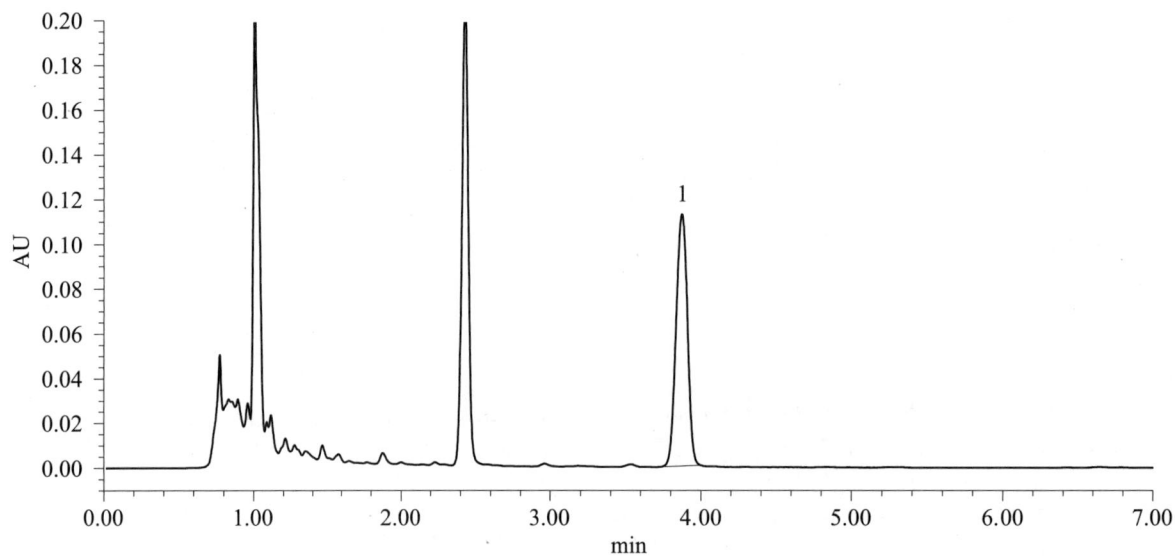

图 25-6　含量测定供试品 UPLC 色谱图
1. 柚皮苷

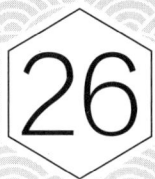

26 何首乌配方颗粒
Heshouwu Peifangkeli

1 样品来源 北京康仁堂药业有限公司。

2 样品性状 本品为黄色至黄棕色的颗粒；气微，味微甘而苦涩。

3 对照药材和对照品来源

对照药材 何首乌（中国食品药品检定研究院，批号：120934-201410）。

对 照 品 1. 2,3,5,4′- 四羟基二苯乙烯 -2-*O*-*β*-D- 葡萄糖苷（二苯乙烯苷）；2. 大黄素；3. 大黄素甲醚；4. 没食子酸（中国食品药品检定研究院，1. 批号：110844-201814，纯度：91.0%；2. 批号：110756-201512，纯度：98.7%；3. 批号：110758-201616，纯度：99.0%；4. 批号：110831-201906，纯度：91.5%）。

4 特征图谱

4.1 溶液的制备

参照物溶液的制备 取何首乌对照药材 0.2g，置锥形瓶中，加 70% 甲醇 25ml，超声处理（功率 250W，频率 40kHz）20 分钟，取出，放冷，摇匀，滤过，取续滤液，作为对照药材参照物溶液。另取没食子酸对照品、2,3,5,4′- 四羟基二苯乙烯 -2-*O*-*β*-D- 葡萄糖苷对照品、大黄素对照品适量，精密称定，加 70% 甲醇制成每 1ml 含没食子酸 20μg、2,3,5,4′- 四羟基二苯乙烯 -2-*O*-*β*-D- 葡萄糖苷 200μg、大黄素 40μg 的混合溶液，作为对照品参照物溶液。

供试品溶液的制备 取本品适量，研细，取约 0.2g（相当于饮片 1.34g），精密称定，置具塞锥形瓶中，精密加入 70% 甲醇 25ml，密塞，称定重量，超声处理（功率 250W，频率 40kHz）20 分钟，放冷，再称定重量，用 70% 甲醇补足减失的重量，摇匀，滤过，即得。

4.2 色谱条件

方法	UPLC（质量标准方法）
仪器	ACQUITY UPLC H-Class
仪器配置	QSM，FTN，PDA，柱温箱
色谱柱	ACQUITY UPLC BEH C18 2.1mm×100mm，1.7μm
流动相	A：乙腈 B：0.1% 磷酸溶液
梯度	<table><tr><td>时间 （分钟）</td><td>流动相 A（%）</td><td>流动相 B（%）</td><td>曲线</td></tr><tr><td>0.0</td><td>5</td><td>95</td><td>初始</td></tr><tr><td>2.0</td><td>15</td><td>85</td><td>6</td></tr><tr><td>6.0</td><td>25</td><td>75</td><td>6</td></tr><tr><td>9.0</td><td>30</td><td>70</td><td>6</td></tr><tr><td>15.0</td><td>95</td><td>5</td><td>6</td></tr><tr><td>15.1</td><td>5</td><td>95</td><td>6</td></tr><tr><td>25.0</td><td>5</td><td>95</td><td>6</td></tr></table>
流速	0.4ml/min
检测波长	254nm
柱温	35℃
进样量	1μl

4.3 结果与分析

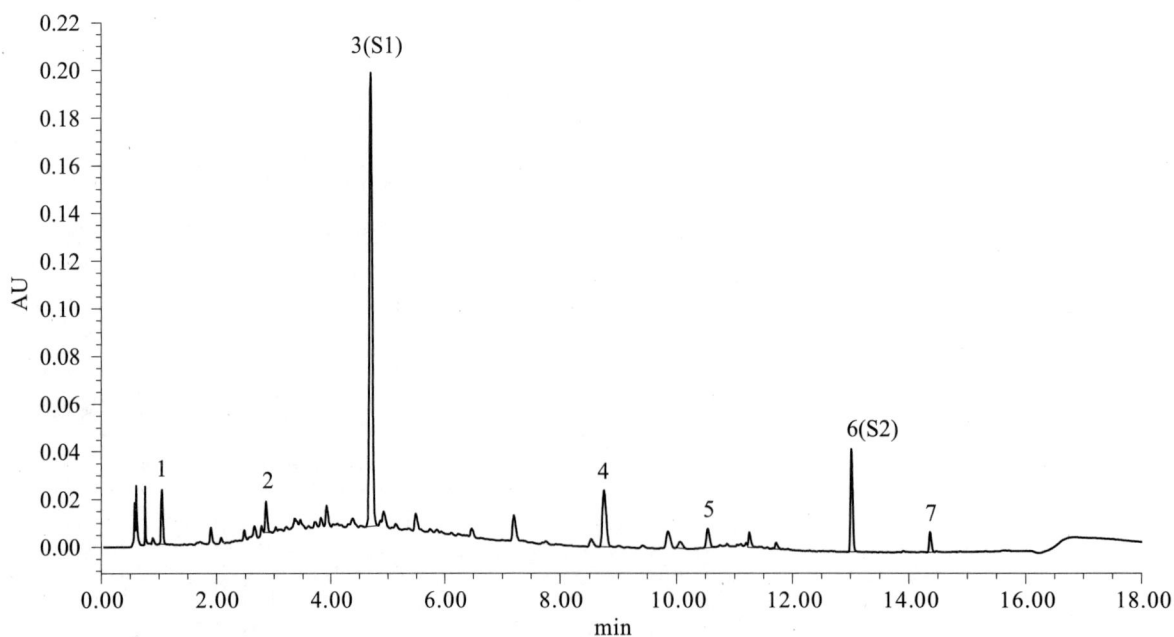

图 26-1　特征图谱对照药材 UPLC 色谱图

表 26-1 特征图谱对照药材 UPLC 特征峰参数列表

组分编号	组分名称	保留时间（min）	理论板数	拖尾因子	相对保留时间	相对保留时间标准规定值限度：±10%
1	没食子酸	1.050	4758	1.24	—	—
2	—	2.856	27634	1.48	0.61	0.61（0.55～0.67）
3（S1）	二苯乙烯苷	4.692	39556	1.43	—	—
4	—	8.744	74769	1.32	0.67	0.67（0.60～0.74）
5	—	10.537	161519	1.16	0.81	0.81（0.73～0.89）
6（S2）	大黄素	13.013	502205	1.33	—	—
7	大黄素甲醚	14.362	563325	1.32	1.10	1.10（0.99～1.21）

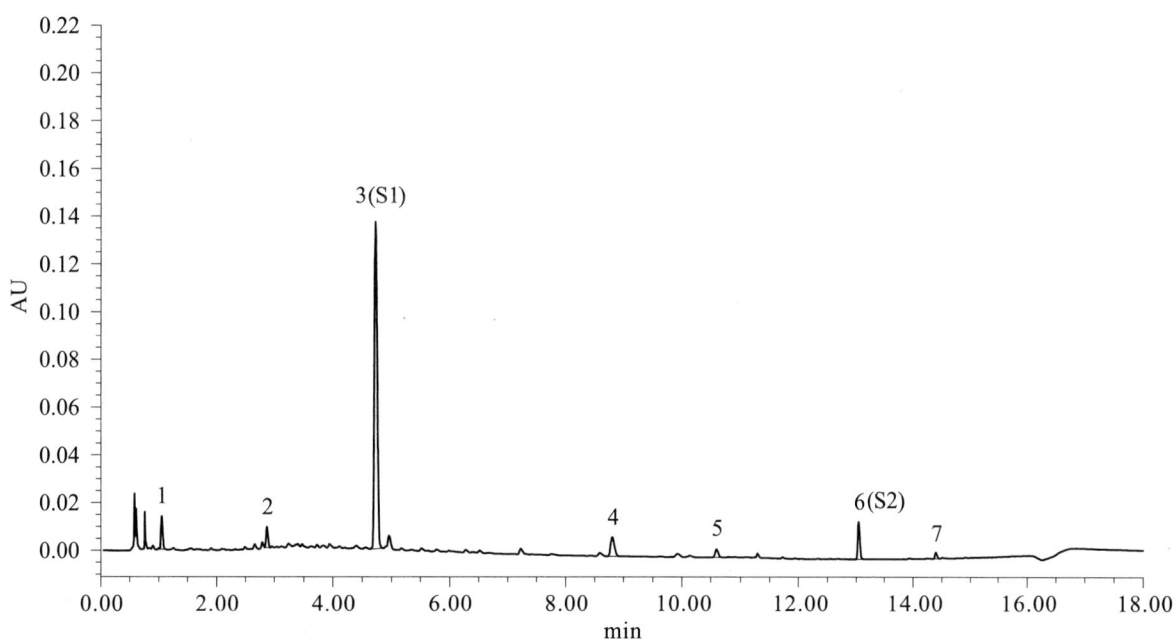

图 26-2 特征图谱供试品 UPLC 色谱图

表 26-2 特征图谱供试品 UPLC 特征峰参数列表

组分编号	组分名称	保留时间（min）	理论板数	拖尾因子	相对保留时间	相对保留时间标准规定值限度：±10%
1	没食子酸	1.051	5248	1.30	—	—
2	—	2.869	30395	1.33	0.61	0.61（0.55～0.67）
3（S1）	二苯乙烯苷	4.724	39682	1.37	—	—
4	—	8.803	75573	1.28	0.68	0.67（0.60～0.74）
5	—	10.596	180532	1.18	0.81	0.81（0.73～0.89）
6（S2）	大黄素	13.040	534536	1.26	—	—
7	大黄素甲醚	14.393	620123	1.25	1.10	1.10（0.99～1.21）

5 含量测定

5.1 溶液的制备

对照品溶液的制备 取 2,3,5,4'- 四羟基二苯乙烯 -2-*O*-*β*-D- 葡萄糖苷对照品适量，精密称定，加稀乙醇制成每 1ml 含 0.2mg 的溶液，即得。

供试品溶液的制备 同特征图谱。

5.1.1 二苯乙烯苷

5.1.2 结合蒽醌

对照品溶液的制备 分别取大黄素对照品、大黄素甲醚对照品适量，精密称定，加甲醇制成每 1ml 含大黄素 40μg、大黄素甲醚 10μg 的混合溶液，即得。

供试品溶液的制备 同特征图谱，取续滤液作为供试品溶液 A（测游离蒽醌用）。另精密量取续滤液 10ml，置具塞锥形瓶中，水浴蒸干，精密加 8% 盐酸溶液 20ml，超声处理（功率 100W，频率 40kHz）5 分钟，加三氯甲烷 20ml，水浴中加热回流 1 小时，取出，立即冷却，置分液漏斗中，用少量三氯甲烷洗涤容器，洗液并入分液漏斗中，分取三氯甲烷液，酸液再用三氯甲烷振摇提取 3 次，每次 15ml，合并三氯甲烷液，回收溶剂至干，残渣加甲醇使溶解，转移至 10ml 量瓶中，加甲醇至刻度，摇匀，滤过，取续滤液，作为供试品溶液 B（测总蒽醌用）。

5.2 色谱条件

5.2.1 二苯乙烯苷 检测波长为 320nm，其他同特征图谱。

5.2.2 结合蒽醌 同特征图谱。

5.3 结果与分析

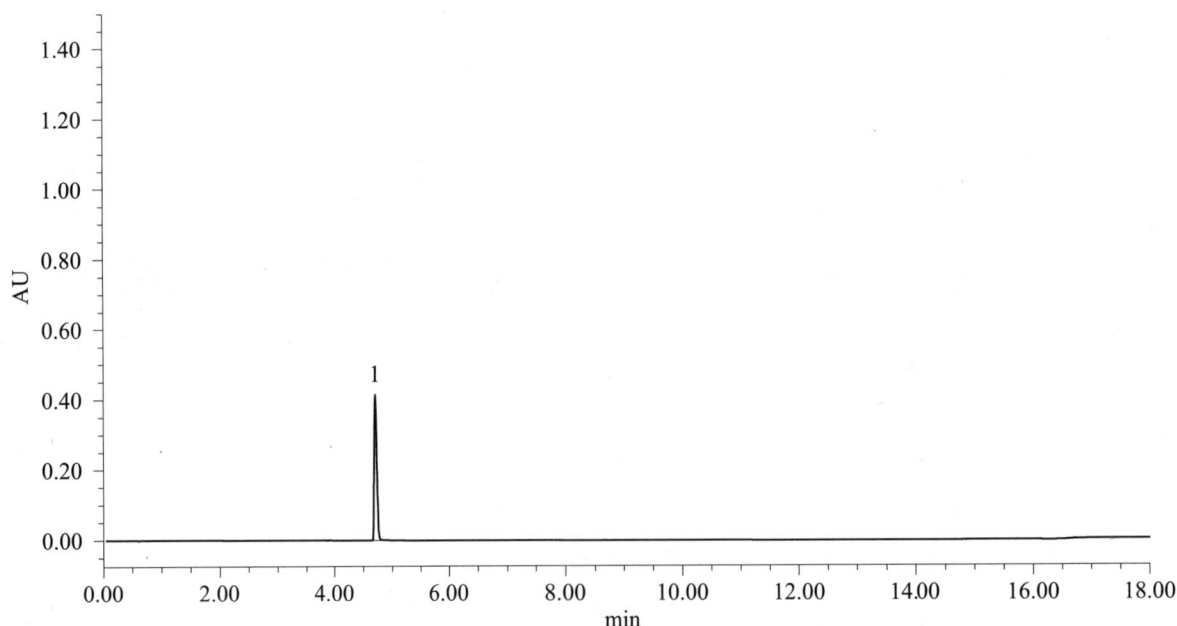

图 26-3 含量测定（二苯乙烯苷）对照品 UPLC 色谱图
1. 二苯乙烯苷

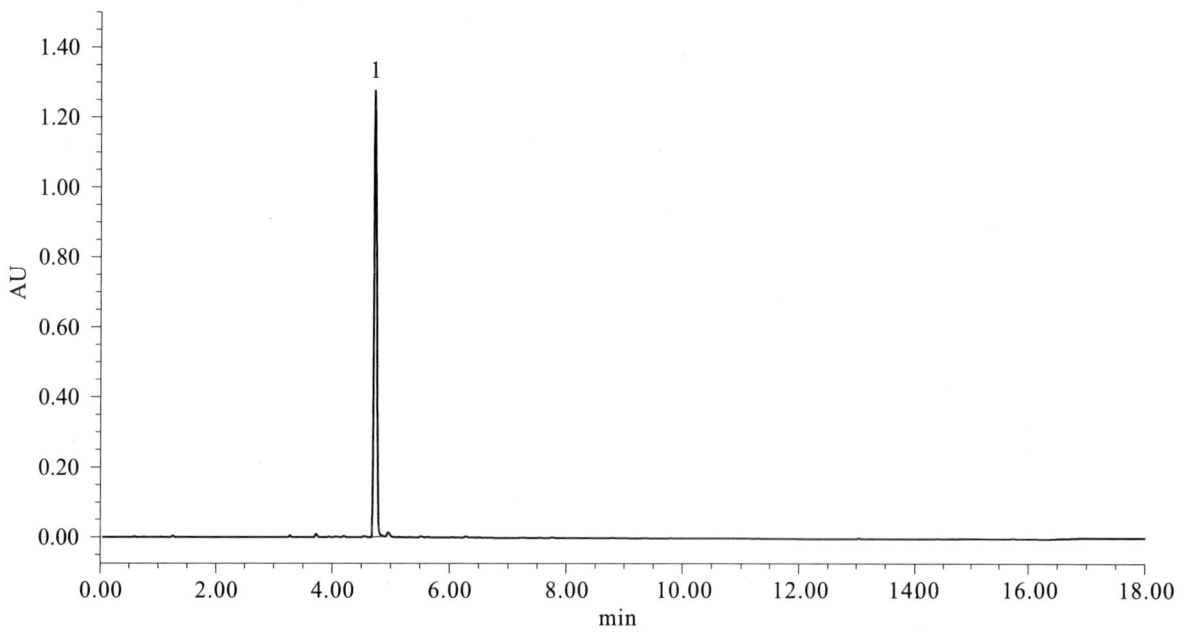

图 26-4　含量测定（二苯乙烯苷）供试品 UPLC 色谱图
1. 二苯乙烯苷

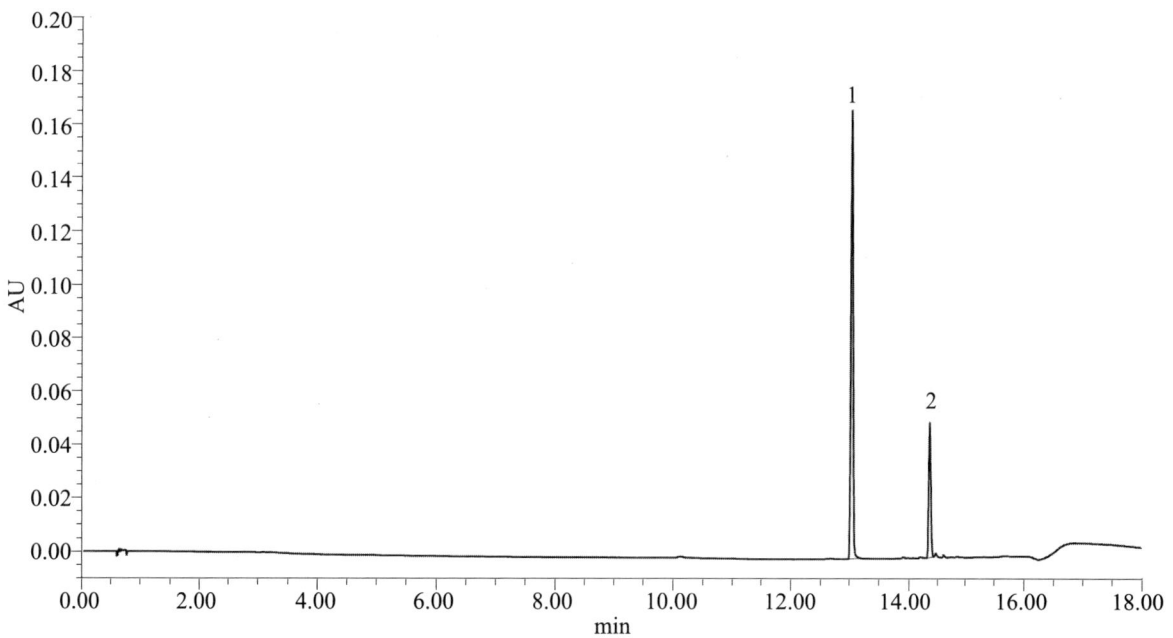

图 26-5　含量测定（结合蒽醌）对照品 UPLC 色谱图
1. 大黄素　2. 大黄素甲醚

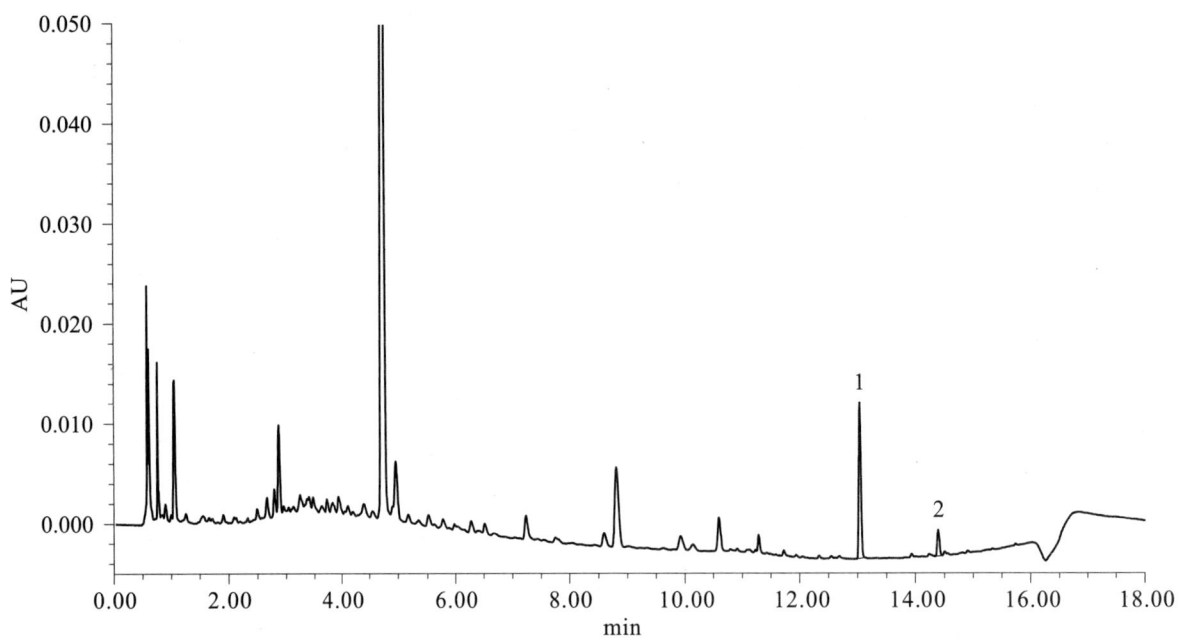

图 26-6　含量测定（结合蒽醌）供试品 A UPLC 色谱图
1. 大黄素　2. 大黄素甲醚

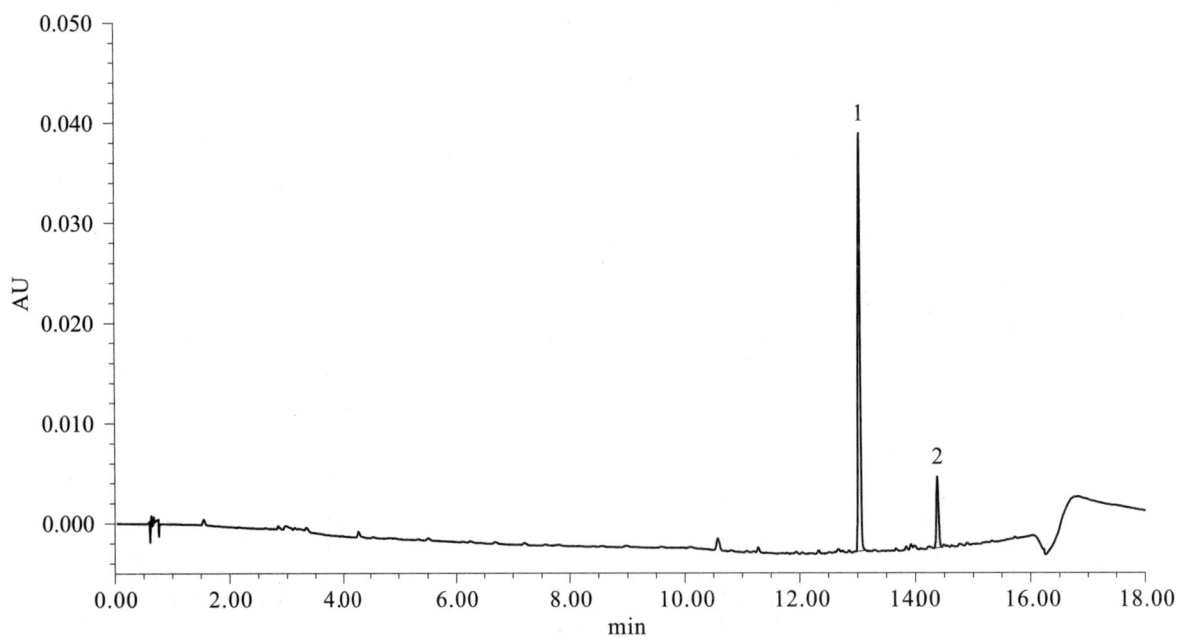

图 26-7　含量测定（结合蒽醌）供试品 B UPLC 色谱图
1. 大黄素　2. 大黄素甲醚

27 厚朴（厚朴）配方颗粒

Houpo（Houpo）Peifangkeli

1 样品来源 广东一方制药有限公司。

2 样品性状 本品为黄棕色至棕色的颗粒；气微，味苦。

3 对照药材和对照品来源

对照药材 厚朴（厚朴）（中国食品药品检定研究院，批号：121285-201303）。

对 照 品 1.厚朴酚；2.和厚朴酚（中国食品药品检定研究院，1.批号：110729-201714，纯度：100.0%；2.批号：110730-201915，纯度：99.8%）。

4 特征图谱

4.1 溶液的制备

参照物溶液的制备 取厚朴（厚朴）对照药材1g，置具塞锥形瓶中，加水20ml，加热回流30分钟，放冷，离心，取上清液，蒸干，加甲醇25ml，超声处理（功率250W，频率40kHz）30分钟，放冷，摇匀，滤过，取续滤液，作为对照药材参照物溶液。另取厚朴酚对照品、和厚朴酚对照品适量，精密称定，加甲醇制成每1ml含厚朴酚20μg、和厚朴酚10μg的混合溶液，作为对照品参照物溶液。

供试品溶液的制备 取本品适量，研细，取约0.2g（相当于饮片1.6g），置具塞锥形瓶中，加甲醇25ml，超声处理（功率250W，频率40kHz）30分钟，放冷，摇匀，滤过，取续滤液，即得。

4.2 色谱条件

方法	UPLC（质量标准方法）			
仪器	ACQUITY UPLC H-Class Bio			
仪器配置	QSM，FTN，PDA，柱温箱			
色谱柱	ACQUITY UPLC BEH C18 2.1mm×100mm，1.7μm			
流动相	A：乙腈 B：0.4% 磷酸溶液			
梯度	时间 （分钟）	流动相 A（%）	流动相 B（%）	曲线
	0	8	92	初始
	7	8	92	6
	14	10	90	6
	19	11	89	6
	28	20	80	6
	34	48	52	6
	48	48	52	6
	50	8	92	6
	57	8	92	6
流速	0.4ml/min			
检测波长	294nm			
柱温	30℃			
进样量	1μl			

4.3 结果与分析

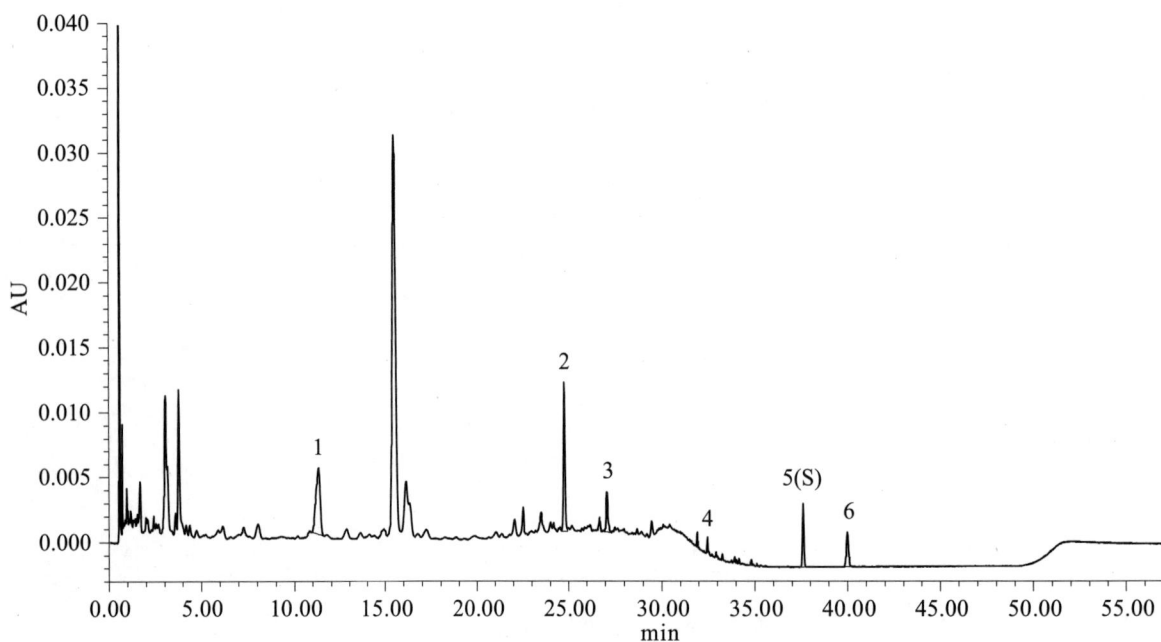

图 27-1　特征图谱对照药材 UPLC 色谱图

表 27-1　特征图谱对照药材 UPLC 特征峰参数列表

组分编号	组分名称	保留时间（min）	理论板数	拖尾因子	相对保留时间	相对保留时间标准规定值限度：±10%
1	—	11.318	10139	0.83	—	—
2	—	24.775	406588	1.01	0.66	0.67（0.60～0.74）
3	—	27.069	418662	1.45	0.72	0.72（0.65～0.79）
4	—	32.452	2298188	0.91	0.86	0.86（0.77～0.95）
5（S）	和厚朴酚	37.596	1125811	1.00	—	—
6	厚朴酚	39.991	529843	1.03	—	—

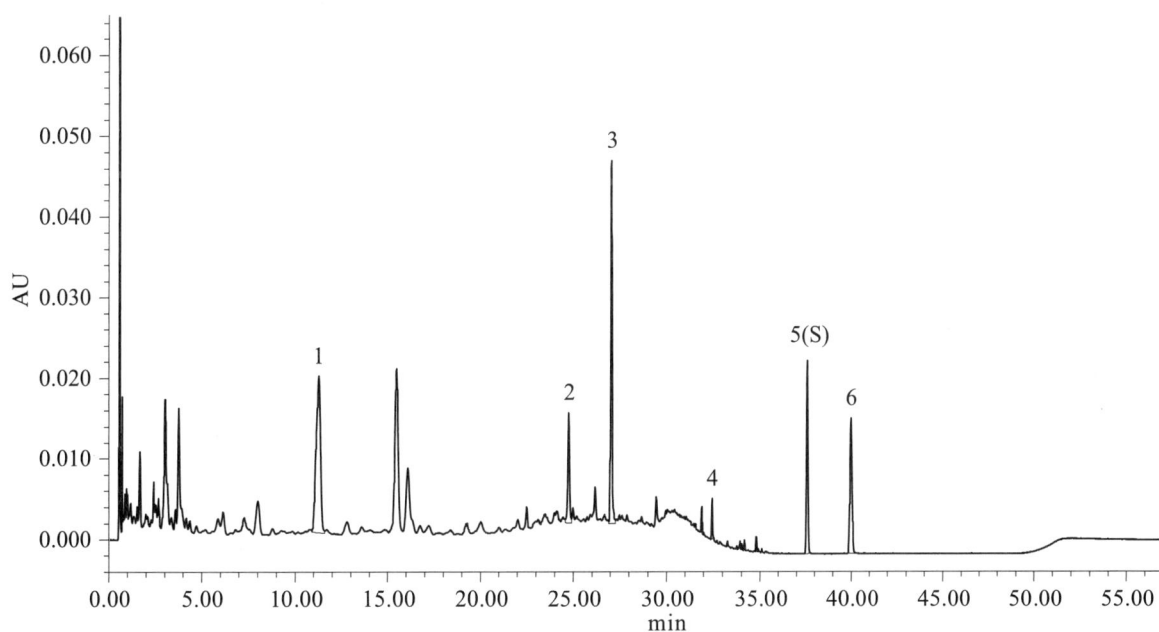

图 27-2　特征图谱供试品 UPLC 色谱图

表 27-2　特征图谱供试品 UPLC 特征峰参数列表

组分编号	组分名称	保留时间（min）	理论板数	拖尾因子	相对保留时间	相对保留时间标准规定值限度：±10%	相对峰面积	相对峰面积标准规定范围
1	—	11.302	8182	0.81	与对照药材参照物峰 1 保留时间相对应		—	—
2	—	24.769	381611	0.92	0.66	0.67（0.60～0.74）	—	—
3	—	27.052	633610	1.13	0.72	0.72（0.65～0.79）	—	—
4	—	32.451	2134828	0.94	0.86	0.86（0.77～0.95）	—	—
5（S）	和厚朴酚	37.586	1110222	1.02	—	—	—	—
6	厚朴酚	39.984	523539	1.01	—	—	1.083	0.51～3.50

5 含量测定

5.1 溶液的制备

对照品溶液的制备 同特征图谱。

供试品溶液的制备 取本品适量，研细，取约 0.1g（相当于饮片 0.8g），精密称定，置具塞锥形瓶中，精密加入甲醇 25ml，称定重量，超声处理（功率 250W，频率 40kHz）30 分钟，放冷，再称定重量，用甲醇补足减失的重量，摇匀，滤过，取续滤液，即得。

5.2 色谱条件

方法	HPLC（质量标准方法）	UPLC（方法转换方法）
仪器	ACQUITY Arc	ACQUITY UPLC H-Class
仪器配置	QSM-R，FTN-R，PDA，柱温箱	QSM，FTN，PDA，柱温箱
色谱柱	XBridge C18 4.6mm×250mm，5μm	ACQUITY UPLC BEH C18 2.1mm×100mm，1.7μm
流动相	甲醇 - 水（78 ： 22）	甲醇 - 水（78 ： 22）
流速	1.0ml/min	0.3ml/min
检测波长	294nm	294nm
柱温	30℃	30℃
进样量	10μl	1μl

5.3 结果与分析

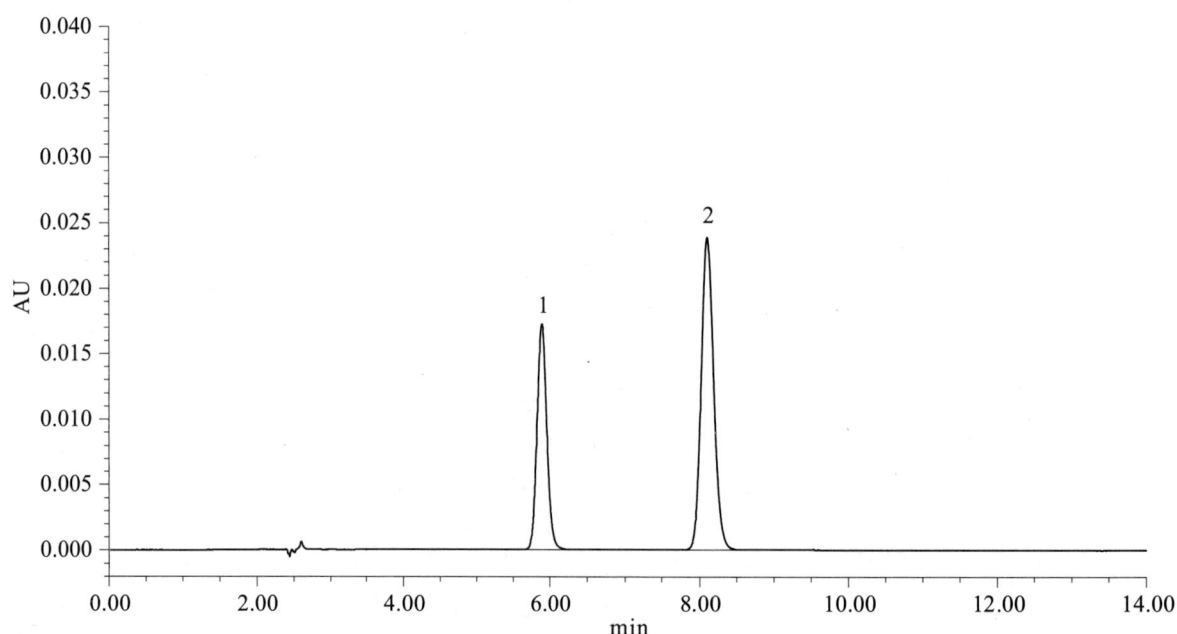

图 27-3 含量测定对照品 HPLC 色谱图
1. 和厚朴酚；2. 厚朴酚

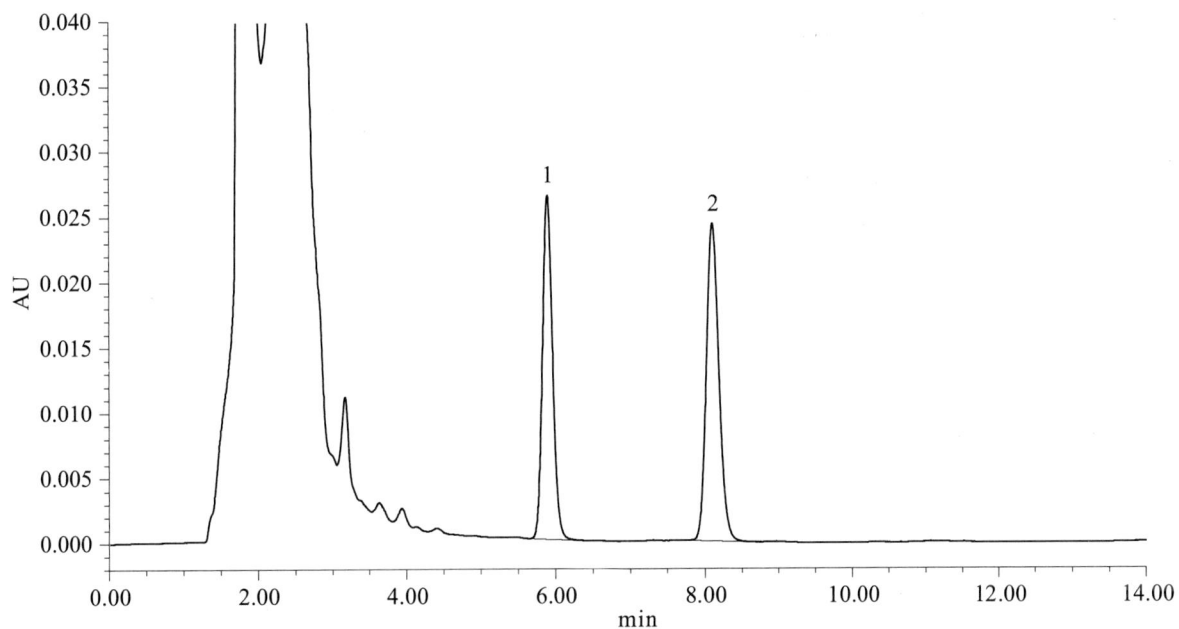

图 27-4　含量测定供试品 HPLC 色谱图
1. 和厚朴酚；2. 厚朴酚

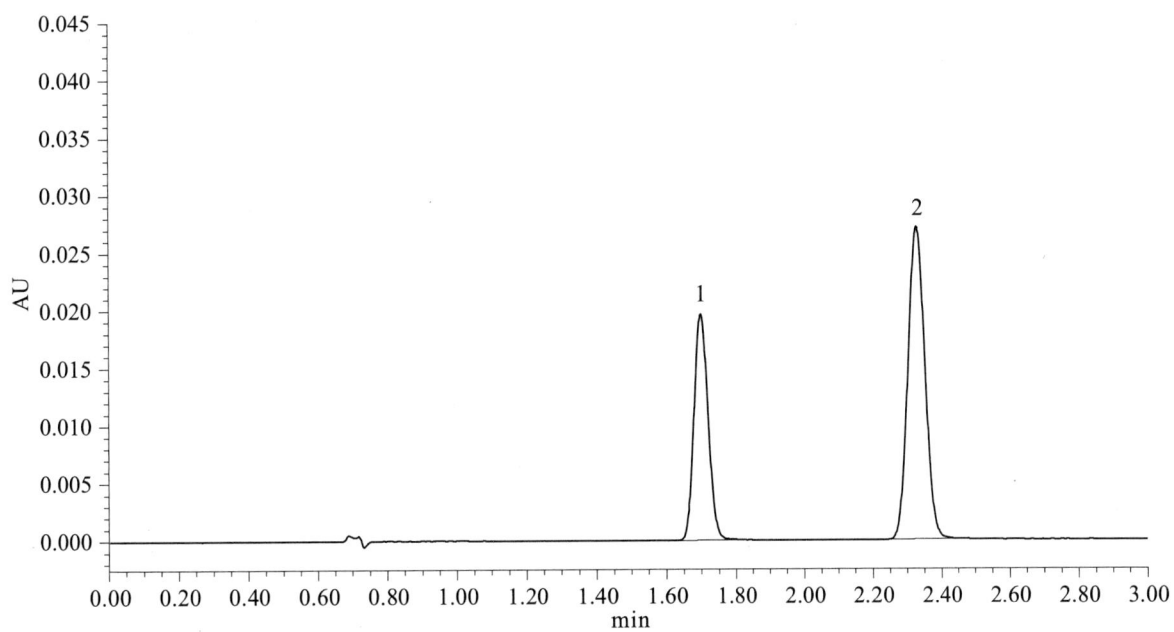

图 27-5　含量测定对照品 UPLC 色谱图
1. 和厚朴酚；2. 厚朴酚

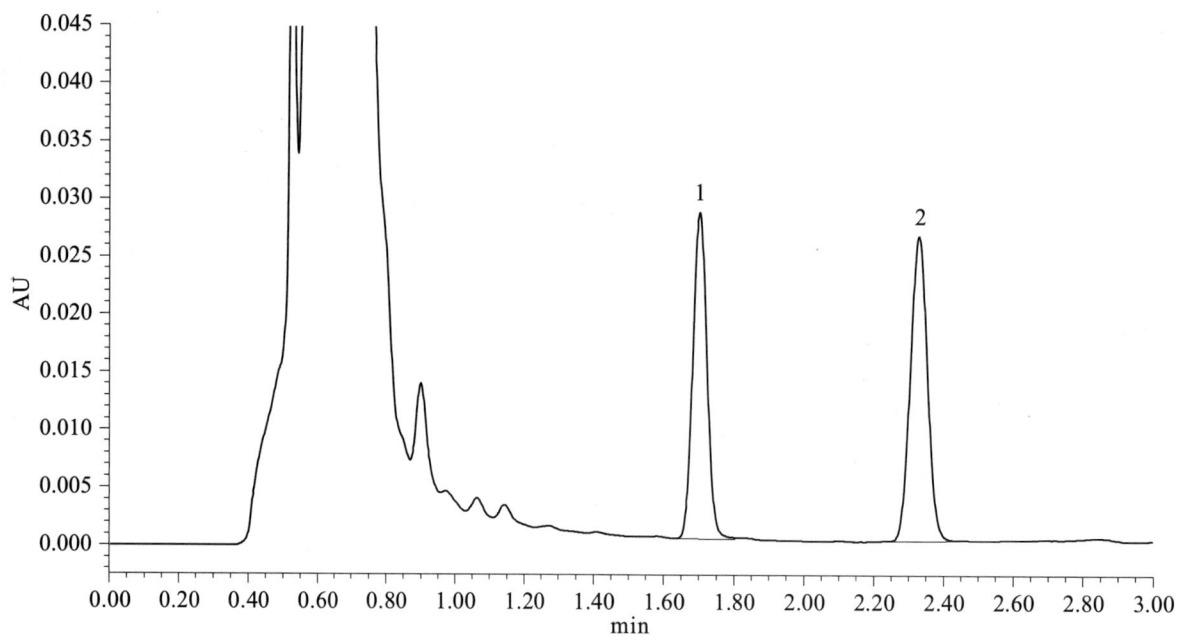

图 27-6　含量测定供试品 UPLC 色谱图
1．和厚朴酚；2．厚朴酚

28 虎杖配方颗粒
Huzhang Peifangkeli

1 样品来源 广东一方制药有限公司。

2 样品性状 本品为黄棕色至棕褐色的颗粒；气微，味微苦、涩。

3 对照药材和对照品来源

对照药材 虎杖（中国食品药品检定研究院，批号：120980-201005）。

对 照 品 1. 虎杖苷；2. 白藜芦醇；3. 大黄素；4. 大黄素甲醚；5. 大黄素 -8-O-β-D- 葡萄糖苷（中国食品药品检定研究院，1. 批号：111575-201603，纯度：87.3%；2. 批号：111535-201703，纯度：99.4%；3. 批号：110756-201512，纯度：98.7%；4. 批号：110758-201817，纯度：99.2%。5. 成都普菲德生物技术有限公司，批号：150719，纯度 ≥ 98%）。

4 特征图谱

4.1 溶液的制备

参照物溶液的制备 取虎杖对照药材 0.4g，加水 40ml，煮沸 30 分钟，滤过，取滤液蒸干，残渣加甲醇 50ml，超声处理（功率 250W，频率 40kHz）30 分钟，放冷，摇匀，滤过，取续滤液，作为对照药材参照物溶液。另取虎杖苷对照品、白藜芦醇对照品、大黄素对照品、大黄素甲醚对照品和大黄素 -8-O-β-D- 葡萄糖苷对照品适量，精密称定，加甲醇制成每 1ml 各含 50μg 的混合溶液，作为对照品参照物溶液。

供试品溶液的制备 取本品适量，研细，取约 0.15g（相当于饮片 0.675g），精密称定，置具塞锥形瓶中，精密加入甲醇 50ml，称定重量，超声处理（功率 250W，频率 40kHz）30 分钟，放冷，再称定重量，用甲醇补足减失的重量，摇匀，滤过，取续滤液，即得。

4.2 色谱条件

方法	UPLC（质量标准方法）			
仪器	ACQUITY UPLC H-Class			
仪器配置	QSM，FTN，PDA，柱温箱			
色谱柱	ACQUITY UPLC BEH C18 2.1mm×100mm，1.7μm			
流动相	A：乙腈 B：0.2% 甲酸溶液			
梯度	时间 （分钟）	流动相 A（%）	流动相 B（%）	曲线
	0	12	88	初始
	7	20	80	6
	10	28	72	6
	12	28	72	6
	15	30	70	6
	16	80	20	6
	18	80	20	6
	24	12	88	1
流速	0.4ml/min			
检测波长	290nm			
柱温	40℃			
进样量	0.5μl			

4.3 结果与分析

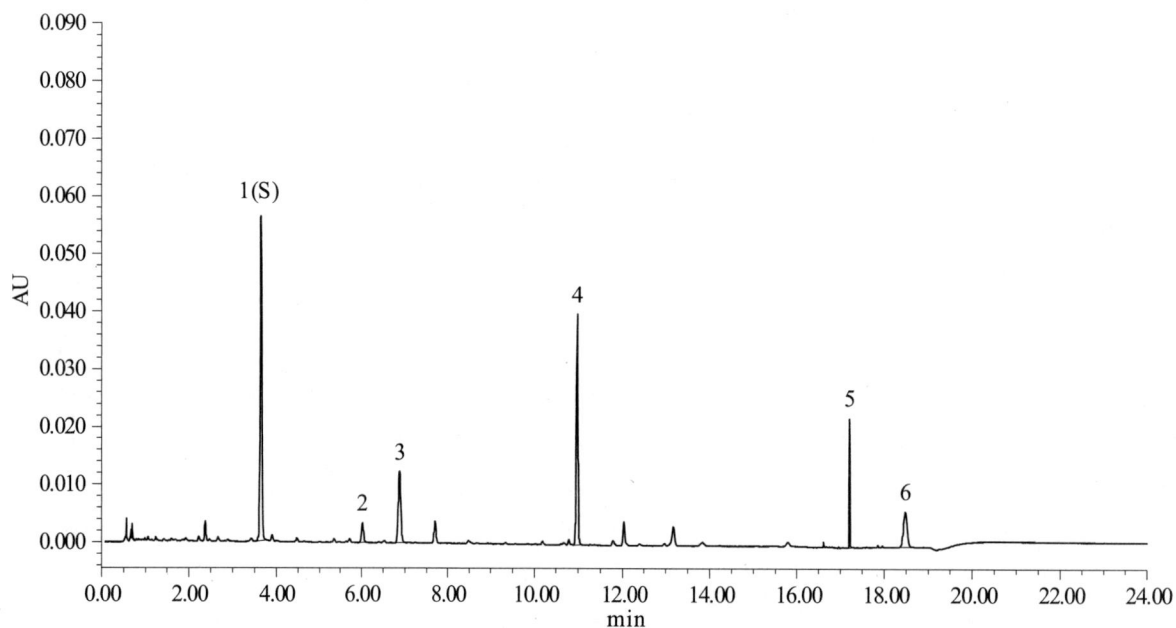

图 28-1　特征图谱对照药材 UPLC 色谱图

表 28-1　特征图谱对照药材 UPLC 特征峰参数列表

组分编号	组分名称	保留时间（min）	理论板数	拖尾因子	相对保留时间	相对保留时间标准规定值 限度：±10%
1（S）	虎杖苷	3.645	45893	1.02	—	—
2	—	6.024	87279	1.02	1.65	1.65（1.49～1.82）
3	白藜芦醇	6.876	72269	1.06	—	—
4	大黄素 -8-O-β-D-葡萄糖苷	10.980	442801	1.01	—	—
5	大黄素	17.206	9361241	1.14	—	—
6	大黄素甲醚	18.481	221176	1.03	—	—

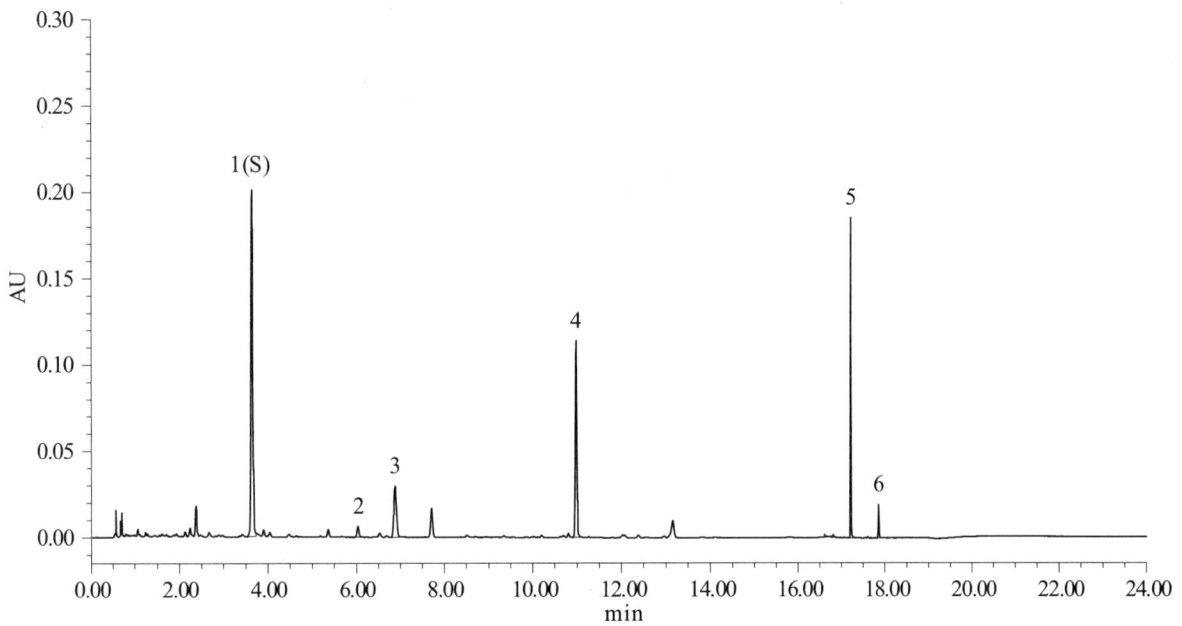

图 28-2　特征图谱供试品 UPLC 色谱图

表 28-2　特征图谱供试品 UPLC 特征峰参数列表

组分编号	组分名称	保留时间（min）	理论板数	拖尾因子	相对保留时间	相对保留时间标准规定值 限度：±10%	相对峰面积	相对峰面积标准规定范围
1（S）	虎杖苷	3.647	45348	1.04	—	—	—	—
2	—	6.033	80215	1.07	1.65	1.65（1.49～1.82）	—	—
3	白藜芦醇	6.881	72503	1.05	—	—	—	—
4	大黄素 -8-O-β-D-葡萄糖苷	10.987	470610	0.97	—	—	0.52	≥ 0.22
5	大黄素	17.206	9513339	1.12	—	—	—	—
6	大黄素甲醚	17.862	4599458	1.09	—	—	—	—

5 含量测定

5.1 溶液的制备

5.1.1 大黄素

对照品溶液的制备 取大黄素对照品适量，精密称定，加甲醇制成每1ml含24μg的溶液，即得。

供试品溶液的制备 取本品适量，研细，取约0.15g（相当于饮片0.675g），精密称定，精密加入三氯甲烷50ml和2.5mol/L硫酸溶液20ml，称定重量，置80℃水浴中加热回流2小时，冷却至室温，再称定重量，用三氯甲烷补足减失的重量，摇匀。分取三氯甲烷液，精密量取5ml，蒸干，残渣加甲醇使溶解，转移至10ml量瓶中，加甲醇稀释至刻度，摇匀，滤过，取续滤液，即得。

5.1.2 虎杖苷（避光操作）

对照品溶液的制备 取虎杖苷对照品适量，精密称定，加甲醇制成每1ml含80μg的溶液，即得。

供试品溶液的制备 取本品适量，研细，取约0.15g（相当于饮片0.675g），精密称定，置具塞锥形瓶中，精密加入甲醇50ml，称定重量，超声处理（功率250W，频率40kHz）30分钟，放冷，再称定重量，用甲醇补足减失的重量，摇匀，滤过，取续滤液，即得。

5.2 色谱条件

5.2.1 大黄素

方法	UPLC（质量标准方法）
仪器	ACQUITY UPLC I-Class
仪器配置	BSM，FTN，PDA，柱温箱
色谱柱	ACQUITY UPLC BEH C18 2.1mm×50mm，1.7μm
流动相	A：甲醇 B：0.1%磷酸溶液
等度	<table><tr><td>时间（分钟）</td><td>流动相A（%）</td><td>流动相B（%）</td><td>曲线</td></tr><tr><td>0</td><td>80</td><td>20</td><td>初始</td></tr><tr><td>3</td><td>80</td><td>20</td><td>6</td></tr></table>
流速	0.4ml/min
检测波长	254nm
柱温	30℃
进样量	1μl

5.2.2 虎杖苷

方法	UPLC（质量标准方法）
仪器	ACQUITY UPLC H-Class
仪器配置	QSM，FTN，PDA，柱温箱
色谱柱	ACQUITY UPLC BEH C18 2.1mm×50mm，1.7μm
流动相	A：乙腈 B：0.2% 甲酸溶液

梯度	时间（分钟）	流动相 A（%）	流动相 B（%）	曲线
	0	12	88	初始
	3	12	88	6
	5	75	25	6
	8	75	25	6
	10	12	88	1

流速	0.4ml/min
检测波长	306nm
柱温	40℃
进样量	1μl

5.3 结果与分析

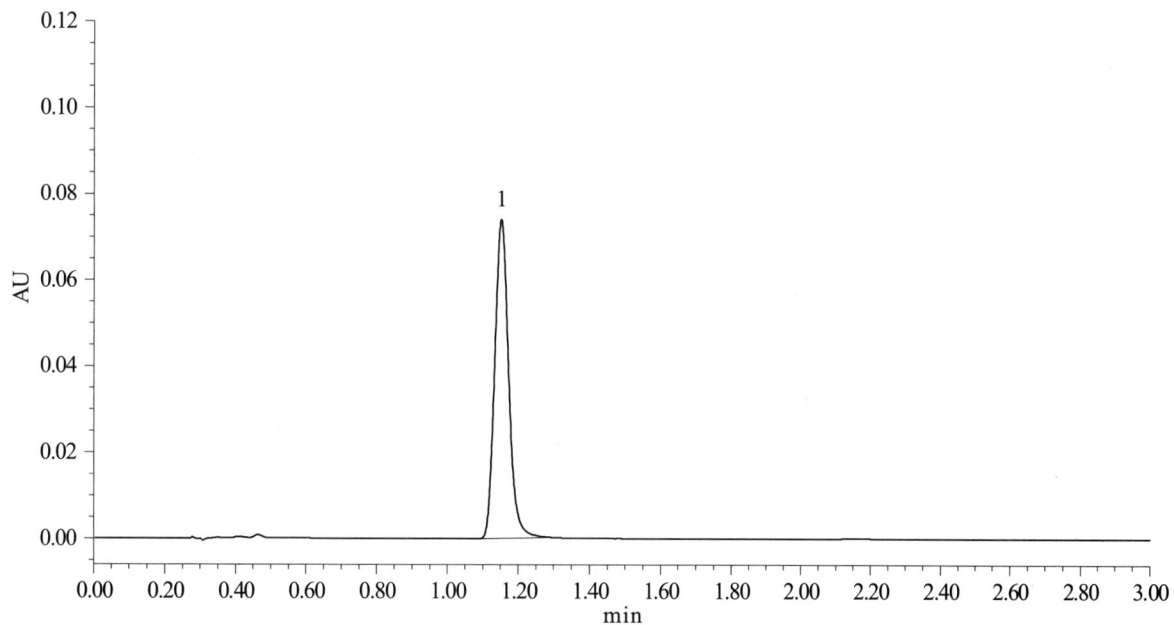

图 28-3　含量测定（大黄素）对照品 UPLC 色谱图
1. 大黄素

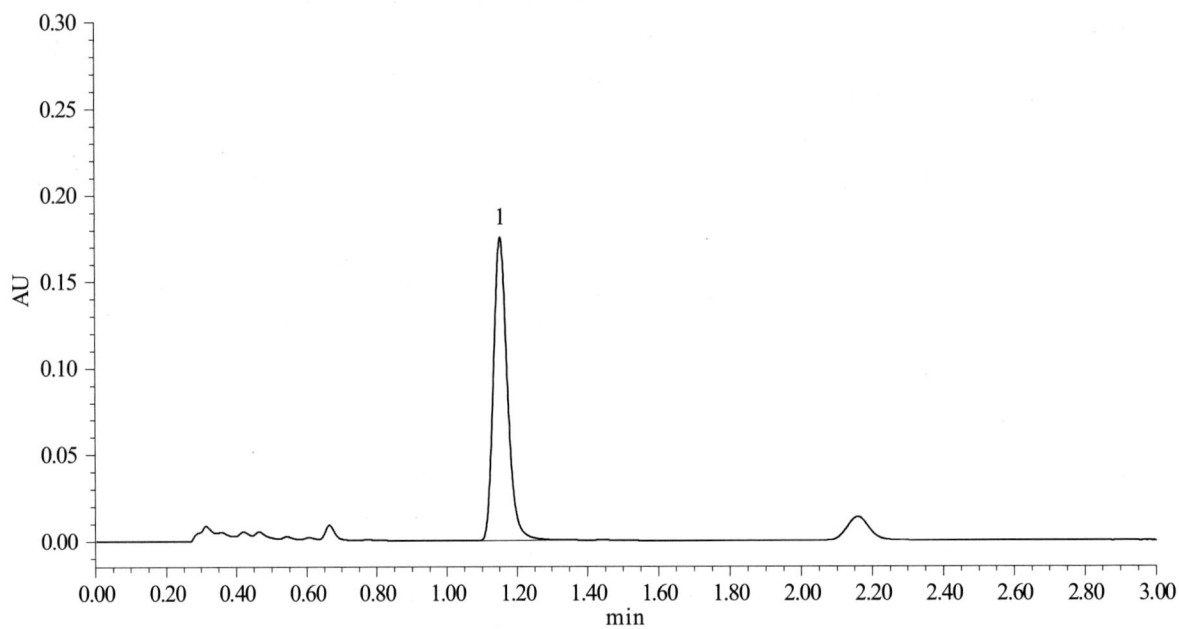

图 28-4　含量测定（大黄素）供试品 UPLC 色谱图
1. 大黄素

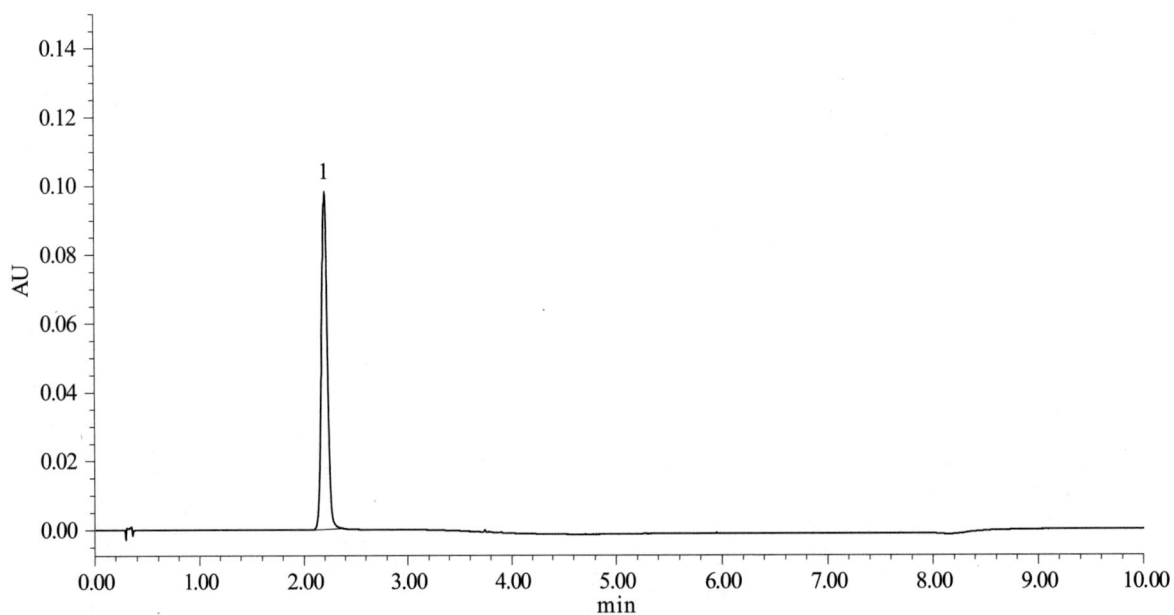

图 28-5　含量测定（虎杖苷）对照品 UPLC 色谱图
1. 虎杖苷

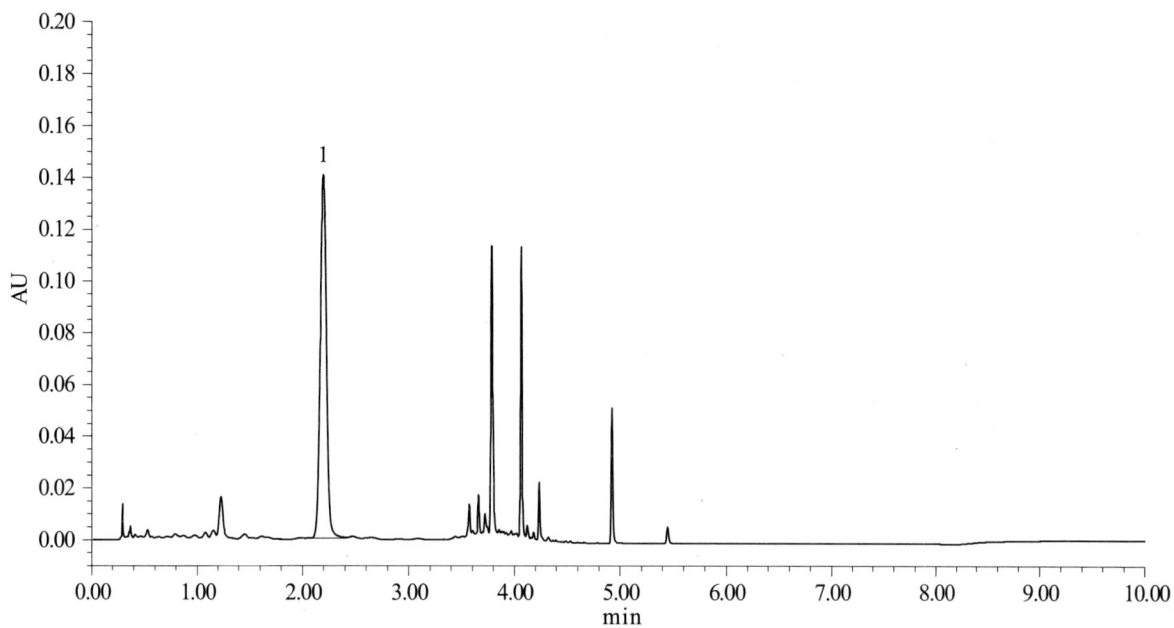

图 28-6　含量测定（虎杖苷）供试品 UPLC 色谱图
1. 虎杖苷

29 槐花（槐花）配方颗粒
Huaihua（Huaihua）Peifangkeli

1 样品来源 神威药业集团有限公司。

2 样品性状 本品为棕黄色至黄褐色的颗粒；气微，味微苦涩。

3 对照药材和对照品来源

对照药材 槐花（中国食品药品检定研究院，批号：121063-201804）。

对 照 品 芦丁（中国食品药品检定研究院，批号：100080-201811，纯度：92.4%）。

4 特征图谱

4.1 溶液的制备

参照物溶液的制备 取槐花对照药材0.1g，置具塞锥形瓶中，精密加入甲醇50ml，称定重量，超声处理（功率250W，频率25kHz）10分钟，放冷，再称定重量，用甲醇补足减失的重量，摇匀，滤过。精密量取续滤液5ml，置10ml量瓶中，加甲醇至刻度，摇匀，作为对照药材参照物溶液。另取芦丁对照品适量，加甲醇制成每1ml含0.05mg的溶液，作为对照品参照溶液。

供试品溶液的制备 取本品适量，研细，取约0.05g（相当于饮片0.15g），精密称定，置具塞锥形瓶中，精密加入甲醇50ml，称定重量，超声处理（功率250W，频率25kHz）10分钟，放冷，密塞，再称定重量，用甲醇补足减失的重量，摇匀，滤过。精密量取续滤液5ml，置10ml量瓶中，加甲醇至刻度，摇匀，即得。

4.2 色谱条件

方法	UPLC（质量标准方法）			
仪器	ACQUITY UPLC H-Class Bio			
仪器配置	QSM，FTN，PDA，柱温箱			
色谱柱	ACQUITY UPLC BEH C18 2.1mm×100mm，1.7μm			
流动相	A：乙腈 B：0.1% 磷酸溶液			
梯度	时间 （分钟）	流动相 A（%）	流动相 B（%）	曲线
	0	10	90	初始
	7	18	82	6
	12	35	65	6
	14	50	50	6
	15	10	90	6
	20	10	90	6
流速	0.3ml/min			
检测波长	257nm			
柱温	35℃			
进样量	1μl			

4.3 结果与分析

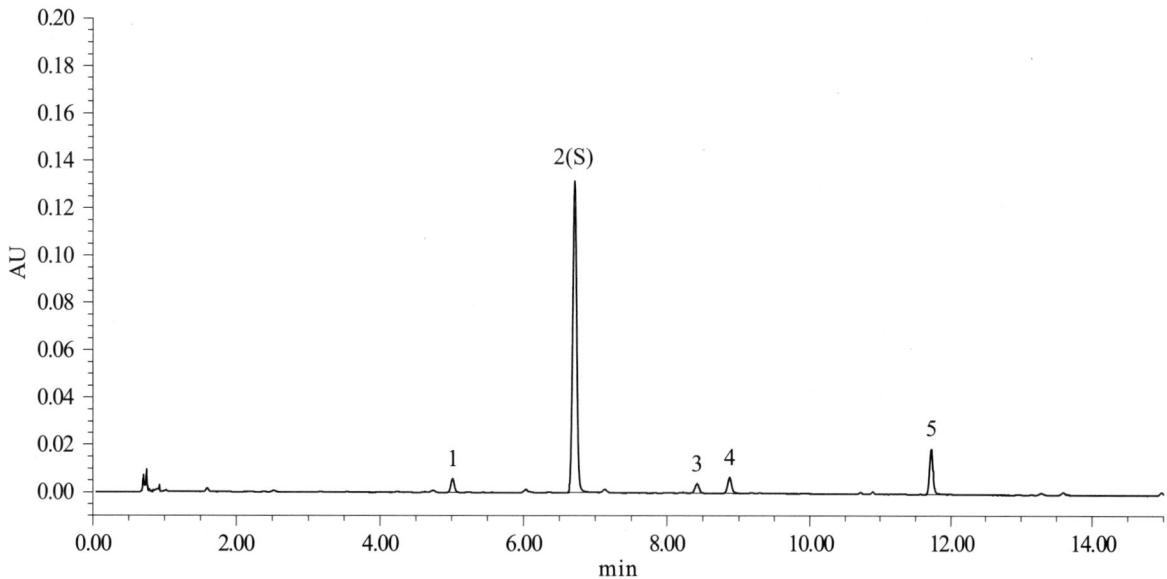

图 29-1　特征图谱对照药材 UPLC 色谱图

表 29-1　特征图谱对照药材 UPLC 特征峰参数列表

组分编号	组分名称	保留时间（min）	理论板数	拖尾因子	相对保留时间	相对保留时间标准规定值限度：±8%
1	—	5.012	47479	1.00	0.75	0.76（0.70～0.82）
2（S）	芦丁	6.713	66118	1.02	—	—
3	—	8.417	94158	0.99	1.25	1.24（1.14～1.34）
4	—	8.865	116054	1.11	1.32	1.30（1.20～1.40）
5	槲皮素	11.723	277414	1.09	1.75	1.69（1.55～1.83）

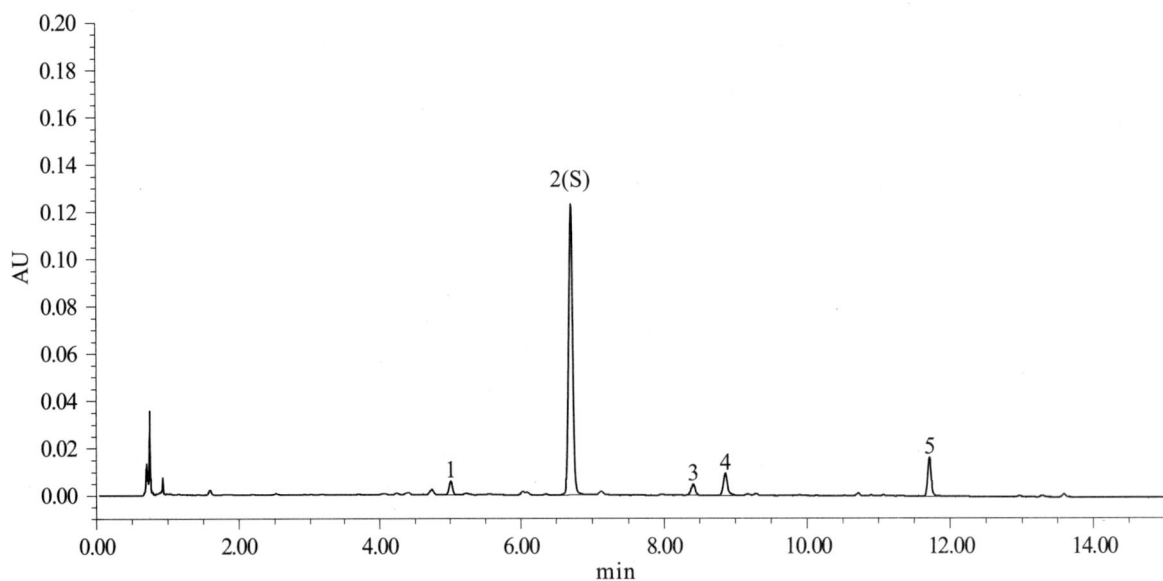

图 29-2　特征图谱供试品 UPLC 色谱图

表 29-2　特征图谱供试品 UPLC 特征峰参数列表

组分编号	组分名称	保留时间（min）	理论板数	拖尾因子	相对保留时间	相对保留时间标准规定值限度：±8%
1	—	5.008	47085	0.99	0.75	0.76（0.70～0.82）
2（S）	芦丁	6.707	66089	1.01	—	—
3	—	8.405	91110	0.97	1.25	1.24（1.14～1.34）
4	—	8.856	111088	1.26	1.32	1.30（1.20～1.40）
5	槲皮素	11.719	277051	1.05	1.75	1.69（1.55～1.83）

5 含量测定

5.1 溶液的制备 同特征图谱。

5.2 色谱条件

方法	HPLC（质量标准方法）	UPLC（方法转换方法）
仪器	ACQUITY Arc	ACQUITY UPLC H-Class
仪器配置	QSM-R，FTN-R，PDA，柱温箱	QSM，FTN，PDA，柱温箱
色谱柱	XBridge C18 4.6mm×250mm，5μm	ACQUITY UPLC BEH C18 2.1mm×100mm，1.7μm
流动相	甲醇 -1% 冰醋酸溶液（32 ：68）	甲醇 -1% 冰醋酸溶液（32 ：68）
流速	0.8ml/min	0.4ml/min
检测波长	257nm	257nm
柱温	35℃	35℃
进样量	5μl	1μl

5.3 结果与分析

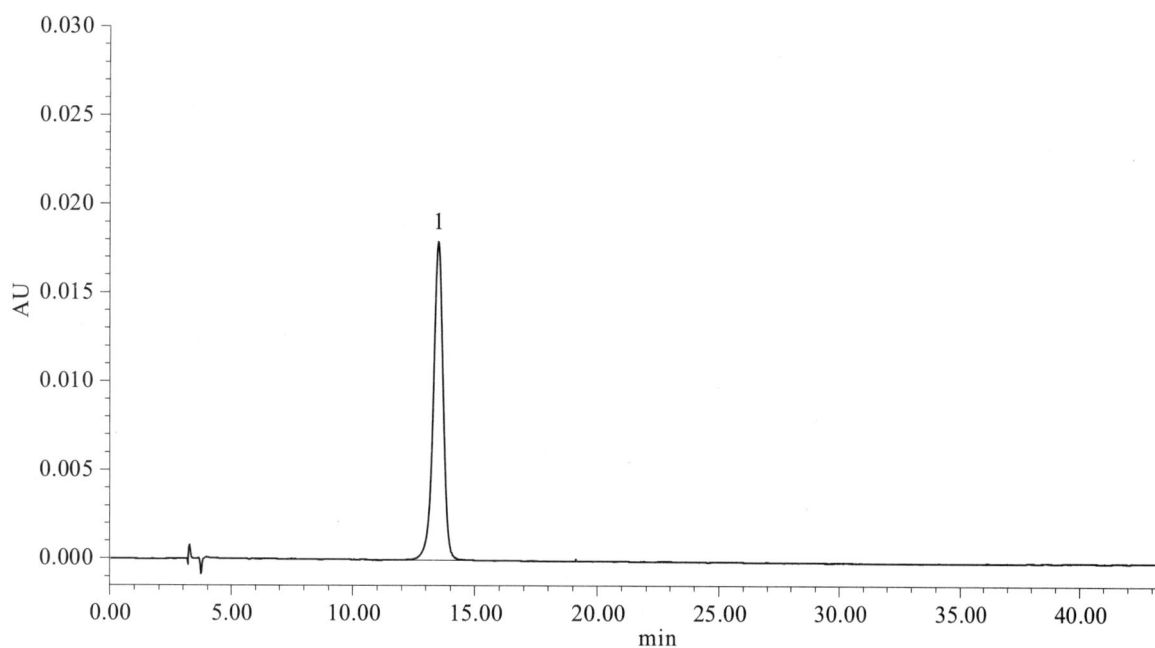

图 29-3　含量测定对照品 HPLC 色谱图
1. 芦丁

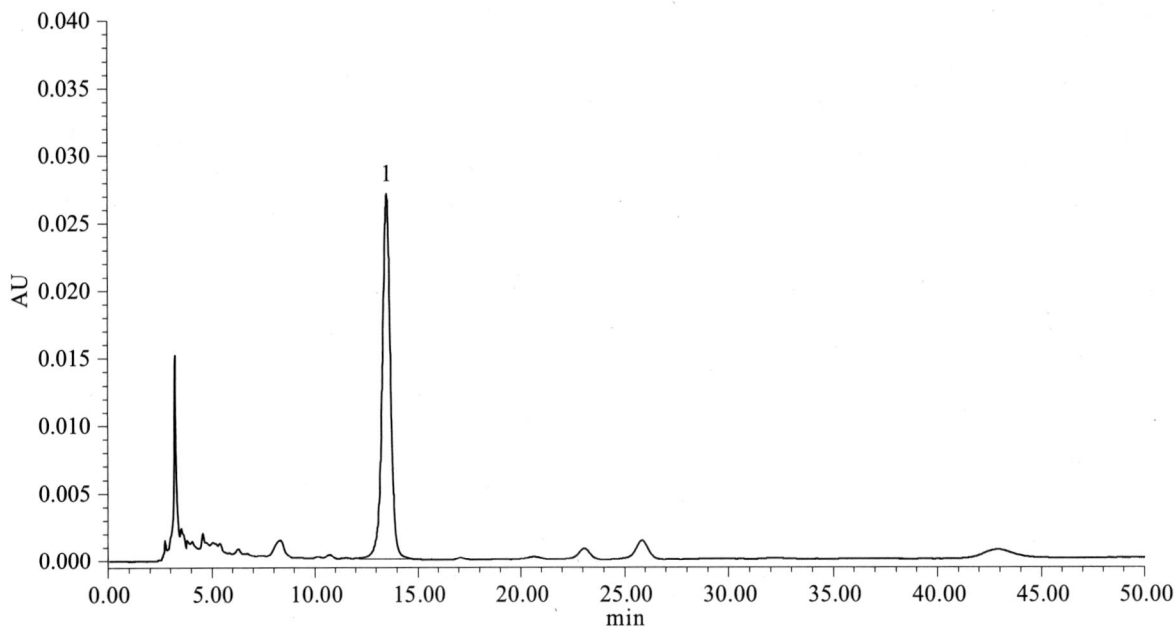

图 29-4　含量测定供试品 HPLC 色谱图
1. 芦丁

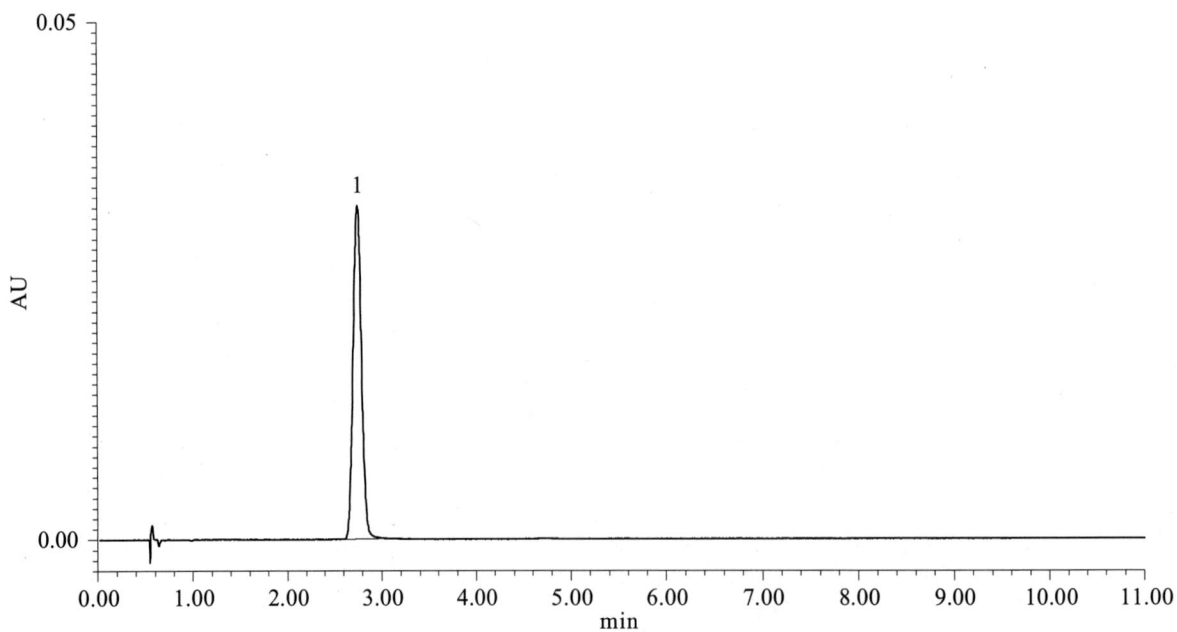

图 29-5　含量测定对照品 UPLC 色谱图
1. 芦丁

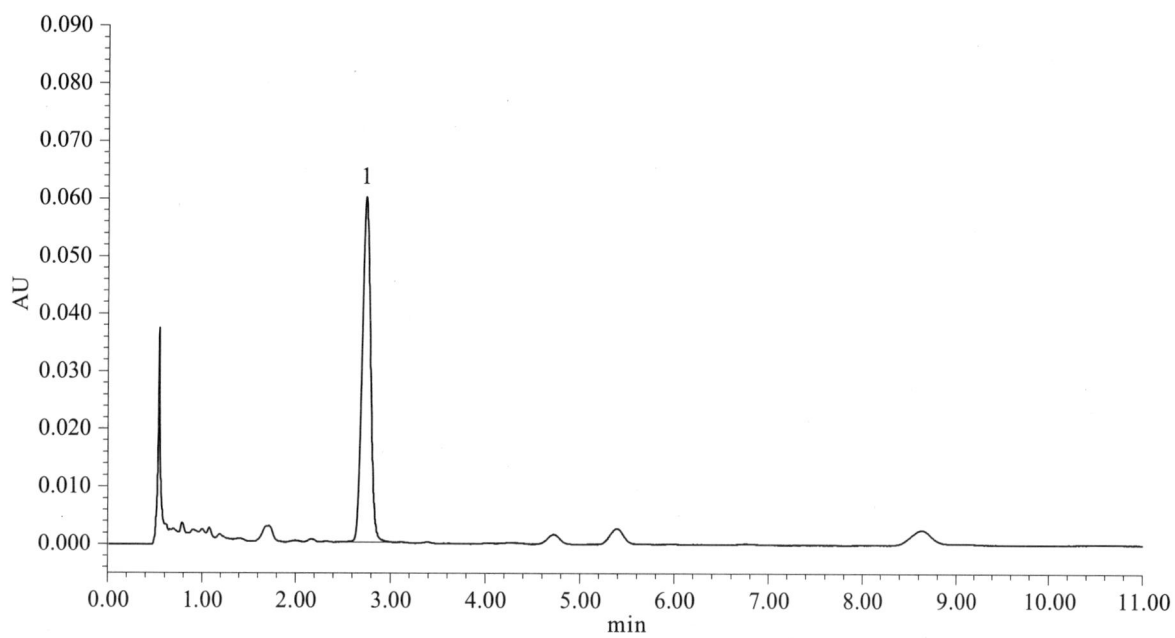

图 29-6　含量测定供试品 UPLC 色谱图
1. 芦丁

30 黄连（黄连）配方颗粒
Huanglian（Huanglian）Peifangkeli

1 **样品来源** 江阴天江药业有限公司。

2 **样品性状** 本品为黄棕色至深棕色的颗粒；气微，味极苦。

3 **对照药材和对照品来源**

    对照药材 黄连（黄连）（中国食品药品检定研究院，批号：121752-201801）。

    对 照 品 1. 木兰花碱；2. 盐酸小檗碱；3. 盐酸药根碱（Shanghai Standard Technology Co. Ltd.，1. 批号：3536，纯度 ≥ 98%。中国食品药品检定研究院，2. 批号：110713-201814，纯度：86.7%；3. 批号：110733-201609，纯度：89.5%）。

4 **特征图谱**

4.1 溶液的制备

    参照物溶液的制备 取黄连（黄连）对照药材 0.2g，置具塞锥形瓶中，加入甲醇 - 盐酸（100∶1）的混合溶液 50ml，密塞，超声处理（功率 250W，频率 40kHz）45 分钟，放冷，摇匀，滤过，取续滤液 1ml，置 10ml 量瓶中，加甲醇至刻度，摇匀，滤过，取续滤液，作为对照药材参照物溶液。另取木兰花碱对照品、盐酸药根碱对照品、盐酸小檗碱对照品适量，精密称定，分别加甲醇制成每 1ml 含木兰花碱 50μg、盐酸药根碱 50μg、盐酸小檗碱 90μg 的溶液，作为对照品参照物溶液。

    供试品溶液的制备 取本品适量，研细，取约 0.2g（相当于饮片 0.9g），精密称定，置具塞锥形瓶中，精密加入甲醇 - 盐酸（100∶1）的混合溶液 50ml，密塞，称定重量，超声处理（功率 250W，频率 40kHz）30 分钟，放冷，再称定重量，用甲醇补足减失的重量，摇匀，滤过，精密量取续滤液 1ml，置 10ml 容量瓶中，加甲醇至刻度，摇匀，即得。

4.2 色谱条件

方法	HPLC（质量标准方法）	UPLC（方法转换方法）
仪器	Agilent 1200 Series	ACQUITY UPLC H-Class
仪器配置	Degasser，Quat Pump，ALS，TCC，VWD	QSM，FTN，PDA，柱温箱
色谱柱	Megres C18 4.6mm×250mm，5μm	ACQUITY UPLC HSS T3 2.1mm×100mm，1.8μm
流动相	A：乙腈 B：25mmol/L 乙酸铵和 8mmol/L 十二烷基硫酸钠溶液（氨水调 pH 值至 9.3）	A：乙腈 B：25mmol/L 乙酸铵和 8mmol/L 十二烷基硫酸钠溶液（氨水调 pH 值至 9.3）

梯度

HPLC:

时间（分钟）	流动相A（%）	流动相B（%）
0	10	90
15	25	75
25	30	70
45	50	50
75	50	50
75.01	10	90
85	10	90

UPLC:

时间（分钟）	流动相A（%）	流动相B（%）	曲线
0	10	90	初始
2.5	25	75	6
4.2	30	70	6
7.5	50	50	6
12.5	50	50	6
17	10	90	1

	HPLC	UPLC
流速	1.0ml/min	0.5ml/min
检测波长	345nm	345nm
柱温	30℃	30℃
进样量	20μl	1μl

4.3 结果与分析

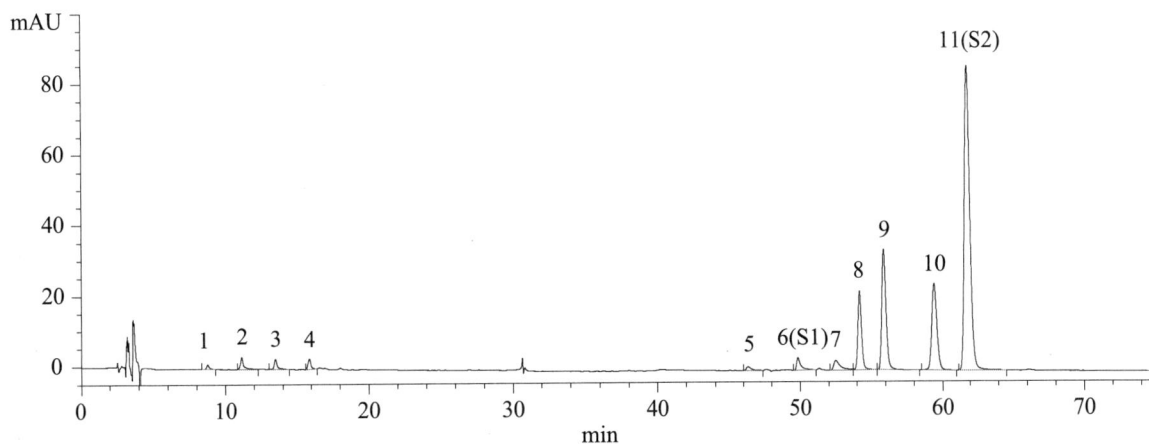

图 30-1　特征图谱对照药材 HPLC 色谱图

表 30-1　特征图谱对照药材 HPLC 特征峰参数列表

组分编号	组分名称	保留时间（min）	理论板数	拖尾因子	相对保留时间	相对保留时间标准规定值限度：±10%
1	木兰花碱	8.765	13563	1.27	—	—
2	—	11.144	21921	1.95	—	—
3	—	13.501	28189	1.65	—	—
4	—	15.873	32057	1.77	—	—
5	—	46.300	94615	2.38	0.93	0.94（0.85～1.03）
6（S1）	盐酸药根碱	49.828	220182	3.13	—	—
7	非洲防己碱	52.473	85562	2.74	0.85	0.91（0.82～1.00）
8	表小檗碱	54.191	220256	1.22	0.88	0.93（0.84～1.02）
9	盐酸黄连碱	55.883	197379	1.27	0.90	0.94（0.85～1.03）
10	盐酸巴马汀	59.407	139988	1.19	0.96	0.98（0.88～1.08）
11（S2）	盐酸小檗碱	61.754	115822	1.34	—	—

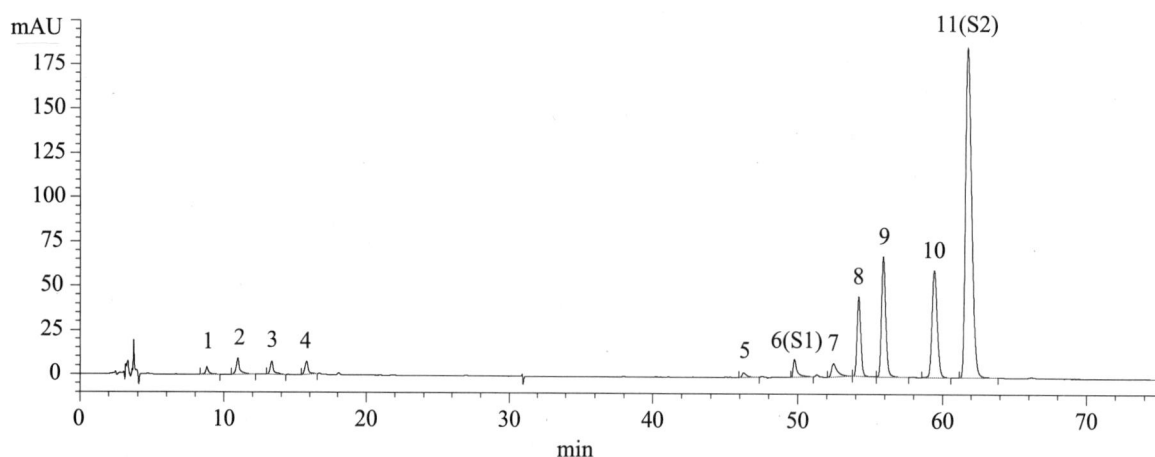

图 30-2　特征图谱供试品 HPLC 色谱图

表 30-2　特征图谱供试品 HPLC 特征峰参数列表

组分编号	组分名称	保留时间（min）	理论板数	拖尾因子	相对保留时间	相对保留时间标准规定值限度：±10%
1	木兰花碱	8.813	14497	1.30	—	—
2	—	10.978	17716	1.66	与对照药材参照物峰 2 保留时间相对应	
3	—	13.338	22626	1.67	与对照药材参照物峰 3 保留时间相对应	
4	—	15.762	26457	1.80	与对照药材参照物峰 4 保留时间相对应	
5	—	46.251	120942	2.88	0.93	0.94（0.85～1.03）

组分编号	组分名称	保留时间（min）	理论板数	拖尾因子	相对保留时间	相对保留时间标准规定值限度：±10%
6（S1）	盐酸药根碱	49.754	258071	3.36	—	—
7	非洲防己碱	52.449	101097	3.04	0.85	0.91（0.82～1.00）
8	表小檗碱	54.189	213091	1.23	0.88	0.93（0.84～1.02）
9	盐酸黄连碱	55.884	182120	1.29	0.91	0.94（0.85～1.03）
10	盐酸巴马汀	59.414	136744	1.23	0.96	0.98（0.88～1.08）
11（S2）	盐酸小檗碱	61.712	99322	1.53	—	—

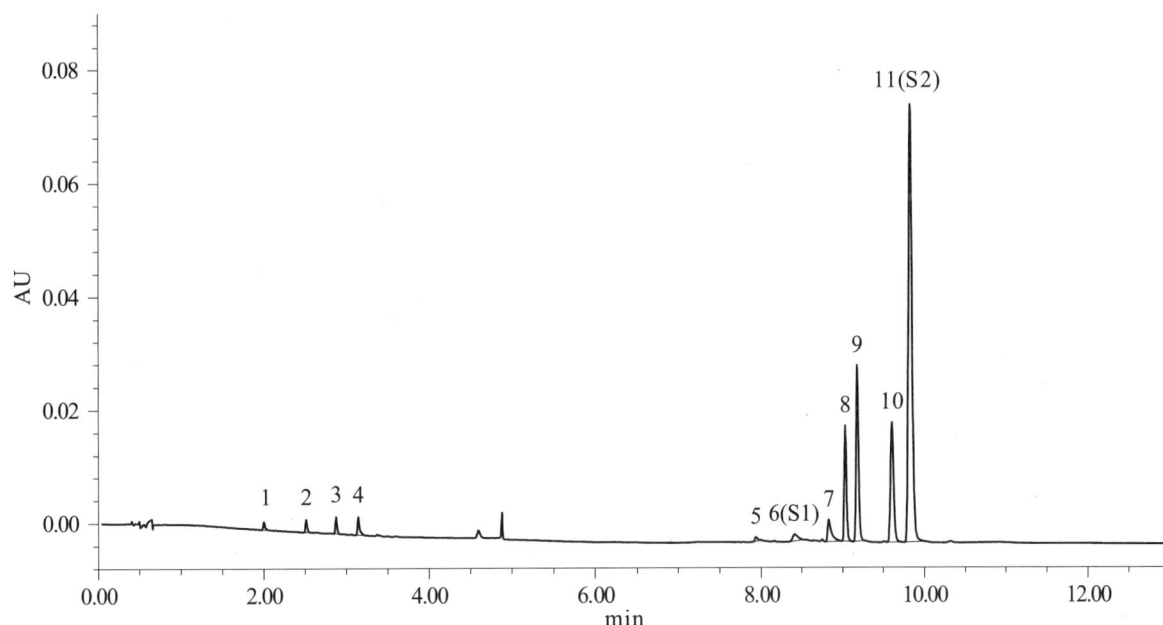

图 30-3　特征图谱对照药材 UPLC 色谱图

表 30-3　特征图谱对照药材 UPLC 特征峰参数列表

组分编号	组分名称	保留时间（min）	理论板数	拖尾因子	相对保留时间	相对保留时间标准规定值限度：±10%
1	木兰花碱	2.000	45367	1.80	—	—
2	—	2.513	81348	1.28	—	—
3	—	2.874	101123	1.33	—	—
4	—	3.143	91980	2.00	—	—
5	—	7.932	265004	1.29	0.94	0.94（0.85～1.03）
6（S1）	盐酸药根碱	8.416	69535	1.33	—	—

组分编号	组分名称	保留时间（min）	理论板数	拖尾因子	相对保留时间	相对保留时间标准规定值 限度：±10%
7	非洲防己碱	8.829	200745	2.56	0.90	0.91（0.82~1.00）
8	表小檗碱	9.030	551095	1.19	0.92	0.93（0.84~1.02）
9	盐酸黄连碱	9.175	442661	1.20	0.93	0.94（0.85~1.03）
10	盐酸巴马汀	9.609	303009	1.18	0.98	0.98（0.88~1.08）
11（S2）	盐酸小檗碱	9.827	253534	1.25	—	—

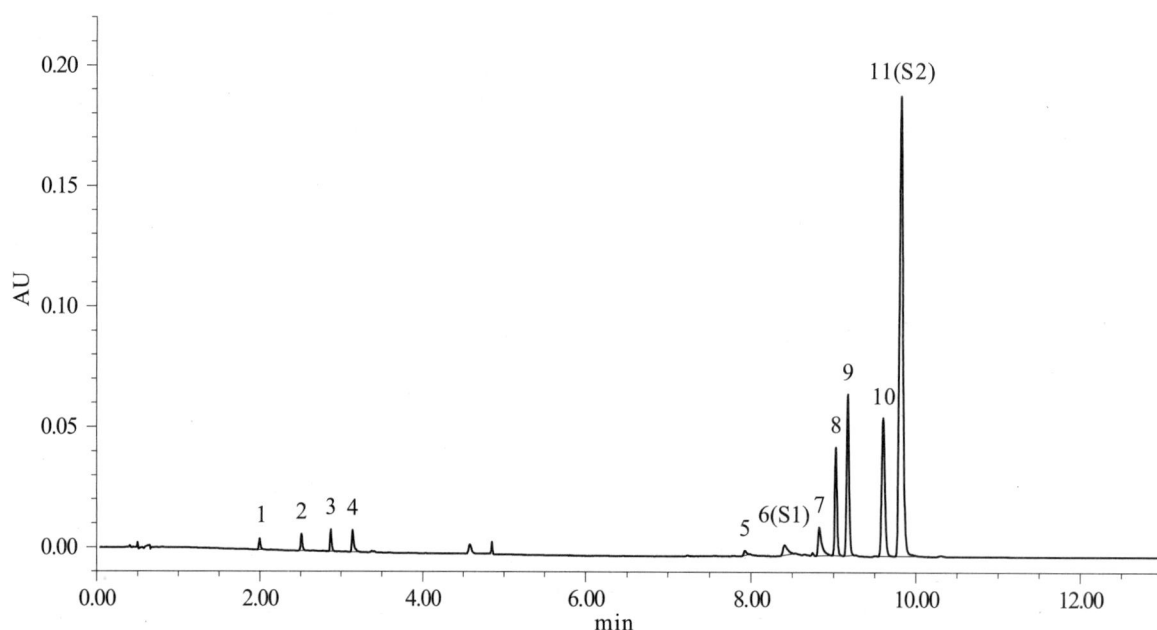

图 30-4　特征图谱供试品 UPLC 色谱图

表 30-4　特征图谱供试品 UPLC 特征峰参数列表

组分编号	组分名称	保留时间（min）	理论板数	拖尾因子	相对保留时间	相对保留时间标准规定值 限度：±10%
1	木兰花碱	1.995	52177	1.50	—	—
2	—	2.508	76682	1.28	与对照药材参照物峰2保留时间相对应	
3	—	2.871	100290	1.33	与对照药材参照物峰3保留时间相对应	
4	—	3.141	94830	1.93	与对照药材参照物峰4保留时间相对应	
5	—	7.925	265823	1.28	0.93	0.94（0.85~1.03）
6（S1）	盐酸药根碱	8.405	84672	1.61	—	—
7	非洲防己碱	8.823	229509	2.47	0.90	0.91（0.82~1.00）

组分编号	组分名称	保留时间（min）	理论板数	拖尾因子	相对保留时间	相对保留时间标准规定值限度：±10%
8	表小檗碱	9.024	553800	1.19	0.92	0.93（0.84~1.02）
9	盐酸黄连碱	9.168	445431	1.22	0.93	0.94（0.85~1.03）
10	盐酸巴马汀	9.599	299576	1.20	0.98	0.98（0.88~1.08）
11（S2）	盐酸小檗碱	9.810	245487	1.36	—	—

⑤ 含量测定

5.1 溶液的制备

对照品溶液的制备 取盐酸小檗碱对照品适量，精密称定，加甲醇制成每 1ml 含 80μg 的溶液，即得。

供试品溶液的制备 同特征图谱。

5.2 色谱条件

方法	HPLC（质量标准方法）	UPLC（方法转换方法）
仪器	Alliance HPLC e2695	ACQUITY UPLC H-Class
仪器配置	PDA，柱温箱	QSM，FTN，PDA，柱温箱
色谱柱	Megres C18 4.6mm×250mm，5μm	ACQUITY UPLC HSS T3 2.1mm×100mm，1.8μm
流动相	乙腈 -0.05mol/L 磷酸二氢钾溶液（50 ∶ 50）（每 100ml 中加十二烷基硫酸钠 0.4g，再以磷酸调节 pH 值为 4.0）	乙腈 -0.05mol/L 磷酸二氢钾溶液（50 ∶ 50）（每 100ml 中加十二烷基硫酸钠 0.4g，再以磷酸调节 pH 值为 4.0）
流速	1.0ml/min	0.5ml/min
检测波长	345nm	345nm
柱温	30℃	30℃
进样量	10μl	对照品 0.7μl；供试品 1μl

5.3　结果与分析

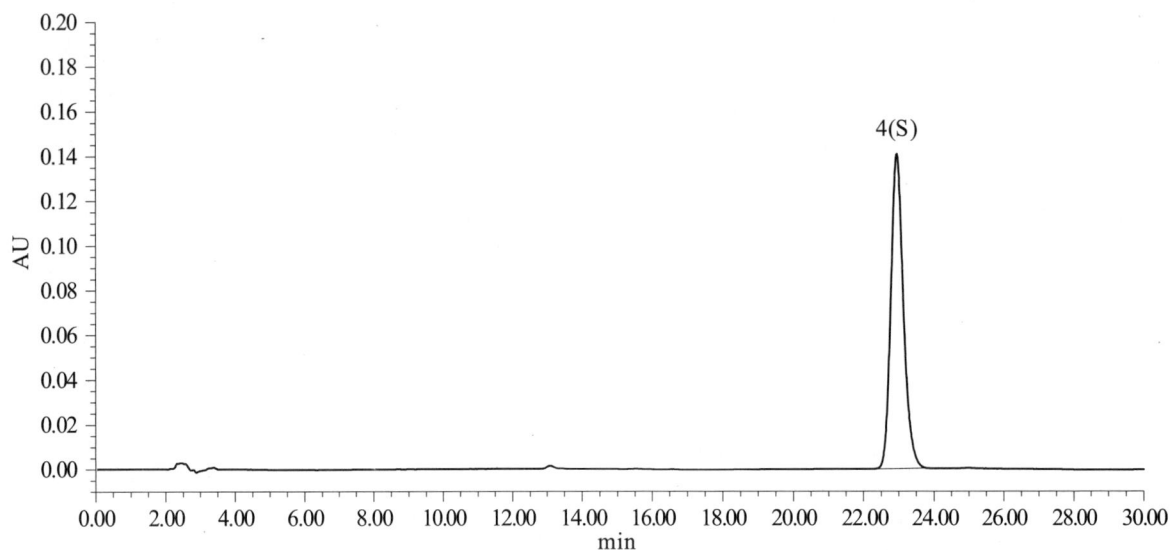

图 30-5　含量测定对照品 HPLC 色谱图
4（S）. 盐酸小檗碱

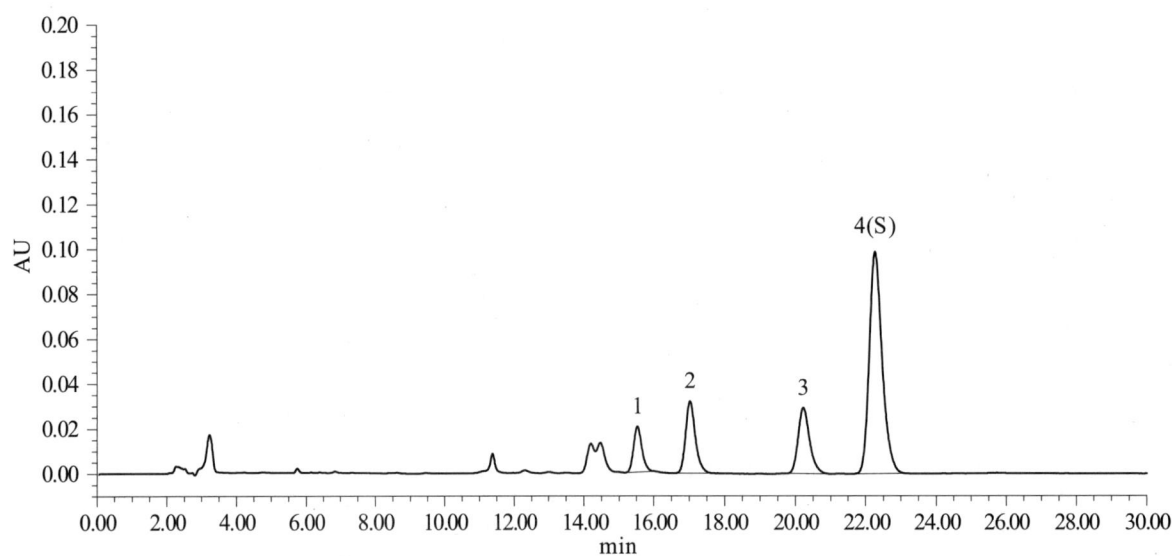

图 30-6　含量测定供试品 HPLC 色谱图
4（S）. 盐酸小檗碱

表 30-5　含量测定供试品 HPLC 测定成分参数列表

组分编号	组分名称	保留时间（min）	相对保留时间	相对保留时间标准规定值限度：±5%
1	表小檗碱	15.524	0.70	0.71（0.67~0.75）
2	黄连碱	17.017	0.76	0.78（0.74~0.82）
3	巴马汀	20.222	0.91	0.91（0.86~0.96）
4（S）	小檗碱	22.258	—	1.00

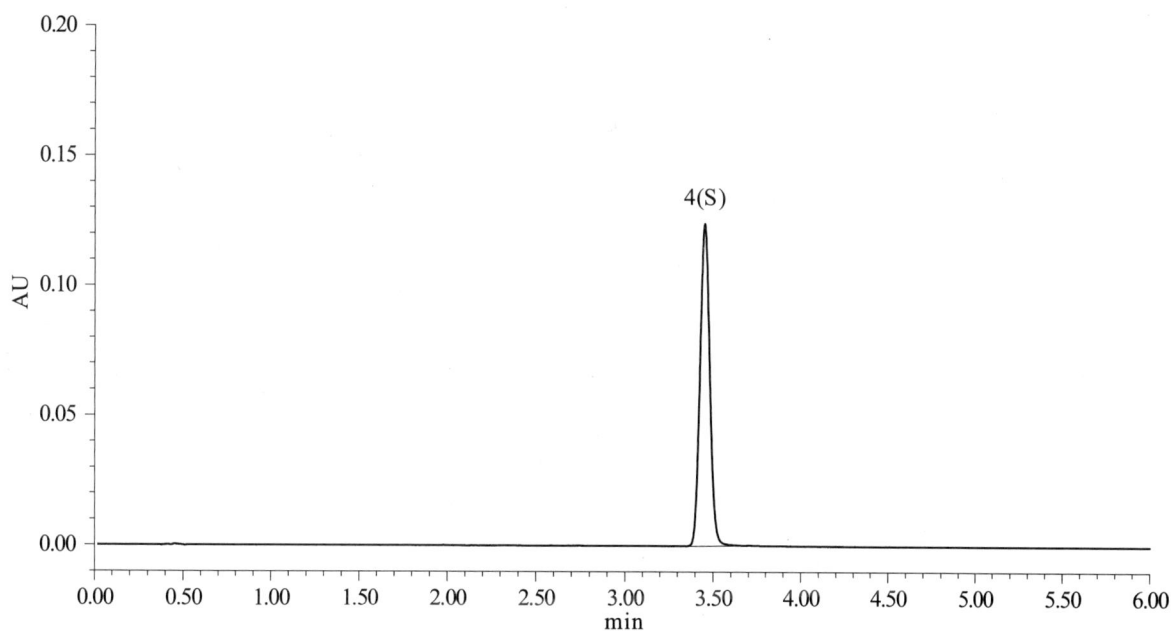

图 30-7 含量测定对照品 UPLC 色谱图
4（S）. 盐酸小檗碱

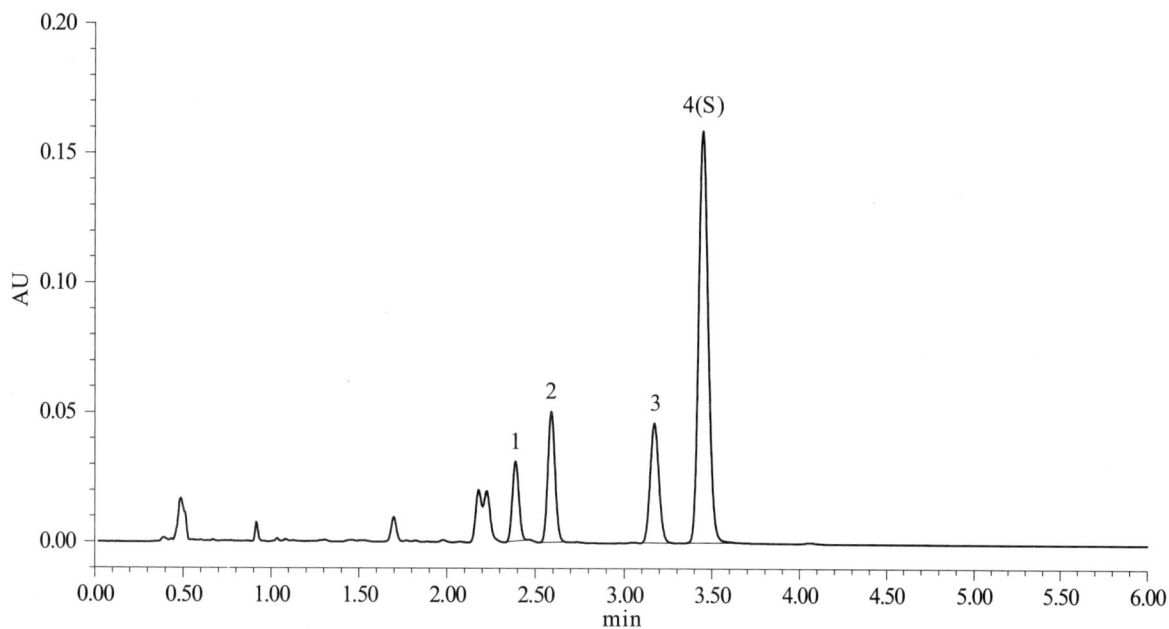

图 30-8 含量测定供试品 UPLC 色谱图
4（S）. 盐酸小檗碱

表 30-6　含量测定供试品 UPLC 测定成分参数列表

组分 编号	组分 名称	保留时间 （min）	相对保留 时间	相对保留时间标准 规定值 限度：±5%
1	表小檗碱	2.389	0.69	0.71（0.67~0.75）
2	黄连碱	2.590	0.75	0.78（0.74~0.82）
3	巴马汀	3.170	0.92	0.91（0.86~0.96）
4（S）	小檗碱	3.450	—	1.00

31 火麻仁配方颗粒
Huomaren Peifangkeli

1 样品来源 江阴天江药业有限公司。

2 样品性状 本品为浅黄色至灰棕色的颗粒；气微，味微苦。

3 对照药材和对照品来源

对照药材 火麻仁（中国食品药品检定研究院，批号：121097-201605）。

对 照 品 1. 鸟苷；2. α-亚麻酸；3. 胡芦巴碱（中国食品药品检定研究院，1. 批号：111977-201501，纯度：93.6%；2. 批号：111631-201605，纯度：99.8%；3. 批号：110883-201604，纯度：78.4%）。

4 特征图谱

4.1 溶液的制备

参照物溶液的制备 取火麻仁对照药材 1g，置具塞锥形瓶中，加入水 10ml，加热回流 60 分钟，取出，放冷，滤过，滤液蒸干，残渣用 50% 甲醇溶解，并转移至 5ml 量瓶中，加 50% 甲醇至刻度，摇匀，滤过，取续滤液，作为对照药材参照物溶液。另取鸟苷、α-亚麻酸对照品适量，精密称定，置棕色量瓶中，分别加甲醇制成每 1ml 含鸟苷 100μg、α-亚麻酸 60μg 的溶液，作为对照品参照物溶液。

供试品溶液的制备 取本品适量，研细，取约 0.1g（相当于饮片 0.35g），精密称定，置具塞锥形瓶中，精密加入 50% 甲醇 10ml，密塞，称定重量，超声处理（功率 250W，频率 40kHz）30 分钟，取出，放冷，再称定重量，用 50% 甲醇补足损失的重量，摇匀，滤过，取续滤液，即得。

4.2 色谱条件

方法	UPLC（质量标准方法）
仪器	ACQUITY UPLC H-Class
仪器配置	QSM，FTN，TUV，柱温箱
色谱柱	ACQUITY UPLC HSS T3 2.1mm×100mm，1.8μm
流动相	A：乙腈 B：水

时间 （分钟）	流动相 A（%）	流动相 B（%）	曲线
0	2	98	初始
6	12	88	6
14	40	60	6
16	80	20	6
21	80	20	6
24	100	0	6
26	100	0	6
35	2	98	1

流速	0.3ml/min
检测波长	205nm
柱温	40℃
进样量	对照药材 0.5μl；供试品 2μl

4.3 结果与分析

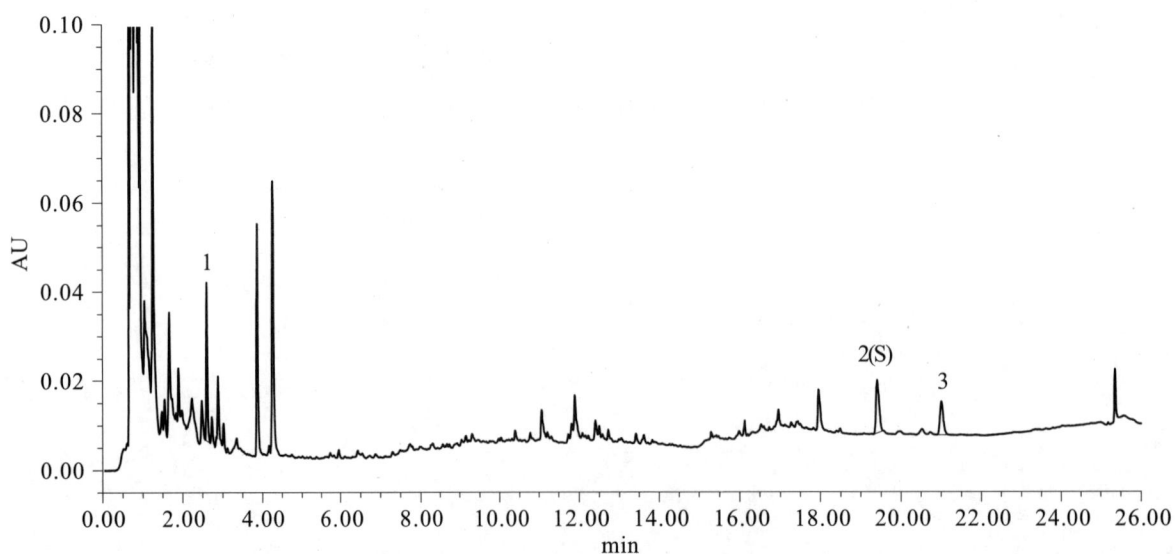

图 31-1 特征图谱对照药材 UPLC 色谱图

表 31-1　特征图谱对照药材 UPLC 特征峰参数列表

组分编号	组分名称	保留时间（min）	理论板数	拖尾因子	相对保留时间	相对保留时间标准规定值限度：±10%
1	鸟苷	2.603	42342	1.43	—	—
2（S）	α- 亚麻酸	19.402	253727	1.50	—	—
3	亚油酸	21.005	303440	1.33	1.08	1.09（0.98～1.20）

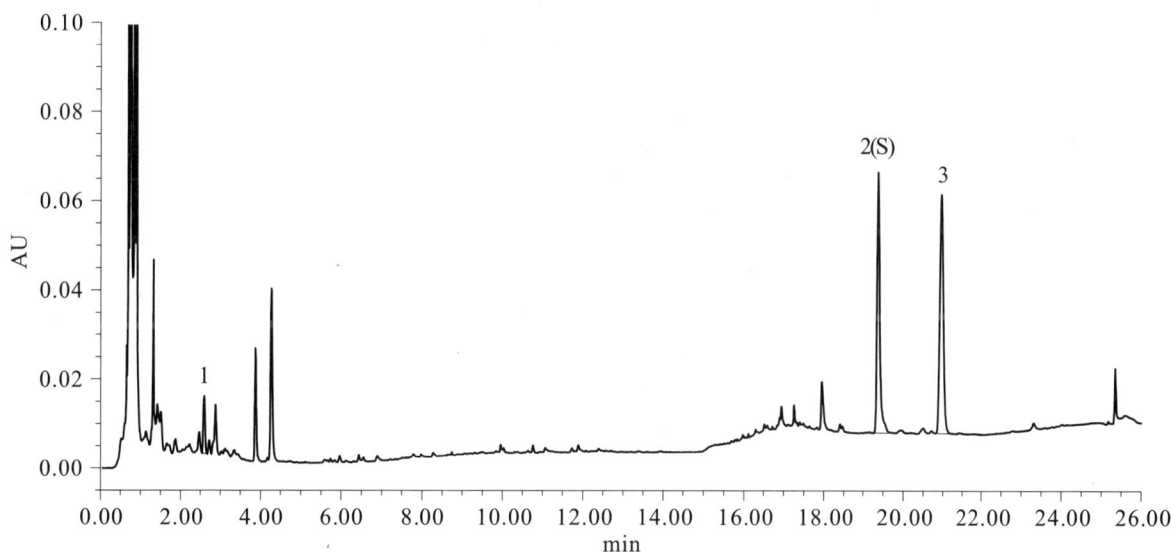

图 31-2　特征图谱供试品 UPLC 色谱图

表 31-2　特征图谱供试品 UPLC 特征峰参数列表

组分编号	组分名称	保留时间（min）	理论板数	拖尾因子	相对保留时间	相对保留时间标准规定值限度：±10%
1	鸟苷	2.592	16147	1.07	—	—
2（S）	α- 亚麻酸	19.371	459695	1.73	—	—
3	亚油酸	20.953	256253	1.20	1.08	1.09（0.98～1.20）

⑤ 含量测定

5.1　溶液的制备

对照品溶液的制备　取胡芦巴碱对照品适量，精密称定，加 50% 甲醇制成每 1ml 含 20μg 的溶液，即得。

供试品溶液的制备　取本品适量，研细，取约 0.4g（相当于饮片 1.4g），精密称定，置具塞锥形瓶中，精密加入 50% 甲醇 25ml，密塞，称定重量，超声处理（功率 250W，频率 40kHz）30 分钟，放冷，再称定重量，用 50% 甲醇补足减失的重量，摇匀，滤过，取续滤液，即得。

5.2 色谱条件

方法	UPLC（质量标准方法）
仪器	ACQUITY UPLC H-Class
仪器配置	QSM，FTN，TUV，柱温箱
色谱柱	ACQUITY UPLC HSS T3 2.1mm×100mm，1.8μm
流动相	甲醇 -0.05% 十二烷基磺酸钠溶液 - 冰醋酸 （20 ： 80 ： 0.1）
流速	0.3ml/min
检测波长	265nm
柱温	30℃
进样量	2μl

5.3 结果与分析

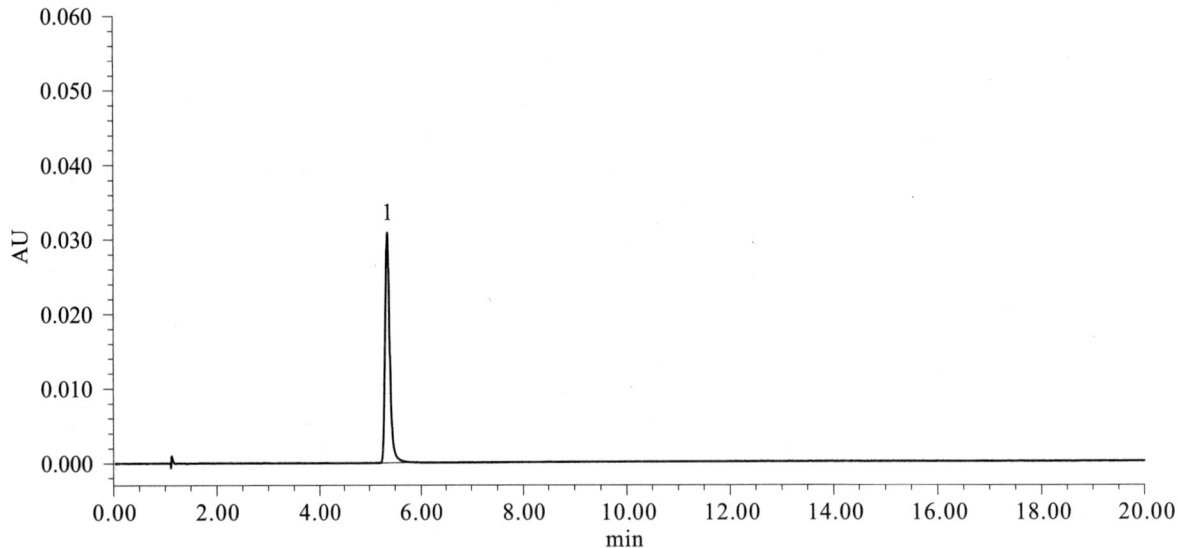

图 31-3　含量测定对照品 UPLC 色谱图
1. 胡芦巴碱

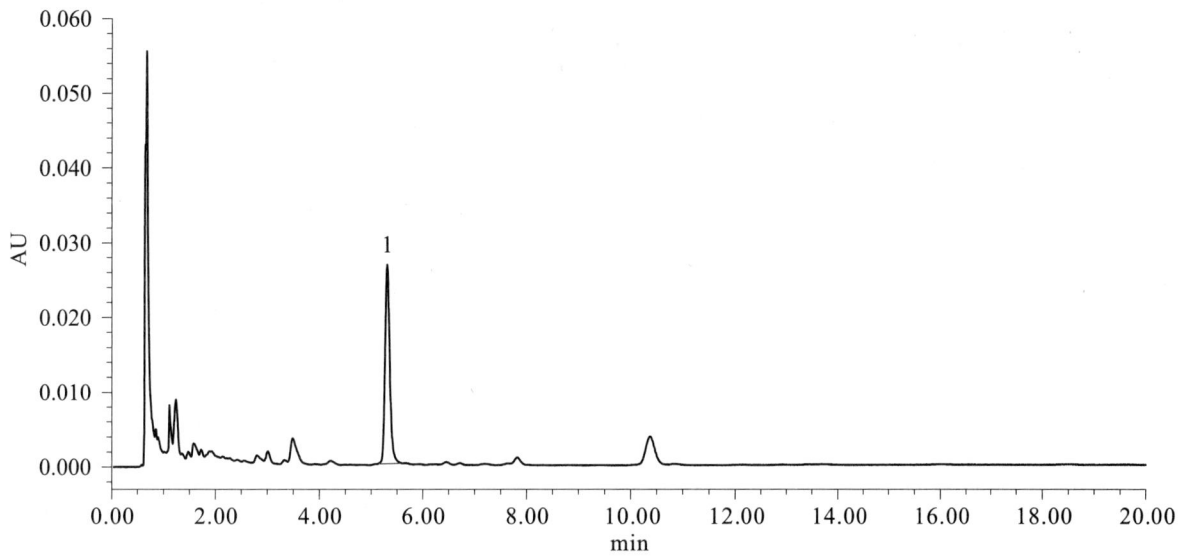

图 31-4 含量测定供试品 UPLC 色谱图
1. 胡芦巴碱

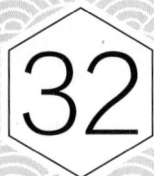

32 鸡血藤配方颗粒
Jixueteng Peifangkeli

① 样品来源 江阴天江药业有限公司。

② 样品性状 本品为棕红色至深棕红色的颗粒；气微，味涩、微苦。

③ 对照药材和对照品来源

对照药材 鸡血藤（中国食品药品检定研究院，批号：121173-201805）。

对 照 品 1.原儿茶酸；2.原花青素 B2；3.表儿茶素；4.芒柄花苷；5.芒柄花素；6.染料木素（中国食品药品检定研究院，1.批号：110809-201205，纯度：99.9%；3.批号：110878-201703，纯度：99.7%；5.批号：111703-201504，供鉴别用；6.批号：111704-201703，纯度：99.5%。2.上海源绿生物科技有限公司，批号：P25O9L73439，纯度≥98%。4.Shanghai Standard Technology Co. Ltd.，批号：3811，纯度≥98%）。

④ 特征图谱

4.1 溶液的制备

参照物溶液的制备 取鸡血藤对照药材 1g，置具塞锥形瓶中，加入 30% 甲醇 20ml，超声处理（功率 250W，频率 40kHz）40 分钟，摇匀，滤过，取续滤液，作为对照药材参照物溶液。另取原儿茶酸、原花青素 B2、表儿茶素、芒柄花苷、芒柄花素对照品适量，精密称定，加甲醇制成每 1ml 含原儿茶酸 15μg、原花青素 B2 40μg、表儿茶素 30μg、芒柄花苷 10μg、芒柄花素 10μg 的混合溶液，作为对照品参照物溶液。

供试品溶液的制备 取本品适量，研细，取约 0.5g（相当于饮片 2.75g），同对照药材参照物溶液制备方法制备供试品溶液。

4.2 色谱条件

方法	UPLC（质量标准方法）
仪器	ACQUITY UPLC H-Class
仪器配置	QSM，FTN，TUV，柱温箱
色谱柱	ACQUITY UPLC HSS T3 2.1mm×100mm，1.8μm
流动相	A：乙腈 B：0.1% 甲酸溶液

时间 （分钟）	流动相 A（%）	流动相 B（%）	曲线
0	0	100	初始
2	2	98	6
10	8	92	6
26	12	88	6
36	15	85	6
51	25	75	6
64	40	60	6
66	90	10	6
69	90	10	6
75	0	100	1

梯度	（见上表）
流速	0.3ml/min
检测波长	260nm
柱温	35℃
进样量	2μl

4.3 结果与分析

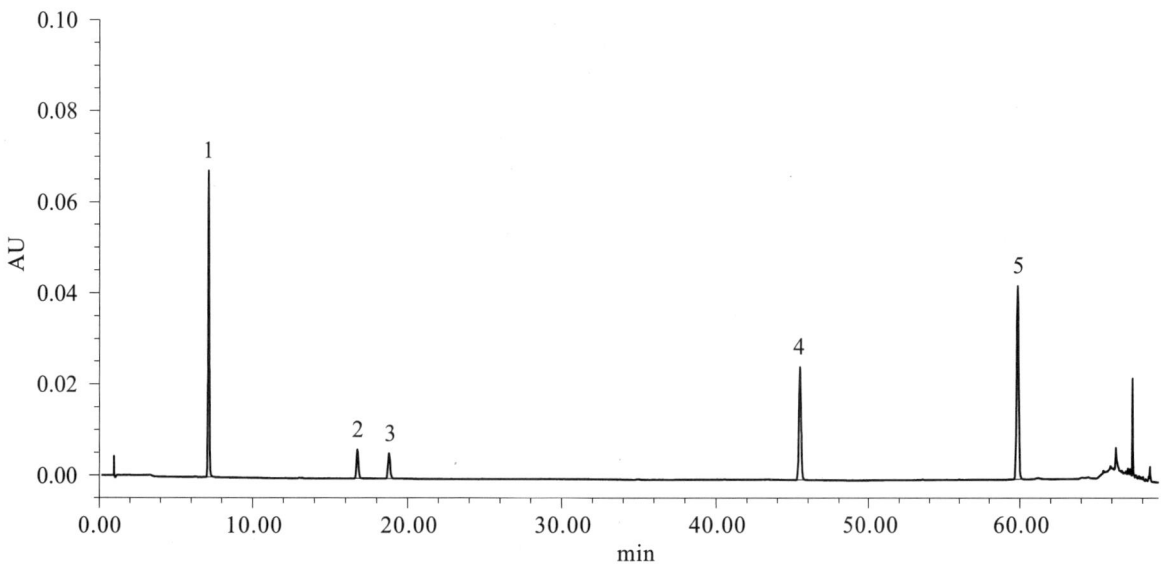

图 32-1　特征图谱对照品 UPLC 色谱图

表 32-1　特征图谱对照品 UPLC 峰参数列表

组分 编号	组分 名称	保留时间 （min）	理论板数	拖尾 因子
1	原儿茶酸	7.144	41857	1.15
2	原花青素 B2	16.763	84718	1.15
3	表儿茶素	18.805	85803	1.10
4	芒柄花苷	45.458	481255	1.05
5	芒柄花素	59.842	895225	1.04

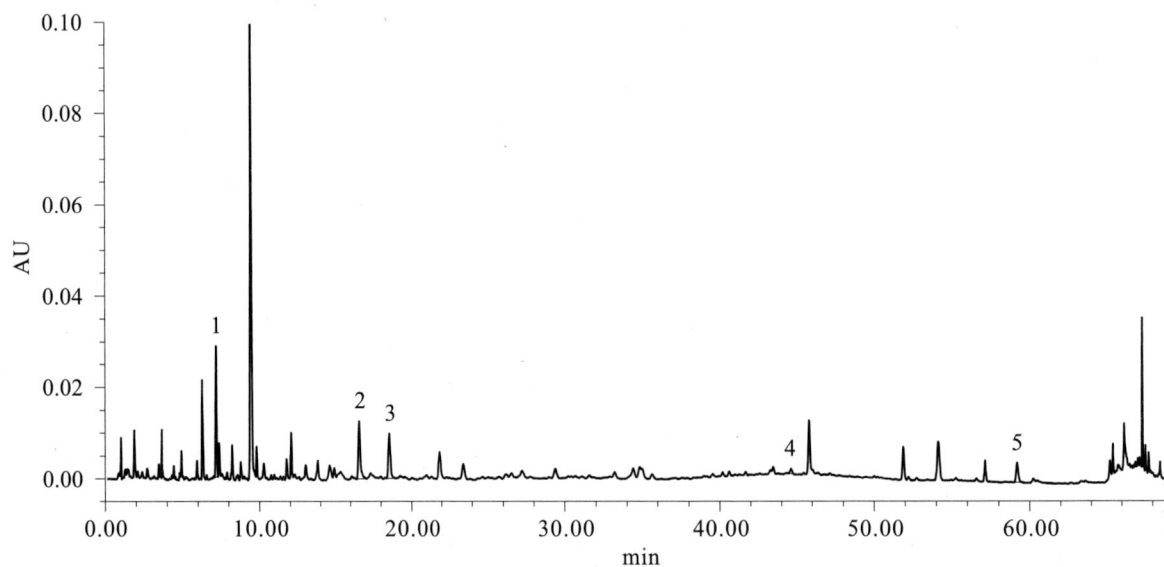

图 32-2　特征图谱对照药材 UPLC 色谱图

表 32-2　特征图谱对照药材 UPLC 特征峰参数列表

组分 编号	组分 名称	保留时间 （min）	理论板数	拖尾 因子
1	原儿茶酸	7.195	55791	1.09
2	原花青素 B2	16.586	91550	1.57
3	表儿茶素	18.552	94204	1.26
4	芒柄花苷	44.622	707929	1.14
5	芒柄花素	59.188	774304	1.18

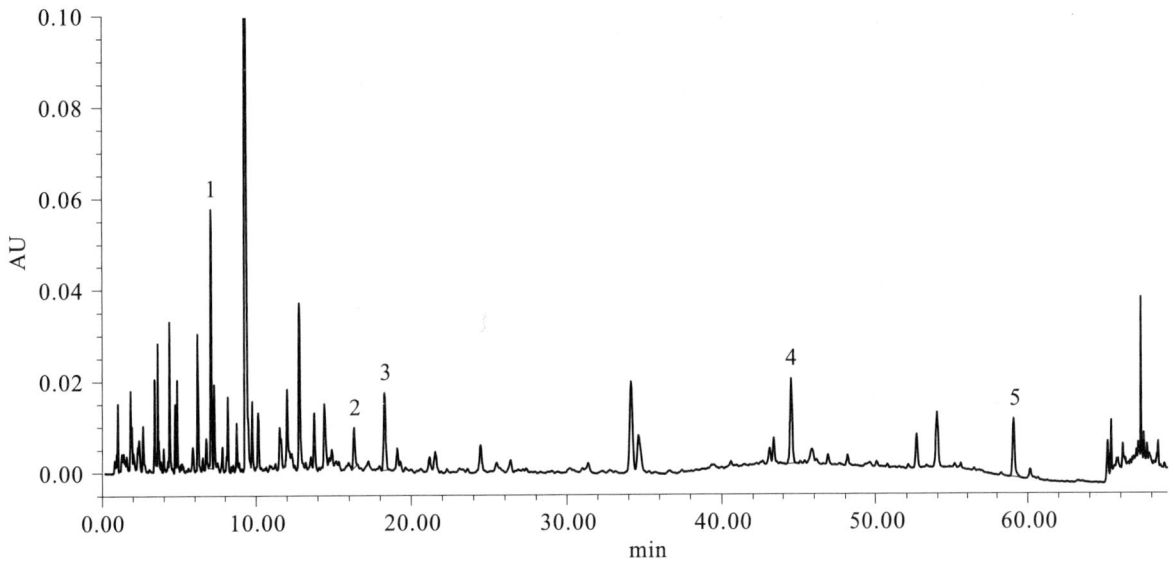

图 32-3　特征图谱供试品 UPLC 色谱图

表 32-3　特征图谱供试品 UPLC 特征峰参数列表

组分编号	组分名称	保留时间（min）	理论板数	拖尾因子
1	原儿茶酸	7.081	52373	1.09
2	原花青素 B2	16.333	99453	1.06
3	表儿茶素	18.288	91624	1.17
4	芒柄花苷	44.518	464032	0.97
5	芒柄花素	59.077	852562	1.37

5 含量测定

5.1 溶液的制备

对照品溶液的制备　取芒柄花素对照品、染料木素对照品适量，精密称定，加甲醇制成每 1ml 含芒柄花素 2.5μg、染料木素 2μg 的混合溶液，即得。

供试品溶液的制备　取本品适量，研细，取约 0.3g（相当于饮片 1.65g），精密称定，置具塞锥形瓶中，精密加入甲醇 25ml，密塞，称定重量，超声处理（功率 250W，频率 40kHz）30 分钟，放冷，再称定重量，用甲醇补足减失的重量，摇匀，滤过，取续滤液，即得。

5.2 色谱条件

方法	UPLC（质量标准方法）
仪器	ACQUITY UPLC H-Class
仪器配置	QSM，FTN，TUV，柱温箱
色谱柱	ACQUITY UPLC HSS T3 2.1mm×100mm，1.8μm
流动相	乙腈 - 四氢呋喃 - 水 - 磷酸（13 ∶ 20 ∶ 67 ∶ 0.5）
流速	0.25ml/min
检测波长	260nm
柱温	30℃
进样量	2μl

5.3 结果与分析

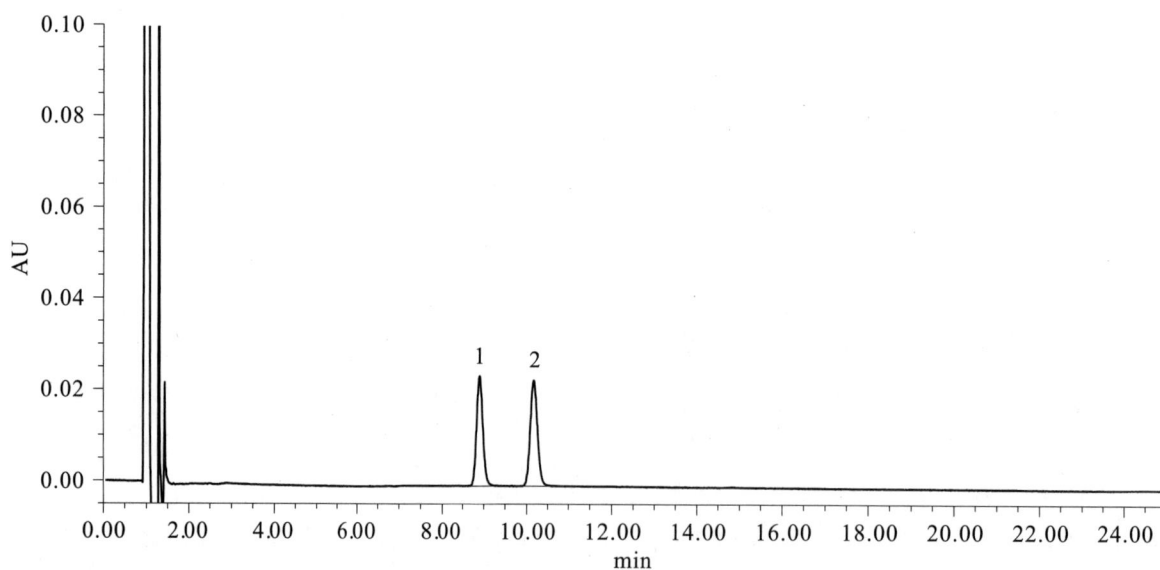

图 32-4　含量测定对照品 UPLC 色谱图
1. 芒柄花素；2. 染料木素

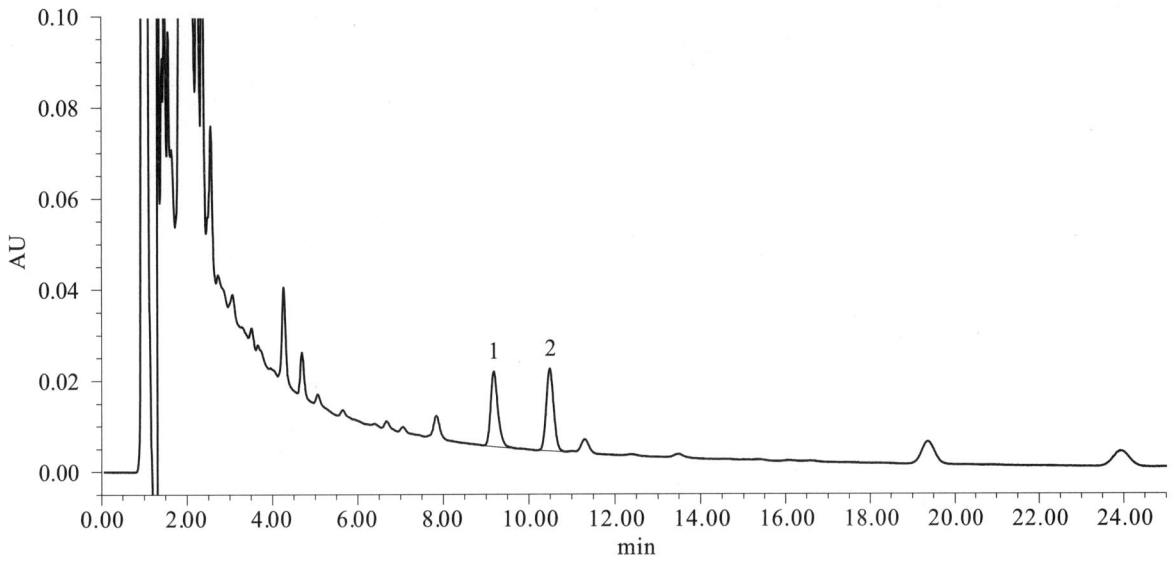

图 32-5 含量测定供试品 UPLC 色图谱
1. 芒柄花素；2. 染料木素

33 姜厚朴（厚朴）配方颗粒

Jianghoupo（Houpo）Peifangkeli

1 **样品来源** 广东一方制药有限公司。

2 **样品性状** 本品为黄棕色至棕色的颗粒；气微香，味苦。

3 **对照药材和对照品来源**

对照药材 厚朴（厚朴）（中国食品药品检定研究院，批号：121285-201303）。

对 照 品 1.厚朴酚；2.和厚朴酚（中国食品药品检定研究院，1.批号：110729-201714，纯度：100.0%；2.批号：110730-201915，纯度：99.8%）。

4 **特征图谱**

4.1 溶液的制备

参照物溶液的制备 取厚朴（厚朴）对照药材 1g，置具塞锥形瓶中，加水 20ml，加热回流 30 分钟，放冷，离心，取上清液蒸干，加甲醇 25ml，超声处理（功率 250W，频率 40kHz）30 分钟，放冷，摇匀，滤过，取续滤液，作为对照药材参照物溶液。取厚朴酚对照品、和厚朴酚对照品适量，精密称定，加甲醇制成每 1ml 含厚朴酚 20μg、和厚朴酚 10μg 的混合溶液，作为对照品参照物溶液。

供试品溶液的制备 取本品适量，研细，取约 0.2g（相当于饮片 1.6g），置具塞锥形瓶中，加甲醇 25ml，超声处理（功率 250W，频率 40kHz）30 分钟，放冷，摇匀，滤过，取续滤液，即得。

4.2 色谱条件

方法	UPLC（质量标准方法）			
仪器	ACQUITY UPLC H-Class Bio			
仪器配置	QSM，FTN，PDA，柱温箱			
色谱柱	ACQUITY UPLC BEH C18 2.1mm×100mm，1.7μm			
流动相	A：乙腈 B：0.4% 磷酸溶液			
梯度	时间 （分钟）	流动相 A（%）	流动相 B（%）	曲线
	0	8	92	初始
	7	8	92	6
	14	10	90	6
	19	11	89	6
	28	20	80	6
	34	48	52	6
	48	48	52	6
	50	8	92	6
	57	8	92	6
流速	0.4ml/min			
检测波长	294nm			
柱温	30℃			
进样量	1μl			

4.3 结果与分析

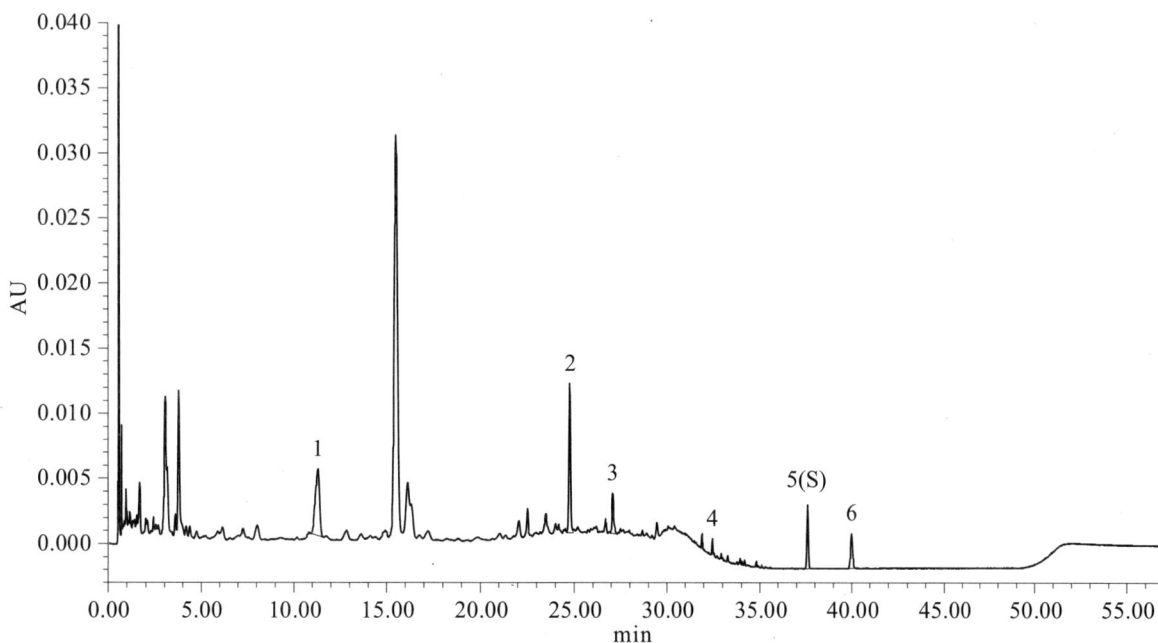

图 33-1 特征图谱对照药材 UPLC 色谱图

表 33-1 特征图谱对照药材 UPLC 特征峰参数列表

组分编号	组分名称	保留时间（min）	理论板数	拖尾因子	相对保留时间	相对保留时间标准规定值限度：±10%
1	—	11.318	10139	0.83	—	—
2	—	24.775	406588	1.01	0.66	0.67（0.60～0.74）
3	—	27.069	418662	1.45	0.72	0.72（0.65～0.79）
4	—	32.452	2298188	0.91	0.86	0.86（0.77～0.95）
5（S）	和厚朴酚	37.596	1125811	1.00	—	—
6	厚朴酚	39.991	529843	1.03	—	—

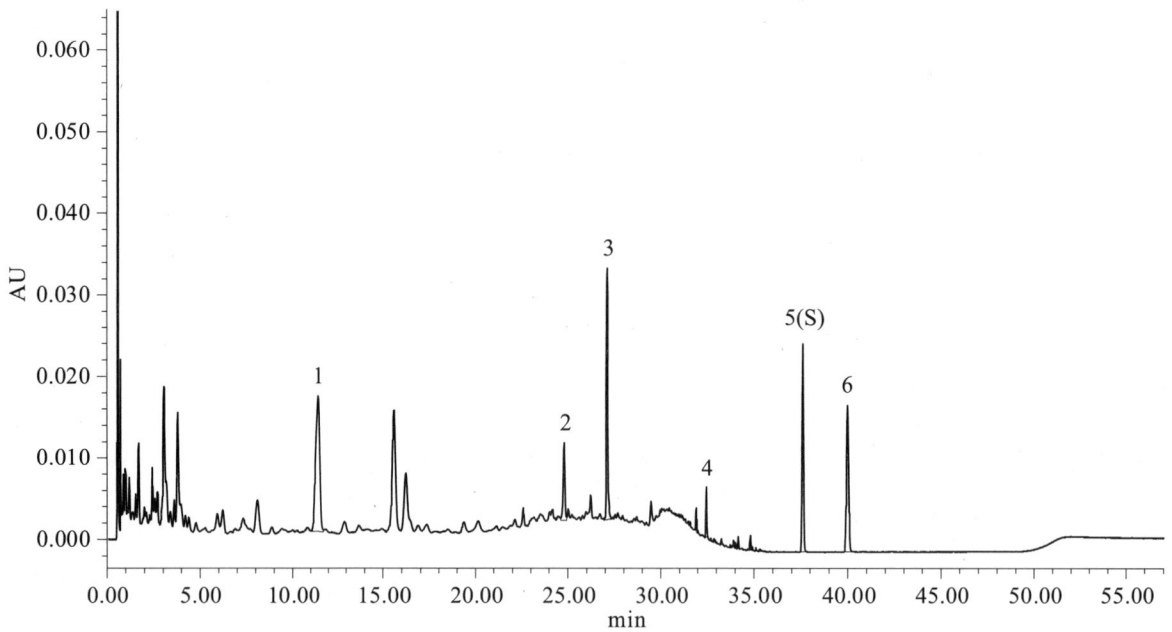

图 33-2 特征图谱供试品 UPLC 色谱图

表 33-2 特征图谱供试品 UPLC 特征峰参数列表

组分编号	组分名称	保留时间（min）	理论板数	拖尾因子	相对保留时间	相对保留时间标准规定值限度：±10%	相对峰面积	相对峰面积标准规定范围
1	—	11.428	7806	0.83		与对照药材参照物峰1保留时间相对应	—	—
2	—	24.811	381016	0.91	0.66	0.67（0.60～0.74）	—	—
3	—	27.085	654472	1.14	0.72	0.72（0.65～0.79）	—	—
4	—	32.455	2165849	0.94	0.86	0.86（0.77～0.95）	—	—
5（S）	和厚朴酚	37.596	1114572	1.01	—	—	—	—
6	厚朴酚	39.989	531694	1.01	—	—	1.09	0.46～3.50

⑤ 含量测定

5.1 溶液的制备

对照品溶液的制备 同特征图谱。

供试品溶液的制备 取本品适量，研细，取约 0.1g（相当于饮片 0.8g），精密称定，置具塞锥形瓶中，精密加入甲醇 25ml，密塞，称定重量，超声处理（功率 250W，频率 40kHz）30 分钟，放冷，再称定重量，用甲醇补足减失的重量，摇匀，滤过，取续滤液，即得。

5.2 色谱条件

方法	HPLC（质量标准方法）	UPLC（方法转换方法）
仪器	ACQUITY Arc	ACQUITY UPLC H-Class
仪器配置	QSM-R，FTN-R，PDA，柱温箱	QSM，FTN，PDA，柱温箱
色谱柱	XBridge C18 4.6mm×250mm，5μm	ACQUITY UPLC BEH C18 2.1mm×100mm，1.7μm
流动相	甲醇 - 水（78：22）	甲醇 - 水（78：22）
流速	1.0ml/min	0.3ml/min
检测波长	294nm	294nm
柱温	30℃	30℃
进样量	10μl	1μl

5.3 结果与分析

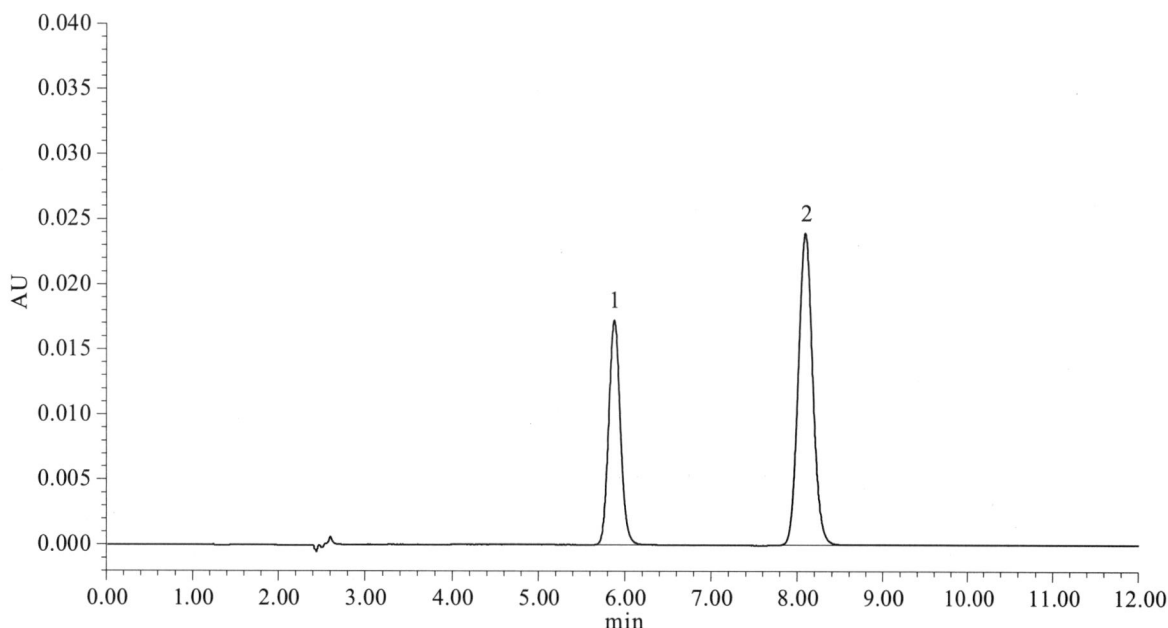

图 33-3 含量测定对照品 HPLC 色谱图
1. 和厚朴酚；2. 厚朴酚

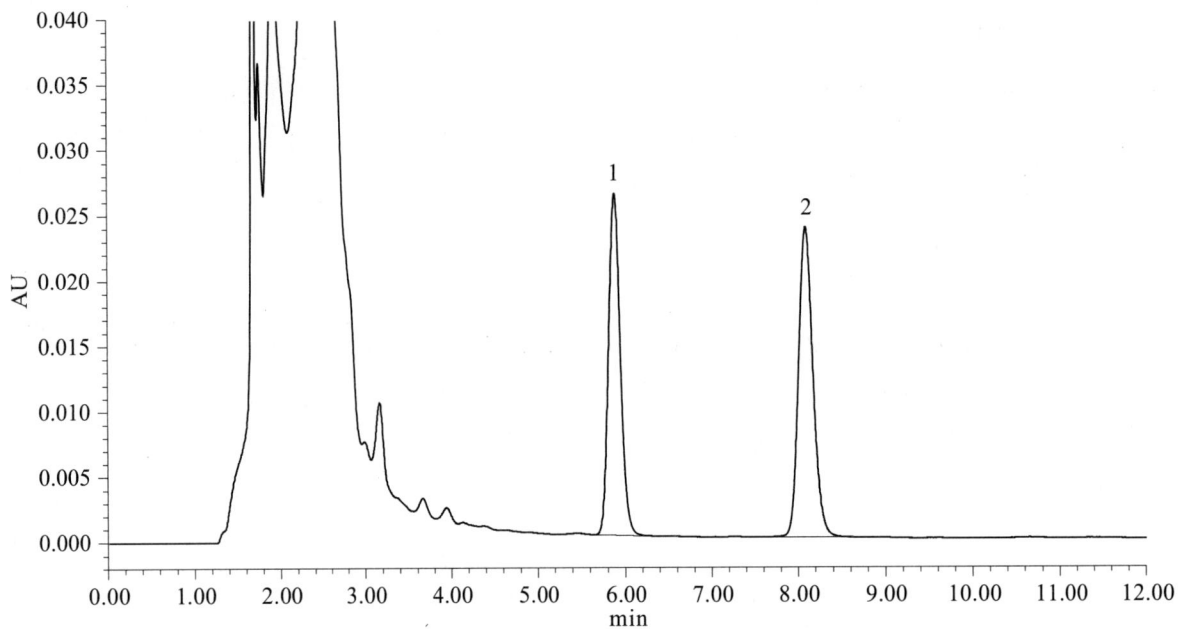

图 33-4　含量测定供试品 HPLC 色谱图
1. 和厚朴酚；2. 厚朴酚

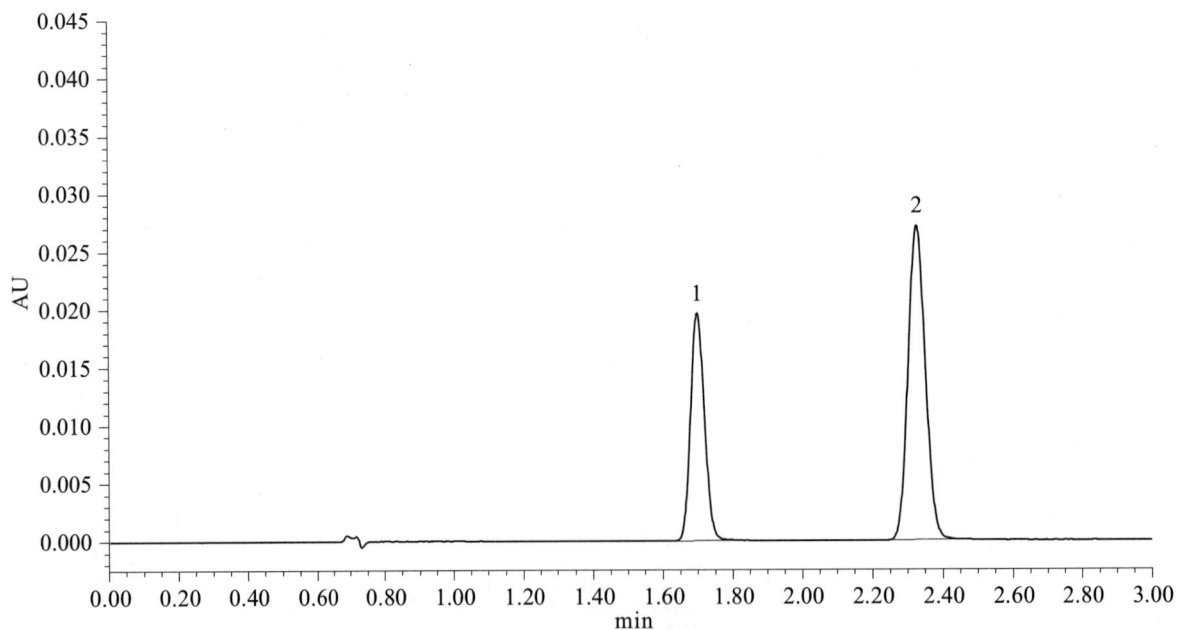

图 33-5　含量测定对照品 UPLC 色谱图
1. 和厚朴酚；2. 厚朴酚

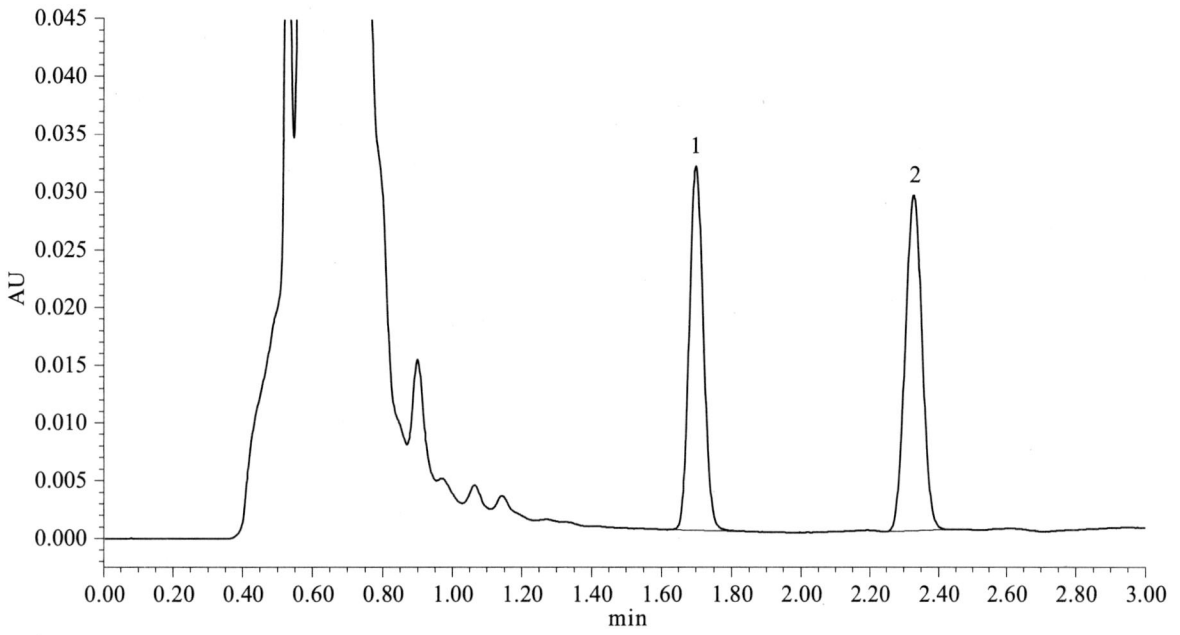

图 33-6　含量测定供试品 UPLC 色谱图
1. 和厚朴酚；2. 厚朴酚

34 焦栀子配方颗粒

Jiaozhizi Peifangkeli

1 样品来源 四川新绿色药业科技发展有限公司。

2 样品性状 本品为棕黄色至棕褐色的颗粒，气微，味微酸而苦。

3 对照饮片和对照品来源

对照饮片 焦栀子（四川新绿色药业科技发展有限公司，批号：JZZ200304）。

对 照 品 栀子苷（中国食品药品检定研究院，批号：110749-201718，纯度：97.6%）。

4 特征图谱

4.1 溶液的制备

参照物溶液的制备 取焦栀子对照饮片 0.1g，置具塞锥形瓶中，加 50% 乙醇 50ml，超声处理（功率 250W，频率 50kHz）20 分钟，放冷，摇匀，滤过，取续滤液，作为对照饮片参照物溶液。另取栀子苷对照品适量，精密称定，加甲醇制成每 1ml 含 30μg 的溶液，作为对照品参照物溶液。

供试品溶液的制备 取本品适量，研细，取约 0.1g（相当于饮片 0.3g），精密称定，置具塞锥形瓶中，加 50% 乙醇 50ml，密塞，称定重量，超声处理（功率 250W，频率 50kHz）20 分钟，放冷，再称定重量，用 50% 乙醇补足减失的重量，摇匀，滤过，取续滤液，即得。

4.2 色谱条件

方法	HPLC（质量标准方法）	UPLC（方法转换方法）
仪器	Alliance HPLC e2695	ACQUITY UPLC H-Class
仪器配置	PDA，柱温箱	QSM，FTN，PDA，柱温箱
色谱柱	TC C18（2） 4.6mm×250mm，5μm	ACQUITY UPLC HSS T3 2.1mm×100mm，1.8μm
流动相	A：乙腈 B：0.4% 磷酸溶液	A：乙腈 B：0.4% 磷酸溶液
梯度	见下表	见下表
流速	1.0ml/min	0.35ml/min
检测波长	0～23 分钟 238nm 23～50 分钟 440nm	0～6 分钟 238nm 6～14 分钟 440nm
柱温	30℃	30℃
进样量	10μl	1μl

HPLC 梯度：

时间（分钟）	流动相 A（%）	流动相 B（%）	曲线
0	8	92	初始
10	15	85	6
15	20	80	6
20	25	75	6
40	30	70	6
50	8	92	1

UPLC 梯度：

时间（分钟）	流动相 A（%）	流动相 B（%）	曲线
Before injection volume 317μl			
0.00	8	92	初始
2.38	15	85	6
3.57	20	80	6
4.76	25	75	6
9.53	30	70	6
14.00	8	92	1

4.3 结果与分析

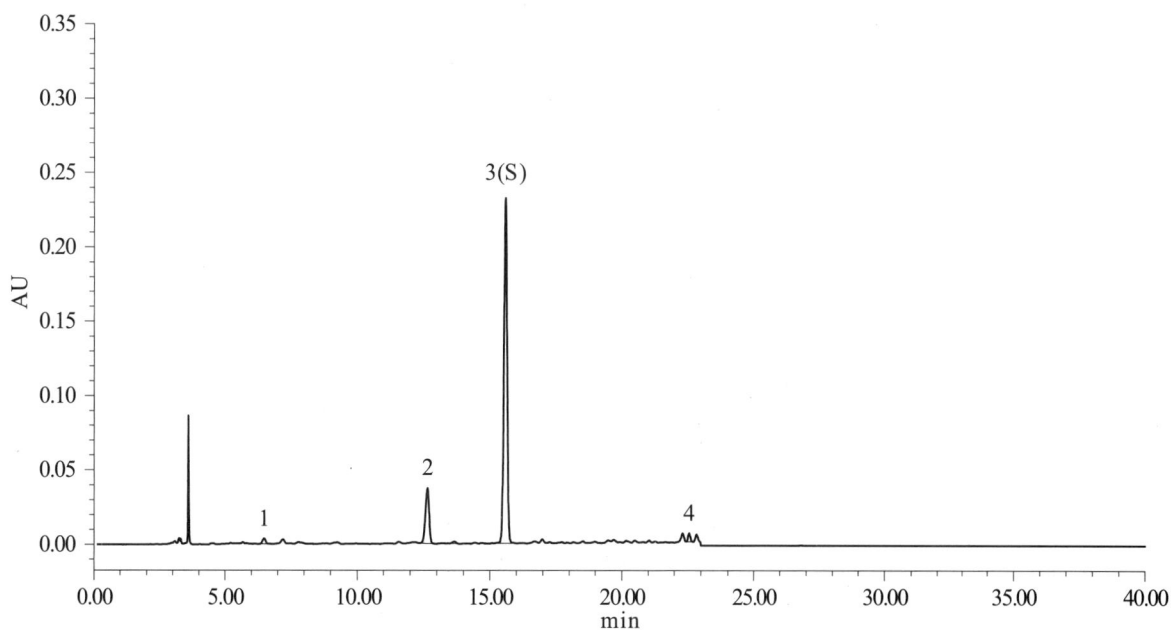

图 34-1　特征图谱对照饮片 HPLC 色谱图

表 34-1　特征图谱对照饮片 HPLC 特征峰参数列表

组分 编号	组分 名称	保留时间 （min）	理论 板数	拖尾 因子	相对保留 时间	相对保留时间 标准规定值 限度：±10%
1	—	6.489	13273	0.93	0.416	0.410（0.369～0.451）
2	京尼平 -1-β- 龙胆双糖苷	12.653	37790	0.90	0.812	0.806（0.725～0.887）
3（S）	栀子苷	15.585	79413	0.98	—	—
4	—	22.562	311475	1.06	1.448	1.455（1.310～1.600）

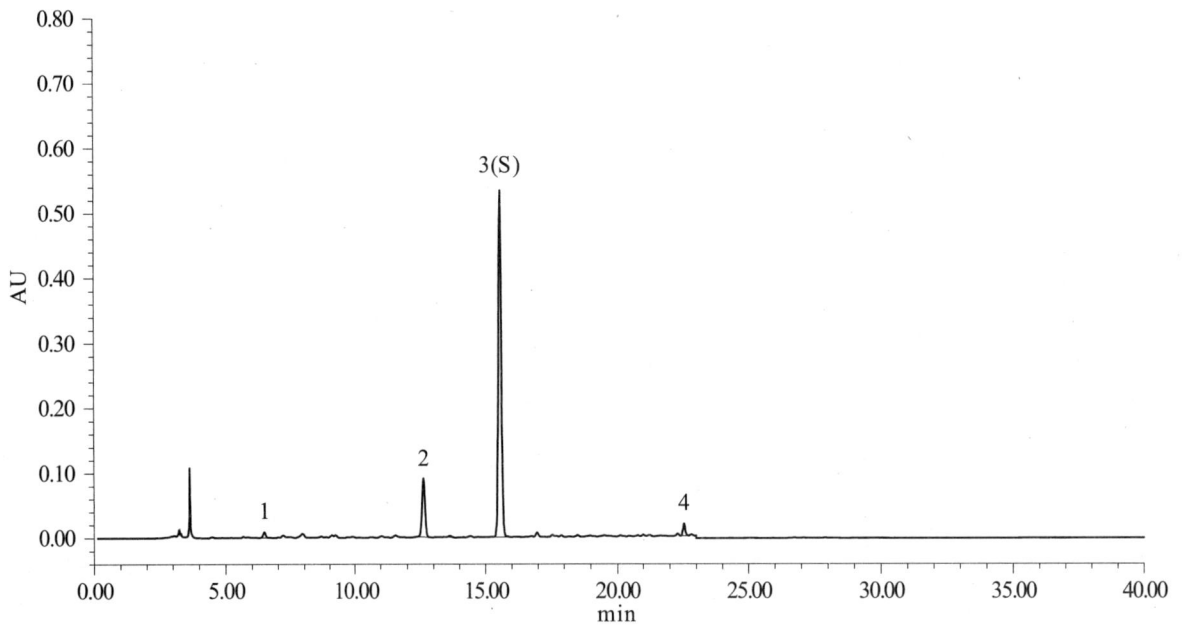

图 34-2　特征图谱供试品 HPLC 色谱图

表 34-2　特征图谱供试品 HPLC 特征峰参数列表

组分 编号	组分 名称	保留时间 （min）	理论 板数	拖尾 因子	相对保留 时间	相对保留时间 标准规定值 限度：±10%
1	—	6.469	19704	0.96	0.416	0.410（0.369～0.451）
2	京尼平 -1-β- 龙胆双糖苷	12.616	56863	1.00	0.811	0.806（0.725～0.887）
3（S）	栀子苷	15.557	92888	1.01	—	—
4	—	22.529	310953	1.09	1.448	1.455（1.310～1.600）

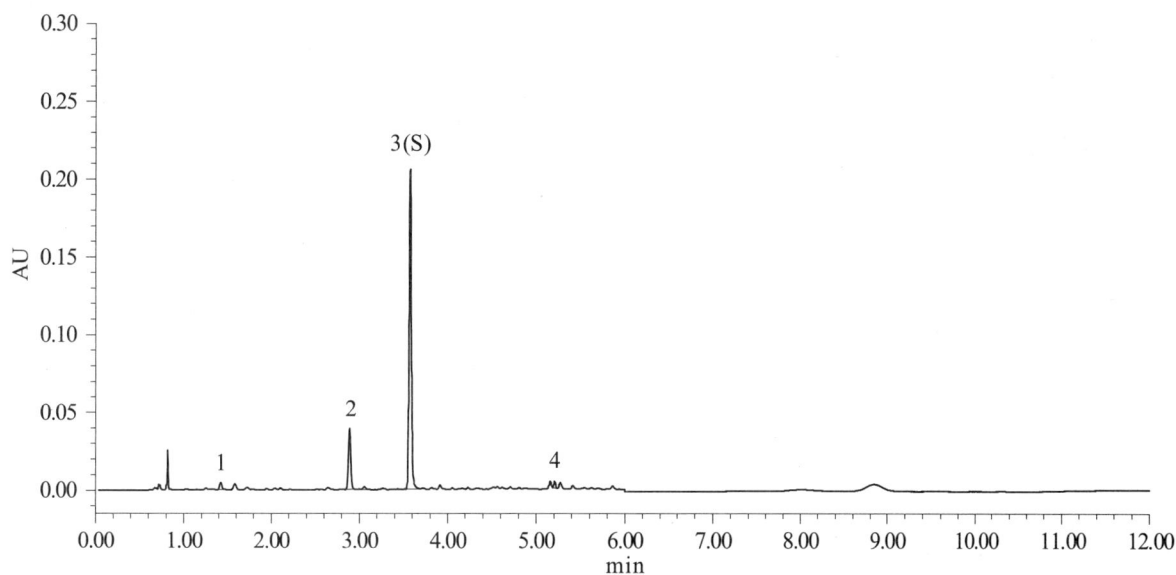

图 34-3　特征图谱对照饮片 UPLC 色谱图

表 34-3　特征图谱对照饮片 UPLC 特征峰参数列表

组分编号	组分名称	保留时间（min）	理论板数	拖尾因子	相对保留时间	相对保留时间标准规定值限度：±10%
1	—	1.423	12850	0.97	0.398	0.410（0.369～0.451）
2	京尼平 -1-β- 龙胆双糖苷	2.889	55120	1.07	0.808	0.806（0.725～0.887）
3（S）	栀子苷	3.576	93534	1.12	—	—
4	—	5.207	289068	1.15	1.456	1.455（1.310～1.600）

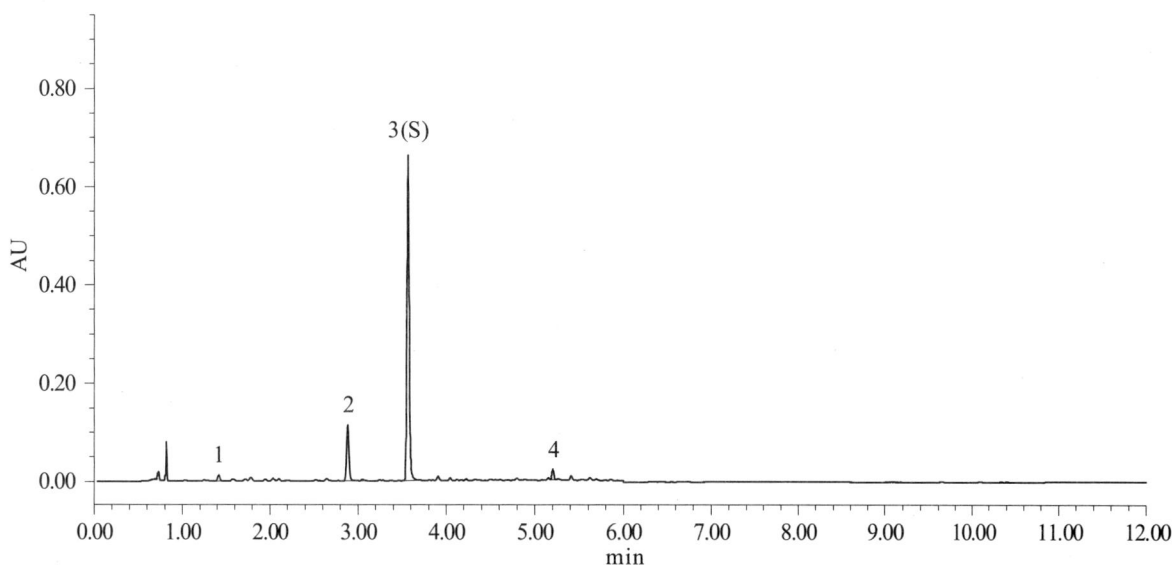

图 34-4　特征图谱供试品 UPLC 色谱图

表 34-4　特征图谱供试品 UPLC 特征峰参数列表

组分编号	组分名称	保留时间（min）	理论板数	拖尾因子	相对保留时间	相对保留时间标准规定值限度：±10%
1	—	1.418	12783	0.97	0.398	0.410（0.369～0.451）
2	京尼平-1-β-龙胆双糖苷	2.883	54989	1.08	0.808	0.806（0.725～0.887）
3（S）	栀子苷	3.567	92675	1.12	—	—
4	—	5.202	260257	1.11	1.458	1.455（1.310～1.600）

5 含量测定

5.1　溶液的制备　同特征图谱。

5.2　色谱条件

方法	HPLC（质量标准方法）	UPLC（方法转换方法）
仪器	Alliance HPLC e2695	ACQUITY UPLC H-Class
仪器配置	PDA，柱温箱	QSM，FTN，PDA，柱温箱
色谱柱	XSelect HSS C18 4.6mm×250mm，5μm	ACQUITY UPLC HSS T3 2.1mm×100mm，1.8μm
流动相	A：乙腈 B：水	A：乙腈 B：水
等度	时间（分钟） / 流动相A（%） / 流动相B（%） / 曲线 0　15　85　初始 15　15　85　6	时间（分钟） / 流动相A（%） / 流动相B（%） / 曲线 0　15　85　初始 5　15　85　6
流速	1.0ml/min	0.35ml/min
检测波长	238nm	238nm
柱温	30℃	30℃
进样量	10μl	1μl

5.3 结果与分析

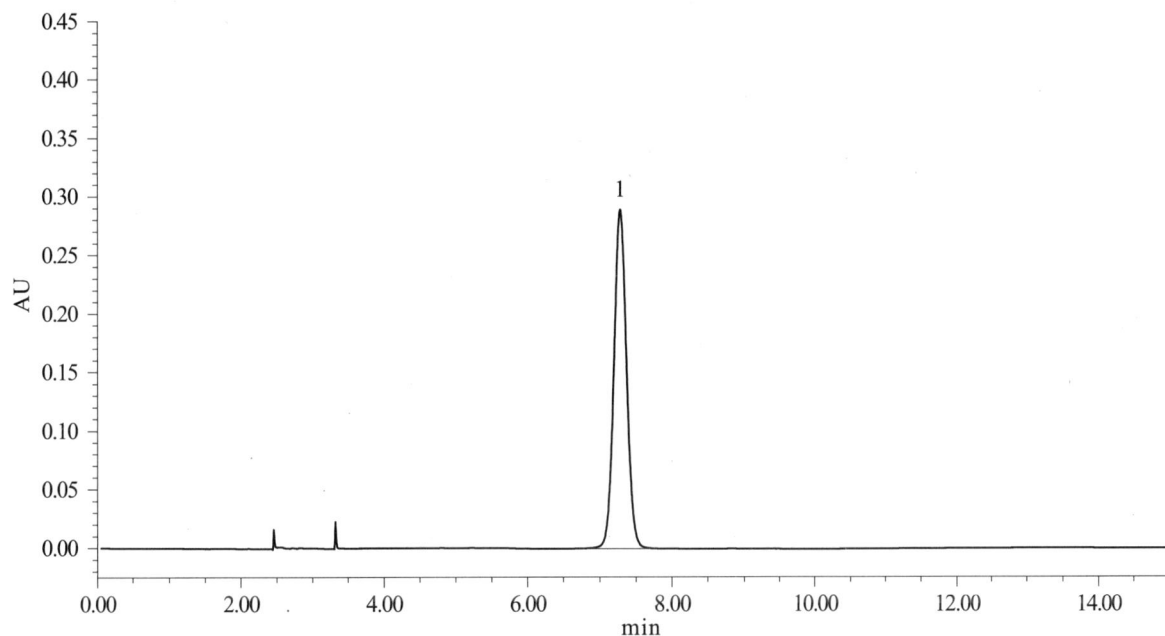

图 34-5 含量测定对照品 HPLC 色谱图
1. 栀子苷

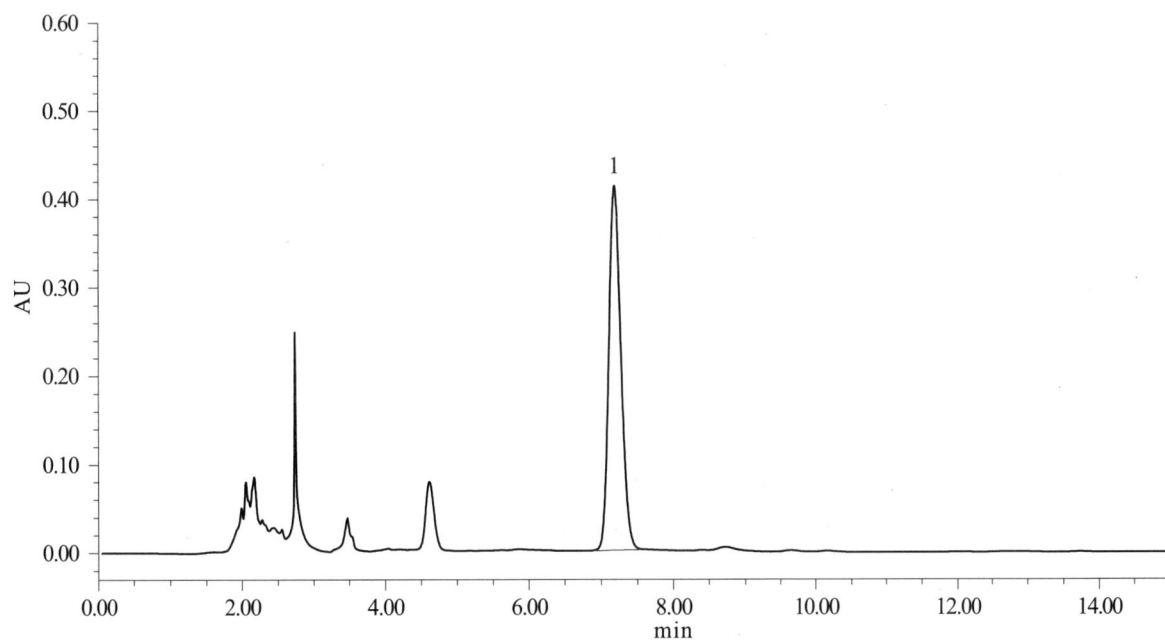

图 34-6 含量测定供试品 HPLC 色谱图
1. 栀子苷

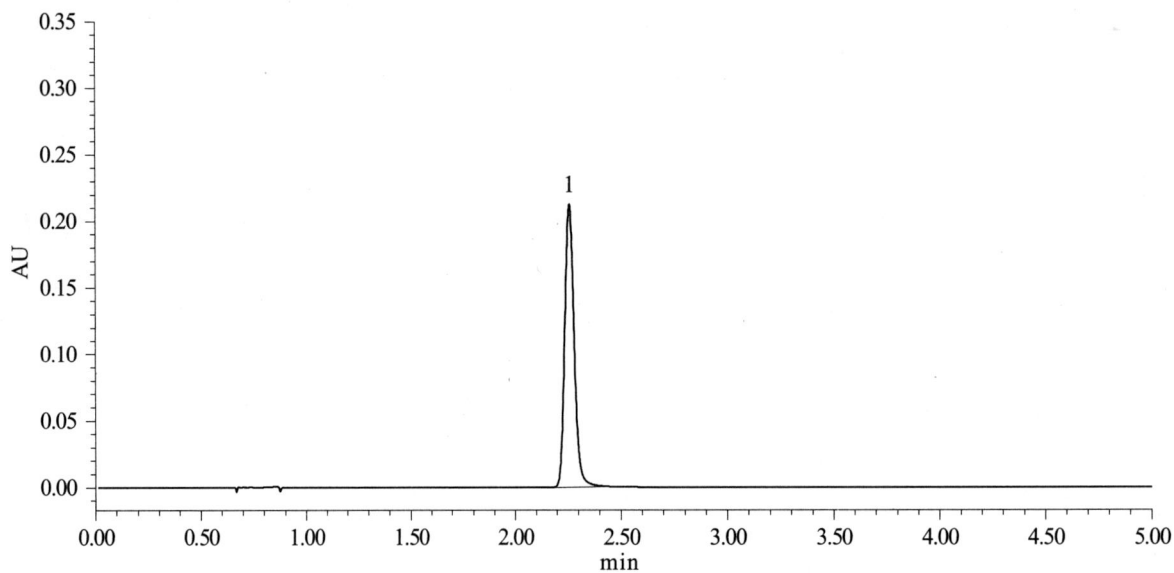

图 34-7　含量测定对照品 UPLC 色谱图
1. 栀子苷

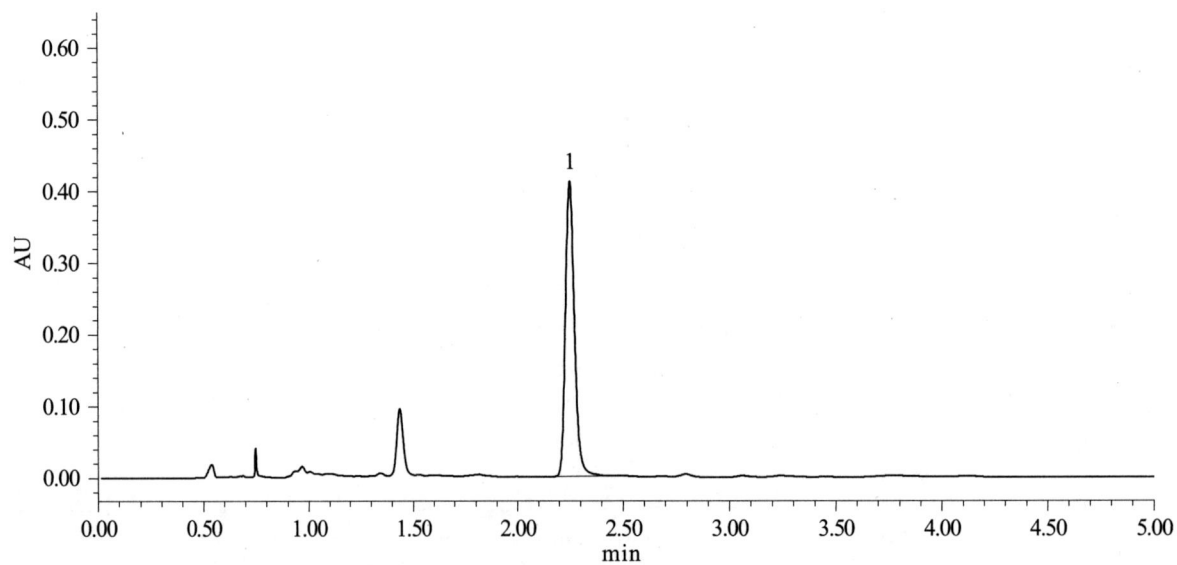

图 34-8　含量测定供试品 UPLC 色谱图
1. 栀子苷

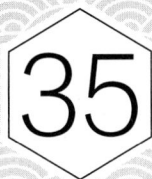

35 金银花配方颗粒
Jinyinhua Peifangkeli

1 样品来源 华润三九医药股份有限公司。

2 样品性状 本品为浅黄色至黄棕色的颗粒；气微香，味苦。

3 对照药材和对照品来源

对照药材 金银花（中国食品药品检定研究院，批号：121060-201608）。

对 照 品 1. 绿原酸；2. 木犀草苷；3. 芦丁；4. 3, 5-*O*- 二咖啡酰奎宁酸；5. 4, 5-*O*- 二咖啡酰奎宁酸（中国食品药品检定研究院，1. 批号：110753-201817，纯度：96.8%；2. 批号：111720-201810，纯度：93.5%；3. 批号：100080-201811，纯度：91.7%；4. 批号：111782-201706，纯度：97.3%；5. 批号：111894-202103，纯度：95.2%）。

4 特征图谱

4.1 溶液的制备

参照物溶液的制备 取金银花对照药材 1.5g，置具塞锥形瓶中，加水 50ml，加热回流 45 分钟，滤过，滤液蒸干，放冷，加入 50% 甲醇 50ml，超声处理（功率 250W，频率 35kHz）45 分钟，放冷，摇匀，滤过，取续滤液，作为对照药材参照物溶液。另取绿原酸对照品、木犀草苷对照品、芦丁对照品适量，置棕色量瓶中，加 50% 甲醇制成每 1ml 各含 40μg 的混合溶液（10℃以下保存），作为对照品参照物溶液。

供试品溶液的制备 取本品适量，研细，取约 0.4g（相当于饮片 1.2g），置具塞锥形瓶中，加入 50% 甲醇 50ml，超声处理（功率 250W，频率 35kHz）45 分钟，取出，放冷，滤过，取续滤液，即得。

4.2 色谱条件

方法	HPLC（质量标准方法）	UPLC（方法转换方法）
仪器	Alliance HPLC e2695	ACQUITY UPLC H-Class
仪器配置	PDA，柱温箱	QSM，FTN，TUV，柱温箱
色谱柱	ZORBAX SB-C18 4.6mm×250mm，5μm	ACQUITY UPLC HSS C18 2.1mm×100mm，1.8μm
流动相	A：乙腈 B：0.4% 磷酸溶液	A：乙腈 B：0.4% 磷酸溶液

梯度	时间 （分钟）	流动相 A（%）	流动相 B（%）	曲线	时间 （分钟）	流动相 A（%）	流动相 B（%）	曲线
	0	10	90	初始	0.0	10	90	初始
	15	10	90	6	2.5	10	90	6
	20	15	85	6	3.3	15	85	6
	50	20	80	6	8.3	20	80	6
	55	30	70	6	9.2	30	70	6
	63	10	90	1	12.0	10	90	1

流速	1.0ml/min	0.5ml/min
检测波长	350nm	350nm
柱温	35℃	35℃
进样量	10μl	1μl

4.3 结果与分析

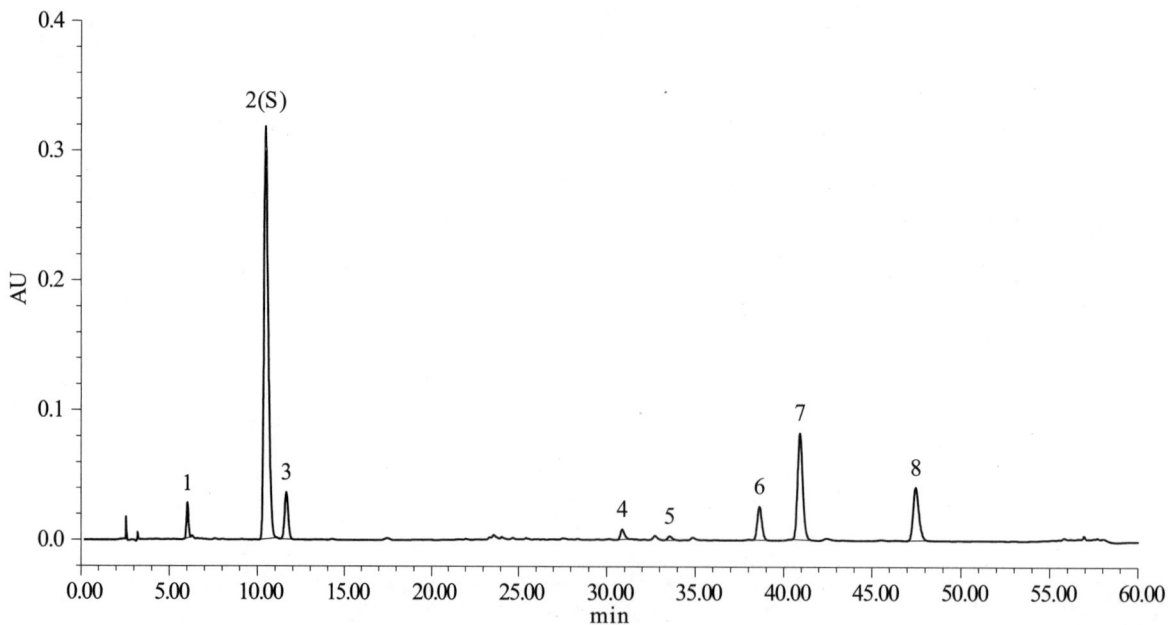

图 35-1　特征图谱对照药材 HPLC 色谱图

表 35-1　特征图谱对照药材 HPLC 特征峰参数列表

组分编号	组分名称	保留时间（min）	理论板数	拖尾因子	相对保留时间	相对保留时间标准规定值限度：±10%
1	—	6.029	12777	1.09	0.58	0.58（0.52~0.64）
2（S）	绿原酸	10.457	8920	1.41	—	—
3	—	11.634	15185	1.08	1.11	1.15（1.04~1.26）
4	芦丁	30.859	84189	1.26	—	—
5	木犀草苷	33.564	78044	1.36	—	—
6	—	38.620	105247	1.13	3.69	3.80（3.42~4.18）
7	—	40.919	93922	1.18	3.91	4.02（3.62~4.42）
8	—	47.470	104251	1.21	4.54	4.64（4.18~5.10）

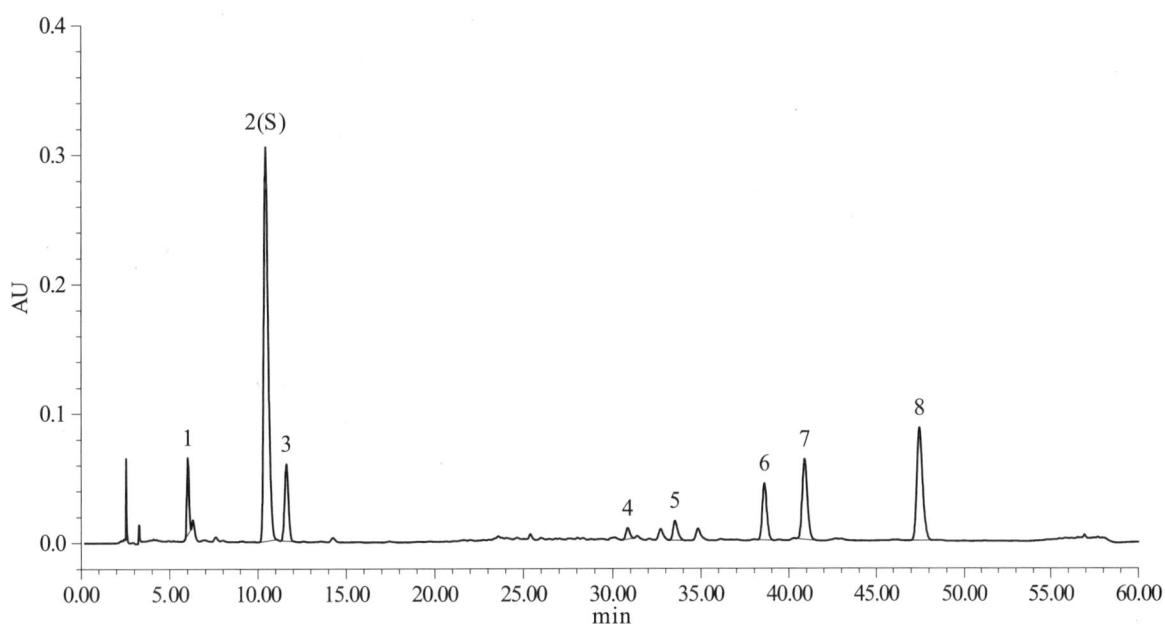

图 35-2　特征图谱供试品 HPLC 色谱图

表 35-2　特征图谱供试品 HPLC 特征峰参数列表

组分编号	组分名称	保留时间（min）	理论板数	拖尾因子	相对保留时间	相对保留时间标准规定值限度：±10%
1	—	6.022	11514	1.03	0.58	0.58（0.52~0.64）
2（S）	绿原酸	10.442	8226	1.38	—	—
3	—	11.615	13398	1.09	1.11	1.15（1.04~1.26）
4	芦丁	30.849	86894	1.10	—	—
5	木犀草苷	33.539	75426	1.37	—	—
6	—	38.584	103368	1.14	3.70	3.80（3.42~~4.18）
7	—	40.896	93826	1.19	3.92	4.02（3.62~4.42）
8	—	47.456	102056	1.24	4.54	4.64（4.18~5.10）

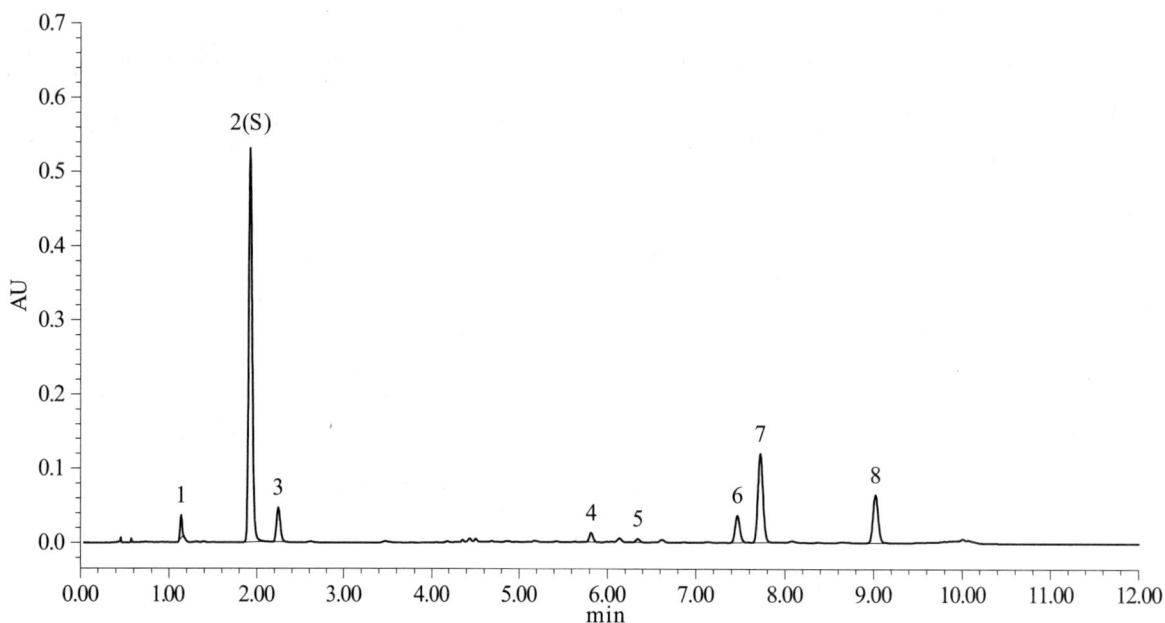

图 35-3　特征图谱对照药材 UPLC 色谱图

表 35-3　特征图谱对照药材 UPLC 特征峰参数列表

组分编号	组分名称	保留时间（min）	理论板数	拖尾因子	相对保留时间	相对保留时间标准规定值限度：±10%
1	—	1.136	11558	0.97	0.59	0.58（0.52～0.64）
2（S）	绿原酸	1.923	11437	1.23	—	—
3	—	2.245	12233	1.16	1.17	1.15（1.04～1.26）
4	芦丁	5.817	88929	1.13	—	—
5	木犀草苷	6.343	90892	1.12	—	—
6	—	7.465	91376	1.12	3.88	3.80（3.42～4.18）
7	—	7.721	86550	1.13	4.01	4.02（3.62～4.42）
8	—	9.020	116169	1.12	4.69	4.64（4.18～5.10）

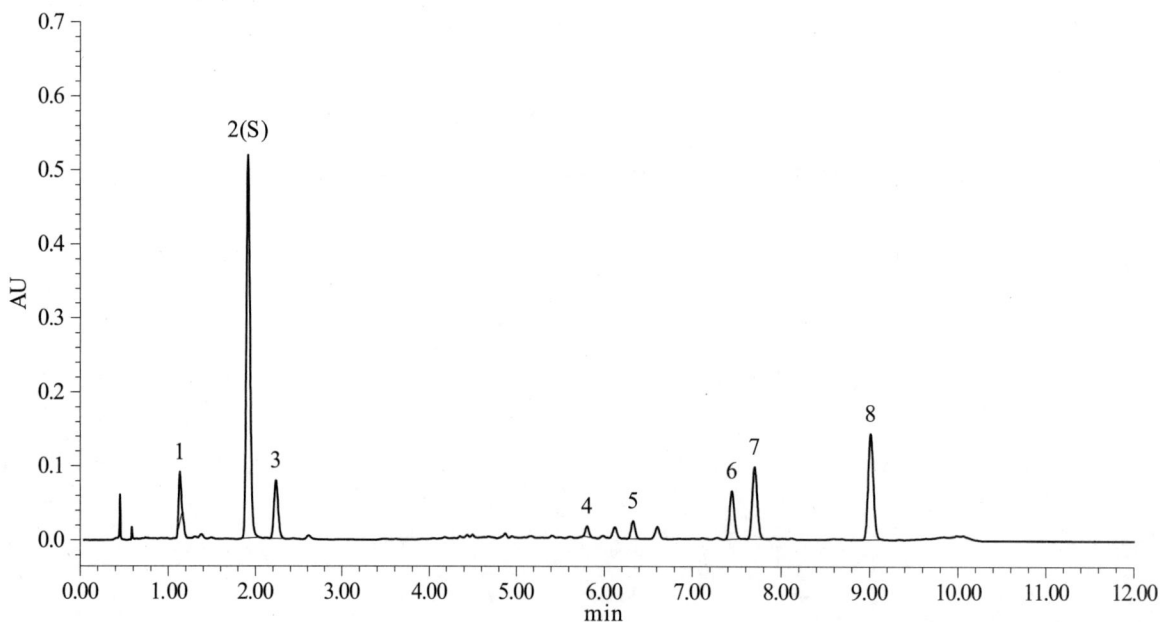

图 35-4　特征图谱供试品 UPLC 色谱图

表 35-4　特征图谱供试品 UPLC 特征峰参数列表

组分编号	组分名称	保留时间（min）	理论板数	拖尾因子	相对保留时间	相对保留时间标准规定值限度：±10%
1	—	1.129	8067	1.01	0.59	0.58（0.52～0.64）
2（S）	绿原酸	1.913	9542	1.20	—	—
3	—	2.234	10088	1.16	1.17	1.15（1.04～1.26）
4	芦丁	5.804	92203	1.18	—	—
5	木犀草苷	6.329	86532	1.11	—	—
6	—	7.443	89064	1.14	3.89	3.80（3.42～4.18）
7	—	7.699	85931	1.12	4.03	4.02（3.62～4.42）
8	—	9.009	110602	1.14	4.71	4.64（4.18～5.10）

5 含量测定

5.1　溶液的制备

5.1.1　酚酸类

对照品溶液的制备　取绿原酸对照品、3,5-O- 二咖啡酰奎宁酸对照品和 4,5-O- 二咖啡酰奎宁酸对照品适量，精密称定，置棕色量瓶中，加 75% 甲醇制成每 1ml 含 0.28mg、0.15mg、44μg 的溶液，即得。

供试品溶液的制备　取本品适量，研细，取约 0.2g（相当于饮片 0.6g），精密称定，置具塞锥形瓶中，精密加入 75% 甲醇 50ml，称定重量，超声处理（功率 500W，频率 40kHz）30 分钟，放冷，再称定重量，用 75% 甲醇补足减失的重量，摇匀，滤过，取续滤液，即得。

5.1.2　木犀草苷

对照品溶液的制备　取木犀草苷对照品适量，精密称定，加 70% 乙醇制成每 1ml 含 20μg 的溶液，即得。

供试品溶液的制备　取本品，研细，取约 0.4g（相当于饮片 1.2g），精密称定，置具塞锥形瓶中，精密加入 70% 乙醇 25ml，称定重量，超声处理（功率 250W，频率 35kHz）30 分钟，放冷，用 70% 乙醇补足减失的重量，摇匀，滤过，取续滤液，即得。

5.2　色谱条件

5.2.1　酚酸类

方法	HPLC（质量标准方法）	UPLC（方法转换方法）
仪器	ACQUITY Arc	ACQUITY UPLC H-Class
仪器配置	QSM-R，FTN-R，2489，柱温箱	QSM，FTN，PDA，柱温箱
色谱柱	XSelect HSS C18 4.6mm×250mm，5μm	ACQUITY UPLC HSS C18 2.1mm×100mm，1.8μm

方法	HPLC（质量标准方法）				UPLC（方法转换方法）			
流动相	A：乙腈 B：0.1% 磷酸溶液				A：乙腈 B：0.1% 磷酸溶液			
	时间 （分钟）	流动相 A（%）	流动相 B（%）	曲线	时间 （分钟）	流动相 A（%）	流动相 B（%）	曲线
梯度	0	12	88	初始	0	14	86	初始
	8	14	86	6	1.56	19	81	6
	14	19	81	6	2.72	19	81	6
	34	31	69	6	6.61	31	69	6
	35	90	10	6	6.81	90	10	6
	40	90	10	6	7.78	90	10	6
	41	14	86	6	7.98	14	86	6
	50	14	86	6	9.73	14	86	6
流速	0.7ml/min				0.3ml/min			
检测波长	327nm				327nm			
柱温	25℃				25℃			
进样量	供试品 10μl，对照品 2μl				供试品 1μl，对照品 0.2μl			

5.2.2 木犀草苷

方法	HPLC（质量标准方法）				UPLC（方法转换方法）			
仪器	Alliance HPLC e2695				ACQUITY UPLC I-Class			
仪器配置	PDA，柱温箱				BSM，FTN，PDA，柱温箱			
色谱柱	XSelect HSS C18 4.6mm×250mm，5μm				ACQUITY UPLC HSS C18 2.1mm×100mm，1.8μm			
流动相	A：乙腈 B：0.3% 磷酸溶液				A：乙腈 B：0.3% 磷酸溶液			
	时间 （分钟）	流动相 A（%）	流动相 B（%）	曲线	时间 （分钟）	流动相 A（%）	流动相 B（%）	曲线
梯度	0	10	90	初始	0.0	10	90	初始
	15	22	78	6	2.5	22	78	6
	30	22	78	6	5.0	22	78	6
	40	30	70	6	6.7	30	70	6
	48	10	90	1	10.0	10	90	1
流速	1.0ml/min				0.5ml/min			
检测波长	350nm				350nm			
柱温	35℃				35℃			
进样量	对照品 5μl，供试品 10μl				1μl			

5.3 结果与分析

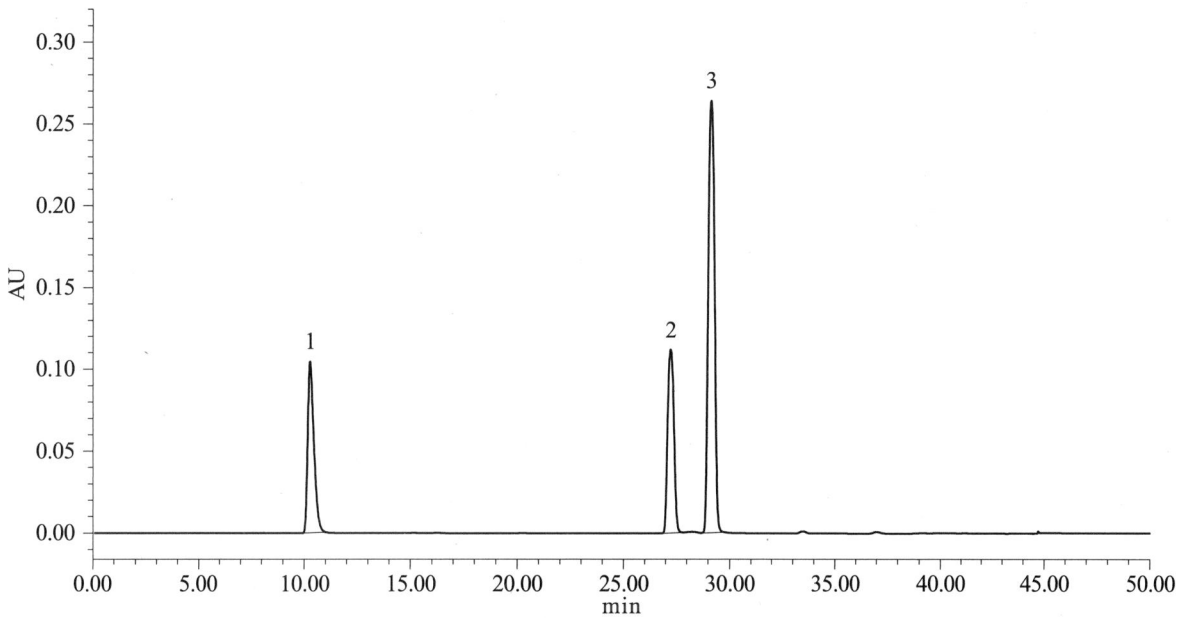

图 35-5　含量测定（酚酸类）对照品 HPLC 色谱图
1. 绿原酸　2. 3,5-*O*- 二咖啡酰奎宁酸　3. 4,5-*O*- 二咖啡酰奎宁酸

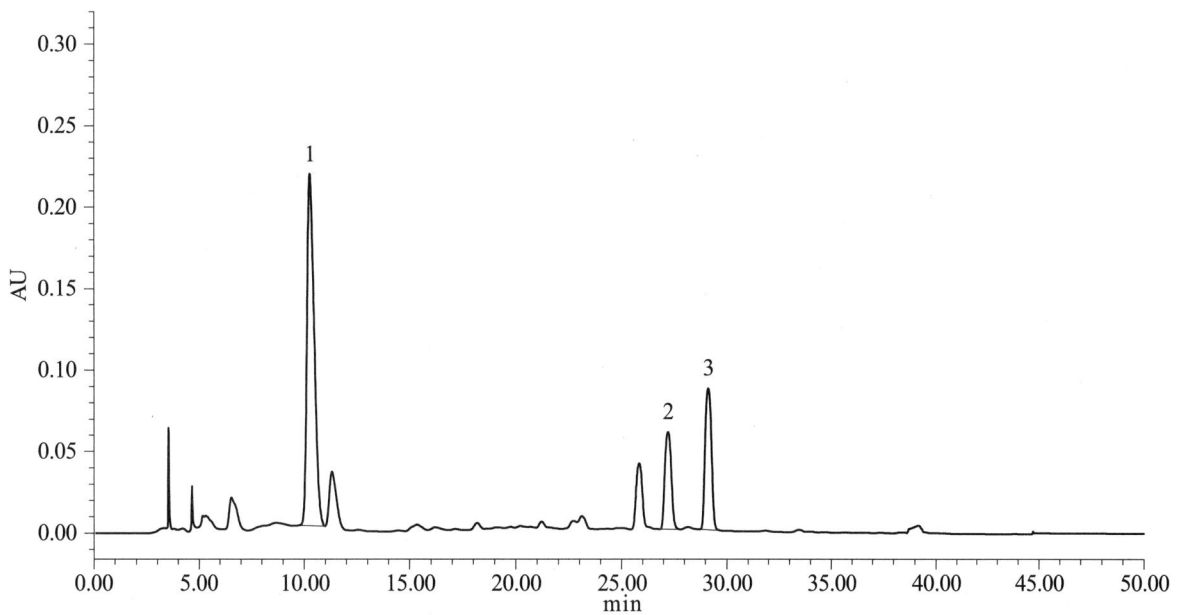

图 35-6　含量测定（酚酸类）供试品 HPLC 色谱图
1. 绿原酸　2. 3,5-*O*- 二咖啡酰奎宁酸　3. 4,5-*O*- 二咖啡酰奎宁酸

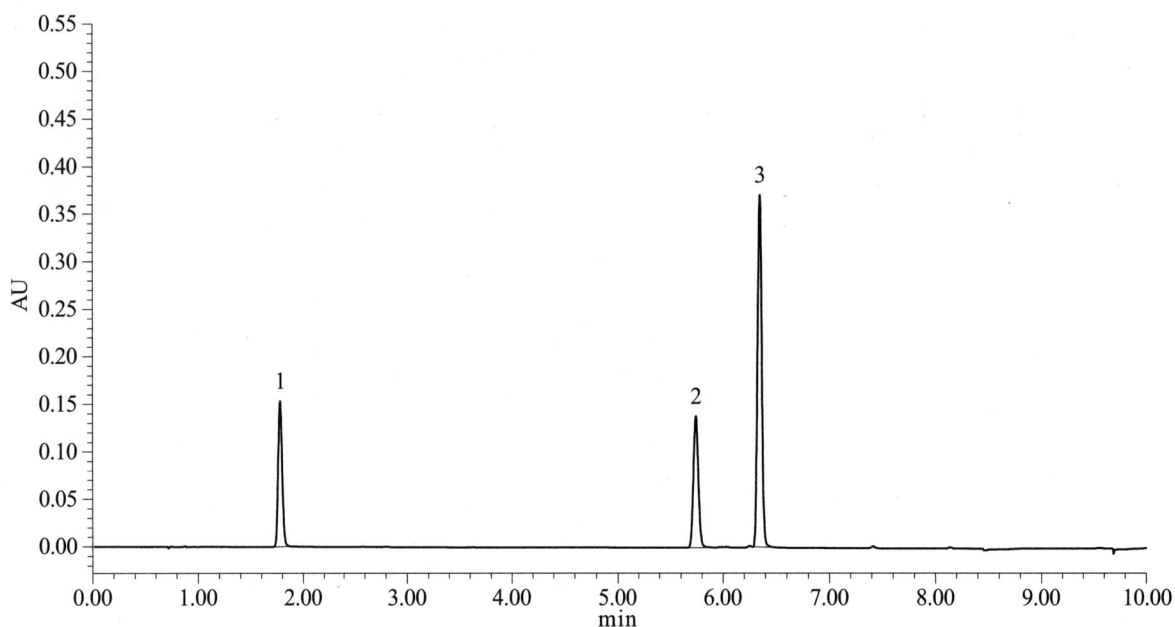

图 35-7 含量测定（酚酸类）对照品 UPLC 色谱图
1. 绿原酸　2. 3,5-*O*- 二咖啡酰奎宁酸　3. 4,5-*O*- 二咖啡酰奎宁酸

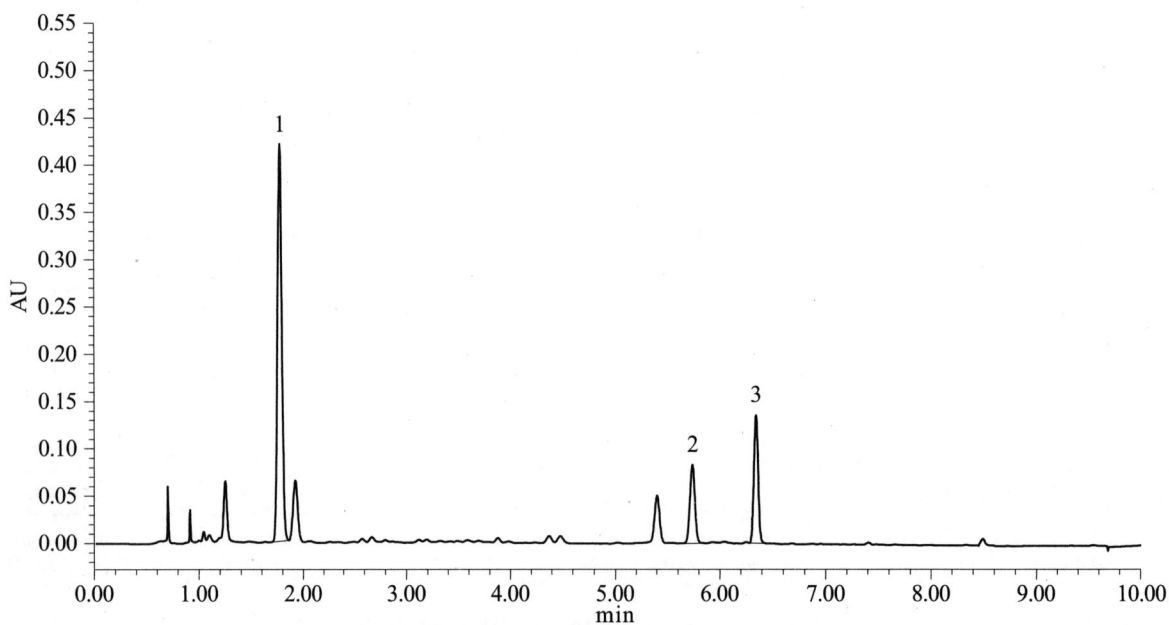

图 35-8 含量测定（酚酸类）供试品 UPLC 色谱图
1. 绿原酸　2. 3,5-*O*- 二咖啡酰奎宁酸　3. 4,5-*O*- 二咖啡酰奎宁酸

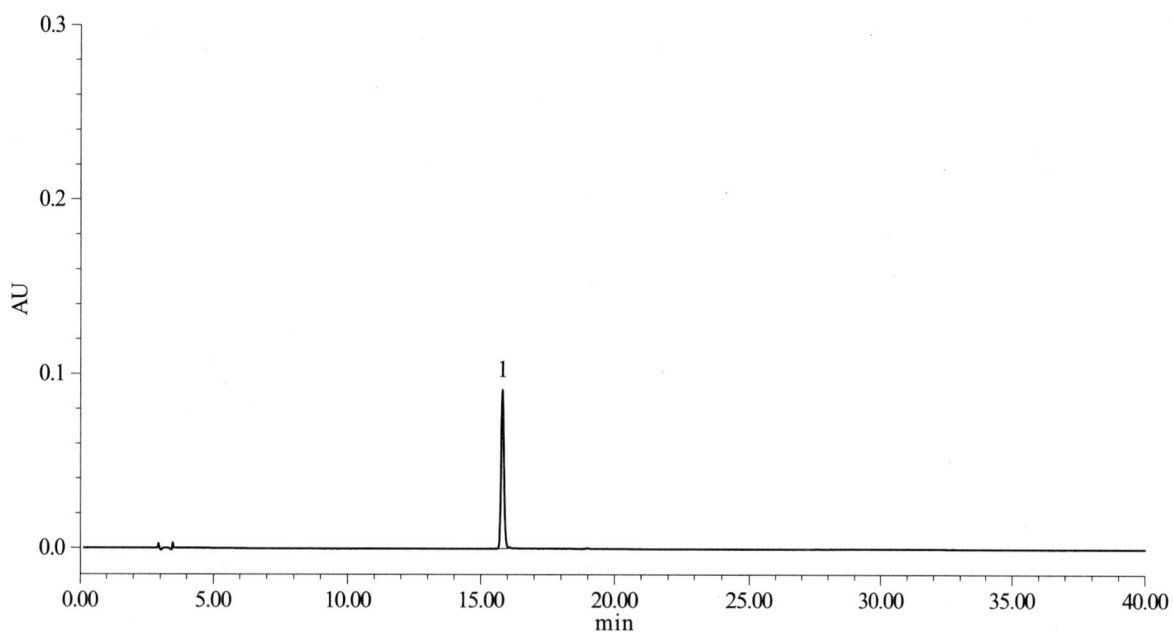

图 35-9　含量测定（木犀草苷）对照品 HPLC 色谱图
1. 木犀草苷

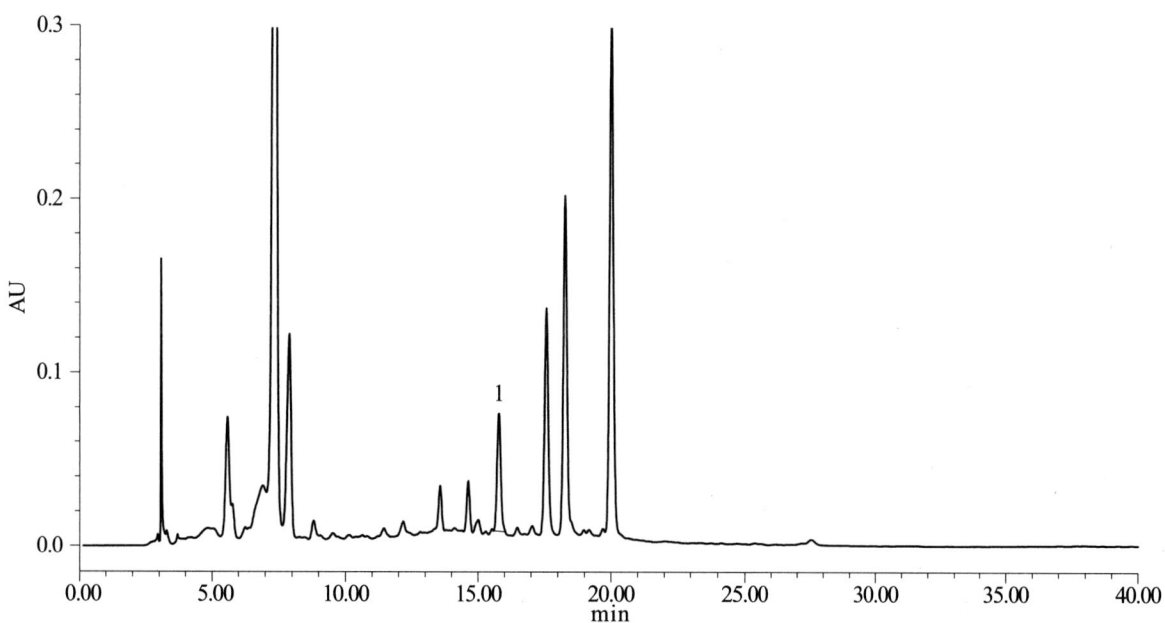

图 35-10　含量测定（木犀草苷）供试品 HPLC 色谱图
1. 木犀草苷

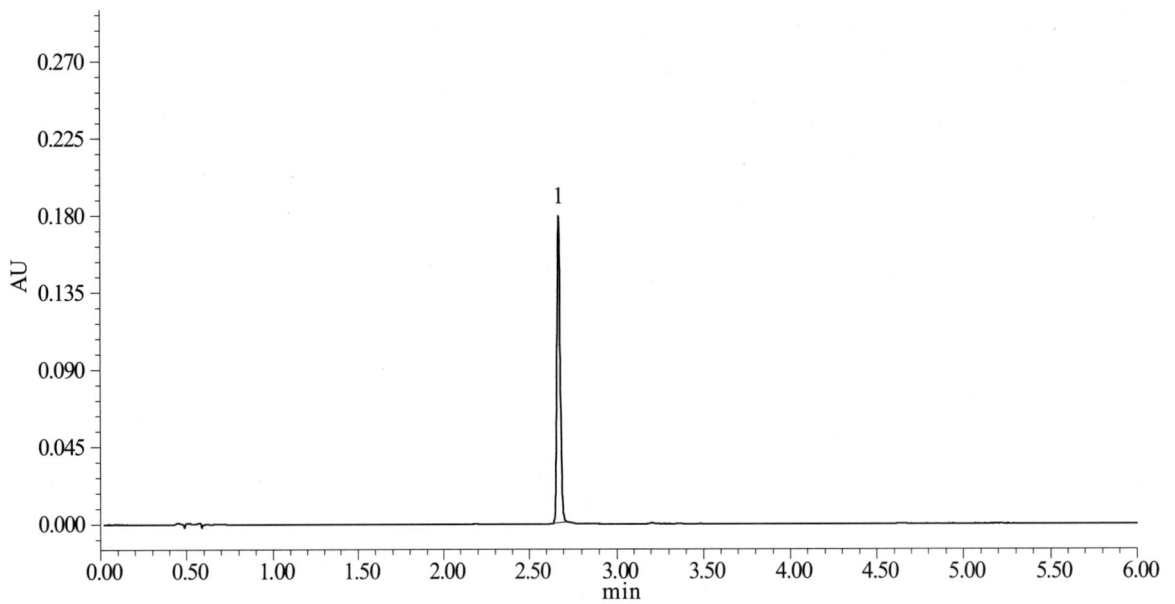

图 35-11 含量测定（木犀草苷）对照品 UPLC 色谱图
1. 木犀草苷

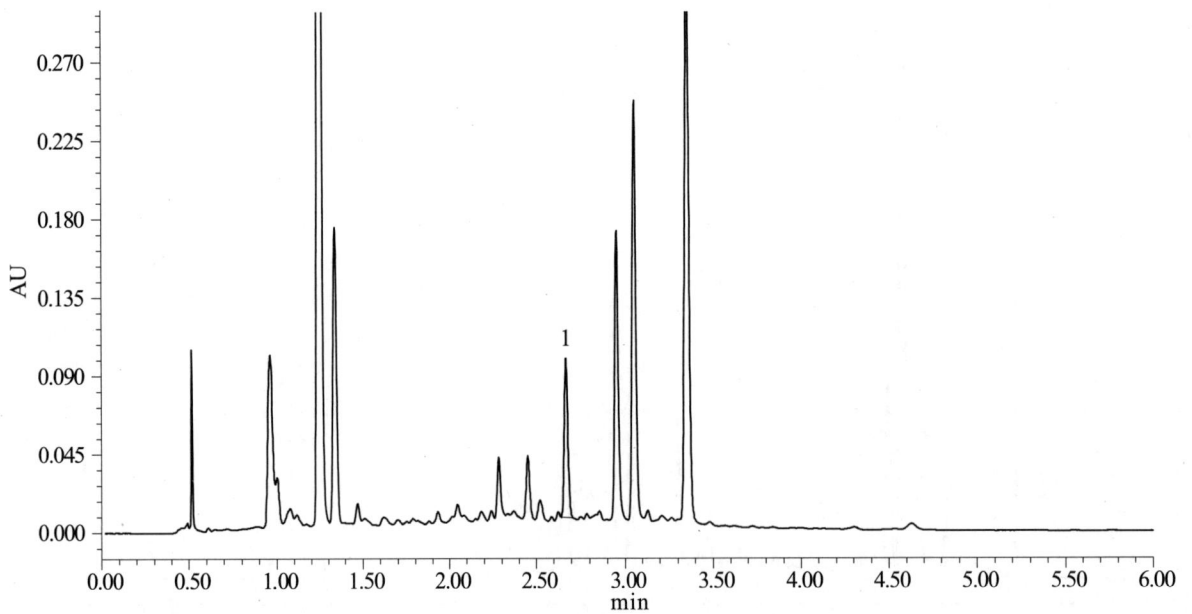

图 35-12 含量测定（木犀草苷）供试品 UPLC 色谱图
1. 木犀草苷

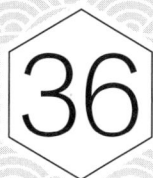

36 荆芥配方颗粒
Jingjie Peifangkeli

1 样品来源 北京康仁堂药业有限公司。

2 样品性状 本品为浅棕色至棕褐色的颗粒；气微香，味微苦涩。

3 对照药材和对照品来源

对照药材 荆芥（中国食品药品检定研究院，批号：120911-201512）。

对 照 品 1.咖啡酸；2.木犀草苷；3.胡薄荷酮（中国食品药品检定研究院，1.批号：110885-201703，纯度：99.7%；2.批号：111720-201609，纯度：94.9%；3.批号：111706-201606，纯度：99.8%）。

4 特征图谱

4.1 溶液的制备

参照物溶液的制备 取荆芥对照药材2g，加水25ml，煮沸20分钟，滤过，乙酸乙酯振摇提取2次，每次30ml，合并提取液，蒸干，残渣加30%甲醇使溶解并转移至10ml量瓶中，加30%甲醇稀释至刻度，摇匀，滤过，取续滤液，作为对照药材参照物溶液。另取咖啡酸对照品、木犀草苷对照品适量，精密称定，分别加30%甲醇制成每1ml含0.1mg的溶液，作为对照品参照物溶液。

供试品溶液的制备 取本品适量，研细，取约0.5g（相当于饮片2.85g），置锥形瓶中，加水20ml，超声处理（功率250W，频率50kHz）30分钟，放冷，用乙酸乙酯振摇提取2次，每次30ml，合并提取液，蒸干，残渣加30%甲醇使溶解并转移至10ml量瓶中，加30%甲醇稀释至刻度，摇匀，滤过，取续滤液，即得。

4.2 色谱条件

方法	UPLC（质量标准方法）			
仪器	ACQUITY UPLC H-Class			
仪器配置	QSM，FTN，PDA，柱温箱			
色谱柱	CORTECS UPLC T3 2.1mm×100mm，1.6μm			
流动相	A：乙腈 B：0.1% 磷酸溶液			
梯度	时间 （分钟）	流动相 A（%）	流动相 B（%）	曲线
	0	0	100	初始
	9	7	93	6
	21	7	93	6
	22	14	86	6
	33	14	86	6
	42	19	81	6
	44	90	10	1
	45	0	100	6
	50	0	100	6
流速	0.4ml/min			
检测波长	270nm			
柱温	35℃			
进样量	2μl			

4.3 结果与分析

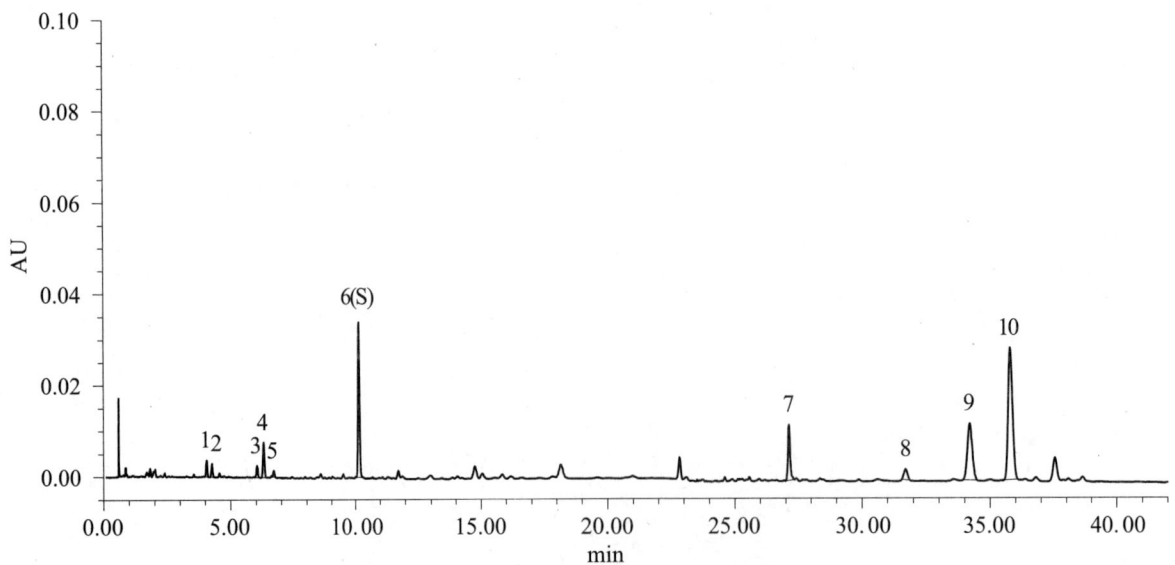

图 36-1　特征图谱对照药材 UPLC 色谱图

表 36-1 特征图谱对照药材 UPLC 特征峰参数列表

组分编号	组分名称	保留时间（min）	理论板数	拖尾因子	相对保留时间	相对保留时间标准规定值限度：±8%
1	—	4.059	35034	0.99	0.40	0.42（0.39～0.45）
2	—	4.266	36985	1.05	0.42	0.44（0.40～0.48）
3	—	6.040	52290	1.01	0.60	0.60（0.55～0.65）
4	—	6.303	55517	0.99	0.62	0.62（0.57～0.67）
5	—	6.698	83048	1.10	0.66	0.66（0.61～0.71）
6（S）	咖啡酸	10.144	125659	1.04	—	—
7	木犀草苷	27.127	510958	1.23	2.67	2.59（2.38～2.80）
8	—	31.698	222367	1.07	3.12	3.06（2.82～3.30）
9	—	34.206	149570	1.05	3.37	3.30（3.04～3.56）
10	迷迭香酸	35.795	201310	1.12	3.53	3.45（3.17～3.73）

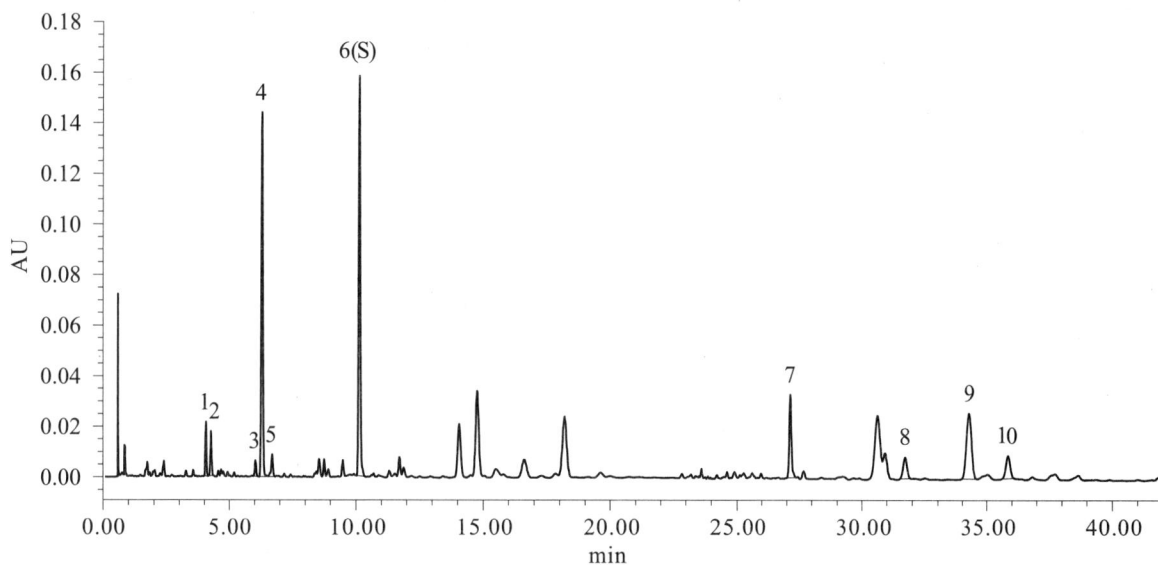

图 36-2 特征图谱供试品 UPLC 色谱图

表 36-2 特征图谱供试品 UPLC 特征峰参数列表

组分编号	组分名称	保留时间（min）	理论板数	拖尾因子	相对保留时间	相对保留时间标准规定值限度：±8%
1	—	4.058	36936	0.98	0.40	0.42（0.39～0.45）
2	—	4.266	37032	0.93	0.42	0.44（0.40～0.48）
3	—	6.040	57825	1.11	0.60	0.60（0.55～0.65）
4	—	6.301	55096	1.04	0.62	0.62（0.57～0.67）

组分编号	组分名称	保留时间（min）	理论板数	拖尾因子	相对保留时间	相对保留时间标准规定值限度：±8%
5	—	6.699	58905	0.79	0.66	0.66（0.61～0.71）
6（S）	咖啡酸	10.132	121056	1.18	—	—
7	木犀草苷	27.142	510099	1.25	2.68	2.59（2.38～2.80）
8	—	31.722	195558	0.97	3.13	3.06（2.82～3.30）
9	—	34.280	119075	0.98	3.38	3.30（3.04～3.56）
10	迷迭香酸	35.846	208047	0.99	3.54	3.45（3.17～3.73）

❺ 含量测定

5.1 溶液的制备

对照品溶液的制备 取胡薄荷酮对照品适量，精密称定，加70%甲醇制成每1ml含40μg的溶液，即得。

供试品溶液的制备 取本品适量，研细，取约0.5g（相当于饮片2.85g），精密称定，置锥形瓶中，精密加入70%甲醇25ml，称定重量，超声处理（功率250W，频率50kHz）30分钟，放冷，再称定重量，用70%甲醇补足减失的重量，摇匀，滤过，取续滤液，即得。

5.2 色谱条件

方法	HPLC（质量标准方法）	UPLC（方法转换方法）
仪器	Alliance HPLC e2695	ACQUITY UPLC H-Class
仪器配置	PDA，柱温箱	QSM，FTN，PDA，柱温箱
色谱柱	Platisil ODS C18 4.6mm×250mm，5μm	ACQUITY UPLC HSS T3 2.1mm×100mm，1.8μm
流动相	A：甲醇 B：水	A：甲醇 B：水
等度	<table><tr><td>时间（分钟）</td><td>流动相A（%）</td><td>流动相B（%）</td><td>曲线</td></tr><tr><td>0</td><td>70</td><td>30</td><td>初始</td></tr><tr><td>20</td><td>70</td><td>30</td><td>6</td></tr></table>	<table><tr><td>时间（分钟）</td><td>流动相A（%）</td><td>流动相B（%）</td><td>曲线</td></tr><tr><td>0</td><td>70</td><td>30</td><td>初始</td></tr><tr><td>5</td><td>70</td><td>30</td><td>6</td></tr></table>
流速	1.0ml/min	0.4ml/min
检测波长	252nm	252nm
柱温	40℃	40℃
进样量	10μl	1μl

5.3 结果与分析

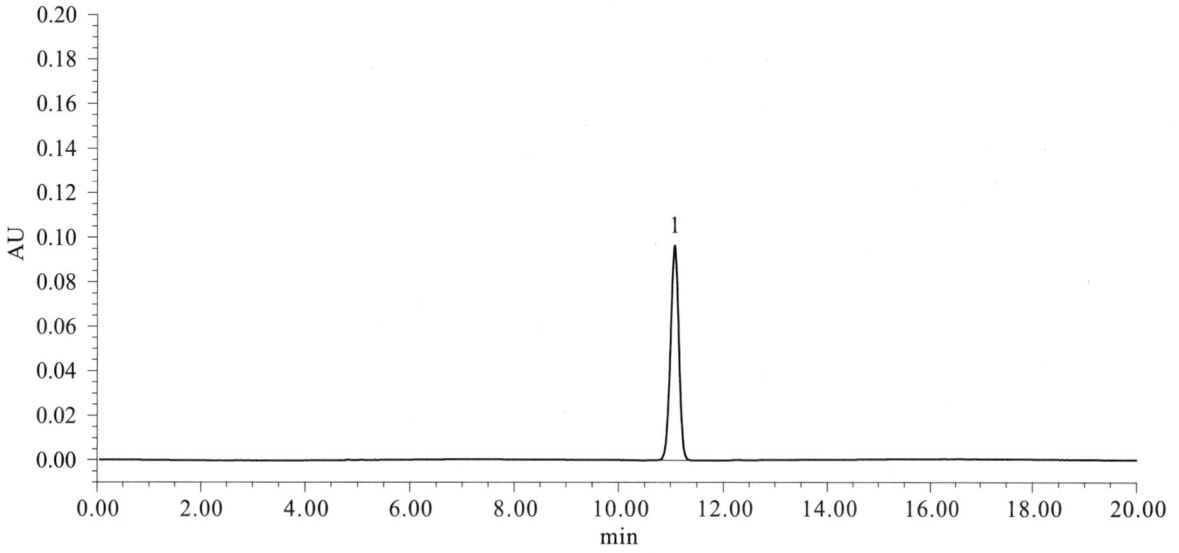

图 36-3 含量测定对照品 HPLC 色谱图
1. 胡薄荷酮

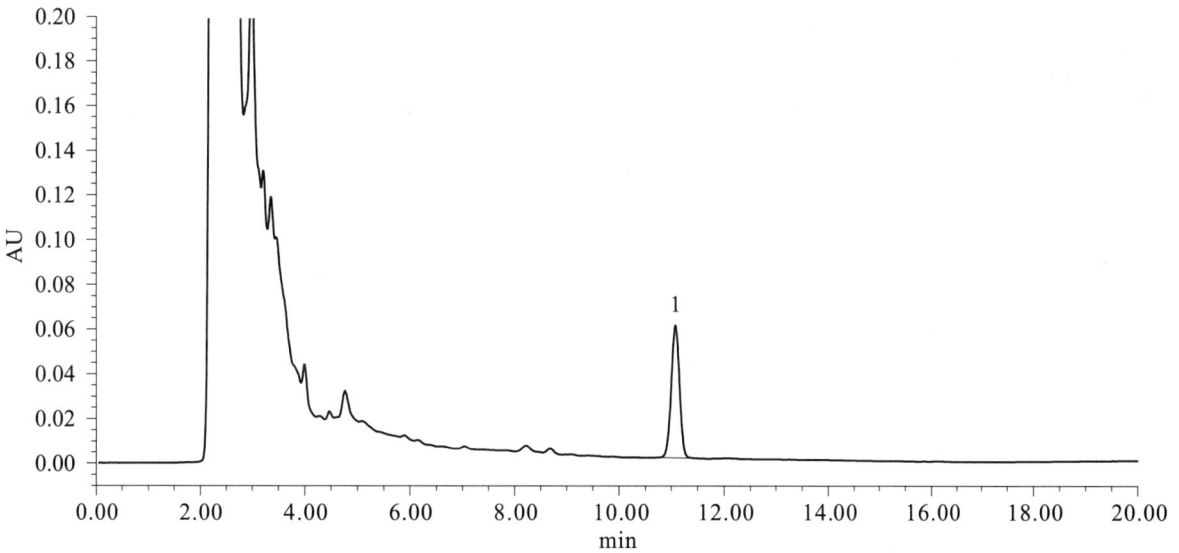

图 36-4 含量测定供试品 HPLC 色谱图
1. 胡薄荷酮

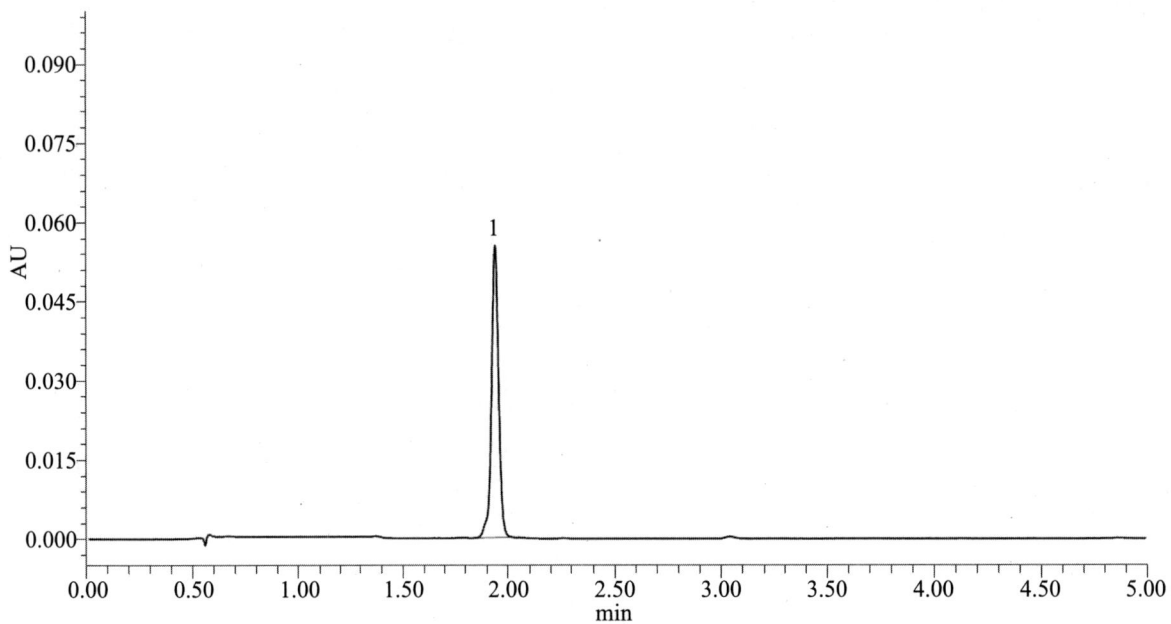

图 36-5　含量测定对照品 UPLC 色谱图
1. 胡薄荷酮

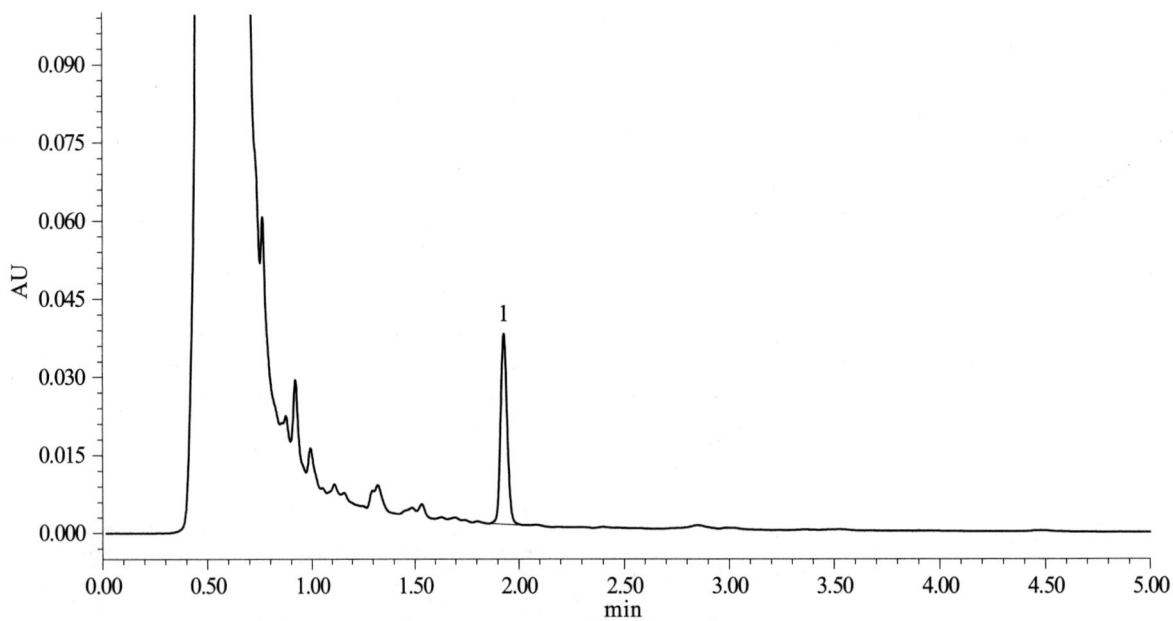

图 36-6　含量测定供试品 UPLC 色谱图
1. 胡薄荷酮

37 酒大黄（药用大黄）配方颗粒
Jiudahuang（Yaoyongdahuang）Peifangkeli

1 样品来源 江阴天江药业有限公司。

2 样品性状 本品为棕黄色至黄棕色的颗粒；气微，味苦、微涩。

3 对照药材和对照品来源

对照药材 大黄（药用大黄）（中国食品药品检定研究院，批号：120984-201202）。

对 照 品 1.大黄素；2.芦荟大黄素；3.大黄酸；4.大黄酚；5.大黄素甲醚；6.番泻苷A（中国食品药品检定研究院，1.批号：110756-201512，纯度：98.7%；2.批号：110795-201710，纯度：98.3%；3.批号：110757-201607，纯度：99.3%；4.批号：110796-201922，纯度：99.4%；5.批号：110758-201817，纯度：99.2%；6.批号：110824-201702，纯度：95.2%）。

4 指纹图谱

4.1 溶液的制备

参照物溶液的制备 取大黄（药用大黄）对照药材0.5g，置具塞锥形瓶中，加水25ml，加热回流60分钟，放冷，摇匀，滤过，取续滤液，作为对照药材参照物溶液。另取大黄素对照品、番泻苷A对照品适量，精密称定，加甲醇制成每1ml含大黄素50μg、番泻苷A40μg的溶液，作为对照品参照物溶液。

供试品溶液的制备 取本品适量，研细，取约0.2g（相当于饮片0.8g），精密称定，置具塞锥形瓶中，精密加入甲醇25ml，密塞，称定重量，超声处理（功率250W，频率40kHz）30分钟，放冷，再称定重量，用甲醇补足减失的重量，摇匀，滤过，取续滤液，即得。

4.2　色谱条件

方法	UPLC（质量标准方法）			
仪器	ACQUITY UPLC H-Class			
仪器配置	QSM，FTN，PDA，柱温箱			
色谱柱	CORTECS UPLC T3 2.1mm×150mm，1.6μm			
流动相	A：乙腈 B：0.1% 磷酸溶液			
梯度	时间 （分钟）	流动相 A（%）	流动相 B（%）	曲线
	0	2	98	初始
	1	11	89	6
	3	11	89	6
	6	15	85	6
	8	15	85	6
	9	18	82	6
	12	19	81	6
	14	25	75	6
	20	27	73	6
	25	40	60	6
	28	100	0	6
	35	100	0	6
	40	2	98	1
流速	0.3ml/min			
检测波长	260nm			
柱温	25℃			
进样量	1μl			

4.3　结果与分析

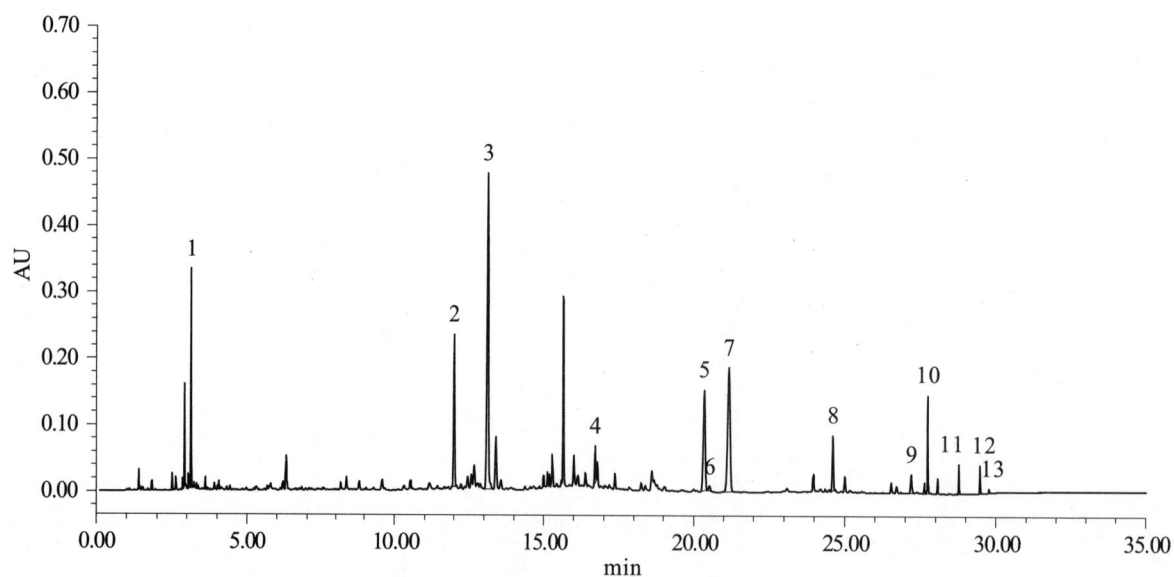

图 37-1　指纹图谱对照药材 UPLC 色谱图

表 37-1　指纹图谱对照药材 UPLC 特征峰参数列表

组分编号	组分名称	保留时间（min）	理论板数	拖尾因子
1	没食子酸	3.130	239425	1.19
2	—	11.996	461523	1.02
3	大黄酸 8-O-β-D 葡萄糖苷	13.123	341575	0.93
4	番泻苷 A	16.709	1182363	0.94
5	决明酮 8-O-β-D 葡萄糖苷	20.336	475975	0.92
6	—	20.513	530950	1.06
7	大黄素 8-O-β-D 葡萄糖苷	21.156	294558	0.99
8	—	24.604	1906496	0.96
9	芦荟大黄素	27.188	2512343	1.17
10	大黄酸	27.731	7247767	1.28
11（S）	大黄素	28.756	12070039	1.43
12	大黄酚	29.463	10762551	1.33
13	大黄素甲醚	29.766	11112641	0.89

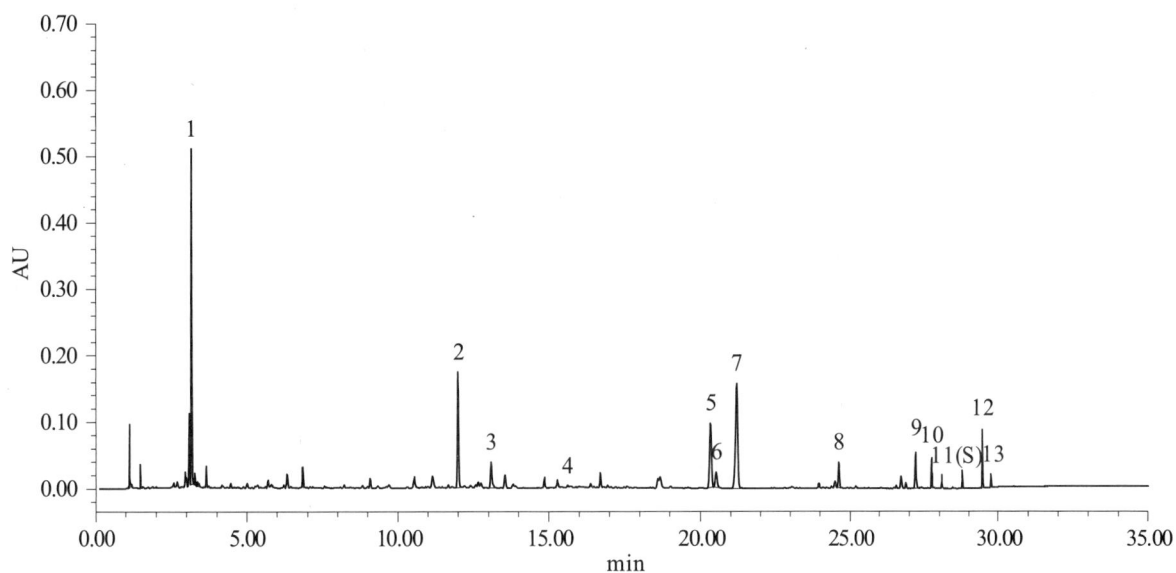

图 37-2　指纹图谱供试品 UPLC 色谱图

表 37-2　指纹图谱供试品 UPLC 特征峰参数列表

组分编号	组分名称	保留时间（min）	理论板数	拖尾因子	相对峰面积	相对峰面积标准规定范围
1	没食子酸	3.165	86647	0.99	—	—
2	—	11.991	451119	1.03	—	—

组分编号	组分名称	保留时间（min）	理论板数	拖尾因子	相对峰面积	相对峰面积标准规定范围
3	大黄酸 8-*O*-β-D 葡萄糖苷	13.093	364609	1.48	—	—
4	番泻苷 A	15.622	1090889	0.96	0.16	≥ 0.07
5	决明酮 8-*O*-β-D 葡萄糖苷	20.329	469282	0.95	—	—
6	—	20.511	512013	1.38	—	—
7	大黄素 8-*O*-β-D 葡萄糖苷	21.188	399897	0.83	—	—
8	—	24.620	1829575	0.99	—	—
9	芦荟大黄素	27.208	2638104	1.22	—	—
10	大黄酸	27.747	7027865	1.02	—	—
11（S）	大黄素	28.768	12068723	1.46	—	—
12	大黄酚	29.465	10775096	1.34	—	—
13	大黄素甲醚	29.764	11241196	1.26	—	—

5 含量测定

5.1 溶液的制备

5.1.1 总蒽醌

对照品溶液的制备　分别取芦荟大黄素对照品、大黄酸对照品、大黄素对照品、大黄酚对照品、大黄素甲醚对照品适量，精密称定，加甲醇分别制成每1ml含芦荟大黄素6μg、大黄酸6μg、大黄素3μg、大黄酚8μg、大黄素甲醚3μg的混合溶液，即得。

供试品溶液的制备　取本品适量，研细，取约0.2g（相当于原药材0.8g），精密称定，置具塞锥形瓶中，精密加入甲醇50ml，密塞，称定重量，超声处理（功率250W，频率40kHz）60分钟，放冷，再称定重量，用甲醇补足减失的重量，摇匀，滤过。精密量取续滤液5ml，置烧瓶中，挥去溶剂，加8%盐酸溶液10ml，超声处理2分钟，再加三氯甲烷10ml，加热回流1小时，放冷，置分液漏斗中，用少量三氯甲烷洗涤容器，并入分液漏斗中，分取三氯甲烷层，酸液再用三氯甲烷提取3次，每次10ml，合并三氯甲烷液，减压回收溶剂至干，残渣加甲醇使溶解，转移至10ml量瓶中，加甲醇至刻度，摇匀，滤过，取续滤液，即得。

5.1.2 游离蒽醌

对照品溶液的制备　同含量测定项下总蒽醌。
供试品溶液的制备　同指纹图谱。

5.2 色谱条件 总蒽醌和游离蒽醌。

方法	UPLC（质量标准方法）			
仪器	ACQUITY UPLC I-Class			
仪器配置	BSM，FTN，PDA，柱温箱			
色谱柱	ACQUITY UPLC HSS T3 2.1mm×100mm，1.8μm			
流动相	A：甲醇 - 乙腈（1：4） B：0.1% 磷酸溶液			
梯度	时间（分钟）	流动相 A（%）	流动相 B（%）	曲线
	0	52	48	初始
	15	75	25	6
	20	52	48	1
流速	0.3ml/min			
检测波长	254nm			
柱温	30℃			
进样量	2μl			

5.3 结果与分析

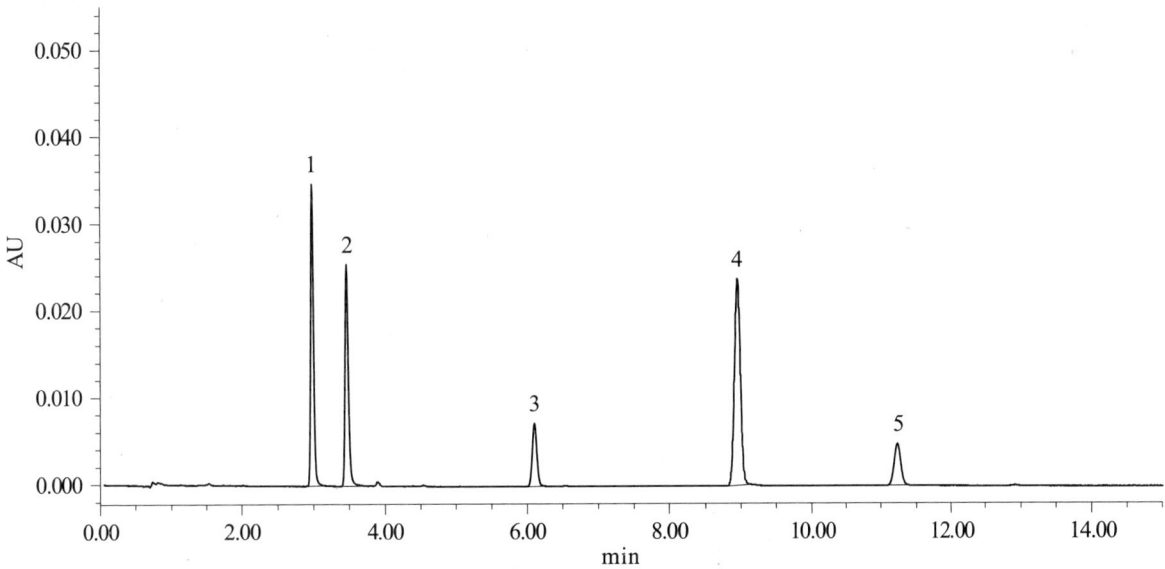

图 37-3　含量测定对照品 UPLC 色谱图
1. 芦荟大黄素；2. 大黄酸；3. 大黄素；4. 大黄酚；5. 大黄素甲醚

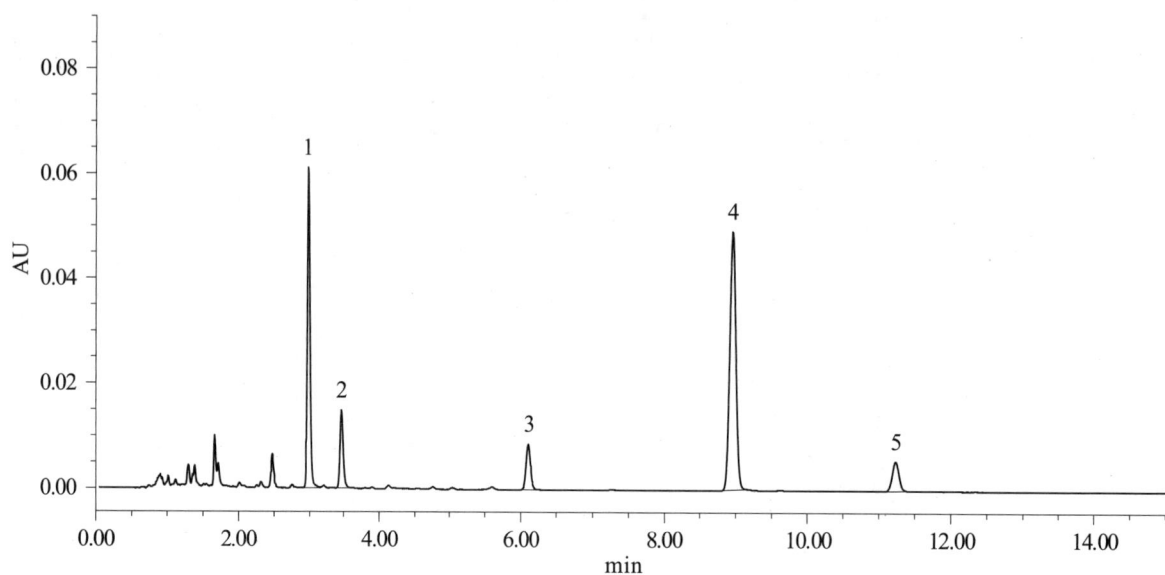

图 37-4 含量测定（总蒽醌）供试品 UPLC 色谱图
1. 芦荟大黄素；2. 大黄酸；3. 大黄素；4. 大黄酚；5. 大黄素甲醚

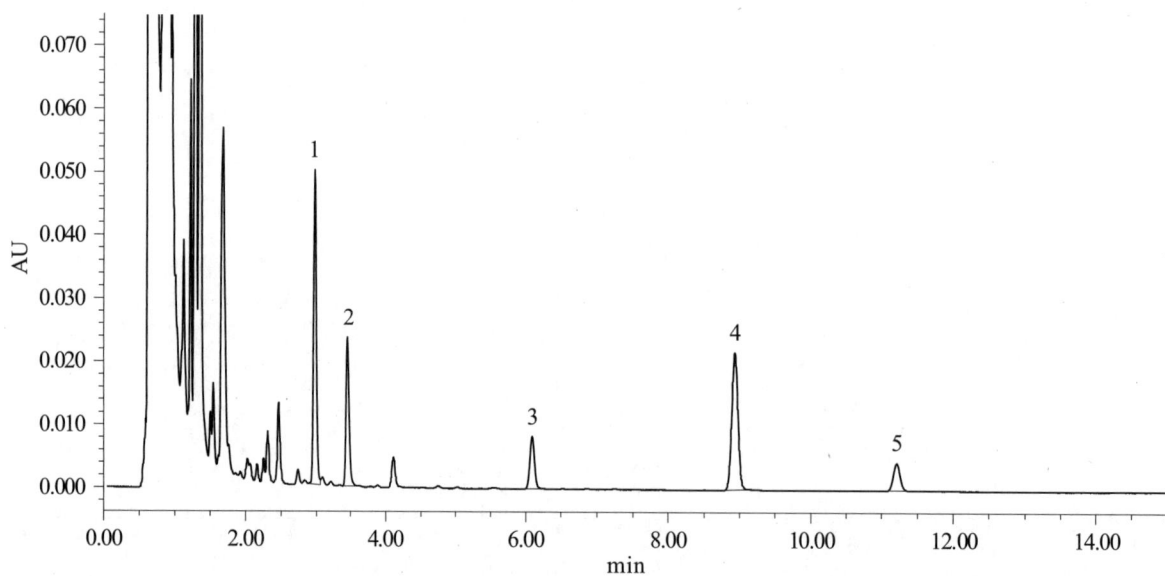

图 37-5 含量测定（游离蒽醌）供试品 UPLC 色谱图
1. 芦荟大黄素；2. 大黄酸；3. 大黄素；4. 大黄酚；5. 大黄素甲醚

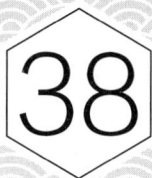

38 酒女贞子配方颗粒
Jiunüzhenzi Peifangkeli

① 样品来源 江阴天江药业有限公司。

② 样品性状 本品为棕色至棕褐色的颗粒；气微，味苦微涩。

③ 对照药材和对照品来源

对照药材 女贞子（中国食品药品检定研究院，批号：121041-201404）。

对 照 品 1. 红景天苷；2. 特女贞苷（中国食品药品检定研究院，1. 批号：110818-201708，纯度：98.8%；2. 批号：111926-201605，纯度：93.3%）。

④ 特征图谱

4.1 溶液的制备

参照物溶液的制备 取女贞子对照药材 0.2g，置具塞锥形瓶中，加水 25ml，加热回流 30 分钟，放冷，摇匀，滤过，取续滤液，作为对照药材参照物溶液。另取红景天苷对照品、特女贞苷对照品适量，精密称定，加甲醇分别制成每 1ml 各含 0.25mg 的溶液，作为对照品参照物溶液。

供试品溶液的制备 取本品适量，研细，取约 0.1g（相当于饮片 0.26g），精密称定，置具塞锥形瓶中，精密加入 30% 甲醇 25ml，密塞，称定重量，超声处理（功率 250W，频率 40kHz）30 分钟，放冷，再称定重量，用 30% 甲醇补足减失的重量，摇匀，滤过，取续滤液，即得。

4.2 色谱条件

方法	HPLC（质量标准方法）	UPLC（方法转换方法）
仪器	Alliance HPLC e2695	ACQUITY UPLC H-Class
仪器配置	PDA，柱温箱	QSM，FTN，TUV，柱温箱
色谱柱	Plasitil ODS C18 4.6mm×250mm，5μm	ACQUITY UPLC HSS C18 2.1mm×100mm，1.8μm
流动相	A：乙腈 B：水	A：乙腈 B：水

梯度（HPLC）:

时间（分钟）	流动相A（%）	流动相B（%）	曲线
0	5	95	初始
18	20	80	6
33	24	76	6
40	30	70	6
50	50	50	6
55	55	45	6
65	5	95	1

梯度（UPLC）:

时间（分钟）	流动相A（%）	流动相B（%）	曲线
Before injection volume 300μl			
0.0	5	95	初始
3.8	20	80	6
6.9	24	76	6
8.3	30	70	6
10.4	50	50	6
11.5	55	45	6
15.0	5	95	1

方法	HPLC	UPLC
流速	1.0ml/min	0.4ml/min
检测波长	224nm	224nm
柱温	30℃	30℃
进样量	10μl	1μl

4.3 结果与分析

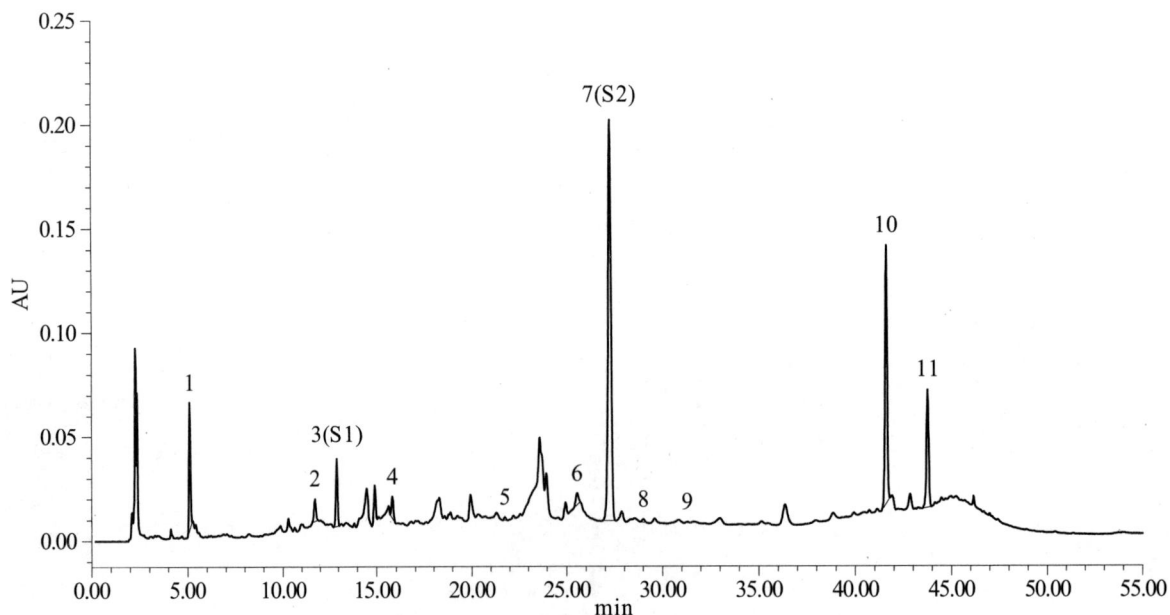

图 38-1 特征图谱对照药材 HPLC 色谱图

表 38-1　特征图谱对照药材 HPLC 特征峰参数列表

组分编号	组分名称	保留时间（min）	理论板数	拖尾因子	相对保留时间	相对保留时间标准规定值限度：±10%
1	—	5.109	21483	1.06	0.40	0.40（0.36~0.44）
2	—	11.704	55120	1.00	0.91	0.91（0.82~1.00）
3（S1）	红景天苷	12.912	90983	0.93	—	—
4	—	15.805	116395	1.18	1.22	1.21（1.09~1.33）
5	—	21.739	241883	1.01	0.80	0.79（0.71~0.87）
6	—	25.530	143609	0.99	0.94	0.93（0.84~1.02）
7（S2）	特女贞苷	27.235	149835	0.94	—	—
8	—	29.003	191328	1.07	1.06	1.07（0.96~1.18）
9	—	31.289	131578	0.88	1.15	1.15（1.04~1.26）
10	女贞苷 G13	41.613	665085	0.91	1.53	1.51（1.36~1.66）
11	Oleonuezhenide	43.766	712061	0.88	1.61	1.58（1.42~1.74）

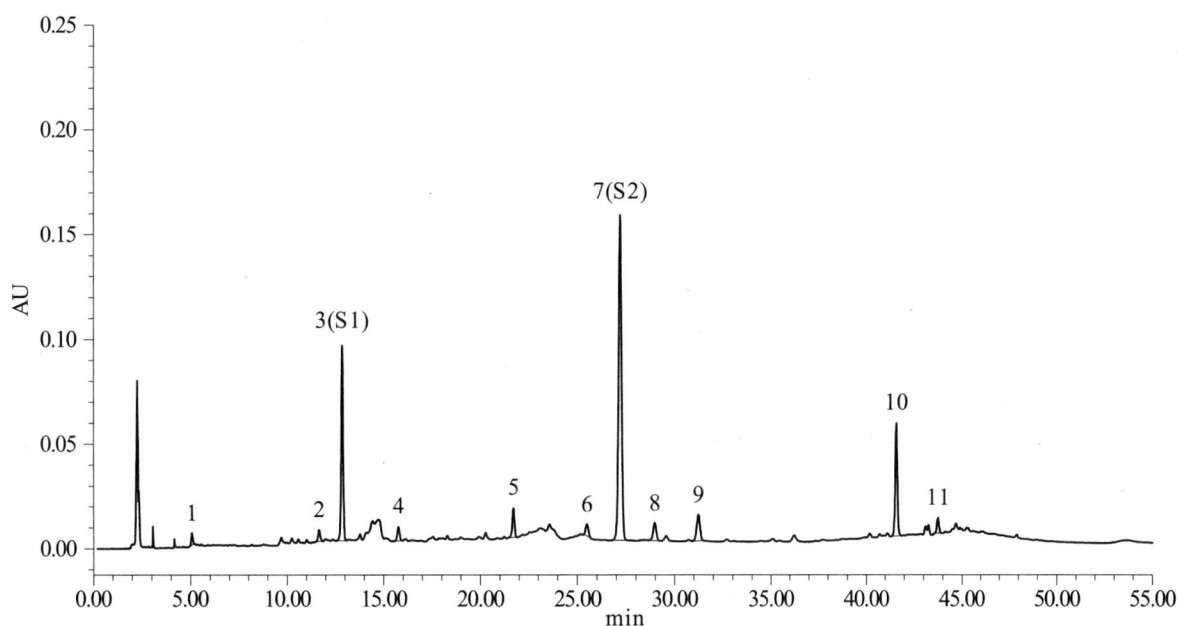

图 38-2　特征图谱供试品 HPLC 色谱图

表 38-2　特征图谱供试品 HPLC 特征峰参数列表

组分编号	组分名称	保留时间（min）	理论板数	拖尾因子	相对保留时间	相对保留时间标准规定值限度：±10%	相对峰面积	相对峰面积标准规定范围
1	—	5.079	20398	1.01	0.39	0.40（0.36~0.44）	—	—
2	—	11.663	53203	1.02	0.91	0.91（0.82~1.00）	—	—
3（S1）	红景天苷	12.868	86041	0.93	—	—	—	—

组分编号	组分名称	保留时间（min）	理论板数	拖尾因子	相对保留时间	相对保留时间标准规定值限度：±10%	相对峰面积	相对峰面积标准规定范围
4	—	15.767	81629	0.89	1.23	1.21（1.09～1.33）	—	—
5	—	21.712	182690	0.88	0.80	0.79（0.71～0.87）	0.07	≥ 0.02
6	—	25.495	138941	1.16	0.94	0.93（0.84～1.02）	—	—
7（S2）	特女贞苷	27.203	151144	0.95	—	—	—	—
8	—	28.972	146722	0.96	1.06	1.07（0.96～1.18）	—	—
9	—	31.243	154941	0.95	1.15	1.15（1.04～1.26）	—	—
10	女贞苷 G13	41.607	640582	0.97	1.53	1.51（1.36～1.66）	—	—
11	Oleonuezhenide	43.754	802935	0.88	1.61	1.58（1.42～1.74）	—	—

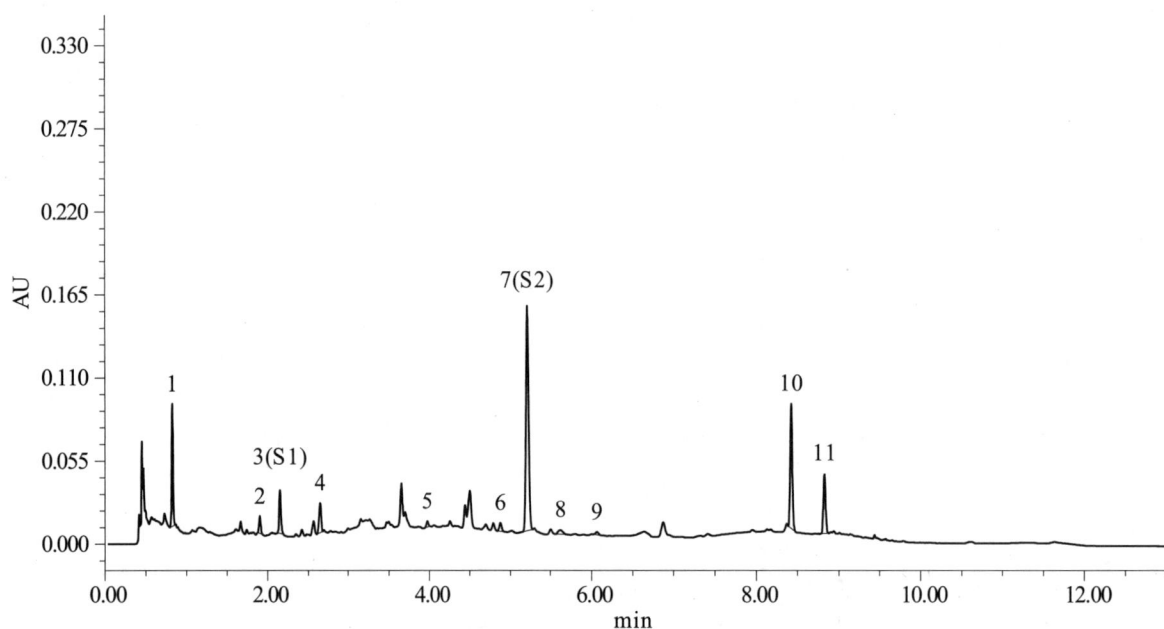

图 38-3　特征图谱对照药材 UPLC 色谱图

表 38-3　特征图谱对照药材 UPLC 特征峰参数列表

组分编号	组分名称	保留时间（min）	理论板数	拖尾因子	相对保留时间	相对保留时间标准规定值限度：±10%
1	—	0.824	12840	1.09	0.38	0.40（0.36～0.44）
2	—	1.902	38202	1.20	0.88	0.91（0.82～1.00）
3（S1）	红景天苷	2.149	49068	1.29	—	—
4	—	2.648	40991	0.90	1.23	1.21（1.09～1.33）
5	—	3.972	110661	0.90	0.76	0.79（0.71～0.87）

组分编号	组分名称	保留时间（min）	理论板数	拖尾因子	相对保留时间	相对保留时间标准规定值 限度：±10%
6	—	4.875	130747	1.23	0.94	0.93（0.84~1.02）
7（S2）	特女贞苷	5.207	116515	1.11	—	—
8	—	5.622	40540	1.14	1.08	1.07（0.96~1.18）
9	—	6.063	119146	1.13	1.16	1.15（1.04~1.26）
10	女贞苷 G13	8.421	475861	1.17	1.62	1.51（1.36~1.66）
11	Oleonuezhenide	8.824	532891	1.11	1.69	1.58（1.42~1.74）

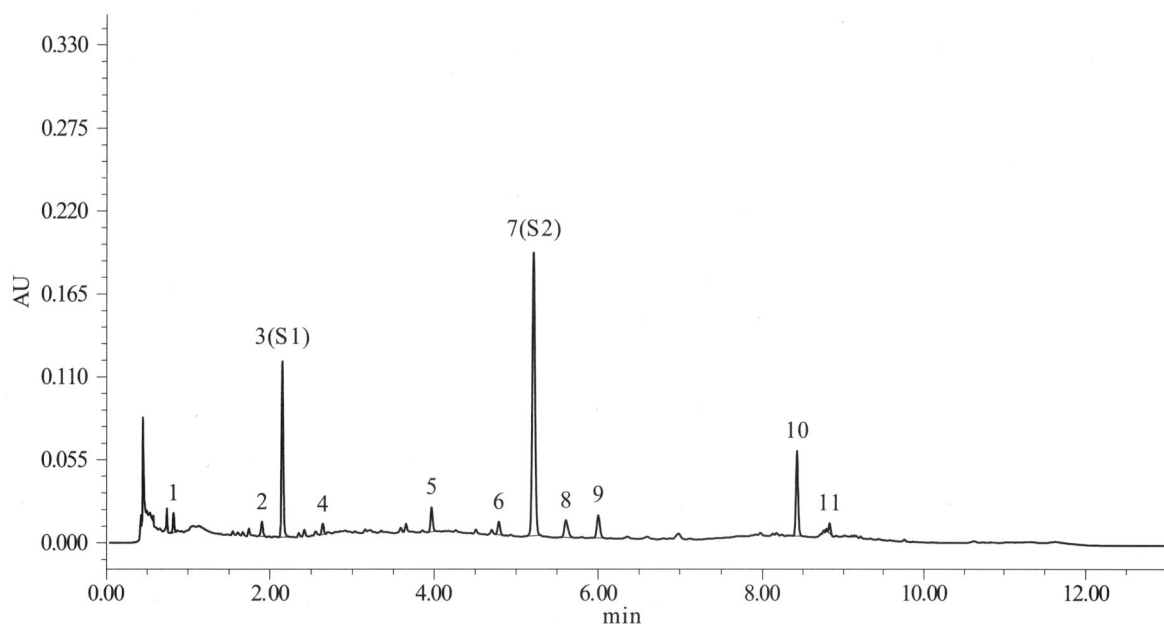

图 38-4　特征图谱供试品 UPLC 色谱图

表 38-4　特征图谱供试品 UPLC 特征峰参数列表

组分编号	组分名称	保留时间（min）	理论板数	拖尾因子	相对保留时间	相对保留时间标准规定值 限度：±10%	相对峰面积	相对峰面积标准规定范围
1	—	0.824	10854	0.99	0.38	0.40（0.36~0.44）	—	—
2	—	1.904	31243	1.04	0.89	0.91（0.82~1.00）	—	—
3（S1）	红景天苷	2.151	47778	1.16	—	—	—	—
4	—	2.641	52791	1.04	1.23	1.21（1.09~1.33）	—	—
5	—	3.968	111052	1.12	0.76	0.79（0.71~0.87）	0.07	≥0.02
6	—	4.790	118810	1.13	0.92	0.93（0.84~1.02）	—	—
7（S2）	特女贞苷	5.213	116394	1.12	—	—	—	—

组分编号	组分名称	保留时间（min）	理论板数	拖尾因子	相对保留时间	相对保留时间标准规定值限度：±10%	相对峰面积	相对峰面积标准规定范围
8	—	5.607	71580	1.35	1.08	1.07（0.96～1.18）	—	—
9	—	6.001	117882	1.14	1.15	1.15（1.04～1.26）	—	—
10	女贞苷 G13	8.424	461243	1.13	1.62	1.51（1.36～1.66）	—	—
11	Oleonuezhenide	8.828	713860	1.26	1.69	1.58（1.42～1.74）	—	—

5 含量测定

5.1 溶液的制备

对照品溶液的制备 取红景天苷对照品适量，精密称定，加 70% 甲醇制成每 1ml 含 0.3mg 的溶液，即得。

供试品溶液的制备 取本品适量，研细，取约 0.5g（相当于饮片 1.3g），精密称定，置具塞锥形瓶中，精密加入 70% 甲醇 25ml，密塞，称定重量，超声处理（功率 250W，频率 40kHz）30 分钟，放冷，再称定重量，用 70% 甲醇补足减失的重量，摇匀，滤过，取续滤液，即得。

5.2 色谱条件

方法	UPLC（质量标准方法）
仪器	ACQUITY UPLC H-Class
仪器配置	QSM，FTN，PDA，柱温箱
色谱柱	ACQUITY UPLC HSS C18 2.1mm×100mm，1.8μm
流动相	A：甲醇 B：水
等度	<table><tr><td>时间（分钟）</td><td>流动相A（%）</td><td>流动相B（%）</td><td>曲线</td></tr><tr><td>0</td><td>15</td><td>85</td><td>初始</td></tr><tr><td>10</td><td>15</td><td>85</td><td>6</td></tr></table>
流速	0.3ml/min
检测波长	275nm
柱温	30℃
进样量	1μl

5.3 结果与分析

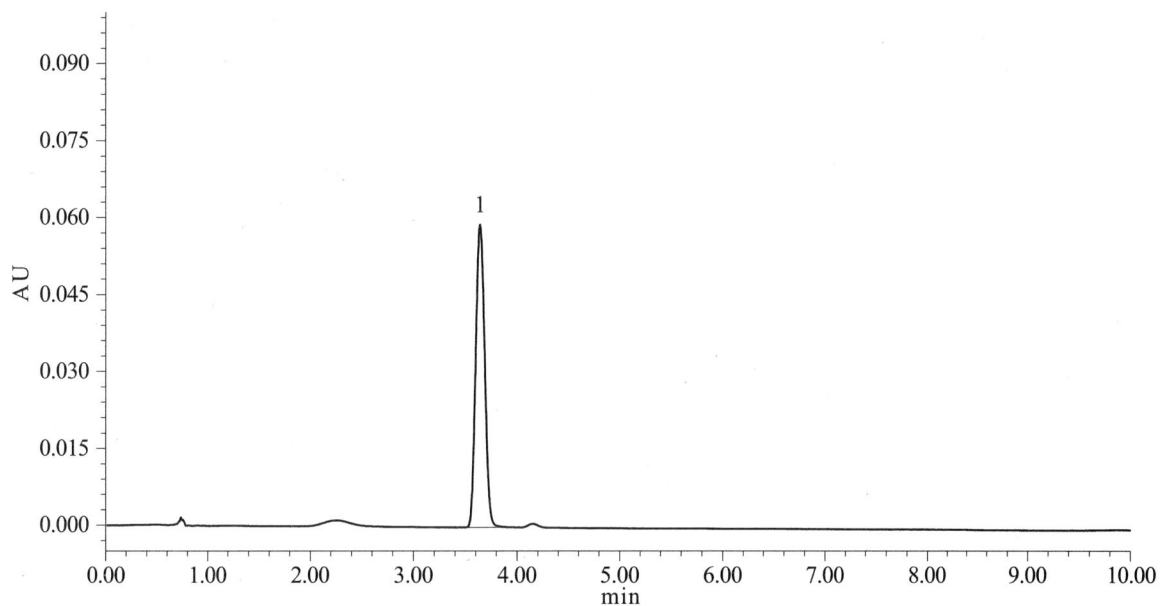

图 38-5　含量测定对照品 UPLC 色谱图
1. 红景天苷

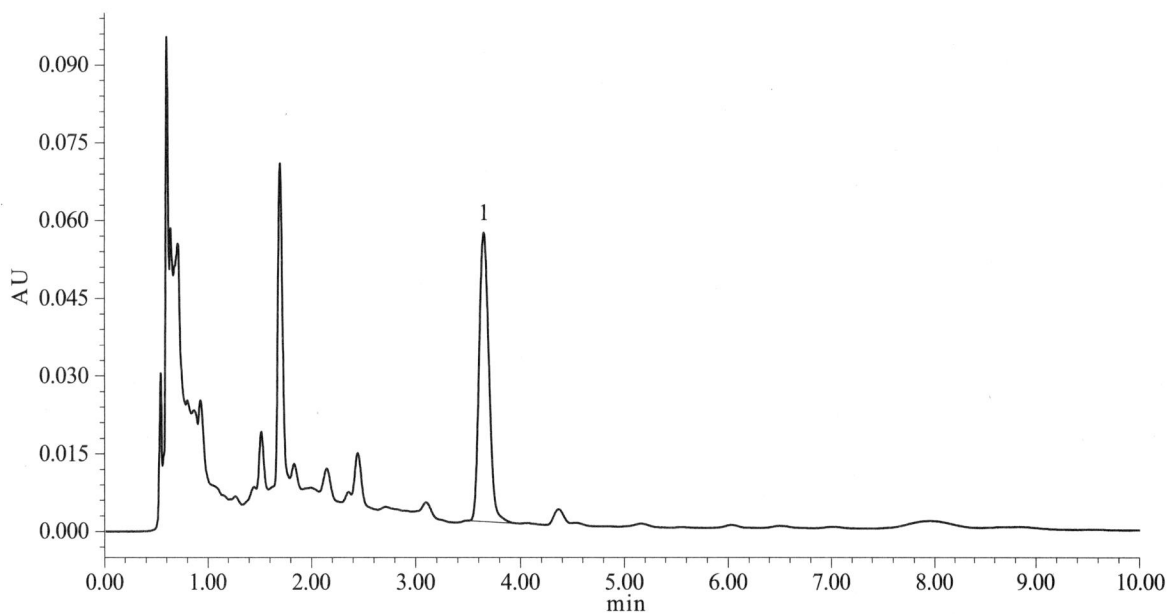

图 38-6　含量测定供试品 UPLC 色谱图
1. 红景天苷

③⑨ 菊花配方颗粒
Juhua Peifangkeli

① 样品来源　广东一方制药有限公司。

② 样品性状　本品为棕色至棕褐色的颗粒；气清香，味甘、微苦。

③ 对照药材和对照品来源

对照药材　菊花（中国食品药品检定研究院，批号：121384-201504）。

对 照 品　1. 绿原酸；2. 3,5-*O*- 二咖啡酰奎宁酸；3. 4,5-*O*- 二咖啡酰奎宁酸；4. 木犀草苷；5. 蒙花苷（中国食品药品检定研究院，1. 批号：110753-201817，纯度：96.8%；2. 批号：111782-201807，纯度：94.3%；3. 批号：111894-201102，纯度：94.1%；4.批号：111720-201810，纯度：93.5%；5. 批号：111528-201911，纯度：98.5%）。

④ 特征图谱

4.1　溶液的制备

参照物溶液的制备　取菊花对照药材 0.4g，置具塞锥形瓶中，加 70% 甲醇 25ml，加热回流 40 分钟，放冷，摇匀，滤过，取续滤液，作为对照药材参照物溶液。另取绿原酸对照品、3,5-*O*- 二咖啡酰奎宁酸对照品、4,5-*O*- 二咖啡酰奎宁酸对照品、木犀草苷对照品、蒙花苷对照品适量，精密称定，加甲醇制成每 1ml 各含 0.1mg 的混合溶液，作为对照品参照物溶液。

供试品溶液的制备　取本品适量，研细，取约 0.1g（相当于饮片 0.35g），置具塞锥形瓶中，加 70% 甲醇 25ml，加热回流 40 分钟，放冷，摇匀，滤过，取续滤液，即得。

4.2 色谱条件

方法	UPLC（质量标准方法）
仪器	ACQUITY UPLC H-Class
仪器配置	QSM，FTN，PDA，柱温箱
色谱柱	ACQUITY UPLC HSS T3 2.1mm×100mm，1.8μm
流动相	A：乙腈 B：0.1% 磷酸溶液

梯度	时间 （分钟）	流动相 A（%）	流动相 B（%）	曲线
	0	8	92	初始
	11	16	84	6
	26	20	80	6
	45	43	57	6
	50	8	92	1

流速	0.3ml/min
检测波长	348nm
柱温	43℃
进样量	1μl

4.3 结果与分析

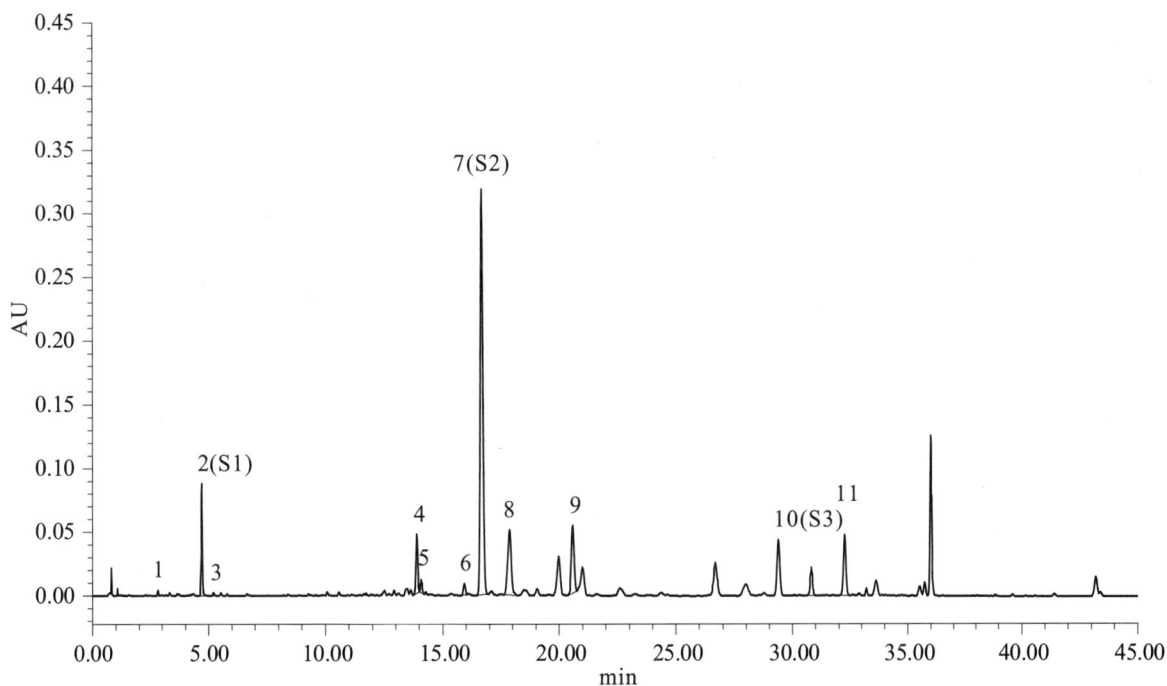

图 39-1　特征图谱对照药材 UPLC 色谱图

表 39-1　特征图谱对照药材 UPLC 特征峰参数列表

组分编号	组分名称	保留时间（min）	理论板数	拖尾因子	相对保留时间	相对保留时间标准规定值限度：±10%
1	—	2.816	17838	1.03	0.60	0.59（0.53～0.65）
2（S1）	绿原酸	4.704	35745	1.07	—	—
3		5.210	38981	1.33	1.11	1.12（1.01～1.23）
4	木犀草苷	13.885	138955	0.98	—	—
5	—	14.077	150883	1.18	0.84	0.84（0.76～0.92）
6	—	15.912	139457	0.98	0.95	0.95（0.86～1.04）
7（S2）	3,5-*O*-二咖啡酰奎宁酸	16.663	108265	1.10	—	—
8	—	17.869	61108	0.98	1.07	1.05（0.94～1.16）
9	4,5-*O*-二咖啡酰奎宁酸	20.579	131456	0.99	—	—
10（S3）	蒙花苷	30.811	389137	1.00	—	—
11	—	32.246	420508	0.98	1.05	1.05（0.94～1.16）

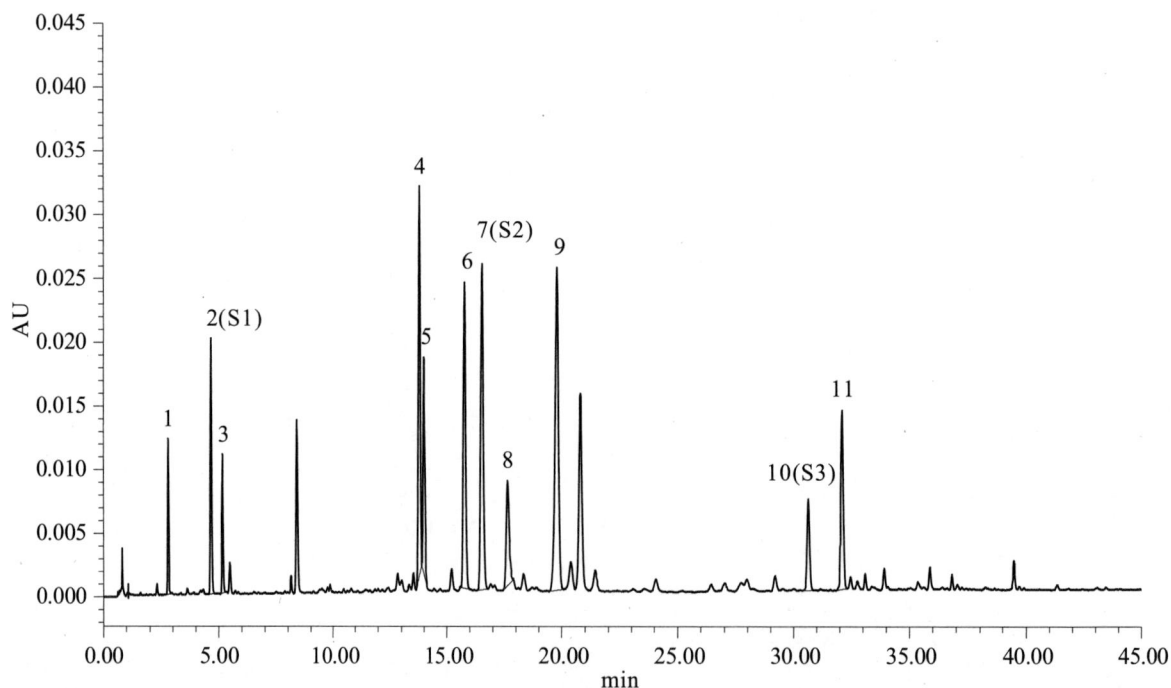

图 39-2　特征图谱供试品 UPLC 色谱图

表 39-2　特征图谱供试品 UPLC 特征峰参数列表

组分编号	组分名称	保留时间（min）	理论板数	拖尾因子	相对保留时间	相对保留时间标准规定值限度：±10%
1	—	2.803	15891	1.06	0.60	0.59（0.53～0.65）
2（S1）	绿原酸	4.672	33494	1.08	—	—
3	—	5.171	38677	1.07	1.11	1.12（1.01～1.23）
4	木犀草苷	13.784	140875	0.99	—	—
5	—	13.986	137027	1.16	0.85	0.84（0.76～0.92）
6	—	15.789	123779	1.08	0.95	0.95（0.86～1.04）
7（S2）	3,5-O-二咖啡酰奎宁酸	16.544	106708	1.06	—	—
8	—	17.640	88375	1.14	1.07	1.05（0.94～1.16）
9	4,5-O-二咖啡酰奎宁酸	19.799	98029	0.89	—	—
10（S3）	蒙花苷	30.649	367981	1.01	—	—
11	—	32.106	404863	0.99	1.05	1.05（0.94～1.16）

5 含量测定

5.1 溶液的制备

对照品溶液的制备　分别取绿原酸对照品、木犀草苷对照品、3,5-O-二咖啡酰奎宁酸对照品适量，精密称定，置棕色量瓶中，加 70% 甲醇制成每 1ml 各含 40μg 的混合溶液，即得（10℃下保存）。

供试品溶液的制备　取本品适量，研细，取约 0.2g（相当于饮片 0.7g），精密称定，置具塞锥形瓶中，精密加入 70% 甲醇 50ml，密塞，称定重量，超声处理（功率 250W，频率 40kHz）40 分钟，放冷，再称定重量，用 70% 甲醇补足减失的重量，摇匀，滤过，取续滤液，即得。

5.2 色谱条件

方法	HPLC（质量标准方法）	UPLC（方法转换方法）
仪器	Alliance HPLC e2695	ACQUITY UPLC H-Class
仪器配置	PDA，柱温箱	QSM，FTN，PDA，柱温箱
色谱柱	XSelect HSS T3 4.6mm×250mm，5μm	ACQUITY UPLC HSS T3 2.1mm×100mm，1.8μm
流动相	A：乙腈 B：0.1% 磷酸溶液	A：乙腈 B：0.1% 磷酸溶液

方法	HPLC（质量标准方法）				UPLC（方法转换方法）			
梯度	时间（分钟）	流动相A（%）	流动相B（%）	曲线	时间（分钟）	流动相A（%）	流动相B（%）	曲线
	0	10	90	初始	0.0	10	90	初始
	11	18	82	6	3.1	18	82	6
	30	20	80	6	8.4	20	80	6
	40	20	80	6	11.1	20	80	6
	50	10	90	1	15.0	10	90	1
流速	1.0ml/min				0.3ml/min			
检测波长	348nm				348nm			
柱温	30℃				30℃			
进样量	10μl				1μl			

5.3 结果与分析

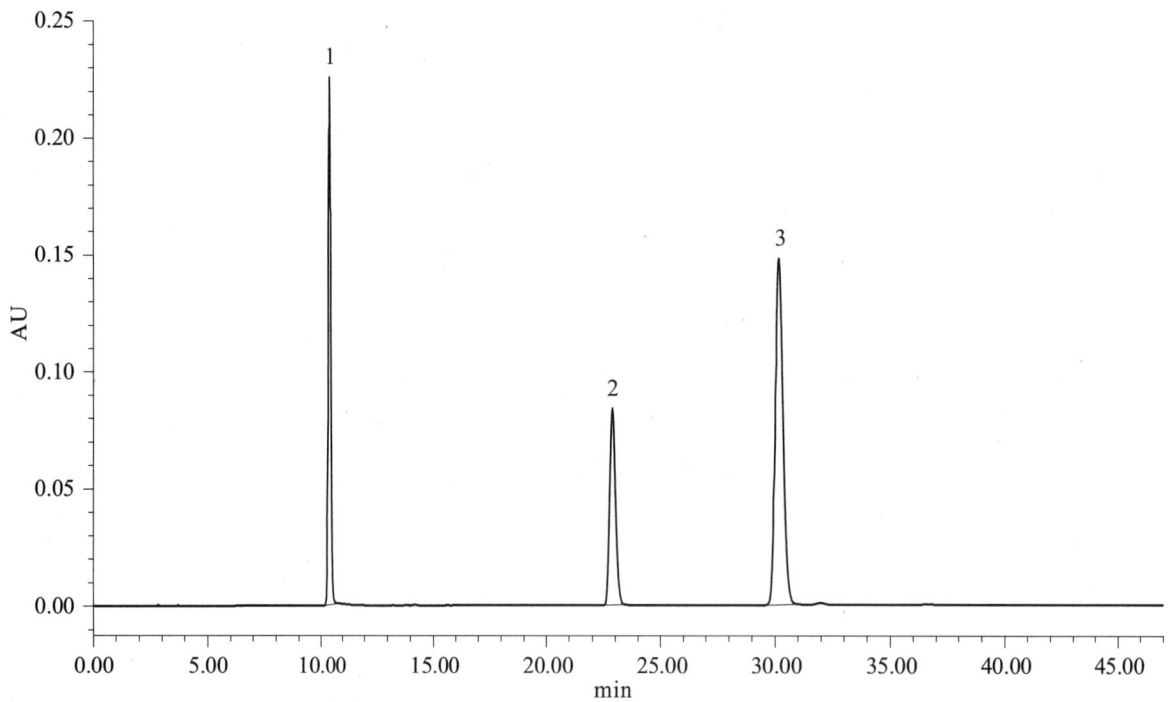

图 39-3 含量测定对照品 HPLC 色谱图
1. 绿原酸；2. 木犀草苷；3. 3,5-O- 二咖啡酰奎宁酸

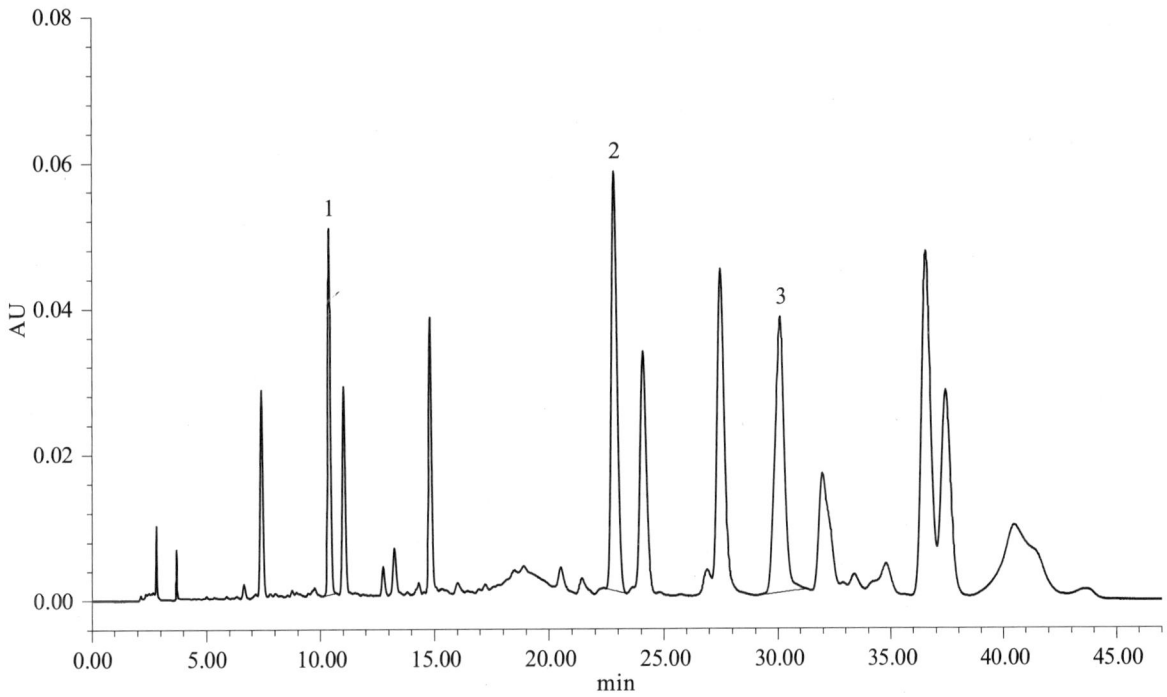

图 39-4　含量测定供试品 HPLC 色谱图
1. 绿原酸；2. 木犀草苷；3. 3,5-O- 二咖啡酰奎宁酸

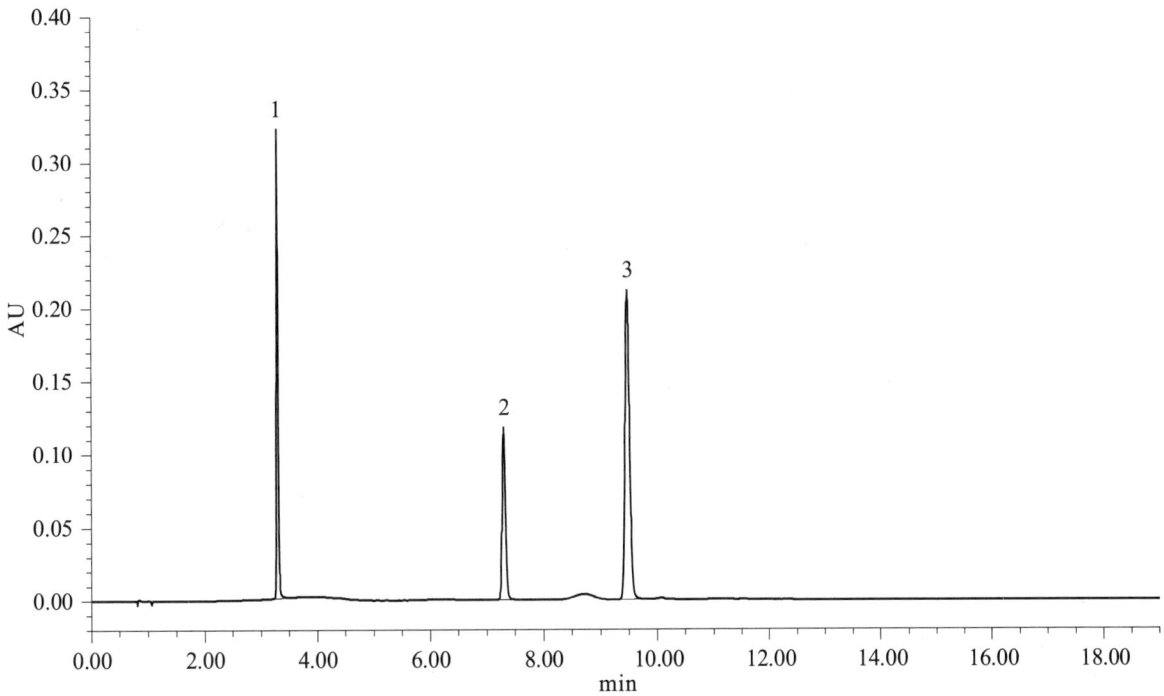

图 39-5　含量测定对照品 UPLC 色谱图
1. 绿原酸；2. 木犀草苷；3. 3,5-O- 二咖啡酰奎宁酸

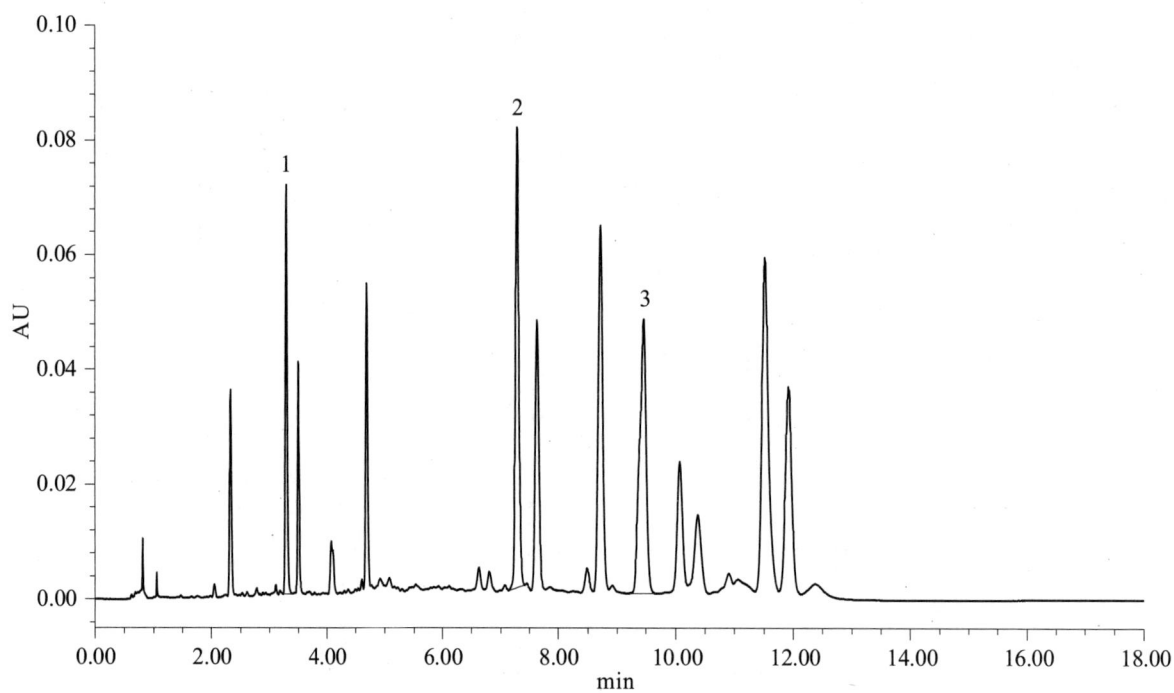

图 39-6 含量测定供试品 UPLC 色谱图
1. 绿原酸；2. 木犀草苷；3. 3,5-O- 二咖啡酰奎宁酸

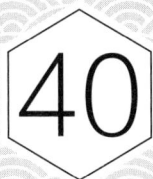

40 苦参配方颗粒

Kushen Peifangkeli

① 样品来源 北京康仁堂药业有限公司。

② 样品性状 本品为黄色至黄棕色的颗粒；气微，味极苦。

③ 对照药材和对照品来源

  对照药材 苦参（中国食品药品检定研究院，批号：121019-201708）。

  对 照 品 1. 苦参碱；2. 氧化苦参碱；3. 氧化槐果碱（中国食品药品检定研究院，1. 批号：110805-201709，纯度：98.7%；2. 批号：110780-201508，纯度：92.5%；3. 批号：111652-200301）。

④ 指纹图谱

4.1 溶液的制备

  参照物溶液的制备 取苦参对照药材1.0g，置具塞锥形瓶中，加50%甲醇50ml，密塞，超声处理（功率250W，频率40kHz）45分钟，放冷，摇匀，滤过，取续滤液，作为对照药材参照物溶液。另取氧化槐果碱对照品适量，精密称定，加50%甲醇制成每1ml含0.5mg的溶液，作为对照品参照物溶液。

  供试品溶液的制备 取本品适量，研细，取约0.2g（相当于饮片1.0g），同对照药材参照物溶液制备方法制备供试品溶液。

4.2 色谱条件

方法	UPLC（质量标准方法）
仪器	ACQUITY UPLC H-Class
仪器配置	QSM，FTN，TUV，柱温箱
色谱柱	ACQUITY UPLC CSH C18 2.1mm×100mm，1.7μm
流动相	A：乙腈 B：0.1%甲酸溶液

时间 （分钟）	流动相 A（%）	流动相 B（%）	曲线
0	1	99	初始
4	7	93	6
8	17	83	6
13	20	80	6
17	35	65	6
25	1	99	1

流速	0.4ml/min
检测波长	254nm
柱温	30℃
进样量	1μl

4.3 结果与分析

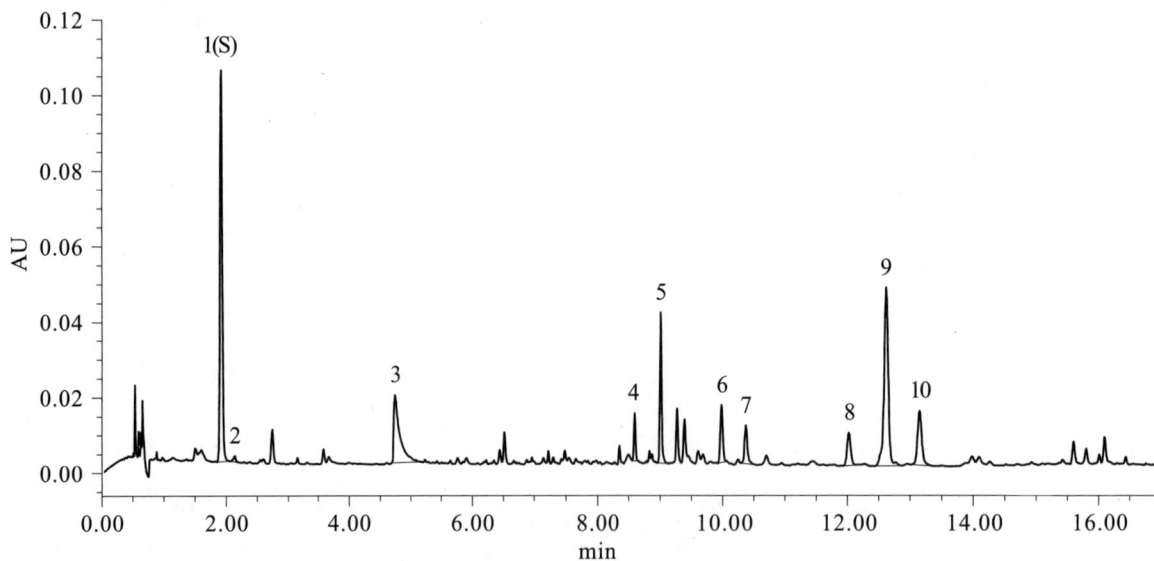

图 40-1　指纹图谱对照药材 UPLC 色谱图

表 40-1　指纹图谱对照药材 UPLC 特征峰参数列表

组分编号	组分名称	保留时间（min）	理论板数	拖尾因子
1（S）	氧化槐果碱	1.913	13645	1.25
2	—	2.133	17143	1.09
3	—	4.734	15456	4.74
4	—	8.595	526244	1.06
5	—	9.007	519597	1.29
6	—	9.981	291996	1.09
7	—	10.369	259082	1.54
8	—	12.021	204570	1.08
9	—	12.615	189620	0.89
10	—	13.150	192667	1.25

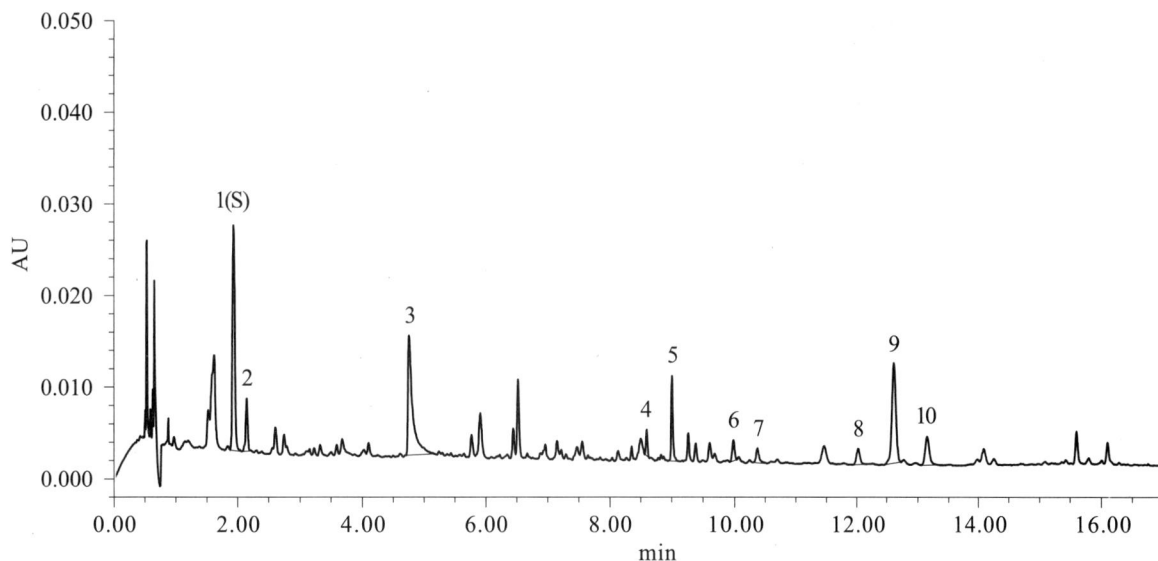

图 40-2　指纹图谱供试品 UPLC 色谱图

表 40-2　指纹图谱供试品 UPLC 特征峰参数列表

组分编号	组分名称	保留时间（min）	理论板数	拖尾因子
1（S）	氧化槐果碱	1.937	13379	1.13
2	—	2.148	24003	0.80
3	—	4.76	29634	4.02

组分编号	组分名称	保留时间（min）	理论板数	拖尾因子
4	—	8.596	591032	1.14
5	—	9.007	523117	1.33
6	—	9.984	312416	1.00
7	—	10.371	227152	1.67
8	—	12.024	201317	1.07
9	—	12.618	196098	0.92
10	—	13.153	188751	1.21

5 含量测定

5.1 溶液的制备

对照品溶液的制备　取苦参碱对照品、氧化苦参碱对照品适量，精密称定，加乙腈 - 无水乙醇（80∶20）混合溶液分别制成每 1ml 含苦参碱 50μg、氧化苦参碱 0.15mg 的溶液，即得。

供试品溶液的制备　取本品适量，研细，取约 0.2g（相当于饮片 1.0g），精密称定，置具塞锥形瓶中，加浓氨试液 1ml，精密加入三氯甲烷 50ml，密塞，称定重量，超声处理（功率 250W，频率 40kHz）40 分钟，放冷，再称定重量，用三氯甲烷补足减失的重量，摇匀，滤过，精密量取续滤液 5ml，蒸干，残渣加无水乙醇适量使溶解，转移至 10ml 量瓶中，加无水乙醇至刻度，摇匀，即得。

5.2 色谱条件

方法	HPLC（质量标准方法）	UPLC（方法转换方法）
仪器	Agilent 1200 Series	ACQUITY UPLC H-Class
仪器配置	Degasser，Quat Pump，ALS，TCC，VWD	QSM，FTN，PDA，柱温箱
色谱柱	RESTEK Ultra Amino 150mm×4.6mm，3μm	ACQUITY UPLC BEH Amide 2.1mm×100mm，1.7μm
流动相	乙腈 - 无水乙醇 -3% 磷酸溶液（80∶10∶10）	A：乙腈 B：无水乙醇 C：3% 磷酸溶液 时间（分钟）／流动相 A（%）／流动相 B（%）／流动相 C（%）／曲线 0　86　7　7　初始 20　86　7　7　6
流速	1.0ml/min	0.3ml/min
检测波长	220nm	220nm
柱温	30℃	30℃
进样量	10μl	1μl

5.3 结果与分析

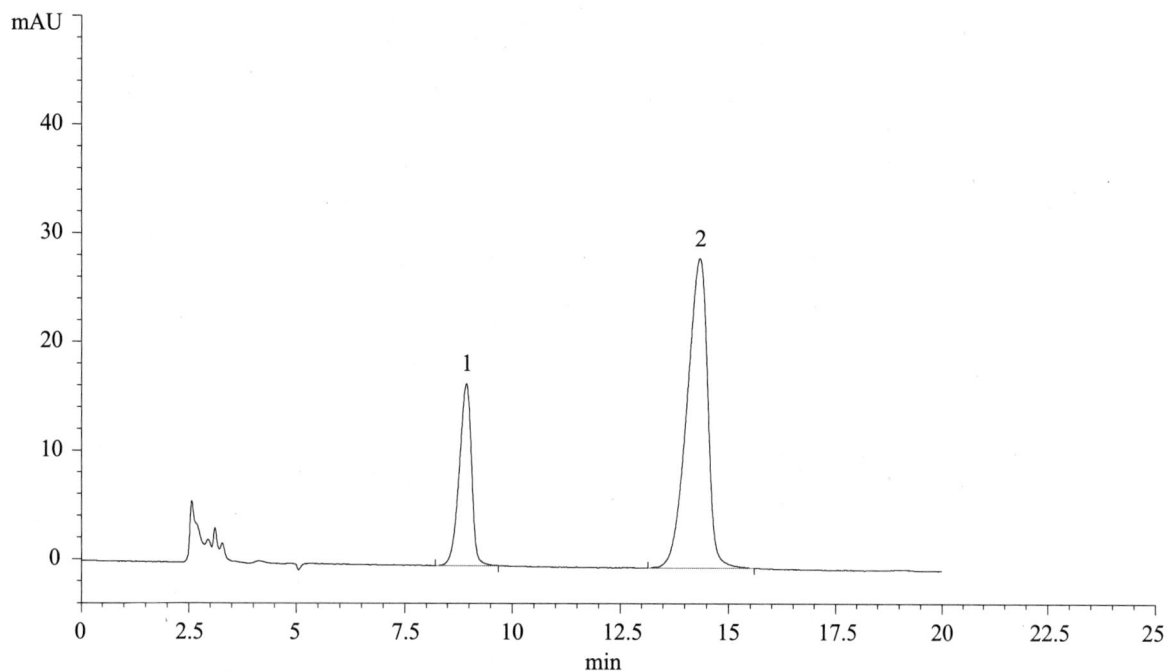

图 40-3　含量测定对照品 HPLC 色谱图
1．苦参碱；2．氧化苦参碱

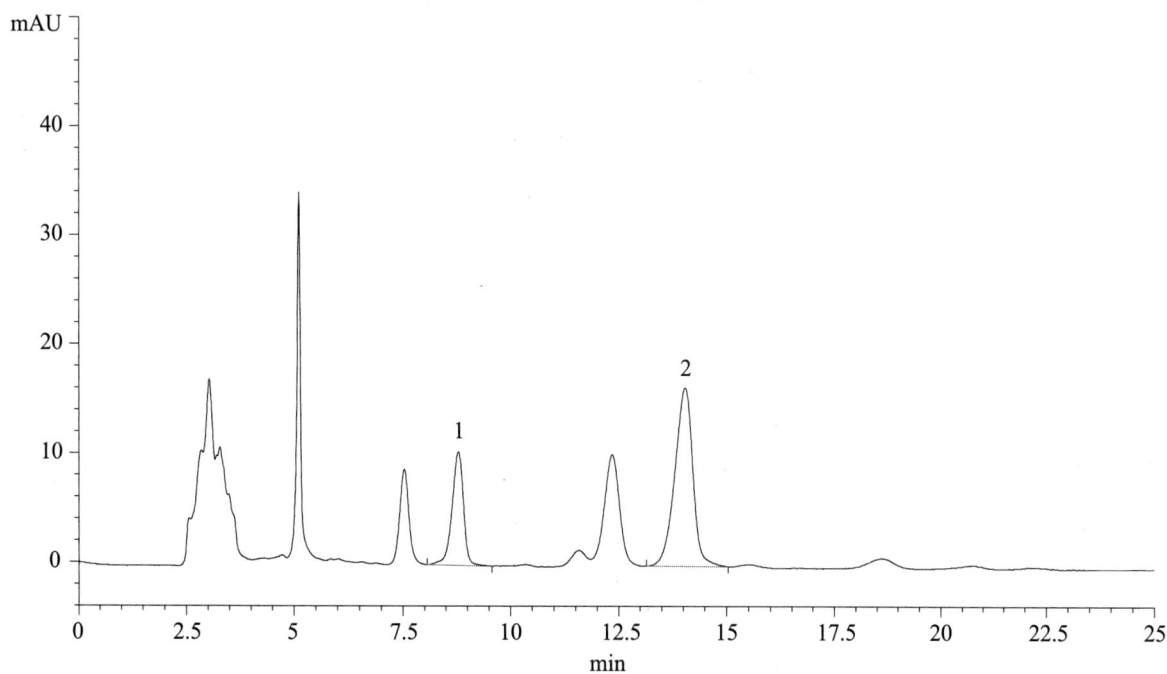

图 40-4　含量测定供试品 HPLC 色谱图
1．苦参碱；2．氧化苦参碱

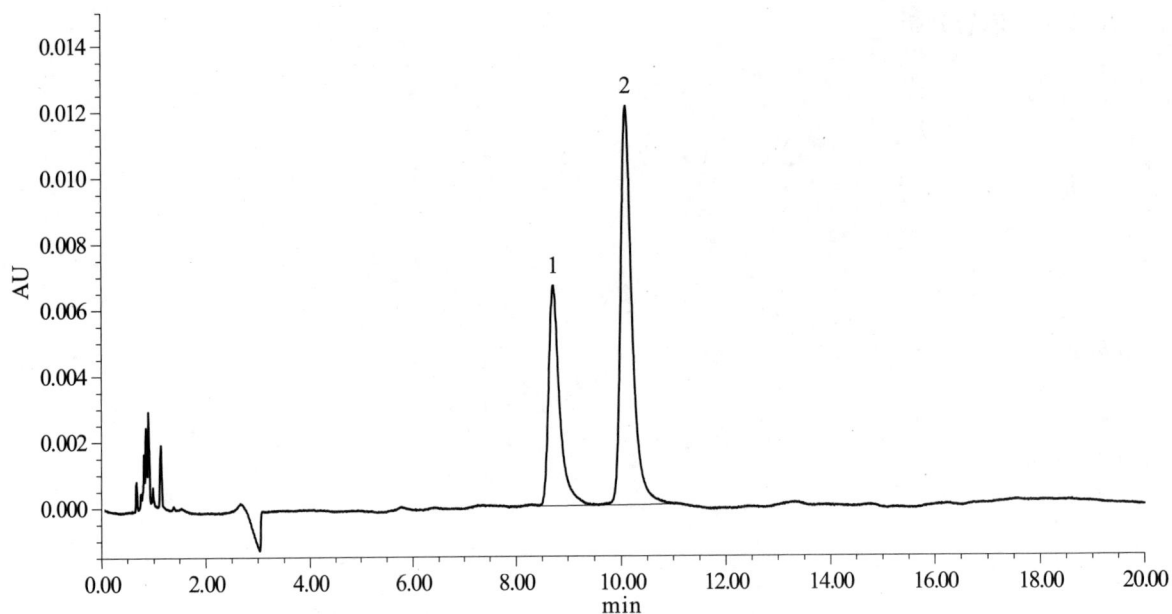

图 40-5　含量测定对照品 UPLC 色谱图
1. 苦参碱；2. 氧化苦参碱

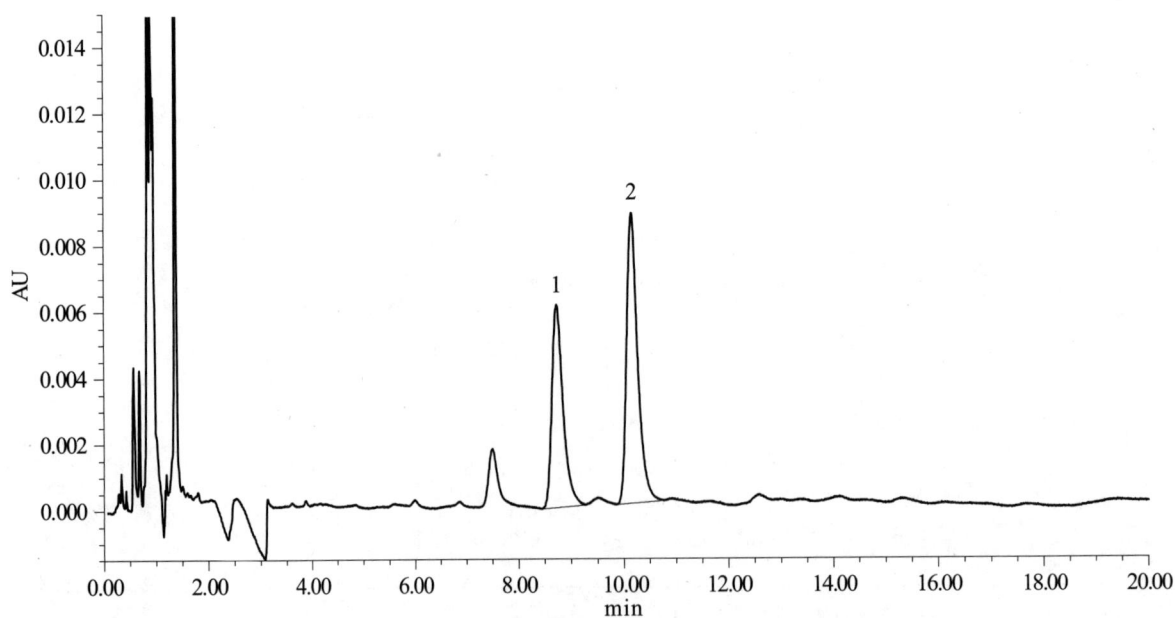

图 40-6　含量测定供试品 UPLC 色谱图
1. 苦参碱；2. 氧化苦参碱

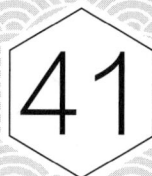

41 款冬花配方颗粒

Kuandonghua Peifangkeli

① **样品来源** 北京康仁堂药业有限公司。

② **样品性状** 本品为浅黄色至黄棕色的颗粒；气微，味微苦。

③ **对照药材和对照品来源**

对照药材 款冬花（中国食品药品检定研究院，批号：121449-201704）。

对 照 品 1. 绿原酸；2. 芦丁（中国食品药品检定研究院，1. 批号：110753-201817，纯度：96.8%；2. 批号：100080-201811，纯度：92.4%）。

④ **特征图谱**

4.1 溶液的制备

参照物溶液的制备 取款冬花对照药材 0.5g，置具塞锥形瓶中，加水 20ml，加热煮沸 30 分钟，滤过，残渣加水 15ml，加热煮沸 20 分钟，滤过，合并滤液，减压蒸干，加 50% 乙醇 15ml，超声处理（功率 250W，频率 40kHz）30 分钟，滤过，滤液作为对照药材参照物溶液。另取绿原酸对照品、芦丁对照品适量，精密称定，加 50% 乙醇制成每 1ml 含绿原酸 80μg、芦丁 13μg 的混合溶液，作为对照品参照物溶液。

供试品溶液的制备 取本品适量，研细，取约 0.2g（相当于饮片 0.3g），精密称定，置具塞锥形瓶中，精密加入 50% 乙醇 15ml，密塞，称定重量，超声处理（功率 250W，频率 40kHz）30 分钟，取出，放冷，再称定重量，用 50% 乙醇补足减失的重量，摇匀，滤过，取续滤液，即得。

4.2 色谱条件

方法	UPLC（质量标准方法）
仪器	ACQUITY UPLC H-Class
仪器配置	QSM，FTN，TUV，柱温箱
色谱柱	ACQUITY UPLC BEH Shield RP18 2.1mm×100mm，1.7μm
流动相	A：乙腈 B：0.1%磷酸溶液

时间 （分钟）	流动相 A（%）	流动相 B（%）	曲线
0.0	14	86	初始
4.0	34	66	6
4.5	100	0	6
5.0	14	86	6
10.0	14	86	6

流速	0.5ml/min
检测波长	220nm
柱温	35℃
进样量	1μl

4.3 结果与分析

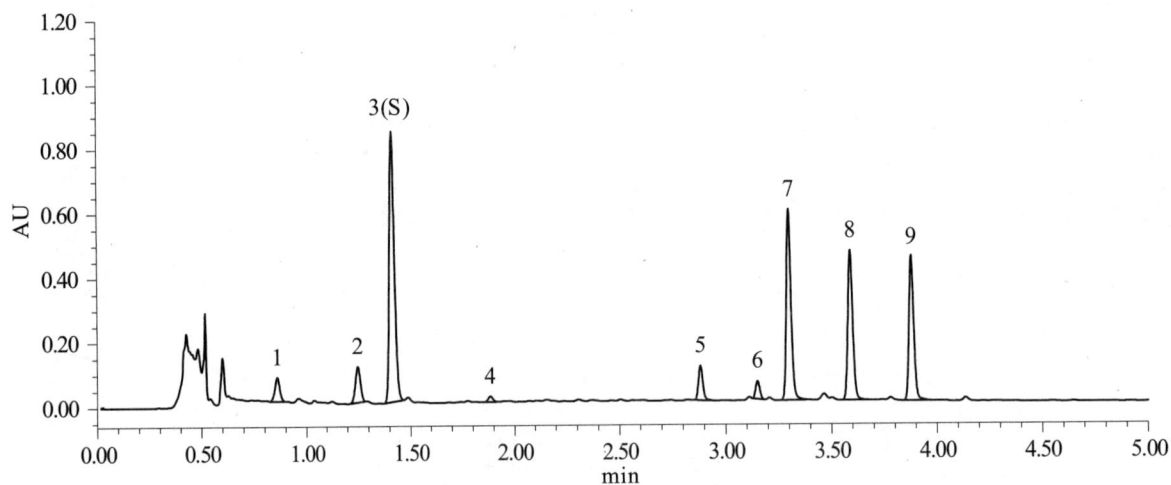

图 41-1 特征图谱对照药材 UPLC 色谱图

表 41-1　特征图谱对照药材 UPLC 特征峰参数列表

组分编号	组分名称	保留时间（min）	理论板数	拖尾因子	相对保留时间	相对保留时间标准规定值限度：±10%
1	—	0.859	6714	1.01	—	—
2	—	1.249	12478	0.98	0.88	0.88（0.79～0.97）
3（S）	绿原酸	1.413	16865	1.13	—	—
4	—	1.883	31068	1.06	1.33	1.31（1.18～1.44）
5	芦丁	2.882	94829	1.17	2.04	2.08（1.87～2.29）
6	—	3.150	115948	1.12	2.23	2.26（2.03～2.49）
7	—	3.298	104352	1.16	2.33	2.38（2.14～2.62）
8	—	3.590	112642	1.12	2.54	2.58（2.32～2.84）
9	—	3.879	138920	1.14	2.75	2.80（2.52～3.08）

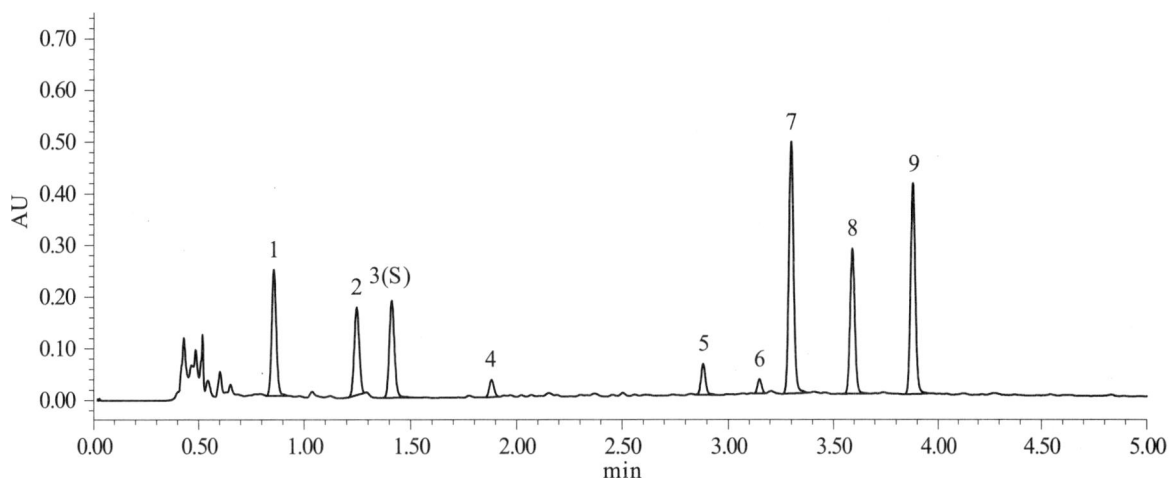

图 41-2　特征图谱供试品 UPLC 色谱图

表 41-2　特征图谱供试品 UPLC 特征峰参数列表

组分编号	组分名称	保留时间（min）	理论板数	拖尾因子	相对保留时间	相对保留时间标准规定值限度：±10%	相对峰面积	相对峰面积标准规定值
1	—	0.857	7564	1.11	与对照药材参照物峰 1 保留时间相对应		—	—
2	—	1.246	12592	1.02	0.88	0.88（0.79～0.97）	—	—
3（S）	绿原酸	1.411	16158	1.12	—	—	—	—
4	—	1.881	31031	1.06	1.33	1.31（1.18～1.44）	—	—
5	芦丁	2.882	93691	1.16	2.04	2.08（1.87～2.29）	—	—
6	—	3.150	112151	1.05	2.23	2.26（2.03～2.49）	—	—
7	—	3.298	104272	1.14	2.34	2.38（2.14～2.62）	2.37	≥ 0.71
8	—	3.591	113079	1.10	2.54	2.58（2.32～2.84）	1.41	≥ 0.52
9	—	3.878	141183	1.12	2.75	2.80（2.52～3.08）	1.99	≥ 0.64

5 含量测定

5.1 溶液的制备　同特征图谱。

5.2 色谱条件　检测波长为 257nm，其余同特征图谱。

5.3 结果与分析

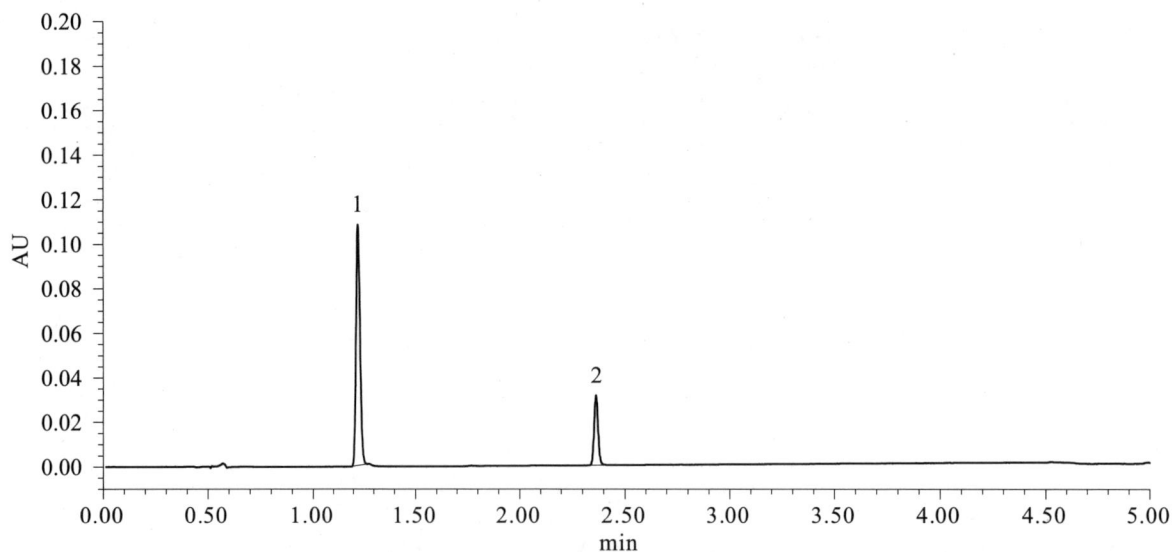

图 41-3　含量测定对照品 UPLC 色谱图
1. 绿原酸；2. 芦丁

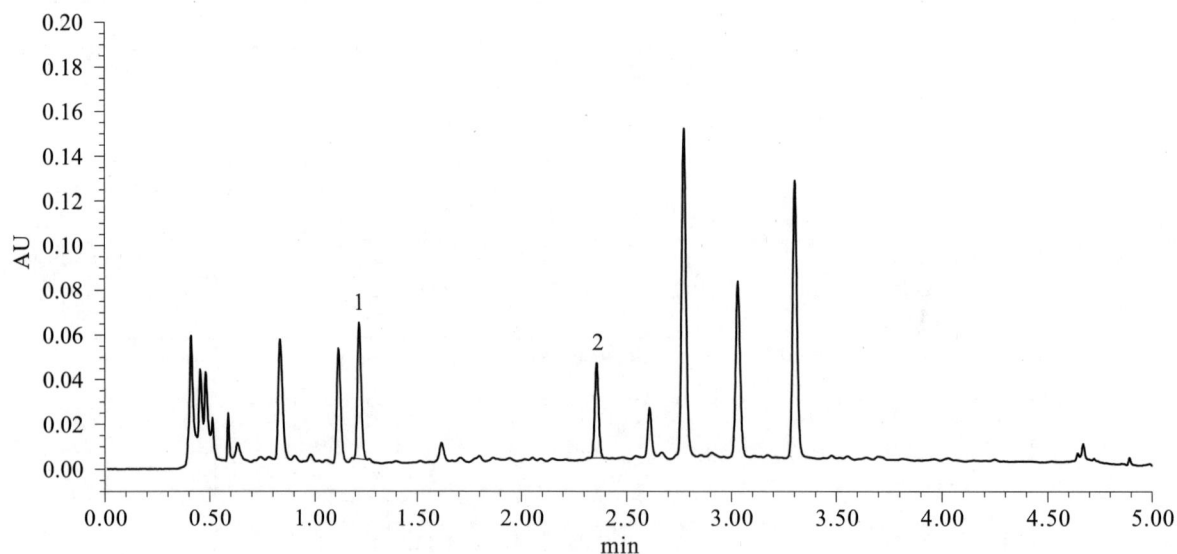

图 41-4　含量测定供试品 UPLC 色谱图
1. 绿原酸；2. 芦丁

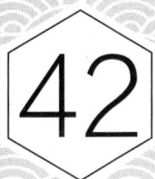

42 龙胆（龙胆）配方颗粒
Longdan（Longdan）Peifangkeli

1 **样品来源** 广东一方制药有限公司。

2 **样品性状** 本品为浅黄棕色至棕褐色的颗粒；气微，味苦。

3 **对照药材和对照品来源**

对照药材 龙胆（龙胆）（中国食品药品检定研究院，批号：121530-201602）。

对 照 品 1. 马钱苷酸；2. 獐牙菜苦苷；3. 龙胆苦苷（中国食品药品检定研究院，1. 批号：111865-201704，纯度：97.4%；2. 批号：110785-201404，纯度：98.3%；3. 批号：110770-201817，纯度：98.2%）。

4 **特征图谱**

4.1 溶液的制备

参照物溶液的制备 取龙胆（龙胆）对照药材 0.5g，置具塞锥形瓶中，加甲醇 20ml，加热回流 15 分钟，放冷，摇匀，滤过，取续滤液，作为对照药材参照物溶液。另取马钱苷酸对照品、獐牙菜苦苷对照品、龙胆苦苷对照品适量，精密称定，加甲醇制成每 1ml 各含 0.1mg 的混合溶液，作为对照品参照物溶液。

供试品溶液的制备 取本品适量，研细，取约 0.1g（相当于饮片 0.22g），精密称定，置具塞锥形瓶中，精密加入甲醇 50ml，称定重量，超声处理（功率 300W，频率 40kHz）15 分钟，放冷，再称定重量，用甲醇补足减失的重量，摇匀，滤过，取续滤液，即得。

4.2 色谱条件

方法	HPLC（质量标准方法）	UPLC（方法转换方法）
仪器	Alliance HPLC e2695	ACQUITY UPLC I-Class
仪器配置	PDA，柱温箱	BSM，FTN，PDA，柱温箱
色谱柱	ZORBAX Eclipse XDB C18 4.6mm×250mm，5μm	ACQUITY UPLC HSS C18 2.1mm×100mm，1.8μm
流动相	A：乙腈 B：0.1%醋酸溶液	A：乙腈 B：0.1%醋酸溶液

HPLC 梯度

时间（分钟）	流动相A（%）	流动相B（%）	曲线
0	5	95	初始
12	11	89	6
30	11	89	6
70	70	30	6
75	70	30	6
85	5	95	1

UPLC 梯度

时间（分钟）	流动相A（%）	流动相B（%）	曲线
Before injection volume 200μl			
0.0	5	95	初始
1.8	11	89	6
4.5	11	89	6
10.4	70	30	6
11.1	70	30	6
15.0	5	95	1

方法	HPLC（质量标准方法）	UPLC（方法转换方法）
流速	0.8ml/min	0.45ml/min
检测波长	240nm	240nm
柱温	30℃	30℃
进样量	对照药材 3μl，供试品 10μl	对照药材 0.2μl，供试品 1μl

4.3 结果与分析

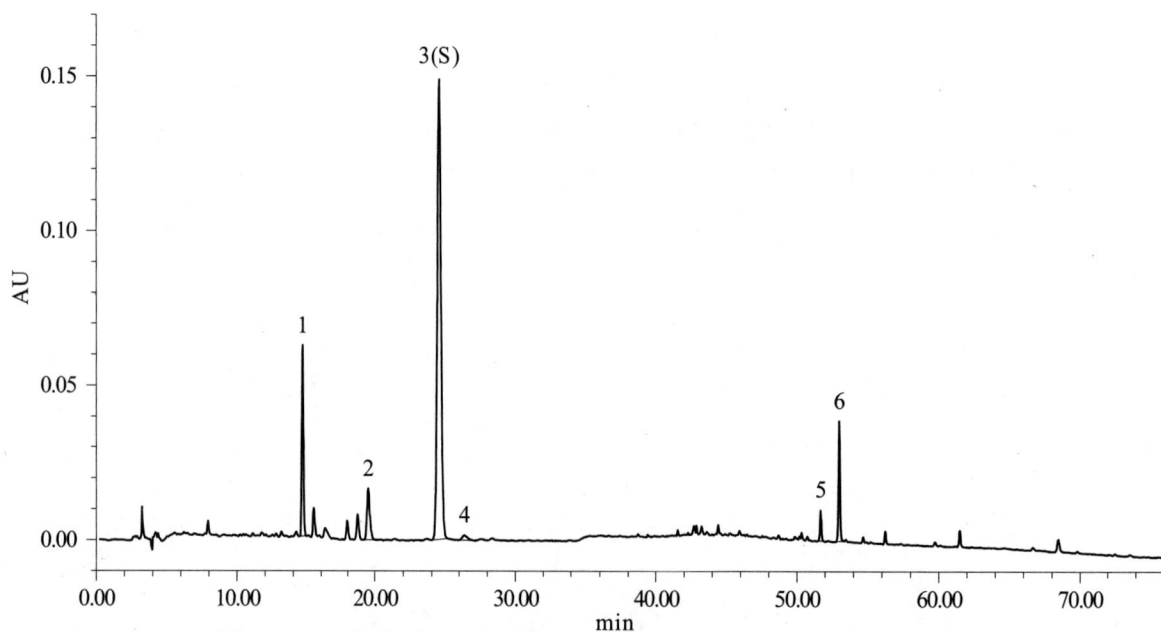

图 42-1　特征图谱对照药材 HPLC 色谱图

表 42-1　特征图谱对照药材 HPLC 特征峰参数列表

组分编号	组分名称	保留时间（min）	理论板数	拖尾因子	相对保留时间	相对保留时间标准规定值限度：±10%
1	马钱苷酸	14.669	75157	1.13	—	—
2	獐牙菜苦苷	19.517	44600	1.30	—	—
3（S）	龙胆苦苷	24.522	39739	1.11	—	—
4	—	26.393	22995	1.29	1.08	1.07（0.96～1.18）
5	—	51.686	1286024	1.07	2.11	2.18（1.96～2.40）
6	—	52.988	1350780	1.05	2.16	2.24（2.02～2.46）

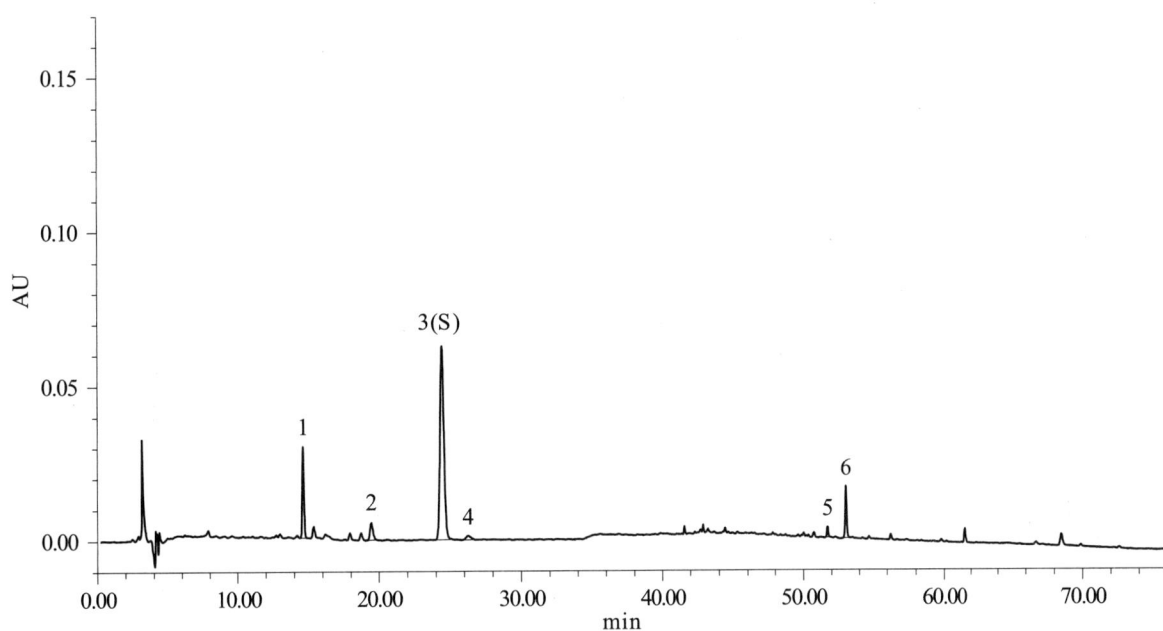

图 42-2　特征图谱供试品 HPLC 色谱图

表 42-2　特征图谱供试品 HPLC 特征峰参数列表

组分编号	组分名称	保留时间（min）	理论板数	拖尾因子	相对保留时间	相对保留时间标准规定值限度：±10%	相对峰面积	相对峰面积标准规定范围
1	马钱苷酸	14.633	71392	1.13	—	—	0.208	0.105～0.429
2	獐牙菜苦苷	19.455	41286	1.22	—	—	—	—
3（S）	龙胆苦苷	24.441	38901	1.10	—	—	—	—
4	—	26.265	23049	1.19	1.07	1.07（0.96～1.18）	—	—
5	—	51.710	1368510	1.02	2.12	2.18（1.96～2.40）	—	—
6	—	53.014	1261532	1.05	2.17	2.24（2.02～2.46）	0.105	0.039～0.156

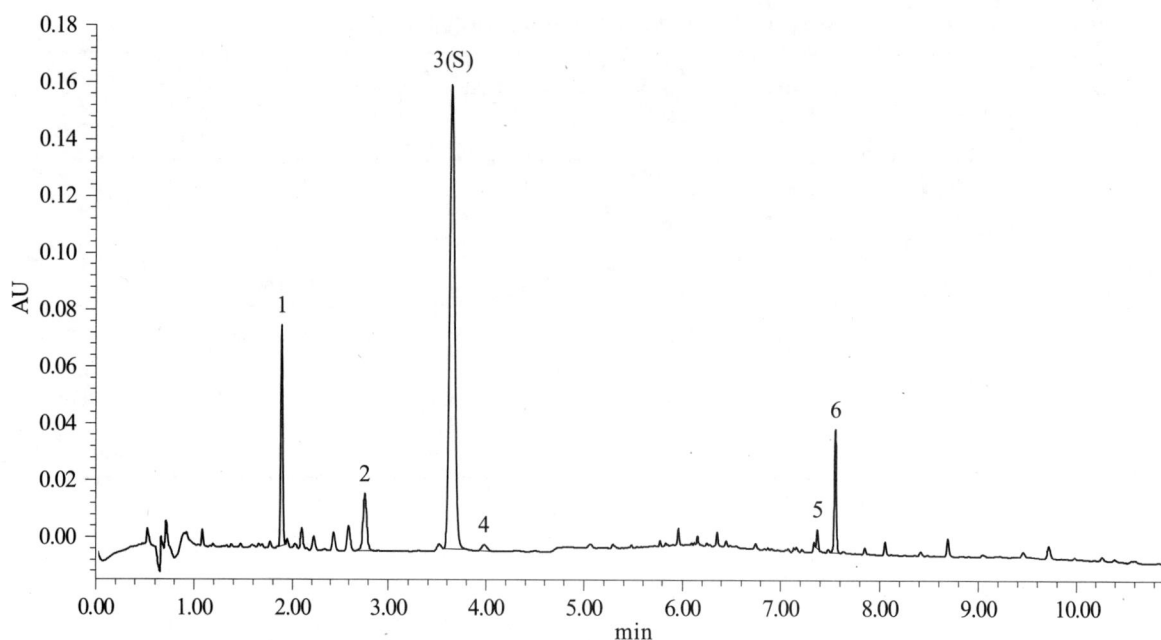

图 42-3 特征图谱对照药材 UPLC 色谱图

表 42-3 特征图谱对照药材 UPLC 特征峰参数列表

组分编号	组分名称	保留时间（min）	理论板数	拖尾因子	相对保留时间	相对保留时间标准规定值 限度：±10%
1	马钱苷酸	1.888	40541	1.12	—	—
2	獐牙菜苦苷	2.765	25553	1.06	—	—
3（S）	龙胆苦苷	3.647	21959	1.14	—	—
4	—	3.985	22417	1.11	1.09	1.07（0.96~1.18）
5	—	7.371	883157	1.21	2.02	2.18（1.96~2.40）
6	—	7.550	741838	1.03	2.07	2.24（2.02~2.46）

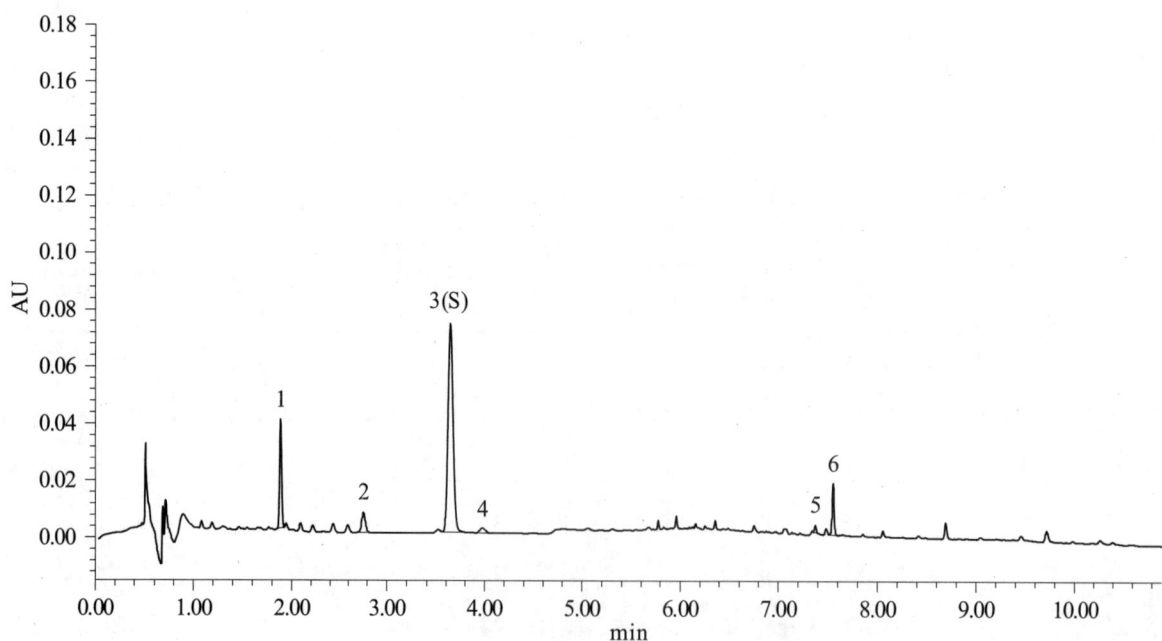

图 42-4 特征图谱供试品 UPLC 色谱图

表 42-4　特征图谱供试品 UPLC 特征峰参数列表

组分编号	组分名称	保留时间（min）	理论板数	拖尾因子	相对保留时间	相对保留时间标准规定值限度：±10%	相对峰面积	相对峰面积标准规定范围
1	马钱苷酸	1.885	37341	1.10	—	—	0.203	0.105～0.429
2	獐牙菜苦苷	2.760	24161	1.06	—	—	—	—
3（S）	龙胆苦苷	3.643	21337	1.12	—	—	—	—
4	—	3.980	22838	1.13	1.09	1.07（0.96～1.18）	—	—
5	—	7.372	804444	1.22	2.02	2.18（1.96～2.40）	—	—
6	—	7.551	741107	1.00	2.07	2.24（2.02～2.46）	0.089	0.039～0.156

5 含量测定

5.1　溶液的制备

对照品溶液的制备　取龙胆苦苷对照品适量，精密称定，加甲醇制成每 1ml 含 0.1mg 的溶液，即得。

供试品溶液的制备　同特征图谱。

5.2　色谱条件

方法	UPLC（质量标准方法）
仪器	ACQUITY UPLC I-Class
仪器配置	BSM，FTN，PDA，柱温箱
色谱柱	ACQUITY UPLC HSS C18 2.1mm×100mm，1.8μm
流动相	A：甲醇 B：水
等度	<table><tr><td>时间（分钟）</td><td>流动相A（%）</td><td>流动相B（%）</td><td>曲线</td></tr><tr><td>0</td><td>23</td><td>77</td><td>初始</td></tr><tr><td>7</td><td>23</td><td>77</td><td>6</td></tr></table>
流速	0.4ml/min
检测波长	270nm
柱温	30℃
进样量	0.5μl

5.3 结果与分析

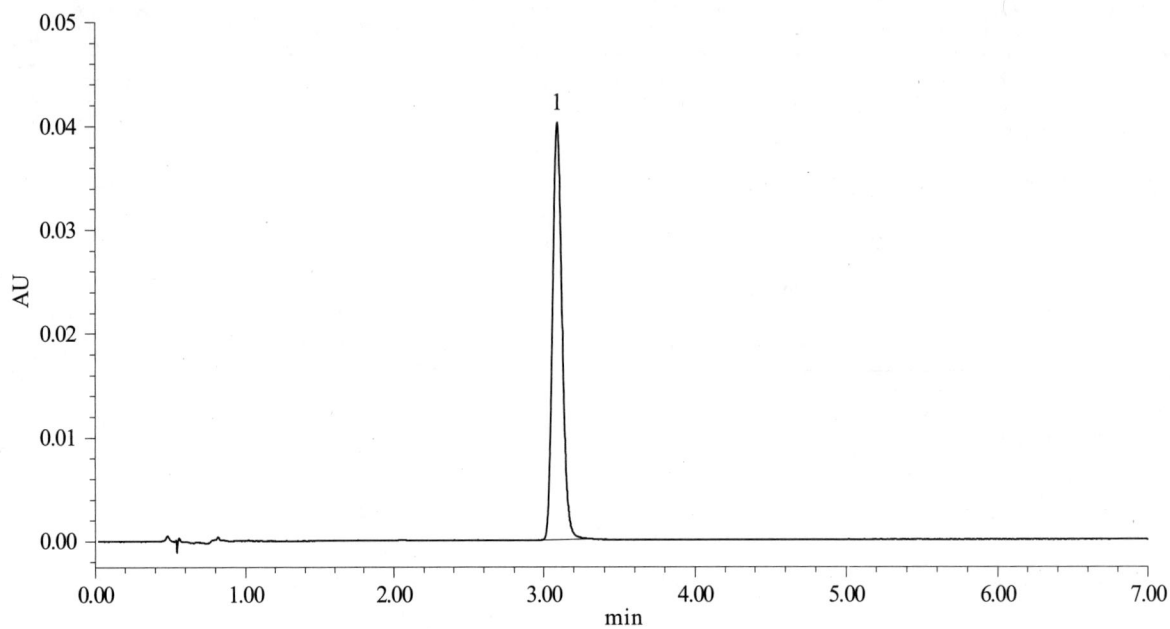

图 42-5 含量测定对照品 UPLC 色谱图
1. 龙胆苦苷

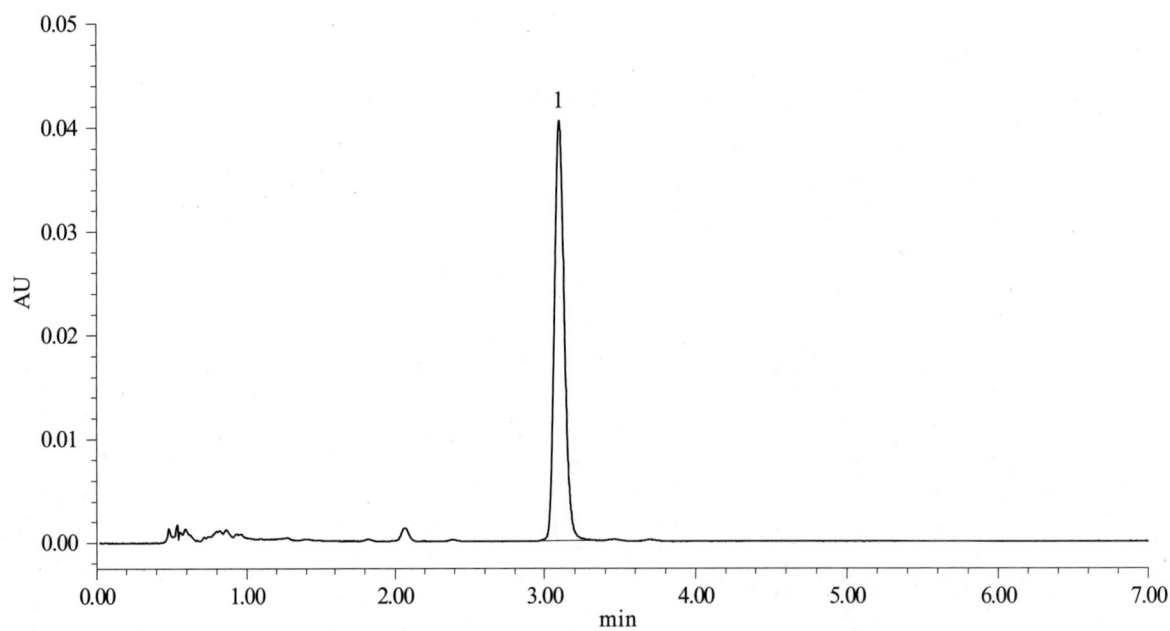

图 42-6 含量测定供试品 UPLC 色谱图
1. 龙胆苦苷

43 蜜百部（对叶百部）配方颗粒
Mibaibu（Duiyebaibu）Peifangkeli

1 样品来源 广东一方制药有限公司。

2 样品性状 本品为浅黄色至棕黄色的颗粒；气微，味甘、苦。

3 对照药材和对照品来源

对照药材 百部（对叶百部）（中国食品药品检定研究院，批号：121221-201604）。

对 照 品 绿原酸（中国食品药品检定研究院，批号：110753-201817，纯度：96.8%）。

4 特征图谱

4.1 溶液的制备

参照物溶液的制备 取百部（对叶百部）对照药材0.5g，置20ml量瓶中，加80%甲醇15ml，超声处理（功率500W，频率40kHz）30分钟，取出，放冷，加80%甲醇至刻度，摇匀，滤过，取续滤液，作为对照药材参照物溶液。另取绿原酸对照品适量，精密称定，加80%甲醇制成每1ml含绿原酸20μg的溶液，作为对照品参照物溶液。

供试品溶液的制备 取本品适量，研细，取约0.1g（相当于饮片0.12g），置10ml量瓶中，加80%甲醇8ml，超声处理（功率500W，频率40kHz）10分钟，取出，放冷，加80%甲醇至刻度，摇匀，滤过，取续滤液，即得。

4.2 色谱条件

方法	UPLC（质量标准方法）
仪器	ACQUITY UPLC H-Class
仪器配置	QSM，FTN，PDA，柱温箱
色谱柱	CORTECS UPLC T3 2.1mm×100mm，1.6μm
流动相	A：乙腈 B：0.1% 磷酸溶液

时间 （分钟）	流动相 A（%）	流动相 B（%）	曲线
0	1	99	初始
10	22	78	6
15	50	50	6
18	90	10	6
20	90	10	6
25	1	99	1

梯度（见上表）

流速	0.25ml/min
检测波长	210nm
柱温	25℃
进样量	1μl

4.3 结果与分析

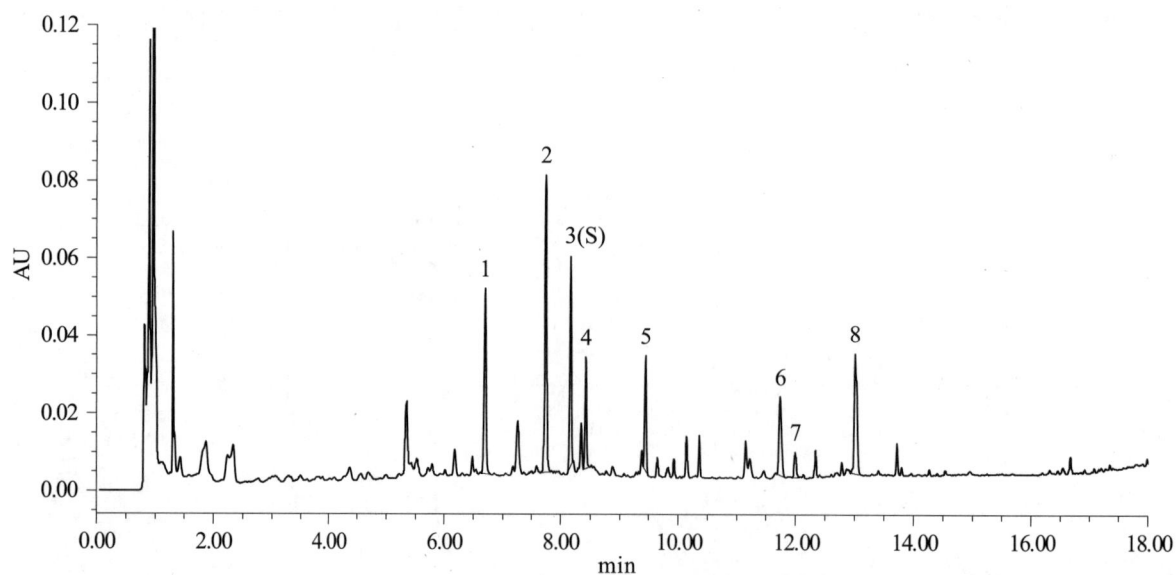

图 43-1　特征图谱对照药材 UPLC 色谱图

表 43-1　特征图谱对照药材 UPLC 特征峰参数列表

组分编号	组分名称	保留时间（min）	理论板数	拖尾因子	相对保留时间	相对保留时间标准规定值限度：±10%
1	新绿原酸	6.701	185690	1.06	0.82	0.84（0.76～0.92）
2	—	7.743	285865	1.05	0.95	0.97（0.87～1.07）
3（S）	绿原酸	8.162	429317	0.99	—	—
4	隐绿原酸	8.421	484642	1.04	1.03	1.04（0.94～1.14）
5	—	9.446	506796	1.12	1.16	1.17（1.05～1.29）
6	—	11.738	308296	1.41	1.44	1.46（1.31～1.61）
7	—	11.997	496034	1.11	1.47	1.50（1.35～1.65）
8	—	13.006	416707	1.77	1.59	1.63（1.47～1.79）

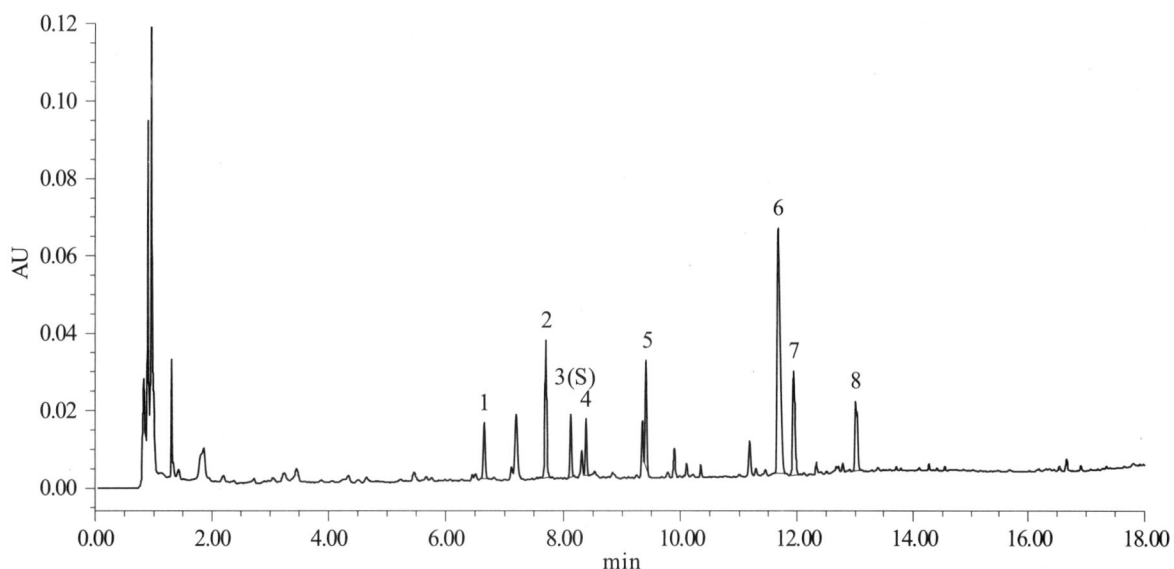

图 43-2　特征图谱供试品 UPLC 色谱图

表 43-2　特征图谱供试品 UPLC 特征峰参数列表

组分编号	组分名称	保留时间（min）	理论板数	拖尾因子	相对保留时间	相对保留时间标准规定值限度：±10%	相对峰面积	相对峰面积标准规定范围
1	新绿原酸	6.656	196199	1.05	0.82	0.84（0.76～0.92）	—	—
2	—	7.697	289409	1.07	0.95	0.97（0.87～1.07）	—	—
3（S）	绿原酸	8.119	410118	1.00	—	—	—	—
4	隐绿原酸	8.379	479056	1.06	1.03	1.04（0.94～1.14）	—	—
5	—	9.405	525948	1.15	1.16	1.17（1.05～1.29）	—	—
6	—	11.668	189648	2.21	1.44	1.46（1.31～1.61）	4.53	≥1.17

组分编号	组分名称	保留时间（min）	理论板数	拖尾因子	相对保留时间	相对保留时间标准规定值限度：±10%	相对峰面积	相对峰面积标准规定范围
7	—	11.942	369456	1.40	1.47	1.50（1.35～1.65）	1.47	≥ 0.30
8	—	13.001	465162	1.71	1.60	1.63（1.47～1.79）	—	—

5 含量测定

5.1 溶液的制备

对照品溶液的制备 取绿原酸对照品适量，精密称定，加甲醇制成每 1ml 含 5μg 的溶液，即得。

供试品溶液的制备 取本品适量，研细，取约 0.1g（相当于饮片 0.12g），精密称定，置 25ml 量瓶中，加 70% 乙醇约 15ml，超声处理（功率 500W，频率 40kHz）10 分钟，放冷，加 70% 乙醇至刻度，摇匀，滤过，取续滤液，即得。

5.2 色谱条件

方法	UPLC（质量标准方法）
仪器	ACQUITY UPLC H-Class
仪器配置	QSM，FTN，PDA，柱温箱
色谱柱	ACQUITY UPLC BEH C18 2.1mm×100mm，1.7μm
流动相	A：乙腈 B：0.1% 磷酸溶液
梯度	<table><tr><td>时间（分钟）</td><td>流动相 A（%）</td><td>流动相 B（%）</td><td>曲线</td></tr><tr><td>0</td><td>1</td><td>99</td><td>初始</td></tr><tr><td>15</td><td>10</td><td>90</td><td>6</td></tr><tr><td>20</td><td>40</td><td>60</td><td>6</td></tr><tr><td>22</td><td>90</td><td>10</td><td>6</td></tr><tr><td>24</td><td>90</td><td>10</td><td>6</td></tr><tr><td>25</td><td>1</td><td>99</td><td>6</td></tr><tr><td>32</td><td>1</td><td>99</td><td>6</td></tr></table>
流速	0.25ml/min
检测波长	325nm
柱温	25℃
进样量	1μl

5.3 结果与分析

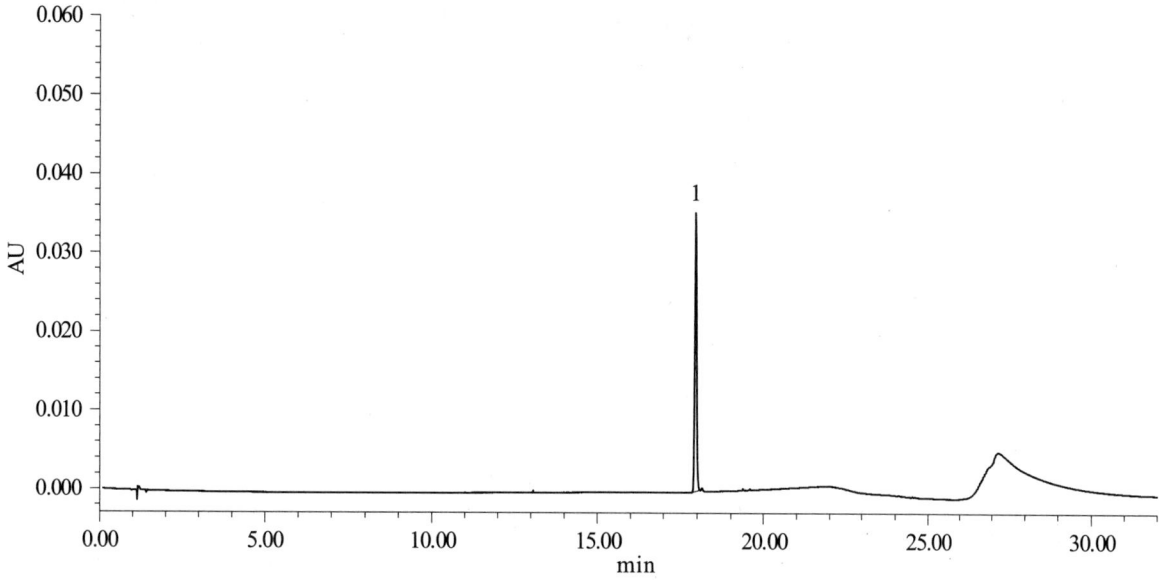

图 43-3　含量测定对照品 UPLC 色谱图
1. 绿原酸

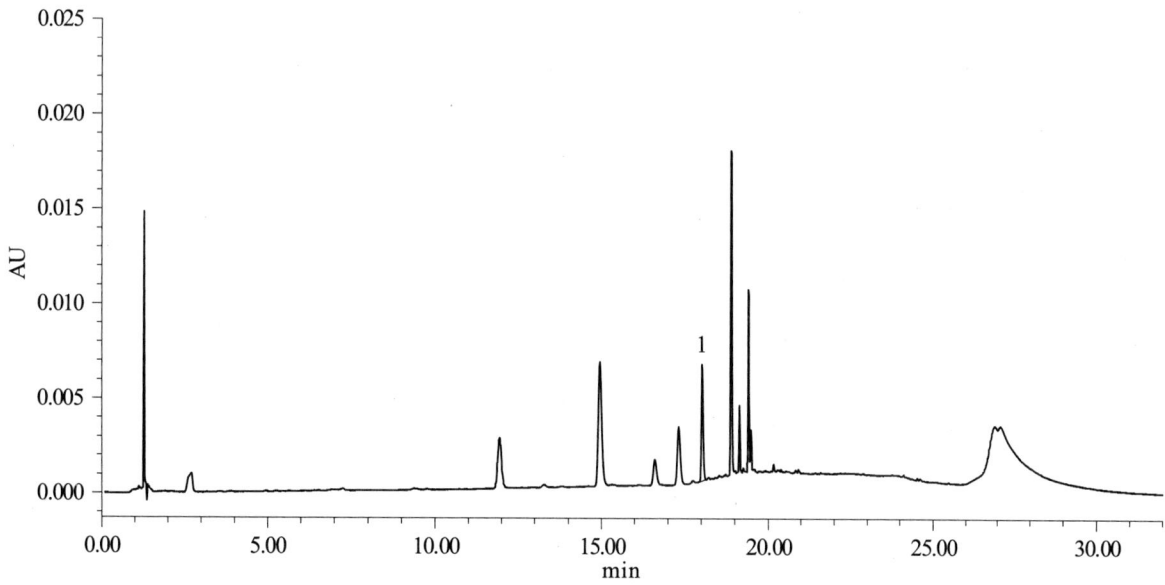

图 43-4　含量测定供试品 UPLC 色谱图
1. 绿原酸

44 蜜百合（卷丹）配方颗粒

Mibaihe（Juandan）Peifangkeli

1 样品来源 广东一方制药有限公司。

2 样品性状 本品为浅棕色至棕色的颗粒，气微，味微苦。

3 对照药材和对照品来源

对照药材 百合（中国食品药品检定研究院，批号：121100-201605）。

对 照 品 王百合苷 B（成都德思特生物技术有限公司，批号：DST200602-071，纯度 ≥ 98%）。

4 特征图谱

4.1 溶液的制备

参照物溶液的制备 取百合对照药材 2g，加稀乙醇 25ml，超声处理（功率 300W，频率 45kHz）30 分钟，放冷，摇匀，滤过，取续滤液，作为对照药材参照物溶液。另取王百合苷 B 对照品适量，精密称定，加甲醇制成每 1ml 含 120μg 的溶液，作为对照品参照物溶液。

供试品溶液的制备 取本品适量，研细，取约 0.2g（相当于饮片 0.8g），精密称定，精密加入稀乙醇 25ml，称定重量，超声处理（功率 300W，频率 45kHz）30 分钟，放冷，再称定重量，用稀乙醇补足减失的重量，摇匀，滤过，取续滤液，即得。

4.2　色谱条件

方法	UPLC（质量标准方法）
仪器	ACQUITY UPLC H-Class
仪器配置	QSM，FTN，PDA，柱温箱
色谱柱	ACQUITY UPLC HSS T3 2.1mm×100mm，1.8μm
流动相	A：乙腈 B：0.2% 磷酸溶液
梯度	见下表
流速	0.3ml/min
检测波长	205nm
柱温	30℃
进样量	1μl

时间 （分钟）	流动相 A（%）	流动相 B（%）	曲线
0	1	99	初始
4	15	85	6
8	28	72	6
12	28	72	6
20	1	99	1

4.3　结果与分析

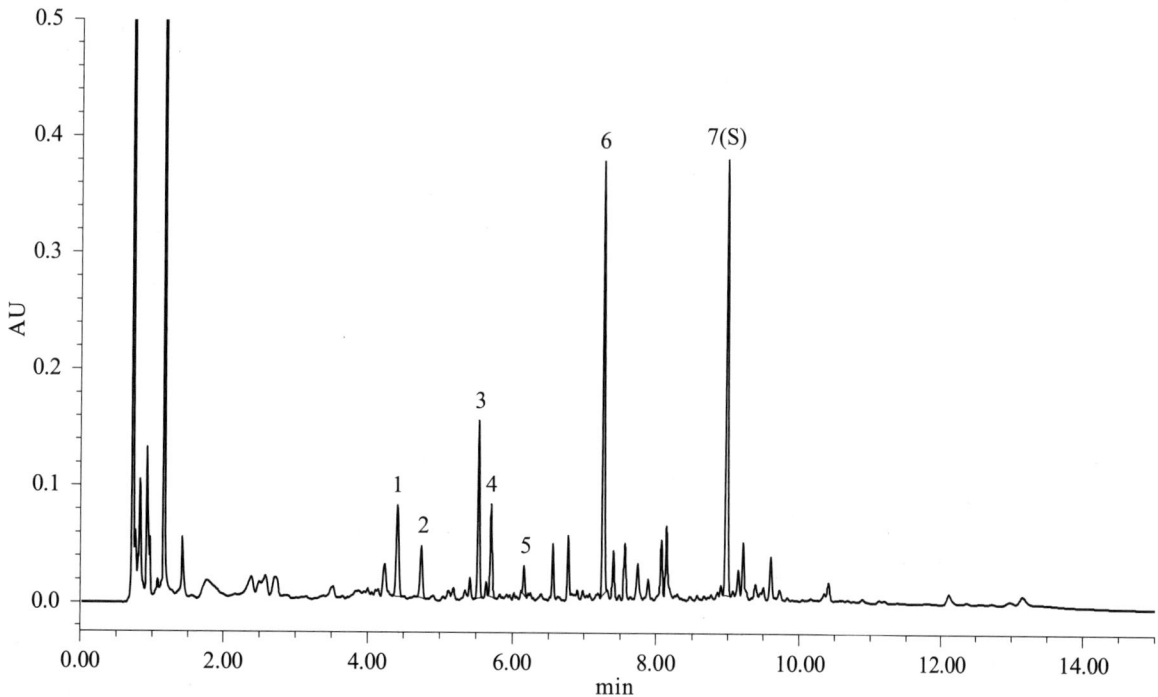

图 44-1　特征图谱对照药材 UPLC 色谱图

表 44-1　特征图谱对照药材 UPLC 特征峰参数列表

组分编号	组分名称	保留时间（min）	理论板数	拖尾因子	相对保留时间	相对保留时间标准规定值限度：±10%
1	—	4.411	70168	1.03	0.49	0.49（0.44～0.54）
2	—	4.745	93404	1.00	0.53	0.53（0.48～0.58）
3	—	5.533	233881	1.02	0.62	0.61（0.55～0.67）
4	—	5.705	194410	1.07	0.64	0.63（0.57～0.69）
5	—	6.159	301363	1.15	0.69	0.68（0.61～0.75）
6	—	7.260	400269	1.08	0.81	0.80（0.72～0.88）
7（S）	王百合苷 B	8.973	463598	1.08	—	—

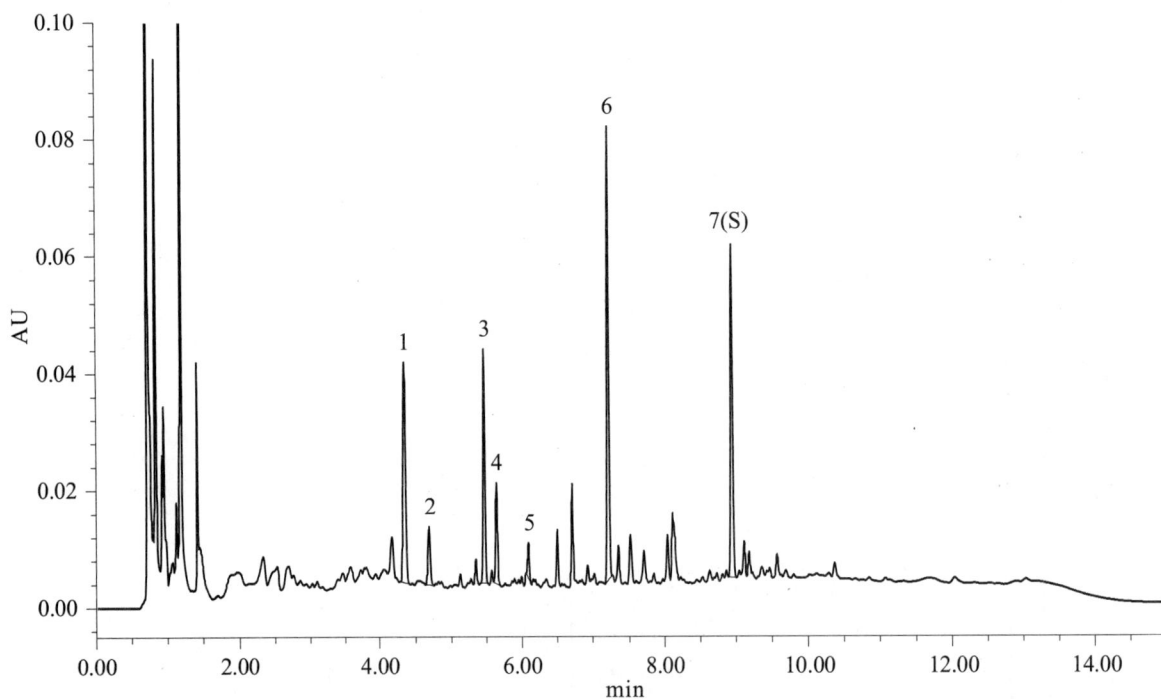

图 44-2　特征图谱供试品 UPLC 色谱图

表 44-2　特征图谱供试品 UPLC 特征峰参数列表

组分编号	组分名称	保留时间（min）	理论板数	拖尾因子	相对保留时间	相对保留时间标准规定值限度：±10%	相对峰面积	相对峰面积标准规定范围
1	—	4.350	69577	1.04	0.49	0.49（0.44～0.54）	0.830	≥ 0.340
2	—	4.683	94182	1.08	0.52	0.53（0.48～0.58）	0.203	≥ 0.090
3	—	5.468	239578	1.02	0.61	0.61（0.55～0.67）	0.601	≥ 0.309

组分编号	组分名称	保留时间（min）	理论板数	拖尾因子	相对保留时间	相对保留时间标准规定值限度：±10%	相对峰面积	相对峰面积标准规定范围
4	—	5.639	191142	1.11	0.63	0.63（0.57～0.69）	0.300	≥0.132
5	—	6.087	296365	1.20	0.68	0.68（0.61～0.75）	0.088	≥0.050
6	—	7.207	390082	1.07	0.81	0.80（0.72～0.88）	—	—
7（S）	王百合苷B	8.940	465934	1.08	—	—	—	—

5 含量测定

5.1 溶液的制备　同特征图谱。

5.2 色谱条件

方法	HPLC（质量标准方法）	UPLC（方法转换方法）
仪器	Alliance HPLC e2695	ACQUITY UPLC H-Class
仪器配置	PDA，柱温箱	QSM，FTN，PDA，柱温箱
色谱柱	XSelect HSS T3 4.6mm×250mm，5μm	ACQUITY UPLC HSS T3 2.1mm×100mm，1.8μm
流动相	A：乙腈 B：0.1%磷酸溶液	A：乙腈 B：0.1%磷酸溶液
等度	时间（分钟） 流动相A（%） 流动相B（%） 曲线 0　19　81　初始 40　19　81　6	时间（分钟） 流动相A（%） 流动相B（%） 曲线 0　19　81　初始 13　19　81　6
流速	1.0ml/min	0.3ml/min
检测波长	312nm	312nm
柱温	30℃	30℃
进样量	10μl	1μl

5.3　结果与分析

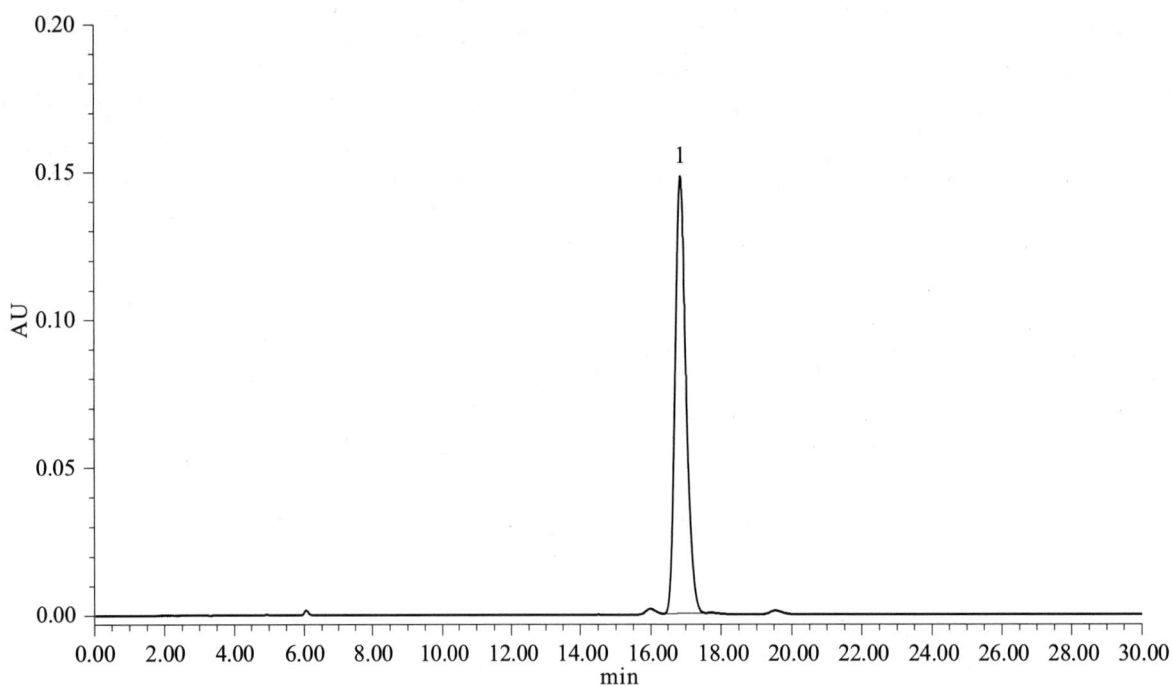

图 44-3　含量测定对照品 HPLC 色谱图
1. 王百合苷 B

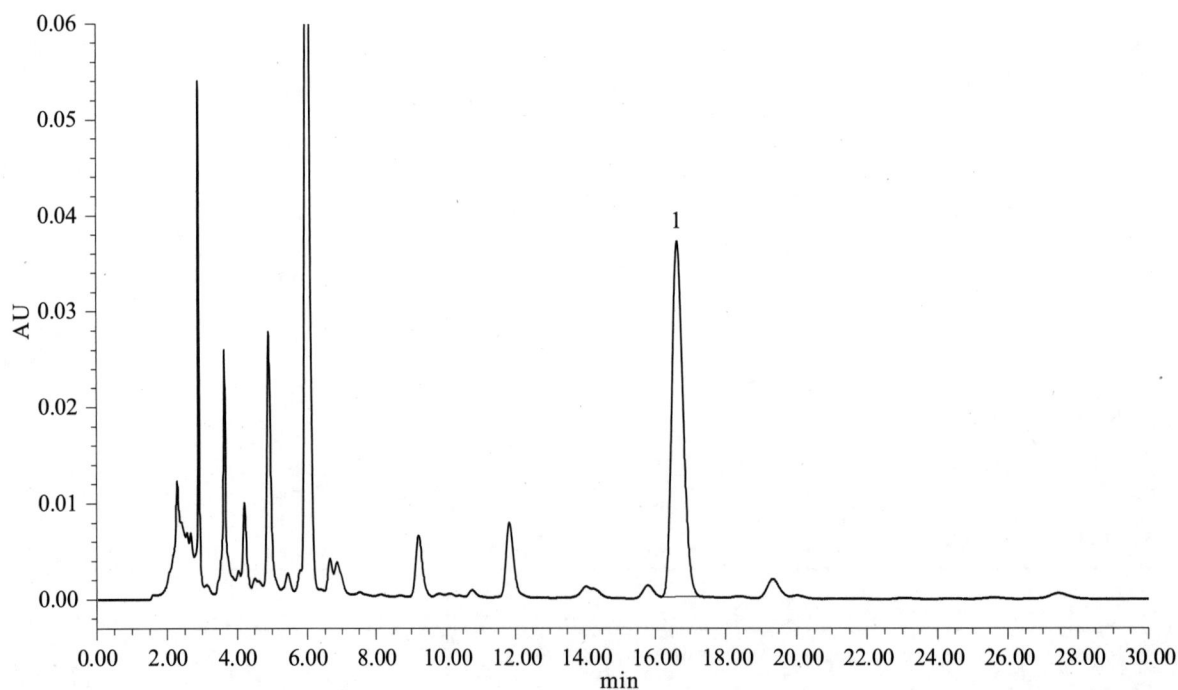

图 44-4　含量测定供试品 HPLC 色谱图
1. 王百合苷 B

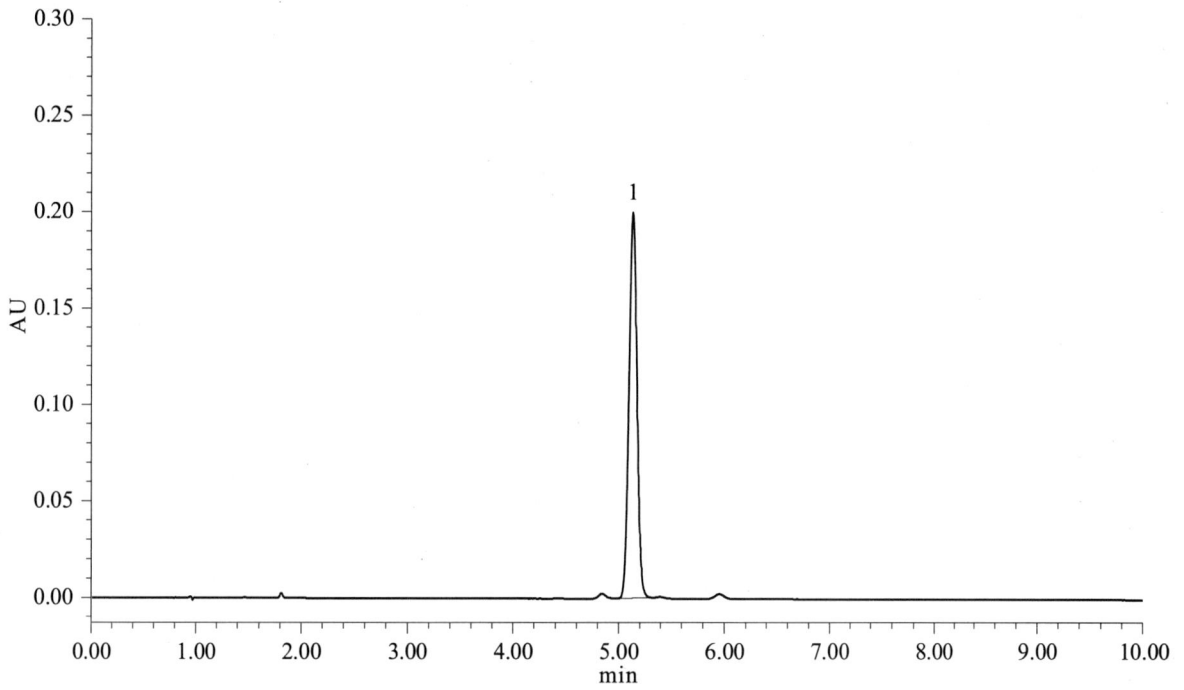

图 44-5　含量测定对照品 UPLC 色谱图
1. 王百合苷 B

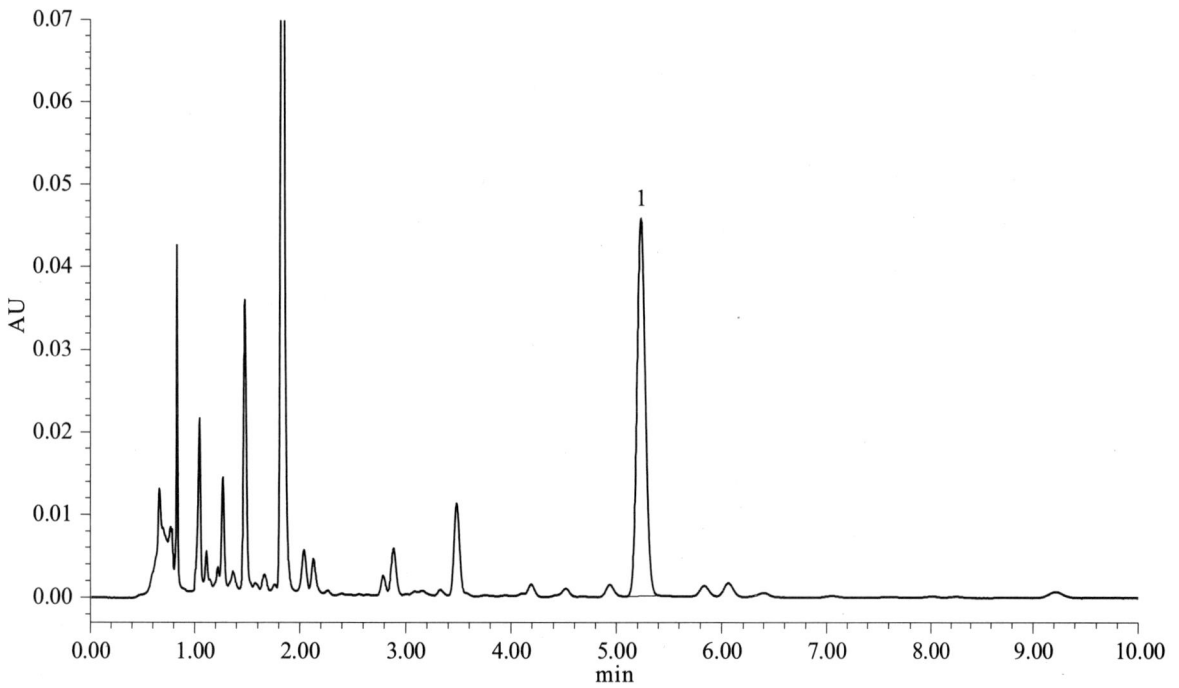

图 44-6　含量测定供试品 UPLC 色谱图
1. 王百合苷 B

45 蜜款冬花配方颗粒
Mikuandonghua Peifangkeli

1 样品来源 北京康仁堂药业有限公司。

2 样品性状 本品为浅黄色至黄棕色的颗粒；气微，味微甘。

3 对照药材和对照品来源

对照药材 款冬花（中国食品药品检定研究院，批号：121449-201704）。

对 照 品 1.绿原酸；2.芦丁（中国食品药品检定研究院，1.批号：110753-201817，纯度：96.8%；2.批号：100080-201811，纯度：91.7%）。

4 特征图谱

4.1 溶液的制备

参照物溶液的制备 取款冬花对照药材0.5g，加水20ml，加热煮沸30分钟，滤过，残渣加水15ml，加热煮沸20分钟，滤过，合并滤液，减压蒸干，加入稀乙醇20ml，超声处理（功率250W，频率40kHz）30分钟，放冷，摇匀，滤过，取续滤液，作为对照药材参照物溶液。另取绿原酸对照品、芦丁对照品适量，精密称定，加稀乙醇制成每1ml各含40μg的混合溶液，作为对照品参照物溶液。

供试品溶液的制备 取本品适量，研细，取约0.2g（相当于饮片0.24g），精密称定，置具塞锥形瓶中，精密加入稀乙醇20ml，密塞，称定重量，超声处理（功率250W，频率40kHz）30分钟，取出，放冷，再称定重量，用稀乙醇补足减失的重量，摇匀，滤过，取续滤液，即得。

4.2 色谱条件

方法	UPLC（质量标准方法）			
仪器	ACQUITY UPLC H-Class			
仪器配置	QSM，FTN，TUV，柱温箱			
色谱柱	ACQUITY UPLC BEH Shield RP18 2.1mm×100mm，1.7μm			
流动相	A：乙腈 B：0.1% 磷酸溶液			
梯度	时间 （分钟）	流动相 A（%）	流动相 B（%）	曲线
	0	14	86	初始
	4	34	66	6
	4.5	100	0	6
	5	14	86	6
	10	14	86	6
流速	0.5ml/min			
检测波长	220nm			
柱温	35℃			
进样量	1μl			

4.3 结果与分析

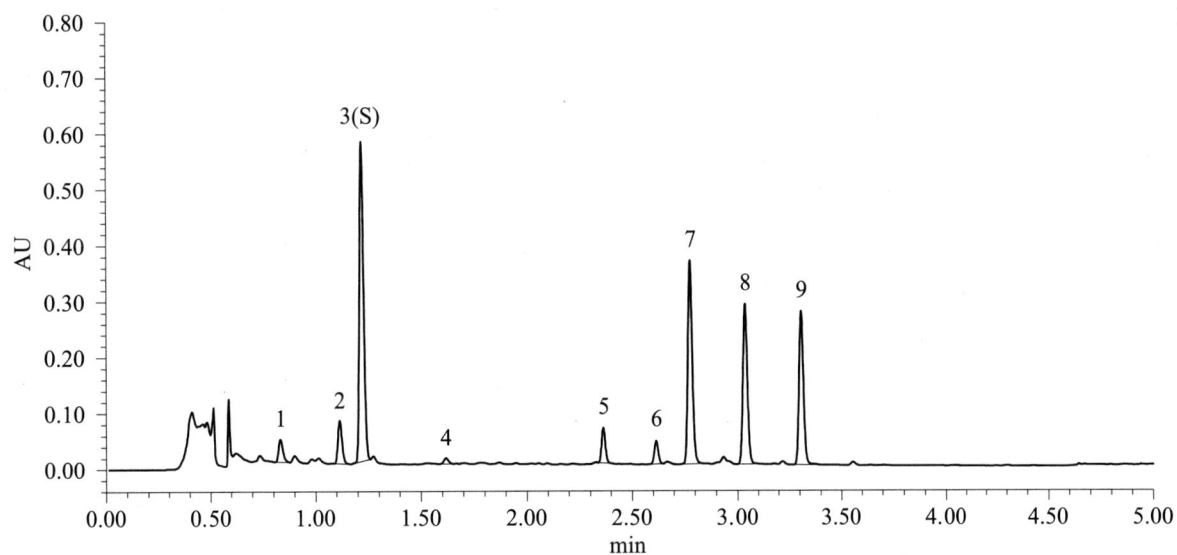

图 45-1　特征图谱对照药材 UPLC 色谱图

表 45-1　特征图谱对照药材 UPLC 特征峰参数列表

组分编号	组分名称	保留时间（min）	理论板数	拖尾因子	相对保留时间	相对保留时间标准规定值 限度：±10%
1	—	0.832	7939	1.40	—	—
2	—	1.114	15108	1.23	0.91	0.88（0.79~0.97）
3（S）	绿原酸	1.219	18366	1.15	—	—
4	—	1.617	25607	1.10	1.33	1.30（1.17~1.43）
5	芦丁	2.363	80520	1.13	—	—
6	—	2.614	87631	1.04	2.14	2.27（2.04~2.50）
7	—	2.777	88631	1.13	2.28	2.38（2.14~2.62）
8	—	3.035	95576	1.10	2.49	2.58（2.32~2.84）
9	—	3.306	120248	1.13	2.71	2.80（2.52~3.08）

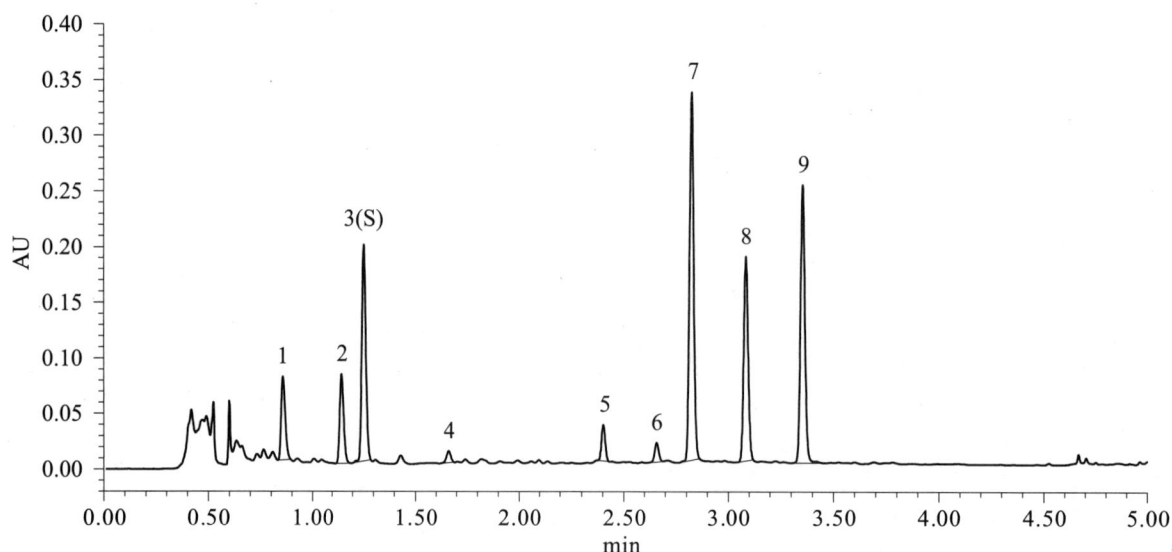

图 45-2　特征图谱供试品 UPLC 色谱图

表 45-2　特征图谱供试品 UPLC 特征峰参数列表

组分编号	组分名称	保留时间（min）	理论板数	拖尾因子	相对保留时间	相对保留时间标准规定值 限度：±10%	相对峰面积	相对峰面积标准规定值
1	—	0.857	8920	1.28		与对照药材参照物峰 1 保留时间相对应	—	—
2	—	1.146	16260	1.18	0.91	0.88（0.79~0.97）	—	—
3（S）	绿原酸	1.254	20126	1.11	—	—	—	—
4	—	1.661	28337	0.83	1.33	1.30（1.17~1.43）	—	—
5	芦丁	2.402	86160	1.08	—	—	—	—
6	—	2.659	90928	0.96	2.12	2.27（2.04~2.50）	—	—
7	—	2.823	93167	1.08	2.25	2.38（2.14~2.62）	1.78	≥0.75
8	—	3.084	100980	1.05	2.46	2.58（2.32~2.84）	1.03	≥0.53
9	—	3.353	123849	1.10	2.67	2.80（2.52~3.08）	1.41	≥0.66

5 含量测定

5.1 溶液的制备 同特征图谱。

5.2 色谱条件 检测波长为257nm，其余同特征图谱。

5.3 结果与分析

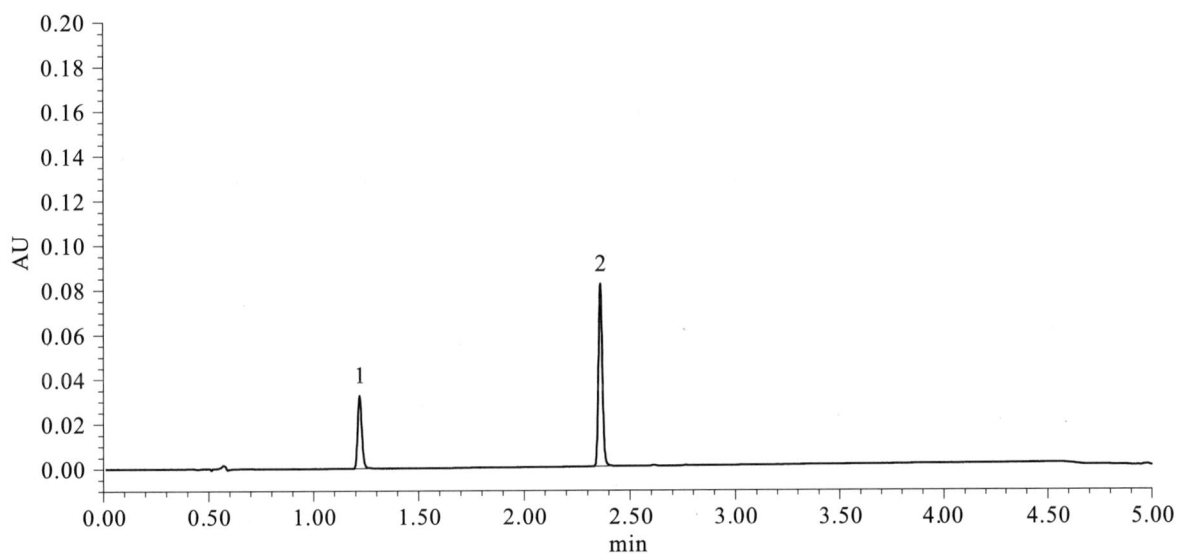

图 45-3　含量测定对照品 UPLC 色谱图
1. 绿原酸；2. 芦丁

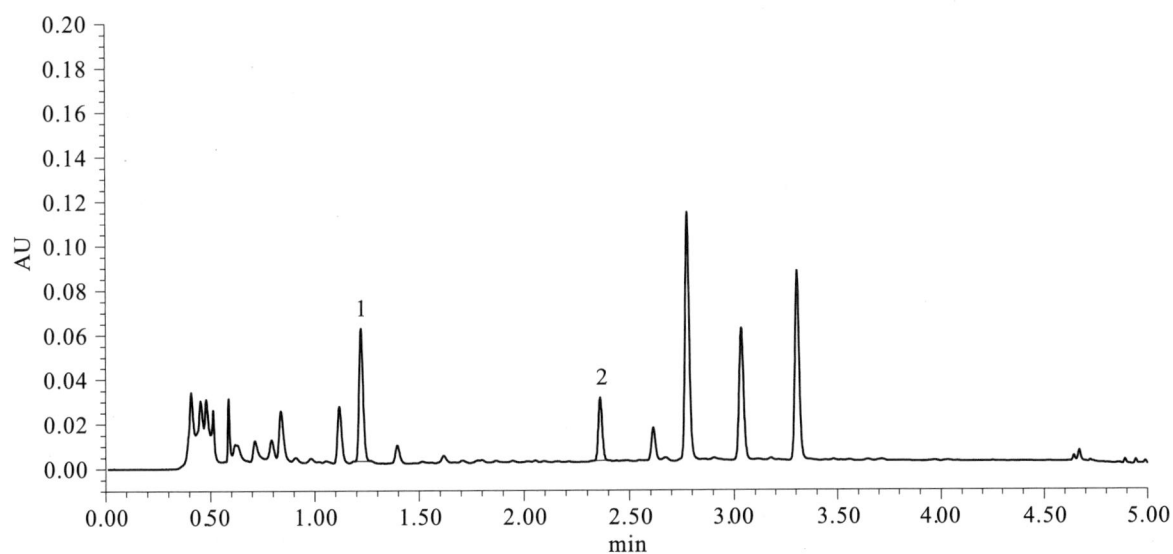

图 45-4　含量测定供试品 UPLC 色谱图
1. 绿原酸；2. 芦丁

46 蜜枇杷叶配方颗粒
Mipipaye Peifangkeli

① 样品来源　四川新绿色药业科技发展有限公司。

② 样品性状　本品为黄棕色至深棕色的颗粒，气微，味苦。

③ 对照药材和对照品来源

　　对照药材　枇杷叶（中国食品药品检定研究院，批号：121261-201804）。

　　对 照 品　绿原酸（中国食品药品检定研究院，批号：110753-201817，纯度：96.8%）。

④ 特征图谱

4.1 溶液的制备

　　参照物溶液的制备　取枇杷叶对照药材 1g，置具塞锥形瓶中，加 50% 甲醇 25ml，密塞，超声处理（功率 600W，频率 40kHz）30 分钟，放冷，摇匀，滤过，取续滤液，作为对照药材参照物溶液。另取绿原酸对照品适量，精密称定，加 50% 甲醇制成每 1ml 含 30μg 的溶液，作为对照品参照物溶液。

　　供试品溶液的制备　取本品适量，研细，取约 0.2g（相当于饮片 0.5g），精密称定，置具塞锥形瓶中，精密加入 50% 甲醇 25ml，密塞，称定重量，超声处理（功率 600W，频率 40kHz）30 分钟，放冷，再称定重量，用 50% 甲醇补足减失的重量，摇匀，滤过，取续滤液，即得。

4.2 色谱条件

方法	HPLC（质量标准方法）	UPLC（方法转换方法）
仪器	Alliance HPLC e2695	ACQUITY UPLC I-Class
仪器配置	PDA，柱温箱	BSM，FTN，PDA，柱温箱
色谱柱	HC-C18（2） 4.6mm×250mm，5μm	ACQUITY UPLC HSS C18 2.1mm×100mm，1.8μm
流动相	A：乙腈 B：0.4% 磷酸溶液	A：乙腈 B：0.4% 磷酸溶液

梯度	时间（分钟）	流动相A（%）	流动相B（%）	曲线	时间（分钟）	流动相A（%）	流动相B（%）	曲线
	0	5	95	初始	0.0	5	95	初始
	5	5	95	6	0.8	5	95	6
	35	22	78	6	5.8	22	78	6
	65	100	0	6	10.8	100	0	6
	73	5	95	1	14.0	5	95	1

流速	1.0ml/min	0.5ml/min
检测波长	300nm	300nm
柱温	35℃	35℃
进样量	对照药材 15μl，供试品 8μl	对照药材 2μl，供试品 1μl

4.3 结果与分析

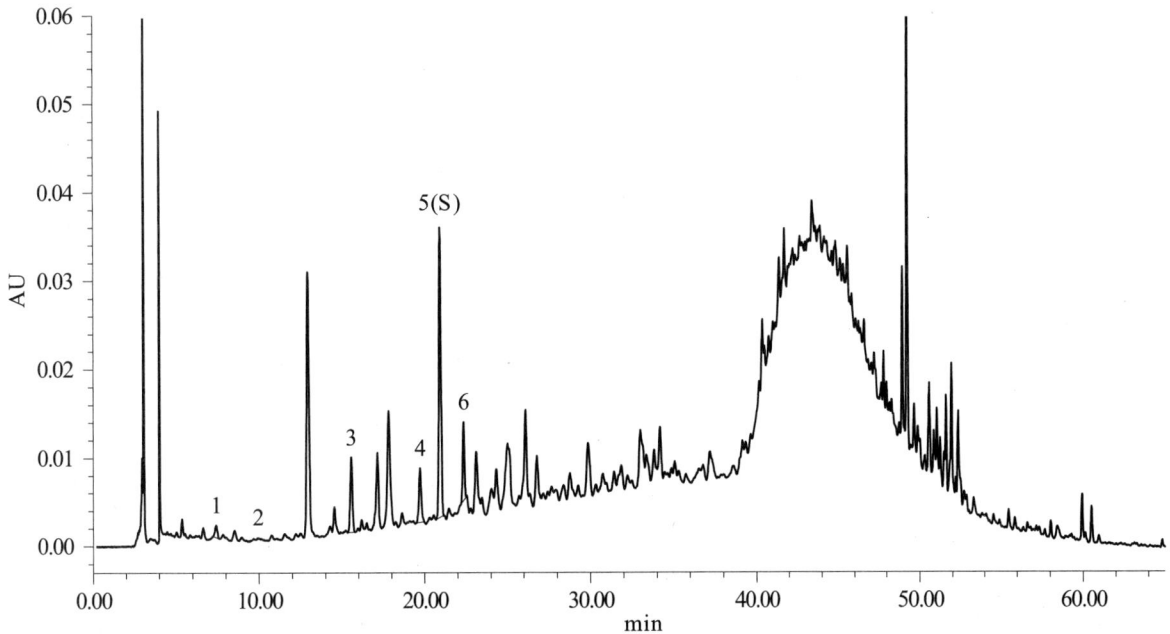

图 46-1　特征图谱对照药材 HPLC 色谱图

表 46-1　特征图谱对照药材 HPLC 特征峰参数列表

组分编号	组分名称	保留时间（min）	理论板数	拖尾因子	相对保留时间	相对保留时间标准规定值限度：±10%
1	—	7.421	10799	0.95	0.354	0.339（0.305～0.373）
2	—	9.962	34578	0.95	0.476	0.454（0.409～0.499）
3	新绿原酸	15.557	64511	0.98	0.743	0.742（0.668～0.816）
4	—	19.728	95010	1.06	0.942	0.939（0.845～1.033）
5（S）	绿原酸	20.943	134594	0.98	—	—
6	隐绿原酸	22.352	189449	0.97	1.067	1.061（0.955～1.167）

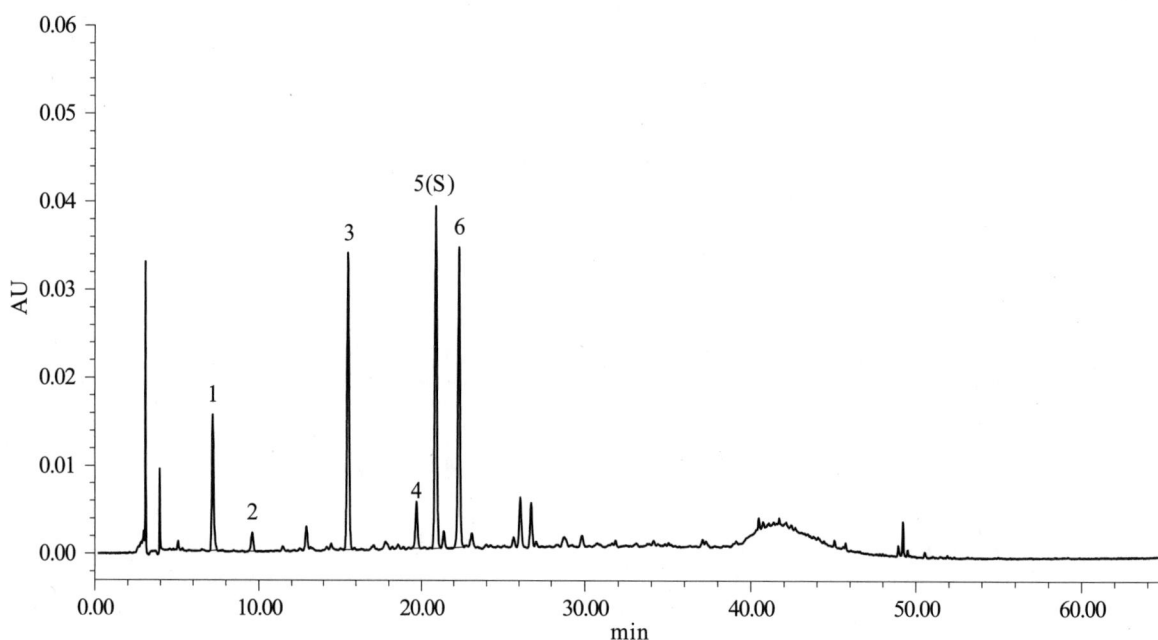

图 46-2　特征图谱供试品 HPLC 色谱图

表 46-2　特征图谱供试品 HPLC 特征峰参数列表

组分编号	组分名称	保留时间（min）	理论板数	拖尾因子	相对保留时间	相对保留时间标准规定值限度：±10%
1	—	7.198	20979	1.24	0.344	0.339（0.305～0.373）
2	—	9.594	25650	0.91	0.459	0.454（0.409～0.499）
3	新绿原酸	15.511	71004	1.02	0.742	0.742（0.668～0.816）
4	—	19.677	107865	1.00	0.942	0.939（0.845～1.033）
5（S）	绿原酸	20.894	132175	1.02	—	—
6	隐绿原酸	22.301	157250	0.98	1.067	1.061（0.955～1.167）

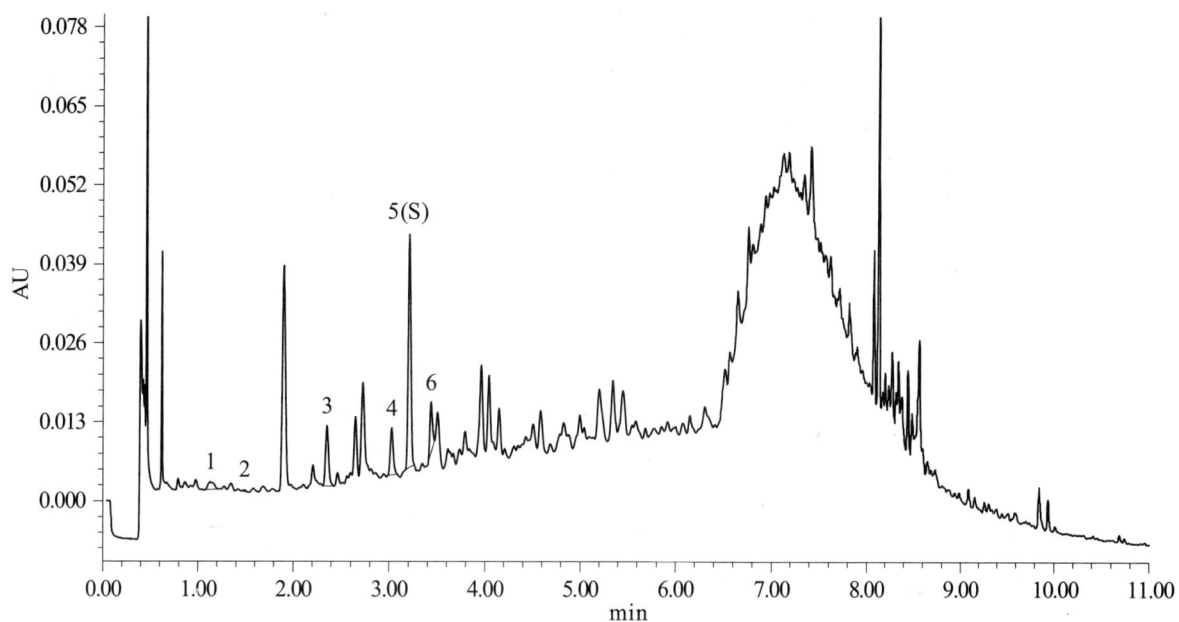

图 46-3　特征图谱对照药材 UPLC 色谱图

表 46-3　特征图谱对照药材 UPLC 特征峰参数列表

组分编号	组分名称	保留时间（min）	理论板数	拖尾因子	相对保留时间	相对保留时间标准规定值 限度：±10%
1	—	1.128	1477	1.29	0.351	0.339（0.305～0.373）
2	—	1.489	7724	1.13	0.464	0.454（0.409～0.499）
3	新绿原酸	2.354	25752	1.23	0.733	0.742（0.668～0.816）
4	—	3.027	46796	1.23	0.943	0.939（0.845～1.033）
5（S）	绿原酸	3.211	63722	1.09	—	—
6	隐绿原酸	3.434	78832	1.12	1.070	1.061（0.955～1.167）

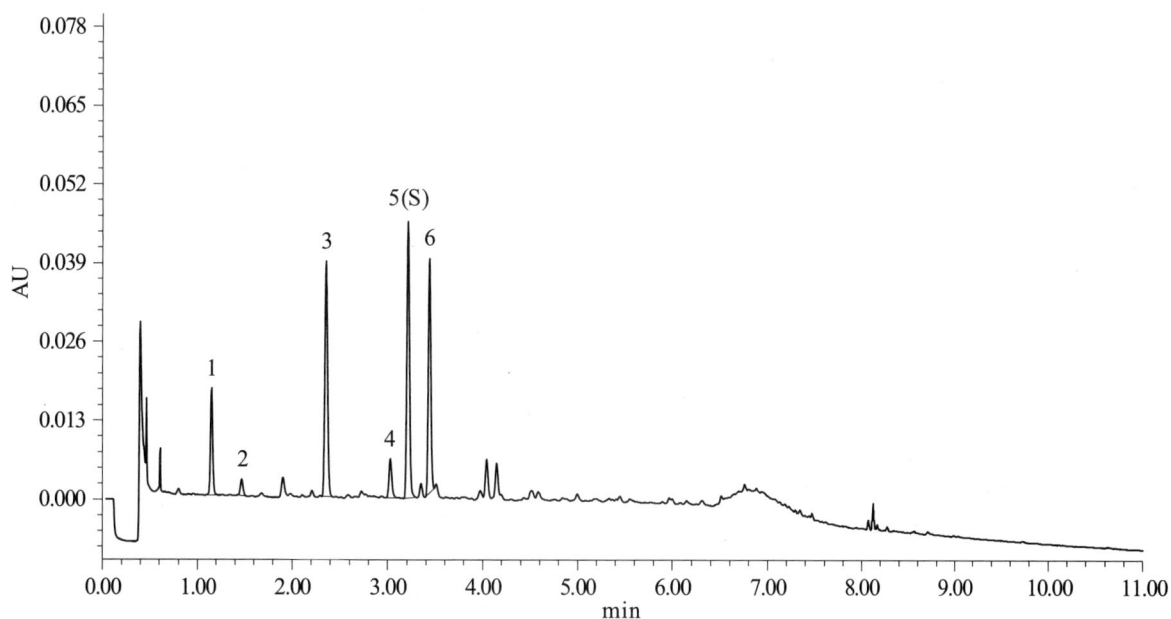

图 46-4　特征图谱供试品 UPLC 色谱图

表 46-4　特征图谱供试品 UPLC 特征峰参数列表

组分编号	组分名称	保留时间（min）	理论板数	拖尾因子	相对保留时间	相对保留时间标准规定值限度：±10%
1	—	1.149	11185	1.16	0.358	0.339（0.305～0.373）
2	—	1.471	12451	1.19	0.458	0.454（0.409～0.499）
3	新绿原酸	2.356	32236	1.13	0.734	0.742（0.668～0.816）
4	—	3.028	50495	1.25	0.943	0.939（0.845～1.033）
5（S）	绿原酸	3.211	64663	1.14	—	—
6	隐绿原酸	3.434	77550	1.13	1.069	1.061（0.955～1.167）

5 含量测定

5.1 溶液的制备　同特征图谱。

5.2 色谱条件　检测波长为 327nm，其余同特征图谱。

5.3 结果与分析

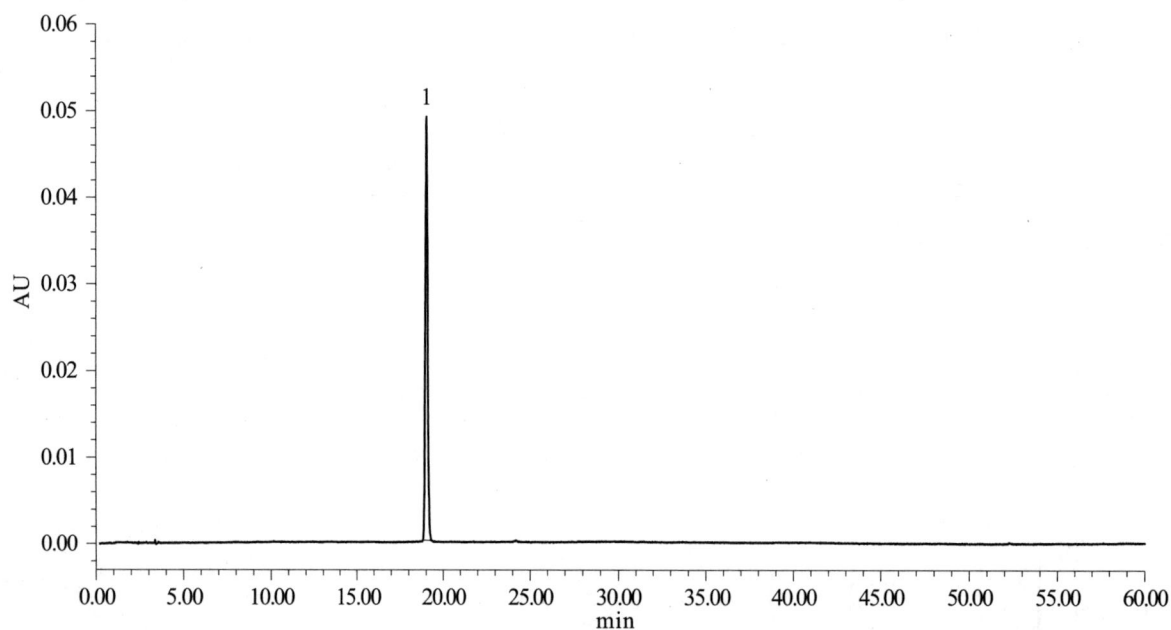

图 46-5　含量测定对照品 HPLC 色谱图
1. 绿原酸

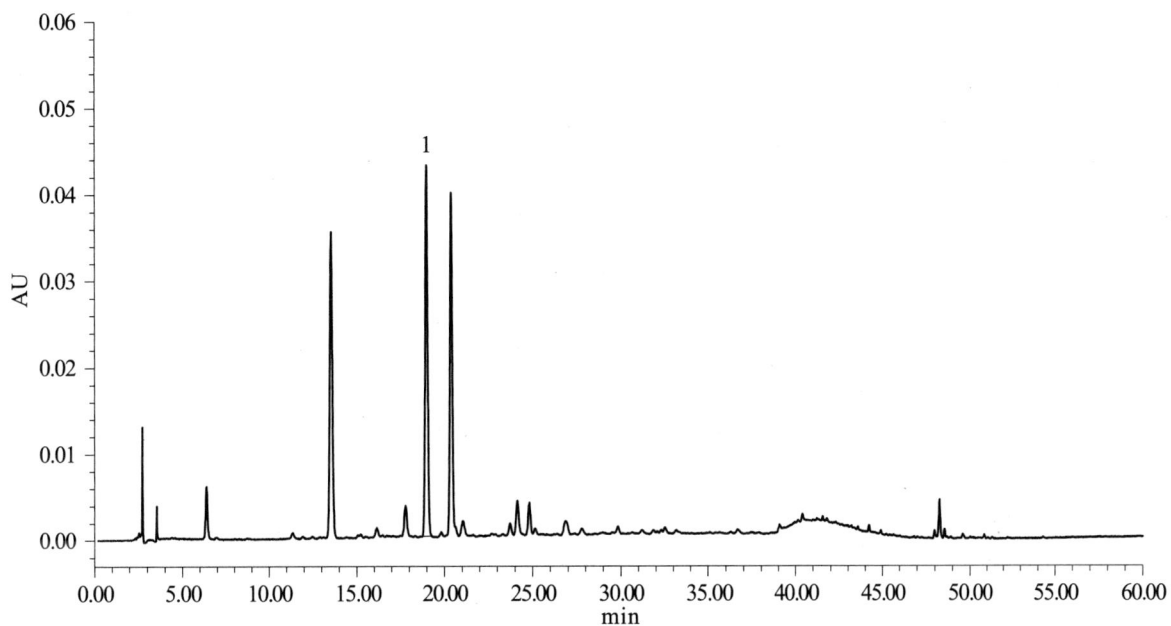

图 46-6　含量测定供试品 HPLC 色谱图
1. 绿原酸

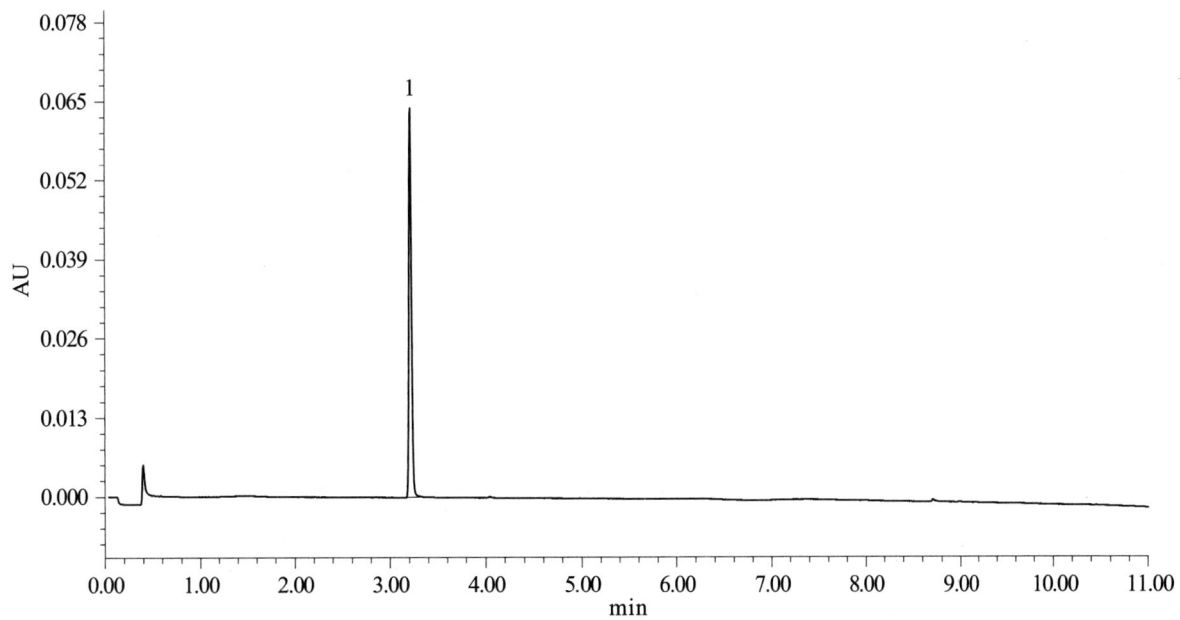

图 46-7　含量测定对照品 UPLC 色谱图
1. 绿原酸

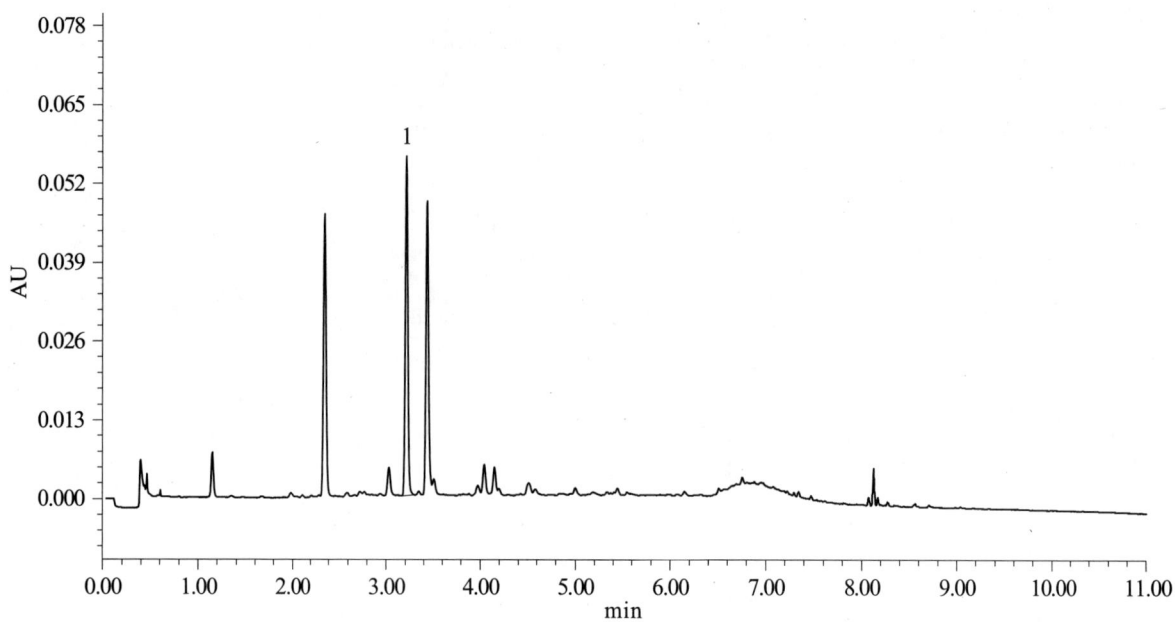

图 46-8　含量测定供试品 UPLC 色谱图
1. 绿原酸

⬡47 蜜桑白皮配方颗粒
Misangbaipi Peifangkeli

① 样品来源 四川新绿色药业科技发展有限公司。

② 样品性状 本品为黄棕色至棕色的颗粒；气微，味微甜。

③ 对照饮片和对照品来源

对照饮片 蜜桑白皮（四川新绿色药业科技发展有限公司，批号：MSBP200301）。

对 照 品 1.桑皮苷A；2.桑黄酮G（1.乐美天医药/德斯特生物，批号：wkq17110209，纯度≥97%；2.四川省维克奇生物科技有限公司，批号：DST191008-068，纯度≥98%）。

④ 特征图谱

4.1 溶液的制备

参照物溶液的制备 取蜜桑白皮对照饮片粉末约0.25g，置具塞锥形瓶中，加60%甲醇50ml，密塞，超声处理（功率600W，频率40kHz）20分钟，放冷，摇匀，滤过，取续滤液，作为对照饮片参照物溶液。另取桑皮苷A对照品、桑黄酮G对照品适量，精密称定，分别加50%甲醇制成每1ml各含80μg的溶液，作为对照品参照物溶液。

供试品溶液的制备 取本品适量，研细，取约0.1g（相当于饮片0.25g），同对照饮片参照物溶液制备方法制成供试品溶液。

4.2 色谱条件

方法	HPLC（质量标准方法）	UPLC（方法转换方法）
仪器	Alliance HPLC e2695	ACQUITY UPLC H-Class
仪器配置	PDA，柱温箱	QSM，FTN，PDA，柱温箱
色谱柱	TC C18（2） 4.6mm×250mm，5μm	ACQUITY UPLC HSS T3 2.1mm×100mm，1.8μm
流动相	A：乙腈 B：0.1% 甲酸溶液	A：乙腈 B：0.1% 甲酸溶液

梯度：

HPLC（质量标准方法）

时间（分钟）	流动相 A（%）	流动相 B（%）	曲线
0	9	91	初始
5	9	91	6
15	13	87	6
25	22	78	6
35	34	66	6
50	48	52	6
60	53	47	6
65	65	35	6
80	65	35	6
90	9	91	1

UPLC（方法转换方法）

时间（分钟）	流动相 A（%）	流动相 B（%）	曲线
After injection volume 200μl			
0.00	9	91	初始
0.05	9	91	6
2.43	13	87	6
4.81	22	78	6
7.19	34	66	6
10.77	48	52	6
13.15	53	47	6
14.34	65	35	6
17.91	65	35	6
25.00	9	91	1

	HPLC（质量标准方法）	UPLC（方法转换方法）
流速	1.0ml/min	0.35ml/min
检测波长	280nm	280nm
柱温	30℃	30℃
进样量	10μl	1μl

4.3 结果与分析

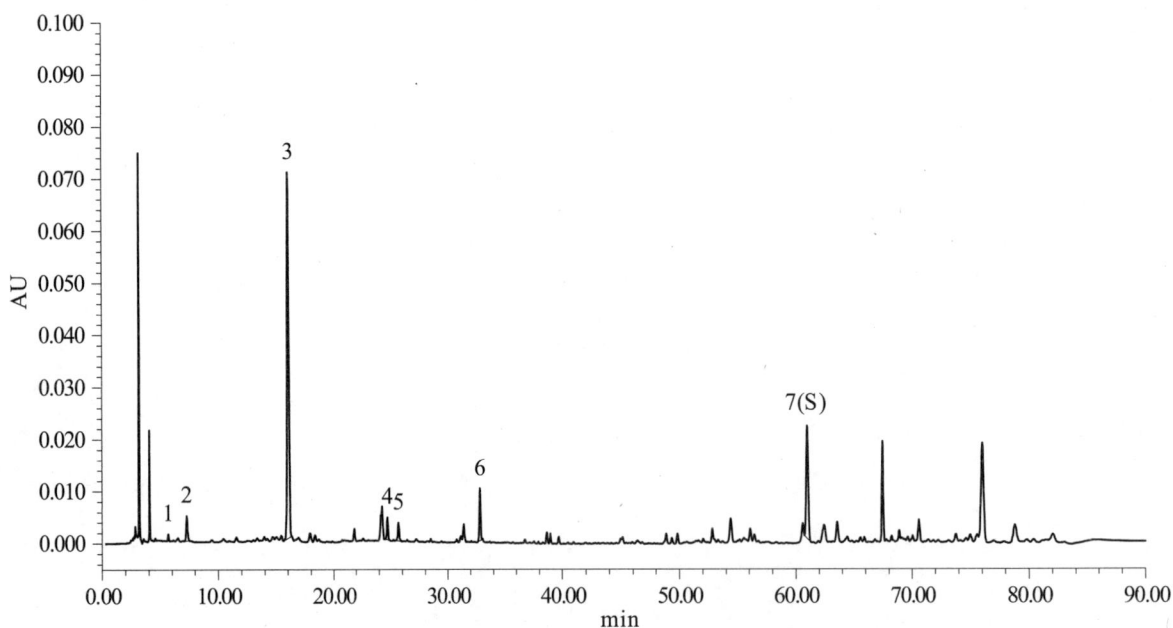

图 47-1　特征图谱对照饮片 HPLC 色谱图

表 47-1　特征图谱对照饮片 HPLC 特征峰参数列表

组分编号	组分名称	保留时间（min）	理论板数	拖尾因子	相对保留时间	相对保留时间标准规定值限度：±10%
1	—	5.669	20598	1.03	0.09	0.10（0.09～0.11）
2	—	7.279	18103	1.22	0.12	0.13（0.12～0.14）
3	桑皮苷 A	16.030	54626	0.97	—	—
4	—	24.723	275511	1.06	0.41	0.42（0.38～0.46）
5	—	25.675	246866	1.13	0.42	0.44（0.40～0.48）
6	—	32.828	426842	0.95	0.54	0.55（0.50～0.60）
7（S）	桑黄酮 G	60.966	547390	1.05	—	—

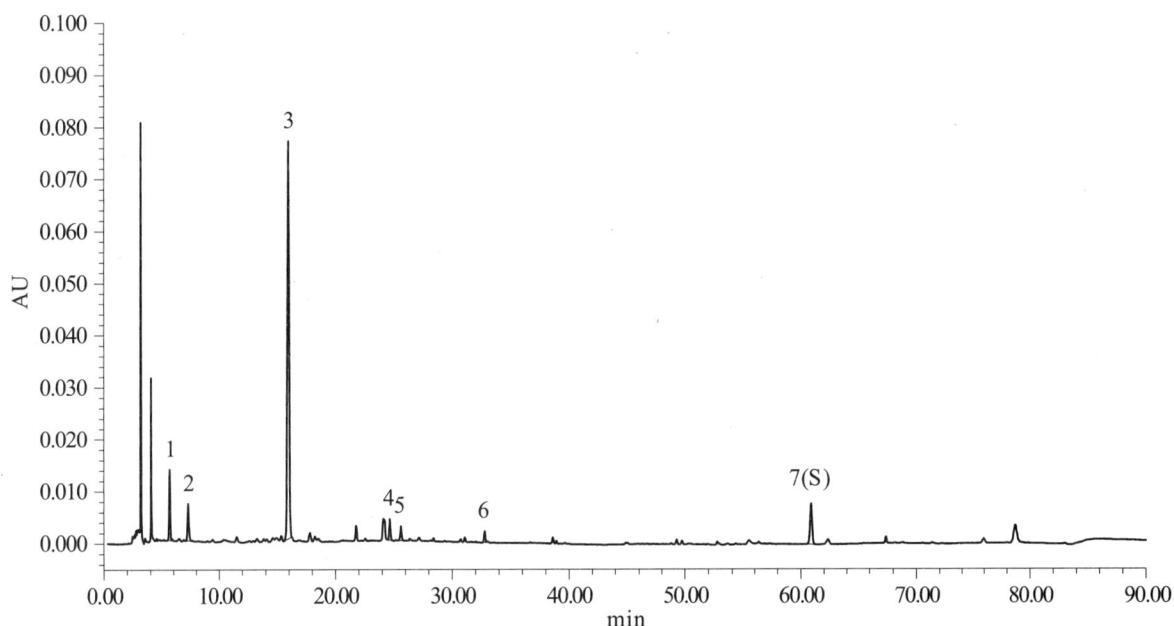

图 47-2　特征图谱供试品 HPLC 色谱图

表 47-2　特征图谱供试品 HPLC 特征峰参数列表

组分编号	组分名称	保留时间（min）	理论板数	拖尾因子	相对保留时间	相对保留时间标准规定值限度：±10%
1	—	5.665	20604	1.01	0.09	0.10（0.09～0.11）
2	—	7.277	18220	1.18	0.12	0.13（0.12～0.14）
3	桑皮苷 A	15.939	51458	0.98	—	—
4	—	24.673	268262	1.10	0.40	0.42（0.38～0.46）
5	—	25.632	251776	1.20	0.42	0.44（0.40～0.48）
6	—	32.786	420888	0.89	0.54	0.55（0.50～0.60）
7（S）	桑黄酮 G	60.874	515761	0.97	—	—

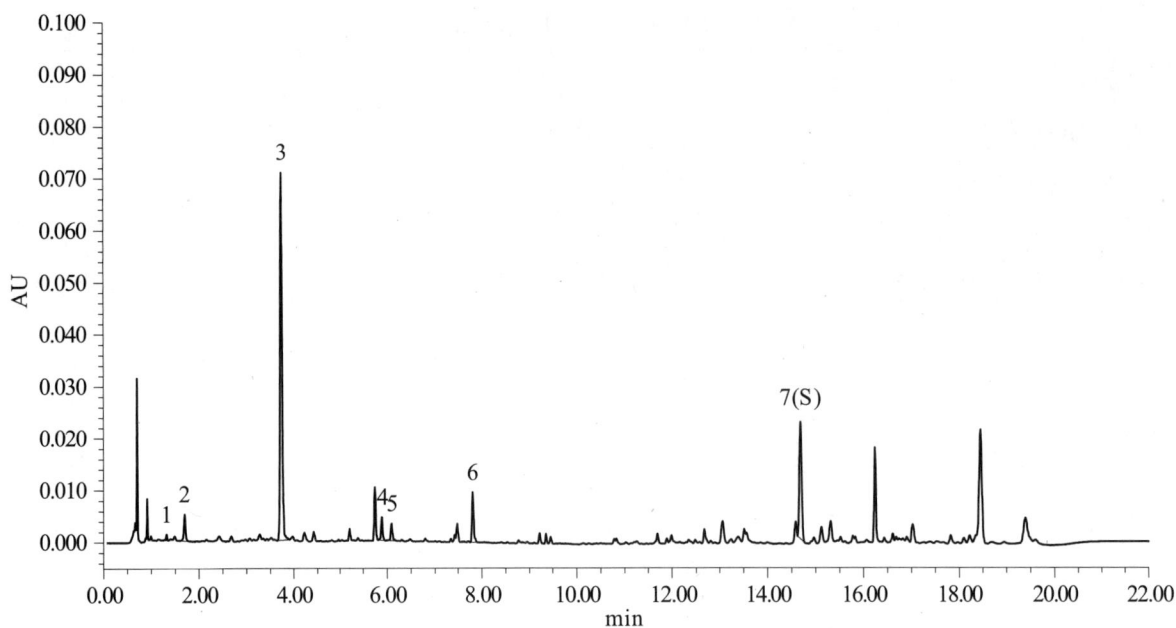

图47-3 特征图谱对照饮片 UPLC 色谱图

表47-3 特征图谱对照饮片 UPLC 特征峰参数列表

组分编号	组分名称	保留时间（min）	理论板数	拖尾因子	相对保留时间	相对保留时间标准规定值限度：±10%
1	—	1.317	15030	0.74	0.09	0.10（0.09～0.11）
2	—	1.699	12891	0.96	0.12	0.13（0.12～0.14）
3	桑皮苷 A	3.734	34987	1.09	—	—
4	—	5.892	184650	1.01	0.40	0.42（0.38～0.46）
5	—	6.093	161999	1.54	0.42	0.44（0.40～0.48）
6	—	7.810	254845	1.44	0.53	0.55（0.50～0.60）
7（S）	桑黄酮 G	14.683	418459	1.13	—	—

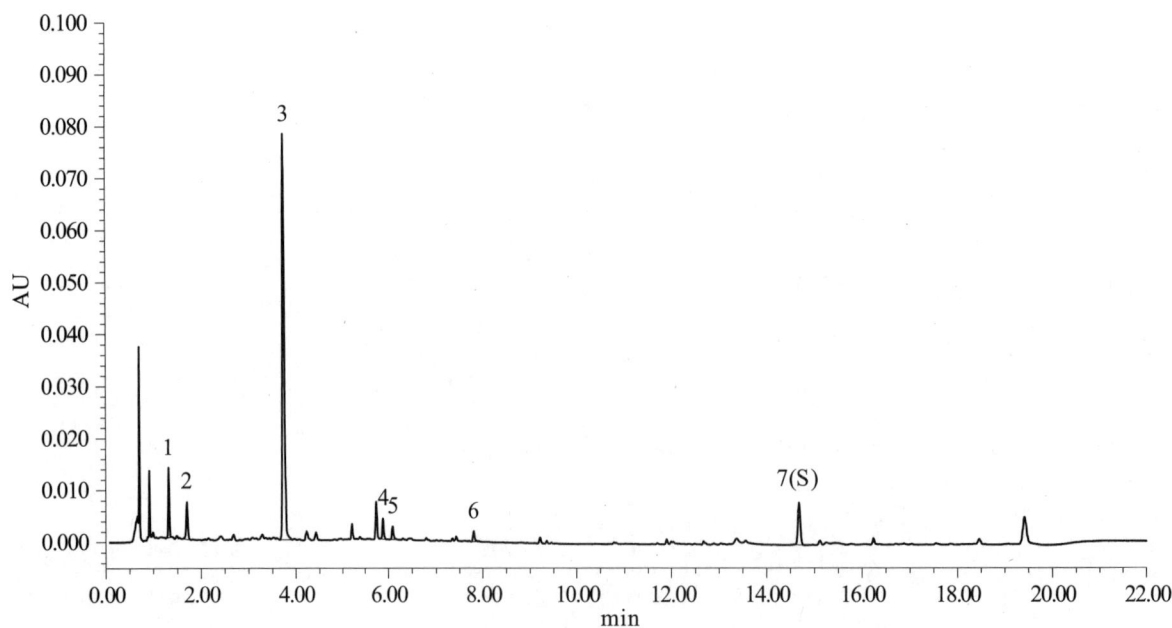

图47-4 特征图谱供试品 UPLC 色谱图

表 47-4 特征图谱供试品 UPLC 特征峰参数列表

组分编号	组分名称	保留时间（min）	理论板数	拖尾因子	相对保留时间	相对保留时间标准规定值限度：±10%
1	—	1.317	14731	1.07	0.09	0.10（0.09～0.11）
2	—	1.700	13571	1.02	0.12	0.13（0.12～0.14）
3	桑皮苷 A	3.739	35612	1.10	—	—
4	—	5.887	185551	1.21	0.40	0.42（0.38～0.46）
5	—	6.090	161433	1.53	0.42	0.44（0.40～0.48）
6	—	7.806	255212	1.40	0.53	0.55（0.50～0.60）
7（S）	桑黄酮 G	14.678	402340	1.08	—	—

5 含量测定

5.1 溶液的制备

对照品溶液的制备 同特征图谱桑皮苷 A 对照品参照物溶液。

供试品溶液的制备 取本品适量，研细，取约 0.1g（相当于饮片 0.25g），精密称定，置具塞锥形瓶中，精密加入 50% 甲醇 50ml，密塞，称定重量，超声处理（功率 600W，频率 40kHz）20 分钟，放冷，再称定重量，用 50% 甲醇补足减失的重量，摇匀，滤过，取续滤液，即得。

5.2 色谱条件

方法	HPLC（质量标准方法）	UPLC（方法转换方法）
仪器	ACQUITY Arc	ACQUITY UPLC H-Class
仪器配置	QSM-R，FTN-R，PDA，柱温箱	QSM，FTN，PDA，柱温箱
色谱柱	XSelect HSS T3 4.6mm×250mm，5μm	ACQUITY UPLC HSS T3 2.1mm×100mm，1.8μm
流动相	A：乙腈 B：0.1% 磷酸溶液	A：乙腈 B：0.1% 磷酸溶液
等度	时间（分钟） 流动相A（%） 流动相B（%） 曲线 0　11　89　初始 30　11　89　6	时间（分钟） 流动相A（%） 流动相B（%） 曲线 0　11　89　初始 12　11　89　6
流速	1.0ml/min	0.35ml/min
检测波长	324nm	324nm
柱温	30℃	30℃
进样量	10μl	1μl

5.3 结果与分析

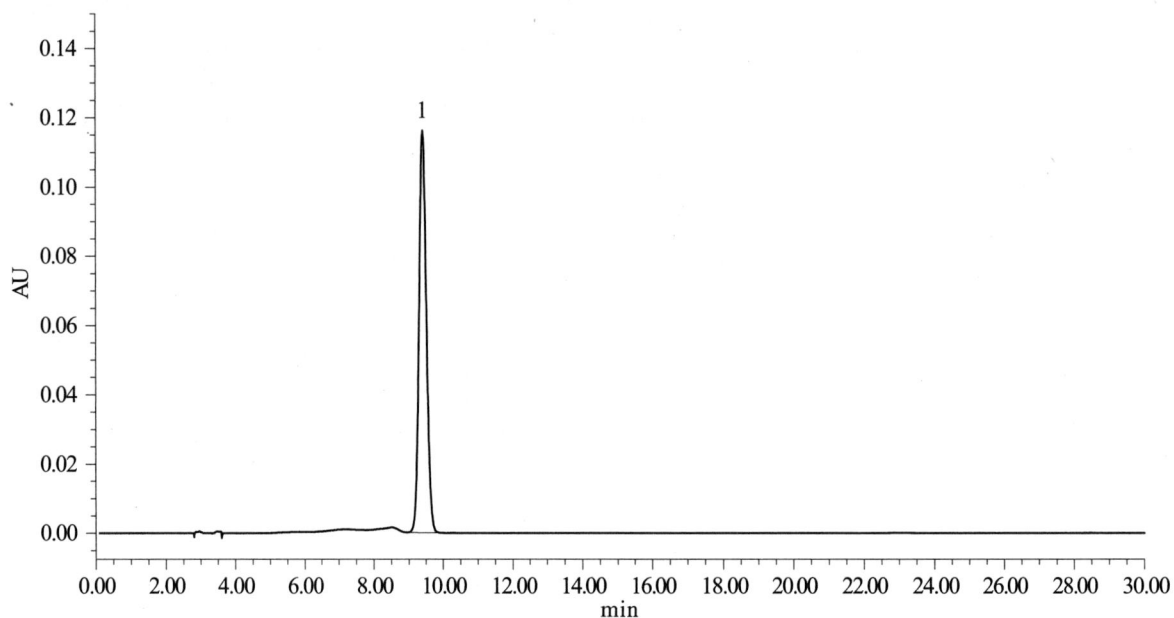

图 47-5 含量测定对照品 HPLC 色谱图
1. 桑皮苷 A

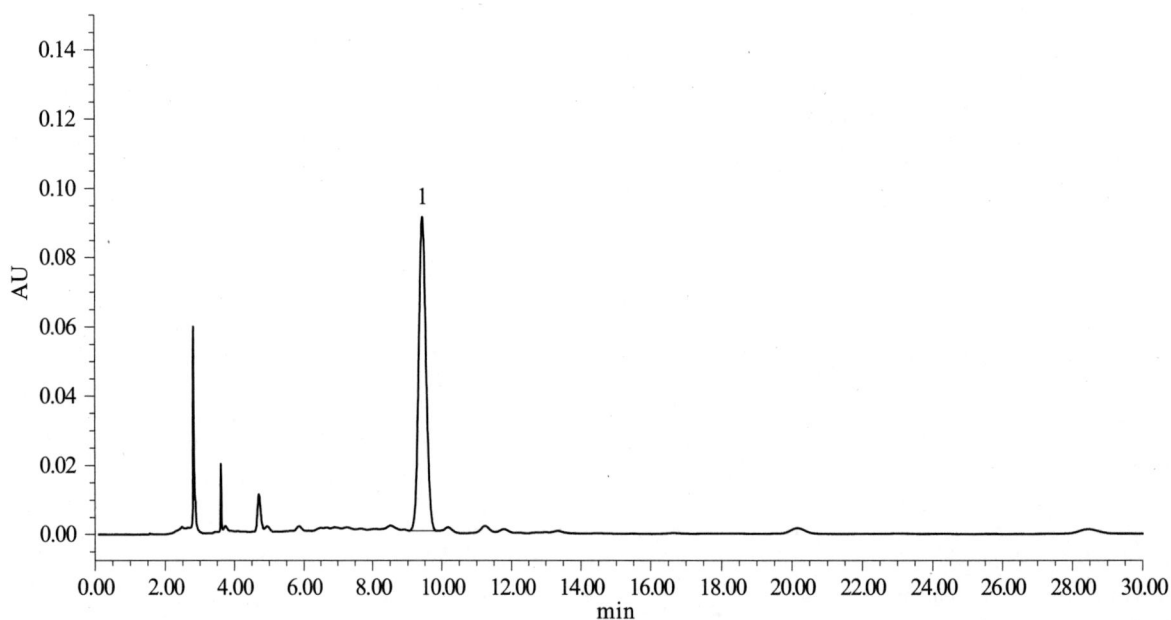

图 47-6 含量测定供试品 HPLC 色谱图
1. 桑皮苷 A

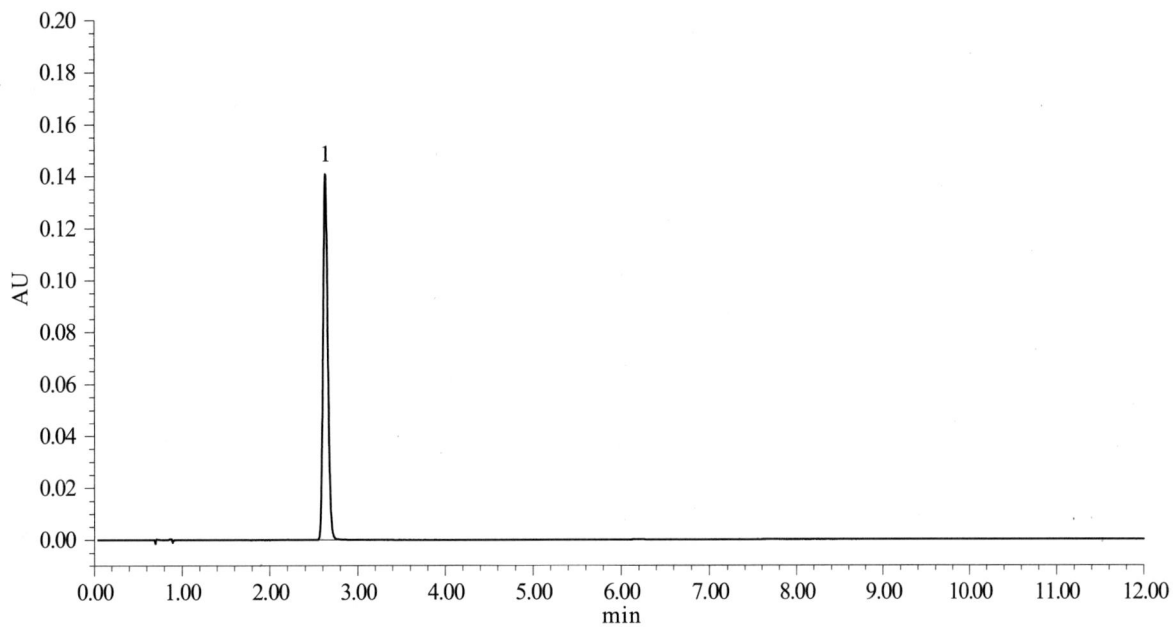

图 47-7　含量测定对照品 UPLC 色谱图
1. 桑皮苷 A

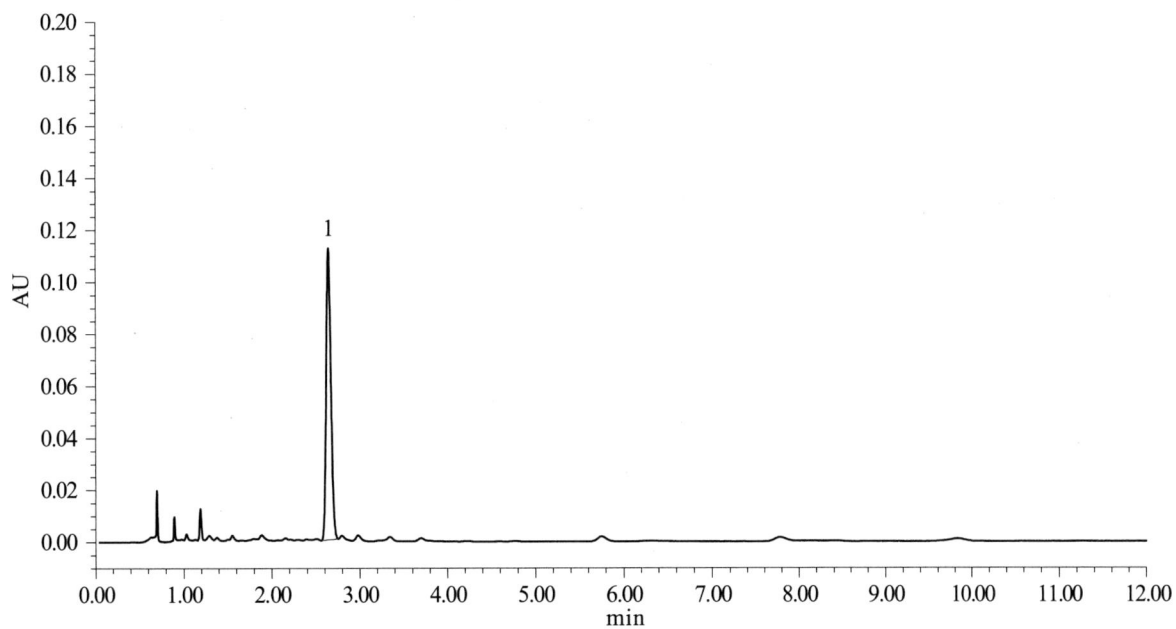

图 47-8　含量测定供试品 UPLC 色谱图
1. 桑皮苷 A

48 蜜旋覆花（旋覆花）配方颗粒
Mixuanfuhua（Xuanfuhua）Peifangkeli

1 样品来源 广东一方制药有限公司。

2 样品性状 本品为黄色至黄棕色的颗粒；气微，味微苦。

3 对照药材和对照品来源

对照药材 旋覆花（中国食品药品检定研究院，批号：121125-201203）。

对 照 品 1. 绿原酸；2. 3,5-*O*- 二咖啡酰奎宁酸（中国食品药品检定研究院，1. 批号：110753-201817，纯度：96.8%；2. 批号：111782-201807，纯度：94.3%）。

4 特征图谱

4.1 溶液的制备

参照物溶液的制备 取旋覆花对照药材 0.5g，置具塞锥形瓶中，加 80% 甲醇 25ml，加热回流 30 分钟，放冷，摇匀，滤过，取续滤液，作为对照药材参照物溶液。另取绿原酸对照品、3,5-*O*- 二咖啡酰奎宁酸对照品适量，精密称定，分别加甲醇制成每 1ml 各含 20μg 的混合溶液，作为对照品参照物溶液。

供试品溶液的制备 取本品适量，研细，取约 0.2g（相当于饮片 0.6g），精密称定，置具塞锥形瓶中，精密加入 80% 甲醇 25ml，称定重量，超声处理（功率 300W，频率 40kHz）30 分钟，放冷，再称定重量，用 80% 甲醇补足减失的重量，摇匀，滤过，取续滤液，即得。

4.2 色谱条件

方法	UPLC（质量标准方法）			
仪器	ACQUITY UPLC H-Class			
仪器配置	QSM，FTN，PDA，柱温箱			
色谱柱	ZORBAX SB C18 2.1mm×100mm，1.8μm			
流动相	A：乙腈 B：0.1%磷酸溶液			
梯度	时间 （分钟）	流动相 A（%）	流动相 B（%）	曲线
	0	8	92	初始
	4.5	13	87	6
	6	18	82	6
	10	18	82	6
	12	24	76	6
	16	24	76	6
	19	35	65	6
	22	100	0	6
	23	100	0	6
	27	8	92	1
流速	0.3ml/min			
检测波长	230nm			
柱温	35℃			
进样量	1μl			

4.3 结果与分析

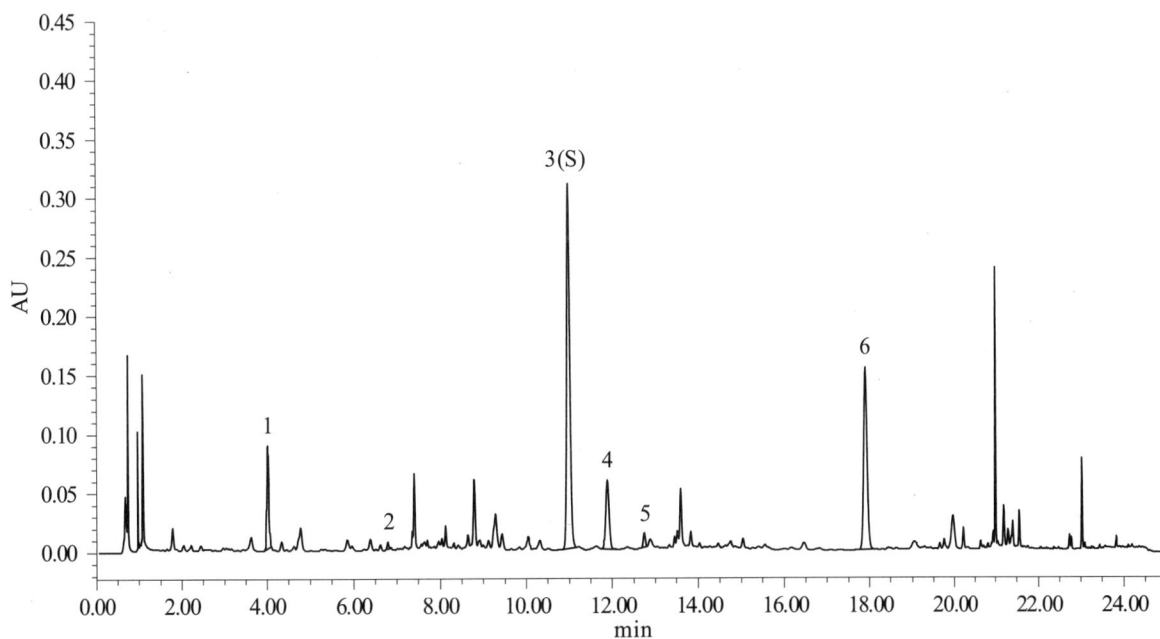

图 48-1　特征图谱对照药材 UPLC 色谱图

表 48-1　特征图谱对照药材 UPLC 特征峰参数列表

组分编号	组分名称	保留时间（min）	理论板数	拖尾因子	相对保留时间	相对保留时间标准规定值限度：±10%
1	绿原酸	4.011	35023	1.10	—	—
2	1,5-O-二咖啡酰奎宁酸	6.792	171031	1.00	0.62	0.61（0.55～0.67）
3（S）	3,5-O-二咖啡酰奎宁酸	10.987	108618	1.09	—	—
4	—	11.887	106571	1.04	1.08	1.09（0.98～1.20）
5	4,5-O-二咖啡酰奎宁酸	12.745	320817	0.99	1.16	1.15（1.04～1.26）
6	—	17.901	221935	1.08	1.63	1.64（1.48～1.80）

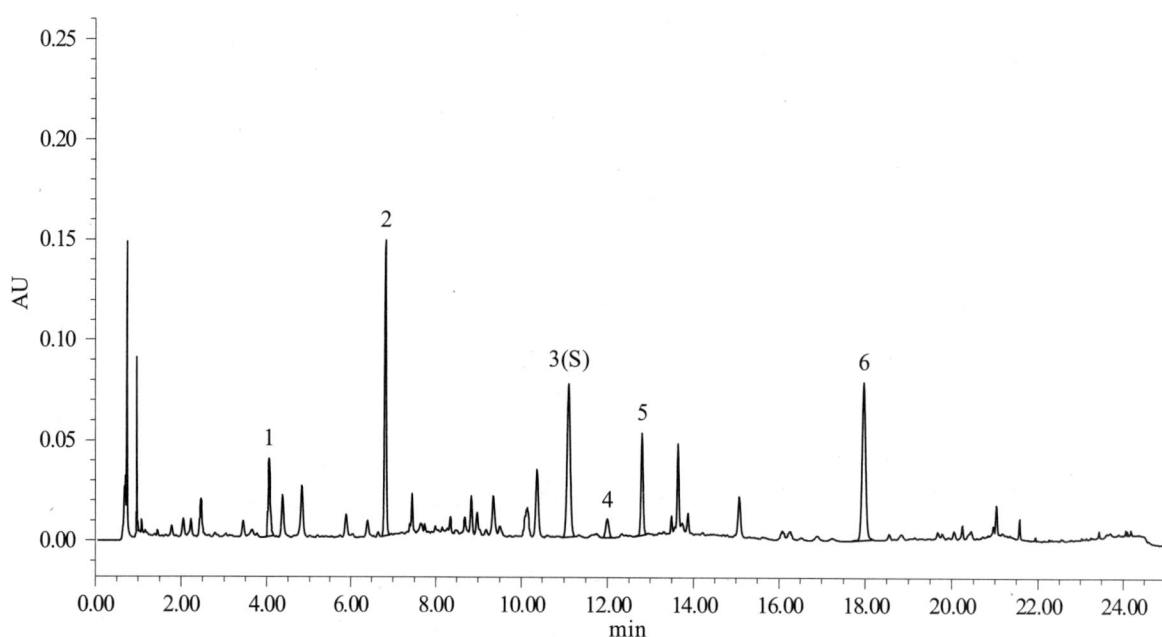

图 48-2　特征图谱供试品 UPLC 色谱图

表 48-2　特征图谱供试品 UPLC 特征峰参数列表

组分编号	组分名称	保留时间（min）	理论板数	拖尾因子	相对保留时间	相对保留时间标准规定值限度：±10%
1	绿原酸	4.053	32840	1.13	—	—
2	1,5-O-二咖啡酰奎宁酸	6.826	142328	1.03	0.61	0.61（0.55～0.67）
3（S）	3,5-O-二咖啡酰奎宁酸	11.107	107808	1.04	—	—
4	—	11.991	120794	1.01	1.08	1.09（0.98～1.20）
5	4,5-O-二咖啡酰奎宁酸	12.814	320133	0.98	1.15	1.15（1.04～1.26）
6	—	17.964	239170	1.04	1.62	1.64（1.48～1.80）

⑤ 含量测定

5.1 溶液的制备

对照品溶液的制备 取 3,5-*O*- 二咖啡酰奎宁酸对照品适量，精密称定，加甲醇制成每 1ml 含 0.2mg 的溶液，即得。

供试品溶液的制备 同特征图谱。

5.2 色谱条件 检测波长为 327nm，其余同特征图谱。

5.3 结果与分析

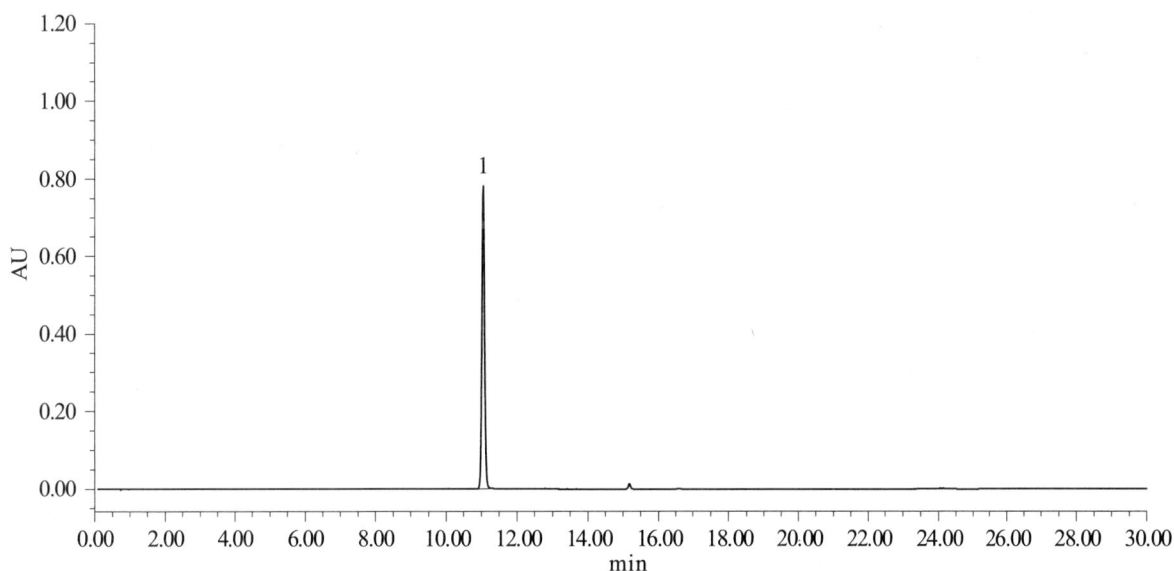

图 48-3　含量测定对照品 UPLC 色谱图
1. 3,5-*O*- 二咖啡酰奎宁酸

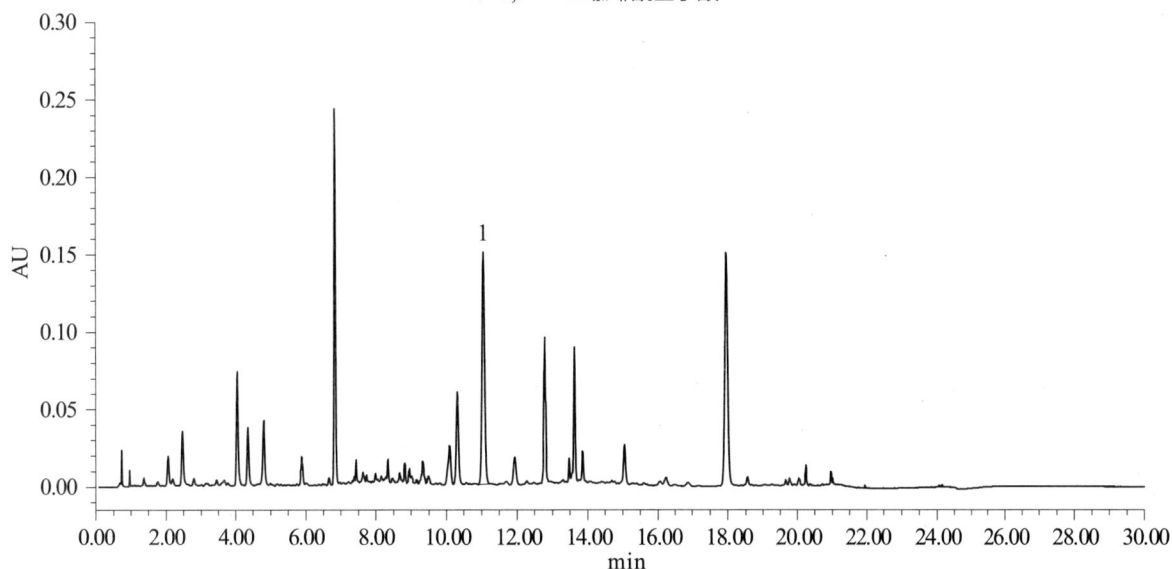

图 48-4　含量测定供试品 UPLC 色谱图
1. 3,5-*O*- 二咖啡酰奎宁酸

49 蜜紫菀配方颗粒
Miziwan Peifangkeli

①样品来源 江阴天江药业有限公司。

②样品性状 本品为黄色至黄棕色的颗粒；气微，味微甘、微苦。

③对照药材和对照品来源

对照药材 紫菀（中国食品药品检定研究院，批号：120956-201106）。

对 照 品 1.绿原酸；2.1,5-O-二咖啡酰奎宁酸（1.中国食品药品检定研究院，批号：110753-201817，纯度：96.8%；2.上海源叶生物科技有限公司，批号：B28155，纯度≥98.0%）。

④特征图谱

4.1 溶液的制备

参照物溶液的制备 取紫菀对照药材0.5g，置具塞锥形瓶中，加水25ml，加热回流30分钟，放冷，摇匀，滤过，取续滤液，作为对照药材参照物溶液。另取绿原酸对照品、1,5-O-二咖啡酰奎宁酸对照品适量，精密称定，分别加70%甲醇制成每1ml各含15μg的溶液，作为对照品参照物溶液。

供试品溶液的制备 取本品适量，研细，取约0.3g（相对于饮片0.36g），精密称定，置具塞锥形瓶中，精密加入70%甲醇15ml密塞，称定重量，超声处理（功率250W，频率40kHz）30分钟，放冷，再称定重量，用70%甲醇补足减失的重量，摇匀，滤过，取续滤液，即得。

4.2 色谱条件

方法	UPLC（质量标准方法）
仪器	ACQUITY UPLC H-Class
仪器配置	QSM，FTN，TUV，柱温箱
色谱柱	ZORBAX SB-Aq C18 2.1mm×100mm，1.8μm
流动相	A：四氢呋喃 - 甲醇（1∶4） B：0.1％甲酸溶液

时间 （分钟）	流动相 A（％）	流动相 B（％）	曲线
0	9	91	初始
10	11	89	6
11	21	79	6
17	26	74	6
25	26	74	6
36	38	62	6
45	9	91	1

流速	0.35ml/min
检测波长	327nm
柱温	35℃
进样量	2μl

4.3 结果与分析

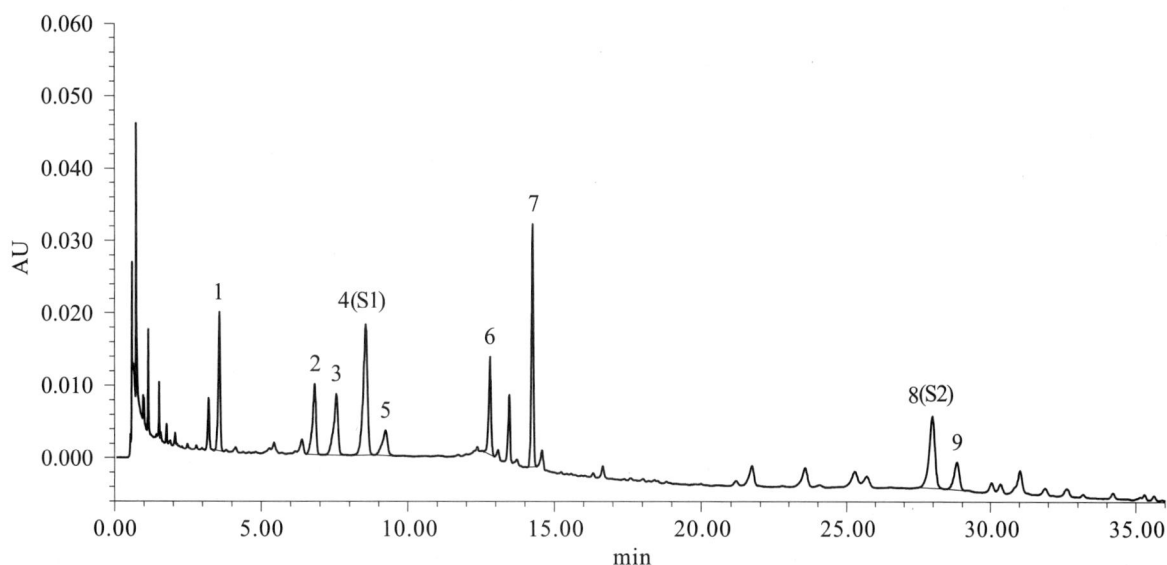

图 49-1　特征图谱对照药材 UPLC 色谱图

表 49-1　特征图谱对照药材 UPLC 特征峰参数列表

组分编号	组分名称	保留时间（min）	理论板数	拖尾因子	相对保留时间	相对保留时间标准规定值限度：±10%
1	新绿原酸	3.581	14372	0.79	0.42	0.42（0.38～0.46）
2	—	6.819	16374	0.76	0.80	0.81（0.73～0.89）
3	隐绿原酸	7.559	13449	0.74	0.88	0.92（0.83～1.01）
4（S1）	绿原酸	8.563	16130	0.79	—	—
5	咖啡酸	9.240	10589	0.80	1.08	1.13（1.02～1.24）
6	—	12.812	135485	0.86	1.5	1.41（1.27～1.55）
7	1,3-O-二咖啡酰奎宁酸	14.265	227163	0.83	1.67	1.58（1.42～1.74）
8（S2）	1,5-O-二咖啡酰奎宁酸	27.974	99343	0.84	—	—
9	—	28.822	112177	0.85	1.03	1.05（0.94～1.16）

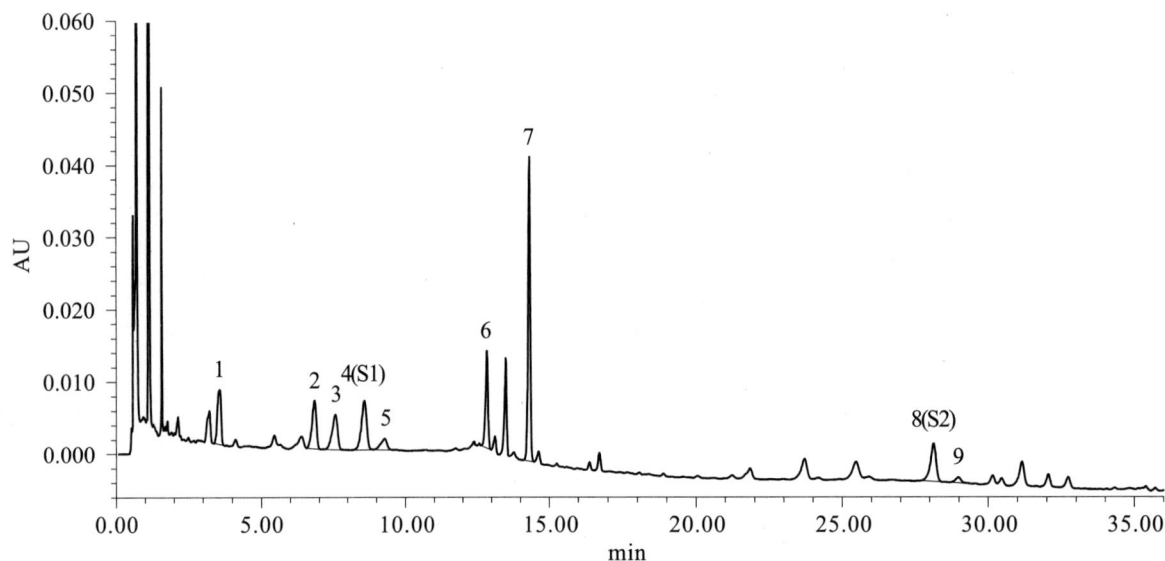

图 49-2　特征图谱供试品 UPLC 色谱图

表 49-2　特征图谱供试品 UPLC 特征峰参数列表

组分编号	组分名称	保留时间（min）	理论板数	拖尾因子	相对保留时间	相对保留时间标准规定值限度：±10%
1	新绿原酸	3.580	4655	0.78	0.42	0.42（0.38～0.46）
2	—	6.829	9185	0.82	0.80	0.81（0.73～0.89）
3	隐绿原酸	7.569	7157	0.79	0.88	0.92（0.83～1.01）
4（S1）	绿原酸	8.582	10811	0.84	—	—
5	咖啡酸	9.285	6667	0.80	1.08	1.13（1.02～1.24）

组分编号	组分名称	保留时间（min）	理论板数	拖尾因子	相对保留时间	相对保留时间标准规定值限度：±10%
6	—	12.834	106683	0.86	1.50	1.41（1.27~1.55）
7	1,3-O-二咖啡酰奎宁酸	14.302	183333	0.86	1.67	1.58（1.42~1.74）
8（S2）	1,5-O-二咖啡酰奎宁酸	28.132	100262	0.83	—	—
9	—	28.986	125172	1.08	1.03	1.05（0.94~1.16）

5 含量测定

5.1 溶液的制备

对照品溶液的制备　同特征图谱绿原酸对照品参照物溶液制备。

供试品溶液的制备　取本品适量，研细，取约0.5g（相对于饮片0.6g），精密称定，置具塞锥形瓶中，精密加入70%甲醇25ml，密塞，称定重量，超声处理（功率250W，频率40kHz）30分钟，放冷，再称定重量，用70%甲醇补足减失的重量，摇匀，滤过，取续滤液，即得。

5.2 色谱条件　同特征图谱。

5.3 结果与分析

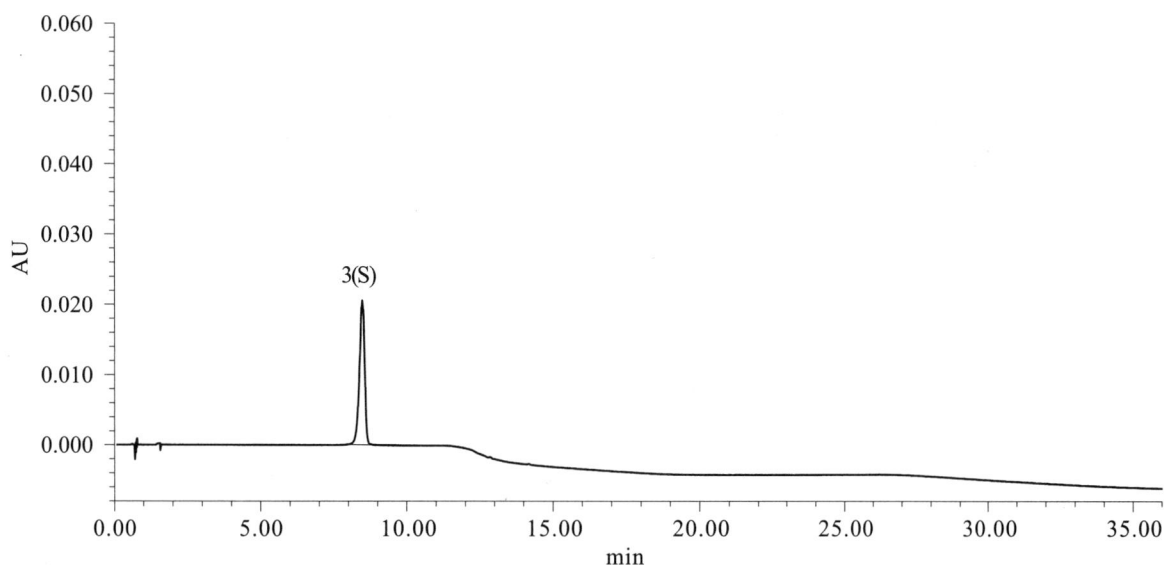

图49-3　含量测定对照品UPLC色谱图
3（S）.绿原酸

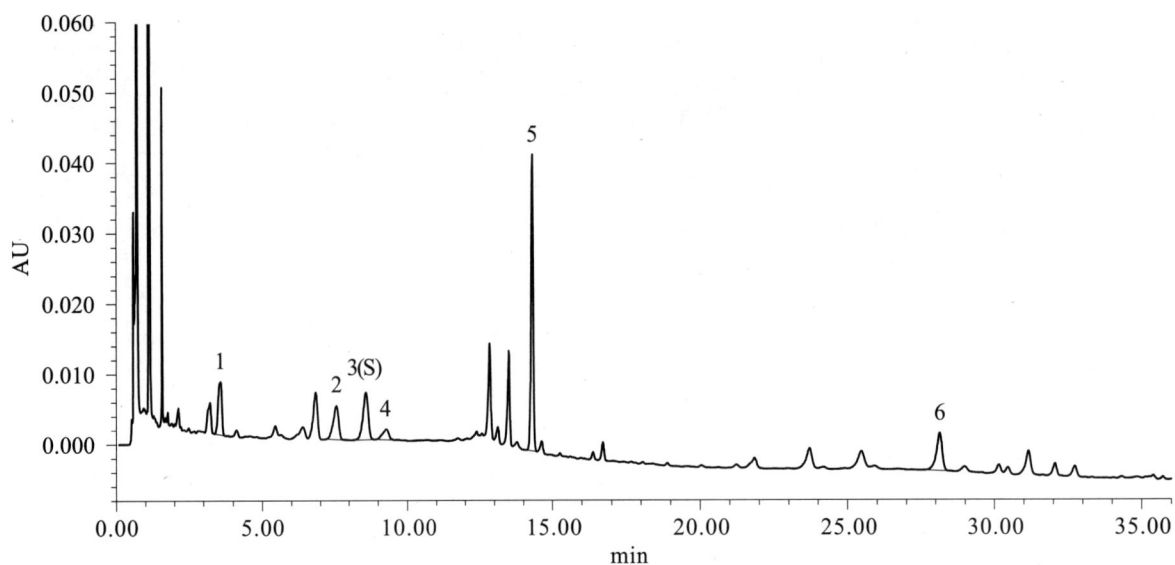

图 49-4　含量测定供试品 UPLC 色谱图

表 49-3　含量测定供试品 UPLC 测定成分参数列表

组分编号	组分名称	保留时间（min）	相对保留时间	相对保留时间标准规定值限度：±10%
1	新绿原酸	3.580	0.42	0.42（0.38~0.46）
2	隐绿原酸	7.569	0.88	0.92（0.83~1.01）
3（S）	绿原酸	8.582	—	1.00
4	咖啡酸	9.285	1.08	1.13（1.02~1.24）
5	1,3-O-二咖啡酰奎宁酸	14.302	1.67	1.58（1.42~1.74）
6	1,5-O-二咖啡酰奎宁酸	28.132	3.28	3.17（2.85~3.49）

50 女贞子配方颗粒
Nüzhenzi Peifangkeli

① **样品来源** 江阴天江药业有限公司。

② **样品性状** 本品为棕色至棕褐色的颗粒；气微，味苦、微涩。

③ **对照药材和对照品来源**

对照药材 女贞子（中国食品药品检定研究院，批号：121041-201404）。

对 照 品 1. 红景天苷；2. 特女贞苷（中国食品药品检定研究院，1. 批号：110818-201708，纯度：98.8%；2. 批号：111926-201605，纯度：93.3%）。

④ **特征图谱**

4.1 溶液的制备

参照物溶液的制备 取女贞子对照药材 0.2g，置具塞锥形瓶中，加水 25ml，加热回流 30 分钟，放冷，摇匀，滤过，取续滤液，作为对照药材参照物溶液。另取红景天苷对照品、特女贞苷对照品适量，精密称定，分别加甲醇制成每 1ml 含 0.25mg 的溶液，作为对照品参照物溶液。

供试品溶液的制备 取本品适量，研细，取约 0.1g（相当于饮片 0.33g），精密称定，置具塞锥形瓶中，精密加入 30% 甲醇 25ml，密塞，称定重量，超声处理（功率 250W，频率 40kHz）30 分钟，放冷，再称定重量，用 30% 甲醇补足减失的重量，摇匀，滤过，取续滤液，即得。

4.2　色谱条件

方法	HPLC（质量标准方法）	UPLC（方法转换方法）
仪器	Alliance HPLC e2695	ACQUITY UPLC H-Class
仪器配置	PDA，柱温箱	QSM，FTN，TUV，柱温箱
色谱柱	Plasitil ODS C18 4.6mm×250mm，5μm	ACQUITY UPLC HSS C18 2.1mm×100mm，1.8μm
流动相	A：乙腈 B：水	A：乙腈 B：水
梯度	见下表	见下表
流速	1.0ml/min	0.4ml/min
检测波长	224nm	224nm
柱温	30℃	30℃
进样量	10μl	1μl

HPLC 梯度：

时间（分钟）	流动相 A（%）	流动相 B（%）	曲线
0	5	95	初始
18	20	80	6
33	24	76	6
40	30	70	6
50	50	50	6
55	55	45	6
65	5	95	1

UPLC 梯度：

时间（分钟）	流动相 A（%）	流动相 B（%）	曲线
Before injection volume 300μl			
0.0	5	95	初始
3.8	20	80	6
6.9	24	76	6
8.3	30	70	6
10.4	50	50	6
11.5	55	45	6
15.0	5	95	1

4.3　结果与分析

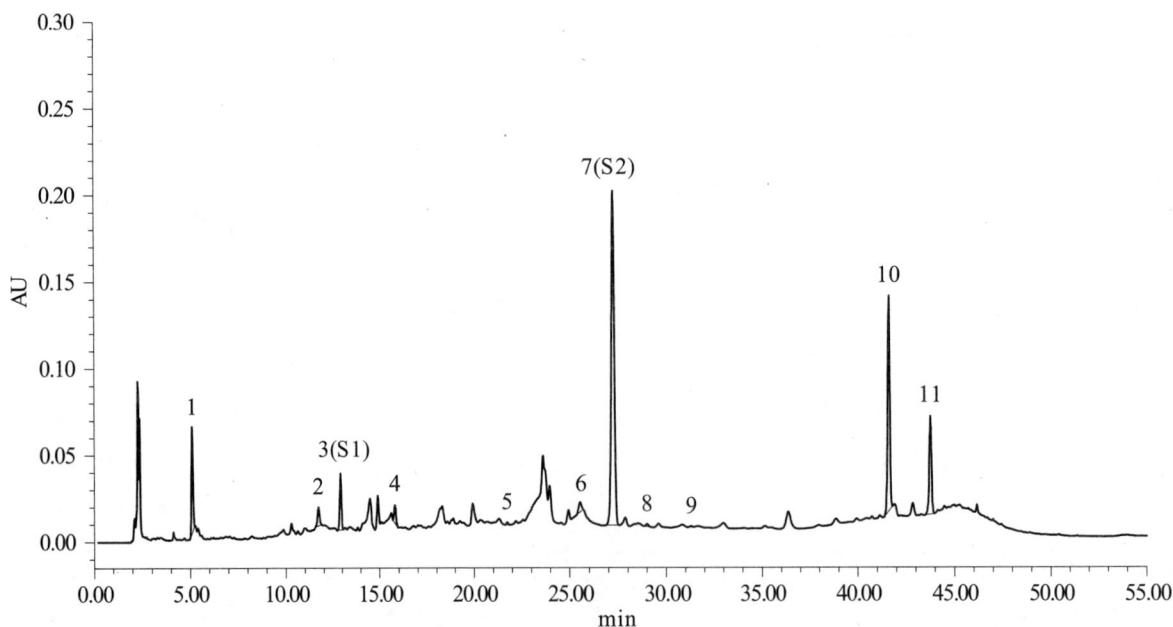

图 50-1　特征图谱对照药材 HPLC 色谱图

表 50-1 　特征图谱对照药材 HPLC 特征峰参数列表

组分编号	组分名称	保留时间（min）	理论板数	拖尾因子	相对保留时间	相对保留时间标准规定值限度：±10%
1	—	5.109	21483	1.06	0.40	0.40（0.36~0.44）
2	—	11.704	55120	1.00	0.91	0.91（0.82~1.00）
3（S1）	红景天苷	12.912	90983	0.93	—	—
4	—	15.805	116395	1.18	1.22	1.21（1.09~1.33）
5	—	21.739	241883	1.01	0.80	0.79（0.71~0.87）
6	—	25.530	143609	0.99	0.94	0.93（0.84~1.02）
7（S2）	特女贞苷	27.235	149835	0.94	—	—
8	—	29.003	191328	1.07	1.06	1.07（0.96~1.18）
9	—	31.289	131578	0.88	1.15	1.15（1.04~1.26）
10	女贞苷 G13	41.613	665085	0.91	1.53	1.51（1.36~1.66）
11	Oleonuezhenide	43.766	712061	0.88	1.61	1.58（1.42~1.74）

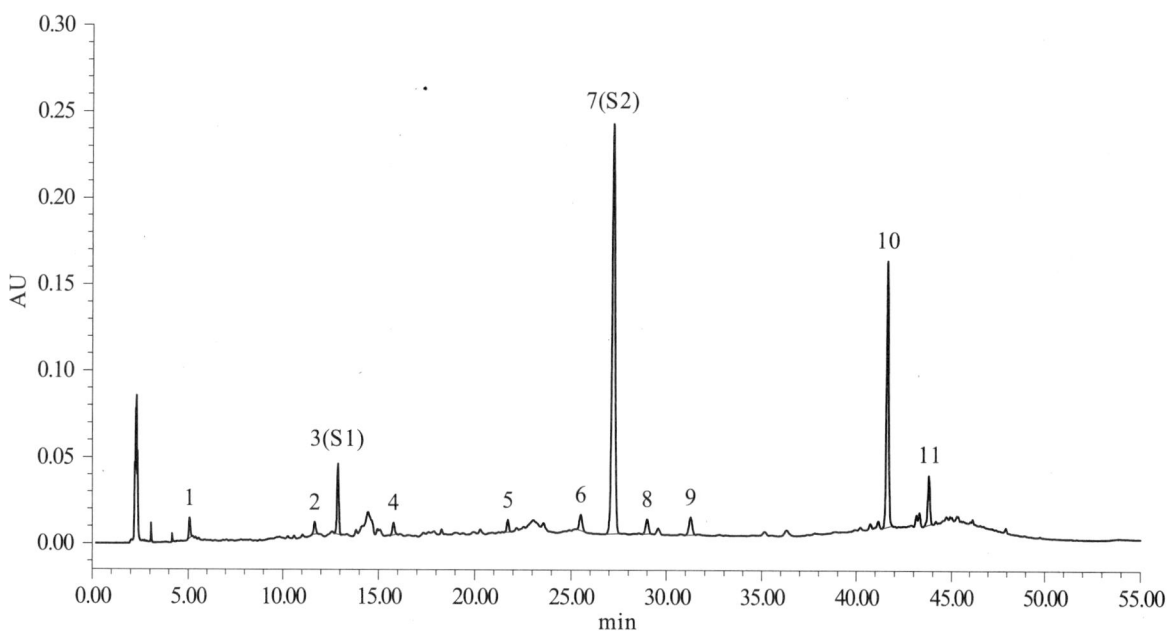

图 50-2 　特征图谱供试品 HPLC 色谱图

表 50-2 　特征图谱供试品 HPLC 特征峰参数列表

组分编号	组分名称	保留时间（min）	理论板数	拖尾因子	相对保留时间	相对保留时间标准规定值限度：±10%
1	—	5.080	18985	0.99	0.39	0.40（0.36~0.44）
2	—	11.677	58104	1.03	0.91	0.91（0.82~1.00）

组分编号	组分名称	保留时间（min）	理论板数	拖尾因子	相对保留时间	相对保留时间标准规定值限度：±10%
3（S1）	红景天苷	12.891	89702	0.97	—	—
4	—	15.790	82651	0.97	1.22	1.21（1.09～1.33）
5	—	21.731	190466	0.90	0.80	0.79（0.71～0.87）
6	—	25.500	127533	1.17	0.94	0.93（0.84～1.02）
7（S2）	特女贞苷	27.218	149324	0.95	—	—
8	—	28.998	150066	0.93	1.07	1.07（0.96～1.18）
9	—	31.274	160216	0.95	1.15	1.15（1.04～1.26）
10	女贞苷 G13	41.647	654091	0.95	1.53	1.51（1.36～1.66）
11	Oleonuezhenide	43.792	738519	0.82	1.61	1.58（1.42～1.74）

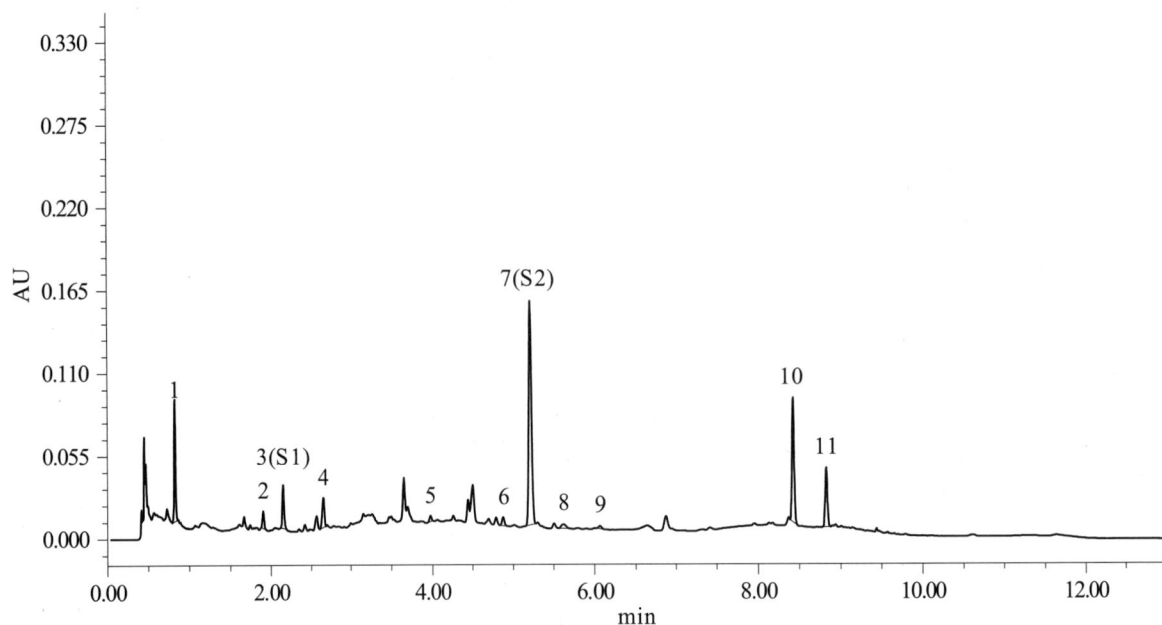

图 50-3　特征图谱对照药材 UPLC 色谱图

表 50-3　特征图谱对照药材 UPLC 特征峰参数列表

组分编号	组分名称	保留时间（min）	理论板数	拖尾因子	相对保留时间	相对保留时间标准规定值限度：±10%
1	—	0.824	12840	1.09	0.38	0.40（0.36～0.44）
2	—	1.902	38202	1.20	0.88	0.91（0.82～1.00）
3（S1）	红景天苷	2.149	49068	1.29	—	—
4	—	2.648	40991	0.90	1.23	1.21（1.09～1.33）

组分编号	组分名称	保留时间（min）	理论板数	拖尾因子	相对保留时间	相对保留时间标准规定值限度：±10%
5	—	3.972	110661	0.90	0.76	0.79（0.71～0.87）
6	—	4.875	130747	1.23	0.94	0.93（0.84～1.02）
7（S2）	特女贞苷	5.207	116515	1.11	—	—
8	—	5.622	40540	1.14	1.08	1.07（0.96～1.18）
9.	—	6.063	119146	1.13	1.16	1.15（1.04～1.26）
10	女贞苷 G13	8.421	475861	1.17	1.62	1.51（1.36～1.66）
11	Oleonuezhenide	8.824	532891	1.11	1.69	1.58（1.42～1.74）

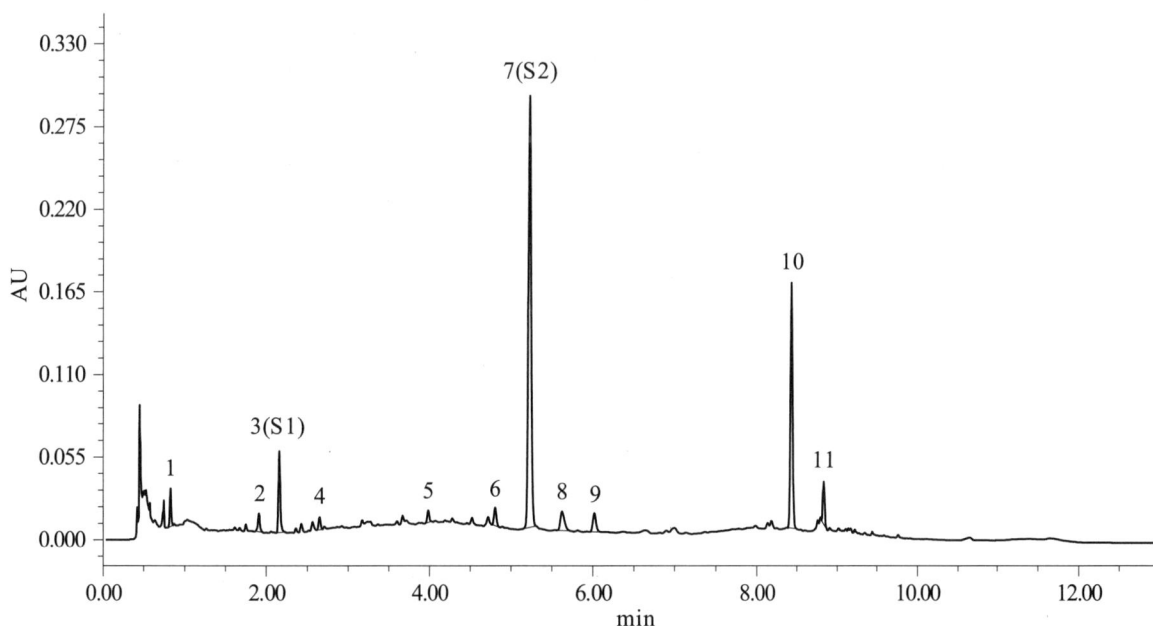

图 50-4　特征图谱供试品 UPLC 色谱图

表 50-4　特征图谱供试品 UPLC 特征峰参数列表

组分编号	组分名称	保留时间（min）	理论板数	拖尾因子	相对保留时间	相对保留时间标准规定值限度：±10%
1	—	0.828	10595	1.03	0.38	0.40（0.36～0.44）
2	—	1.910	32349	1.02	0.88	0.91（0.82～1.00）
3（S1）	红景天苷	2.159	46671	1.26	—	—
4	—	2.651	53193	1.05	1.23	1.21（1.09～1.33）
5	—	3.984	119656	1.05	0.76	0.79（0.71～0.87）
6	—	4.805	120572	1.22	0.92	0.93（0.84～1.02）

组分编号	组分名称	保留时间（min）	理论板数	拖尾因子	相对保留时间	相对保留时间标准规定值限度：±10%
7（S2）	特女贞苷	5.228	115445	1.12	—	—
8	—	5.624	56163	1.41	1.08	1.07（0.96～1.18）
9	—	6.019	116475	1.15	1.15	1.15（1.04～1.26）
10	女贞苷 G13	8.432	472645	1.13	1.61	1.51（1.36～1.66）
11	Oleonuezhenide	8.835	632126	1.24	1.69	1.58（1.42～1.74）

5 含量测定

5.1 溶液的制备

对照品溶液的制备 同特征图谱特女贞苷对照品参照物溶液。

供试品溶液的制备 取本品适量，研细，取约 0.2g（相当于饮片 0.66g），精密称定，置具塞锥形瓶中，精密加入稀乙醇 50ml，密塞，称定重量，超声处理（功率 250W，频率 40kHz）30 分钟，放冷，再称定重量，用稀乙醇补足减失的重量，摇匀，滤过，取续滤液，即得。

5.2 色谱条件

方法	UPLC（质量标准方法）
仪器	ACQUITY UPLC H-Class
仪器配置	QSM，FTN，TUV，柱温箱
色谱柱	ACQUITY UPLC HSS C18 2.1mm×100mm，1.8µm
流动相	A：甲醇 B：水
等度	<table><tr><td>时间（分钟）</td><td>流动相 A（%）</td><td>流动相 B（%）</td><td>曲线</td></tr><tr><td>0</td><td>40</td><td>60</td><td>初始</td></tr><tr><td>8</td><td>40</td><td>60</td><td>6</td></tr></table>
流速	0.3ml/min
检测波长	224nm
柱温	30℃
进样量	1µl

5.3 结果与分析

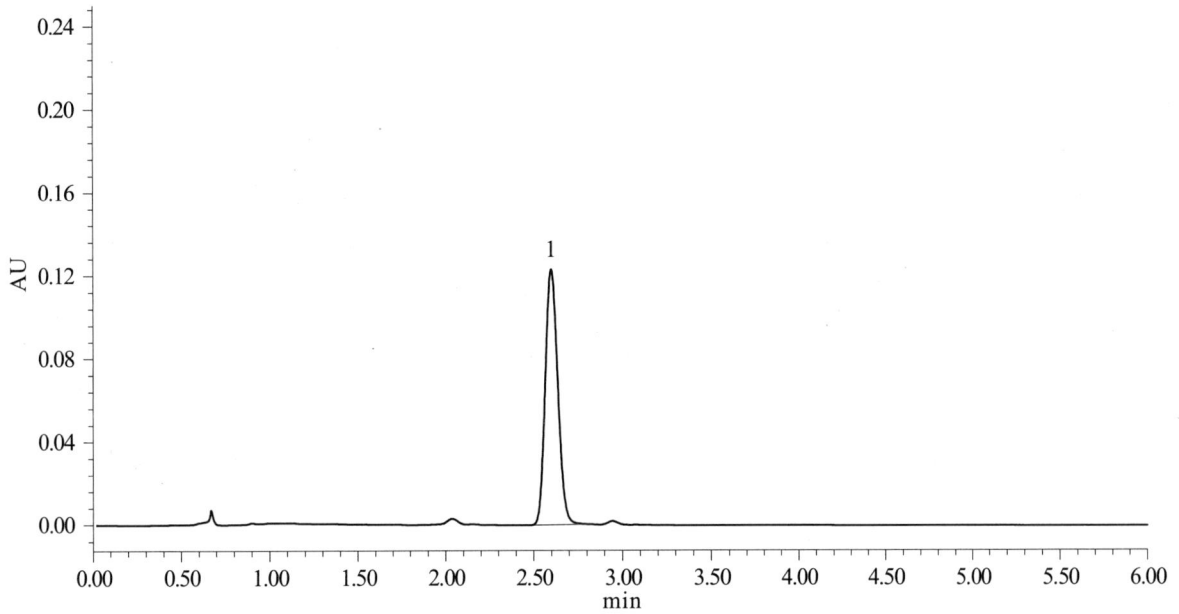

图 50-5 含量测定对照品 UPLC 色谱图
1. 特女贞苷

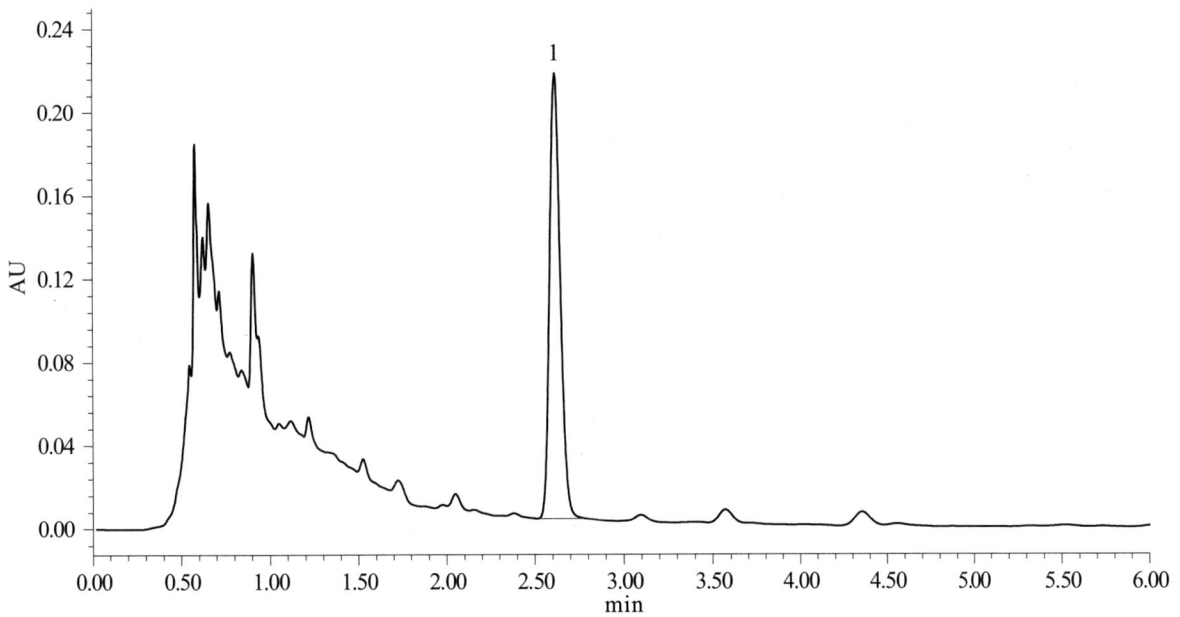

图 50-6 含量测定供试品 UPLC 色谱图
1. 特女贞苷

⬡51 枇杷叶配方颗粒
Pipaye Peifangkeli

1 **样品来源** 四川新绿色药业科技发展有限公司。

2 **样品性状** 本品为黄棕色至深棕色的颗粒，气微，味苦。

3 **对照药材和对照品来源**

对照药材 枇杷叶（中国食品药品检定研究院，批号：121261-201804）。

对 照 品 绿原酸（中国食品药品检定研究院，批号：110753-201817，纯度：96.8%）。

4 **特征图谱**

4.1 溶液的制备

参照物溶液的制备 取枇杷叶对照药材 1g，置具塞锥形瓶中，加 50% 甲醇 25ml，密塞，超声处理（功率 600W，频率 40kHz）30 分钟，放冷，摇匀，滤过，取续滤液，作为对照药材参照物溶液。另取绿原酸对照品适量，精密称定，加 50% 甲醇制成每 1ml 含 30μg 的溶液，作为对照品参照物溶液。

供试品溶液的制备 取本品适量，研细，取约 0.2g（相当于饮片 0.8g），精密称定，置具塞锥形瓶中，精密加入 50% 甲醇 25ml，密塞，称定重量，超声处理（功率 600W，频率 40kHz）30 分钟，放冷，再称定重量，用 50% 甲醇补足减失的重量，摇匀，滤过，取续滤液，即得。

4.2　色谱条件

方法	HPLC（质量标准方法）	UPLC（方法转换方法）
仪器	Alliance HPLC e2695	ACQUITY UPLC I-Class
仪器配置	PDA，柱温箱	BSM，FTN，PDA，柱温箱
色谱柱	HC-C18（2） 4.6mm×250mm，5μm	ACQUITY UPLC HSS C18 2.1mm×100mm，1.8μm
流动相	A：乙腈 B：0.4% 磷酸溶液	A：乙腈 B：0.4% 磷酸溶液

梯度	时间 （分钟）	流动相 A（%）	流动相 B（%）	曲线	时间 （分钟）	流动相 A（%）	流动相 B（%）	曲线
	0	5	95	初始	0.0	5	95	初始
	5	5	95	6	0.8	5	95	6
	35	22	78	6	5.8	22	78	6
	65	100	0	6	10.8	100	0	6
	73	5	95	1	14.0	5	95	1

流速	1.0ml/min	0.5ml/min
检测波长	300nm	300nm
柱温	35℃	35℃
进样量	对照药材 15μl，对照品、供试品 4μl	对照药材 2μl，对照品、供试品 0.5μl

4.3　结果与分析

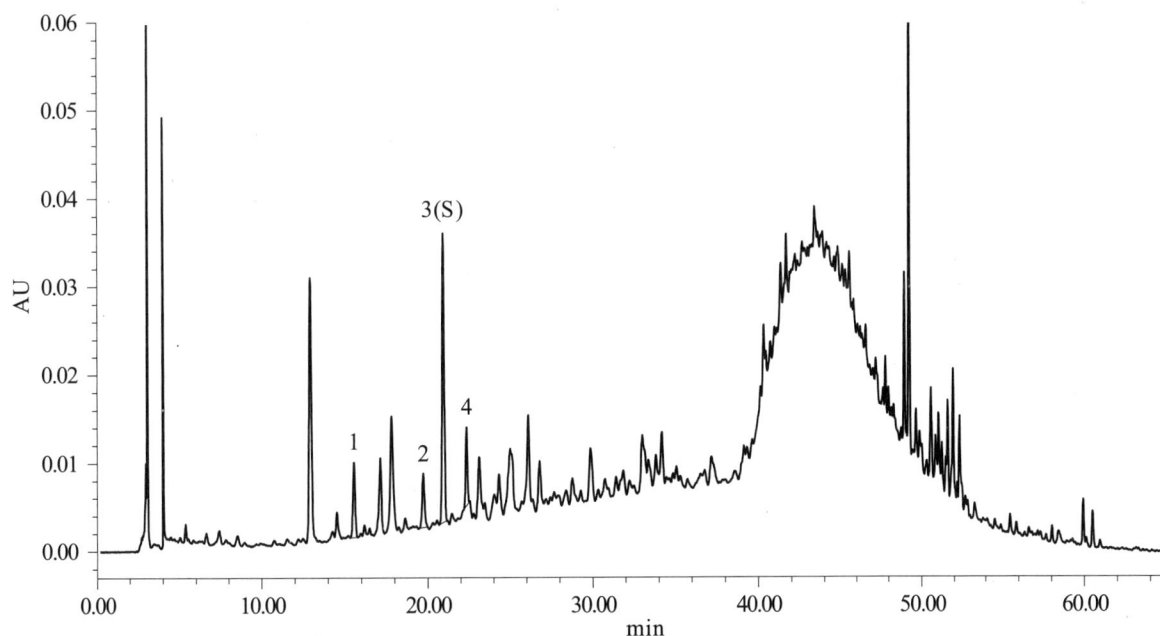

图 51-1　特征图谱对照药材 HPLC 色谱图

表 51-1　特征图谱对照药材 HPLC 特征峰参数列表

组分编号	组分名称	保留时间（min）	理论板数	拖尾因子	相对保留时间	相对保留时间标准规定值限度：±10%
1	新绿原酸	15.557	64511	0.98	0.743	0.742（0.668～0.816）
2	—	19.728	95010	1.06	0.942	0.939（0.845～1.033）
3（S）	绿原酸	20.943	134594	0.98	—	—
4	隐绿原酸	22.352	189449	0.97	1.067	1.061（0.955～1.167）

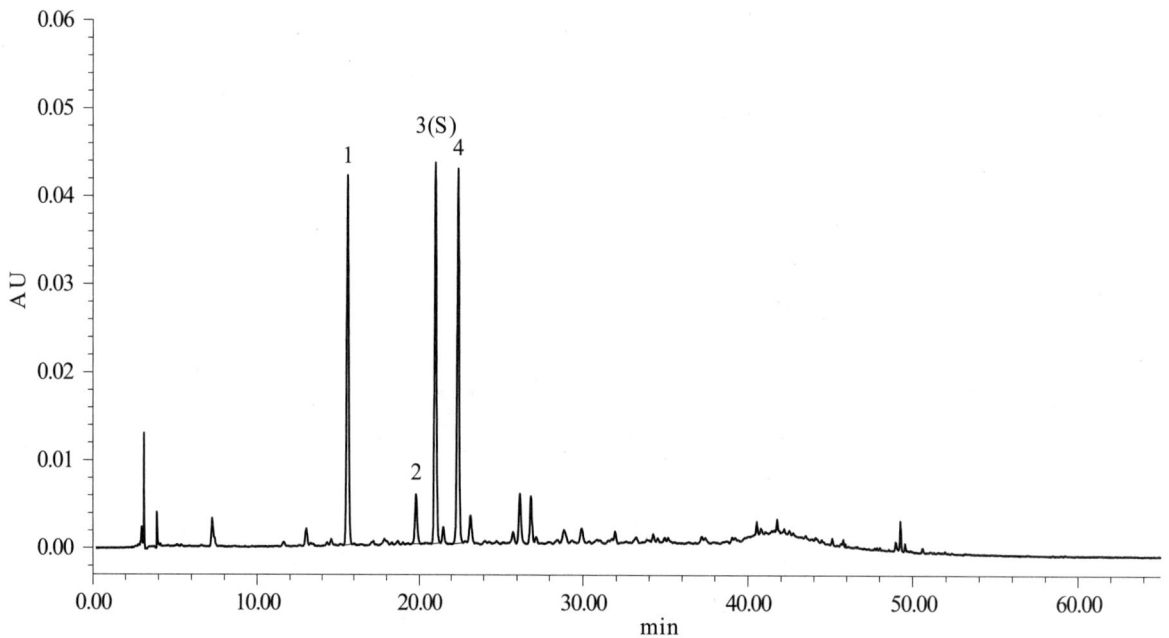

图 51-2　特征图谱供试品 HPLC 色谱图

表 51-2　特征图谱供试品 HPLC 特征峰参数列表

组分编号	组分名称	保留时间（min）	理论板数	拖尾因子	相对保留时间	相对保留时间标准规定值限度：±10%
1	新绿原酸	15.613	74705	1.03	0.743	0.742（0.668～0.816）
2	—	19.786	100578	1.08	0.942	0.939（0.845～1.033）
3（S）	绿原酸	21.005	134720	1.03	—	—
4	隐绿原酸	22.412	164630	0.99	1.067	1.061（0.955～1.167）

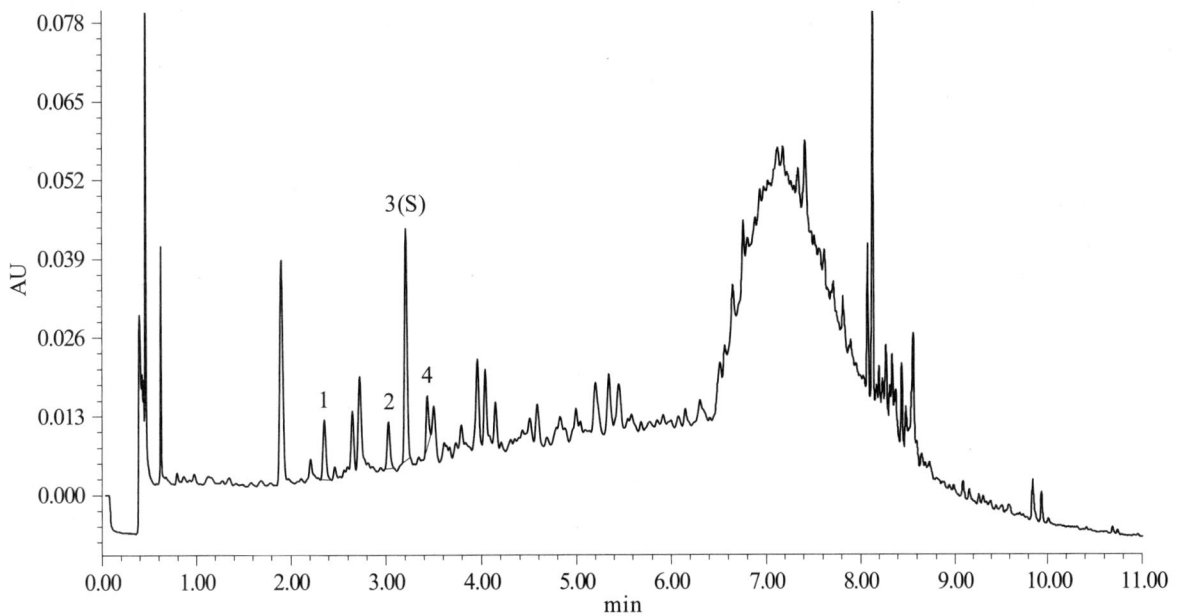

图 51-3　特征图谱对照药材 UPLC 色谱图

表 51-3　特征图谱对照药材 UPLC 特征峰参数列表

组分编号	组分名称	保留时间（min）	理论板数	拖尾因子	相对保留时间	相对保留时间标准规定值限度：±10%
1	新绿原酸	2.354	25914	1.21	0.733	0.742（0.668～0.816）
2	—	3.027	46596	1.23	0.943	0.939（0.845～1.033）
3（S）	绿原酸	3.211	64040	1.08	—	—
4	隐绿原酸	3.434	78913	1.07	1.070	1.061（0.955～1.167）

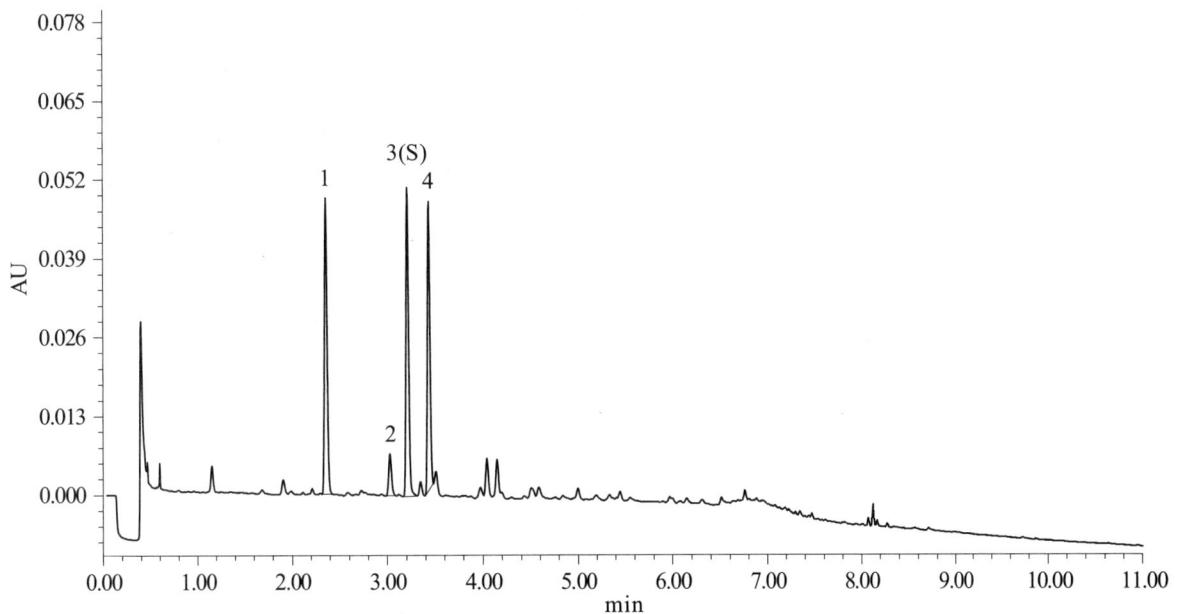

图 51-4　特征图谱供试品 UPLC 色谱图

表 51-4　特征图谱供试品 UPLC 特征峰参数列表

组分编号	组分名称	保留时间（min）	理论板数	拖尾因子	相对保留时间	相对保留时间标准规定值限度：±10%
1	新绿原酸	2.358	34647	1.14	0.734	0.742（0.668～0.816）
2	—	3.029	49947	1.21	0.943	0.939（0.845～1.033）
3（S）	绿原酸	3.212	65266	1.15	—	—
4	隐绿原酸	3.435	78847	1.12	1.069	1.061（0.955～1.167）

5 含量测定

5.1 溶液的制备　同特征图谱。

5.2 色谱条件　检测波长为 327nm，其余同特征图谱。

5.3 结果与分析

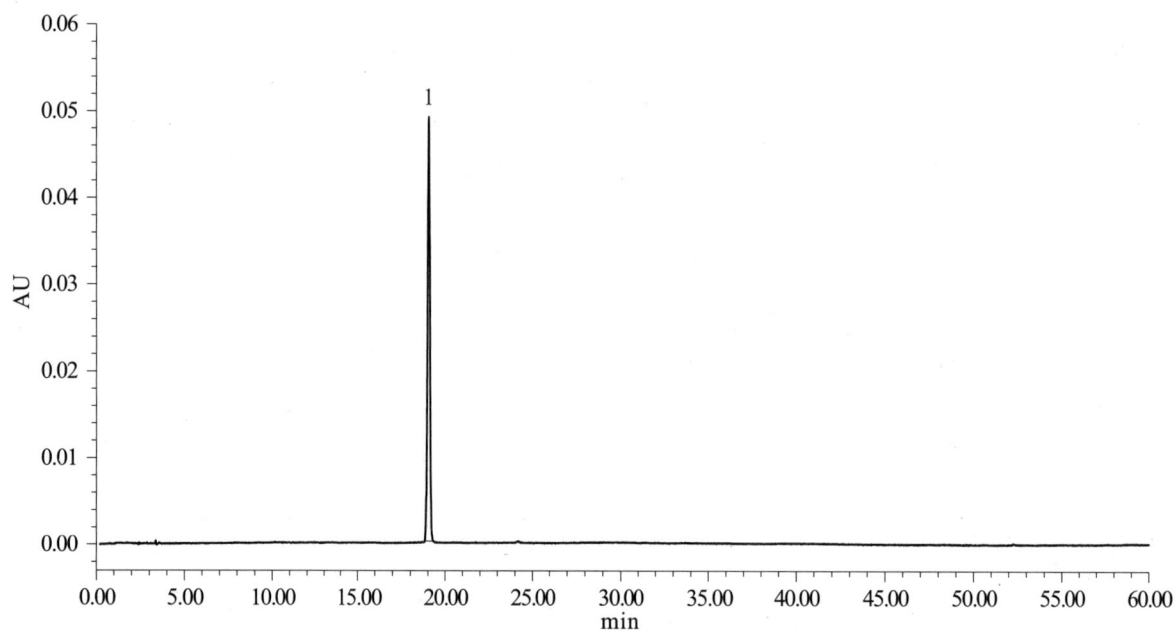

图 51-5　含量测定对照品 HPLC 色谱图
1. 绿原酸

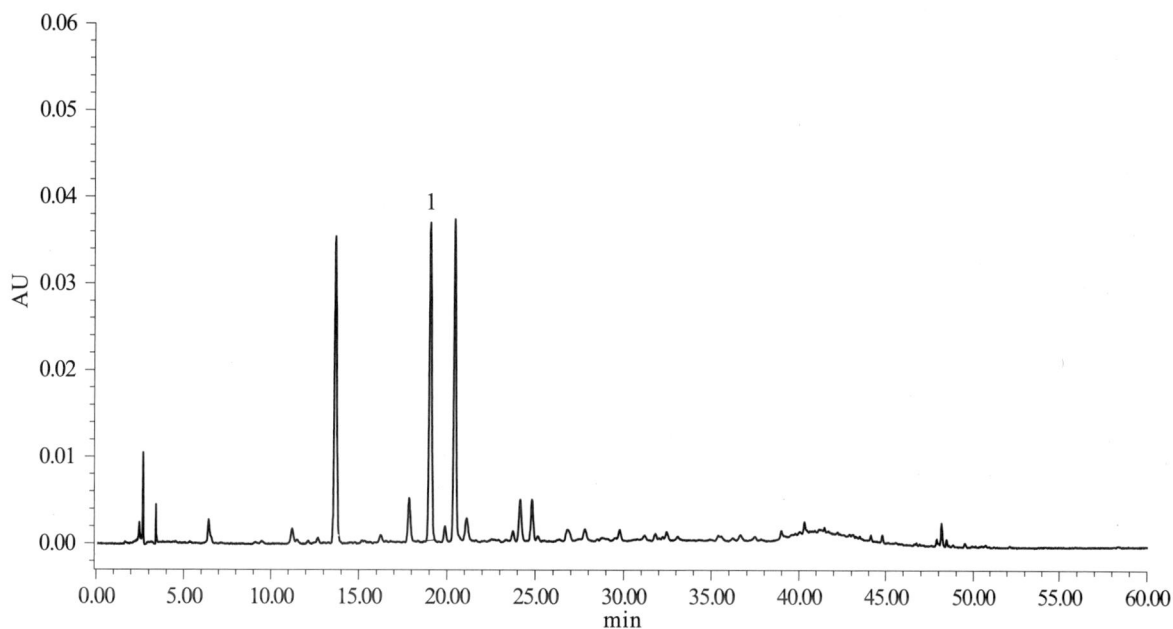

图 51-6　含量测定供试品 HPLC 色谱图
1. 绿原酸

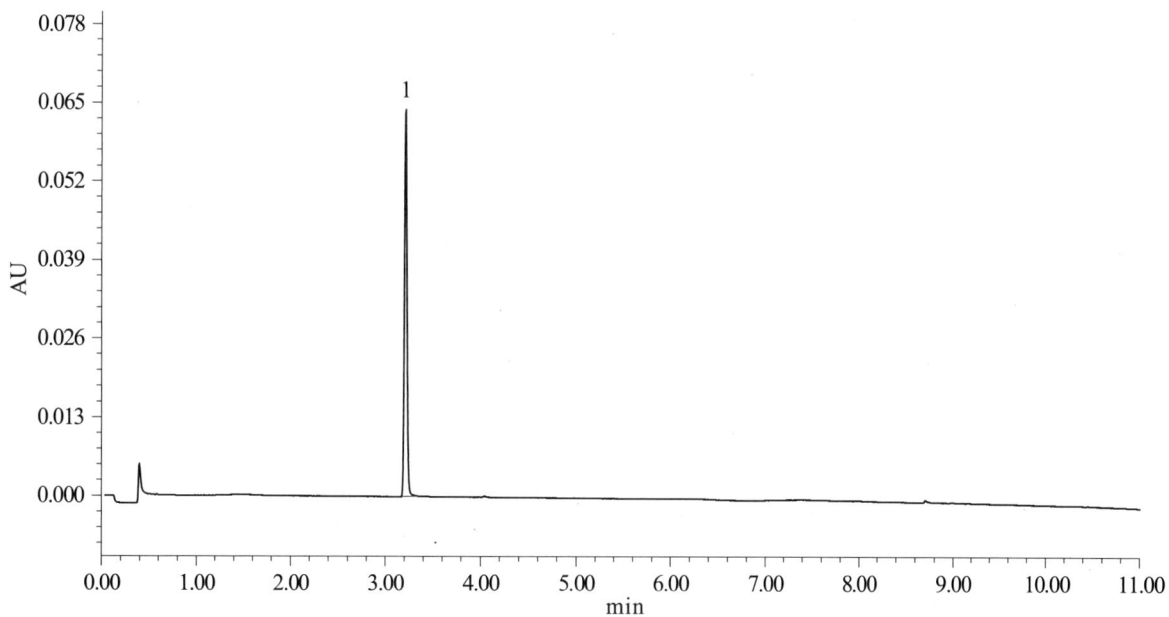

图 51-7　含量测定对照品 UPLC 色谱图
1. 绿原酸

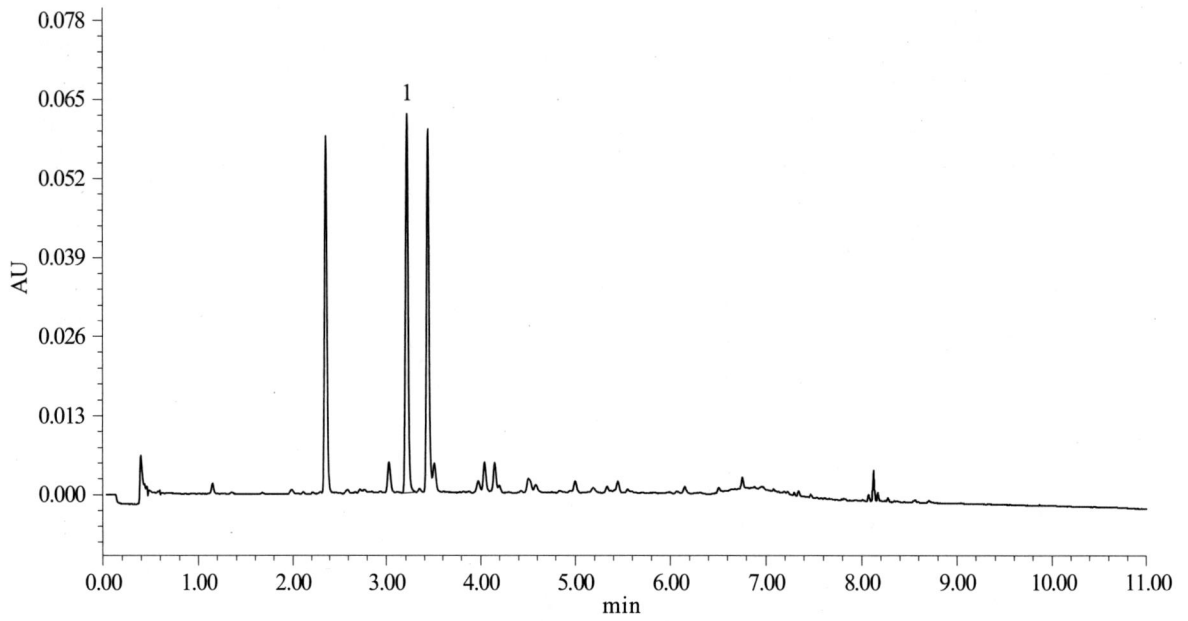

图 51-8　含量测定供试品 UPLC 色谱图
1. 绿原酸

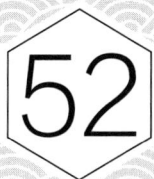

52 前胡配方颗粒
Qianhu Peifangkeli

① **样品来源**　四川新绿色药业科技发展有限公司。

② **样品性状**　本品为棕黄色至黄棕色的颗粒；气微，味微苦。

③ **对照药材和对照品来源**

　　对照药材　前胡（中国食品药品检定研究院，批号：120951-201706）。

　　对 照 品　白花前胡甲素（中国食品药品检定研究院，批号：111711-201713，纯度：98.8%）。

④ **特征图谱**

4.1　溶液的制备

　　参照物溶液的制备　取前胡对照药材2g，置具塞锥形瓶中，加水50ml，煎煮30分钟，放冷，滤过，滤液蒸干，残渣加甲醇25ml，超声处理（功率600W，频率40kHz）30分钟，放冷，滤过，摇匀，取续滤液，作为对照药材参照物溶液。另取白花前胡甲素对照品适量，精密称定，加甲醇制成每1ml含50μg的溶液，作为对照品参照物溶液。

　　供试品溶液的制备　取本品适量，研细，取约0.5g（相当于饮片1.75g），置具塞锥形瓶中，加甲醇25ml，密塞，超声处理（功率600W，频率40kHz）30分钟，放冷，摇匀，滤过，取续滤液，即得。

4.2 色谱条件

方法	HPLC（质量标准方法）	UPLC（方法转换方法）
仪器	Alliance HPLC e2695	ACQUITY UPLC H-Class
仪器配置	PDA，柱温箱	QSM，FTN，TUV，柱温箱
色谱柱	ZORBAX SB C18 4.6mm×250mm，5μm	ACQUITY UPLC HSS C18 2.1mm×100mm，1.8μm
流动相	A：甲醇 B：水	A：甲醇 B：水

梯度

时间（分钟）	流动相 A（%）	流动相 B（%）	曲线
0	15	85	初始
20	45	55	6
65	95	5	6
70	95	5	6
78	15	85	1

时间（分钟）	流动相 A（%）	流动相 B（%）	曲线
0.0	15	85	初始
2.7	45	55	6
12.1	95	5	6
13.1	95	5	6
16.0	15	85	1

方法	HPLC（质量标准方法）	UPLC（方法转换方法）
流速	1.0ml/min	0.4ml/min
检测波长	321nm	321nm
柱温	30℃	30℃
进样量	10μl	2μl

4.3 结果与分析

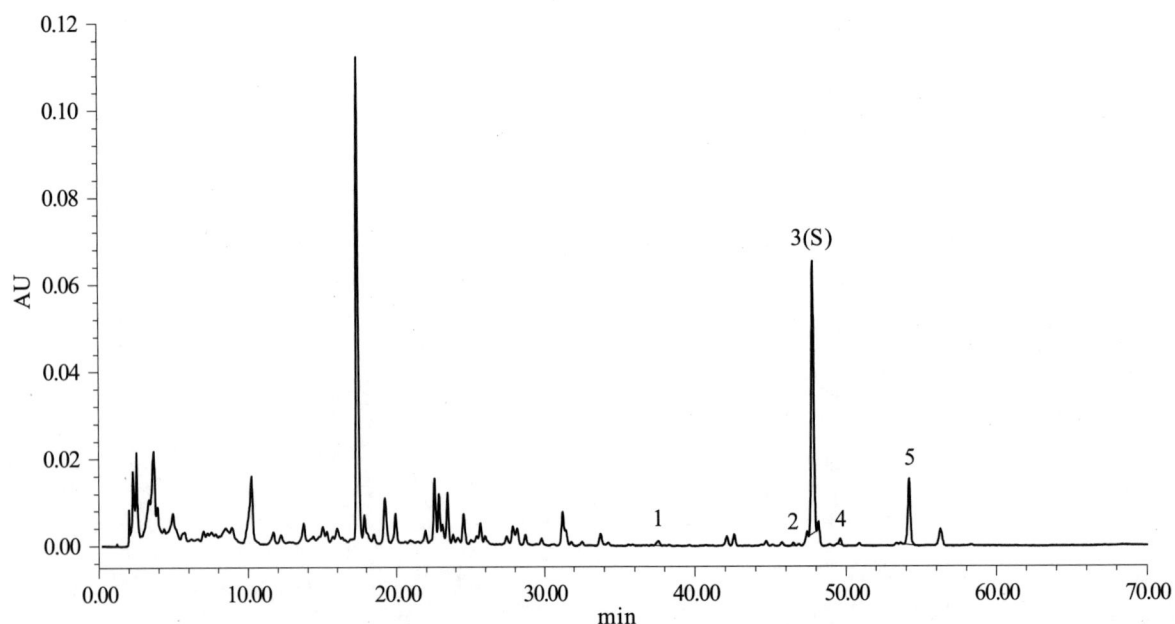

图 52-1　特征图谱对照药材 HPLC 色谱图

表 52-1　特征图谱对照药材 HPLC 特征峰参数列表

组分编号	组分名称	保留时间（min）	理论板数	拖尾因子	相对保留时间	相对保留时间标准规定值限度：±10%
1	—	37.586	108725	0.86	0.786	0.810（0.729～0.891）
2	—	46.491	287574	0.91	0.973	0.976（0.878～1.074）
3（S）	白花前胡甲素	47.802	399431	0.93	—	—
4	—	49.608	517892	1.05	1.038	1.034（0.931～1.137）
5	白花前胡乙素	54.201	490752	0.94	1.134	1.119（1.007～1.231）

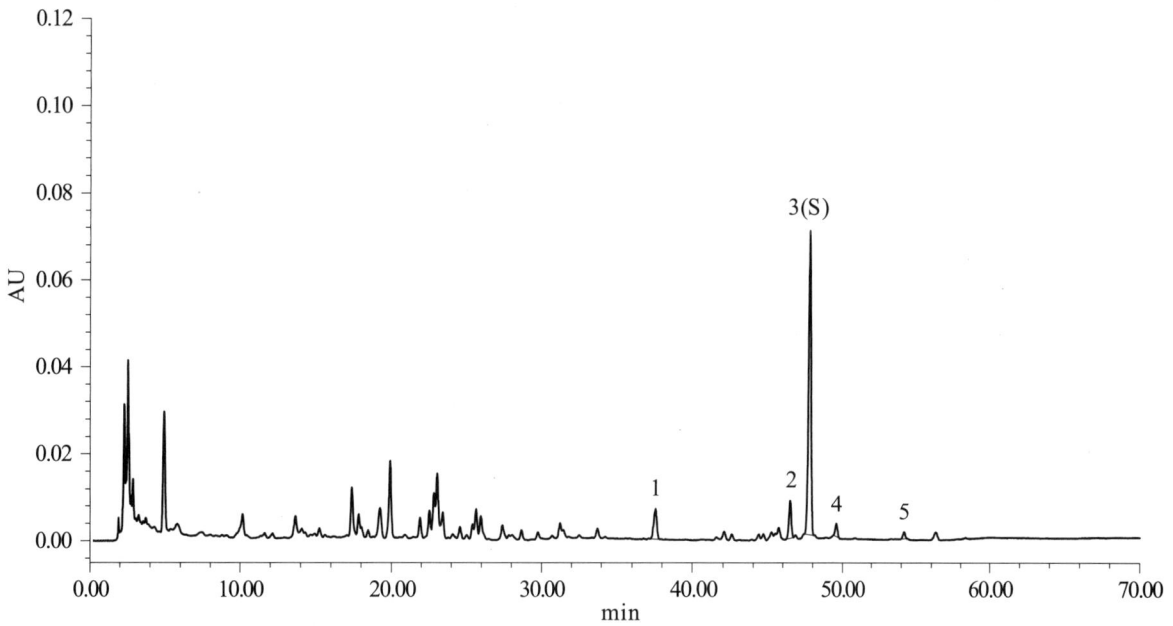

图 52-2　特征图谱供试品 HPLC 色谱图

表 52-2　特征图谱供试品 HPLC 特征峰参数列表

组分编号	组分名称	保留时间（min）	理论板数	拖尾因子	相对保留时间	相对保留时间标准规定值限度：±10%
1	—	37.562	138179	0.89	0.786	0.810（0.729～0.891）
2	—	46.484	386371	0.90	0.973	0.976（0.878～1.074）
3（S）	白花前胡甲素	47.784	377863	0.93	—	—
4	—	49.585	492539	1.02	1.038	1.034（0.931～1.137）
5	白花前胡乙素	54.191	460950	0.85	1.134	1.119（1.007～1.231）

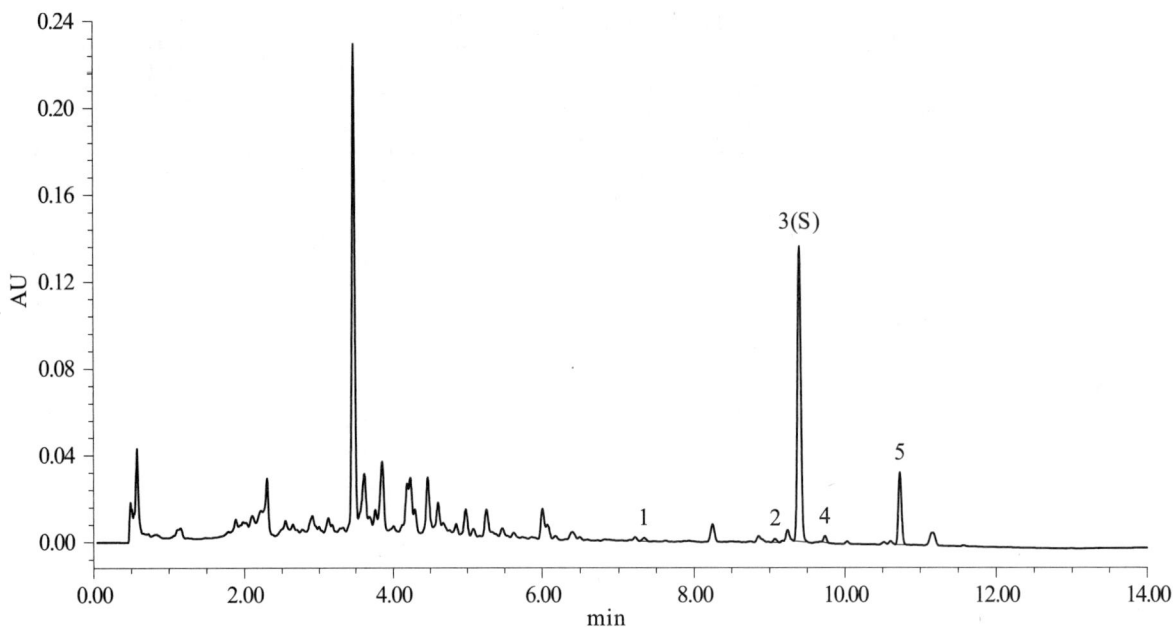

图 52-3 特征图谱对照药材 UPLC 色谱图

表 52-3 特征图谱对照药材 UPLC 特征峰参数列表

组分编号	组分名称	保留时间（min）	理论板数	拖尾因子	相对保留时间	相对保留时间标准规定值限度：±10%
1	—	7.342	86669	1.09	0.782	0.810（0.729～0.891）
2	—	9.072	203962	1.07	0.966	0.976（0.878～1.074）
3（S）	白花前胡甲素	9.394	196327	1.07	—	—
4	—	9.734	253869	1.14	1.036	1.034（0.931～1.137）
5	白花前胡乙素	10.730	296850	1.14	1.142	1.119（1.007～1.231）

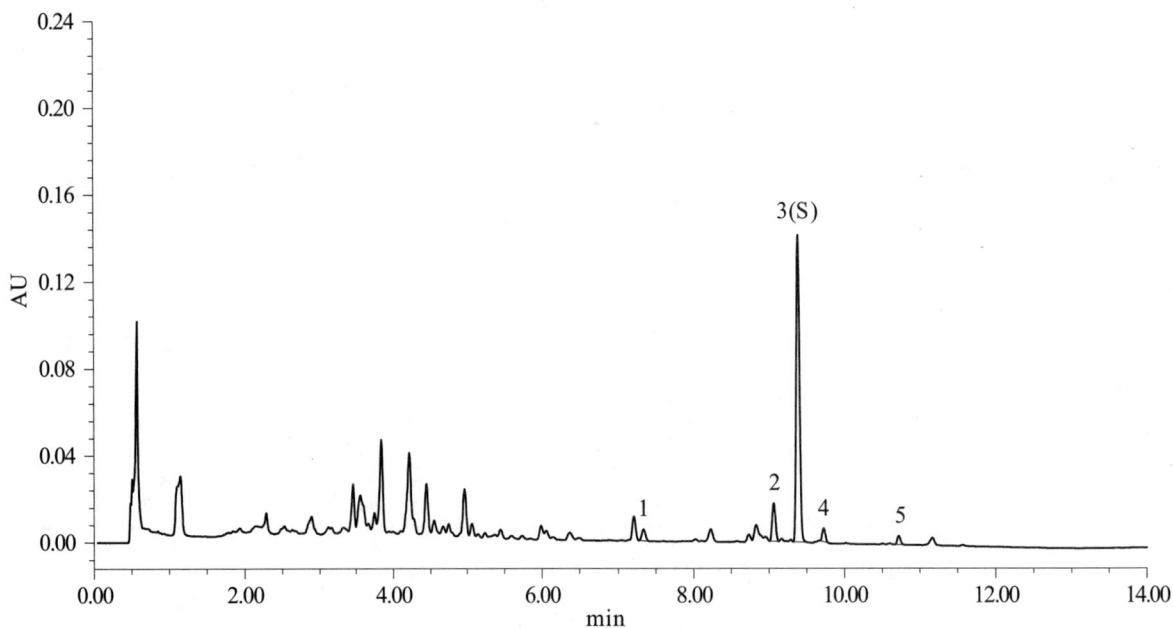

图 52-4 特征图谱供试品 UPLC 色谱图

表 52-4　特征图谱供试品 UPLC 特征峰参数列表

组分编号	组分名称	保留时间（min）	理论板数	拖尾因子	相对保留时间	相对保留时间标准规定值限度：±10%
1	—	7.338	106025	1.08	0.782	0.810（0.729～0.891）
2	—	9.061	199835	1.09	0.966	0.976（0.878～1.074）
3（S）	白花前胡甲素	9.383	205545	1.11	—	—
4		9.724	248501	1.16	1.036	1.034（0.931～1.137）
5	白花前胡乙素	10.720	280168	1.15	1.142	1.119（1.007～1.231）

5 含量测定

5.1 溶液的制备

对照品溶液的制备　同特征图谱白花前胡甲素对照品参照物溶液。

供试品溶液的制备　取本品适量，研细，取约 0.2g（相当于饮片 0.7g），精密称定，置具塞锥形瓶中，精密加入甲醇 25ml，密塞，称定重量，超声处理（功率 600W，频率 40kHz）30 分钟，放冷，再称定重量，用甲醇补足减失的重量，摇匀，滤过，取续滤液，即得。

5.2 色谱条件

方法	HPLC（质量标准方法）	UPLC（方法转换方法）
仪器	Alliance HPLC e2695	ACQUITY UPLC H-Class
仪器配置	PDA，柱温箱	QSM，FTN，TUV，柱温箱
色谱柱	ZORBAX SB C18 4.6mm×250mm，5μm	ACQUITY UPLC HSS C18 2.1mm×100mm，1.8μm
流动相	A：甲醇 B：水	A：甲醇 B：水
等度	<table><tr><td>时间（分钟）</td><td>流动相A（%）</td><td>流动相B（%）</td><td>曲线</td></tr><tr><td>0</td><td>75</td><td>25</td><td>初始</td></tr><tr><td>20</td><td>75</td><td>25</td><td>6</td></tr></table>	<table><tr><td>时间（分钟）</td><td>流动相A（%）</td><td>流动相B（%）</td><td>曲线</td></tr><tr><td>0</td><td>75</td><td>25</td><td>初始</td></tr><tr><td>6</td><td>75</td><td>25</td><td>6</td></tr></table>
流速	1.0ml/min	0.4ml/min
检测波长	321nm	321nm
柱温	30℃	30℃
进样量	10μl	2μl

5.3　结果与分析

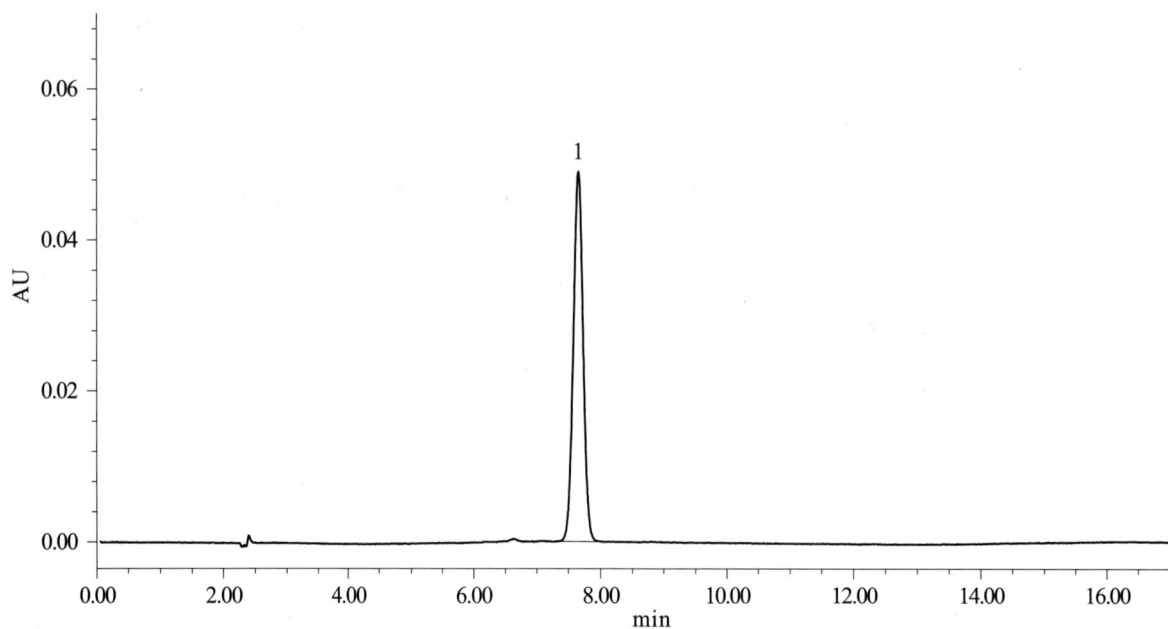

图 52-5　含量测定对照品 HPLC 色谱图
1. 白花前胡甲素

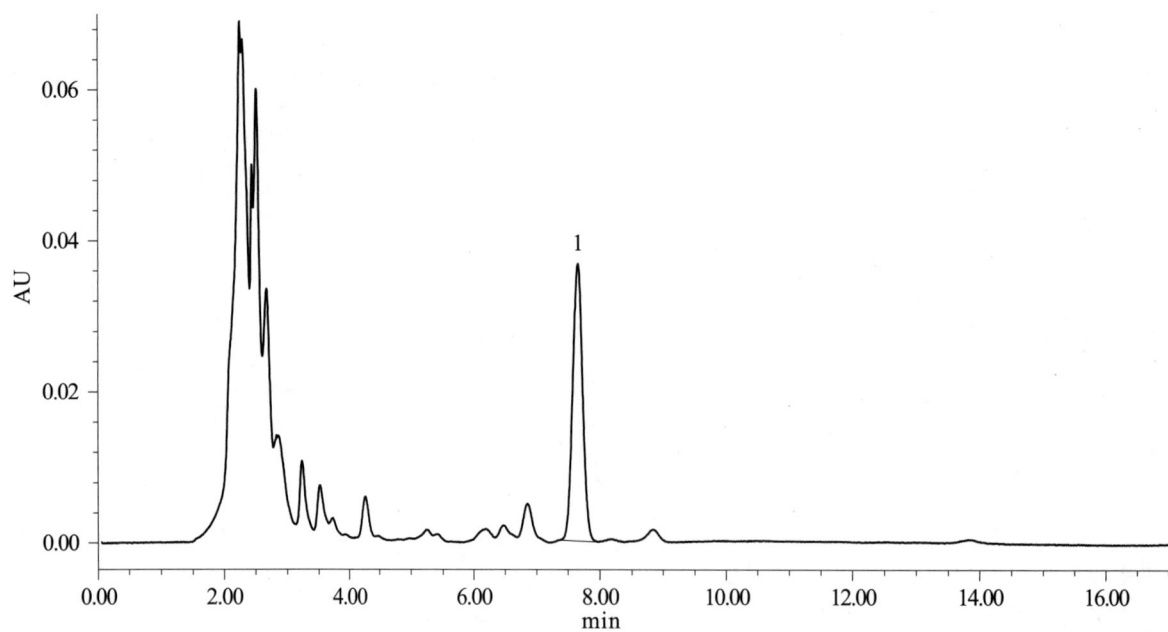

图 52-6　含量测定供试品 HPLC 色谱图
1. 白花前胡甲素

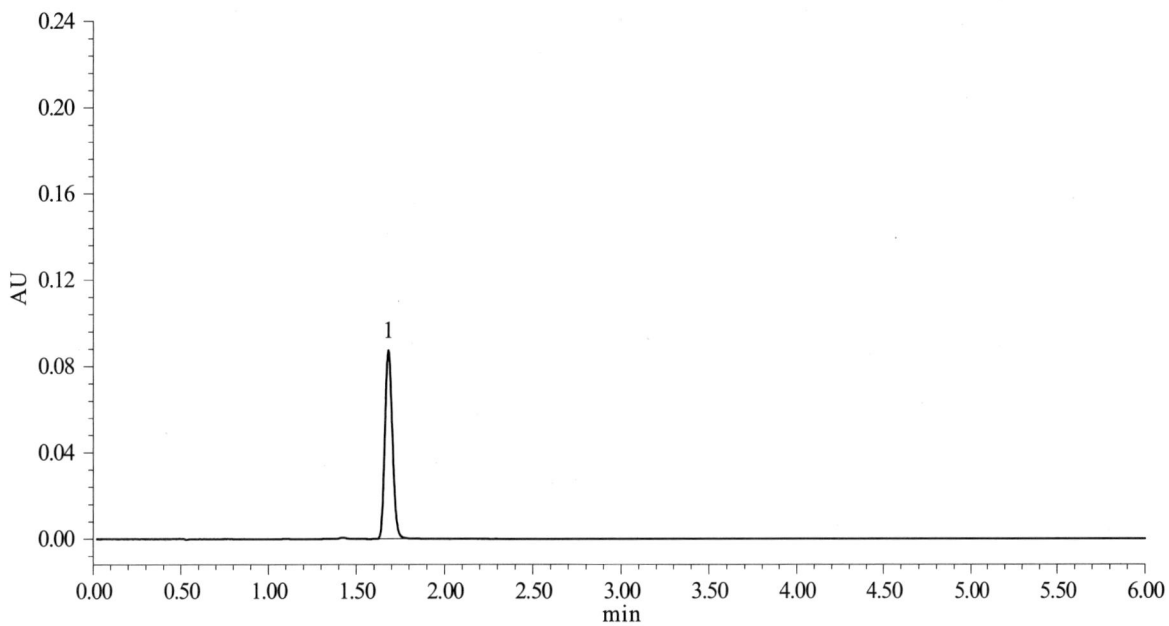

图 52-7　含量测定对照品 UPLC 色谱图
1. 白花前胡甲素

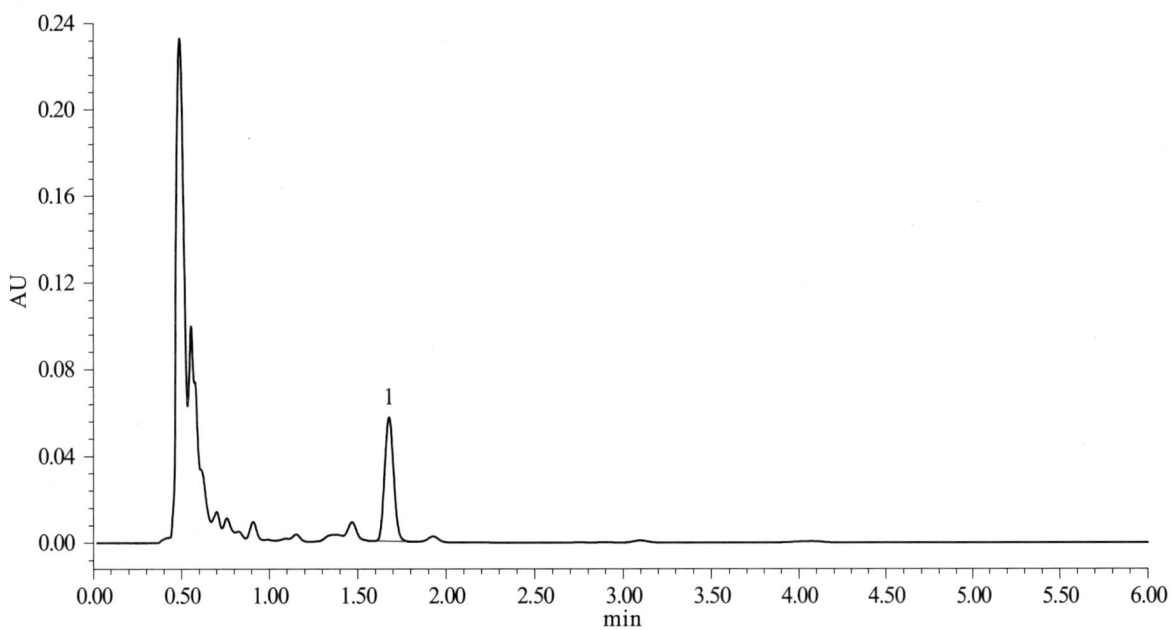

图 52-8　含量测定供试品 UPLC 色谱图
1. 白花前胡甲素

53 秦艽（粗茎秦艽）配方颗粒

Qinjiao（Cujingqinjiao）Peifangkeli

1 **样品来源**　北京康仁堂药业有限公司。

2 **样品性状**　本品为黄色至黄棕色的颗粒；气特异，味苦、微涩。

3 **对照药材和对照品来源**

　　对照药材　秦艽（小秦艽）（中国食品药品检定研究院，批号：121199-201003）。

　　对 照 品　1. 龙胆苦苷；2. 马钱苷酸（中国食品药品检定研究院，1. 批号：110770-201918，纯度：
98.2%；2. 批号：111865-201704，纯度：97.4%）。

4 **特征图谱**

4.1　溶液的制备

　　参照物溶液的制备　取秦艽（小秦艽）对照药材 0.1g，置具塞锥形瓶中，加甲醇 20ml，超声处理
（功率 500W，频率 40kHz）20 分钟，放冷，摇匀，滤过，取续滤液，作为对照药材参照物溶液。另取
龙胆苦苷对照品、马钱苷酸对照品适量，精密称定，加甲醇制成每 1ml 含龙胆苦苷 0.5mg、马钱苷酸
0.3mg 的混合溶液，作为对照品参照物溶液。

　　供试品溶液的制备　取本品适量，研细，取约 0.1g（相当于饮片 0.18g），精密称定，置具塞锥形
瓶中，精密加入甲醇 20ml，称定重量，超声处理（功率 500W，频率 40kHz）20 分钟，放冷，再称定
重量，用甲醇补足减失的重量，摇匀，滤过，取续滤液，即得。

4.2 色谱条件

方法	HPLC（质量标准方法）	UPLC（方法转换方法）
仪器	Alliance HPLC e2695	ACQUITY UPLC H-Class
仪器配置	PDA，柱温箱	QSM，FTN，TUV，柱温箱
色谱柱	XSelect HSS T3 4.6mm×250mm，5μm	ACQUITY UPLC HSS T3 2.1mm×100mm，1.8μm
流动相	A：乙腈 B：0.05% 磷酸溶液	A：乙腈 B：0.05% 磷酸溶液

梯度	时间（分钟）	流动相A（%）	流动相B（%）	曲线	时间（分钟）	流动相A（%）	流动相B（%）	曲线
	0	9	91	初始	0	9	91	初始
	28	10	90	6	4.6	10	90	6
	58	90	10	6	9.6	90	10	6
	63	9	91	6	10.5	9	91	6
	73	9	91	6	15	9	91	6

流速	1.0ml/min	0.5ml/min
检测波长	240nm	240nm
柱温	35℃	35℃
进样量	10μl	1μl

4.3 结果与分析

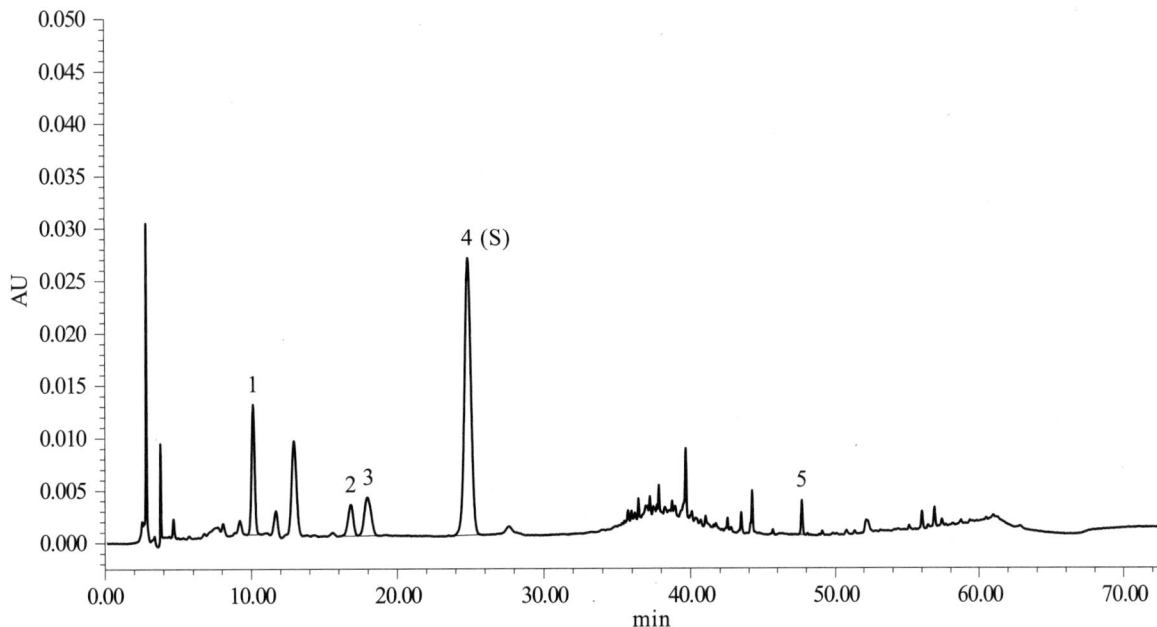

图 53-1　特征图谱对照药材 HPLC 色谱图

表 53-1　特征图谱对照药材 HPLC 特征峰参数列表

组分编号	组分名称	保留时间（min）	理论板数	拖尾因子	相对保留时间	相对保留时间标准规定值限度：±8%
1	马钱苷酸	10.139	10362	0.98	—	—
2	—	16.833	10763	0.90	0.68	0.68（0.63～0.73）
3	—	17.960	7024	1.06	0.72	0.72（0.66～0.78）
4（S）	龙胆苦苷	24.856	15054	0.97	—	—
5	—	47.693	819734	1.03	—	—

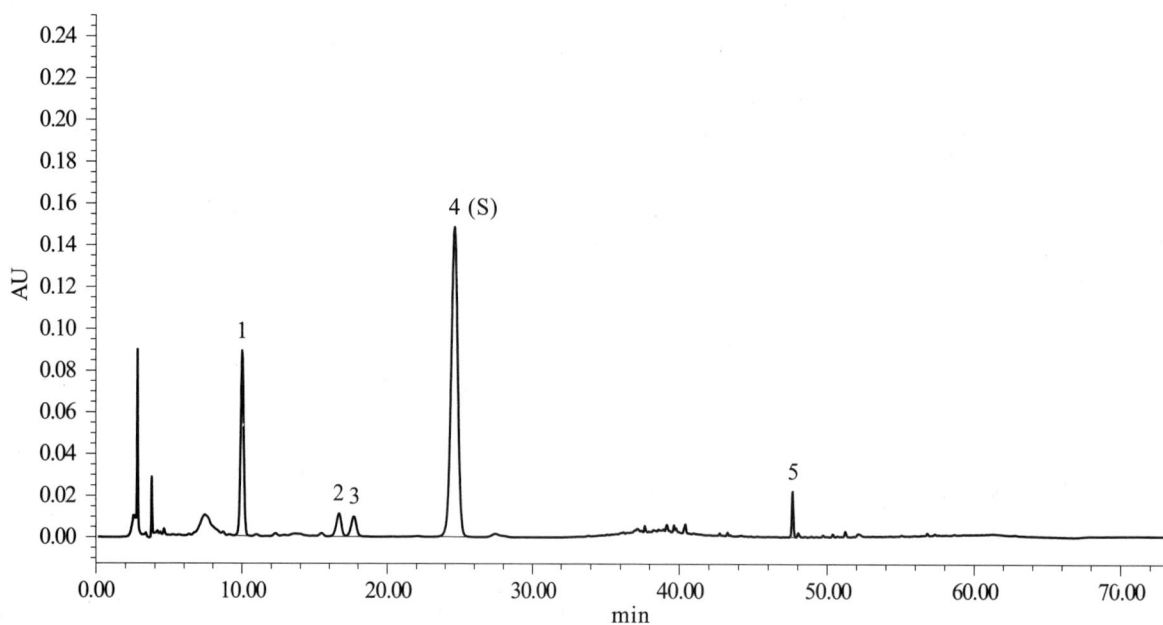

图 53-2　特征图谱供试品 HPLC 色谱图

表 53-2　特征图谱供试品 HPLC 特征峰参数列表

组分编号	组分名称	保留时间（min）	理论板数	拖尾因子	相对保留时间	相对保留时间标准规定值限度：±8%
1	马钱苷酸	10.027	10311	0.94	—	—
2	—	16.693	10649	0.89	0.68	0.68（0.63～0.73）
3	—	17.724	11456	0.93	0.72	0.72（0.66～0.78）
4（S）	龙胆苦苷	24.647	13509	0.95	—	—
5	—	47.646	838454	1.01	与对照药材参照物峰 5 保留时间相对应	

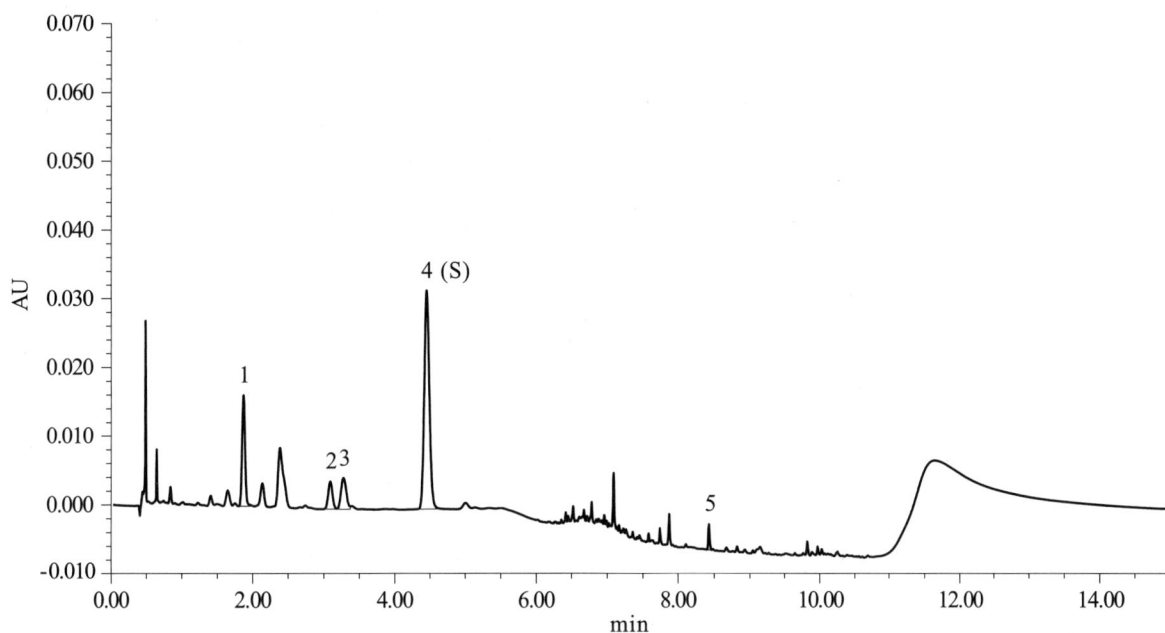

图 53-3　特征图谱对照药材 UPLC 色谱图

表 53-3　特征图谱对照药材 UPLC 特征峰参数列表

组分编号	组分名称	保留时间（min）	理论板数	拖尾因子	相对保留时间	相对保留时间标准规定值限度：±8%
1	马钱苷酸	1.874	9391	1.09	—	—
2	—	3.091	12387	1.06	0.69	0.68（0.63～0.73）
3	—	3.276	8959	1.10	0.74	0.72（0.66～0.78）
4（S）	龙胆苦苷	4.452	17873	1.11	—	—
5	—	8.428	751297	1.22	—	—

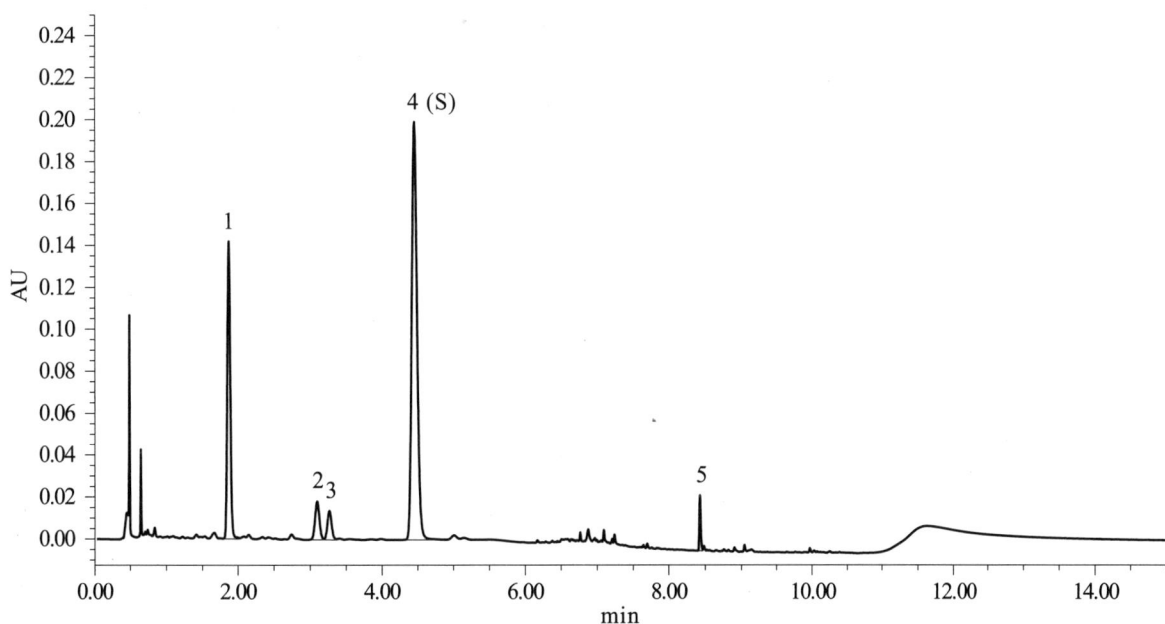

图 53-4　特征图谱供试品 UPLC 色谱图

表 53-4 特征图谱供试品 UPLC 特征峰参数列表

组分编号	组分名称	保留时间（min）	理论板数	拖尾因子	相对保留时间	相对保留时间标准规定值限度：±8%
1	马钱苷酸	1.872	9372	1.09	—	—
2	—	3.096	12112	1.06	0.70	0.68（0.63～0.73）
3	—	3.266	14809	1.09	0.73	0.72（0.66～0.78）
4（S）	龙胆苦苷	4.452	17686	1.15	—	—
5	—	8.427	749977	1.29	与对照药材参照物峰 5 保留时间相对应	

5 含量测定

5.1 溶液的制备　同特征图谱。

5.2 色谱条件　同特征图谱。

5.3 结果与分析

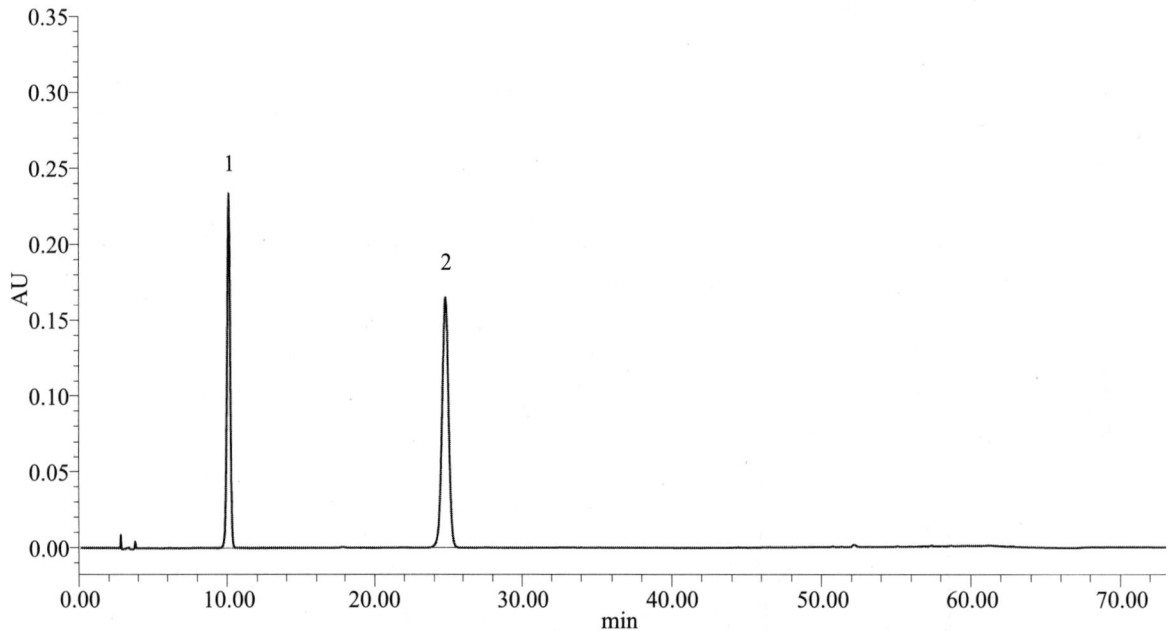

图 53-5 含量测定对照品 HPLC 色谱图
1. 马钱苷酸；2. 龙胆苦苷

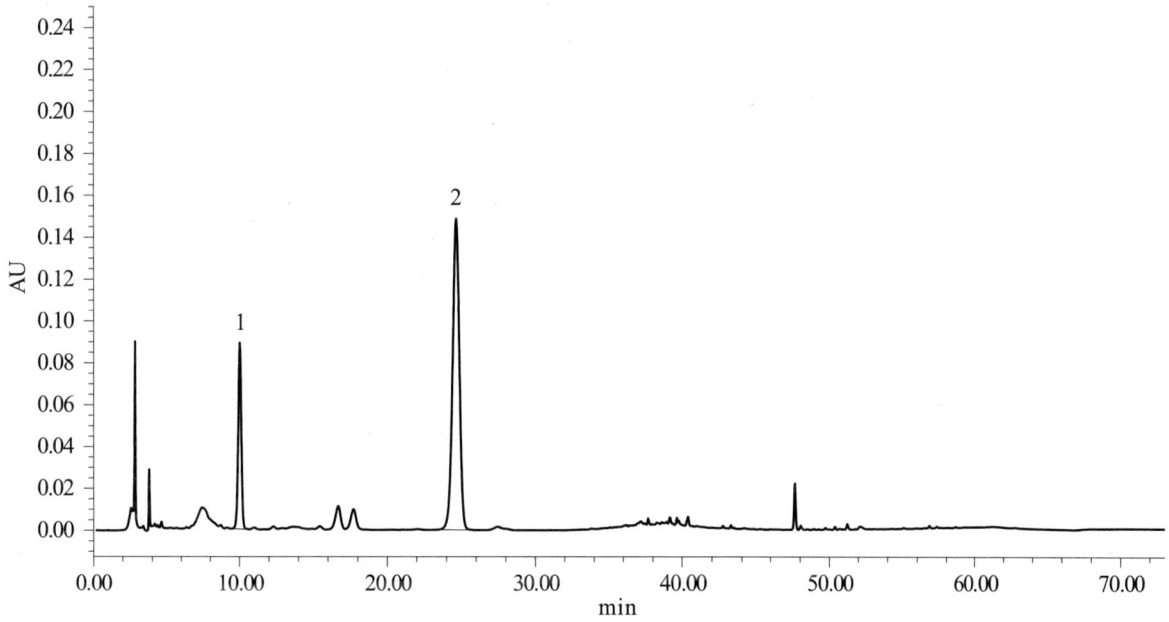

图 53-6　含量测定供试品 HPLC 色谱图
1. 马钱苷酸；2. 龙胆苦苷

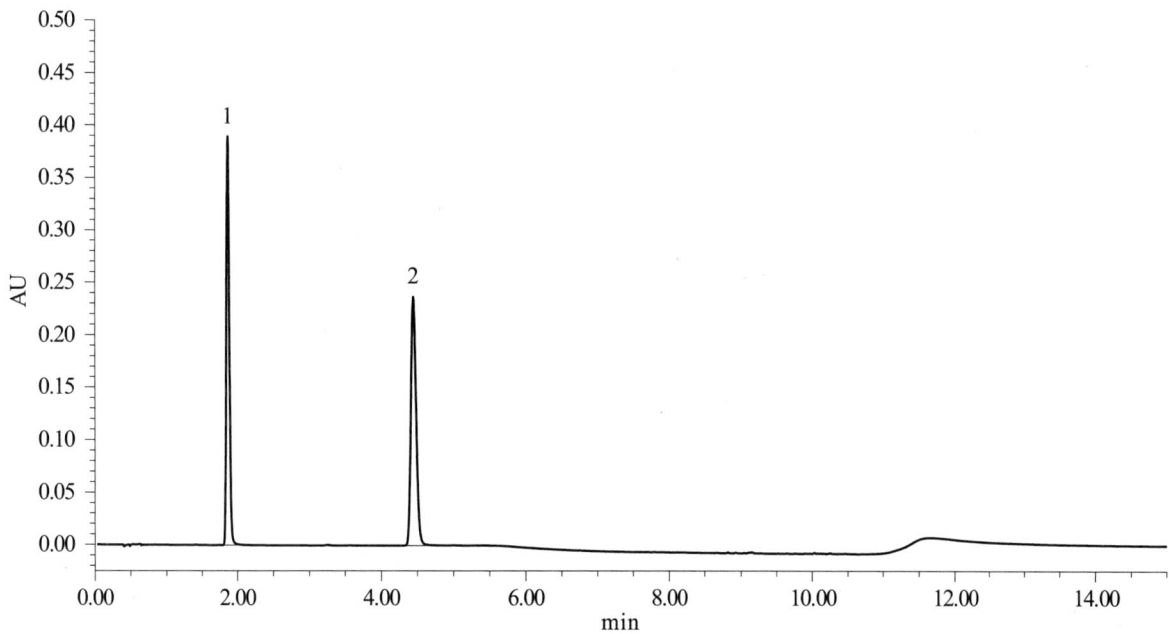

图 53-7　含量测定对照品 UPLC 色谱图
1. 马钱苷酸；2. 龙胆苦苷

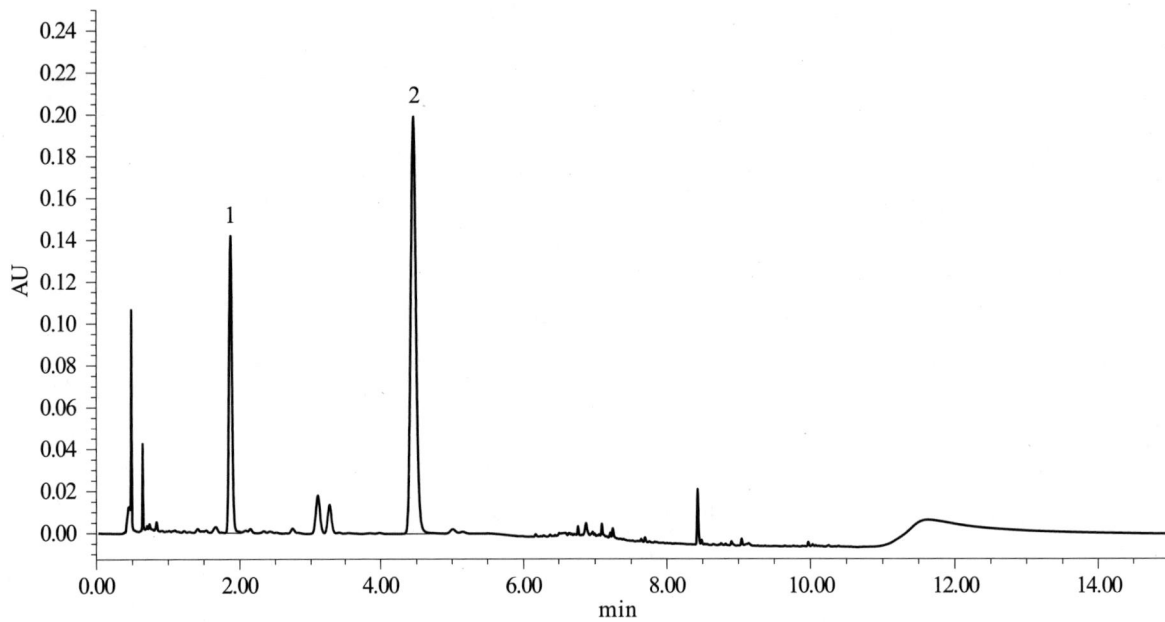

图 53-8　含量测定供试品 UPLC 色谱图
1. 马钱苷酸；2. 龙胆苦苷

54 秦皮（尖叶白蜡树）配方颗粒
Qinpi（Jianyebailashu）Peifangkeli

1️⃣ **样品来源**　江阴天江药业有限公司。

2️⃣ **样品性状**　本品为灰黄色至灰棕色的颗粒；气微，味苦。

3️⃣ **对照药材和对照品来源**

对照药材　秦皮（中国食品药品检定研究院，批号：121415-200702）。

对 照 品　1.秦皮甲素；2.秦皮乙素；3.木通苯乙醇苷 B（中国食品药品检定研究院，1.批号：110740-201806，纯度：92.4%；2.批号：110741-201708，纯度：99.9%；3.批号：111910-201604，纯度：98.2%）。

4️⃣ **特征图谱**

4.1　溶液的制备

参照物溶液的制备　取秦皮对照药材 0.2g，置具塞锥形瓶中，加入水 25ml，加热回流 30 分钟，放冷，摇匀，滤过，取续滤液，作为对照药材参照物溶液。另取秦皮甲素对照品、秦皮乙素对照品、木通苯乙醇苷 B 对照品适量，精密称定，分别加甲醇制成每 1ml 含 20μg 的溶液，作为对照品参照物溶液。

供试品溶液的制备　取本品适量，研细，取约 0.1g（相当于饮片 0.9g），精密称定，置具塞锥形瓶中，精密加入 70% 乙醇 25ml，密塞，称定重量，超声处理（功率 250W，频率 40kHz）30 分钟，放冷，再称定重量，用 70% 乙醇补足减失的重量，摇匀，滤过，取续滤液，即得。

4.2 色谱条件

方法	UPLC（质量标准方法）				HPLC（方法转换方法）			
仪器	ACQUITY UPLC H-Class				ACQUITY Arc			
仪器配置	QSM，FTN，PDA，柱温箱				QSM-R，FTN-R，PDA，柱温箱			
色谱柱	ACQUITY UPLC BEH C18 2.1mm×100mm，1.7μm				XBridge BEH C18 3.0mm×150mm，2.5μm			
流动相	A：乙腈 B：0.1% 磷酸溶液				A：乙腈 B：0.1% 磷酸溶液			
梯度	时间（分钟）	流动相 A（%）	流动相 B（%）	曲线	时间（分钟）	流动相 A（%）	流动相 B（%）	曲线
	0.0	5	95	初始	0.0	5	95	初始
	4.0	15	85	6	5.2	15	85	6
	5.5	15	85	6	7.2	15	85	6
	7.0	20	80	6	9.2	20	80	6
	10.0	25	75	6	13.1	25	75	6
	14.0	50	50	6	18.4	50	50	6
	16.0	100	0	6	18.5	100	0	6
	17.5	100	0	6	21.0	100	0	6
	23.0	5	95	1	27.0	5	95	1
流速	0.3ml/min				0.7ml/min			
检测波长	220nm				220nm			
柱温	35℃				35℃			
进样量	0.5μl				对照药材 4μl；供试品 2μl			

4.3 结果与分析

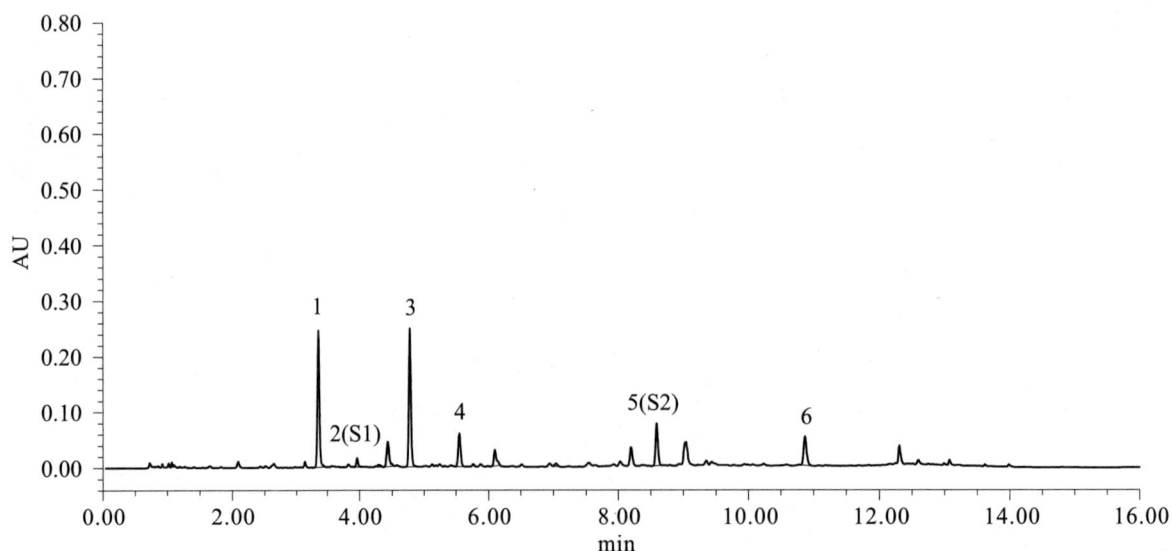

图 54-1　特征图谱对照药材 UPLC 色谱图

表 54-1　特征图谱对照药材 UPLC 特征峰参数列表

组分编号	组分名称	保留时间（min）	理论板数	拖尾因子	相对保留时间	相对保留时间标准规定值限度：±10%
1	秦皮甲素	3.352	54031	1.23	—	—
2(S1)	秦皮乙素	4.434	65080	1.49	—	—
3	秦皮苷	4.771	104306	1.22	1.08	1.06（0.95～1.17）
4	—	5.550	101831	1.16	1.25	1.24（1.12～1.36）
5(S2)	木通苯乙醇苷 B	8.586	257335	1.18	—	—
6	橄榄苦苷	10.865	271752	1.33	1.27	1.26（1.13～1.39）

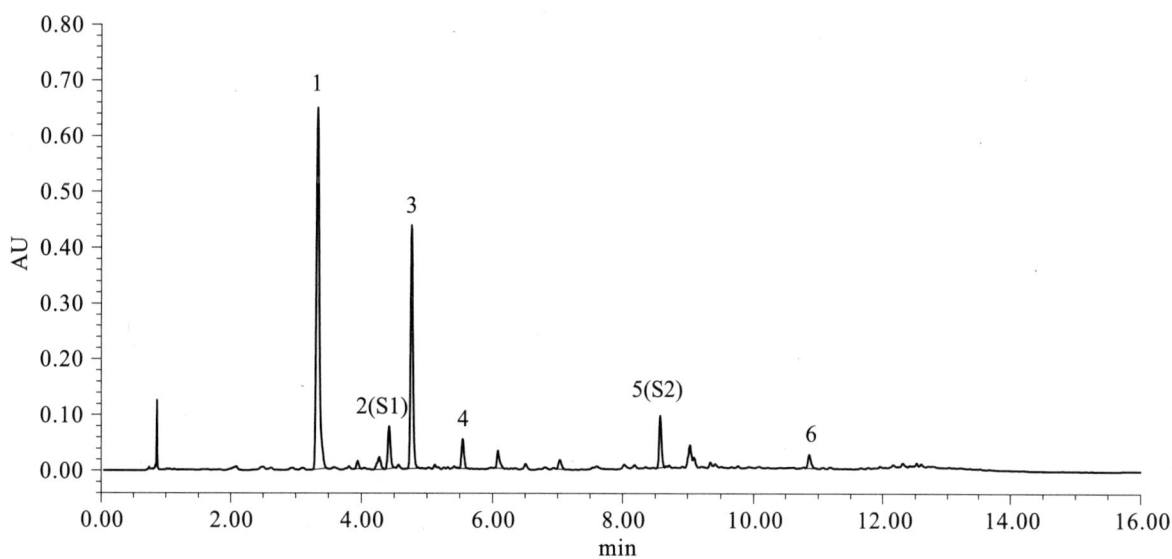

图 54-2　特征图谱供试品 UPLC 色谱图

表 54-2　特征图谱供试品 UPLC 特征峰参数列表

组分编号	组分名称	保留时间（min）	理论板数	拖尾因子	相对保留时间	相对保留时间标准规定值限度：±10%	相对峰面积	相对峰面积标准规定范围
1	秦皮甲素	3.333	27837	1.39	—	—	—	—
2(S1)	秦皮乙素	4.424	56380	1.08	—	—	—	—
3	秦皮苷	4.764	84242	1.22	1.08	1.06（0.95～1.17）	—	—
4	—	5.542	96308	1.18	1.25	1.24（1.12～1.36）	0.069	≥ 0.025
5(S2)	木通苯乙醇苷 B	8.575	255208	1.17	—	—	0.12	≤ 0.14
6	橄榄苦苷	10.860	265676	1.65	1.27	1.26（1.13～1.39）	0.04	≤ 0.04

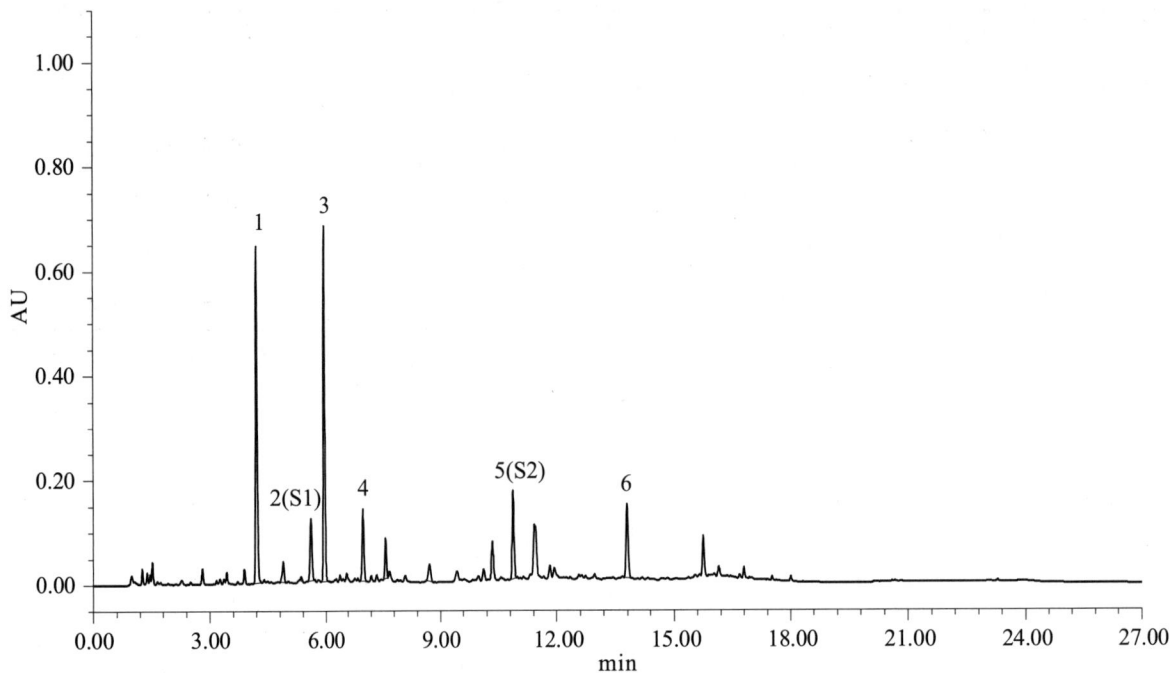

图 54-3　特征图谱对照药材 HPLC 色谱图

表 54-3　特征图谱对照药材 HPLC 特征峰参数列表

组分编号	组分名称	保留时间（min）	理论板数	拖尾因子	相对保留时间	相对保留时间标准规定值限度：±10%
1	秦皮甲素	4.206	49512	1.11	—	—
2(S1)	秦皮乙素	5.599	62232	1.03	—	—
3	秦皮苷	5.952	95781	1.11	1.06	1.06（0.95～1.17）
4	—	6.990	101816	1.05	1.25	1.24（1.12～1.36）
5(S2)	木通苯乙醇苷 B	10.868	238760	1.05	—	—
6	橄榄苦苷	13.787	288376	1.10	1.27	1.26（1.13～1.39）

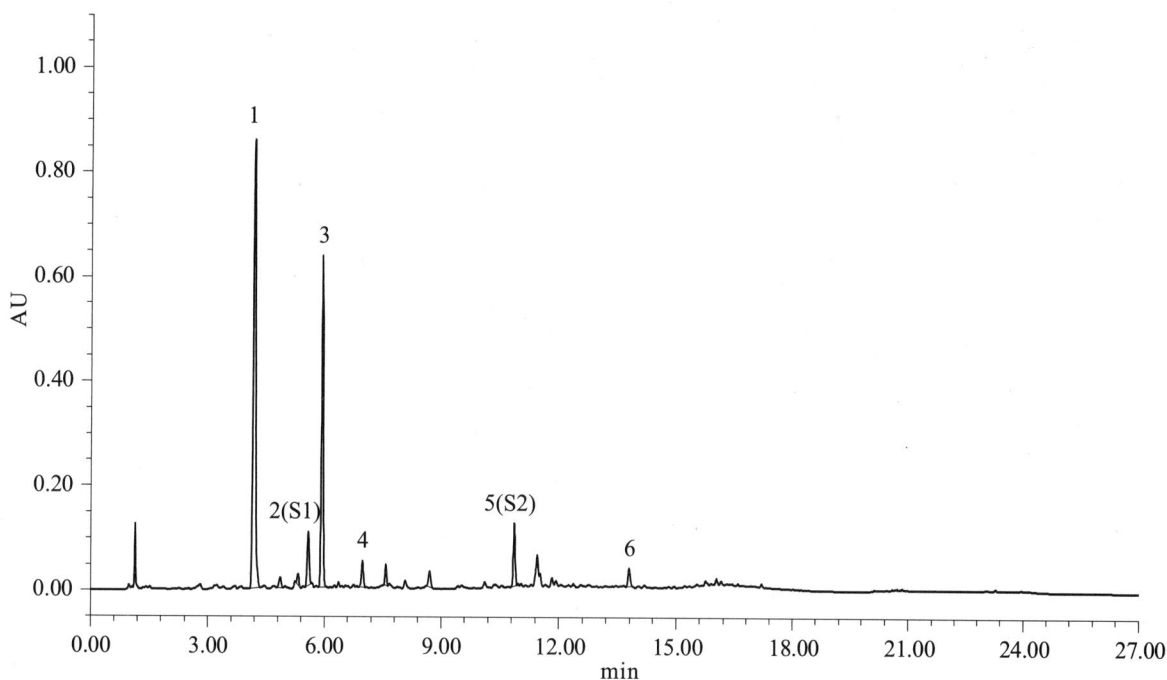

图 54-4 特征图谱供试品 HPLC 色谱图

表 54-4 特征图谱供试品 HPLC 特征峰参数列表

组分编号	组分名称	保留时间（min）	理论板数	拖尾因子	相对保留时间	相对保留时间标准规定值限度：±10%	相对峰面积	相对峰面积标准规定范围
1	秦皮甲素	4.183	21316	1.14	—	—	—	—
2（S1）	秦皮乙素	5.583	55534	1.00	—	—	—	—
3	秦皮苷	5.935	71860	1.07	1.06	1.06（0.95～1.17）	—	—
4	—	6.978	88514	0.96	1.25	1.25（1.12～1.36）	0.069	≥ 0.025
5（S2）	木通苯乙醇苷 B	10.864	239804	1.03	—	—	0.12	≤ 0.14
6	橄榄苦苷	13.786	273451	1.13	1.27	1.26（1.13～1.39）	0.04	≤ 0.04

5 含量测定

5.1 溶液的制备

对照品溶液的制备 取秦皮甲素对照品、秦皮乙素对照品适量，精密称定，加甲醇制成每 1ml 含秦皮甲素 0.2mg、秦皮乙素 15μg 的混合溶液，摇匀，即得。

供试品溶液的制备 取本品适量，研细，取约 0.1g（相当于饮片 0.9g），精密称定，置具塞锥形瓶中，精密加入甲醇 50ml，密塞，称定重量，超声处理（功率 250W，频率 40kHz）30 分钟，放冷，再称定重量，用甲醇补足减失的重量，摇匀，滤过，取续滤液，即得。

5.2 色谱条件

方法	UPLC（质量标准方法）	HPLC（方法转换方法）
仪器	ACQUITY UPLC H-Class	ACQUITY Arc
仪器配置	QSM，FTN，PDA，柱温箱	QSM-R，FTN-R，PDA，柱温箱
色谱柱	ACQUITY UPLC BEH C18 2.1mm×100mm，1.7μm	XBridge BEH C18 3.0mm×150mm，2.5μm
流动相	A：乙腈 B：0.1% 磷酸溶液	A：乙腈 B：0.1% 磷酸溶液

等度	时间（分钟）	流动相 A（%）	流动相 B（%）	曲线		时间（分钟）	流动相 A（%）	流动相 B（%）	曲线
	0	8	92	初始		0	8	92	初始
	16	8	92	6		20	8	92	6

流速	0.3ml/min	0.6ml/min
检测波长	334nm	334nm
柱温	35℃	35℃
进样量	0.5μl	2μl

5.3 结果与分析

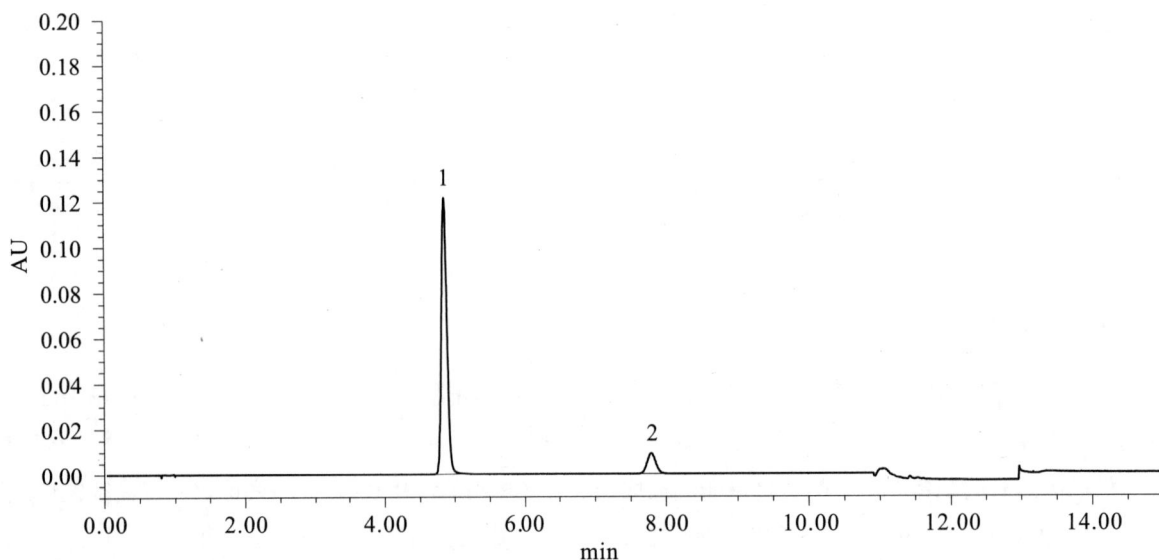

图 54-5 含量测定对照品 UPLC 色谱图
1. 秦皮甲素；2. 秦皮乙素

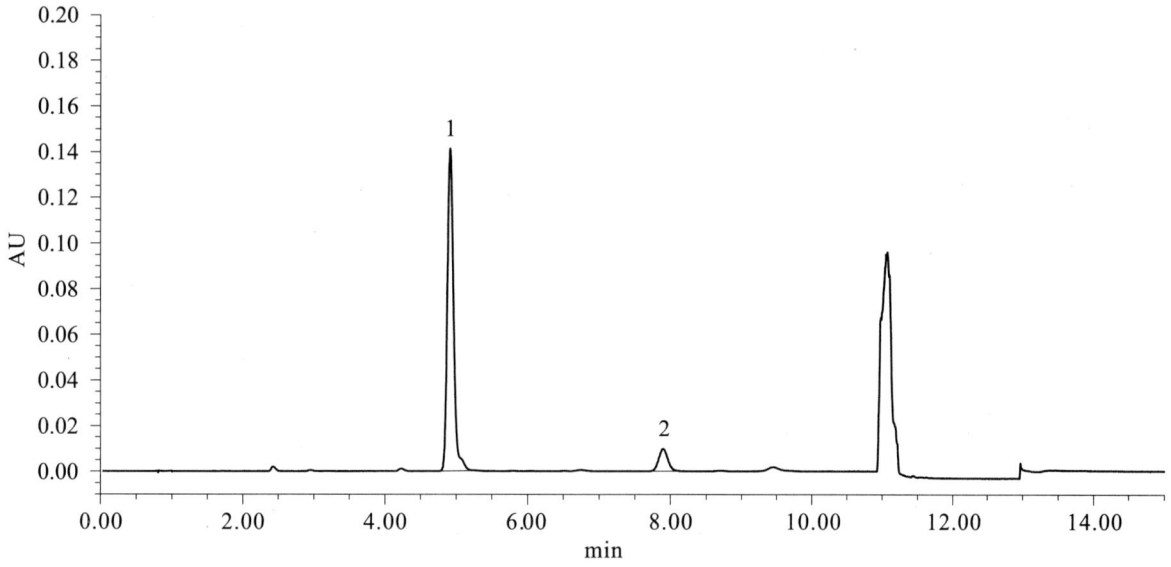

图 54-6　含量测定供试品 UPLC 色谱图
1. 秦皮甲素；2. 秦皮乙素

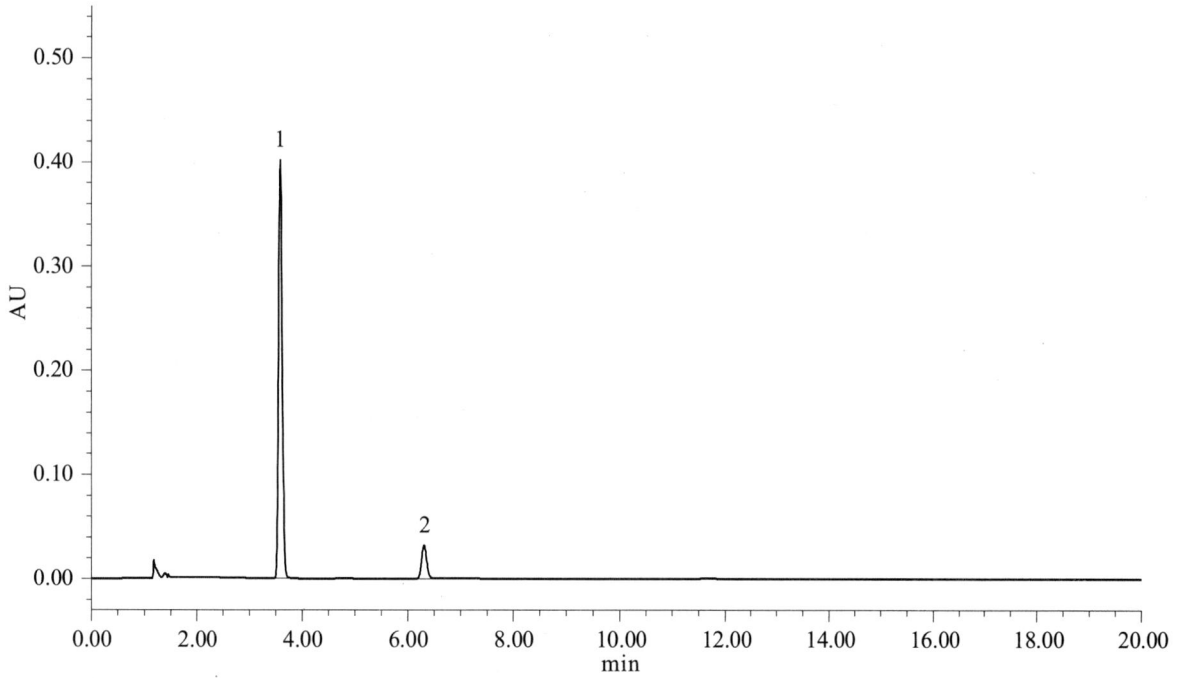

图 54-7　含量测定对照品 HPLC 色谱图
1. 秦皮甲素；2. 秦皮乙素

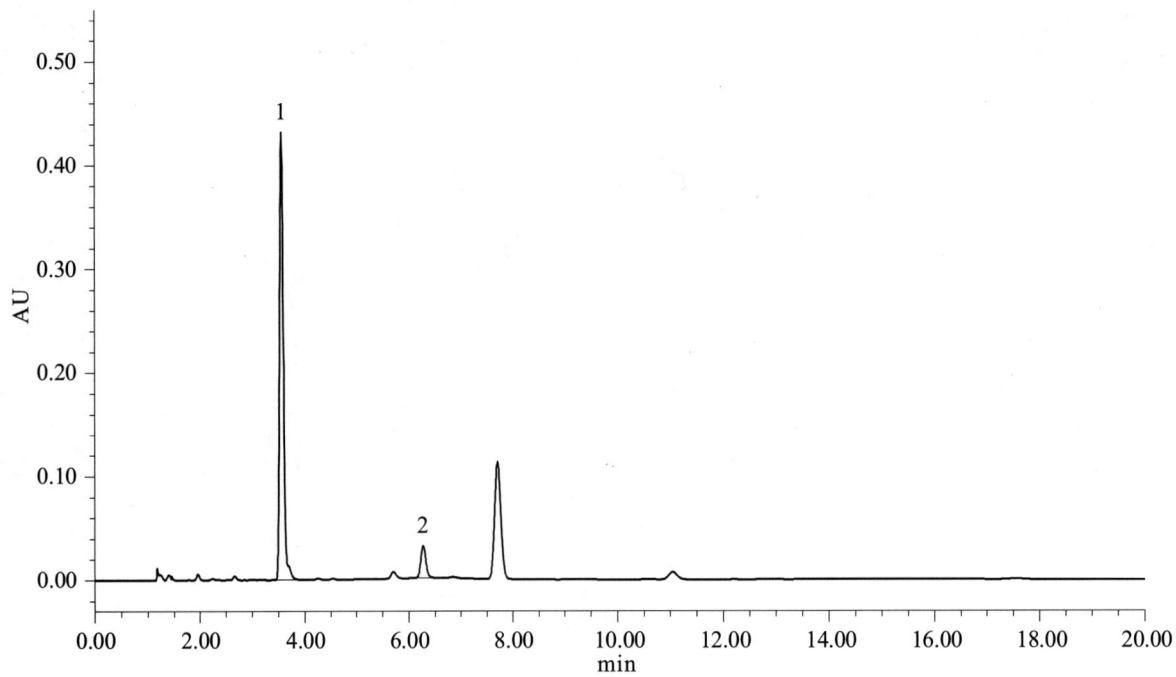

图 54-8　含量测定供试品 HPLC 色谱图
1. 秦皮甲素；2. 秦皮乙素

55 肉桂配方颗粒

Rougui Peifangkeli

1 **样品来源** 北京康仁堂药业有限公司。

2 **样品性状** 本品为红色至红棕色的颗粒；气香浓烈，味甜、辣。

3 **对照药材和对照品来源**

对照药材 肉桂（中国食品药品检定研究院，批号：121363-201703）。

对 照 品 桂皮醛（中国食品药品检定研究院，批号：110710-201821，纯度：99.6%）。

4 **特征图谱**

4.1 溶液的制备

参照物溶液的制备 取肉桂对照药材 0.1g，置具塞锥形瓶中，加 50% 甲醇 50ml，密塞，超声处理（功率 250W，频率 40kHz）30 分钟，取出，放冷，摇匀，滤过，取续滤液，作为对照药材参照物溶液。取桂皮醛对照品适量，精密称定，加 50% 甲醇制成每 1ml 含 35μg 的溶液，作为对照品参照物溶液。

供试品溶液的制备 取本品适量，研细，取约 0.1g（相当于饮片 0.55g），精密称定，置具塞锥形瓶中，精密加入 50% 甲醇 50ml，密塞，称定重量，超声处理（功率 250W，频率 40kHz）30 分钟，放冷，再称定重量，用 50% 甲醇补足减失的重量，摇匀，滤过，取续滤液，即得。

4.2 色谱条件

方法	UPLC（质量标准方法）
仪器	ACQUITY UPLC H-Class
仪器配置	QSM，FTN，PDA，柱温箱
色谱柱	CORTECS UPLC C18 2.1mm×100mm，1.6μm
流动相	A：乙腈 B：0.1% 磷酸溶液

时间 （分钟）	流动相 A（%）	流动相 B（%）	曲线
0	10	90	初始
2	15	85	6
4	20	80	6
8	40	60	6
10	70	30	6
11	10	90	6
15	10	90	6

（上表为"梯度"行内容）

流速	0.4ml/min
检测波长	265nm
柱温	30℃
进样量	5μl

4.3 结果与分析

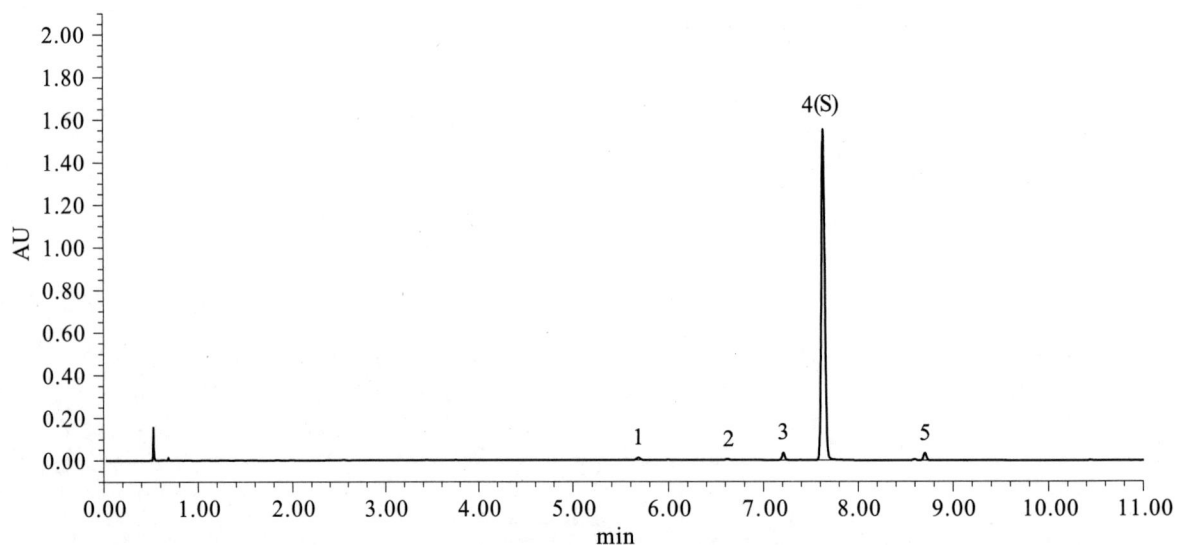

图 55-1　特征图谱对照药材 UPLC 色谱图

表 55-1　特征图谱对照药材 UPLC 特征峰参数列表

组分编号	组分名称	保留时间（min）	理论板数	拖尾因子	相对保留时间	相对保留时间标准规定值 限度：±10%（峰1）、±5%（峰2、峰3、峰5）
1	香豆素	5.682	78087	1.26	0.74	0.70（0.63～0.77）
2	肉桂醇	6.621	166678	0.93	0.87	0.86（0.82～0.90）
3	肉桂酸	7.210	290995	1.02	0.94	0.95（0.90～1.00）
4（S）	桂皮醛	7.634	198898	1.03	—	—
5	—	8.706	348380	1.02	1.14	1.15（1.09～1.21）

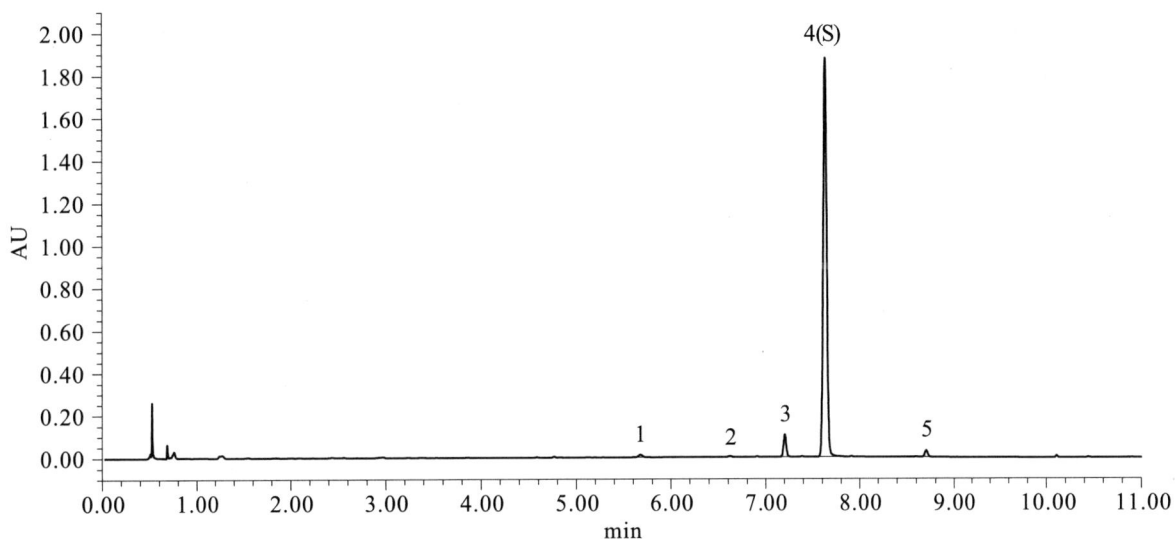

图 55-2　特征图谱供试品 UPLC 色谱图

表 55-2　特征图谱供试品 UPLC 特征峰参数列表

组分编号	组分名称	保留时间（min）	理论板数	拖尾因子	相对保留时间	相对保留时间标准规定值 限度：±10%（峰1）、±5%（峰2、峰3、峰5）
1	香豆素	5.677	86668	0.99	0.74	0.70（0.63～0.77）
2	肉桂醇	6.616	172372	1.03	0.87	0.86（0.82～0.90）
3	肉桂酸	7.205	292437	1.02	0.94	0.95（0.90～1.00）
4（S）	桂皮醛	7.629	196201	1.04	—	—
5	—	8.703	348829	1.03	1.14	1.15（1.09～1.21）

5 含量测定

5.1 溶液的制备　同特征图谱。

5.2 色谱条件　同特征图谱。

5.3 结果与分析

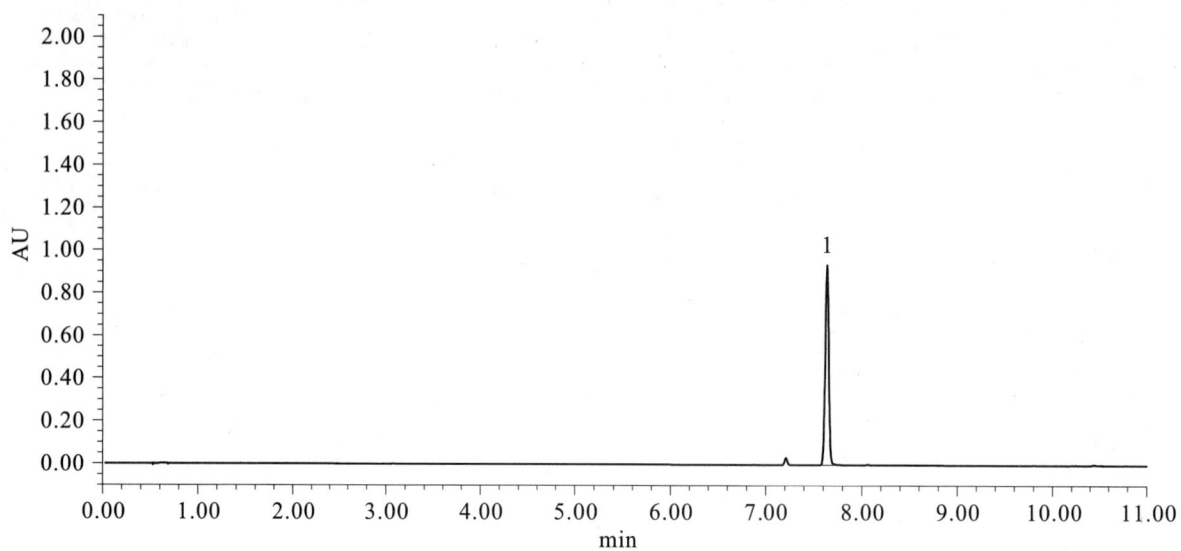

图 55-3　含量测定对照品 UPLC 色谱图
1. 桂皮醛

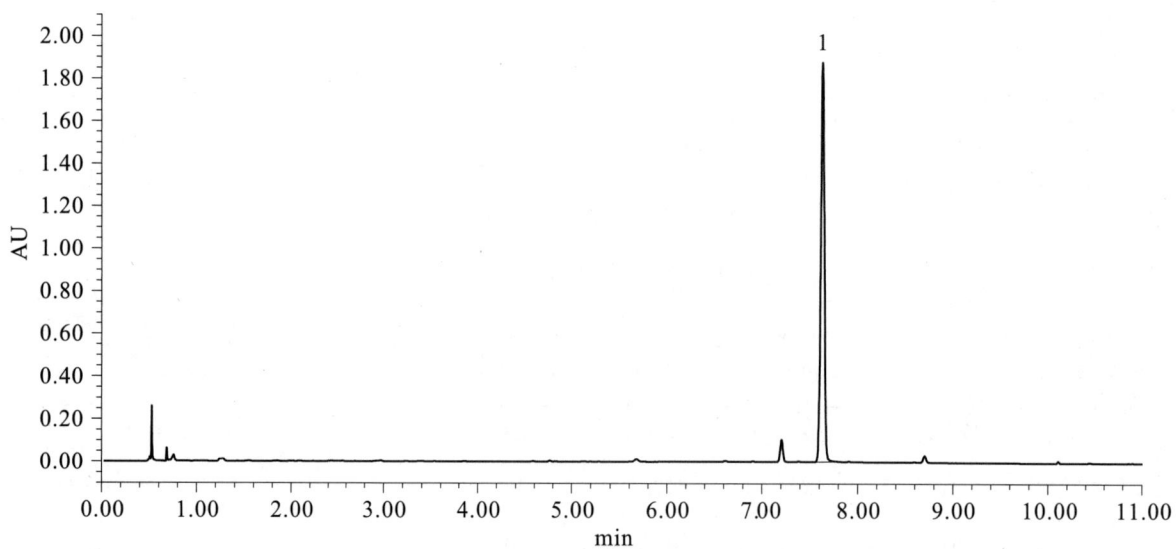

图 55-4　含量测定供试品 UPLC 色谱图
1. 桂皮醛

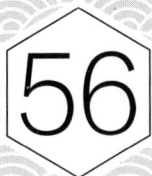

56 桑枝配方颗粒
Sangzhi Peifangkeli

① 样品来源 四川新绿色药业科技发展有限公司。

② 样品性状 本品为淡黄色至黄棕色的颗粒；气微，味苦。

③ 对照药材和对照品来源

    对照药材 桑枝（中国食品药品检定研究院，批号：121427-200602）。

    对 照 品 桑皮苷 A（乐美天医药 / 德斯特生物，批号：DST191008-068，纯度 ≥ 98%）。

④ 特征图谱

4.1 溶液的制备

    参照物溶液的制备 取桑枝对照药材约 0.5g，置具塞锥形瓶中，加 50% 甲醇 25ml，密塞，超声处理（功率 600W，频率 40kHz）15 分钟，放冷，摇匀，滤过，取续滤液，作为对照药材参照物溶液。另取桑皮苷 A 对照品适量，精密称定，加 50% 甲醇制成每 1ml 含 40μg 的溶液，作为对照品参照物溶液。

    供试品溶液的制备 取本品适量，研细，取约 0.2g（相当于饮片 2.0g），同对照药材参照物溶液制备方法制成供试品溶液。

4.2 色谱条件

方法	HPLC（质量标准方法）	UPLC（方法转换方法）
仪器	Alliance HPLC e2695	ACQUITY UPLC H-Class
仪器配置	PDA，柱温箱	QSM，FTN，PDA，柱温箱
色谱柱	TC C18（2） 4.6mm×250mm，5μm	ACQUITY UPLC HSS T3 2.1mm×100mm，1.8μm
流动相	A：乙腈 B：0.1% 甲酸溶液	A：乙腈 B：0.1% 甲酸溶液

流动相梯度：

时间（分钟）	流动相 A（%）	流动相 B（%）	曲线
0	9	91	初始
5	9	91	6
15	13	87	6
45	22	78	6
50	34	66	6
65	65	35	6
75	9	91	1

时间（分钟）	流动相 A（%）	流动相 B（%）	曲线
After injection volume 200μl			
0	9	91	初始
0.05	9	91	6
2.43	13	87	6
9.58	22	78	6
10.77	34	66	6
14.34	65	35	6
18.00	9	91	1

方法	HPLC（质量标准方法）	UPLC（方法转换方法）
流速	1.0ml/min	0.35ml/min
检测波长	320nm	320nm
柱温	30℃	30℃
进样量	10μl	1μl

4.3 结果与分析

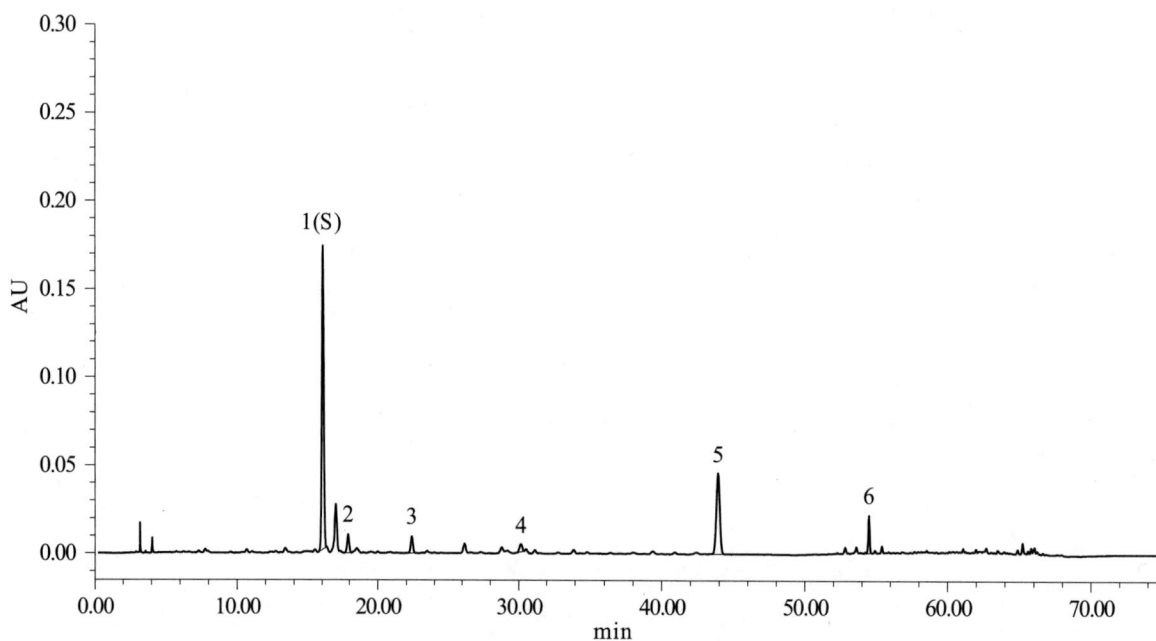

图 56-1　特征图谱对照药材 HPLC 色谱图

表 56-1　特征图谱对照药材 HPLC 特征峰参数列表

组分编号	组分名称	保留时间（min）	理论板数	拖尾因子	相对保留时间	相对保留时间标准规定值限度：±10%
1（S）	桑皮苷 A	16.056	60668	0.98	—	—
2	—	17.902	66067	0.98	1.115	1.103（0.993～1.213）
3	—	22.377	94935	0.96	1.394	1.367（1.230～1.504）
4	—	30.158	97948	0.90	1.878	1.837（1.653～2.021）
5	—	43.924	152140	1.01	2.736	2.672（2.405～2.939）
6	—	54.486	1389828	1.04	3.394	3.282（2.954～3.610）

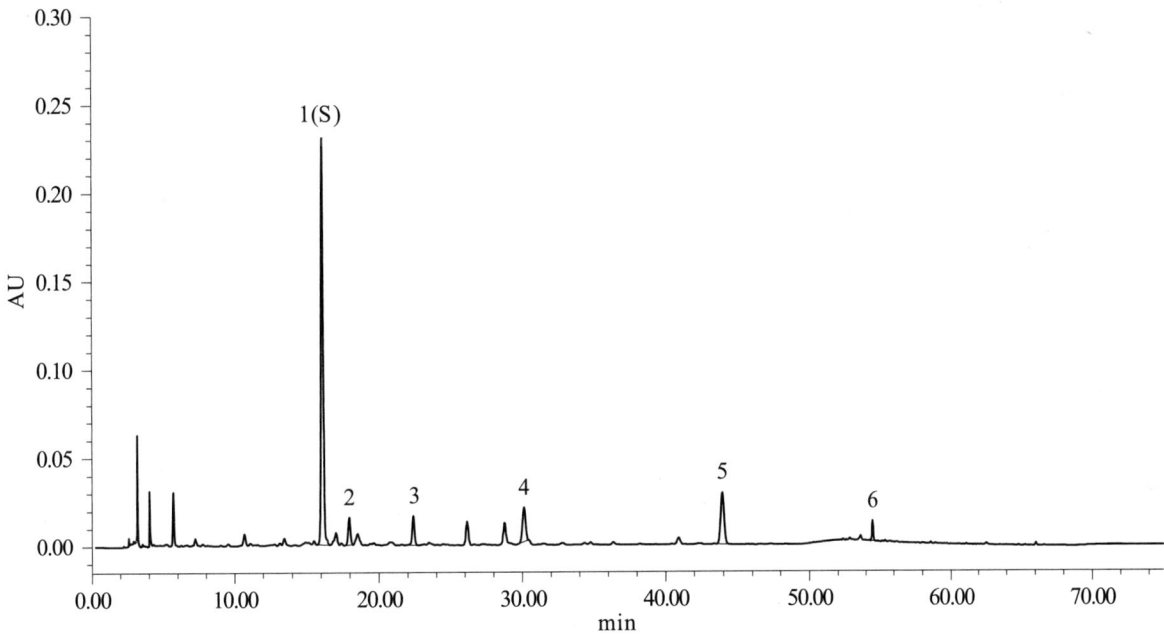

图 56-2　特征图谱谱供试品 HPLC 色谱图

表 56-2　特征图谱供试品 HPLC 特征峰参数列表

组分编号	组分名称	保留时间（min）	理论板数	拖尾因子	相对保留时间	相对保留时间标准规定值限度：±10%
1（S）	桑皮苷 A	16.120	58552	1.01	—	—
2	—	17.960	60079	0.97	1.114	1.103（0.993～1.213）
3	—	22.398	95872	0.95	1.389	1.367（1.230～1.504）
4	—	30.141	83041	0.91	1.870	1.837（1.653～2.021）
5	—	43.941	153889	1.02	2.726	2.672（2.405～2.939）
6	—	54.495	1432643	1.06	3.380	3.282（2.954～3.610）

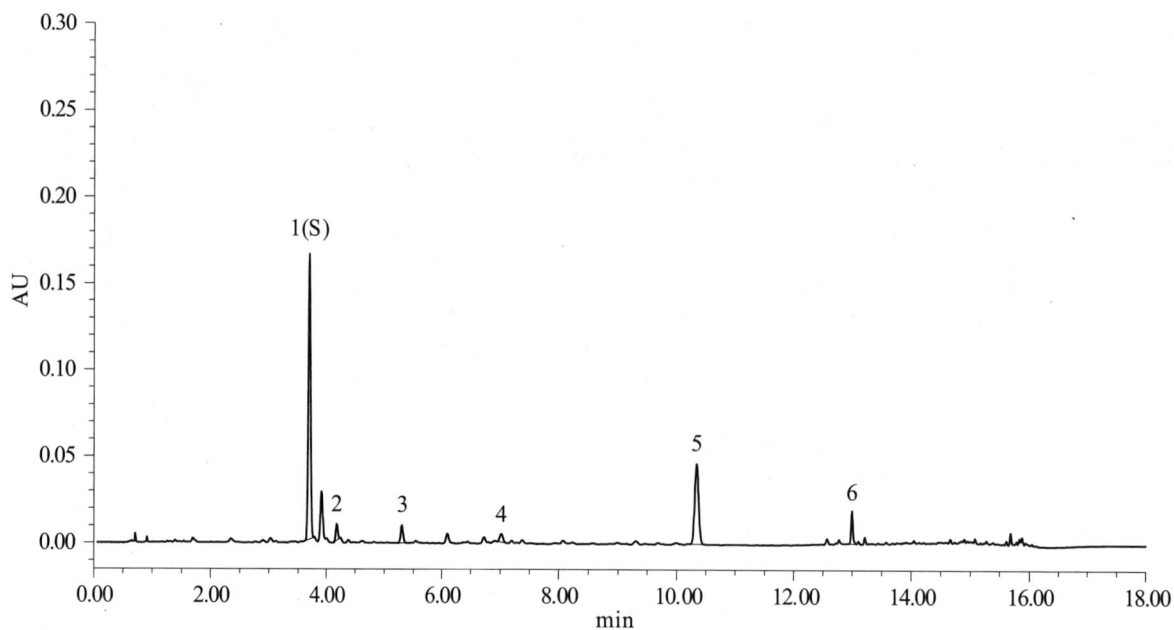

图 56-3 特征图谱对照药材 UPLC 色谱图

表 56-3 特征图谱对照药材 UPLC 特征峰参数列表

组分编号	组分名称	保留时间（min）	理论板数	拖尾因子	相对保留时间	相对保留时间标准规定值限度：±10%
1（S）	桑皮苷 A	3.694	37185	1.08	—	—
2	—	4.184	58898	0.97	1.133	1.103（0.993～1.213）
3	—	5.298	76054	1.15	1.434	1.367（1.230～1.504）
4	—	7.017	68920	1.13	1.900	1.837（1.653～2.021）
5	—	10.339	109960	1.08	2.799	2.672（2.405～2.939）
6	—	12.996	890331	1.30	3.518	3.282（2.954～3.610）

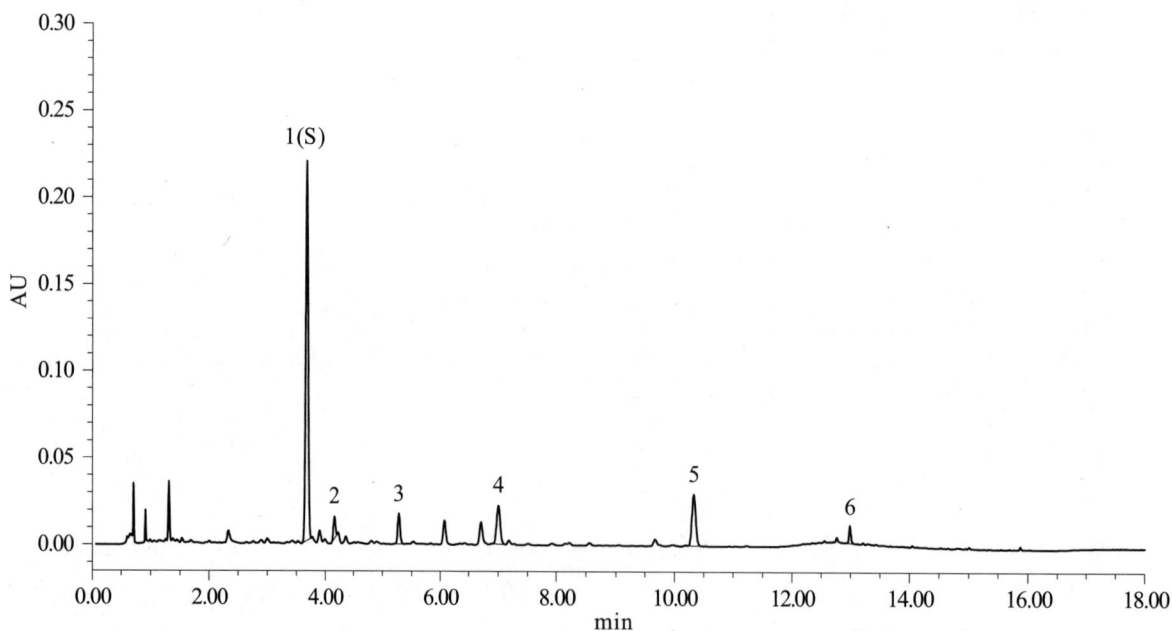

图 56-4 特征图谱供试品 UPLC 色谱图

表 56-4 特征图谱谱供试品 UPLC 特征峰参数列表

组分编号	组分名称	保留时间（min）	理论板数	拖尾因子	相对保留时间	相对保留时间标准规定值限度：±10%
1（S）	桑皮苷 A	3.670	35701	1.08	—	--
2	—	4.163	57589	0.96	1.134	1.103（0.993～1.213）
3	—	5.282	77806	1.07	1.439	1.367（1.230～1.504）
4	—	7.004	58539	1.07	1.908	1.837（1.653～2.021）
5	—	10.326	114234	1.08	2.814	2.672（2.405～2.939）
6	—	12.990	836523	1.38	3.540	3.282（2.954～3.610）

5 含量测定

5.1 溶液的制备

对照品溶液的制备 同特征图谱桑皮苷 A 对照品参照物溶液。

供试品溶液的制备 取本品适量，研细，取约 0.2g（相当于饮片 2g），精密称定，置具塞锥形瓶中，精密加入 50% 甲醇 50ml，称定重量，密塞，超声处理（功率 600W，频率 40kHz）15 分钟，放冷再称定重量，用 50% 甲醇补足减失的重量，摇匀，滤过，取续滤液，即得。

5.2 色谱条件

方法	HPLC（质量标准方法）	UPLC（方法转换方法）
仪器	ACQUITY Arc	ACQUITY UPLC H-Class
仪器配置	QSM-R，FTN-R，PDA，柱温箱	QSM，FTN，PDA，柱温箱
色谱柱	Xselect HSS T3 4.6mm×250mm，5μm	ACQUITY UPLC HSS T3 2.1mm×100mm，1.8μm
流动相	A：乙腈 B：0.1% 磷酸溶液	A：乙腈 B：0.1% 磷酸溶液
等度	时间（分钟） / 流动相 A（%） / 流动相 B（%） / 曲线 0 / 11 / 89 / 初始 30 / 11 / 89 / 6	时间（分钟） / 流动相 A（%） / 流动相 B（%） / 曲线 0 / 11 / 89 / 初始 12 / 11 / 89 / 6
流速	1.0ml/min	0.35ml/min
检测波长	324nm	324nm
柱温	30℃	30℃
进样量	10μl	1μl

5.3 结果与分析

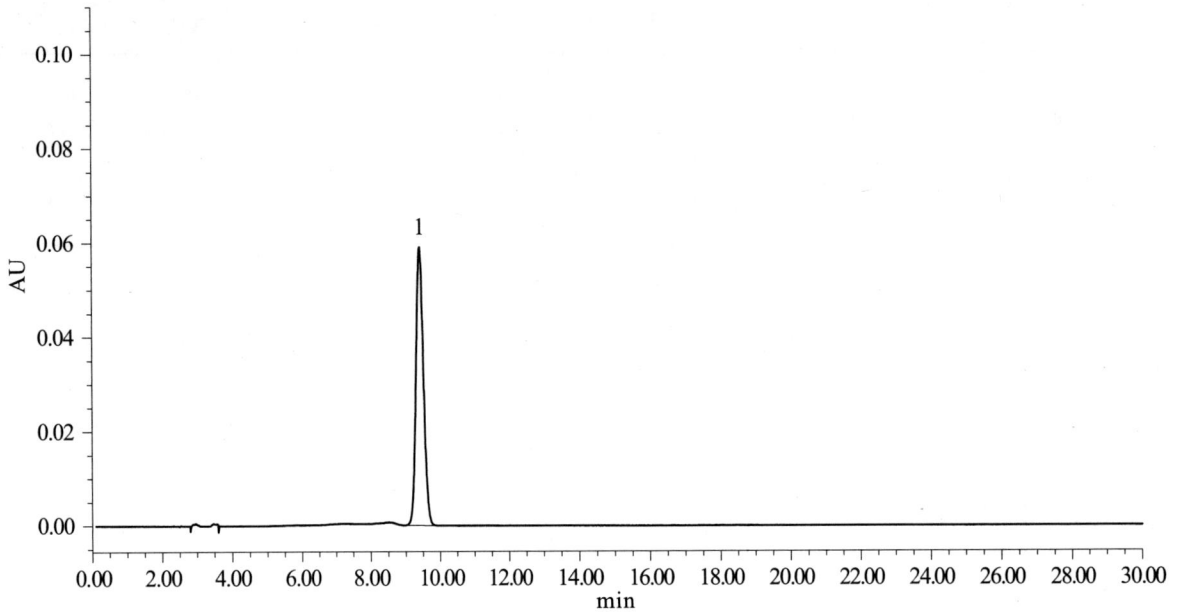

图 56-5 含量测定对照品 HPLC 色谱图
1. 桑皮苷 A

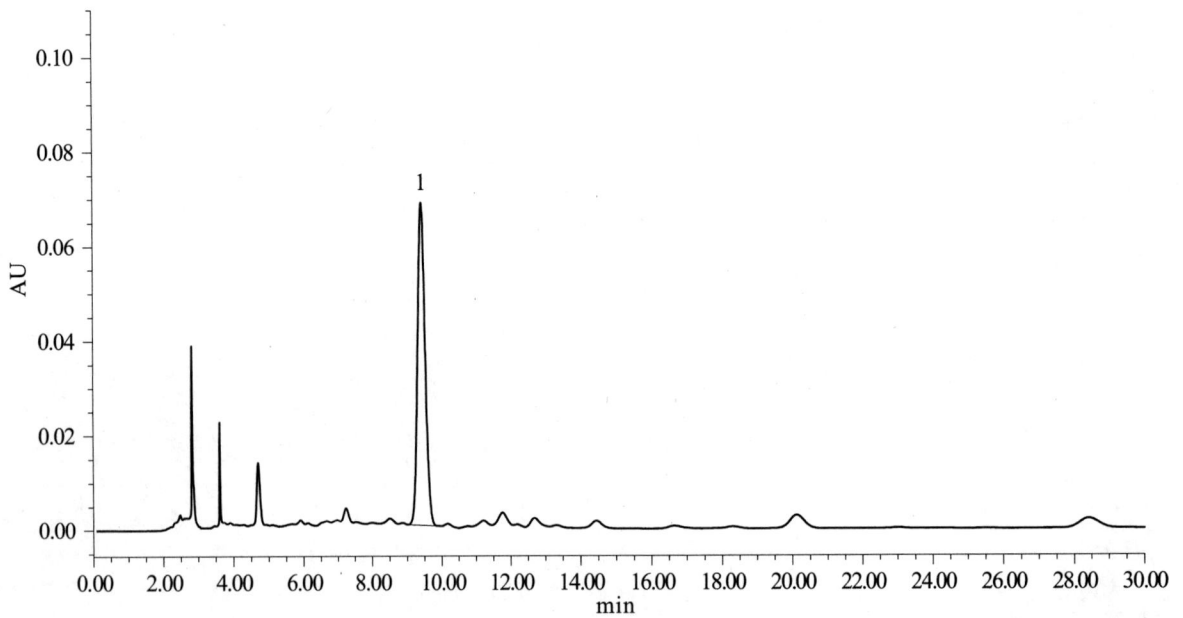

图 56-6 含量测定供试品 HPLC 色谱图
1. 桑皮苷 A

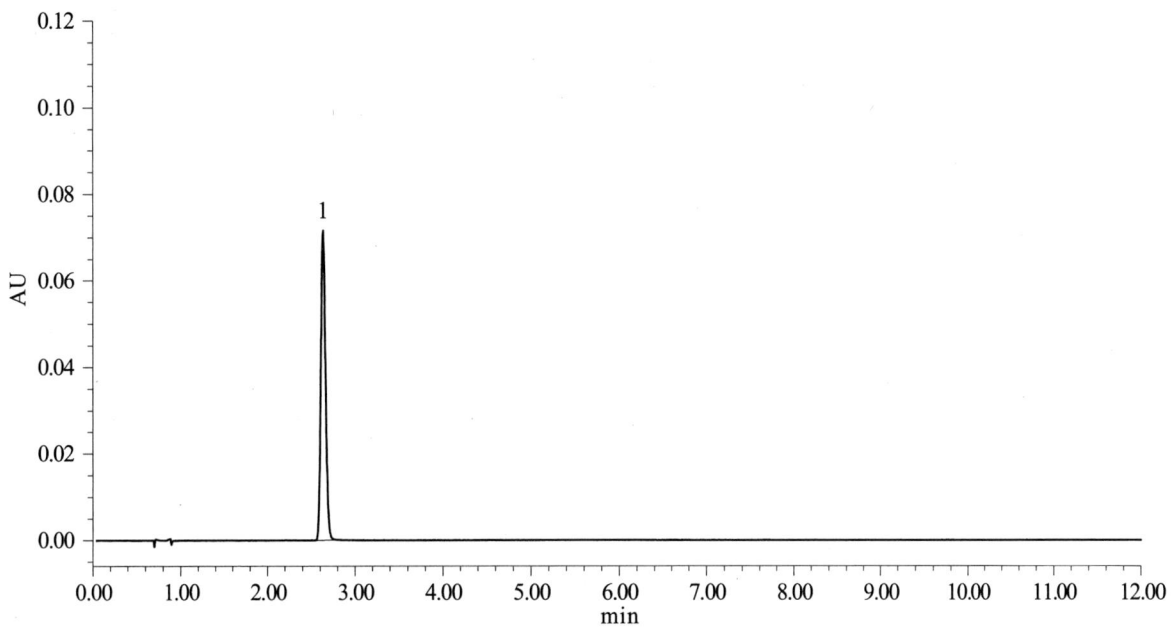

图 56-7　含量测定对照品 UPLC 色谱图
1. 桑皮苷 A

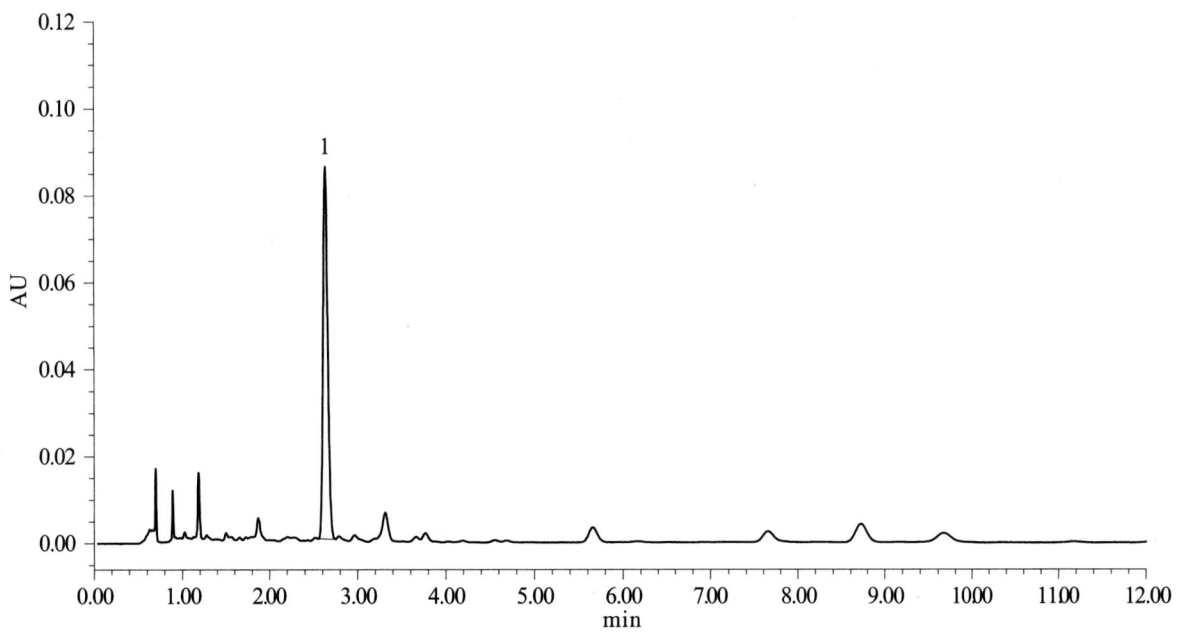

图 56-8　含量测定供试品 UPLC 色谱图
1. 桑皮苷 A

57 升麻（大三叶升麻）配方颗粒
Shengma（Dasanyeshengma）Peifangkeli

1 样品来源 广东一方制药有限公司。

2 样品性状 本品为黄棕色至棕色的颗粒；气微，味微苦。

3 对照药材和对照品来源

对照药材 升麻（兴安升麻）（中国食品药品检定研究院，批号：121182-201102）。

对 照 品 1. 咖啡酸；2. 异阿魏酸；3. 阿魏酸（中国食品药品检定研究院，1. 批号：110885-201703，纯度：99.7%；2. 批号：111698-201103，纯度：99.2%；3. 批号：110773-201614，纯度：99.0%）。

4 特征图谱

4.1 溶液的制备

参照物溶液的制备 取升麻（兴安升麻）对照药材0.5g，置具塞锥形瓶中，加稀乙醇25ml，密塞，超声处理（功率250W，频率40kHz）30分钟，放冷，摇匀，滤过，取续滤液，作为对照药材参照物溶液。另取咖啡酸对照品、异阿魏酸对照品、阿魏酸对照品适量，精密称定，加稀乙醇制成每1ml各含0.1mg的混合溶液，作为对照品参照物溶液。

供试品溶液的制备 取本品适量，研细，取约0.1g（相当于饮片0.5g），置具塞锥形瓶中，加入稀乙醇25ml，超声处理（功率250W，频率40kHz）30分钟，放冷，摇匀，滤过，取续滤液，即得。

4.2 色谱条件

方法	**UPLC（质量标准方法）**			
仪器	ACQUITY UPLC H-Class			
仪器配置	QSM，FTN，PDA，柱温箱			
色谱柱	ZORBAX SB-C18 2.1mm×100mm，1.8μm			
流动相	A：乙腈 B：0.05% 磷酸溶液			
梯度	时间 （分钟）	流动相 A（%）	流动相 B（%）	曲线
	0	12	88	初始
	1	12	88	6
	3	18	82	6
	6	18	82	6
	13	35	65	6
	15	90	10	6
	19	90	10	6
	27	12	88	1
流速	0.3ml/min			
检测波长	320nm			
柱温	35℃			
进样量	1μl			

4.3 结果与分析

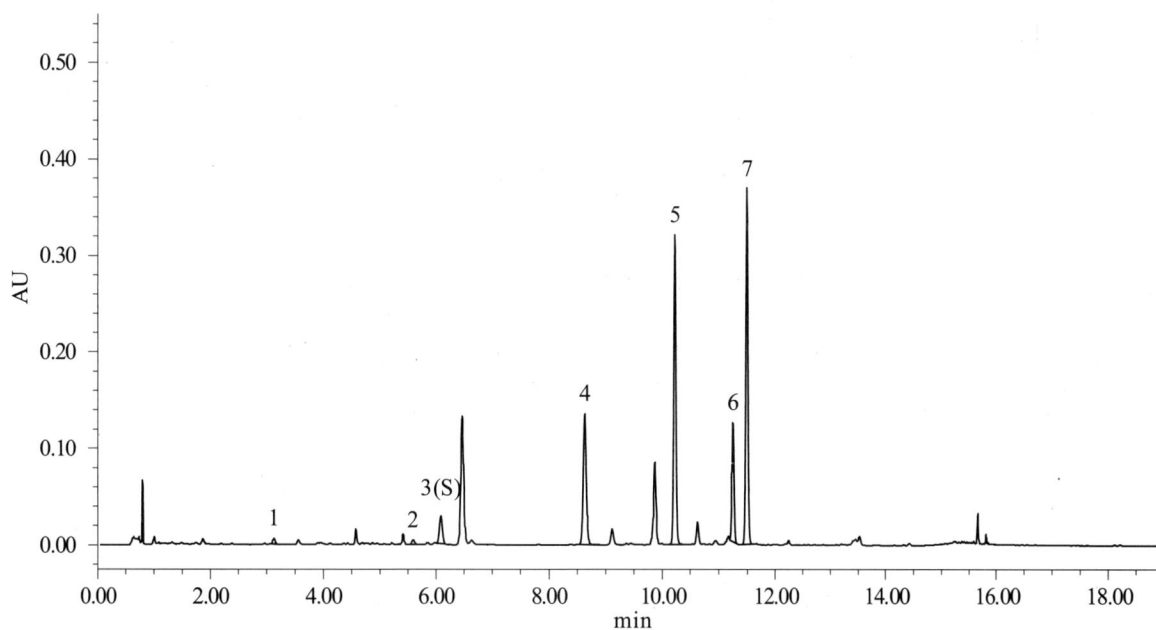

图 57-1　特征图谱对照药材 UPLC 色谱图

表 57-1　特征图谱对照药材 UPLC 特征峰参数列表

组分编号	组分名称	保留时间（min）	理论板数	拖尾因子	相对保留时间	相对保留时间标准规定值限度：±10%
1	咖啡酸	3.126	25371	1.06	—	—
2	阿魏酸	5.588	56787	1.08	—	—
3（S）	异阿魏酸	6.083	59532	1.05	—	—
4	—	8.638	125397	1.07	1.42	1.44（1.30～1.58）
5	—	10.226	326708	1.05	1.68	1.68（1.51～1.85）
6	—	11.247	451746	1.06	1.85	1.84（1.66～2.02）
7	—	11.489	463325	1.04	1.89	1.88（1.69～2.07）

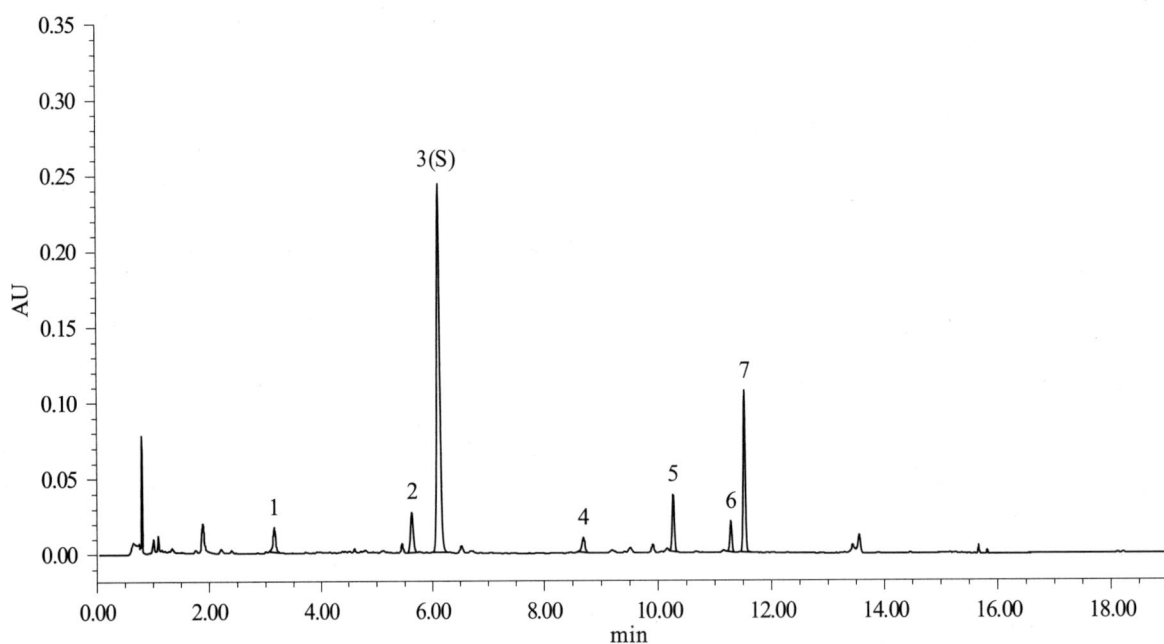

图 57-2　特征图谱供试品 UPLC 色谱图

表 57-2　特征图谱供试品 UPLC 特征峰参数列表

组分编号	组分名称	保留时间（min）	理论板数	拖尾因子	相对保留时间	相对保留时间标准规定值限度：±10%
1	咖啡酸	3.151	23287	0.97	—	—
2	阿魏酸	5.616	59770	1.06	—	—
3（S）	异阿魏酸	6.115	55592	1.07	—	—
4	—	8.693	132835	0.97	1.42	1.44（1.30～1.58）
5	—	10.267	343029	1.03	1.68	1.68（1.51～1.85）

组分编号	组分名称	保留时间（min）	理论板数	拖尾因子	相对保留时间	相对保留时间标准规定值限度：±10%
6	—	11.281	442823	0.99	1.84	1.84（1.66～2.02）
7	—	11.523	474401	1.02	1.88	1.88（1.69～2.07）

5 含量测定

5.1 溶液的制备

对照品溶液的制备 取异阿魏酸对照品适量，精密称定，置棕色量瓶中，加稀乙醇制成每 1ml 含 25μg 的溶液，即得。

供试品溶液的制备 取本品适量，研细，取约 0.1g（相当于饮片 0.5g），精密称定，置具塞锥形瓶中，精密加入 10% 乙醇溶液 50ml，称定重量，加热回流 2.5 小时，放冷，再称定重量，用 10% 乙醇溶液补足减失的重量，摇匀，滤过，取续滤液，即得。

5.2 色谱条件

方法	UPLC（质量标准方法）
仪器	ACQUITY UPLC H-Class
仪器配置	QSM，FTN，PDA，柱温箱
色谱柱	ACQUITY UPLC HSS C18 2.1mm×100mm，1.8μm
流动相	A：乙腈 B：0.1% 磷酸溶液
梯度	<table><tr><td>时间（分钟）</td><td>流动相A（%）</td><td>流动相B（%）</td><td>曲线</td></tr><tr><td>0</td><td>13</td><td>87</td><td>初始</td></tr><tr><td>10</td><td>13</td><td>87</td><td>6</td></tr><tr><td>12</td><td>100</td><td>0</td><td>6</td></tr><tr><td>15</td><td>100</td><td>0</td><td>6</td></tr><tr><td>17</td><td>13</td><td>87</td><td>6</td></tr><tr><td>27</td><td>13</td><td>87</td><td>6</td></tr></table>
流速	0.4ml/min
检测波长	316nm
柱温	30℃
进样量	1μl

5.3 结果与分析

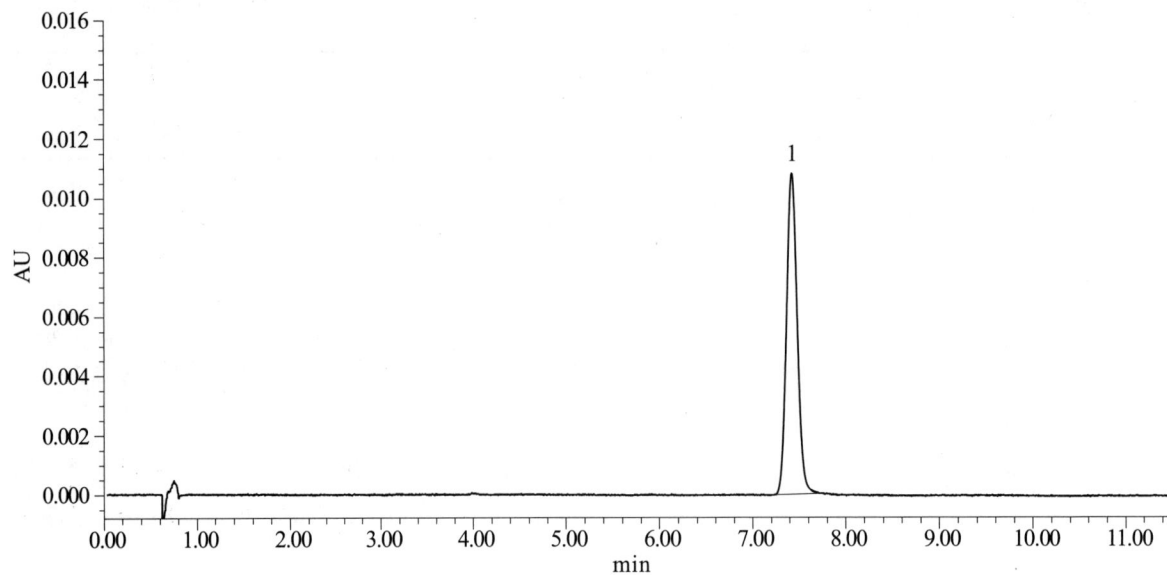

图 57-3 含量测定对照品 UPLC 色谱图
1. 异阿魏酸

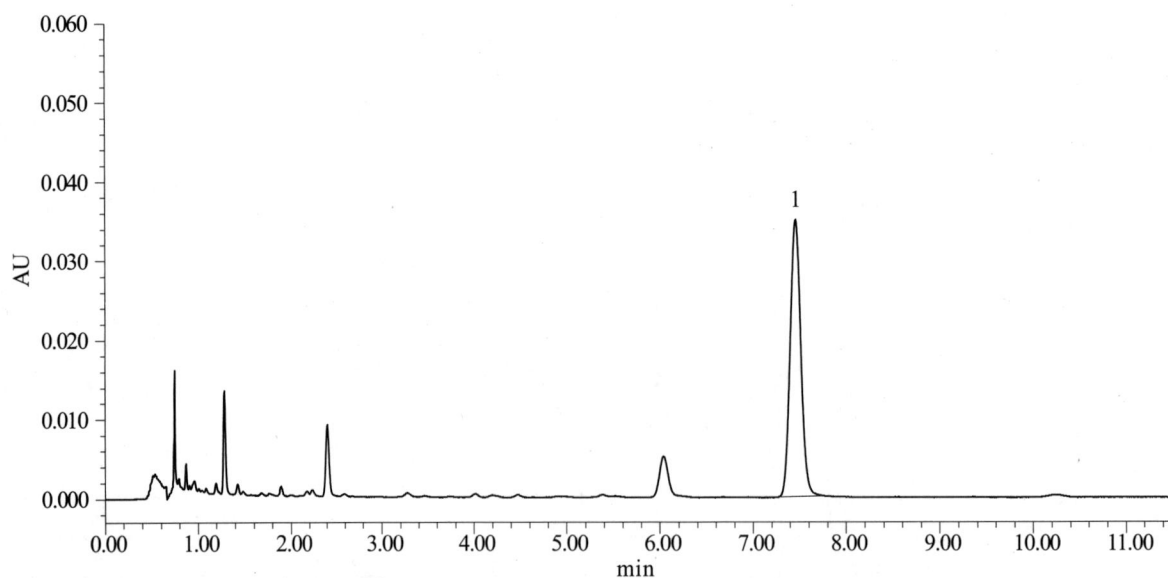

图 57-4 含量测定供试品 UPLC 色谱图
1. 异阿魏酸

58 生地黄配方颗粒

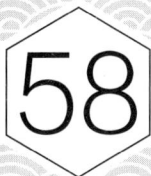

Shengdihuang Peifangkeli

1 **样品来源** 江阴天江药业有限公司。

2 **样品性状** 本品为灰棕色至棕褐色的颗粒；气微，味甜。

3 **对照药材和对照品来源**

对照药材 地黄（生地黄）（中国食品药品检定研究院，批号：121180-201506）。

对照品 1. 毛蕊花糖苷；2. 梓醇；3. 地黄苷D（中国食品药品检定研究院，1. 批号：111530-201914，纯度：95.2%；2. 批号：110808-201711，纯度：99.6%；3. 批号：112063-202102，纯度：96.9%）。

4 **特征图谱**

4.1 溶液的制备

参照物溶液的制备 取地黄（生地黄）对照药材1g，置具塞锥形瓶中，加入甲醇100ml，加热回流1.5小时，放冷，摇匀，滤过，精密量取续滤液50ml，回收溶剂至近干，残渣用乙腈-0.1%醋酸溶液（16∶84）混合溶液溶解，转移至5ml量瓶中，加乙腈-0.1%醋酸溶液（16∶84）混合溶液至刻度，摇匀，滤过，取续滤液，作为对照药材参照物溶液。另取毛蕊花糖苷对照品适量，精密称定，加甲醇制成每1ml含10μg的溶液，作为对照品参照物溶液。

供试品溶液的制备 取本品适量，研细，取约0.2g（相当于饮片0.28g），精密称定，置具塞锥形瓶中，精密加入30%甲醇20ml，密塞，称定重量，超声处理（功率250W，频率40kHz）20分钟，放冷，再称定重量，用30%甲醇补足减失的重量，摇匀，滤过，取续滤液，即得。

生地黄配方颗粒 363

4.2 色谱条件

方法	UPLC（质量标准方法）
仪器	ACQUITY UPLC H-Class
仪器配置	QSM，FTN，PDA，柱温箱
色谱柱	ACQUITY UPLC HSS T3 2.1mm×100mm，1.8μm
流动相	A：乙腈 B：0.1% 醋酸溶液

	时间 （分钟）	流动相 A（%）	流动相 B（%）	曲线
	0	0	100	初始
	5	14	86	6
梯度	15	22	78	6
	22	30	70	6
	28	100	0	6
	35	0	100	1

流速	0.3ml/min
检测波长	330nm
柱温	35℃
进样量	对照药材 1μl，供试品 4μl

4.3 结果与分析

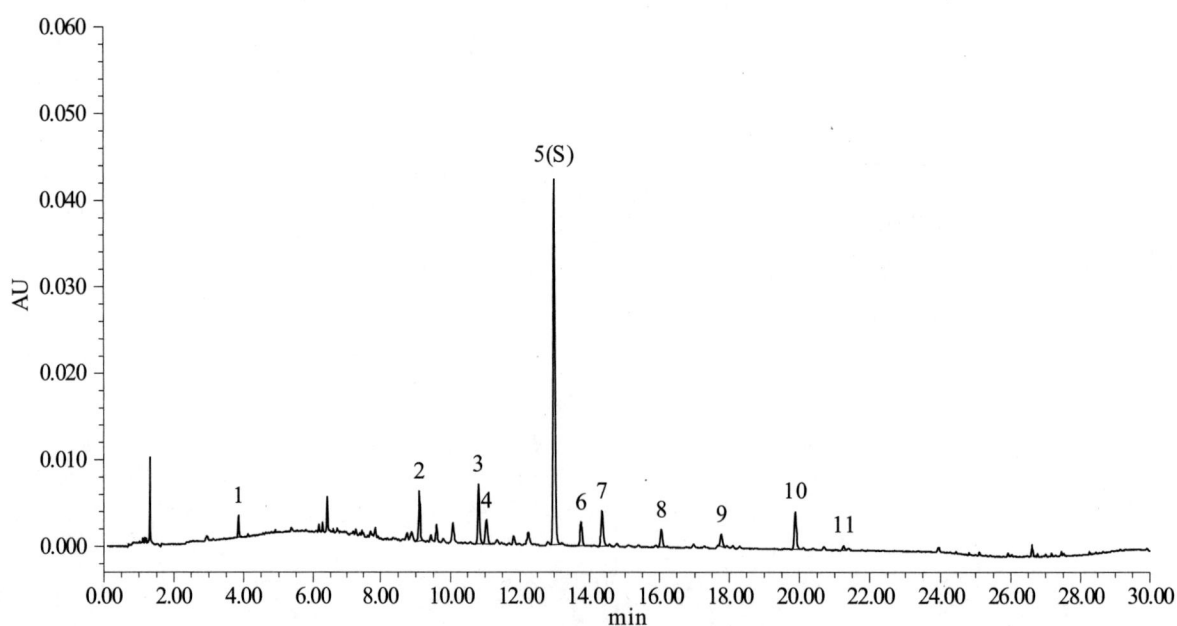

图 58-1 特征图谱对照药材 UPLC 色谱图

表 58-1　特征图谱对照药材 UPLC 特征峰参数列表

组分编号	组分名称	保留时间（min）	理论板数	拖尾因子	相对保留时间	相对保留时间标准规定值限度：±10%
1	—	3.857	67477	1.06	—	—
2	洋地黄叶苷 C	9.103	250281	1.04	0.70	0.70（0.63～0.77）
3	焦地黄苯乙醇苷 A1	10.816	246026	1.16	0.83	0.83（0.75～0.91）
4	—	11.043	123931	1.02	0.85	0.87（0.78～0.96）
5（S）	毛蕊花糖苷	12.999	251904	1.08	—	—
6	焦地黄苯乙醇苷 B1	13.766	315343	1.06	1.06	1.05（0.95～1.16）
7	异毛蕊花糖苷	14.352	245919	1.21	1.10	1.11（1.00～1.22）
8	—	16.055	317147	1.05	1.24	1.23（1.11～1.35）
9	—	17.773	307645	1.15	1.37	1.37（1.23～1.51）
10	—	19.886	520009	1.06	1.53	1.53（1.38～1.68）
11	—	21.257	645265	1.04	1.64	1.64（1.48～1.80）

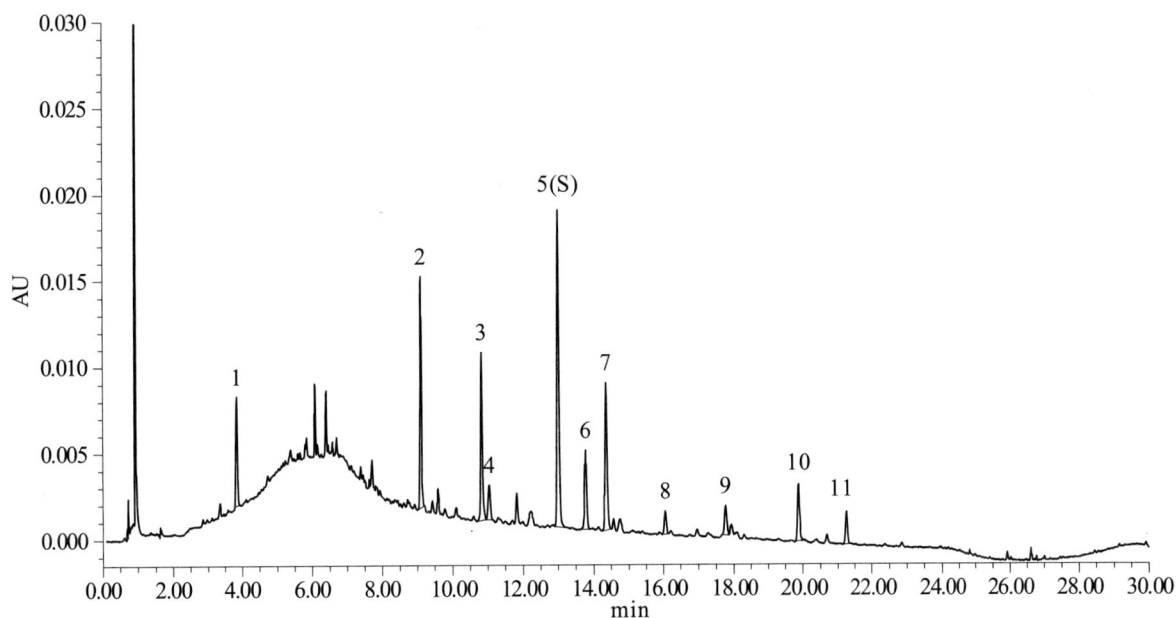

图 58-2　特征图谱供试品 UPLC 色谱图

表 58-2　特征图谱供试品 UPLC 特征峰参数列表

组分编号	组分名称	保留时间（min）	理论板数	拖尾因子	相对保留时间	相对保留时间标准规定值限度：±10%
1	—	3.846	28804	1.03		与对照药材参照物峰 1 保留时间相对应
2	洋地黄叶苷 C	9.106	255451	1.05	0.70	0.70（0.63～0.77）

组分编号	组分名称	保留时间（min）	理论板数	拖尾因子	相对保留时间	相对保留时间标准规定值限度：±10%
3	焦地黄苯乙醇苷A1	10.824	249048	1.22	0.83	0.83（0.75～0.91）
4	—	11.041	129716	1.3	0.85	0.87（0.78～0.96）
5（S）	毛蕊花糖苷	13.003	251091	1.08	—	—
6	焦地黄苯乙醇苷B1	13.769	297022	1.03	1.06	1.05（0.95～1.16）
7	异毛蕊花糖苷	14.355	266192	1.09	1.10	1.11（1.00～1.22）
8	—	16.055	336461	1.01	1.24	1.23（1.11～1.35）
9	—	17.771	286762	0.81	1.37	1.37（1.23～1.51）
10	—	19.881	508872	1.04	1.53	1.53（1.38～1.68）
11	—	21.250	587473	1.00	1.63	1.64（1.48～1.80）

5 含量测定

5.1 溶液的制备

5.1.1 梓醇

对照品溶液的制备 取梓醇对照品适量，精密称定，加流动相制成每1ml含50μg的溶液，即得。

供试品溶液的制备 取本品适量，研细，取约0.1g（相当于饮片0.14g），精密称定，置具塞锥形瓶中，精密加入甲醇25ml，密塞，称定重量，超声处理（功率250W，频率40kHz）30分钟，取出，放冷，再称定重量，用甲醇补足减失的重量，摇匀，滤过，精密量取续滤液10ml，浓缩至近干，残渣用流动相溶解，转移至10ml量瓶中，用流动相稀释至刻度，摇匀，滤过，取续滤液，即得。

5.1.2 地黄苷D

对照品溶液的制备 取地黄苷D对照品适量，精密称定，加25%甲醇制成每1ml含70μg的溶液，即得。

供试品溶液的制备 取本品适量，研细，取约0.7g（相当于饮片0.98g），精密称定，置具塞锥形瓶中，精密加入水25ml，密塞，称定重量，充分振摇30分钟，再称定重量，用水补足减失的重量，摇匀，滤过，取续滤液，即得。

5.2 色谱条件

5.2.1 梓醇

方法	UPLC（质量标准方法）
仪器	ACQUITY UPLC H-Class
仪器配置	QSM，FTN，PDA，柱温箱

方法	UPLC（质量标准方法）
色谱柱	ACQUITY UPLC HSS T3 2.1mm×100mm，1.8μm
流动相	A：乙腈 B：0.1% 磷酸溶液
等度	<table><tr><td>时间 （分钟）</td><td>流动相 A（%）</td><td>流动相 B（%）</td><td>曲线</td></tr><tr><td>0</td><td>1</td><td>99</td><td>初始</td></tr><tr><td>7</td><td>1</td><td>99</td><td>6</td></tr></table>
流速	0.4ml/min
检测波长	210nm
柱温	30℃
进样量	2μl

5.2.2 地黄苷 D

方法	UPLC（质量标准方法）
仪器	ACQUITY UPLC H-Class
仪器配置	QSM，FTN，PDA，柱温箱
色谱柱	ACQUITY UPLC HSS C18 2.1mm×100mm，1.8μm
流动相	A：甲醇 B：0.1% 磷酸溶液
等度	<table><tr><td>时间 （分钟）</td><td>流动相 A（%）</td><td>流动相 B（%）</td><td>曲线</td></tr><tr><td>0</td><td>6</td><td>94</td><td>初始</td></tr><tr><td>15</td><td>6</td><td>94</td><td>6</td></tr></table>
流速	0.3ml/min
检测波长	203nm
柱温	30℃
进样量	1μl

5.3 结果与分析

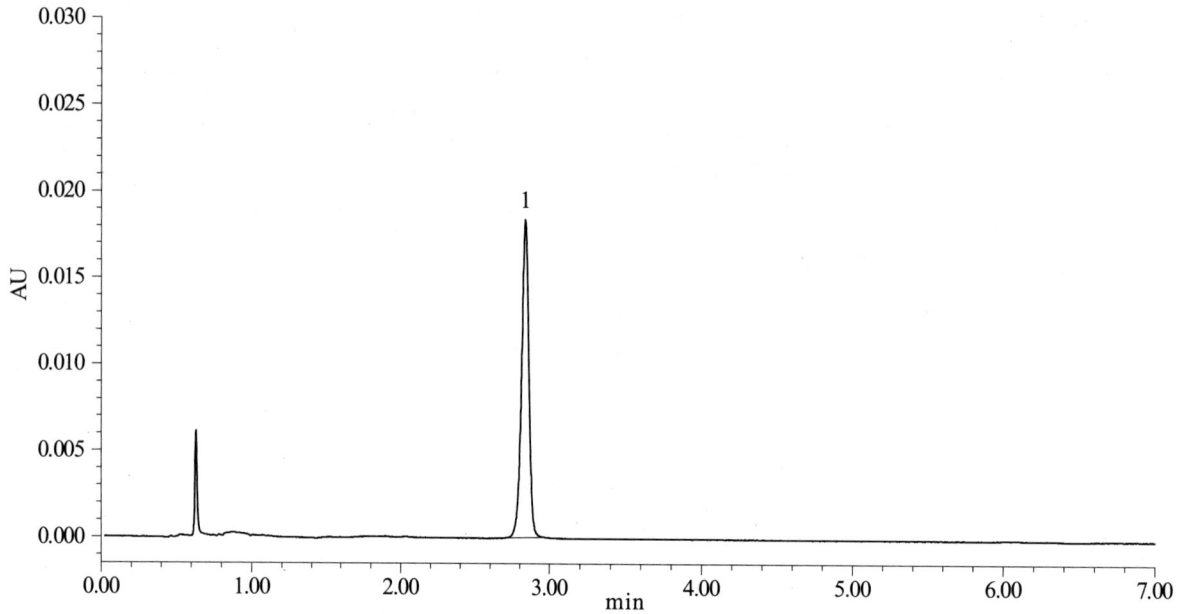

图 58-3 含量测定（梓醇）对照品 UPLC 色谱图
1. 梓醇

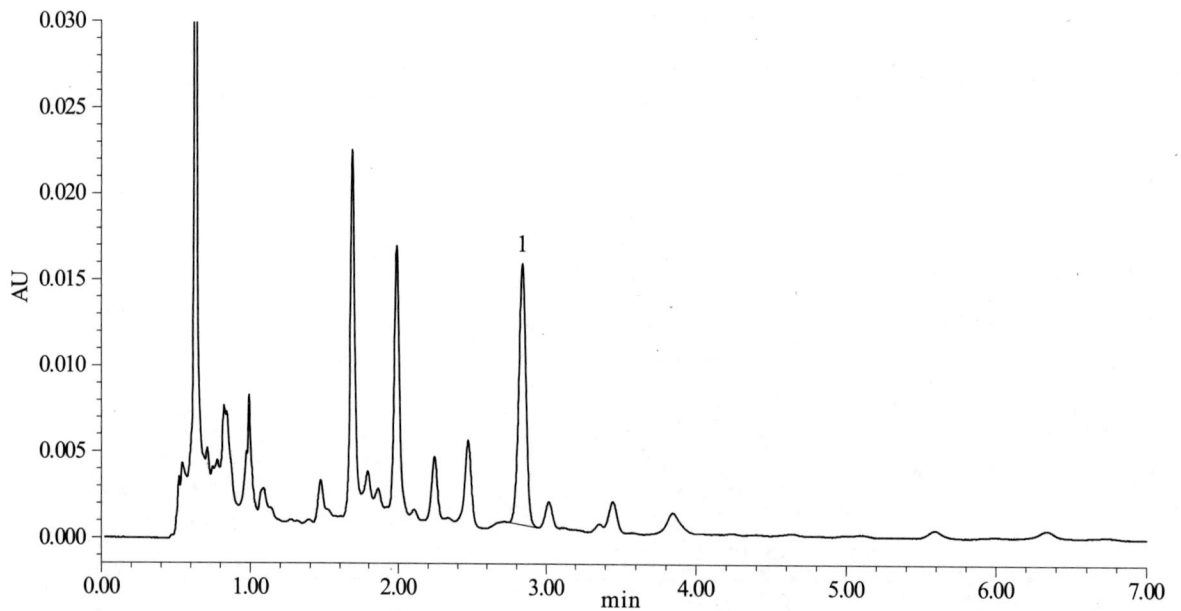

图 58-4 含量测定（梓醇）供试品 UPLC 色谱图
1. 梓醇

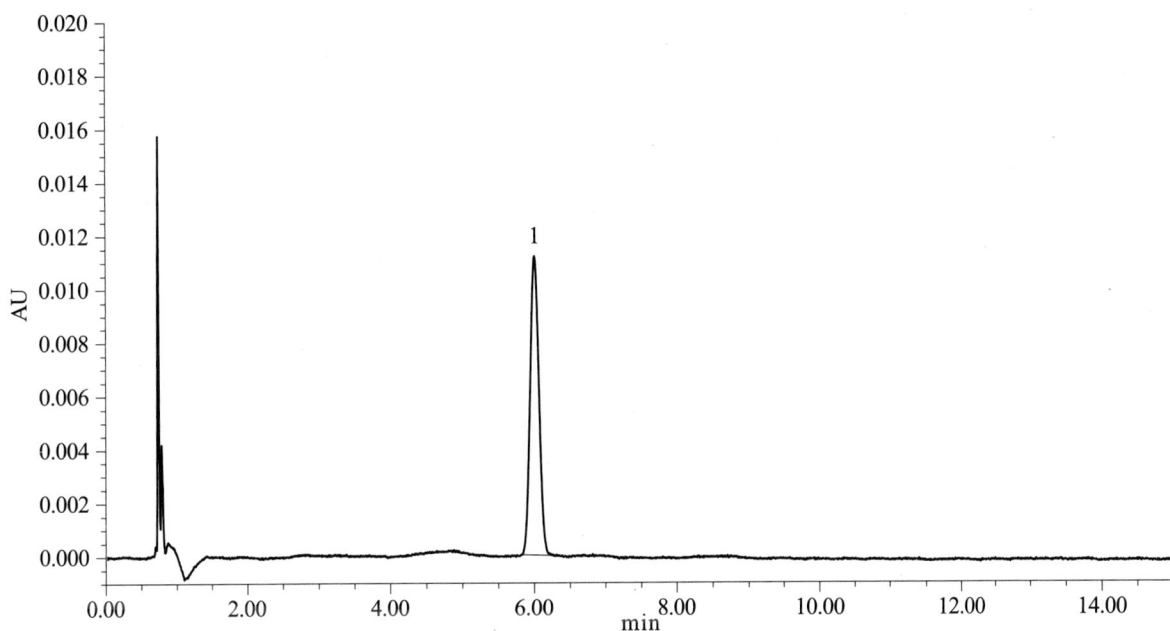

图 58-5　含量测定（地黄苷 D）对照品 UPLC 色谱图
1. 地黄苷 D

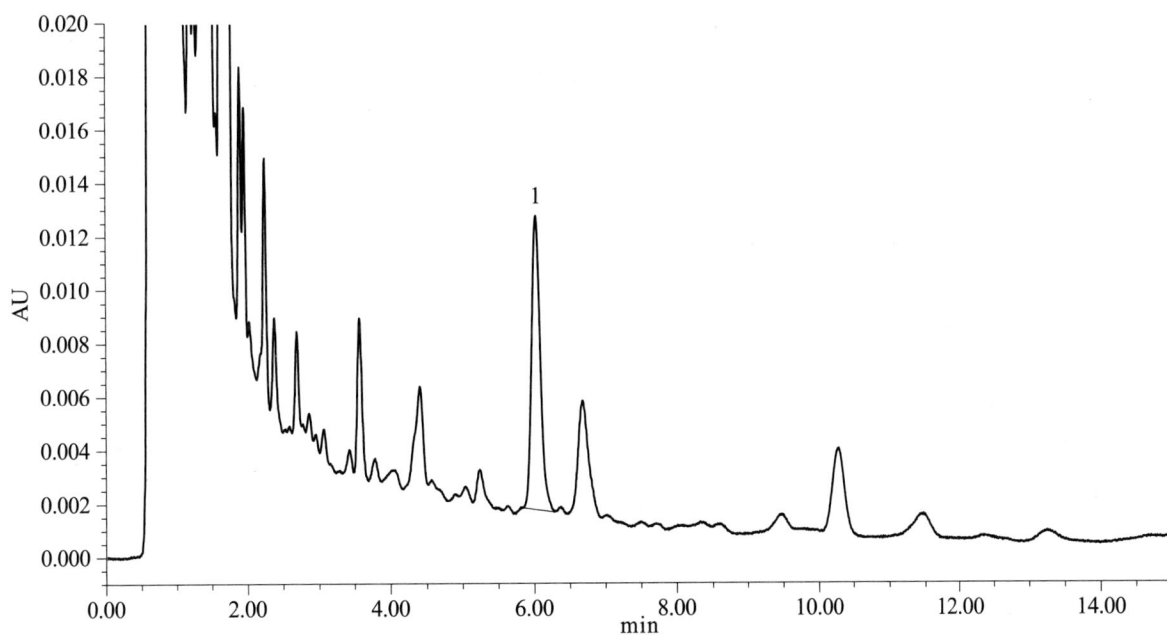

图 58-6　含量测定（地黄苷 D）供试品 UPLC 色谱图
1. 地黄苷 D

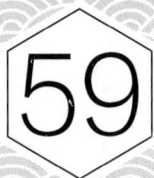

59 熟大黄（药用大黄）配方颗粒

Shudahuang（Yaoyongdahuang）Peifangkeli

① **样品来源** 江阴天江药业有限公司。

② **样品性状** 本品为棕黄色至黄棕色的颗粒；气微，味苦、微涩。

③ **对照药材和对照品来源**

对照药材 大黄（药用大黄）（中国食品药品检定研究院，批号：120984-201202）。

对 照 品 1. 大黄素；2. 芦荟大黄素；3. 大黄酸；4. 大黄酚；5. 大黄素甲醚；6. 番泻苷 A（中国食品药品检定研究院，1. 批号：110756-201512，纯度：98.7%；2. 批号：110795-201710，纯度：98.3%；3. 批号：110757-201607，纯度：99.3%；4. 批号：110796-201922，纯度：99.4%；5. 批号：110758-201817，纯度：99.2%；6. 批号：110824-201702，纯度：95.2%）。

④ **指纹图谱**

4.1 溶液的制备

参照物溶液的制备 取大黄（药用大黄）对照药材 0.5g，置具塞锥形瓶中，加水 25ml，加热回流 60 分钟，放冷，摇匀，滤过，取续滤液，作为对照药材参照物溶液。另分别取大黄素对照品、番泻苷 A 对照品适量，精密称定，加甲醇制成每 1ml 含大黄素 50μg、番泻苷 A 40μg 的溶液，作为对照品参照物溶液。

供试品溶液的制备 取本品适量，研细，取约 0.2g（相当于饮片 0.6g），精密称定，置具塞锥形瓶中，精密加入甲醇 25ml，密塞，称定重量，超声处理（功率 250W，频率 40kHz）30 分钟，放冷，再称定重量，用甲醇补足减失的重量，摇匀，滤过，取续滤液，即得。

4.2 色谱条件

方法	UPLC（质量标准方法）
仪器	ACQUITY UPLC H-Class
仪器配置	QSM，FTN，PDA，柱温箱
色谱柱	CORTECS UPLC T3 2.1mm×150mm，1.6μm
流动相	A：乙腈 B：0.1%磷酸溶液

时间 （分钟）	流动相 A（%）	流动相 B（%）	曲线
0	2	98	初始
1	11	89	6
3	11	89	6
6	15	85	6
8	15	85	6
9	18	82	6
12	19	81	6
14	25	75	6
20	27	73	6
25	40	60	6
28	100	0	6
35	100	0	6
40	2	98	1

（上表为"梯度"行对应内容）

流速	0.3ml/min
检测波长	260nm
柱温	25℃
进样量	1μl

4.3 结果与分析

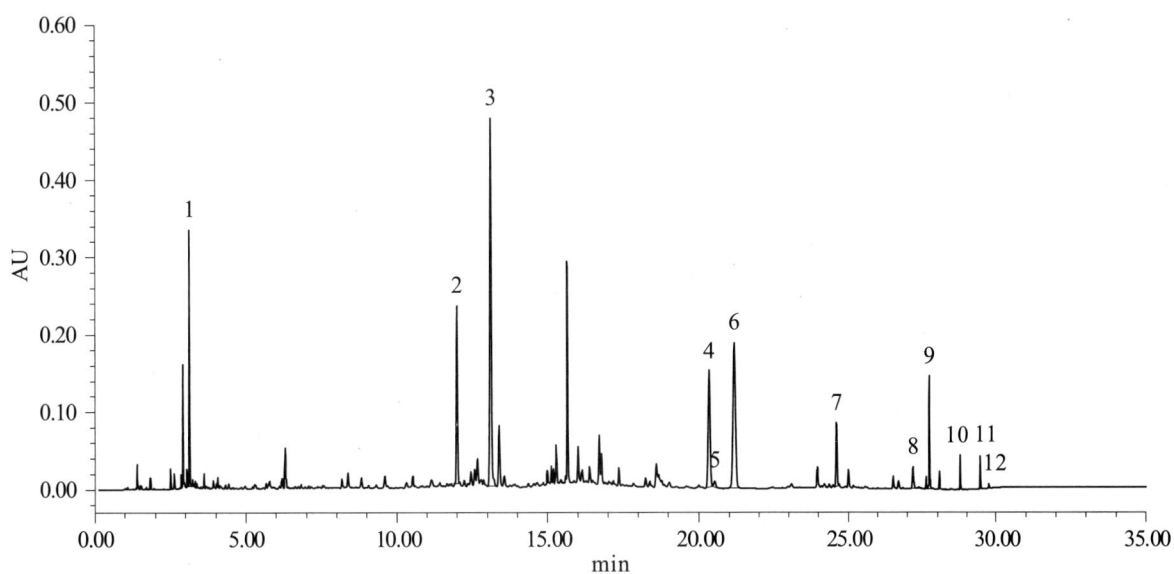

图 59-1　指纹图谱对照药材 UPLC 色谱图

表 59-1 指纹图谱对照药材 UPLC Mark 峰参数列表

组分编号	组分名称	保留时间（min）	理论板数	拖尾因子
1	没食子酸	3.130	239425	1.19
2	—	11.996	461523	1.02
3	大黄酸 8-O-β-D 葡萄糖苷	13.123	341575	0.93
4	决明酮 8-O-β-D 葡萄糖苷	20.336	475975	0.92
5	—	20.513	530950	1.06
6	大黄素 8-O-β-D 葡萄糖苷	21.156	294558	0.99
7	—	24.604	1906496	0.96
8	芦荟大黄素	27.188	2512343	1.17
9	大黄酸	27.731	7247767	1.28
10	大黄素	28.756	12070039	1.43
11	大黄酚	29.463	10762551	1.33
12	大黄素甲醚	29.766	11112641	0.89

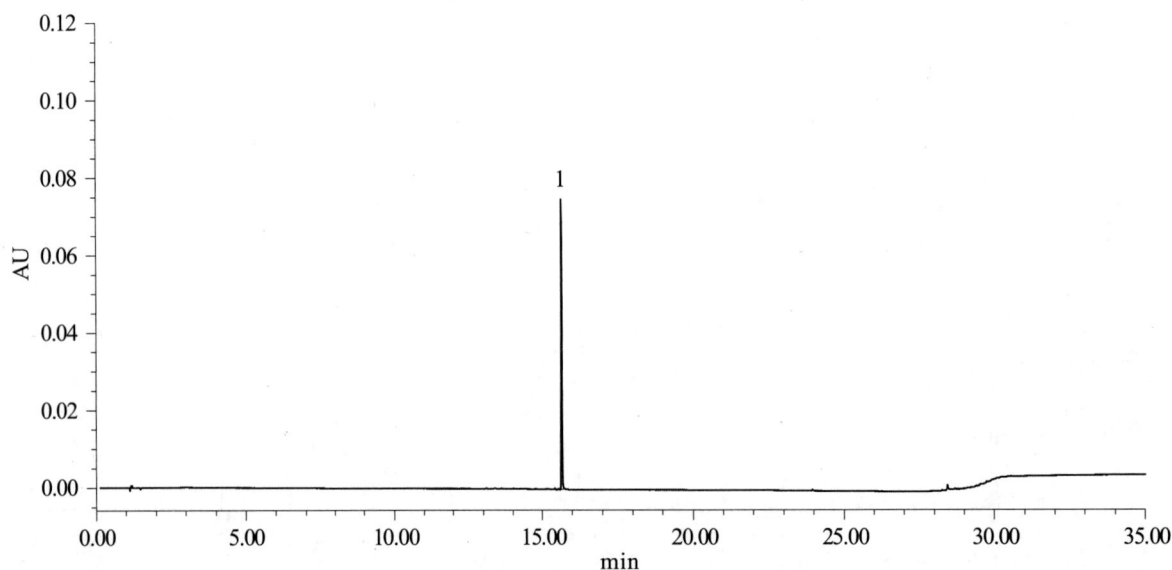

图 59-2 指纹图谱对照品 UPLC 色谱图
1. 番泻苷 A

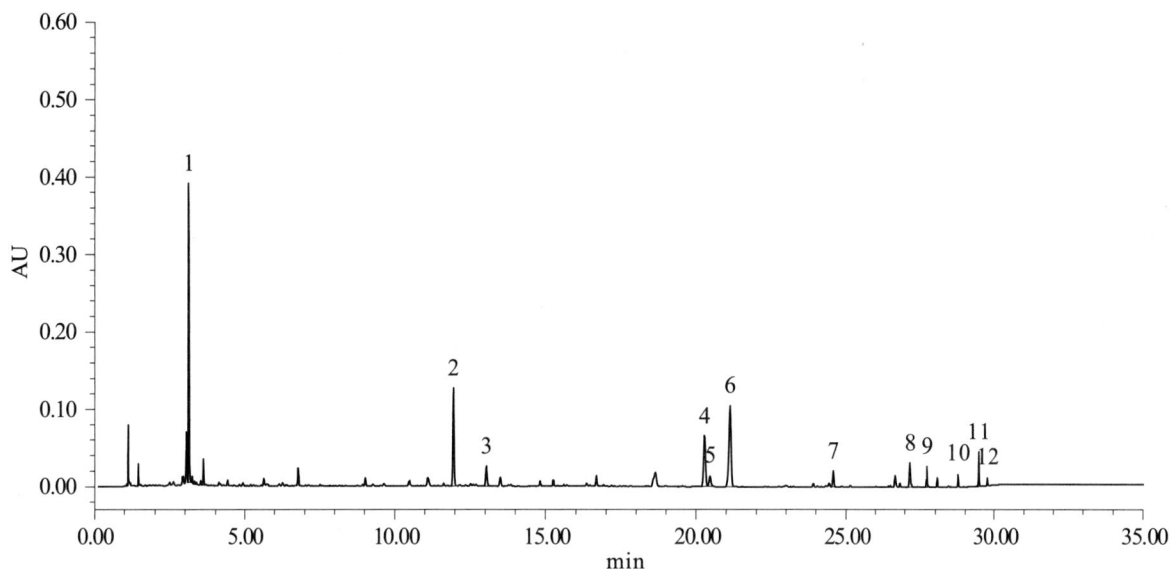

图 59-3　指纹图谱供试品 UPLC 色谱图

表 59-2　指纹图谱供试品 UPLC 特征峰参数列表

组分编号	组分名称	保留时间（min）	理论板数	拖尾因子
1	没食子酸	3.120	82223	1.00
2	—	11.946	454346	1.04
3	大黄酸 8-*O*-β-D 葡萄糖苷	13.044	367492	1.23
4	决明酮 8-*O*-β-D 葡萄糖苷	20.277	486028	0.97
5	—	20.457	525240	1.47
6	大黄素 8-*O*-β-D 葡萄糖苷	21.123	423870	0.86
7	—	24.574	1803178	1.01
8	芦荟大黄素	27.165	2482090	1.29
9	大黄酸	27.721	6643832	1.11
10	大黄素	28.750	11945714	1.45
11	大黄酚	29.456	10617909	1.37
12	大黄素甲醚	29.758	11100424	0.93

⑤ 含量测定

5.1　溶液的制备

5.1.1　总蒽醌

对照品溶液的制备　取芦荟大黄素对照品、大黄酸对照品、大黄素对照品、大黄酚对照品、大黄素甲醚对照品适量，精密称定，加甲醇制成每 1ml 含芦荟大黄素 6μg、大黄酸 6μg、大黄素 3μg、大黄酚 8μg、大黄素甲醚 3μg 的混合溶液，即得。

供试品溶液的制备 取本品适量，研细，取约 0.2g（相当于饮片 0.6g），精密称定，置具塞锥形瓶中，精密加入甲醇 50ml，密塞，称定重量，超声处理（功率 250W，频率 40kHz）60 分钟，放冷，再称定重量，用甲醇补足减失的重量，摇匀，滤过。精密量取续滤液 5ml，置烧瓶中，挥去溶剂，加 8% 盐酸溶液 10ml，超声处理 2 分钟，再加三氯甲烷 10ml，加热回流 1 小时，放冷，置分液漏斗中，用少量三氯甲烷洗涤容器，并入分液漏斗中，分取三氯甲烷层，酸液再用三氯甲烷提取 3 次，每次 10ml，合并三氯甲烷液，减压回收溶剂至干，残渣加甲醇使溶解，转移至 10ml 量瓶中，加甲醇至刻度，摇匀，滤过，取续滤液，即得。

5.1.2　游离蒽醌

对照品溶液的制备 同含量测定项下总蒽醌。

供试品溶液的制备 同指纹图谱。

5.2　色谱条件　总蒽醌和游离蒽醌。

方法	UPLC（质量标准方法）			
仪器	ACQUITY UPLC I-Class			
仪器配置	QSM，FTN，PDA，柱温箱			
色谱柱	ACQUITY UPLC HSS T3 2.1mm×100mm，1.8μm			
流动相	A：甲醇 - 乙腈（1：4） B：0.1% 磷酸溶液			
梯度	时间（分钟）	流动相 A（%）	流动相 B（%）	曲线
	0	52	48	初始
	15	75	25	6
	20	52	48	1
流速	0.3ml/min			
检测波长	254nm			
柱温	30℃			
进样量	1μl			

5.3 结果与分析

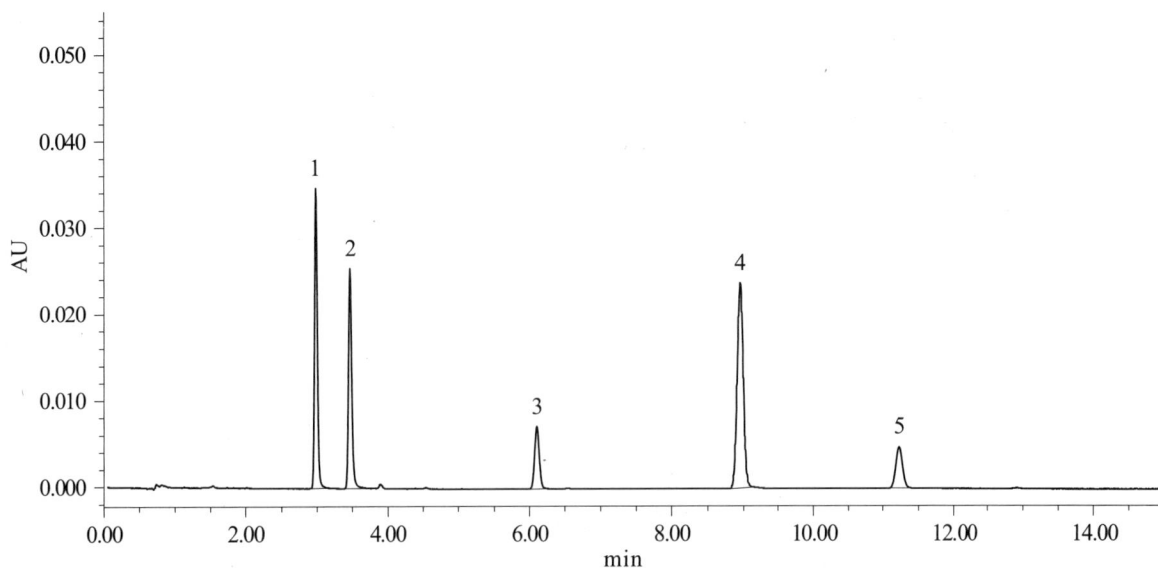

图 59-4　含量测定对照品 UPLC 色谱图
1. 芦荟大黄素；2. 大黄酸；3. 大黄素；4. 大黄酚；5. 大黄素甲醚

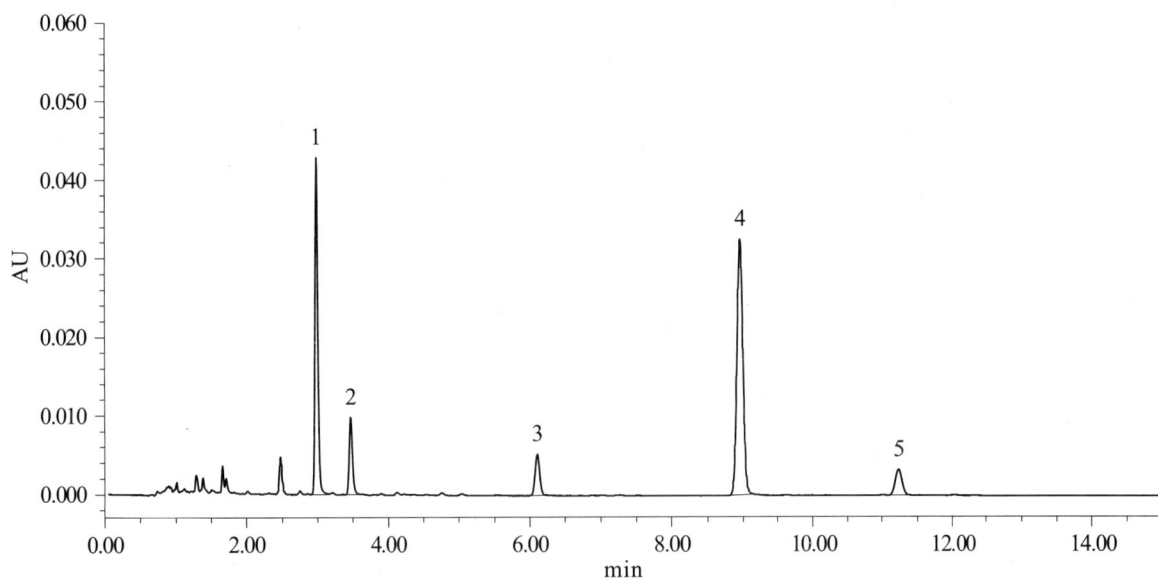

图 59-5　含量测定（总蒽醌）供试品 UPLC 色谱图
1. 芦荟大黄素；2. 大黄酸；3. 大黄素；4. 大黄酚；5. 大黄素甲醚

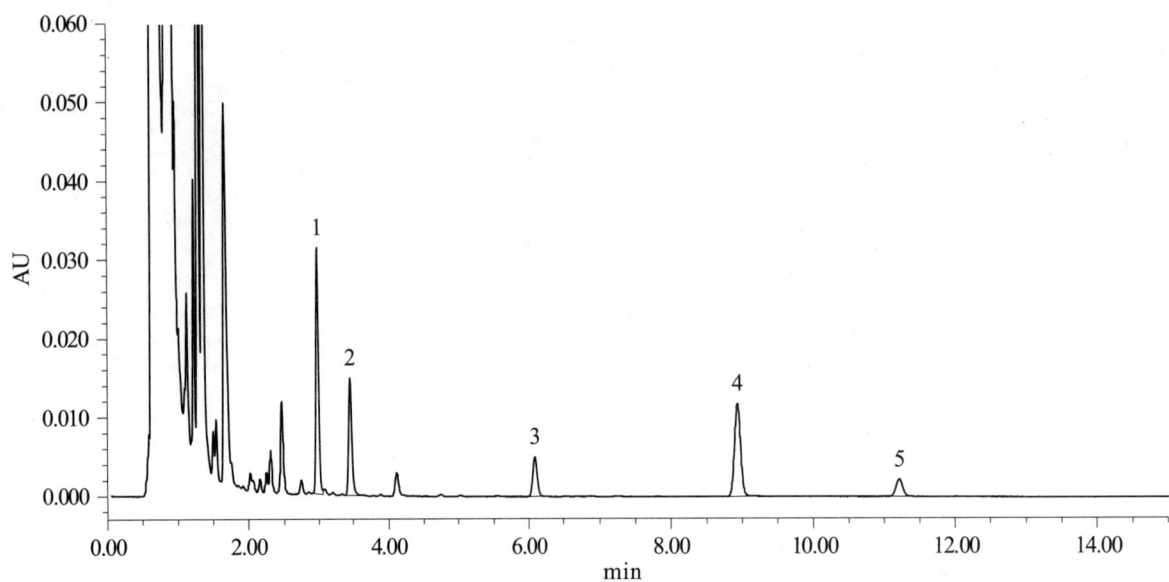

图 59-6　含量测定（游离蒽醌）供试品 UPLC 色谱图
1．芦荟大黄素；2．大黄酸；3．大黄素；4．大黄酚；5．大黄素甲醚

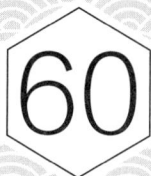

60 熟地黄配方颗粒
Shudihuang Peifangkeli

1 样品来源 江阴天江药业有限公司。

2 样品性状 本品为灰棕色至棕褐色的颗粒；气微，味甜。

3 对照品和对照药材来源

对照药材 熟地黄（中国食品药品检定研究院，批号：121196-201406）。

对 照 品 1. 毛蕊花糖苷；2. 地黄苷D（中国食品药品检定研究院，1. 批号：111530-201914，纯度：95.2%；2. 批号：112063-202102，纯度：96.9%）。

4 特征图谱

4.1 溶液的制备

参照物溶液的制备 取熟地黄对照药材1g，置具塞锥形瓶中，加入甲醇100ml，加热回流1.5小时，放冷，摇匀，滤过，精密量取续滤液50ml，回收溶剂至近干，残渣用乙腈-0.1%醋酸溶液（16：84）混合溶液溶解，转移至5ml量瓶中，加乙腈-0.1%醋酸溶液（16：84）混合溶液至刻度，摇匀，滤过，取续滤液，作为对照药材参照物溶液。另取毛蕊花糖苷对照品适量，精密称定，加甲醇制成每1ml含10μg的溶液，作为对照品参照物溶液。

供试品溶液的制备 取本品适量，研细，取约0.2g（相当于饮片0.26g），精密称定，置具塞锥形瓶中，精密加入30%甲醇20ml，密塞，称定重量，超声处理（功率250W，频率40kHz）20分钟，放冷，再称定重量，用30%甲醇补足减失的重量，摇匀，滤过，取续滤液，即得。

4.2 色谱条件

方法	UPLC（质量标准方法）			
仪器	ACQUITY UPLC H-Class			
仪器配置	QSM，FTN，PDA，柱温箱			
色谱柱	ACQUITY UPLC HSS T3 2.1mm×100mm，1.8μm			
流动相	A：乙腈 B：0.1% 醋酸溶液			
梯度	时间 （分钟）	流动相 A（%）	流动相 B（%）	曲线
	0	0	100	初始
	5	14	86	6
	15	22	78	6
	22	30	70	6
	28	100	0	6
	35	0	100	1
流速	0.3ml/min			
检测波长	330nm			
柱温	35℃			
进样量	对照药材溶液 1μl；供试品溶液 4μl			

4.3 结果与分析

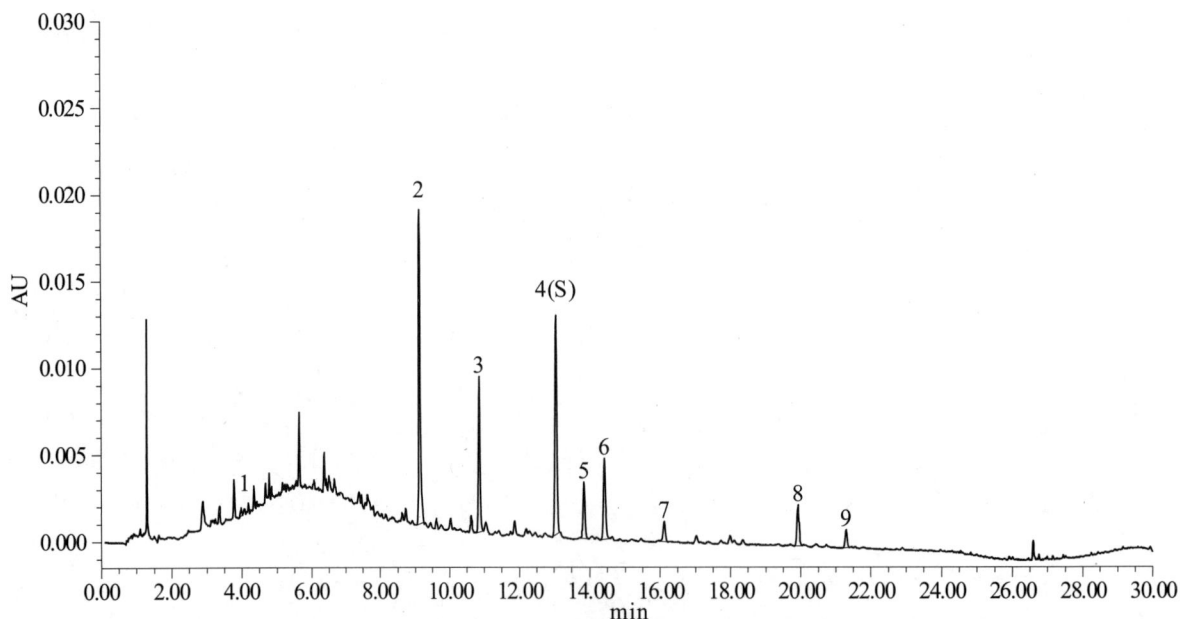

图 60-1　特征图谱对照药材 UPLC 色谱图

表 60-1　特征图谱对照药材 UPLC 特征峰参数列表

组分编号	组分名称	保留时间（min）	理论塔板数	拖尾因子	相对保留时间	相对保留时间标准规定值限度：±10%
1	—	3.975	76570	0.88	—	—
2	洋地黄叶苷 C	9.123	246556	1.43	0.70	0.70（0.63～0.77）
3	焦地黄苯乙醇苷 A1	10.855	260944	1.10	0.83	0.83（0.75～0.91）
4（S）	毛蕊花糖苷	13.057	255913	1.02	—	—
5	焦地黄苯乙醇苷 B1	13.834	306279	1.06	1.06	1.06（0.95～1.17）
6	异毛蕊花糖苷	14.415	256493	1.09	1.10	1.10（0.99～1.21）
7	—	16.122	341406	0.90	1.23	1.23（1.11～1.35）
8	—	19.922	516867	1.09	1.53	1.53（1.38～1.68）
9	—	21.297	590682	1.01	1.63	1.64（1.48～1.80）

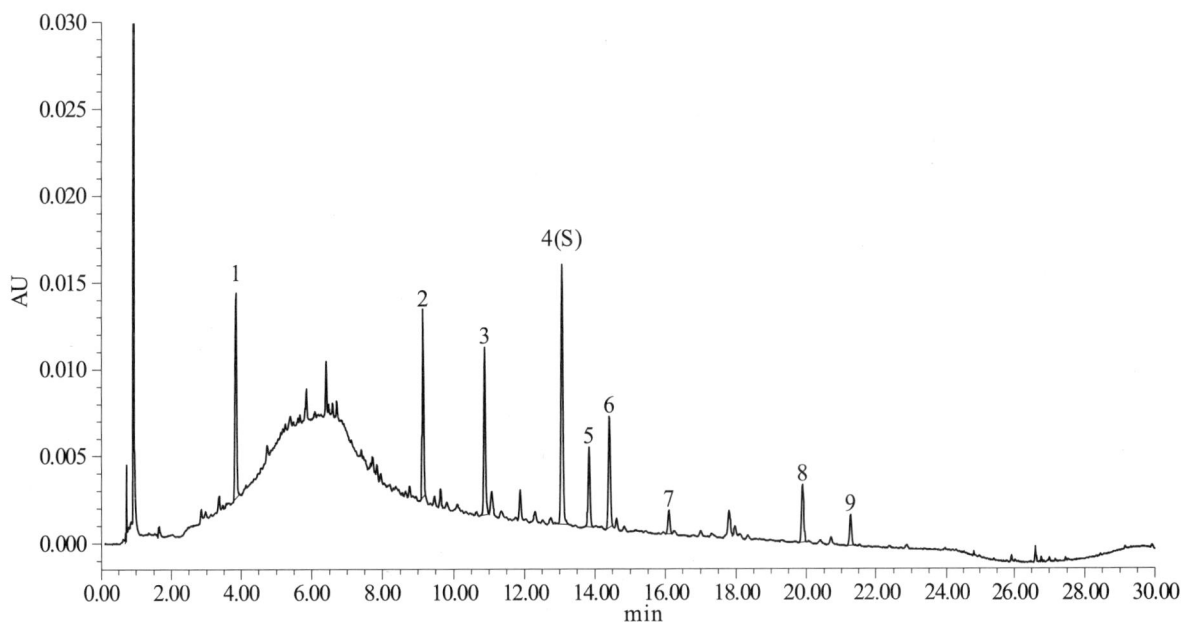

图 60-2　特征图谱供试品 UPLC 色谱图

表 60-2　特征图谱供试品 UPLC 特征峰参数列表

组分编号	组分名称	保留时间（min）	理论塔板数	拖尾因子	相对保留时间	相对保留时间标准规定值限度：±10%
1	—	3.856	27873	0.96	与对照药材参照物峰 1 保留时间相对应	
2	洋地黄叶苷 C	9.143	262593	1.03	0.70	0.70（0.63～0.77）
3	焦地黄苯乙醇苷 A1	10.874	254293	1.17	0.83	0.83（0.75～0.91）
4（S）	毛蕊花糖苷	13.067	254509	1.08	—	—

组分编号	组分名称	保留时间（min）	理论塔板数	拖尾因子	相对保留时间	相对保留时间标准规定值 限度：±10%
5	焦地黄苯乙醇苷 B1	13.831	311460	1.02	1.06	1.06（0.95～1.17）
6	异毛蕊花糖苷	14.410	277289	1.04	1.10	1.10（0.99～1.21）
7	—	16.103	320078	1.05	1.23	1.23（1.11～1.35）
8	—	19.899	519641	1.07	1.52	1.53（1.38～1.68）
9	—	21.268	54940	0.96	1.63	1.64（1.48～1.80）

5 含量测定

5.1 溶液的制备

对照品溶液的制备 取地黄苷 D 对照品适量，精密称定，加 25% 甲醇制成每 1ml 含 70μg 的溶液，即得。

供试品溶液的制备 取本品适量，研细，取约 0.7g（相当于饮片 0.91g），精密称定，置具塞锥形瓶中，精密加入水 25ml，密塞，称定重量，充分振摇 30 分钟，再称定重量，用水补足减失的重量，摇匀，滤过，取续滤液，即得。

5.2 色谱条件

方法	UPLC（质量标准方法）
仪器	ACQUITY UPLC H-Class
仪器配置	QSM，FTN，PDA，柱温箱
色谱柱	ACQUITY UPLC HSS C18 2.1mm×100mm，1.8μm
流动相	A：甲醇 B：0.1% 磷酸溶液
等度	<table><tr><td>时间（分钟）</td><td>流动相 A（%）</td><td>流动相 B（%）</td><td>曲线</td></tr><tr><td>0</td><td>6</td><td>94</td><td>初始</td></tr><tr><td>15</td><td>6</td><td>94</td><td>6</td></tr></table>
流速	0.3ml/min
检测波长	203nm
柱温	30℃
进样量	1μl

5.3 结果与分析

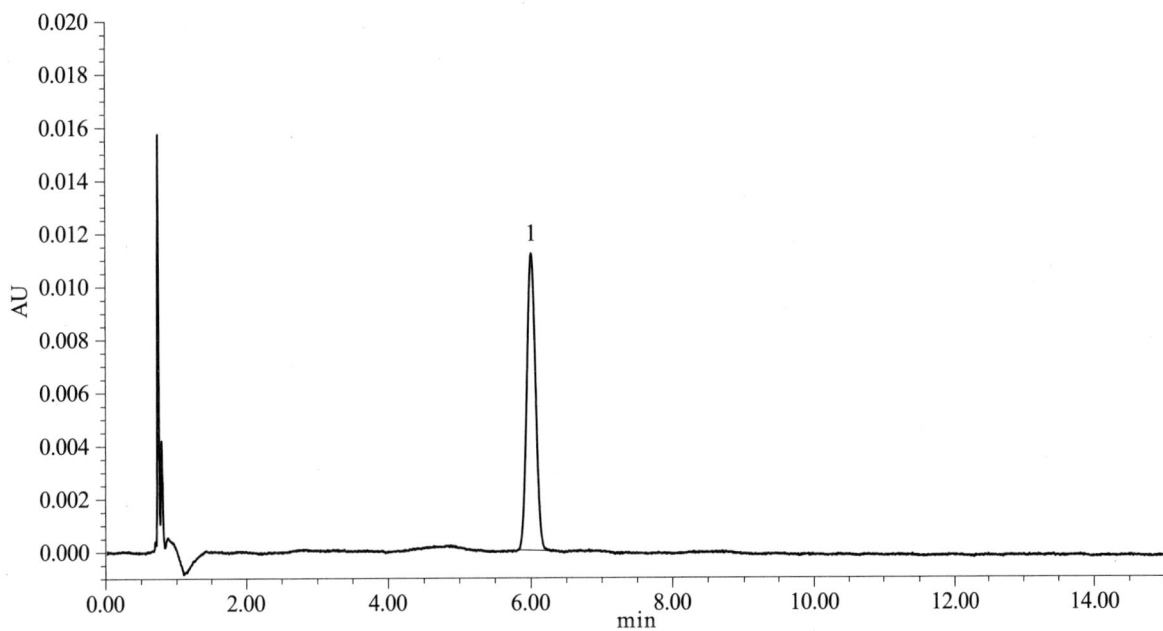

图 60-3　含量测定对照品 UPLC 色谱图
1. 地黄苷 D

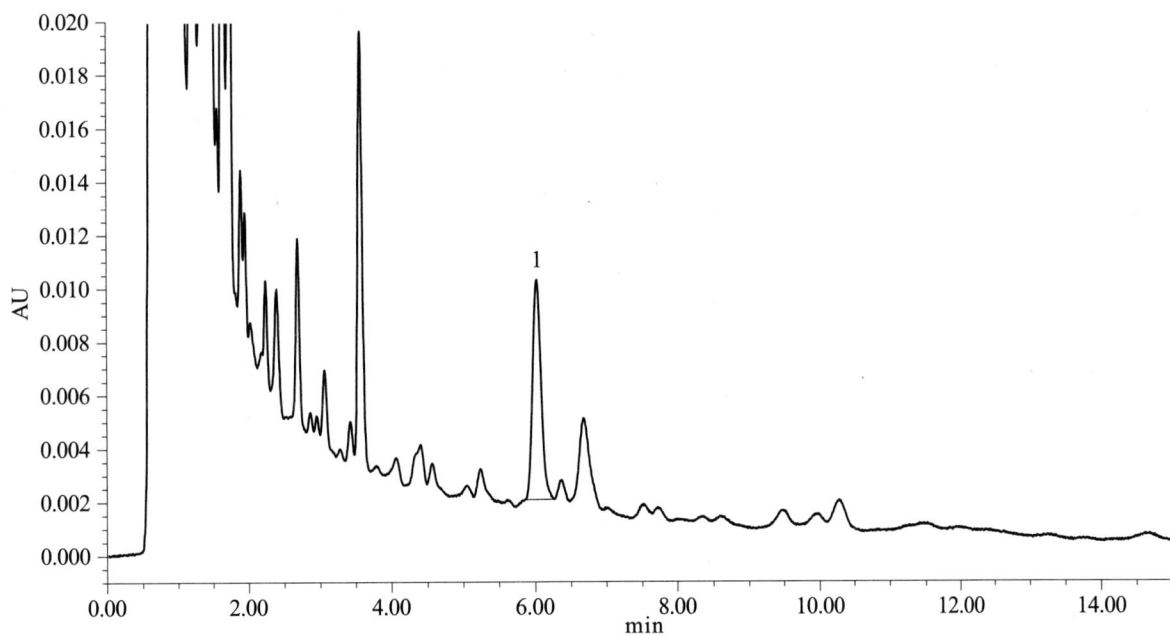

图 60-4　含量测定供试品 UPLC 色谱图
1. 地黄苷 D

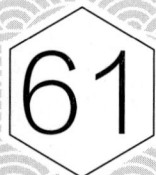

61 烫骨碎补配方颗粒

Tanggusuibu Peifangkeli

1️⃣ **样品来源**　四川新绿色药业科技发展有限公司。

2️⃣ **样品性状**　本品为浅黄棕色至棕色的颗粒；气微，味微苦、微涩。

3️⃣ **对照饮片和对照品来源**

对照饮片　烫骨碎补（四川新绿色药业科技发展有限公司，批号：TGSB200306）。

对　照　品　1. 原儿茶酸；2. 柚皮苷（中国食品药品检定研究院，1. 批号：110809-201906，纯度：97.7%；2. 批号：110722-201815，纯度：91.7%）。

4️⃣ **特征图谱**

4.1　溶液的制备

参照物溶液的制备　取烫骨碎补对照饮片约0.5g，置具塞锥形瓶中，加50%甲醇50ml，密塞，超声处理（功率600W，频率40kHz）30分钟，放冷，摇匀，滤过，取续滤液，作为对照饮片参照物溶液。另取原儿茶酸对照品、柚皮苷对照品适量，精密称定，加甲醇制成每1ml含原儿茶酸30μg、柚皮苷60μg的溶液，作为对照品参照物溶液。

供试品溶液的制备　取本品适量，研细，取约0.2g（相当于饮片1.3g），同对照饮片参照物溶液制备方法制成供试品溶液。

4.2 色谱条件

方法	HPLC（质量标准方法）	UPLC（方法转换方法）
仪器	Alliance HPLC e2695	ACQUITY UPLC H-Class
仪器配置	PDA，柱温箱	QSM，FTN，TUV，柱温箱
色谱柱	ZORBAX SB C18 4.6mm×250mm，5μm	ACQUITY UPLC HSS C18 2.1mm×100mm，1.8μm
流动相	A：乙腈 B：0.08% 甲酸溶液	A：乙腈 B：0.08% 甲酸溶液

梯度	时间（分钟）	流动相 A（%）	流动相 B（%）	曲线		时间（分钟）	流动相 A（%）	流动相 B（%）	曲线
	0	6	94	初始		0.0	6	94	初始
	7	6	94	6		1.2	6	94	6
	12	11	89	6		2.0	11	89	6
	14	11	89	6		2.3	11	89	6
	45	27	73	6		7.5	27	73	6
	55	6	94	1		11.0	6	94	1

流速	1.0ml/min	0.5ml/min
检测波长	260nm	260nm
柱温	40℃	40℃
进样量	10μl	2μl

4.3 结果与分析

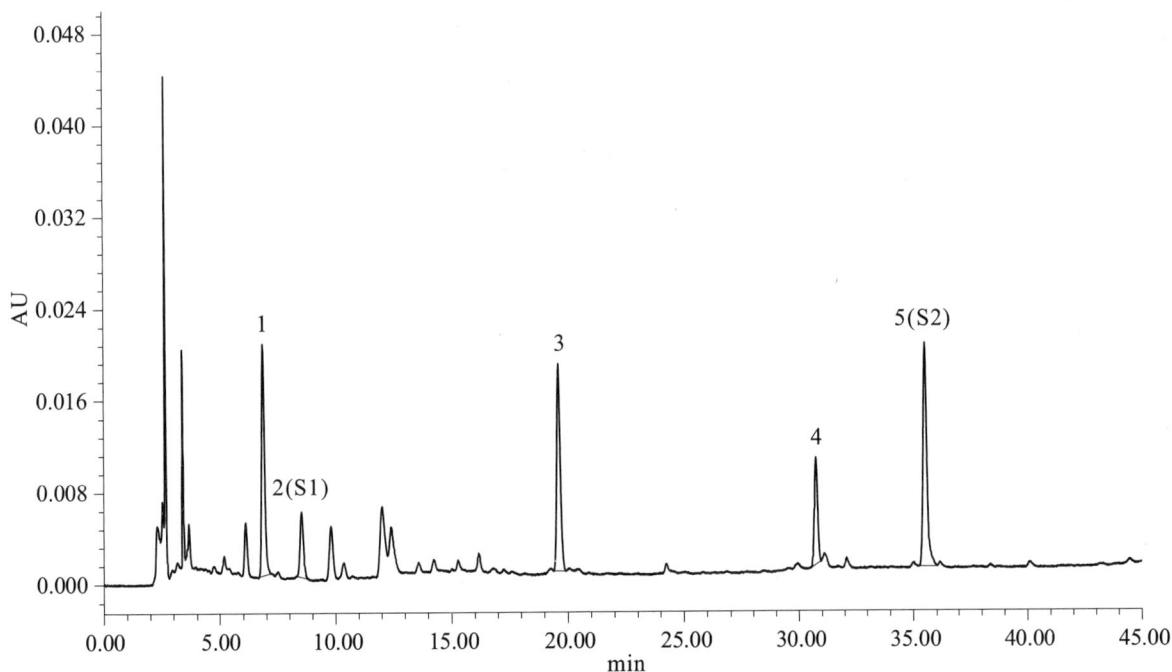

图 61-1　特征图谱对照饮片 HPLC 色谱图

表 61-1　特征图谱对照饮片 HPLC 特征峰参数列表

组分编号	组分名称	保留时间（min）	理论板数	拖尾因子	相对保留时间	相对保留时间标准规定值限度：±10%
1	—	6.863	15145	1.20	0.805	0.793（0.714～0.872）
2（S1）	原儿茶酸	8.522	15070	1.16	—	—
3	—	19.614	87770	1.17	0.553	0.577（0.519～0.635）
4	—	30.743	223947	0.99	0.866	0.876（0.788～0.964）
5（S2）	柚皮苷	35.492	255421	1.36	—	—

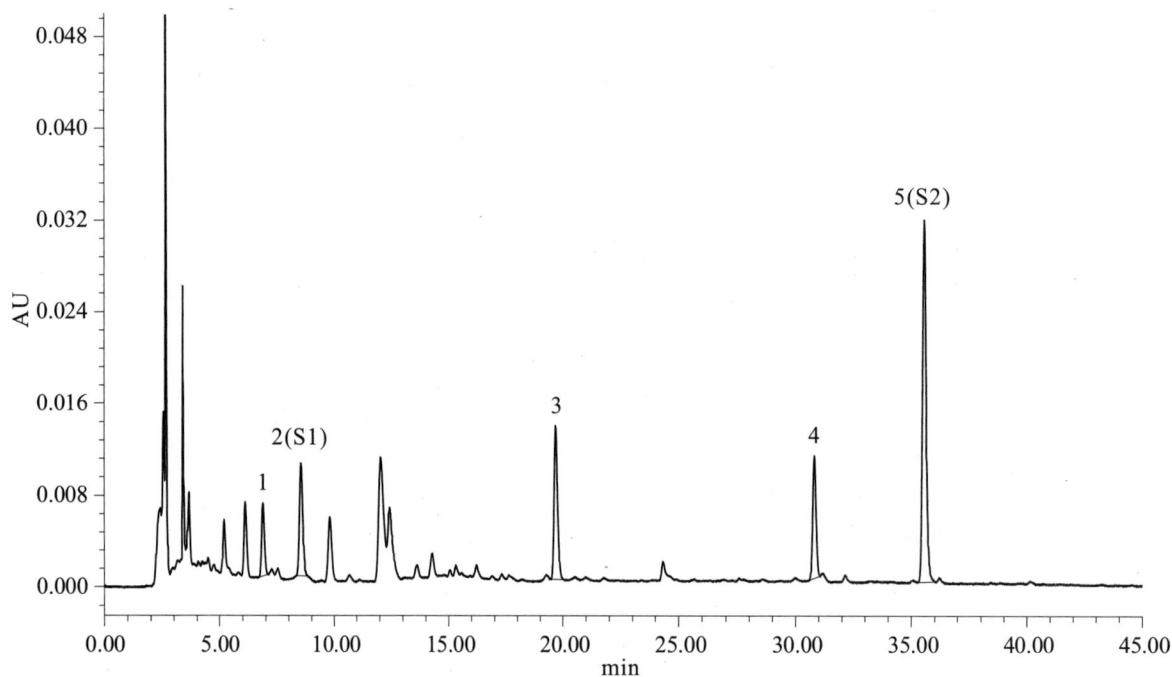

图 61-2　特征图谱供试品 HPLC 色谱图

表 61-2　特征图谱供试品 HPLC 特征峰参数列表

组分编号	组分名称	保留时间（min）	理论板数	拖尾因子	相对保留时间	相对保留时间标准规定值限度：±10%
1	—	6.883	15961	1.11	0.806	0.793（0.714～0.872）
2（S1）	原儿茶酸	8.539	16306	1.15	—	—
3	—	19.698	84397	1.20	0.554	0.577（0.519～0.635）
4	—	30.822	232015	1.03	0.867	0.876（0.788～0.964）
5（S2）	柚皮苷	35.560	263850	1.17	—	—

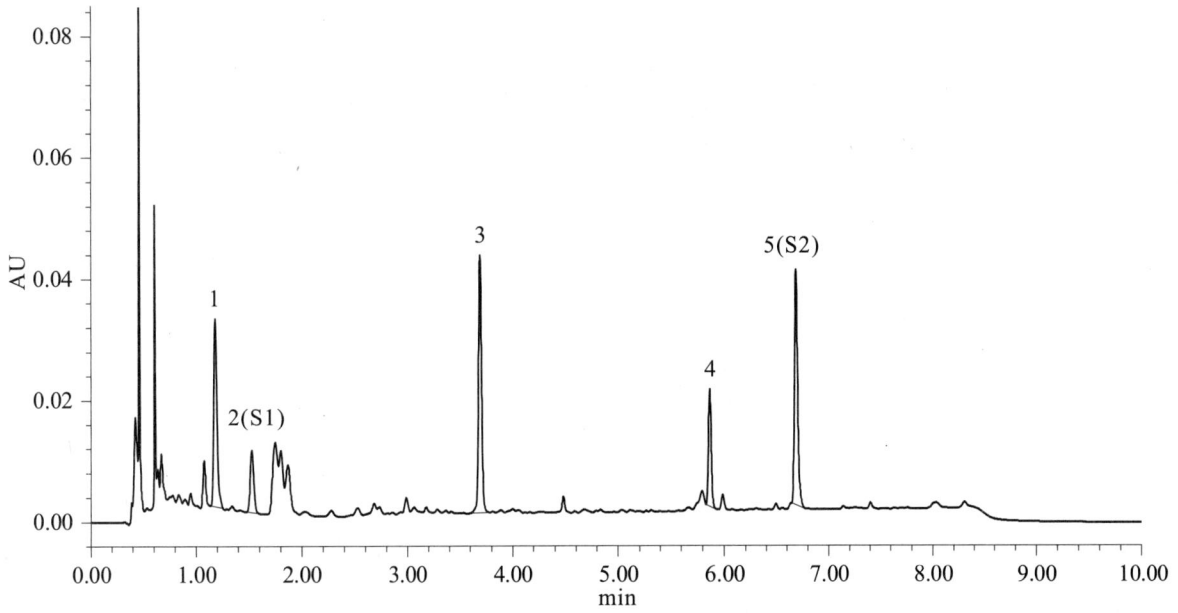

图 61-3 特征图谱对照饮片 UPLC 色谱图

表 61-3 特征图谱对照饮片 UPLC 特征峰参数列表

组分编号	组分名称	保留时间（min）	理论板数	拖尾因子	相对保留时间	相对保留时间标准规定值限度：±10%
1	—	1.182	7870	1.35	0.773	0.793（0.714~0.872）
2（S1）	原儿茶酸	1.530	10118	1.13	—	—
3	—	3.692	75597	1.06	0.552	0.577（0.519~0.635）
4	—	5.864	218602	1.15	0.877	0.876（0.788~0.964）
5（S2）	柚皮苷	6.684	232326	1.33	—	—

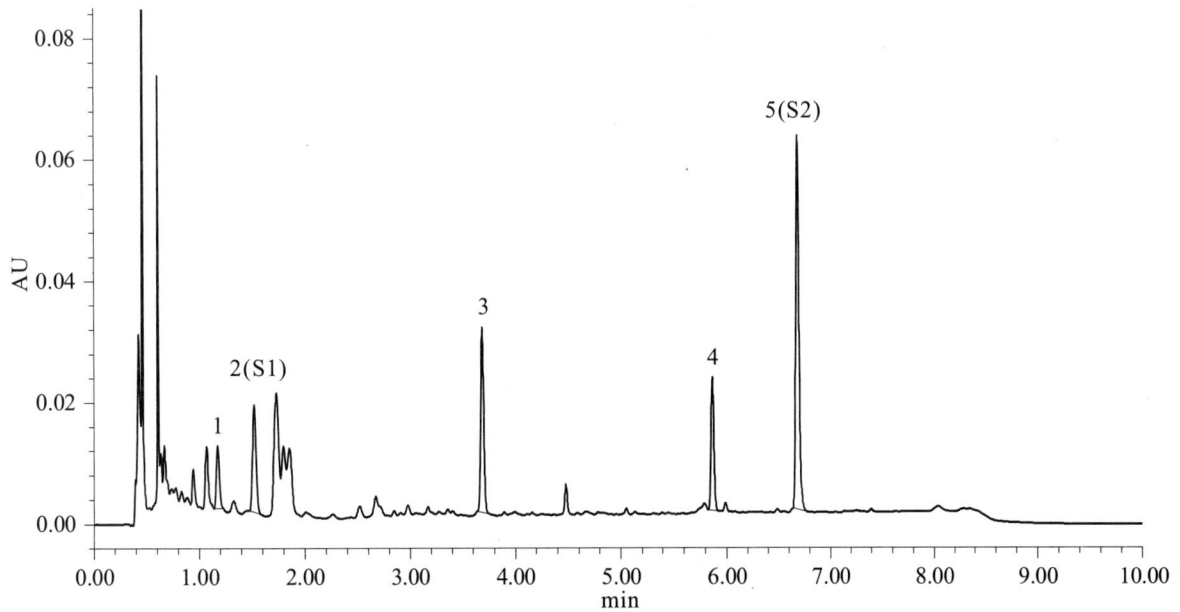

图 61-4 特征图谱供试品 UPLC 色谱图

表 61-4　特征图谱供试品 UPLC 特征峰参数列表

组分编号	组分名称	保留时间（min）	理论板数	拖尾因子	相对保留时间	相对保留时间标准规定值 限度：±10%
1	—	1.177	8058	1.20	0.773	0.793（0.714～0.872）
2（S1）	原儿茶酸	1.523	10076	1.14	—	—
3	—	3.684	77174	1.11	0.552	0.577（0.519～0.635）
4	—	5.864	216356	1.11	0.878	0.876（0.788～0.964）
5（S2）	柚皮苷	6.679	230844	1.25	—	—

5 含量测定

5.1 溶液的制备

对照品溶液的制备　同特征图谱柚皮苷对照品参照物溶液。

供试品溶液的制备　取本品适量，研细，取约 0.2g（相当于饮片 1.3g），精密称定，置具塞锥形瓶中，精密加入甲醇 50ml，密塞，称定重量，超声处理（功率 600W，频率 40kHz）30 分钟，放冷，再称定重量，用甲醇补足减失的重量，摇匀，滤过，取续滤液，即得。

5.2 色谱条件

方法	HPLC（质量标准方法）	UPLC（方法转换方法）
仪器	Alliance HPLC e2695	ACQUITY UPLC H-Class
仪器配置	PDA，柱温箱	QSM，FTN，TUV，柱温箱
色谱柱	ZORBAX SB C18 4.6mm×250mm，5μm	ACQUITY UPLC HSS T3 2.1mm×100mm，1.8μm
流动相	甲醇 - 水 - 冰醋酸（30∶67∶3）	甲醇 - 水 - 冰醋酸（30∶67∶3）
流速	1.0ml/min	0.4ml/min
检测波长	283nm	283nm
柱温	40℃	40℃
进样量	10μl	2μl

5.3 结果与分析

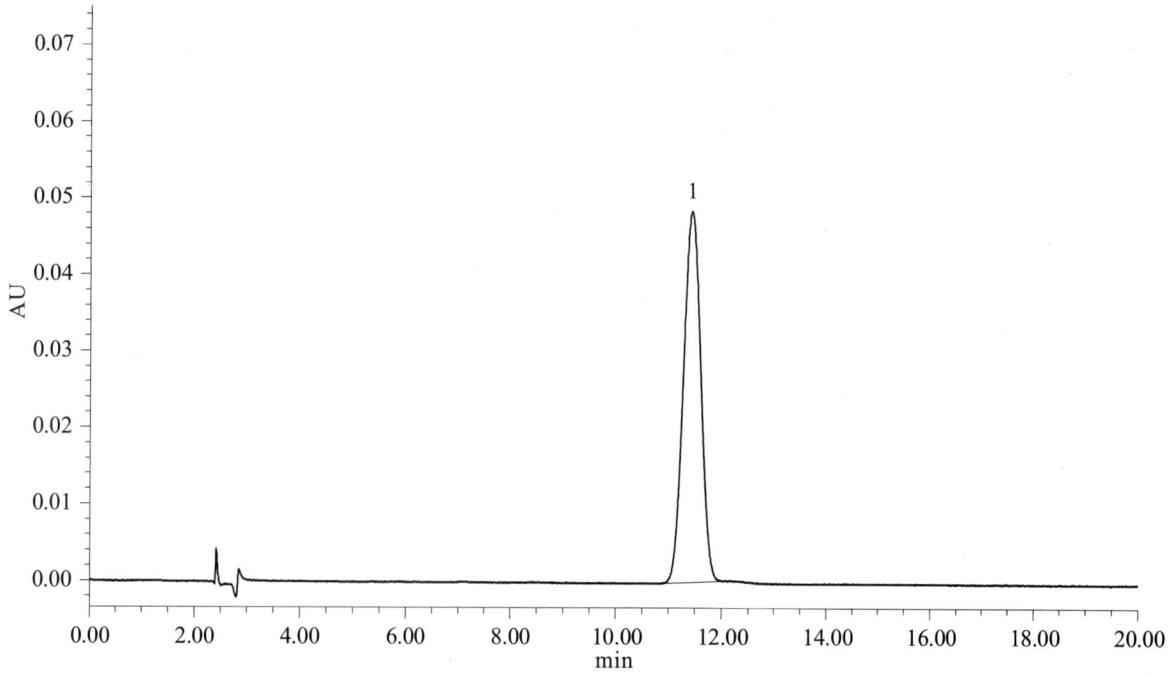

图 61-5　含量测定对照品 HPLC 色谱图
1. 柚皮苷

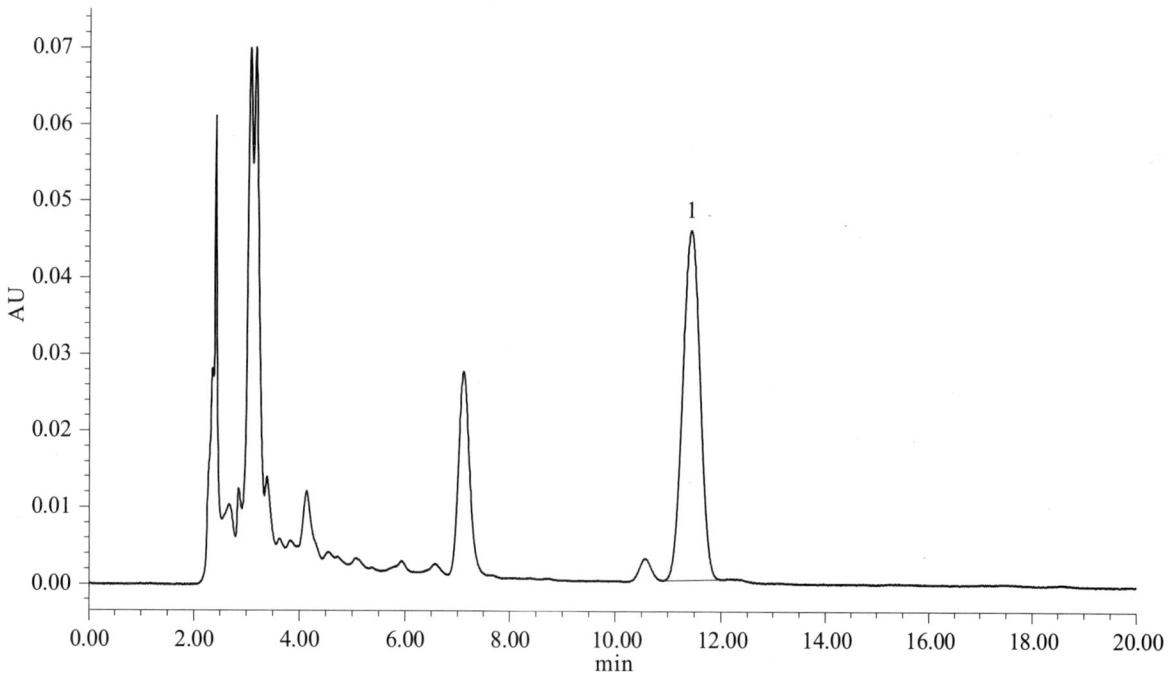

图 61-6　含量测定供试品 HPLC 色谱图
1. 柚皮苷

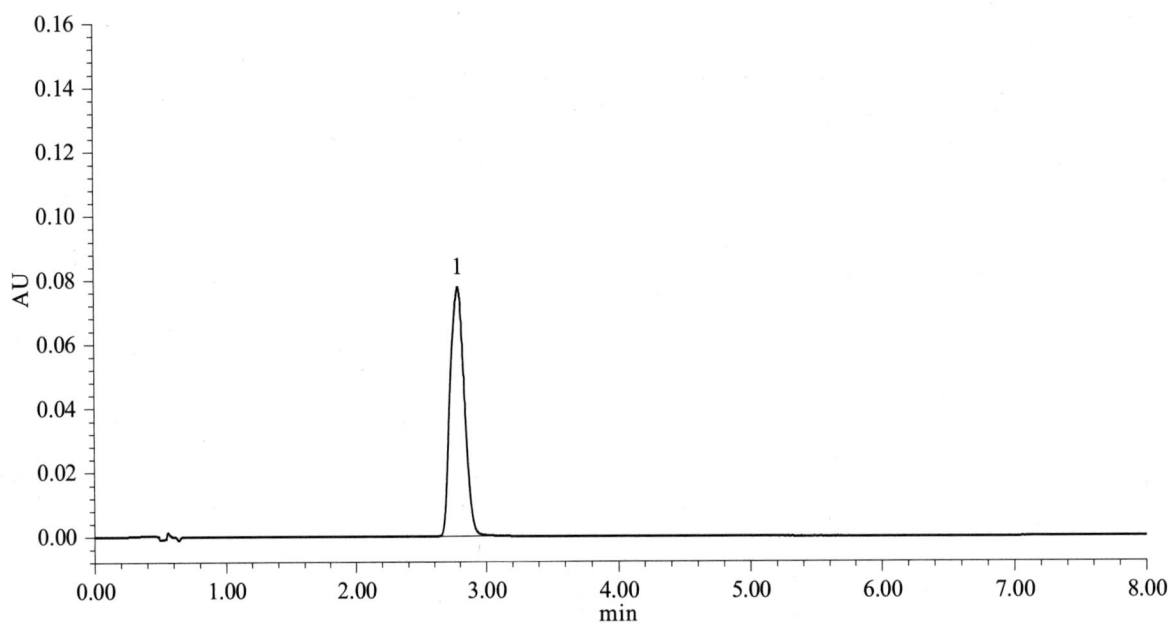

图 61-7　含量测定对照品 UPLC 色谱图
1. 柚皮苷

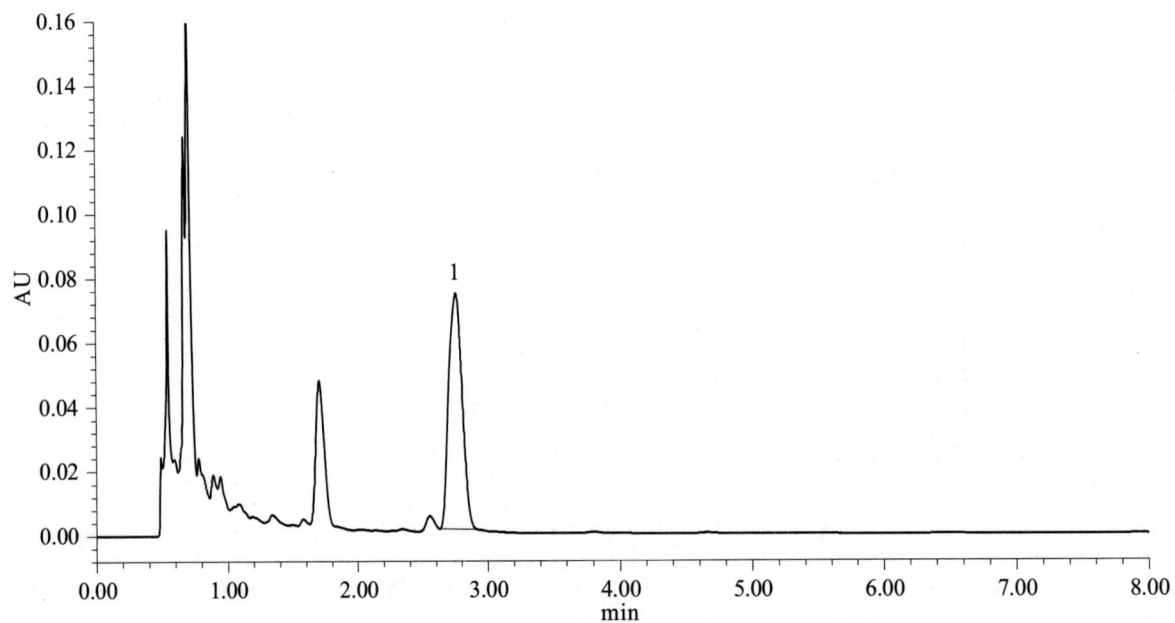

图 61-8　含量测定供试品 UPLC 色谱图
1. 柚皮苷

62 桃仁（桃）配方颗粒
Taoren（Tao）Peifangkeli

① **样品来源** 四川新绿色药业科技发展有限公司。

② **样品性状** 本品为淡黄色至黄棕色的颗粒；气微香，味微苦。

③ **对照药材和对照品来源**

对照药材 桃仁（山桃）（中国食品药品检定研究院，批号：121560-201302）。

对 照 品 苦杏仁苷（中国食品药品检定研究院，批号：110820-201808，纯度：88.2%）。

④ **特征图谱**

4.1 溶液的制备

参照物溶液的制备 取桃仁（山桃）对照药材 1g，置具塞锥形瓶中，加水 50ml，煎煮 30 分钟，放冷，摇匀，滤过，取续滤液，作为对照药材参照物溶液。另取苦杏仁苷对照品适量，精密称定，加 70% 甲醇制成每 1ml 含苦杏仁苷 1mg 的溶液，作为对照品参照物溶液。

供试品溶液的制备 取本品适量，研细，取约 0.2g（相当于饮片 1g），置具塞锥形瓶中，加 70% 甲醇 25ml，密塞，超声处理（功率 600W，频率 40kHz）30 分钟，放冷，摇匀，滤过，取续滤液，即得。

4.2 色谱条件

方法	HPLC（质量标准方法）	UPLC（方法转换方法）
仪器	Alliance HPLC e2695	ACQUITY UPLC H-Class
仪器配置	PDA，柱温箱	QSM，FTN，PDA，柱温箱
色谱柱	TC-C18（2） 4.6mm×250mm，5μm	ACQUITY UPLC HSS T3 2.1mm×100mm，1.8μm
流动相	A：甲醇 B：0.1% 磷酸溶液	A：甲醇 B：0.1% 磷酸溶液

梯度表（HPLC）：

时间 （分钟）	流动相 A（%）	流动相 B（%）	曲线
0	5	95	初始
10	15	85	6
20	25	75	6
30	35	65	6
40	5	95	1

梯度表（UPLC）：

时间 （分钟）	流动相 A（%）	流动相 B（%）	曲线
Before injection volume 100μl			
0.00	5	95	初始
2.38	15	85	6
4.76	25	75	6
7.15	35	65	6
12.00	5	95	1

方法	HPLC（质量标准方法）	UPLC（方法转换方法）
流速	1.0ml/min	0.35ml/min
检测波长	214nm	214nm
柱温	25℃	25℃
进样量	10μl	1μl

4.3 结果与分析

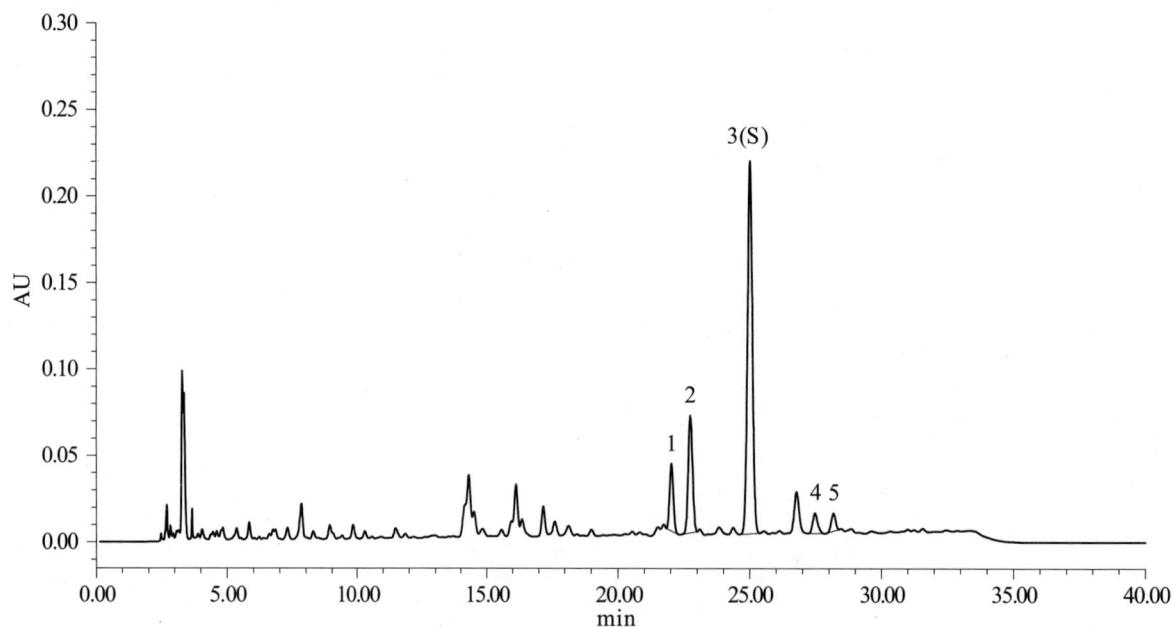

图 62-1　特征图谱对照药材 HPLC 色谱图

表 62-1　特征图谱对照药材 HPLC 特征峰参数列表

组分编号	组分名称	保留时间（min）	理论板数	拖尾因子	相对保留时间	相对保留时间标准规定值限度：±8%
1	—	22.033	107873	1.11	0.881	0.881（0.811～0.951）
2	色氨酸	22.742	90708	1.05	0.910	0.901（0.829～0.973）
3（S）	苦杏仁苷	25.000	82812	1.06	—	—
4	—	27.475	100405	1.19	1.099	1.113（1.024～1.202）
5	—	28.168	126784	0.94	1.127	1.144（1.052～1.236）

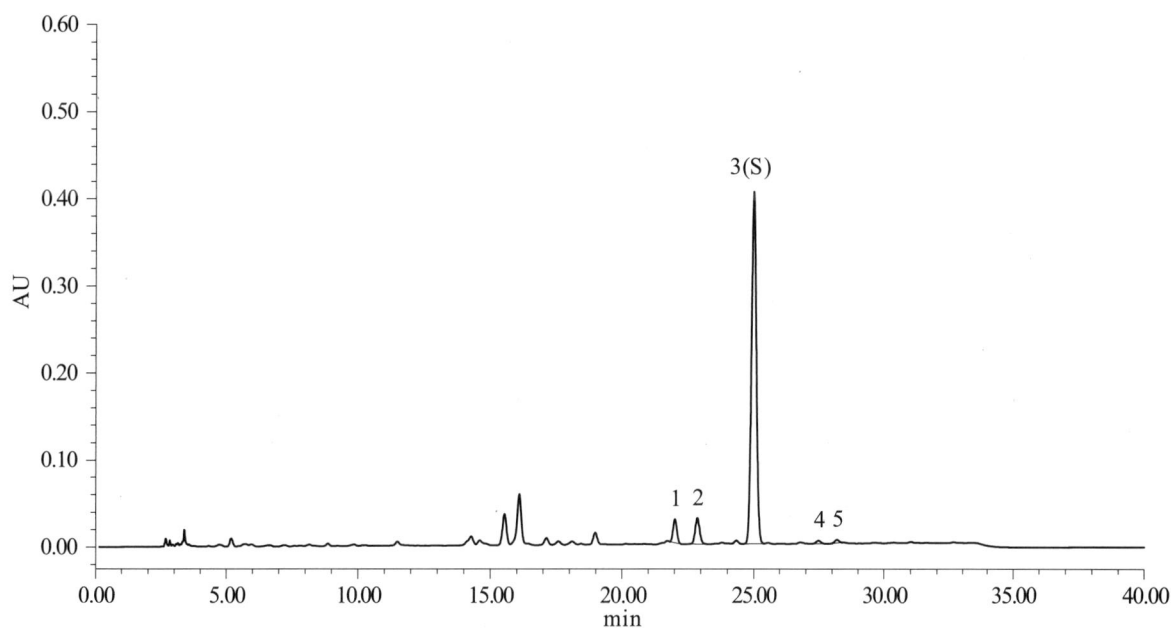

图 62-2　特征图谱供试品 HPLC 色谱图

表 62-2　特征图谱供试品 HPLC 特征峰参数列表

组分编号	组分名称	保留时间（min）	理论板数	拖尾因子	相对保留时间	相对保留时间标准规定值限度：±8%
1	—	22.020	101750	1.10	0.881	0.881（0.811～0.951）
2	色氨酸	22.875	87552	1.11	0.916	0.901（0.829～0.973）
3（S）	苦杏仁苷	24.984	81301	1.10	—	—
4	—	27.486	113817	1.03	1.100	1.113（1.024～1.202）
5	—	28.189	135590	0.90	1.128	1.144（1.052～1.236）

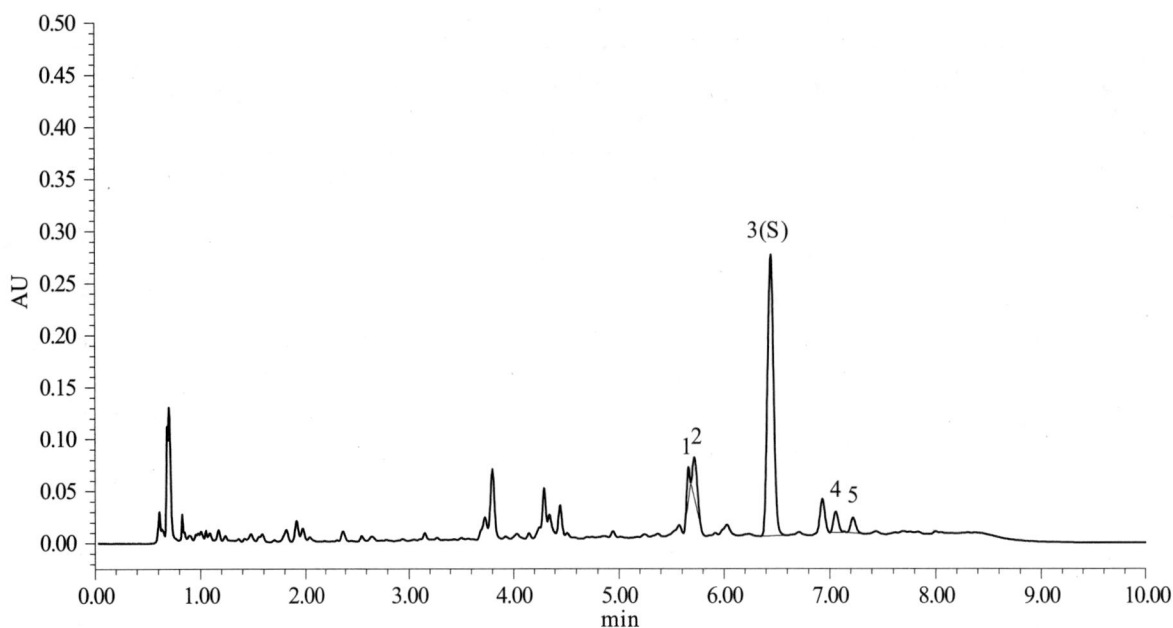

图 62-3　特征图谱对照药材 UPLC 色谱图

表 62-3　特征图谱对照药材 UPLC 特征峰参数列表

组分编号	组分名称	保留时间（min）	理论板数	拖尾因子	相对保留时间	相对保留时间标准规定值限度：±8%
1	—	5.657	212128	0.88	0.878	0.881（0.811～0.951）
2	色氨酸	5.722	77643	1.34	0.888	0.901（0.829～0.973）
3（S）	苦杏仁苷	6.445	54473	1.03	—	—
4	—	7.058	99548	1.14	1.095	1.113（1.024～1.202）
5	—	7.223	102795	1.25	1.121	1.144（1.052～1.236）

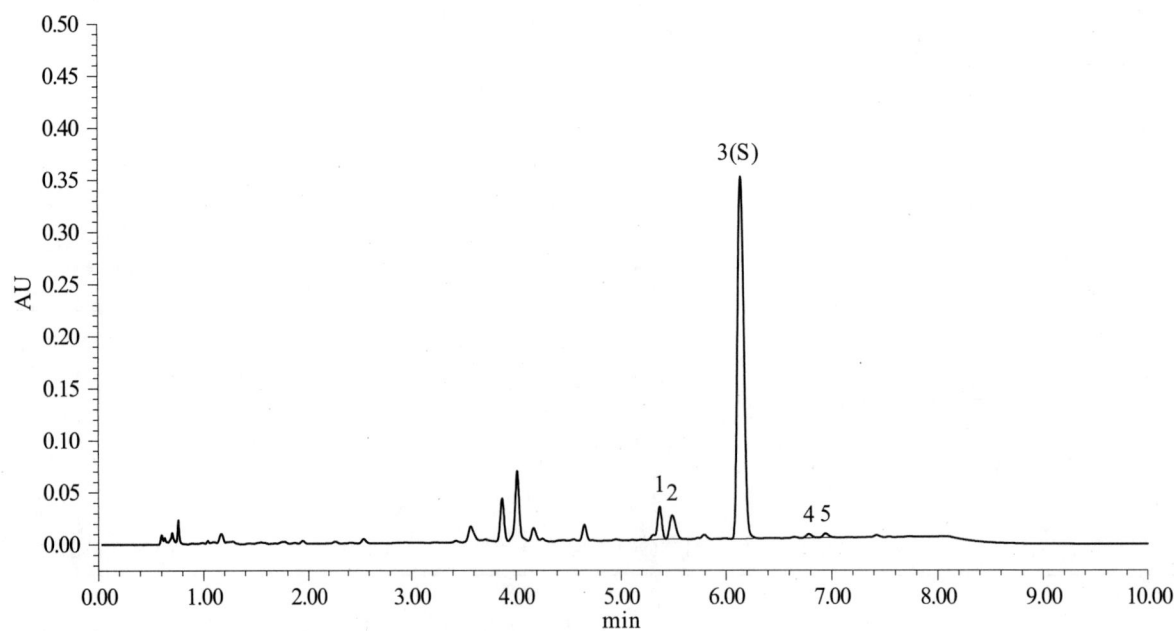

图 62-4　特征图谱供试品 UPLC 色谱图

表 62-4　特征图谱供试品 UPLC 特征峰参数列表

组分编号	组分名称	保留时间（min）	理论板数	拖尾因子	相对保留时间	相对保留时间标准规定值 限度：±8%
1	—	5.371	84943	0.75	0.875	0.881（0.811～0.951）
2	色氨酸	5.490	43335	1.24	0.894	0.901（0.829～0.973）
3（S）	苦杏仁苷	6.140	48735	1.12	—	—
4	—	6.784	70757	1.09	1.105	1.113（1.024～1.202）
5	—	6.943	77361	1.38	1.131	1.144（1.052～1.236）

❺ 含量测定

5.1　溶液的制备

对照品溶液的制备　取苦杏仁苷对照品适量，精密称定，加 70% 甲醇制成每 1ml 含 0.4mg 的溶液，即得。

供试品溶液的制备　取本品适量，研细，取约 0.2g（相当于饮片 1g），精密称定，置具塞锥形瓶中，精密加入 70% 甲醇 25ml，密塞，称定重量，超声处理（功率 600W，频率 40kHz）30 分钟，放冷，再称定重量，用 70% 甲醇补足减失的重量，摇匀，滤过，取续滤液，即得。

5.2　色谱条件

方法	UPLC（质量标准方法）
仪器	ACQUITY UPLC H-Class
仪器配置	QSM，FTN，PDA，柱温箱
色谱柱	ACQUITY UPLC HSS T3 2.1mm×100mm，1.8μm
流动相	A：乙腈 B：0.1% 磷酸溶液
等度	<table><tr><td>时间（分钟）</td><td>流动相A（%）</td><td>流动相B（%）</td><td>曲线</td></tr><tr><td>0</td><td>3</td><td>97</td><td>初始</td></tr><tr><td>40</td><td>3</td><td>97</td><td>1</td></tr></table>
流速	0.4ml/min
检测波长	210nm
柱温	20℃
进样量	1μl

5.3 结果与分析

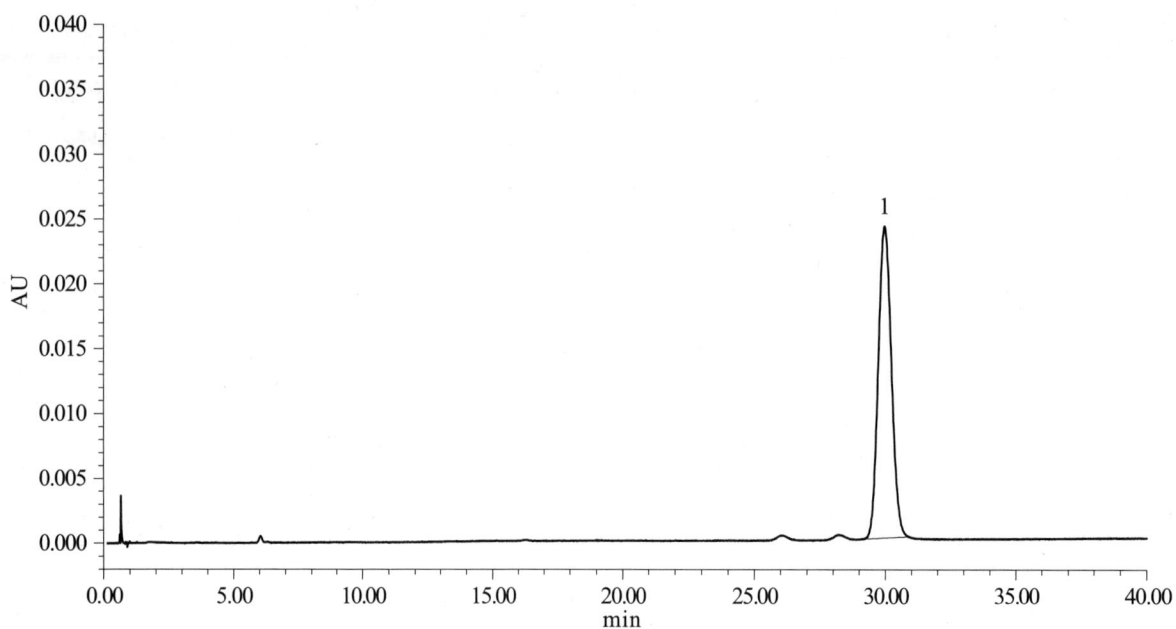

图 62-5　含量测定对照品 UPLC 色谱图
1. 苦杏仁苷

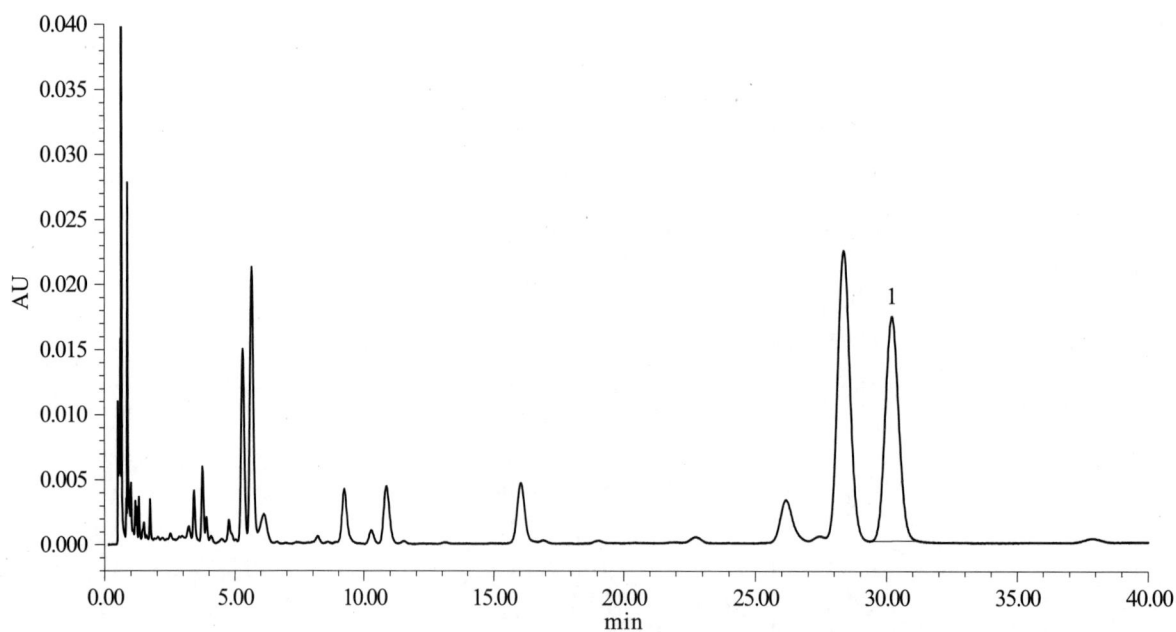

图 62-6　含量测定供试品 UPLC 色谱图
1. 苦杏仁苷

63 天麻配方颗粒
Tianma Peifangkeli

1 **样品来源** 江阴天江药业有限公司。

2 **样品性状** 本品为黄白色至棕黄色的颗粒；气微，味微酸。

3 **对照品来源**

对 照 品 1. 天麻素；2. 对羟基苯甲醇（中国食品药品检定研究院，1. 批号：110807-201809，纯度：96.7%；2. 批号：111970-201702，纯度：99.4%）。

4 **指纹图谱**

4.1 溶液的制备

参照物溶液的制备 取天麻素对照品、对羟基苯甲醇对照品适量，精密称定，加乙腈 - 水（2∶98）制成每 1ml 含天麻素 125μg、对羟基苯甲醇 10μg 的混合溶液，即得。

供试品溶液的制备 取本品适量，研细，取约 0.2g（相当于饮片 0.8g），精密称定，置具塞锥形瓶中，精密加入 30% 甲醇 25ml，密塞，称定重量，超声处理（功率 250W，频率 40kHz）30 分钟，放冷，再称定重量，用 30% 甲醇补足减失的重量，摇匀，滤过，取续滤液，即得。

4.2 色谱条件

方法	UPLC（质量标准方法）
仪器	ACQUITY UPLC H-Class
仪器配置	QSM，FTN，PDA，柱温箱
色谱柱	ACQUITY UPLC HSS T3 2.1mm×100mm，1.8μm
流动相	A：乙腈 B：0.05%磷酸溶液

时间 （分钟）	流动相 A（%）	流动相 B（%）	曲线
0	2	98	初始
0.5	2	98	6
1	1	99	6
7	1	99	6
8	8	92	6
12	11	89	6
18	20	80	6
20	23	77	6
20.1	2	98	6
25	2	98	6

流速	0.35ml/min
检测波长	220nm
柱温	30℃
进样量	1μl

4.3 结果与分析

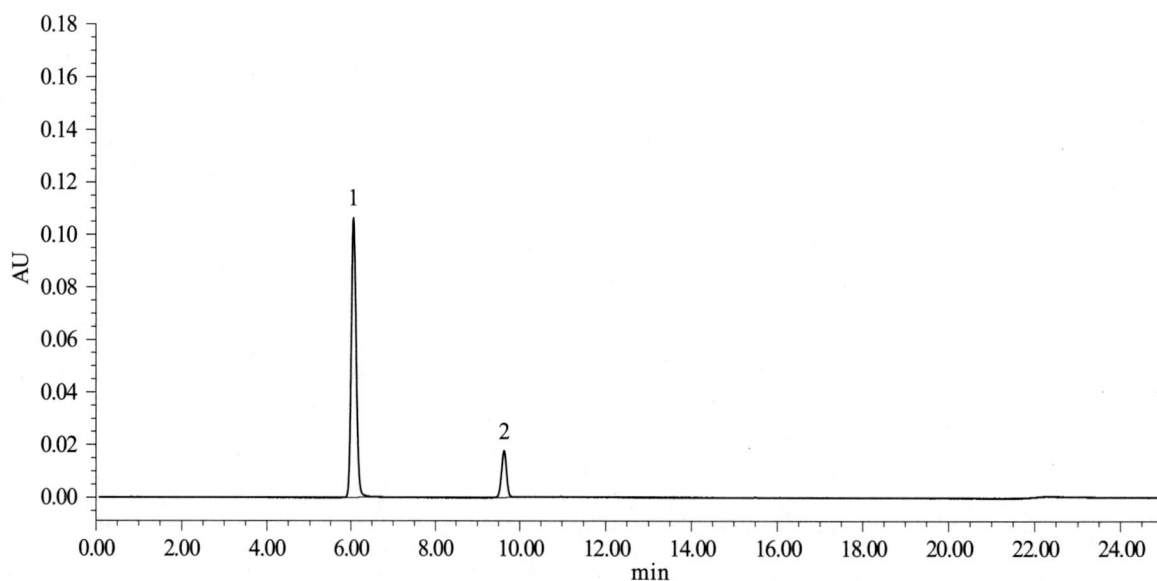

图 63-1　指纹图谱对照品 UPLC 色谱图

表 63-1　指纹图谱对照品 UPLC 峰参数列表

组分编号	组分名称	保留时间（min）	理论板数	拖尾因子
1	天麻素	6.068	12422	1.11
2	对羟基苯甲醇	9.638	30376	0.96

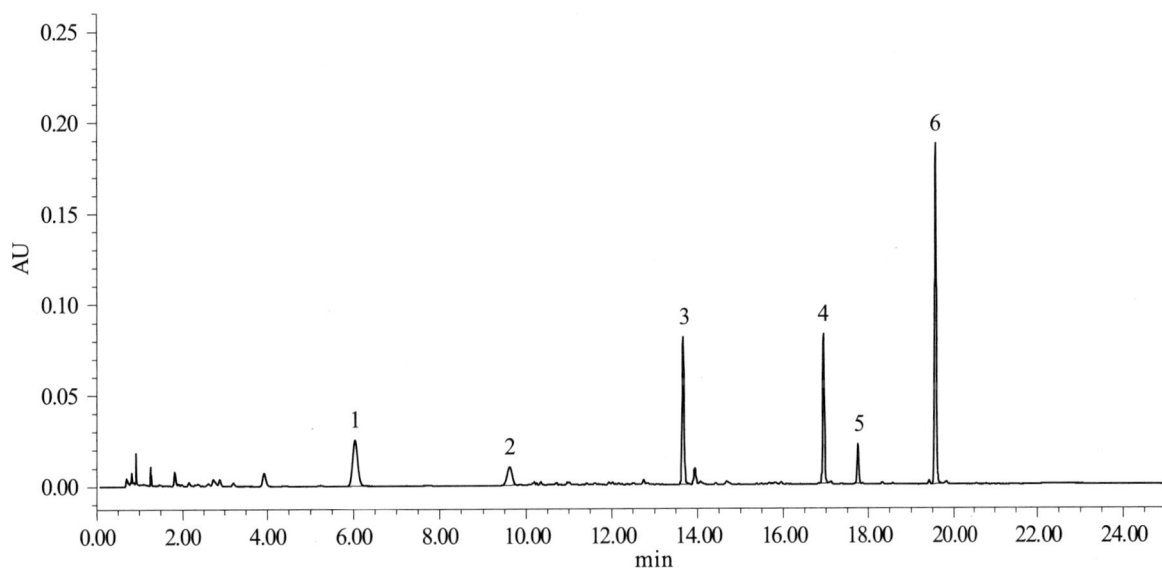

图 63-2　指纹图谱对照药材 UPLC 色谱图

表 63-2　指纹图谱对照药材 UPLC 特征峰参数列表

组分编号	组分名称	保留时间（min）	理论板数	拖尾因子
1	天麻素	6.038	11973	1.06
2	对羟基苯甲醇	9.623	29853	0.94
3	巴利森苷 E	13.671	411715	1.08
4	巴利森苷 B	16.945	751242	1.08
5	巴利森苷 C	17.744	880538	1.08
6	巴利森苷	19.559	1126799	1.08

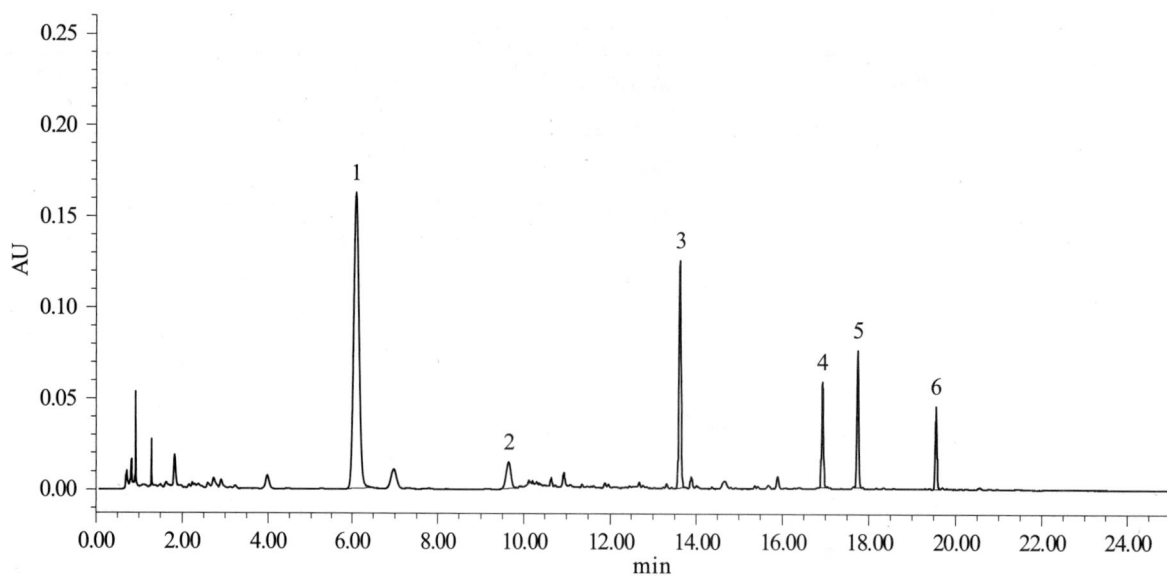

图 63-3　指纹图谱供试品 UPLC 色谱图

表 63-3　指纹图谱供试品 UPLC 特征峰参数列表

组分编号	组分名称	保留时间（min）	理论板数	拖尾因子
1	天麻素	6.095	10795	1.11
2	对羟基苯甲醇	9.647	34666	0.90
3	巴利森苷 E	13.618	388477	1.07
4	巴利森苷 B	16.933	719468	1.08
5	巴利森苷 C	17.738	906688	1.07
6	巴利森苷	19.552	1146923	1.06

5 含量测定

5.1　溶液的制备　同指纹图谱。

5.2　色谱条件　同指纹图谱。

5.3 结果与分析

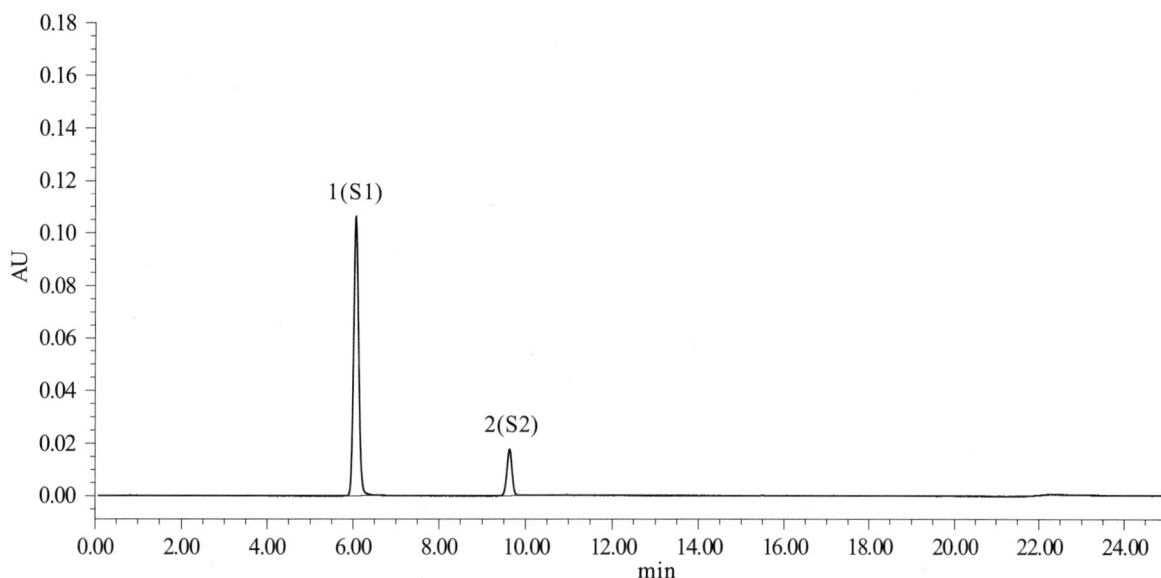

图 63-4 含量测定对照品 UPLC 色谱图
1（S1）. 天麻素；2（S2）. 对羟基苯甲醇

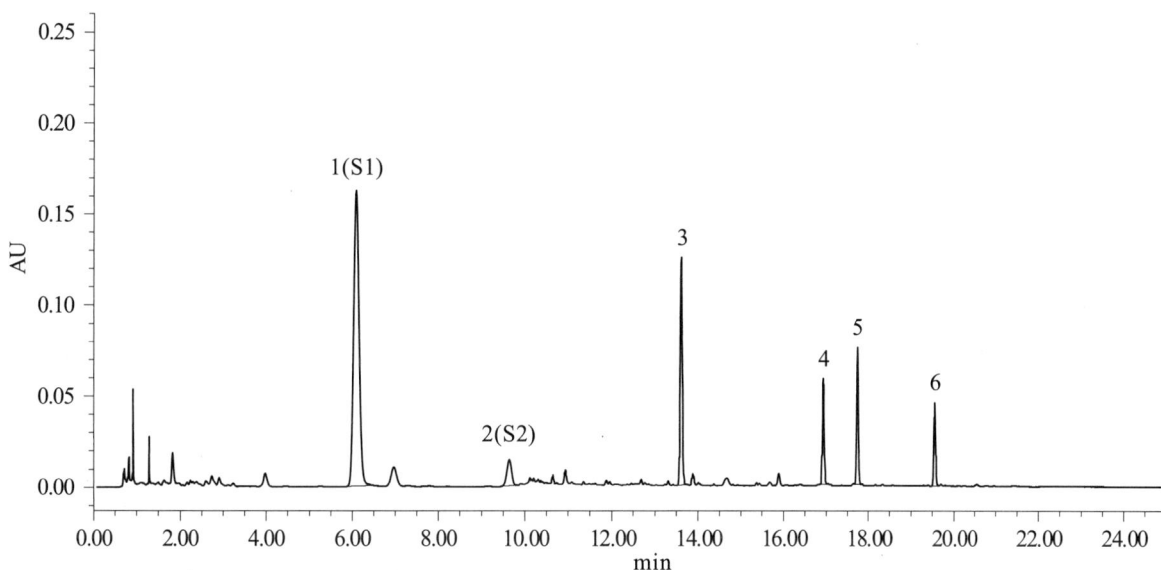

图 63-5 含量测定供试品 UPLC 色谱图
1（S1）. 天麻素；2（S2）. 对羟基苯甲醇

表 63-4 含量测定供试品 UPLC 测定成分参数列表

组分 编号	组分 名称	保留时间 （min）	理论 板数	拖尾 因子	相对保留 时间	相对保留时间 标准规定值 限度：±10%
1（S1）	天麻素	6.095	10795	1.11	—	—
2（S2）	对羟基苯甲醇	9.647	34666	0.90	1.00	—

组分 编号	组分 名称	保留时间 （min）	理论 板数	拖尾 因子	相对保留 时间	相对保留时间 标准规定值 限度：±10%
3	巴利森苷 E	13.618	388477	1.07	1.41	1.49（1.34～1.64）
4	巴利森苷 B	16.933	719468	1.08	1.76	1.88（1.69～2.07）
5	巴利森苷 C	17.738	906688	1.07	1.84	1.97（1.77～2.17）
6	巴利森苷	19.552	1146923	1.06	2.03	2.18（1.96～2.40）

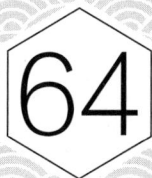

64 王不留行配方颗粒
Wangbuliuxing Peifangkeli

1 **样品来源** 四川新绿色药业科技发展有限公司。

2 **样品性状** 本品为灰白色至灰黄色的颗粒；气微，味苦。

3 **对照药材和对照品来源**

对照药材 王不留行（中国食品药品检定研究院，批号：121094-201706）。

对 照 品 王不留行黄酮苷（中国食品药品检定研究院，批号：111853-201704，纯度：96.9%）。

4 **特征图谱**

4.1 溶液的制备

参照物溶液的制备 取王不留行对照药材 2.5g，置具塞锥形瓶中，加 70% 甲醇 25ml，密塞，超声处理（功率 600W，频率 40kHz）30 分钟，放冷，摇匀，滤过，取续滤液，作为对照药材参照物溶液。另取王不留行黄酮苷对照品适量，精密称定，加 70% 甲醇制成每 1ml 含 0.1mg 的溶液，作为对照品参照物溶液。

供试品溶液的制备 取本品适量，研细，取约 1.0g（相当于饮片 10.0g），精密称定，置具塞锥形瓶中，精密加入 70% 甲醇 50ml，密塞，称定重量，超声处理（功率 600W，频率 40kHz）30 分钟，放冷，再称定重量，用 70% 甲醇补足减失的重量，摇匀，滤过，取续滤液，即得。

4.2　色谱条件

方法	HPLC（质量标准方法）				UPLC（方法转换方法）			
仪器	Alliance HPLC e2695				ACQUITY UPLC H-Class			
仪器配置	PDA，柱温箱				QSM，FTN，TUV，柱温箱			
色谱柱	ZORBAX Eclipse XDB-C18 4.6mm×250mm，5μm				ACQUITY UPLC HSS C18 2.1mm×100mm，1.8μm			
流动相	A：乙腈 B：0.1%磷酸溶液				A：乙腈 B：0.1%磷酸溶液			
梯度	时间 （分钟）	流动相 A（%）	流动相 B（%）	曲线	时间 （分钟）	流动相 A（%）	流动相 B（%）	曲线
					Before injection volume 300μl			
	0	5	95	初始	0.0	5	95	初始
	35	20	80	6	5.8	20	80	6
	60	60	40	6	10.0	60	40	6
	70	5	95	1	13.0	5	95	1
流速	1.0ml/min				0.5ml/min			
检测波长	270nm				270nm			
柱温	30℃				30℃			
进样量	10μl				1μl			

4.3　结果与分析

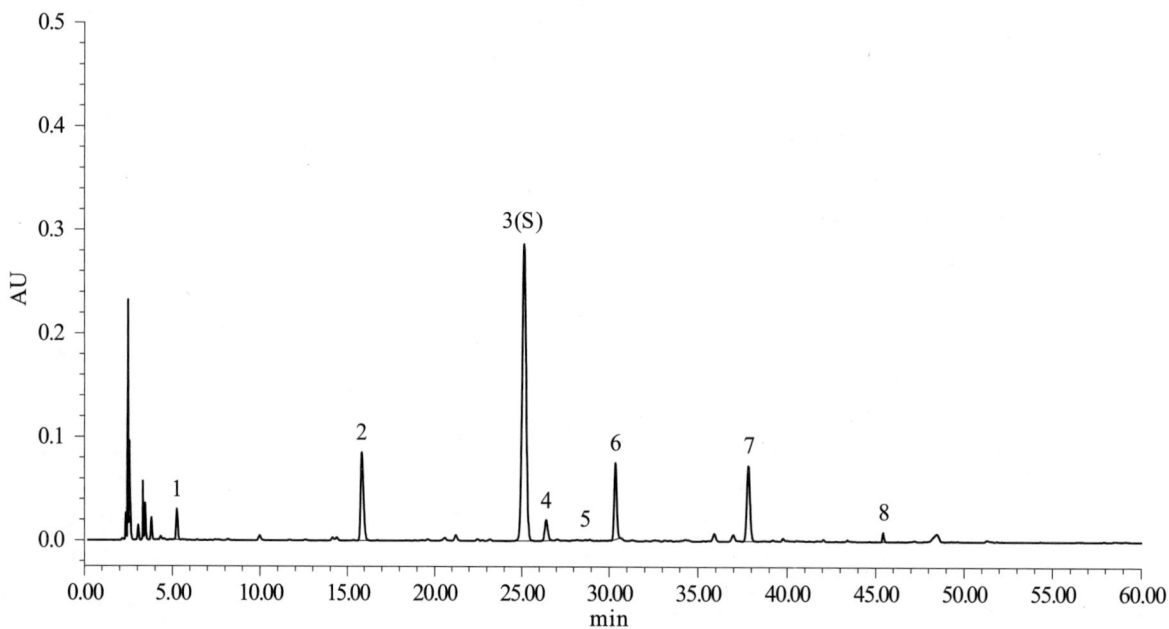

图 64-1　特征图谱对照药材 HPLC 色谱图

表 64-1　特征图谱对照药材 HPLC 特征峰参数列表

组分编号	组分名称	保留时间（min）	理论板数	拖尾因子	相对保留时间	相对保留时间标准规定值限度：±10%
1	—	5.247	13884	1.15	0.209	0.208（0.187~0.229）
2	刺桐碱	15.848	41824	1.31	0.631	0.619（0.557~0.681）
3（S）	王不留行黄酮苷	25.122	57735	1.03	—	—
4	肥皂草苷	26.402	105751	1.14	1.051	1.050（0.945~1.155）
5	—	28.672	219865	0.91	1.141	1.126（1.013~1.239）
6	异牡荆素 -2″-O-阿拉伯糖苷	30.352	204333	1.05	1.208	1.210（1.089~1.331）
7	—	37.825	215200	1.07	1.506	1.513（1.362~1.664）
8	王不留行环肽 B	45.425	1193263	1.14	1.808	1.842（1.658~2.026）

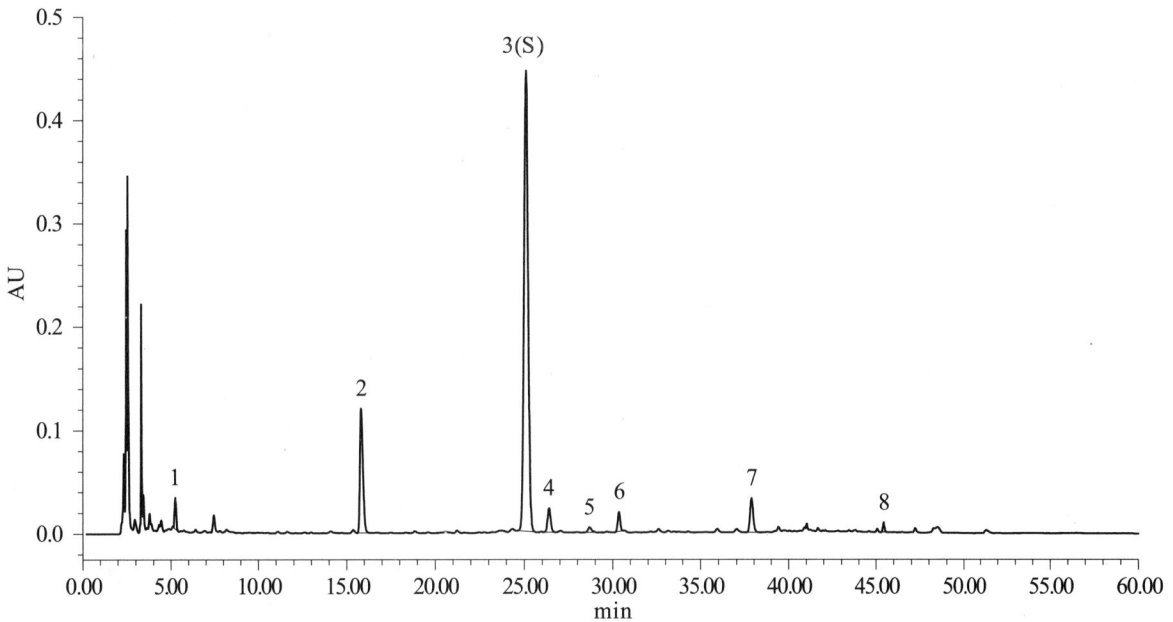

图 64-2　特征图谱供试品 HPLC 色谱图

表 64-2　特征图谱供试品 HPLC 特征峰参数列表

组分编号	组分名称	保留时间（min）	理论板数	拖尾因子	相对保留时间	相对保留时间标准规定值限度：±10%
1	—	5.242	14272	1.24	0.209	0.208（0.187~0.229）
2	刺桐碱	15.822	40140	1.40	0.630	0.619（0.557~0.681）
3（S）	王不留行黄酮苷	25.110	56815	1.04	—	—
4	肥皂草苷	26.392	109450	1.07	1.051	1.050（0.945~1.155）

组分编号	组分名称	保留时间（min）	理论板数	拖尾因子	相对保留时间	相对保留时间标准规定值 限度：±10%
5	—	28.683	95863	1.27	1.142	1.126（1.013～1.239）
6	异牡荆素 -2″-O-阿拉伯糖苷	30.359	213945	1.01	1.209	1.210（1.089～1.331）
7	—	37.857	203795	1.10	1.508	1.513（1.362～1.664）
8	王不留行环肽 B	45.442	1234536	1.16	1.810	1.842（1.658～2.026）

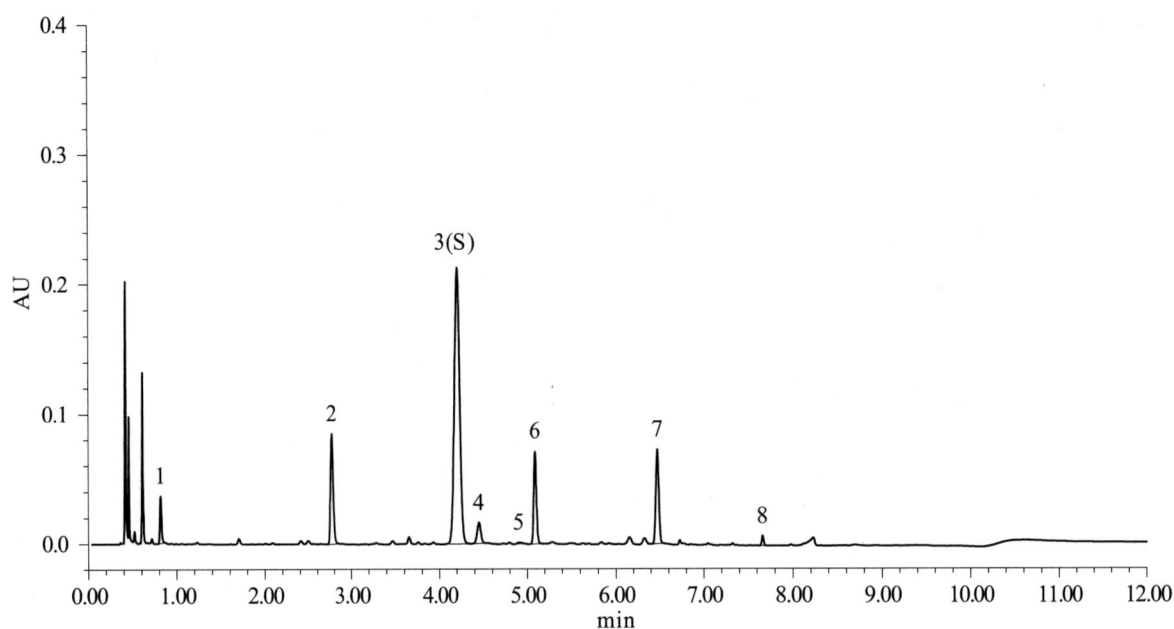

图 64-3　特征图谱对照药材 UPLC 色谱图

表 64-3　特征图谱对照药材 UPLC 特征峰参数列表

组分编号	组分名称	保留时间（min）	理论板数	拖尾因子	相对保留时间	相对保留时间标准规定值 限度：±10%
1	—	0.817	9719	1.22	0.194	0.208（0.187～0.229）
2	刺桐碱	2.772	32990	1.17	0.659	0.619（0.557～0.681）
3（S）	王不留行黄酮苷	4.206	22894	1.01	—	—
4	肥皂草苷	4.450	53004	0.98	1.058	1.050（0.945～1.155）
5	—	4.901	49502	1.22	1.165	1.126（1.013～1.239）
6	异牡荆素 -2″-O-阿拉伯糖苷	5.091	123663	1.09	1.210	1.210（1.089～1.331）
7	—	6.475	166621	1.01	1.540	1.513（1.362～1.664）
8	王不留行环肽 B	7.663	644678	1.11	1.822	1.842（1.658～2.026）

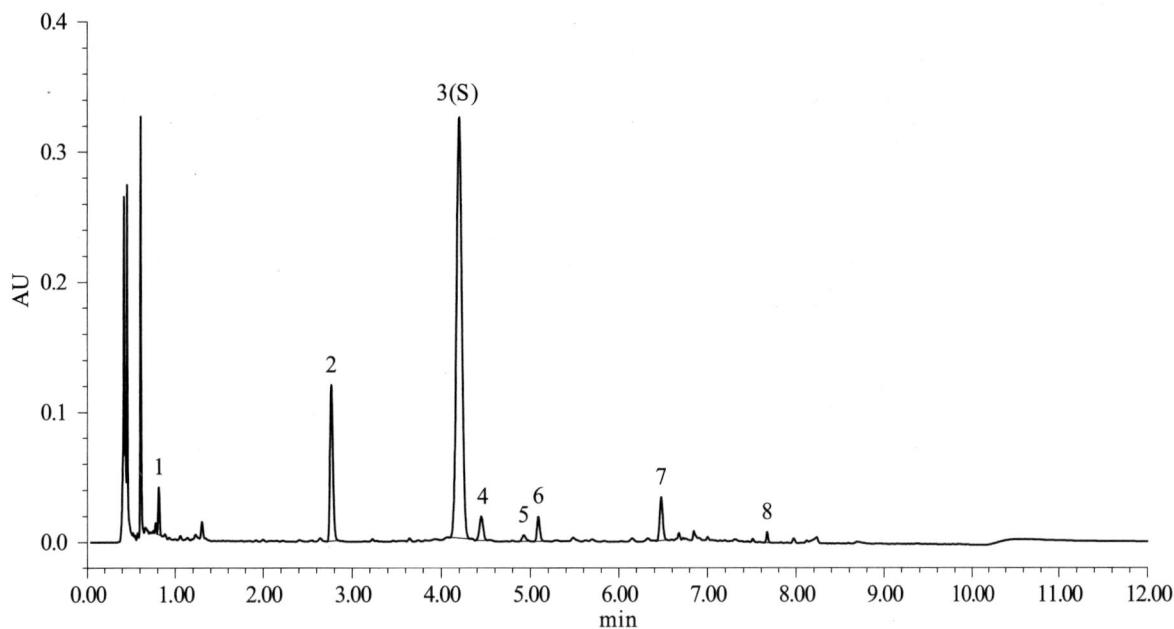

图 64-4　特征图谱供试品 HPLC 色谱图

表 64-4　特征图谱供试品 HPLC 特征峰参数列表

组分编号	组分名称	保留时间（min）	理论板数	拖尾因子	相对保留时间	相对保留时间标准规定值限度：±10%
1	—	0.815	10625	1.17	0.194	0.208（0.187~0.229）
2	刺桐碱	2.766	32616	1.20	0.659	0.619（0.557~0.681）
3（S）	王不留行黄酮苷	4.201	22292	1.02	—	—
4	肥皂草苷	4.448	52489	0.98	1.059	1.050（0.945~1.155）
5	—	4.926	67396	1.22	1.173	1.126（1.013~1.239）
6	异牡荆素 -2″-O-阿拉伯糖苷	5.090	121443	1.12	1.212	1.210（1.089~1.331）
7	—	6.476	162214	1.05	1.542	1.513（1.362~1.664）
8	王不留行环肽 B	7.665	664651	1.14	1.825	1.842（1.628~2.026）

5 含量测定

5.1　溶液的制备　同特征图谱。

5.2 色谱条件

方法	HPLC（质量标准方法）	UPLC（方法转换方法）
仪器	Alliance HPLC e2695	ACQUITY UPLC H-Class
仪器配置	PDA，柱温箱	QSM，FTN，TUV，柱温箱
色谱柱	ZORBAX Eclipse XDB-C18 4.6mm×250mm，5μm	ACQUITY UPLC HSS C18 2.1mm×100mm，1.8μm
流动相	A：甲醇 B：0.3% 磷酸溶液	A：甲醇 B：0.3% 磷酸溶液

梯度	时间 （分钟）	流动相 A（%）	流动相 B（%）	曲线	时间 （分钟）	流动相 A（%）	流动相 B（%）	曲线
	0	35	65	初始	0.0	35	65	初始
	10	35	65	6	2.8	35	65	6
	20	40	60	6	5.6	40	60	6
	35	50	50	6	9.7	50	50	6
	43	35	65	1	13.0	35	65	1

流速	1.0ml/min	0.3ml/min
检测波长	280nm	280nm
柱温	30℃	30℃
进样量	10μl	1μl

5.3 结果与分析

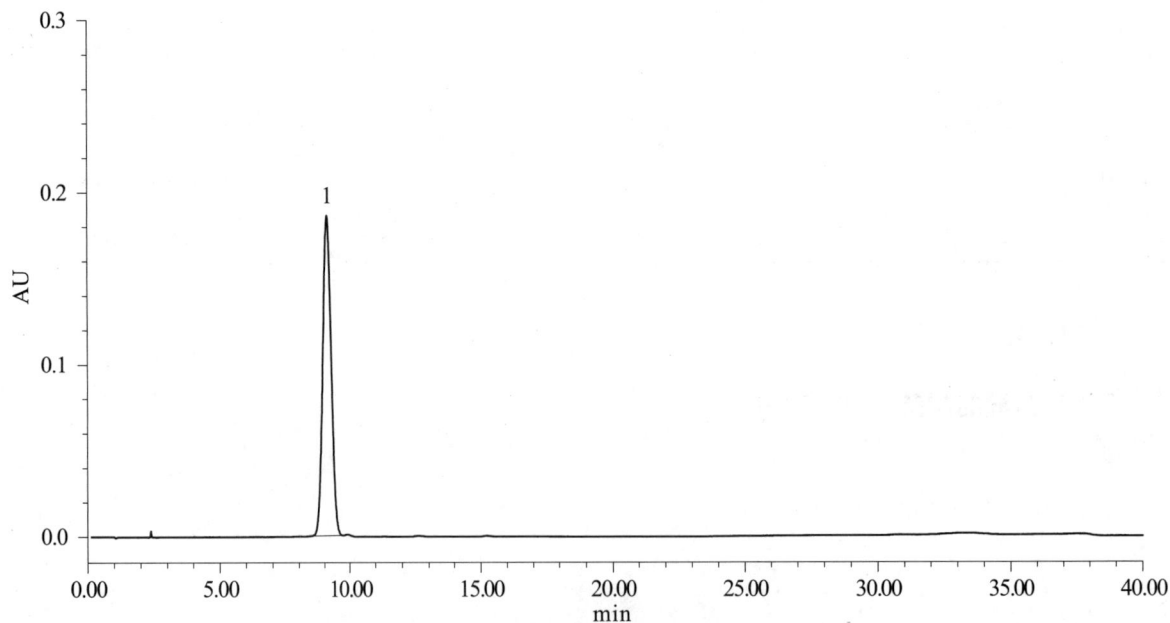

图 64-5　含量测定对照品 HPLC 色谱图
1. 王不留行黄酮苷

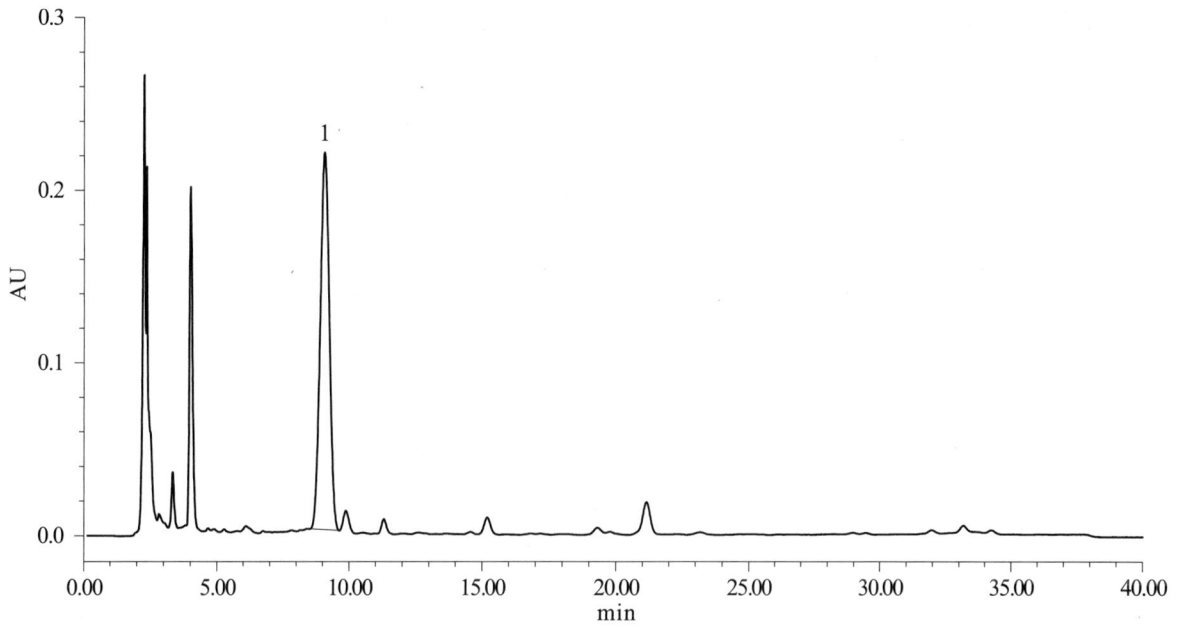

图 64-6　含量测定供试品 HPLC 色谱图
1. 王不留行黄酮苷

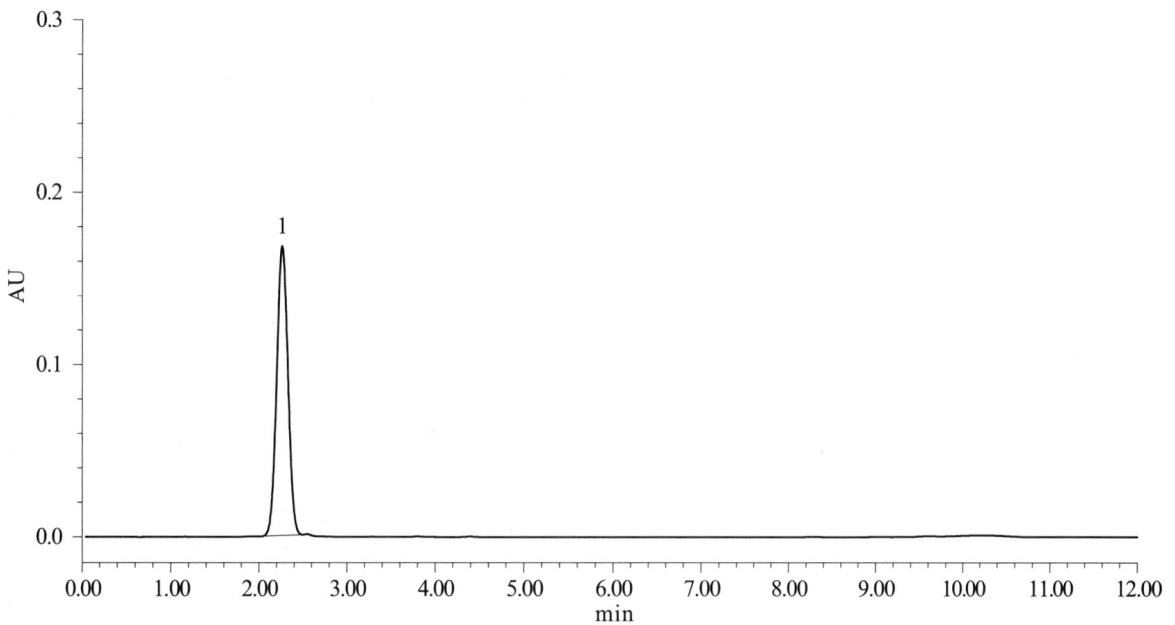

图 64-7　含量测定对照品 UPLC 色谱图
1. 王不留行黄酮苷

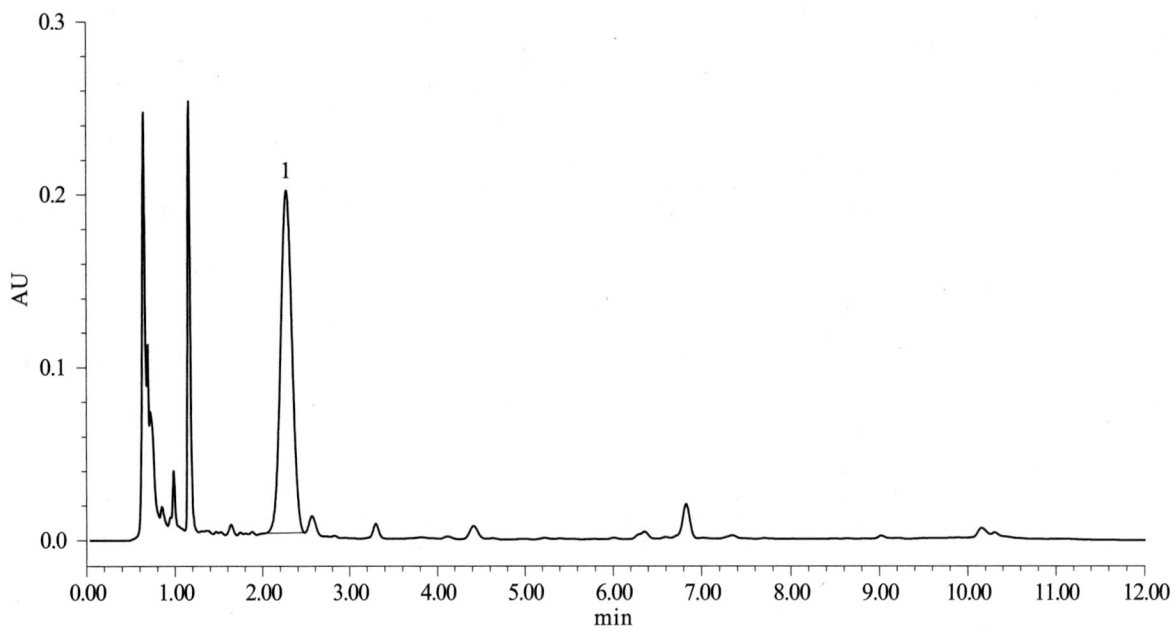

图 64-8　含量测定供试品 UPLC 色谱图
1. 王不留行黄酮苷

65 乌药配方颗粒
Wuyao Peifangkeli

1 **样品来源** 江阴天江药业有限公司。

2 **样品性状** 本品为灰黄色至灰棕色的颗粒；气微，味苦。

3 **对照药材和对照品来源**

对照药材 乌药（中国食品药品检定研究院，批号：121096-201606）。

对 照 品 去甲异波尔定（中国食品药品检定研究院，批号：111825-201803），纯度：96.7%）。

4 **特征图谱**

4.1 溶液的制备

参照物溶液的制备 取乌药对照药材 0.2g，置具塞锥形瓶中，加入 50% 甲醇 25ml，密塞，超声处理（功率 250W，频率 40kHz）30 分钟，放冷，摇匀，滤过，取续滤液，作为对照药材参照物溶液。另取去甲异波尔定对照品适量，精密称定，加甲醇 - 盐酸溶液（0.5 → 100）（2∶1）的混合溶液制成每 1ml 含 0.2mg 的溶液，作为对照品参照物溶液。

供试品溶液的制备 取本品适量，研细，取约 0.1g（相当于饮片 1.0g），同对照药材参照物溶液制备方法制成供试品溶液。

4.2 色谱条件

方法	UPLC（质量标准方法）
仪器	ACQUITY UPLC H-Class Bio
仪器配置	QSM，FTN，PDA，柱温箱
色谱柱	CORTECS UPLC T3 2.1mm×150mm，1.6μm
流动相	A：乙腈 B：0.1%磷酸溶液

时间 （分钟）	流动相 A（%）	流动相 B（%）	曲线
0	3	97	初始
1	10	90	6
3	10	90	6
7	16	84	6
11	16	84	6
20	60	40	6
24	3	97	1

流速	0.3ml/min
检测波长	220nm
柱温	25℃
进样量	1μl

4.3 结果与分析

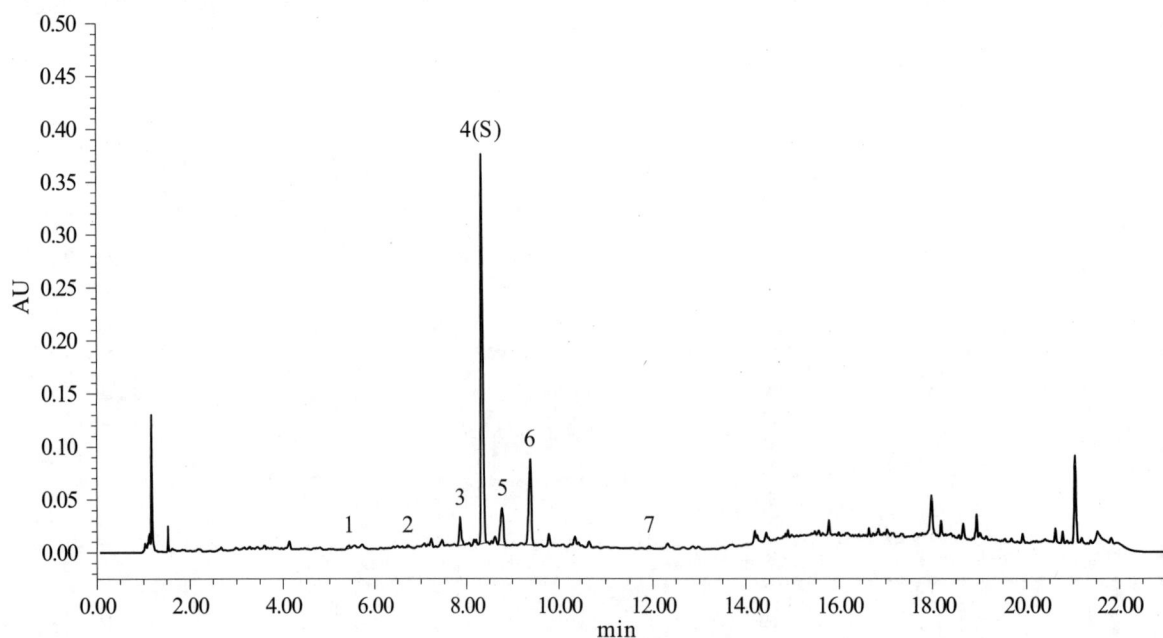

图 65-1　特征图谱对照药材 UPLC 色谱图

表 65-1　特征图谱对照药材 UPLC 特征峰参数列表

组分编号	组分名称	保留时间（min）	理论板数	拖尾因子	相对保留时间	相对保留时间标准规定值限度：±10%
1	—	5.427	28032	0.72	0.65	0.67（0.60~0.74）
2	儿茶素	6.716	91766	0.94	0.81	0.80（0.72~0.88）
3	—	7.854	169117	1.19	0.94	0.93（0.84~1.02）
4（S）	去甲异波尔定	8.326	148887	2.05	—	—
5	—	8.771	83708	0.93	1.05	1.05（0.94~1.16）
6	—	9.385	115368	0.82	1.13	1.10（0.99~1.21）
7	—	11.918	144955	1.31	1.43	1.33（1.20~1.46）

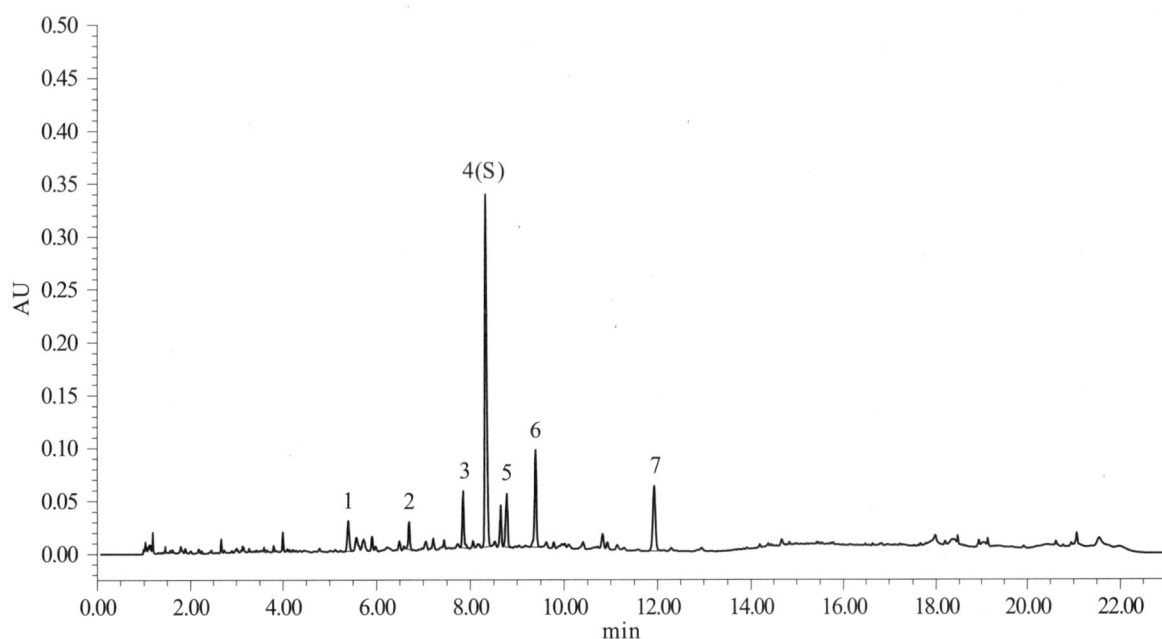

图 65-2　特征图谱供试品 UPLC 色谱图

表 65-2　特征图谱供试品 UPLC 特征峰参数列表

组分编号	组分名称	保留时间（min）	理论板数	拖尾因子	相对保留时间	相对保留时间标准规定值限度：±10%
1	—	5.395	68968	1.00	0.65	0.67（0.60~0.74）
2	儿茶素	6.698	178098	0.96	0.81	0.80（0.72~0.88）
3	—	7.849	257355	1.45	0.94	0.93（0.84~1.02）
4（S）	去甲异波尔定	8.320	162359	1.95	—	—
5	—	8.781	179717	0.90	1.06	1.05（0.94~1.16）
6	—	9.392	297575	0.81	1.13	1.10（0.99~1.21）
7	—	11.928	206007	0.96	1.43	1.33（1.20~1.46）

5 含量测定

5.1 溶液的制备

对照品溶液的制备 取去甲异波尔定对照品适量，精密称定，加 70% 甲醇制成每 1ml 含 20μg 溶液，即得。

供试品溶液的制备 取本品适量，研细，取约 0.1g（相当于饮片 1g），精密称定，置具塞锥形瓶中，精密加入 70% 甲醇 50ml，密塞，称定重量，超声处理（功率 250W，频率 40kHz）30 分钟，放冷，再称定重量，用 70% 甲醇补足减失的重量，摇匀，滤过，取续滤液，即得。

5.2 色谱条件

方法	UPLC（质量标准方法）
仪器	ACQUITY UPLC H-Class Bio
仪器配置	QSM，FTN，PDA，柱温箱
色谱柱	CORTECS UPLC T3 2.1mm×150mm，1.6μm
流动相	A：乙腈 B：含 0.5% 甲酸和 0.1% 三乙胺溶液

时间（分钟）	流动相 A（%）	流动相 B（%）	曲线
0.0	11	89	初始
7.0	11	89	6
7.1	22	78	6
10.0	22	78	6
10.1	11	89	6
15.0	11	89	6

流速	0.3ml/min
检测波长	280nm
柱温	25℃
进样量	对照品溶液 1μl；供试品溶液 0.5μl

5.3 结果与分析

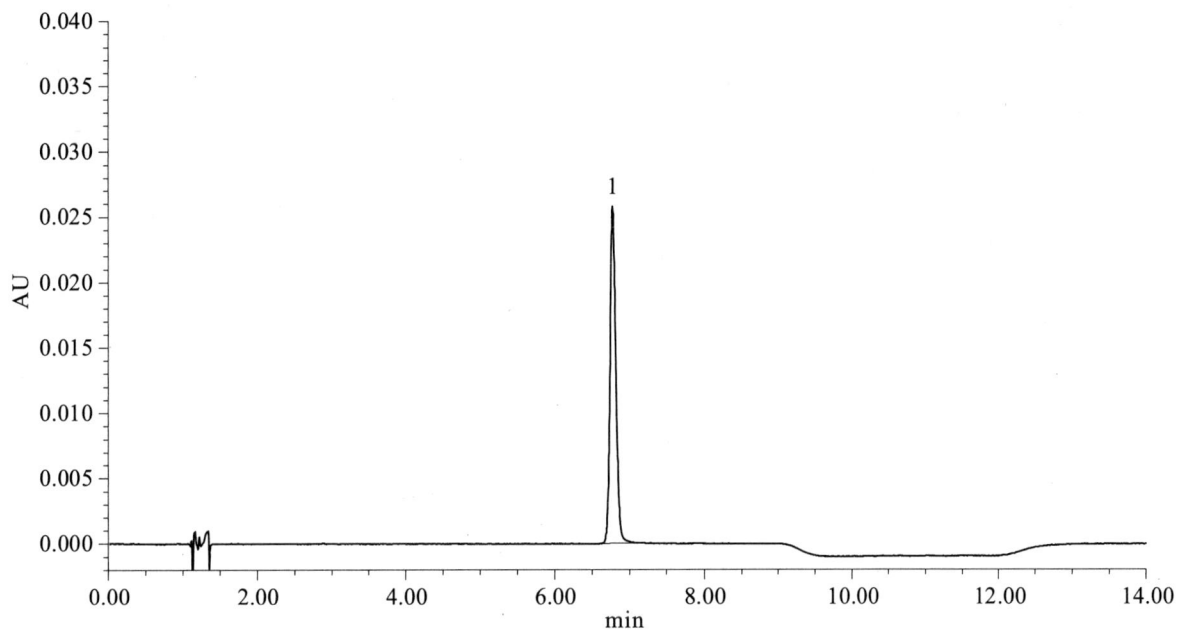

图 65-3　含量测定对照品 UPLC 色谱图
1. 去甲异波尔定

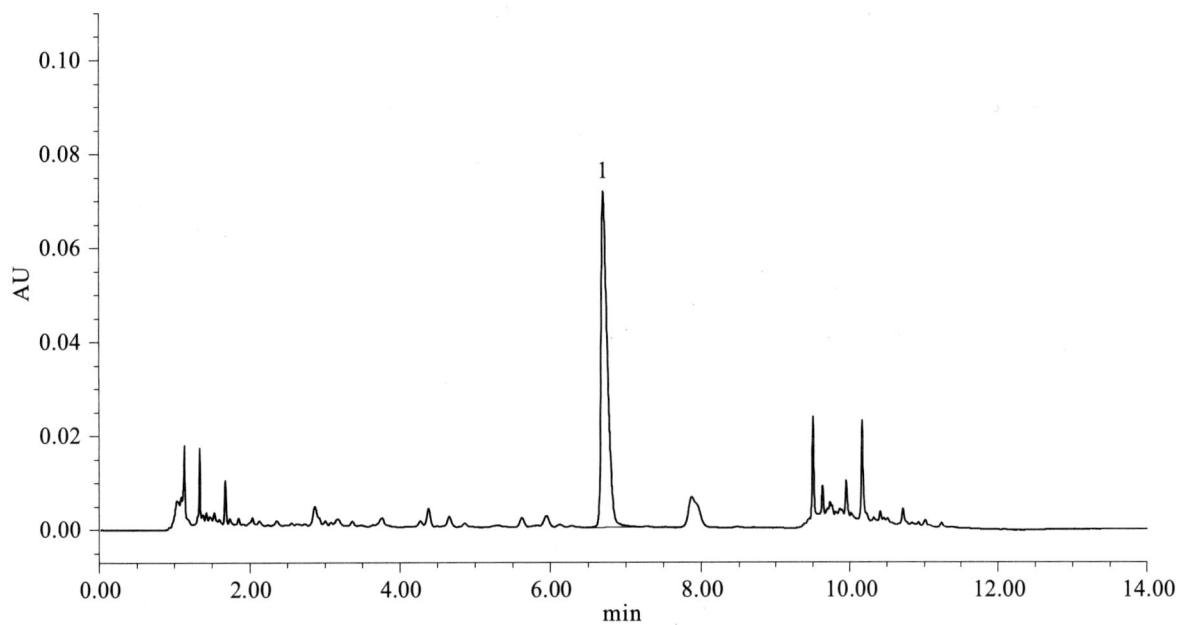

图 65-4　含量测定供试品 UPLC 色谱图
1. 去甲异波尔定

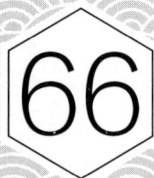

66 续断配方颗粒
Xuduan Peifangkeli

① 样品来源　江阴天江药业有限公司。

② 样品性状　本品为灰黄色至黄棕色的颗粒；气微，味苦。

③ 对照品和对照药材来源

　　对照药材　续断（川续断）（中国食品药品检定研究院，批号：121033-201311）。

　　对 照 品　1. 绿原酸；2. 川续断皂苷Ⅵ（中国食品药品检定研究院，1. 批号：110753-201817，纯度：96.8%；2. 批号：111685-201707，纯度：90.9%）。

④ 特征图谱

4.1　溶液的制备

　　参照物溶液的制备　取续断（川续断）对照药材 0.5g，置具塞锥形瓶中，加水 25ml，加热回流 30 分钟，放冷，滤过，取续滤液，作为对照药材参照物溶液。另取绿原酸对照品、川续断皂苷Ⅵ对照品适量，精密称定，分别加甲醇制成每 1ml 含绿原酸 0.2mg、川续断皂苷Ⅵ 0.3mg 的溶液，作为对照品参照物溶液。

　　供试品溶液的制备　取本品适量，研细，取约 0.1g（相当于饮片 0.25g），精密称定，置具塞锥形瓶中，精密加入 30% 甲醇 25ml，密塞，称定重量，超声处理（功率 250W，频率 40kHz）40 分钟，放冷，再称定重量，用 30% 甲醇补足减失的重量，摇匀，滤过，取续滤液，即得。

4.2 色谱条件

方法	**UPLC**（质量标准方法）
仪器	ACQUITY UPLC H-Class Bio
仪器配置	QSM，FTN，PDA，柱温箱
色谱柱	ACQUITY UPLC HSS T3 2.1mm×100mm，1.8μm
流动相	A：乙腈 B：0.05%磷酸溶液

时间 （分钟）	流动相 A（%）	流动相 B（%）	曲线
0	7	93	初始
22	40	60	6
29	7	93	6
34	7	93	6

梯度	（见上表）
流速	0.3ml/min
检测波长	220nm
柱温	30℃
进样量	对照药材溶液 1.5μl；供试品溶液 5μl

4.3 结果与分析

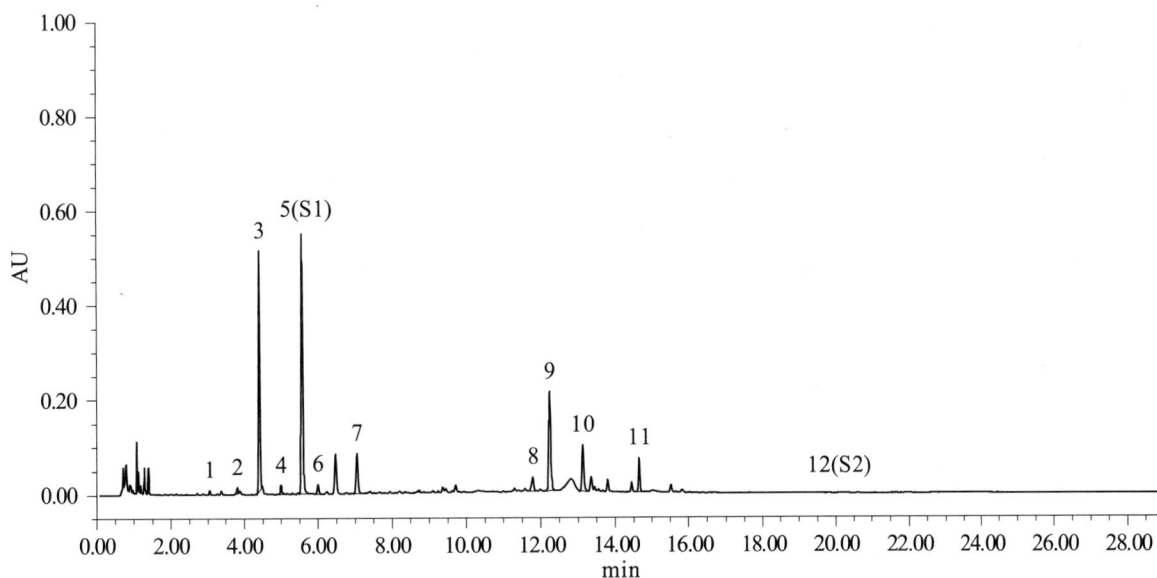

图 66-1　特征图谱对照药材 UPLC 色谱图

表 66-1　特征图谱对照药材 UPLC 特征峰参数列表

组分编号	组分名称	保留时间（min）	理论板数	拖尾因子	相对保留时间	相对保留时间标准规定值限度：±10%
1	—	3.049	31496	1.07	0.55	0.55（0.50～0.60）
2	新绿原酸	3.813	49509	0.74	0.68	0.69（0.62～0.76）
3	马钱苷酸	4.416	69815	1.05	0.79	0.79（0.71～0.87）
4	—	4.999	73196	1.59	0.90	0.90（0.81～0.99）
5（S1）	绿原酸	5.568	71294	1.12	—	—
6	隐绿原酸	5.996	84781	1.09	1.08	1.07（0.96～1.18）
7	马钱苷	7.054	82980	1.04	1.27	1.24（1.12～1.36）
8	3,4-O- 二咖啡酰奎宁酸	11.785	199965	0.88	0.60	0.60（0.54～0.66）
9	3,5-O- 二咖啡酰奎宁酸	12.242	254250	1.19	0.62	0.63（0.57～0.69）
10	4,5-O- 二咖啡酰奎宁酸	13.120	315562	1.23	0.66	0.67（0.60～0.74）
11	—	14.650	706067	1.07	0.74	0.75（0.68～0.82）
12（S2）	川续断皂苷Ⅵ	19.796	1310086	2.14	—	—

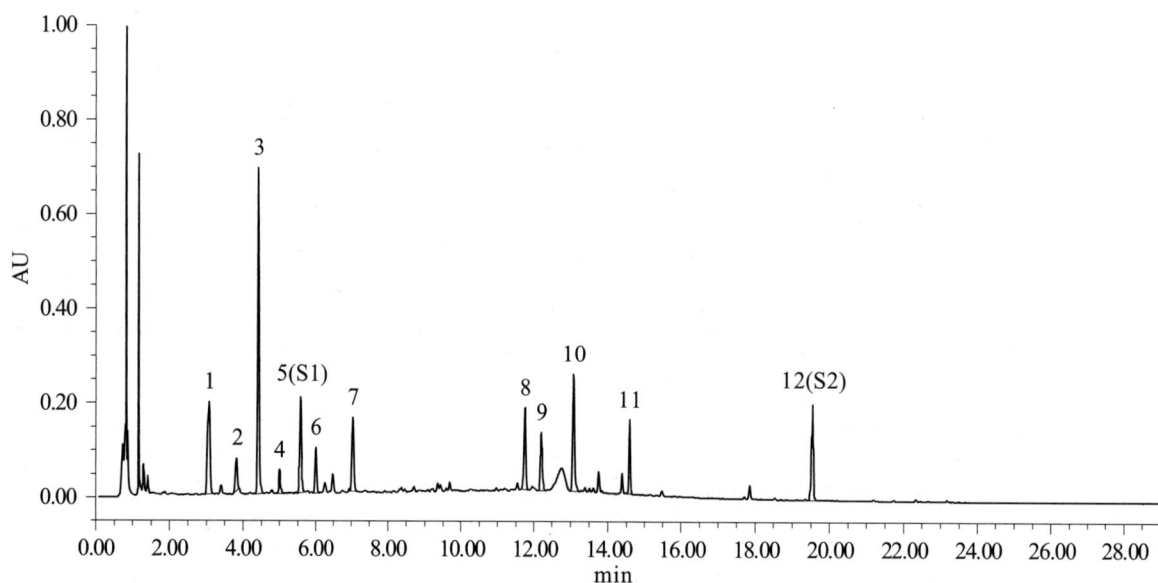

图 66-2　特征图谱供试品 UPLC 色谱图

表 66-2　特征图谱供试品 UPLC 特征峰参数列表

组分编号	组分名称	保留时间（min）	理论板数	拖尾因子	相对保留时间	相对保留时间标准规定值限度：±10%
1	—	3.071	8805	0.86	0.55	0.55（0.50～0.60）
2	新绿原酸	3.820	20674	0.86	0.69	0.69（0.62～0.76）
3	马钱苷酸	4.417	59617	1.16	0.79	0.79（0.71～0.87）

组分编号	组分名称	保留时间（min）	理论板数	拖尾因子	相对保留时间	相对保留时间标准规定值限度：±10%
4	—	5.001	61642	1.33	0.90	0.90（0.81～0.99）
5（S1）	绿原酸	5.572	54792	1.06	—	—
6	隐绿原酸	5.994	71578	1.07	1.08	1.07（0.96～1.18）
7	马钱苷	7.049	72049	1.11	1.26	1.24（1.12～1.36）
8	3,4-O-二咖啡酰奎宁酸	11.746	259156	0.92	0.60	0.60（0.54～0.66）
9	3,5-O-二咖啡酰奎宁酸	12.202	233915	1.15	0.62	0.63（0.57～0.69）
10	4,5-O-二咖啡酰奎宁酸	13.072	323897	1.32	0.67	0.67（0.60～0.74）
11	—	14.587	711287	1.09	0.75	0.75（0.68～0.82）
12（S2）	川续断皂苷Ⅵ	19.543	647629	0.83	—	—

5 含量测定

5.1 溶液的制备

对照品溶液的制备 取川续断皂苷Ⅵ对照品适量，加流动相制成每1ml含0.18mg的溶液，即得。

供试品溶液的制备 取本品适量，研细，取约0.1g（相当于饮片0.25g），精密称定，置具塞锥形瓶中，精密加入75%甲醇50ml，密塞，称定重量，超声处理（功率250W，频率40kHz）30分钟，取出，放冷，再称定重量，用75%甲醇补足减失的重量，摇匀，滤过，取续滤液，即得。

5.2 色谱条件

方法	UPLC（质量标准方法）
仪器	ACQUITY UPLC H-Class Bio
仪器配置	QSM，FTN，PDA，柱温箱
色谱柱	ACQUITY UPLC HSS T3 2.1mm×100mm，1.8μm
流动相	A：乙腈 B：水
等度	<table><tr><td>时间（分钟）</td><td>流动相A（%）</td><td>流动相B（%）</td><td>曲线</td></tr><tr><td>0</td><td>30</td><td>70</td><td>初始</td></tr><tr><td>12</td><td>30</td><td>70</td><td>6</td></tr></table>
流速	0.4ml/min
检测波长	212nm
柱温	30℃
进样量	2μl

5.3 结果与分析

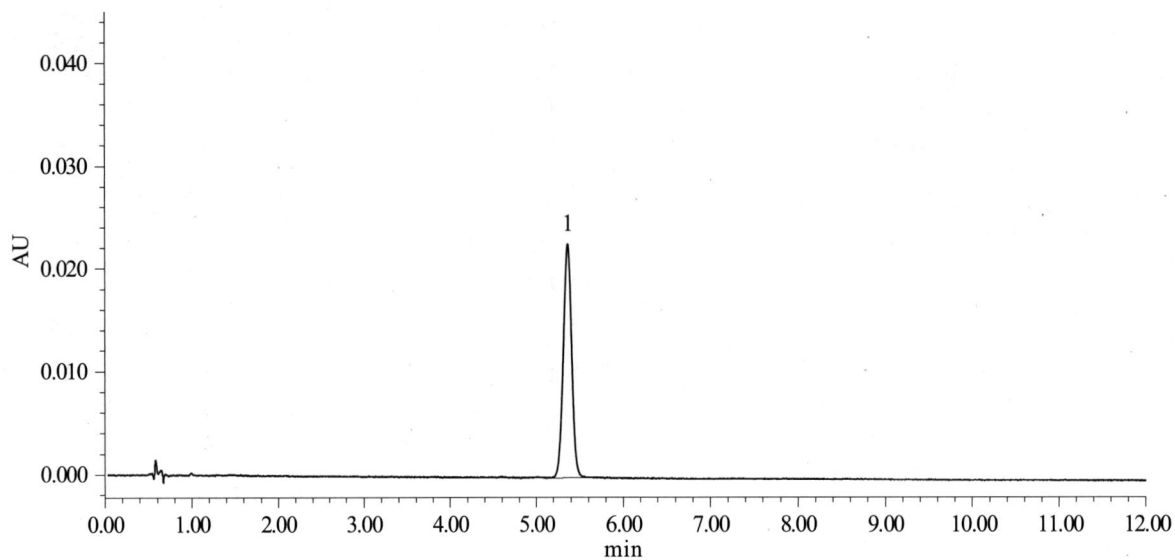

图 66-3　含量测定对照品 UPLC 色谱图
1. 川续断皂苷Ⅵ

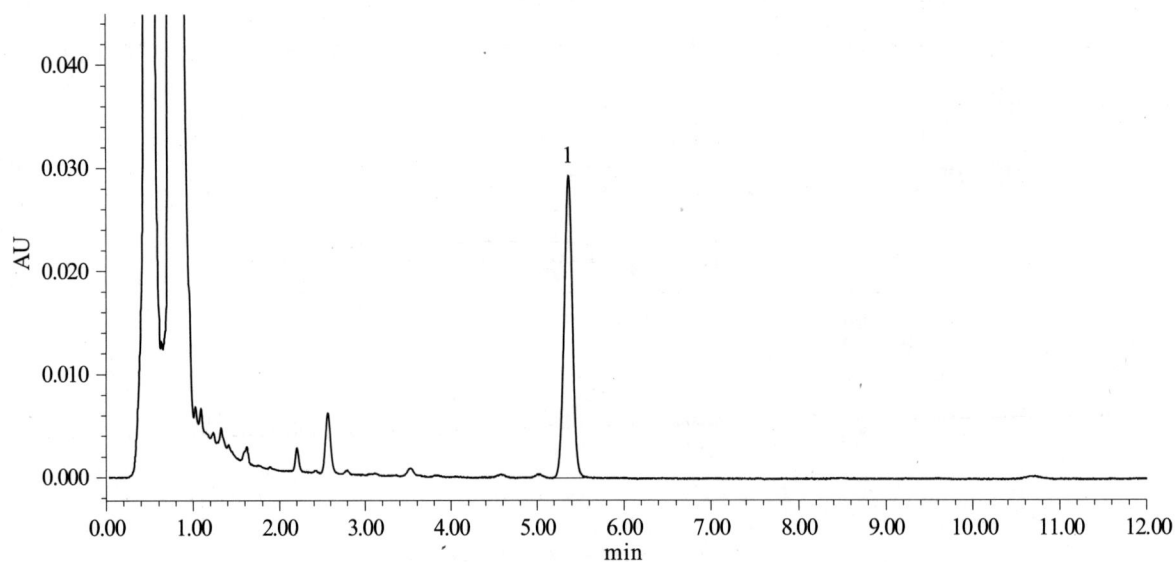

图 66-4　含量测定供试品 UPLC 色谱图
1. 川续断皂苷Ⅵ

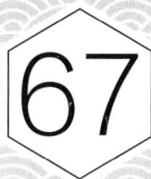

67 玄参配方颗粒
Xuanshen Peifangkeli

① 样品来源 江阴天江药业有限公司。

② 样品性状 本品为浅棕色至棕褐色的颗粒;气微,味微甘、苦。

③ 对照药材和对照品来源

对照药材 玄参(中国食品药品检定研究院,批号:121008-201609)。

对 照 品 1.桃叶珊瑚苷;2.哈巴苷;3.毛蕊花糖苷;4.哈巴俄苷(1.上海源叶生物科技有限公司,批号:S19M10H83409,纯度≥98%。中国食品药品检定研究院,2.批号:111729-201707,纯度:96.8%;3.批号:111530-201713,纯度:92.5%;4.批号:111730-201508,纯度:96.0%)。

④ 特征图谱

4.1 溶液的制备

参照物溶液的制备 取玄参对照药材0.3g,置具塞锥形瓶中,加入30%甲醇25ml,超声处理(功率250W,频率40kHz)30分钟,放冷,摇匀,滤过,取续滤液,作为对照药材参照物溶液。另取桃叶珊瑚苷对照品、哈巴苷对照品、毛蕊花糖苷对照品、哈巴俄苷对照品适量,精密称定,分别加甲醇制成每1ml含桃叶珊瑚苷20μg、哈巴苷50μg、毛蕊花糖苷20μg、哈巴俄苷20μg的溶液,作为对照品参照物溶液。

供试品溶液的制备 取本品适量,研细,取0.2g(相当于饮片0.3g),同对照药材参照物溶液制备方法制成供试品溶液。

4.2 色谱条件

方法	UPLC（质量标准方法）			
仪器	ACQUITY UPLC H-Class Bio			
仪器配置	QSM，FTN，PDA，柱温箱			
色谱柱	ACQUITY UPLC HSS T3 2.1mm×100mm，1.8μm			
流动相	A：乙腈 B：0.1% 磷酸溶液			
梯度	时间 （分钟）	流动相 A（%）	流动相 B（%）	曲线
	0	0	100	初始
	5	20	80	6
	6	20	80	6
	10	33	67	6
	14	100	0	6
	20	100	0	6
	20.1	0	100	6
	30	0	100	6
流速	0.3ml/min			
检测波长	210nm			
柱温	30℃			
进样量	1μl			

4.3 结果与分析

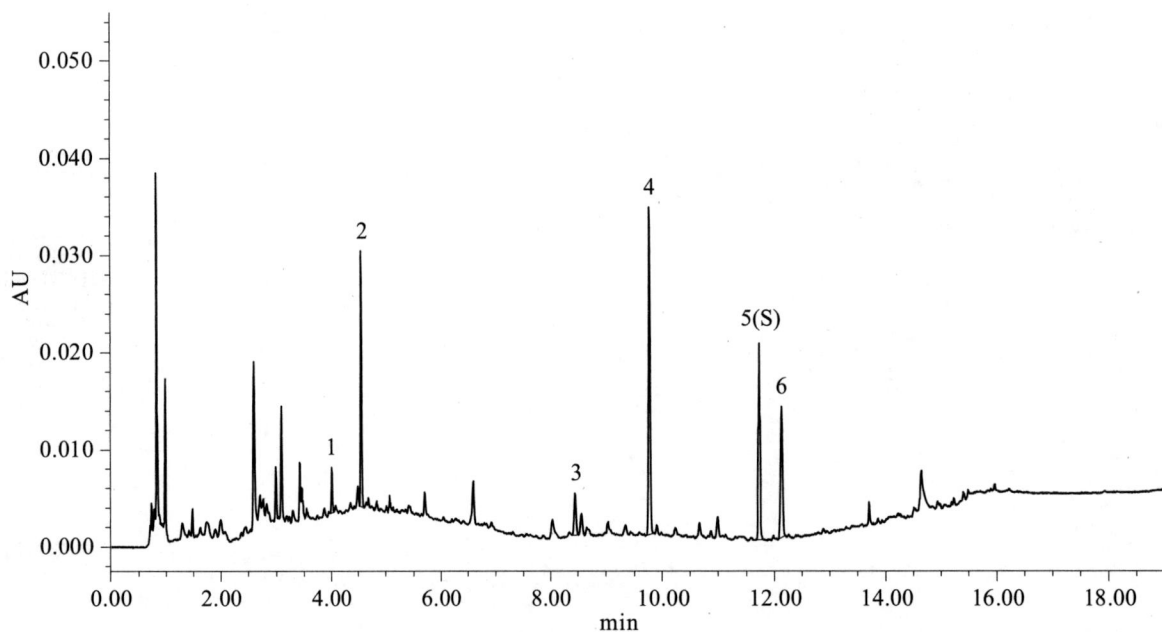

图 67-1 特征图谱对照药材 UPLC 色谱图

表 67-1　特征图谱对照药材 UPLC 特征峰参数列表

组分编号	组分名称	保留时间（min）	理论板数	拖尾因子	相对保留时间	相对保留时间标准规定值限度：±10%
1	桃叶珊瑚苷	4.010	178065	1.07	—	—
2	哈巴苷	4.553	241317	1.11	—	—
3	毛蕊花糖苷	8.448	272975	1.06	—	—
4	安格洛苷 C	9.770	569680	1.08	0.83	0.86（0.77～0.95）
5（S）	哈巴俄苷	11.729	679594	1.05	—	—
6	—	12.131	492240	1.00	1.03	1.03（0.93～1.13）

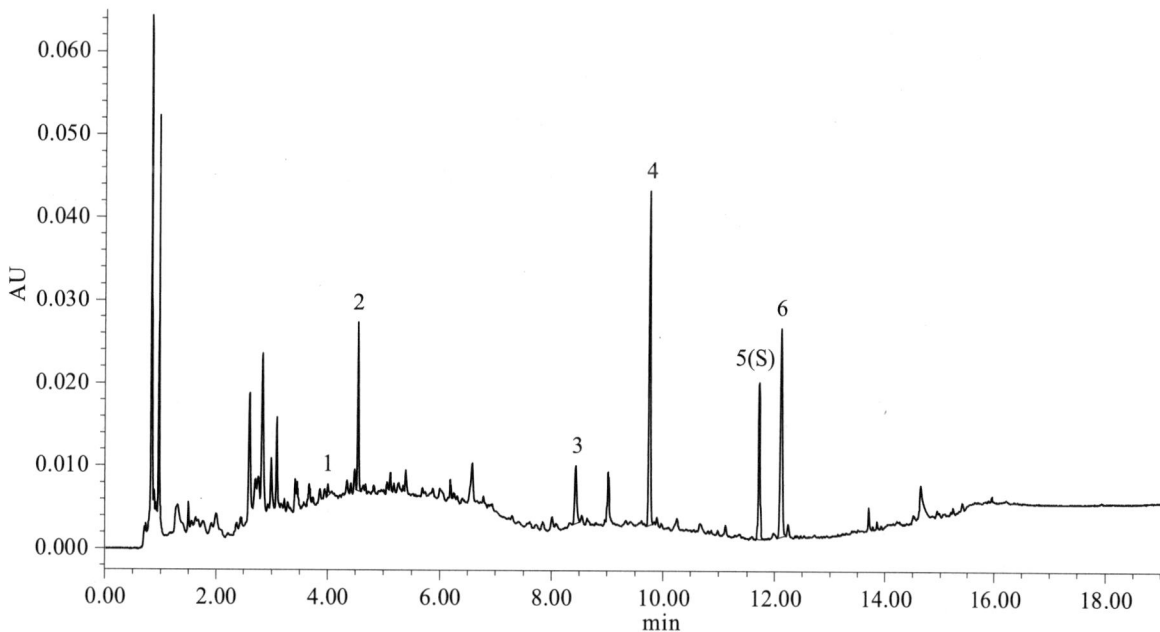

图 67-2　特征图谱供试品 UPLC 色谱图

表 67-2　特征图谱供试品 UPLC 特征峰参数列表

组分编号	组分名称	保留时间（min）	理论板数	拖尾因子	相对保留时间	相对保留时间标准规定值限度：±10%	相对峰面积	相对峰面积标准规定范围
1	桃叶珊瑚苷	4.004	202874	1.49	—	—	—	—
2	哈巴苷	4.540	241019	1.16	—	—	0.69	≥ 0.13
3	毛蕊花糖苷	8.432	260117	1.22	—	—	—	—
4	安格洛苷 C	9.755	570369	1.08	0.83	0.86（0.77～0.95）	1.91	≥ 0.54
5（S）	哈巴俄苷	11.717	660960	1.06	—	—	—	—
6	—	12.123	491397	1.02	1.03	1.03（0.93～1.13）	1.60	≥ 0.10

5 含量测定

5.1 溶液的制备

对照品溶液的制备 取哈巴苷对照品、哈巴俄苷对照品适量，精密称定，加 30% 甲醇制成每 1ml 含哈巴苷 20μg、哈巴俄苷 5μg 的混合溶液，即得。

供试品溶液的制备 取本品适量，研细，取约 0.2g（相当于饮片 0.3g），精密称定，置具塞锥形瓶中，精密加入 50% 甲醇 50ml，密塞，称定重量，超声处理（功率 250W，频率 40kHz）30 分钟，放冷，再称定重量，用 50% 甲醇补足减失的重量，摇匀，滤过，取续滤液，即得。

5.2 色谱条件

方法	UPLC（质量标准方法）			
仪器	ACQUITY UPLC H-Class Bio			
仪器配置	QSM，FTN，PDA，柱温箱			
色谱柱	ACQUITY UPLC HSS T3 2.1mm×100mm，1.8μm			
流动相	A：乙腈 B：0.03% 磷酸溶液			
梯度	时间 （分钟）	流动相 A（%）	流动相 B（%）	曲线
	0	3	97	初始
	4	10	90	6
	8	33	67	6
	10	50	50	6
	12	80	20	6
	14	80	20	6
	15	3	97	6
	25	3	97	6
流速	0.3ml/min			
检测波长	210nm			
柱温	30℃			
进样量	2μl			

5.3　结果与分析

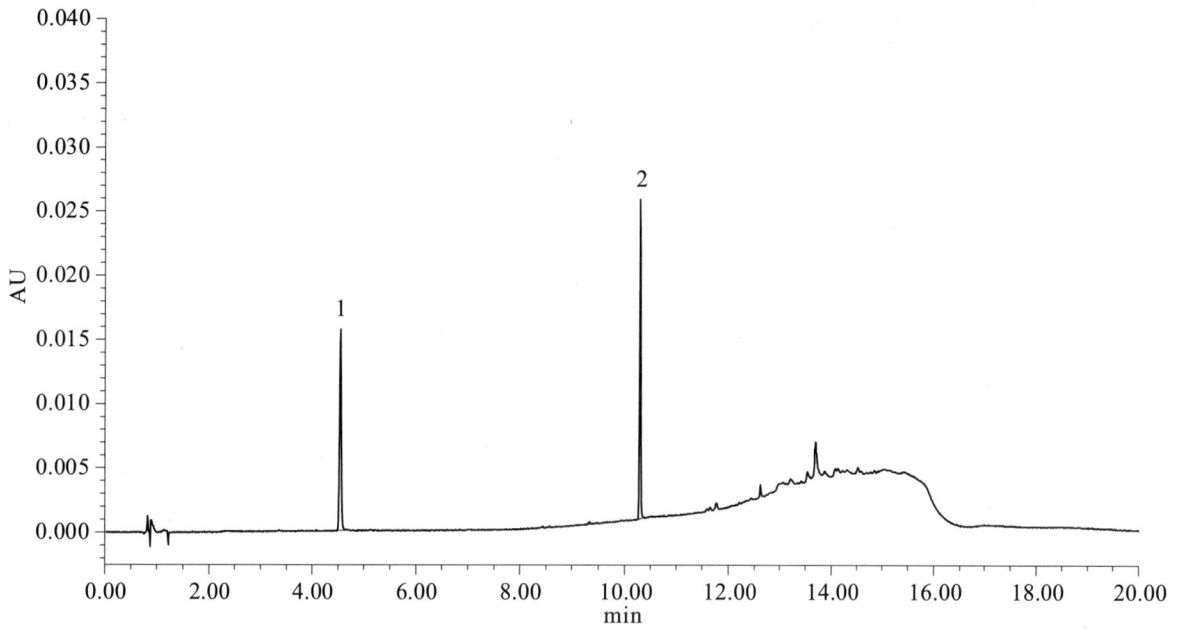

图 67-3　含量测定对照品 UPLC 色谱图
1. 哈巴苷；2. 哈巴俄苷

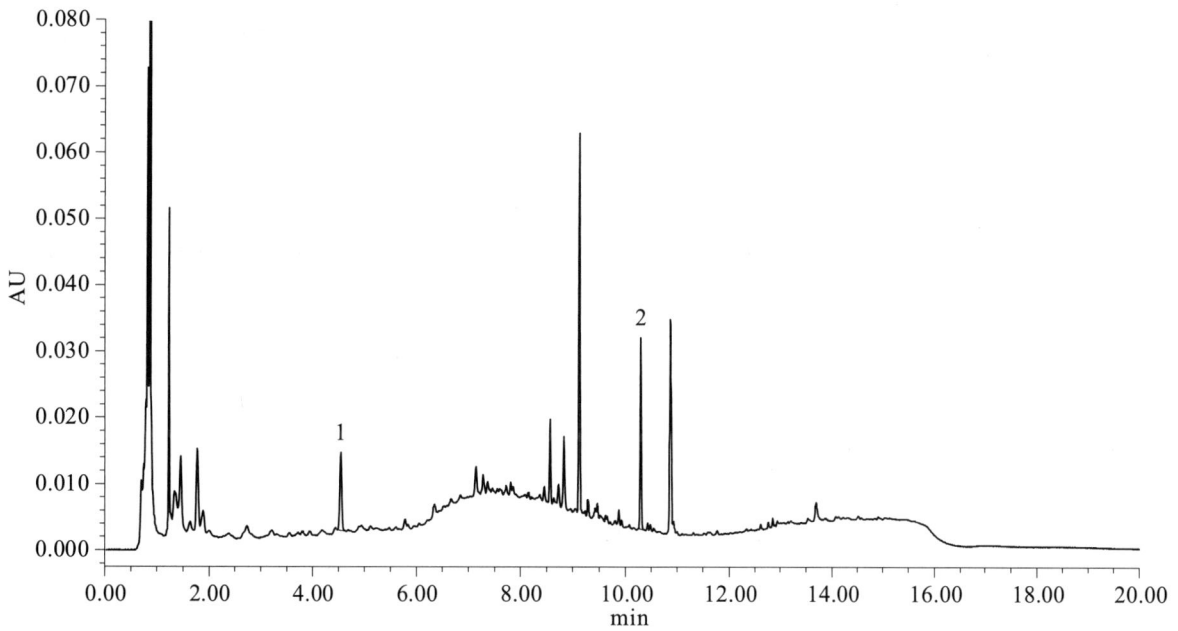

图 67-4　含量测定供试品 UPLC 色谱图
1. 哈巴苷；2. 哈巴俄苷

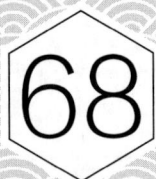

68 旋覆花（旋覆花）配方颗粒
Xuanfuhua（Xuanfuhua）Peifangkeli

1 样品来源 广东一方制药有限公司。

2 样品性状 本品为黄棕色至棕褐色的颗粒；气微，味微苦。

3 对照药材和对照品来源

对照药材 旋覆花（中国食品药品检定研究院，批号：121125-201203）。

对 照 品 1. 绿原酸；2. 3,5-*O*- 二咖啡酰奎宁酸（中国食品药品检定研究院，1. 批号：110753-201817，纯度：96.8%；2. 批号：111782-201807，纯度：94.3%）。

4 特征图谱

4.1 溶液的制备

参照物溶液的制备 取旋覆花对照药材 0.5g，置具塞锥形瓶中，加 80% 甲醇 25ml，加热回流 30 分钟，放冷，摇匀，滤过，取续滤液，作为对照药材参照物溶液。另取绿原酸对照品、3,5-*O*- 二咖啡酰奎宁酸对照品适量，精密称定，分别加甲醇制成每1ml各含20μg的混合溶液，作为对照品参照物溶液。

供试品溶液的制备 取本品适量，研细，取约 0.2g（相当于饮片 0.9g），精密称定，置具塞锥形瓶中，精密加入 80% 甲醇 25ml，称定重量，超声处理（功率 300W，频率 40kHz）30 分钟，放冷，再称定重量，用 80% 甲醇补足减失的重量，摇匀，滤过，取续滤液，即得。

4.2 色谱条件

方法	UPLC（质量标准方法）			
仪器	ACQUITY UPLC H-Class			
仪器配置	QSM，FTN，PDA，柱温箱			
色谱柱	ZORBAX SB C18 2.1mm×100mm，1.8μm			
流动相	A：乙腈 B：0.1%磷酸溶液			
梯度	时间 （分钟）	流动相 A（%）	流动相 B（%）	曲线
	0	8	92	初始
	4.5	13	87	6
	6	18	82	6
	10	18	82	6
	12	24	76	6
	16	24	76	6
	19	35	65	6
	22	100	0	6
	23	100	0	6
	27	8	92	1
流速	0.3ml/min			
检测波长	230nm			
柱温	35℃			
进样量	1μl			

4.3 结果与分析

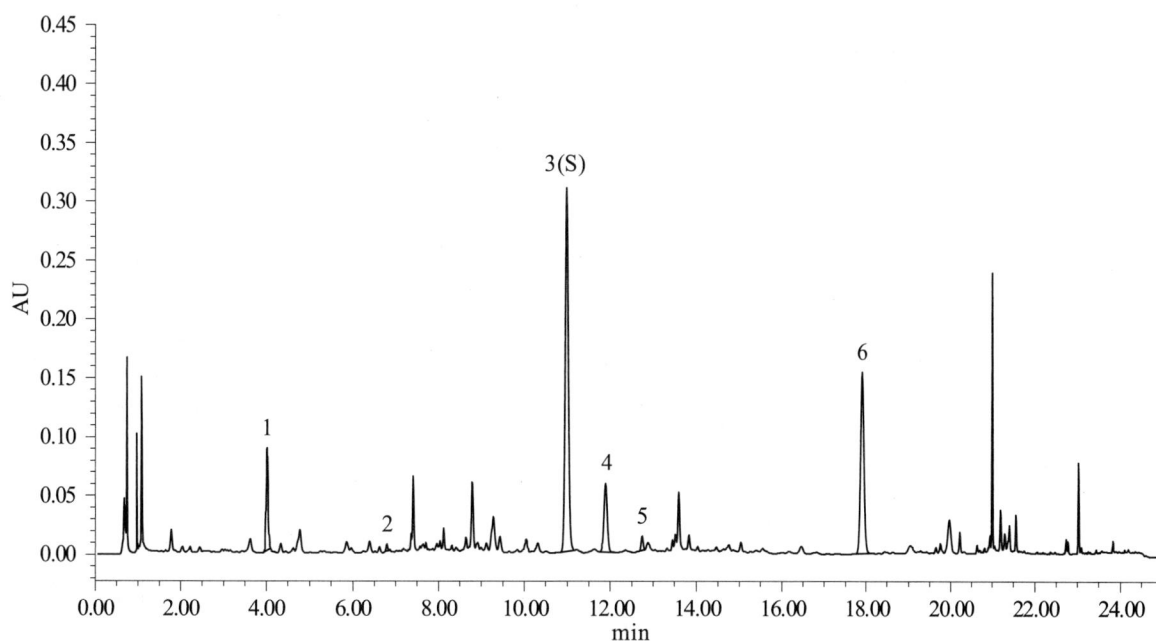

图 68-1　特征图谱对照药材 UPLC 色谱图

表 68-1　特征图谱对照药材 UPLC 特征峰参数列表

组分编号	组分名称	保留时间（min）	理论板数	拖尾因子	相对保留时间	相对保留时间标准规定值限度：±10%
1	绿原酸	4.011	35023	1.10	—	—
2	1,5-*O*-二咖啡酰奎宁酸	6.792	171031	1.00	0.62	0.61（0.55～0.67）
3（S）	3,5-*O*-二咖啡酰奎宁酸	10.987	108618	1.09	—	—
4	—	11.887	106571	1.04	1.08	1.09（0.98～1.20）
5	4,5-*O*-二咖啡酰奎宁酸	12.745	320817	0.99	1.16	1.15（1.04～1.27）
6	—	17.901	221935	1.08	1.63	1.64（1.48～1.80）

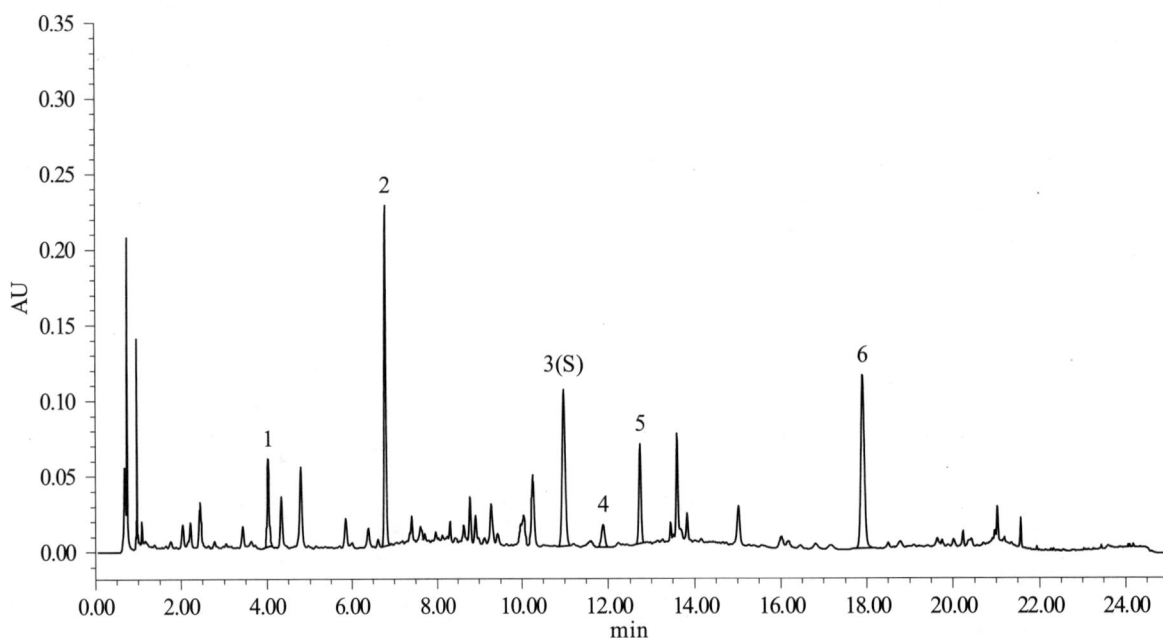

图 68-2　特征图谱供试品 UPLC 色谱图

表 68-2　特征图谱供试品 UPLC 特征峰参数列表

组分编号	组分名称	保留时间（min）	理论板数	拖尾因子	相对保留时间	相对保留时间标准规定值限度：±10%
1	绿原酸	4.018	35171	1.12	—	—
2	1,5-*O*-二咖啡酰奎宁酸	6.791	141379	1.05	0.62	0.61（0.55～0.67）
3（S）	3,5-*O*-二咖啡酰奎宁酸	10.985	106969	1.05	—	—
4	—	11.879	106603	1.01	1.08	1.09（0.98～1.20）
5	4,5-*O*-二咖啡酰奎宁酸	12.736	291074	0.99	1.16	1.15（1.04～1.27）
6	—	17.900	222445	1.07	1.63	1.64（1.48～1.80）

5 含量测定

5.1 溶液的制备

对照品溶液的制备 取 3,5-*O*- 二咖啡酰奎宁酸对照品适量，精密称定，加甲醇制成每 1ml 含 0.2mg 的溶液，即得。

供试品溶液的制备 同特征图谱。

5.2 色谱条件 检测波长为 327nm，其余同特征图谱。

5.3 结果与分析

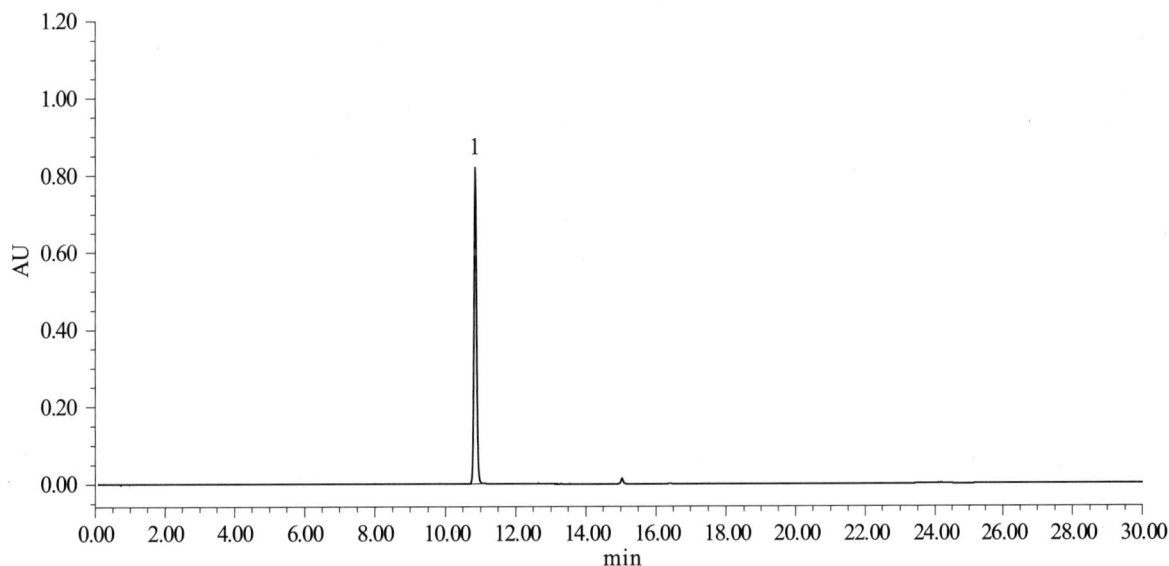

图 68-3 含量测定对照品 UPLC 色谱图
1. 3,5-*O*- 二咖啡酰奎宁酸

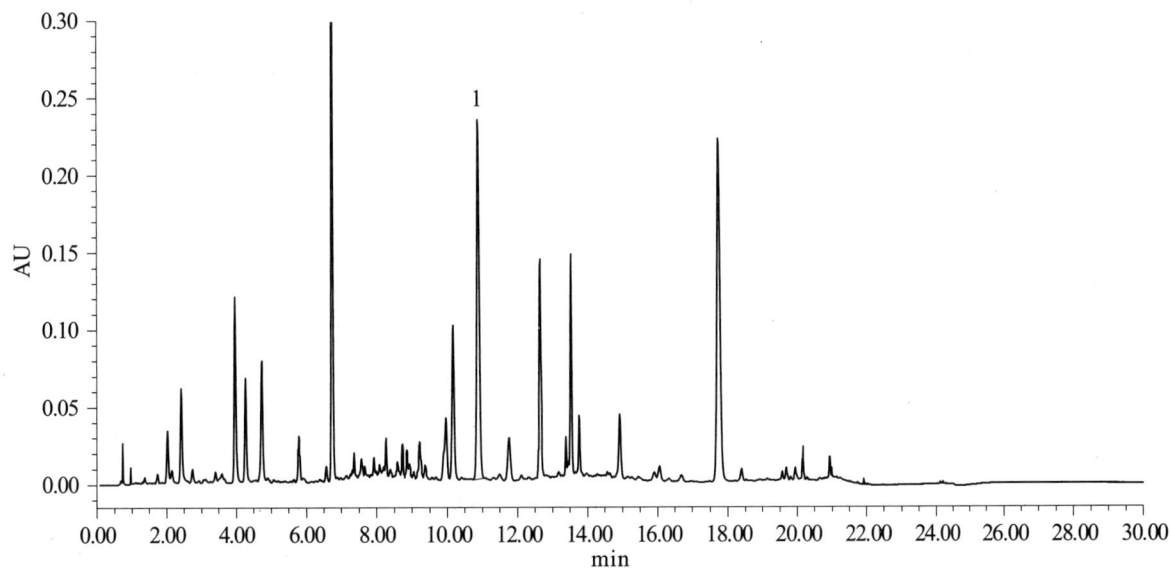

图 68-4 含量测定供试品 UPLC 色谱图
1. 3,5-*O*- 二咖啡酰奎宁酸

69 延胡索配方颗粒
Yanhusuo Peifangkeli

1 **样品来源** 广东一方制药有限公司。

2 **样品性状** 本品为浅黄色至黄棕色的颗粒；气微，味苦。

3 **对照品来源**

对 照 品　1.原阿片碱；2.盐酸巴马汀；3.盐酸小檗碱；4.延胡索乙素（中国食品药品检定研究院，1.批号：110853-201805，纯度：99.6%；2.批号：110732-201812，纯度：97.6%；3.批号：110713-201814，纯度：86.7%；4.批号：110726-201819，纯度：99.8%）。

4 **特征图谱**

4.1　溶液的制备

参照物溶液的制备　取原阿片碱对照品、盐酸巴马汀对照品、盐酸小檗碱对照品和延胡索乙素对照品适量，精密称定，加甲醇制成每 1ml 含原阿片碱 10μg、盐酸巴马汀 10μg、盐酸小檗碱 5μg、延胡索乙素 30μg 的混合溶液，作为对照品参照物溶液。

供试品溶液的制备　取本品适量，研细，取约 0.2g（相当于饮片 0.9g），精密称定，置具塞锥形瓶中，精密加入稀乙醇 25ml，称定重量，超声处理（功率 250W，频率 40kHz）30 分钟，放冷，再称定重量，用稀乙醇补足减失的重量，摇匀，滤过，取续滤液，即得。

4.2 色谱条件

方法	**HPLC（质量标准方法）**
仪器	Alliance HPLC e2695
仪器配置	PDA，柱温箱
色谱柱	Gemini C18 4.6mm×250mm，5μm
流动相	A：乙腈 B：0.1% 磷酸溶液（三乙胺调 pH 值至 6.0）
梯度	
流速	0.8ml/min
检测波长	280nm
柱温	30℃
进样量	10μl

时间 （分钟）	流动相 A（%）	流动相 B（%）	曲线
0	10	90	初始
15	17	83	6
65	30	70	6
85	55	45	6
105	80	20	6
115	85	15	6
116	10	90	6
130	10	90	6

4.3 结果与分析

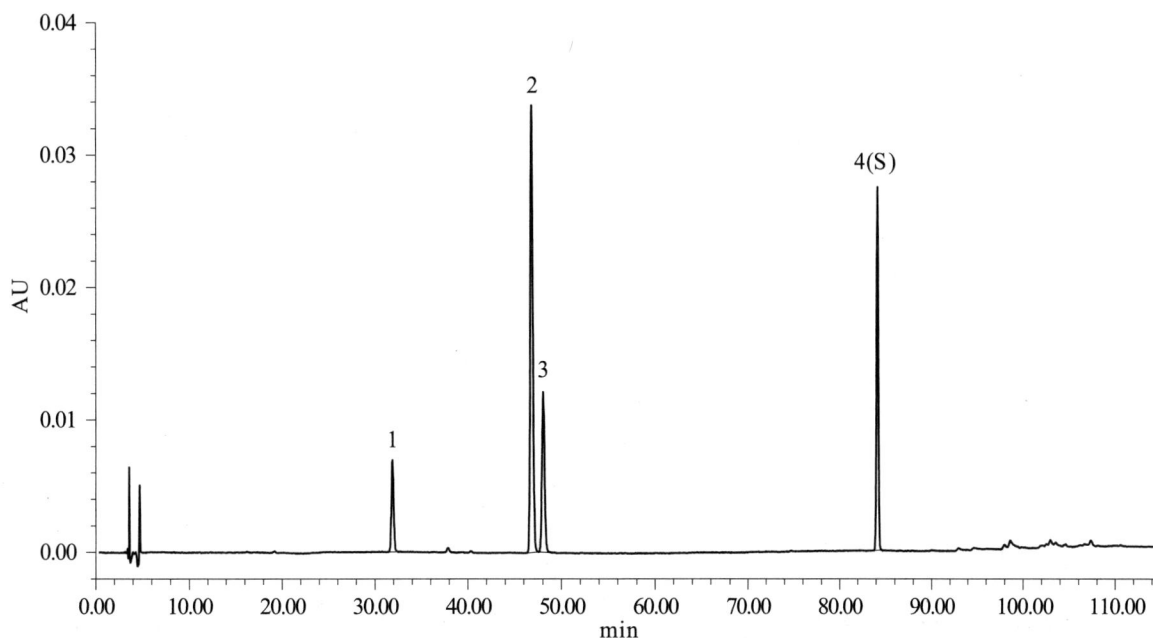

图 69-1　特征图谱对照品 HPLC 色谱图

表 69-1　特征图谱对照品 HPLC 峰参数列表

组分编号	组分名称	保留时间（min）	理论板数	拖尾因子
1	原阿片碱	31.879	79506	1.08
2	盐酸巴马汀	46.815	142508	1.12
3	盐酸小檗碱	48.052	135754	1.10
4（S）	延胡索乙素	84.131	875908	1.03

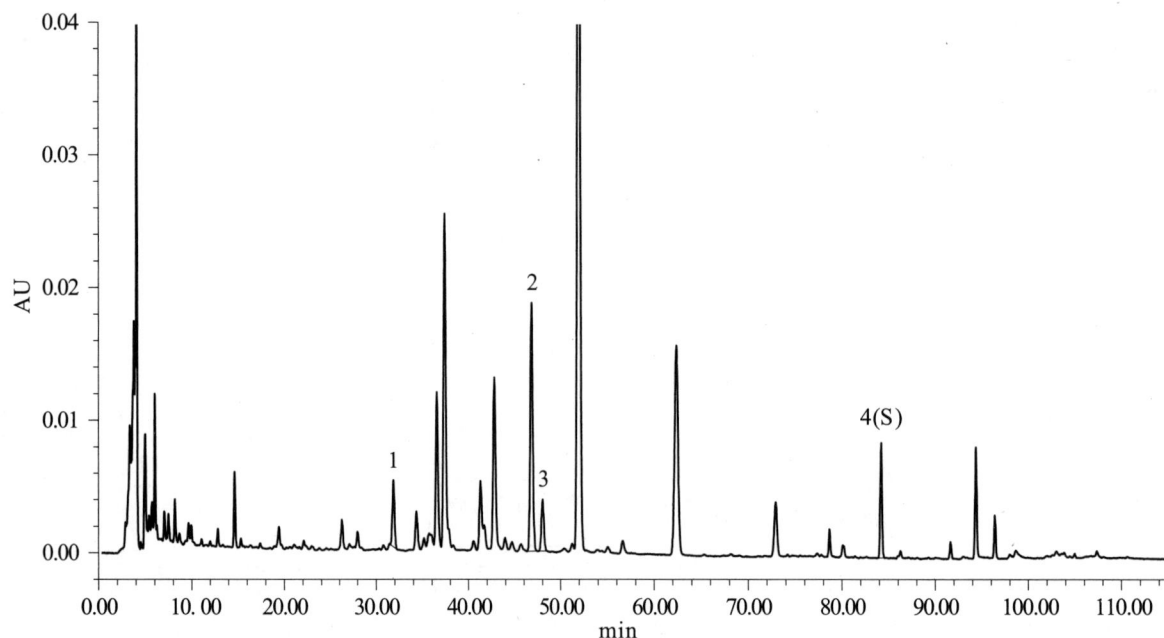

图 69-2　特征图谱供试品 HPLC 色谱图

表 69-2　特征图谱供试品 HPLC 特征峰参数列表

组分编号	组分名称	保留时间（min）	理论板数	拖尾因子	相对峰面积	相对峰面积标准规定范围
1	原阿片碱	31.857	84919	1.09	0.697	≥ 0.312
2	盐酸巴马汀	46.794	142568	1.10	3.013	≥ 0.512
3	盐酸小檗碱	48.014	140642	1.08	0.651	≥ 0.141
4（S）	延胡索乙素	84.181	890368	1.03	—	—

5 含量测定

5.1　溶液的制备

对照品溶液的制备　取延胡索乙素对照品适量，精密称定，加甲醇制成每 1ml 含 30μg 的溶液，即得。

供试品溶液的制备 同特征图谱。

5.2 色谱条件

方法	HPLC（质量标准方法）	UPLC（方法转换方法）
仪器	Alliance HPLC e2695	ACQUITY UPLC H-Class
仪器配置	PDA，柱温箱	QSM，FTN，TUV，柱温箱
色谱柱	Gemini C18 4.6mm×250mm，5μm	ACQUITY UPLC HSS C18 2.1mm×100mm，1.8μm
流动相	A：甲醇 B：0.1% 磷酸溶液（三乙胺调 pH 值至 6.0）	A：甲醇 B：0.1% 磷酸溶液（三乙胺调 pH 值至 6.0）

等度	时间（分钟）	流动相 A（%）	流动相 B（%）	曲线	时间（分钟）	流动相 A（%）	流动相 B（%）	曲线
	0	55	45	初始	0	55	45	初始
	40	55	45	6	12	55	45	6

流速	1.0ml/min	0.3ml/min
检测波长	280nm	280nm
柱温	30℃	30℃
进样量	10μl	1μl

5.3 结果与分析

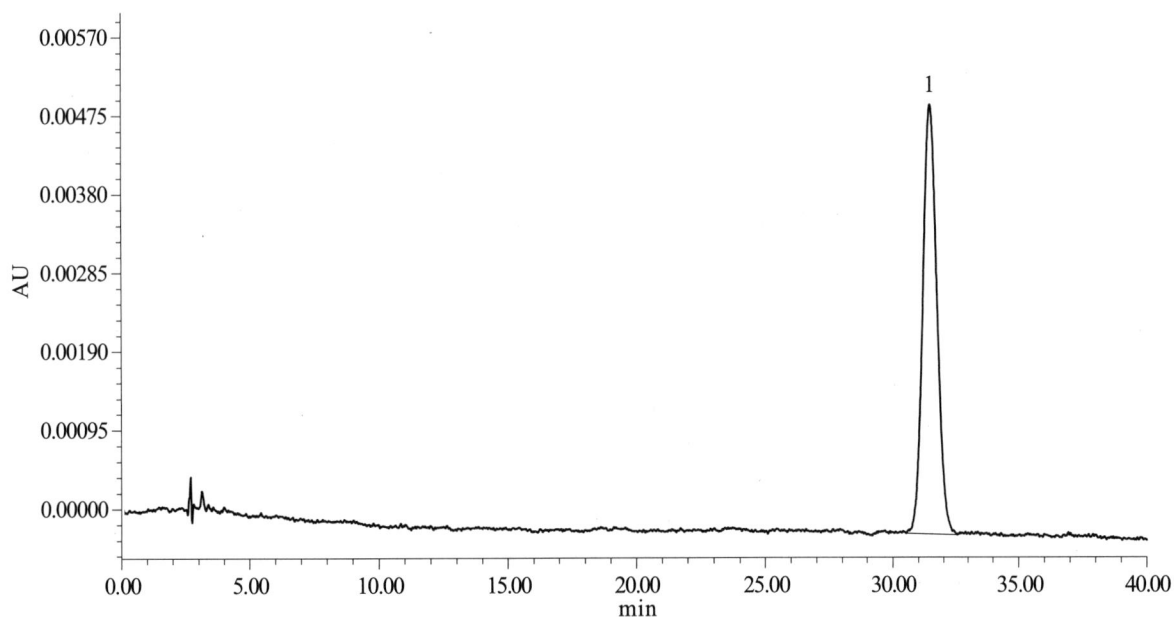

图 69-3　含量测定对照品 HPLC 色谱图
1. 延胡索乙素

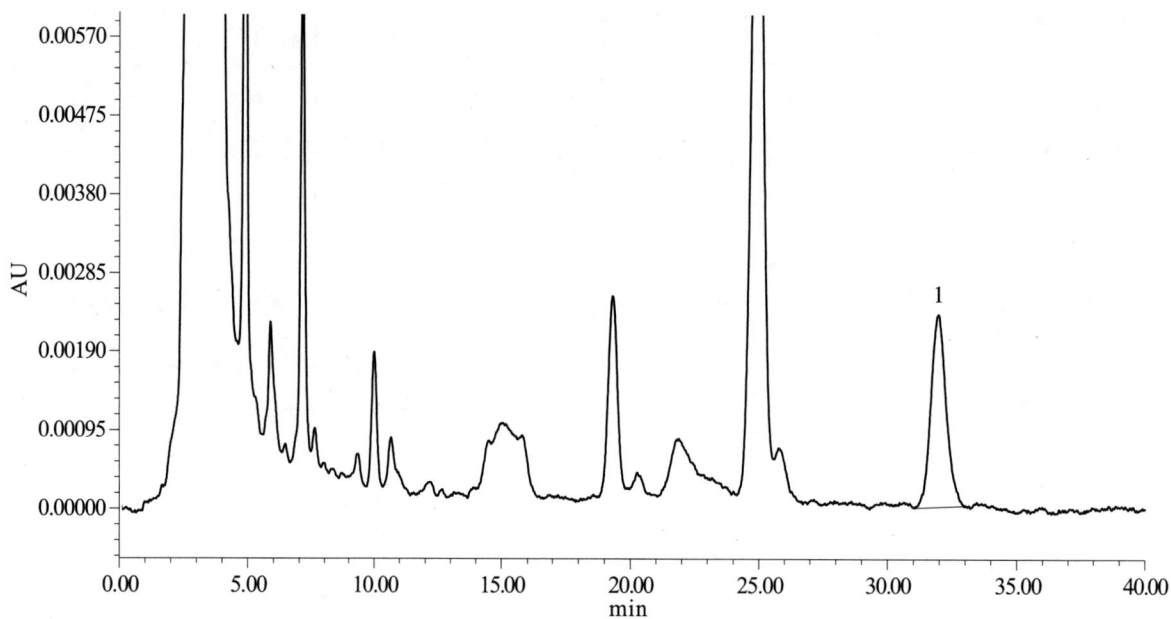

图 69-4　含量测定供试品 HPLC 色谱图
1. 延胡索乙素

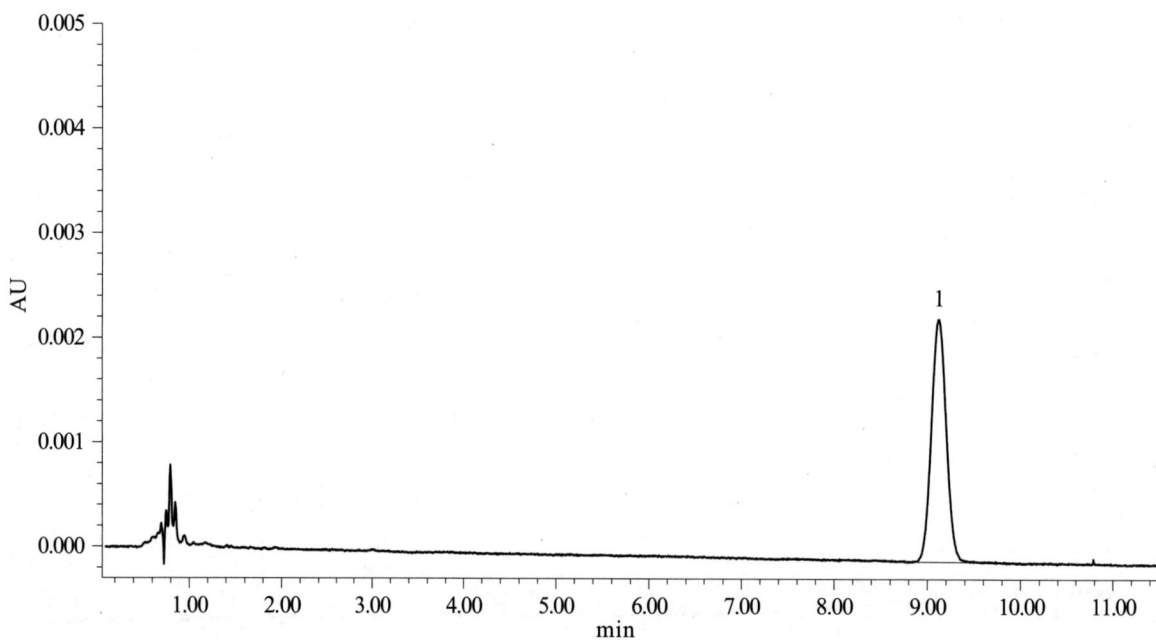

图 69-5　含量测定对照品 UPLC 色谱图
1. 延胡索乙素

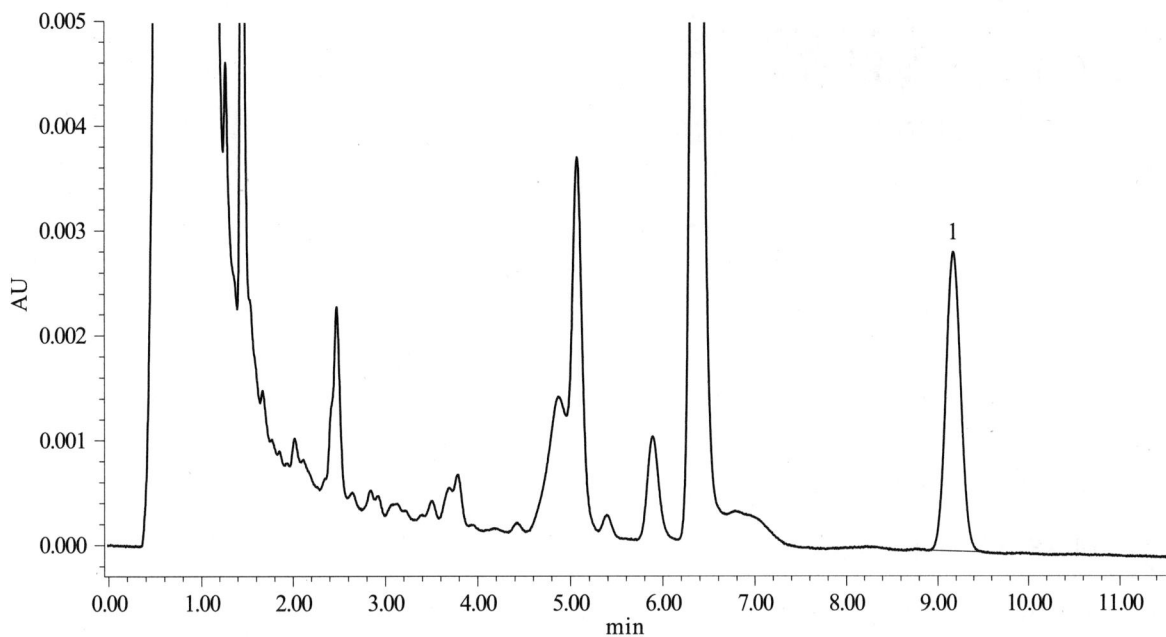

图 69-6　含量测定供试品 UPLC 色谱图
1. 延胡索乙素

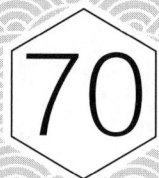

70 盐续断配方颗粒
Yanxuduan Peifangkeli

1 样品来源 江阴天江药业有限公司。

2 样品性状 本品为浅灰黄色至黄棕色的颗粒;气微,味苦、微咸。

3 对照药材和对照品来源

对照药材 续断(川续断)(中国食品药品检定研究院,批号:121033-201311)。

对 照 品 1. 绿原酸;2. 川续断皂苷Ⅵ(中国食品药品检定研究院,1. 批号:110753-201817,纯度:96.8%;2. 批号:111685-201707,纯度:90.9%)。

4 特征图谱

4.1 溶液的制备

参照物溶液的制备 取续断(川续断)对照药材 0.5g,置具塞锥形瓶中,加水 25ml,加热回流 30 分钟,放冷,滤过,取续滤液,作为对照药材参照物溶液。另取绿原酸对照品、川续断皂苷Ⅵ对照品适量,精密称定,分别加甲醇制成每 1ml 含绿原酸 0.2mg、川续断皂苷Ⅵ 0.3mg 的溶液,作为对照品参照物溶液。

供试品溶液的制备 取本品适量,研细,取约 0.1g(相当于饮片 0.25g),精密称定,置具塞锥形瓶中,精密加入 30% 甲醇 25ml,密塞,称定重量,超声处理(功率 250W,频率 40kHz)40 分钟,放冷,再称定重量,用 30% 甲醇补足减失的重量,摇匀,滤过,取续滤液,即得。

4.2 色谱条件

方法	UPLC（质量标准方法）
仪器	ACQUITY UPLC H-Class Bio
仪器配置	QSM，FTN，PDA，柱温箱
色谱柱	ACQUITY UPLC HSS T3 2.1mm×100mm，1.8μm
流动相	A：乙腈 B：0.05% 磷酸溶液

时间 （分钟）	流动相 A（%）	流动相 B（%）	曲线
0	7	93	初始
22	40	60	6
29	7	93	6
34	7	93	6

流速	0.3ml/min
检测波长	220nm
柱温	30℃
进样量	对照药材溶液 1.5μl；供试品溶液 5μl

4.3 结果与分析

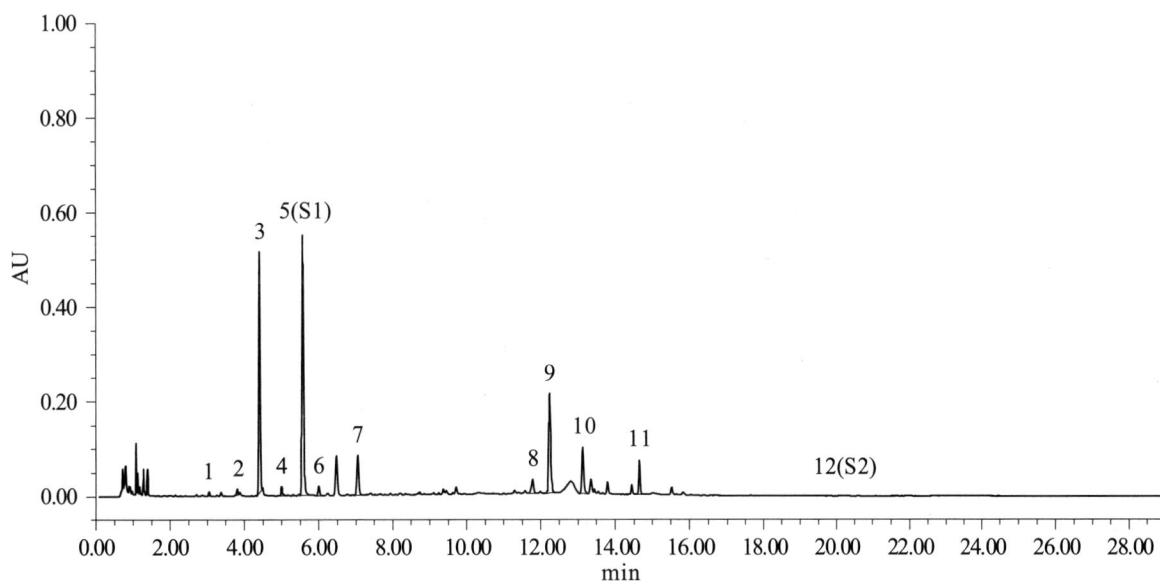

图 70-1　特征图谱对照药材 UPLC 色谱图

表 70-1 特征图谱对照药材 UPLC 特征峰参数列表

组分编号	组分名称	保留时间（min）	理论板数	拖尾因子	相对保留时间	相对保留时间标准规定值限度：±10%
1	—	3.049	31496	1.07	0.55	0.55（0.50～0.60）
2	新绿原酸	3.813	49509	0.74	0.68	0.69（0.62～0.76）
3	马钱苷酸	4.416	69815	1.05	0.79	0.79（0.71～0.87）
4	—	4.999	73196	1.59	0.90	0.90（0.81～0.99）
5（S1）	绿原酸	5.568	71294	1.12	—	—
6	隐绿原酸	5.996	84781	1.09	1.08	1.07（0.96～1.18）
7	马钱苷	7.054	82980	1.04	1.27	1.24（1.12～1.36）
8	3,4-O-二咖啡酰奎宁酸	11.785	199965	0.88	0.60	0.60（0.54～0.66）
9	3,5-O-二咖啡酰奎宁酸	12.242	254250	1.19	0.62	0.63（0.57～0.69）
10	4,5-O-二咖啡酰奎宁酸	13.120	315562	1.23	0.66	0.67（0.60～0.74）
11		14.650	706067	1.07	0.74	0.75（0.68～0.82）
12（S2）	川续断皂苷Ⅵ	19.796	1310086	2.14	—	—

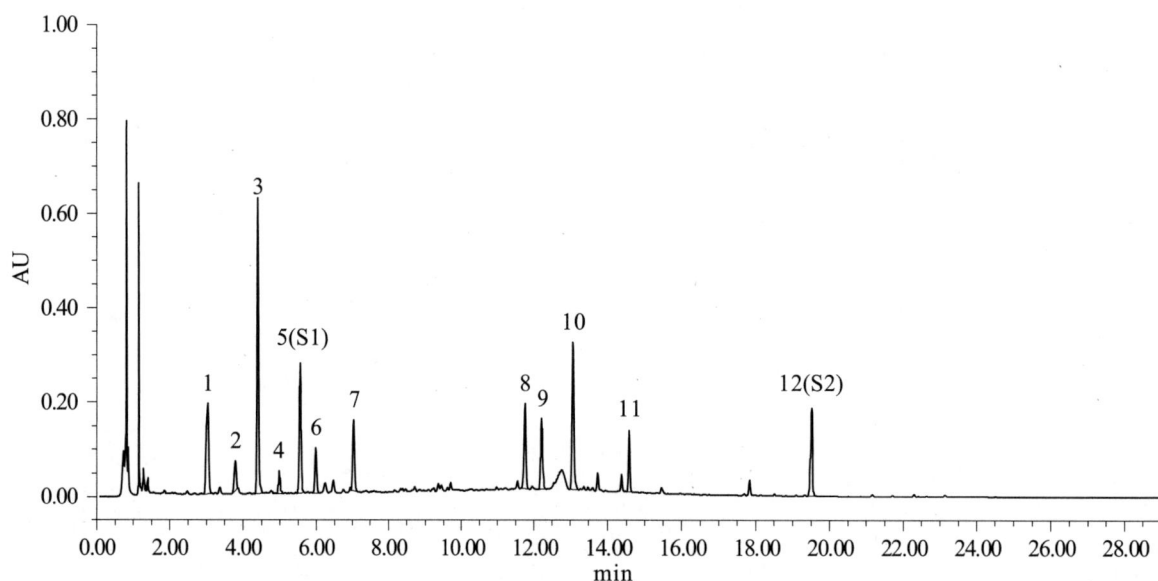

图 70-2 特征图谱供试品 UPLC 色谱图

表 70-2 特征图谱供试品 UPLC 特征峰参数列表

组分编号	组分名称	保留时间（min）	理论板数	拖尾因子	相对保留时间	相对保留时间标准规定值限度：±10%
1	—	3.037	8871	0.88	0.55	0.55（0.50～0.60）
2	新绿原酸	3.795	20417	0.86	0.68	0.69（0.62～0.76）
3	马钱苷酸	4.401	58907	1.14	0.79	0.79（0.71～0.87）

组分编号	组分名称	保留时间（min）	理论板数	拖尾因子	相对保留时间	相对保留时间标准规定值 限度：±10%
4	—	4.981	63608	1.37	0.90	0.90（0.81～0.99）
5（S1）	绿原酸	5.549	55063	1.06	—	—
6	隐绿原酸	5.974	70328	1.07	1.08	1.07（0.96～1.18）
7	马钱苷	7.039	81035	1.12	1.27	1.24（1.12～1.36）
8	3,4-O-二咖啡酰奎宁酸	11.754	257100	0.94	0.60	0.60（0.54～0.66）
9	3,5-O-二咖啡酰奎宁酸	12.208	243880	1.15	0.63	0.63（0.57～0.69）
10	4,5-O-二咖啡酰奎宁酸	13.070	319404	1.22	0.67	0.67（0.60～0.74）
11	—	14.574	703044	1.09	0.75	0.75（0.68～0.82）
12（S2）	川续断皂苷Ⅵ	19.514	648738	0.83	—	—

5 含量测定

5.1 溶液的制备

对照品溶液的制备 取川续断皂苷Ⅵ对照品适量，精密称定，加流动相制成每1ml含0.18mg的溶液，即得。

供试品溶液的制备 取本品适量，研细，取约0.1g（相当于饮片0.25g），精密称定，置具塞锥形瓶中，精密加入75%甲醇50ml，密塞，称定重量，超声处理（功率250W，频率40kHz）30分钟，取出，放冷，再称定重量，用75%甲醇补足减失的重量，摇匀，滤过，取续滤液，即得。

5.2 色谱条件

方法	UPLC（质量标准方法）
仪器	ACQUITY UPLC H-Class Bio
仪器配置	QSM，FTN，PDA，柱温箱
色谱柱	ACQUITY UPLC HSS T3 2.1mm×100mm，1.8μm
流动相	A：乙腈 B：水
等度	时间（分钟） / 流动相A（%） / 流动相B（%） / 曲线 0 / 30 / 70 / 初始 12 / 30 / 70 / 6
流速	0.4ml/min
检测波长	212nm
柱温	30℃
进样量	2μl

5.3 结果与分析

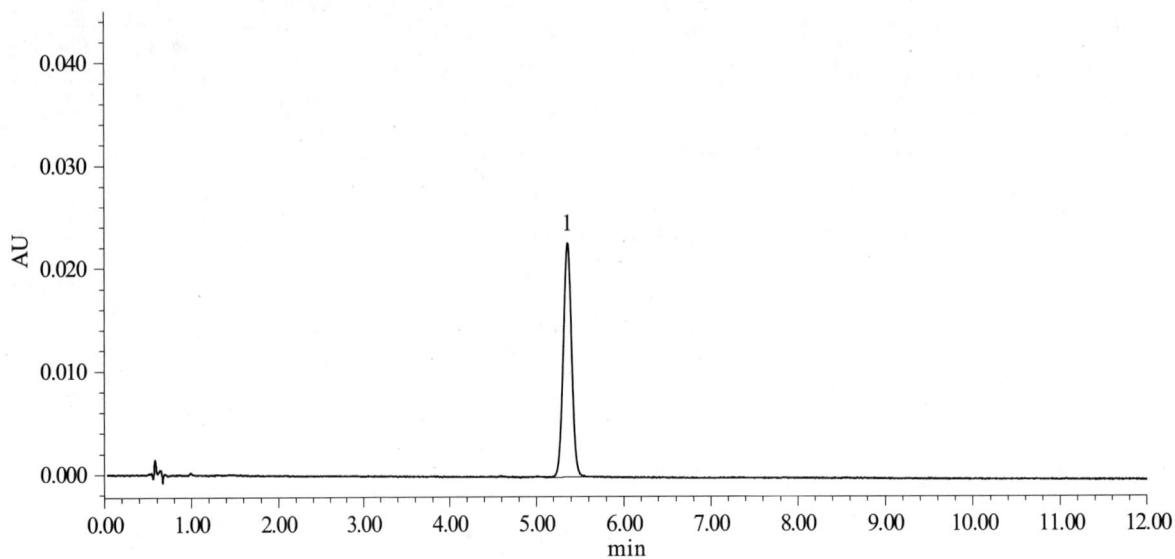

图 70-3　含量测定对照品 UPLC 色谱图
1. 川续断皂苷Ⅵ

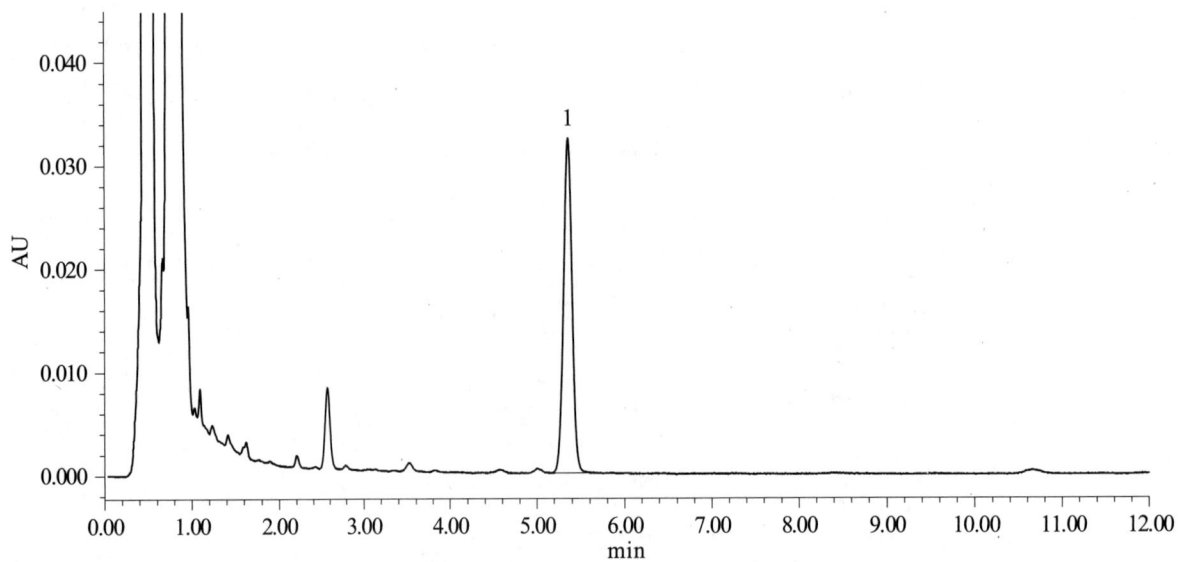

图 70-4　含量测定供试品 UPLC 色谱图
1. 川续断皂苷Ⅵ

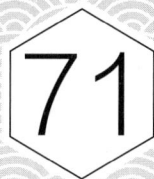

71 盐知母配方颗粒
Yanzhimu Peifangkeli

① 样品来源 北京康仁堂药业有限公司。

② 样品性状 本品为黄色至棕黄色的颗粒；气微，味微苦、微咸。

③ 对照药材和对照品来源

对照药材 知母（中国食品药品检定研究院，批号：121070-201806）。

对 照 品 1.芒果苷；2.知母皂苷B Ⅱ（中国食品药品检定研究院，1.批号：111607-201704），纯度：98.1%；2.批号：111839-201706，纯度：94.5%）。

④ 特征图谱

4.1 溶液的制备

参照物溶液的制备 取知母对照药材2g，加水30ml，加热煮沸30分钟，滤过，滤液减压蒸干，残渣加30%甲醇100ml，超声处理（功率250W，频率40kHz）30分钟，放冷，摇匀，滤过，取续滤液，作为对照药材参照物溶液。另取芒果苷对照品适量，精密称定，加30%甲醇制成每1ml含50μg的溶液，作为对照品参照物溶液。

供试品溶液的制备 取本品适量，研细，取约0.1g（相当于饮片0.17g），精密称定，置具塞锥形瓶中，精密加入30%甲醇25ml，密塞，称定重量，超声处理（功率250W，频率40kHz）30分钟，取出，放冷，再称定重量，用30%甲醇补足减失的重量，摇匀，滤过，取续滤液，即得。

4.2 色谱条件

方法	UPLC（质量标准方法）				HPLC（方法转换方法）			
仪器	ACQUITY UPLC H-Class				Alliance HPLC e2695			
仪器配置	QSM，FTN，TUV，柱温箱				PDA，柱温箱			
色谱柱	ACQUITY UPLC BEH C18 2.1mm×100mm，1.7μm				XBridge C18 4.6mm×250mm，5μm			
流动相	A：0.1% 甲酸乙腈溶液 B：0.1% 甲酸溶液				A：0.1% 甲酸乙腈溶液 B：0.1% 甲酸溶液			
梯度	时间 （分钟）	流动相 A（%）	流动相 B（%）	曲线	时间 （分钟）	流动相 A（%）	流动相 B（%）	曲线
	0.0	5	95	初始	0.0	5	95	初始
	2.0	5	95	6	11.0	5	95	6
	4.0	15	85	6	18.0	15	85	6
	6.0	15	85	6	25.0	15	85	6
	9.0	80	20	6	36.0	80	20	6
	9.1	100	0	6	36.5	100	0	6
	10.6	100	0	6	47.0	100	0	6
	10.7	5	95	6	47.7	5	95	6
	12.0	5	95	6	60.0	5	95	6
流速	0.3ml/min				1.0ml/min			
检测波长	275nm				275nm			
柱温	35℃				35℃			
进样量	2μl				10μl			

4.3 结果与分析

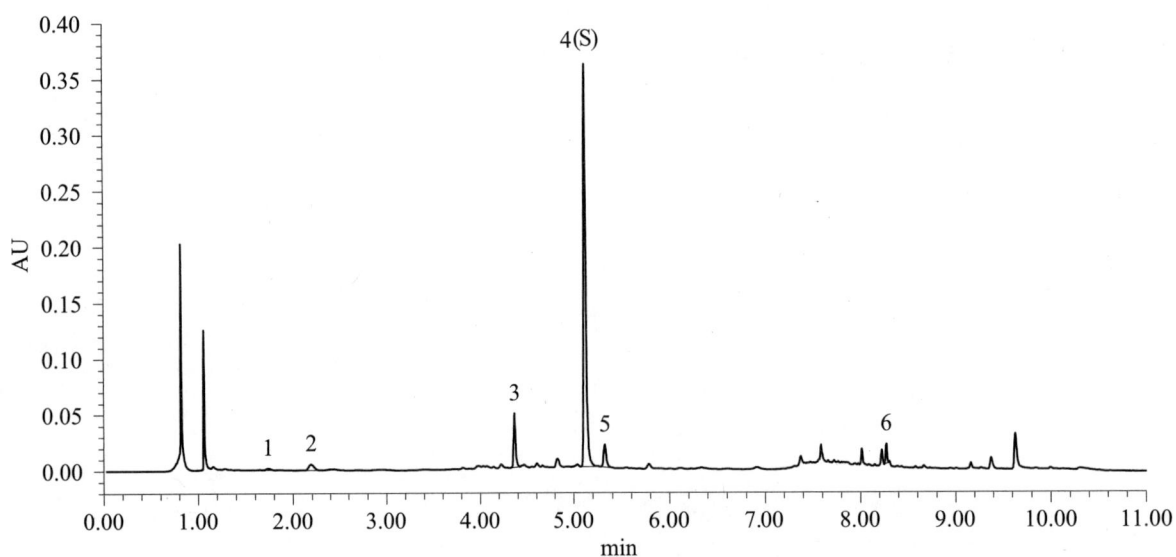

图 71-1 特征图谱对照药材 UPLC 色谱图

表 71-1　特征图谱对照药材 UPLC 特征峰参数列表

组分编号	组分名称	保留时间（min）	理论板数	拖尾因子	相对保留时间	相对保留时间标准规定值限度：±10%
1	—	1.735	5762	1.51	—	—
2	—	2.188	6247	1.13	0.43	0.35（0.32～0.38）
3	新芒果苷	4.365	230339	1.30	0.85	0.87（0.78～0.96）
4（S）	芒果苷	5.117	251768	1.44	—	—
5	异芒果苷	5.322	191284	1.50	1.04	1.04（0.94～1.14）
6	—	8.272	1170844	0.98	1.62	1.51（1.36～1.66）

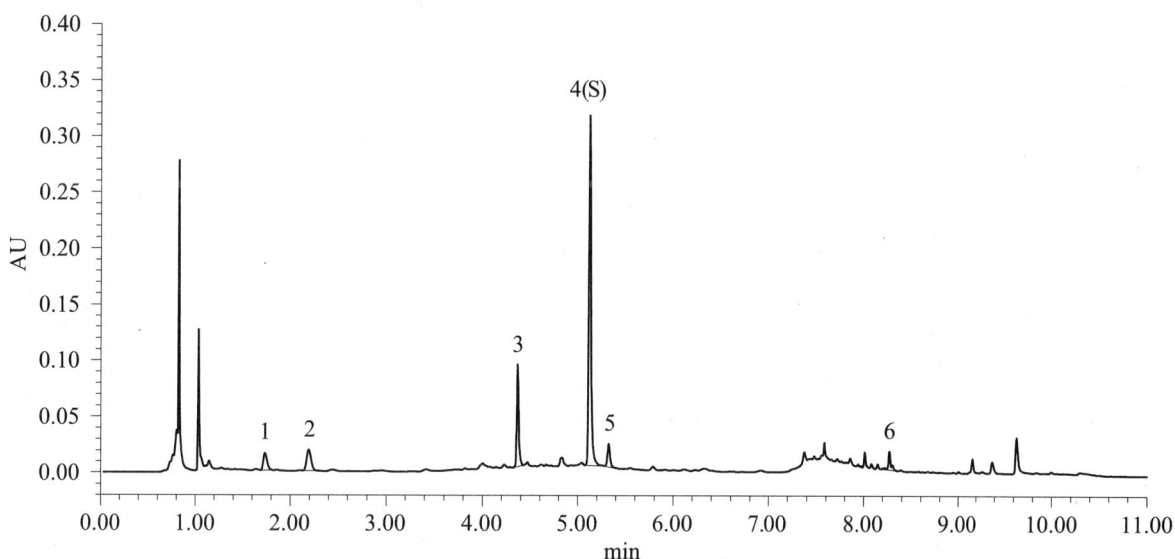

图 71-2　特征图谱供试品 UPLC 色谱图

表 71-2　特征图谱供试品 UPLC 特征峰参数列表

组分编号	组分名称	保留时间（min）	理论板数	拖尾因子	相对保留时间	相对保留时间标准规定值限度：±10%	相对峰面积	相对峰面积标准规定范围
1	—	1.735	9546	1.37	与对照药材参照物峰 1 保留时间相对应		—	—
2	—	2.193	11103	1.18	0.43	0.35（0.32～0.38）	0.12	≥0.06
3	新芒果苷	4.367	243863	1.33	0.85	0.87（0.78～0.96）	—	—
4（S）	芒果苷	5.121	257386	1.44	—	—	—	—
5	异芒果苷	5.325	191080	1.45	1.04	1.04（0.94～1.14）	—	—
6	—	8.272	940407	0.88	1.62	1.51（1.36～1.66）	—	—

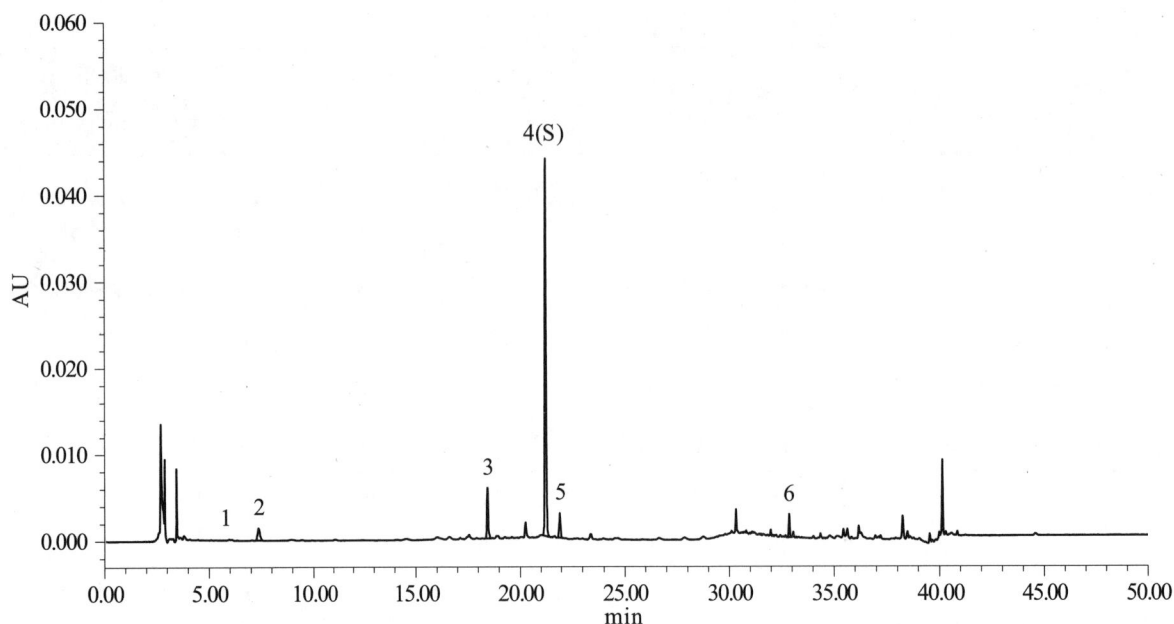

图 71-3 特征图谱对照药材 HPLC 色谱图

表 71-3 特征图谱对照药材 HPLC 特征峰参数列表

组分编号	组分名称	保留时间（min）	理论板数	拖尾因子	相对保留时间	相对保留时间标准规定值限度：±10%
1	—	5.807	2059523	0.77	—	—
2	—	7.360	18698	1.22	0.35	0.35（0.32～0.38）
3	新芒果苷	18.448	460018	1.34	0.87	0.87（0.78～0.96）
4（S）	芒果苷	21.228	549779	1.06	—	—
5	异芒果苷	21.922	509205	1.08	1.03	1.04（0.94～1.14）
6	—	32.871	2237310	0.95	1.55	1.51（1.36～1.66）

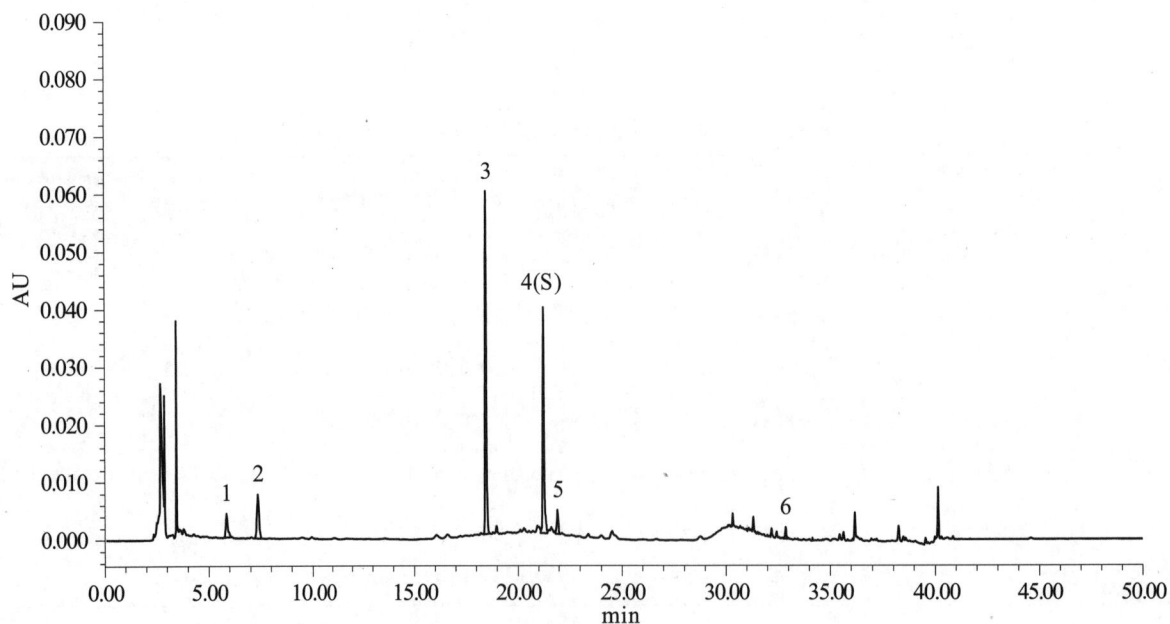

图 71-4 特征图谱供试品 HPLC 色谱图

表 71-4 特征图谱供试品 HPLC 特征峰参数列表

组分编号	组分名称	保留时间（min）	理论板数	拖尾因子	相对保留时间	相对保留时间标准规定值限度：±10%	相对峰面积	相对峰面积标准规定范围
1	—	5.847	22837	1.55	与对照药材参照物峰 1 保留时间相对应		—	—
2	—	7.351	23322	1.11	0.35	0.35（0.32～0.38）	0.30	≥ 0.06
3	新芒果苷	18.463	470065	1.13	0.87	0.87（0.78～0.96）	—	—
4（S）	芒果苷	21.236	543095	1.40	—	—	—	—
5	异芒果苷	21.927	488964	1.15	1.03	1.04（0.94～1.14）	—	—
6	—	32.872	2280475	0.74	1.55	1.51（1.36～1.66）	—	—

5 含量测定

5.1 溶液的制备

5.1.1 芒果苷 同特征图谱。

5.1.2 知母皂苷 B Ⅱ

对照品溶液的制备 取知母皂苷 B Ⅱ 对照品适量，精密称定，加 30% 丙酮制成每 1ml 含 0.50mg 的溶液，即得。

供试品溶液的制备 取本品适量，研细，取约 0.1g（相当于饮片 0.17g），精密称定，置具塞锥形瓶中，精密加入 30% 丙酮 15ml，密塞，称定重量，超声处理（功率 250W，频率 40kHz）30 分钟，取出，放冷，再称定重量，用 30% 丙酮补足减失的重量，摇匀，滤过，取续滤液，即得。

5.2 色谱条件

5.2.1 芒果苷 检测波长为 258nm，其他同特征图谱。

5.2.2 知母皂苷 B Ⅱ

方法	HPLC（质量标准方法）				UPLC（方法转换方法）			
仪器	SHIMADZU LC-20A				ACQUITY UPLC H-Class			
仪器配置	CBM-20，ALC-20AT，SIL-20AC，CTO-20AC，Alltech ELSD 6000				QSM，FTN，ELSD，柱温箱			
色谱柱	CAPCELL PAK C8 UG120 4.6mm×150mm，5μm				ACQUITY UPLC BEH C8 2.1mm×100mm，1.7μm			
流动相	A：水 B：乙腈				A：水 B：乙腈			
等度	时间（分钟）	流动相A（%）	流动相B（%）	曲线	时间（分钟）	流动相A（%）	流动相B（%）	曲线
	0	75	25	初始	0	77	23	初始
	22	75	25	6	8	77	23	6
流速	1.0ml/min				0.3ml/min			

続表

方法	HPLC（质量标准方法）	UPLC（方法转换方法）
蒸发光散射检测器	漂移管温度：105℃ 空气流速：2.3L/min 增益：1	增益：500 气体压力：25psi 漂移管温度：70℃ 喷雾器模式：加热 喷雾器功率级别：80%
进样量	5μl	1μl

5.3 结果与分析

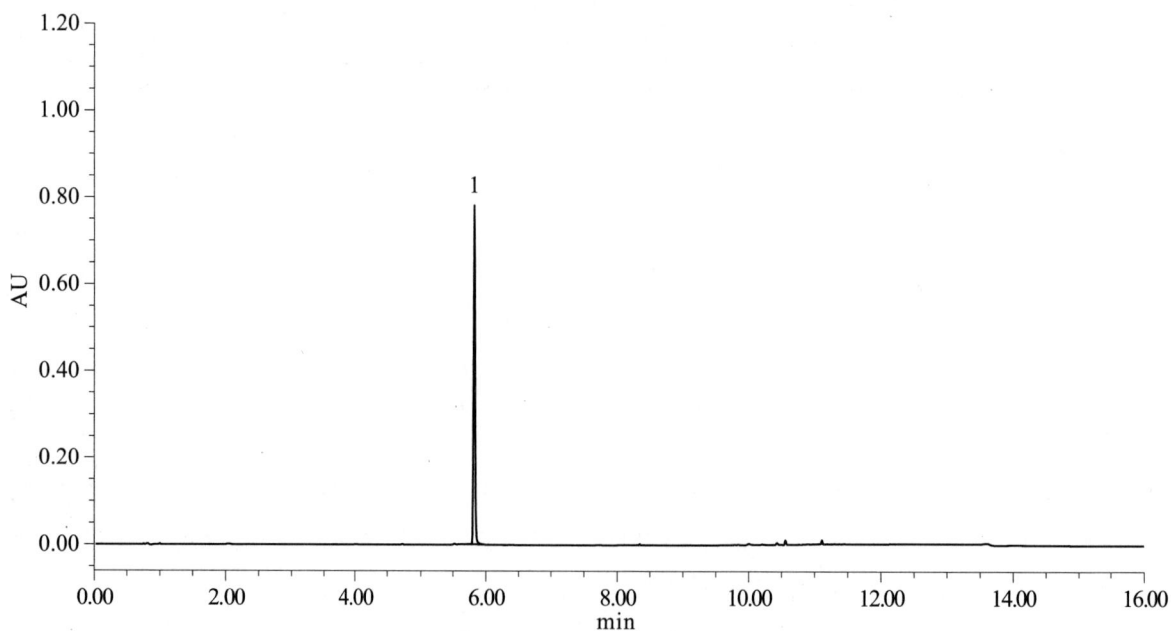

图 71-5 含量测定（芒果苷）对照品 UPLC 色谱图
1. 芒果苷

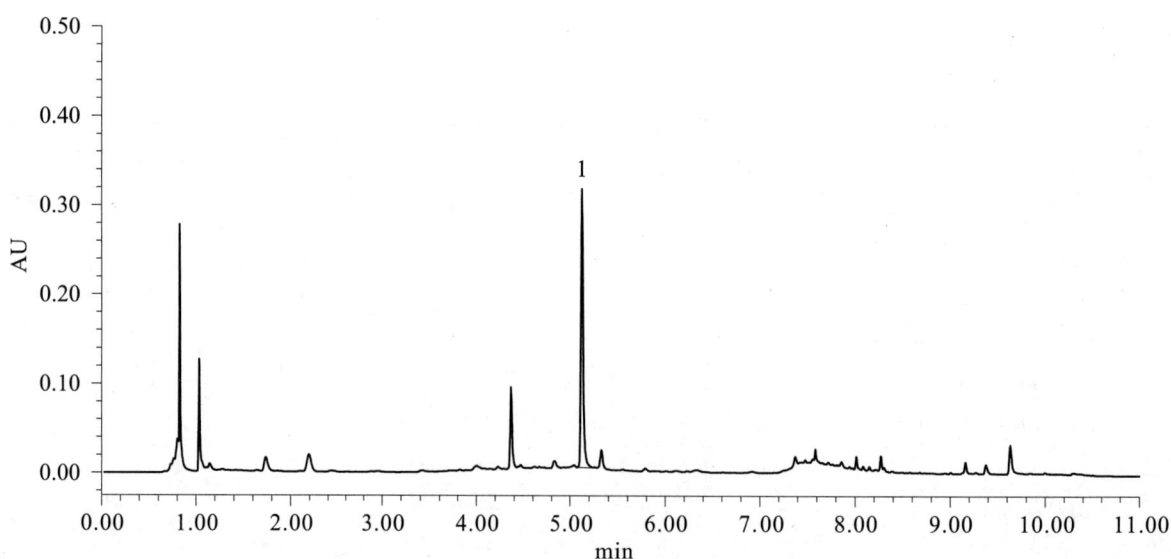

图 71-6 含量测定（芒果苷）供试品 UPLC 色谱图
1. 芒果苷

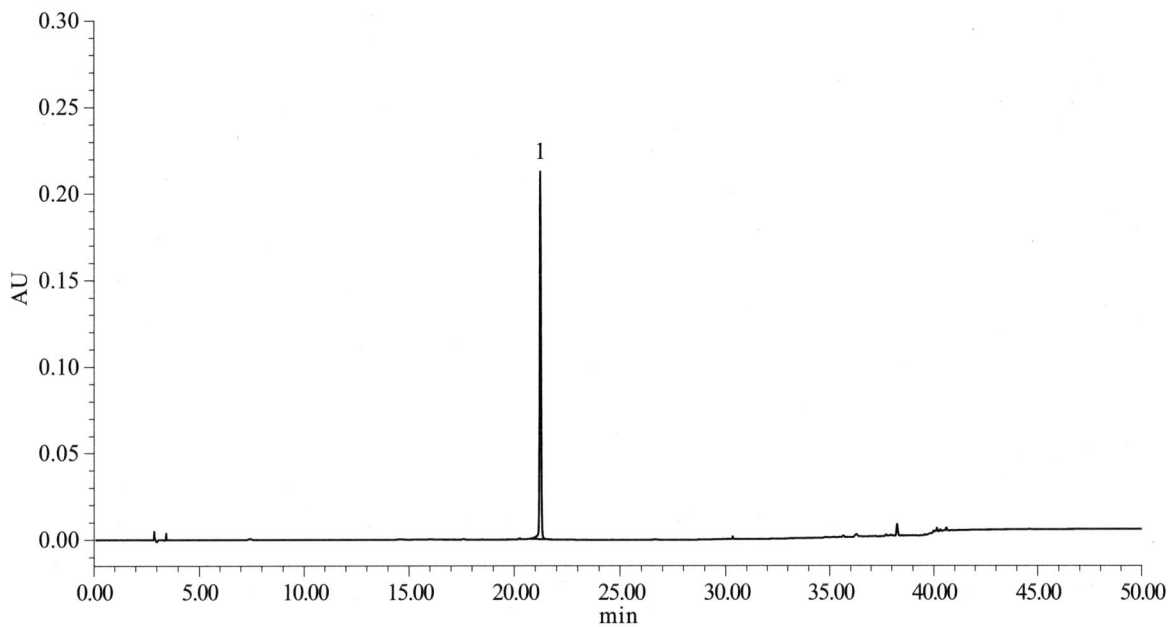

图 71-7　含量测定（芒果苷）对照品 HPLC 色谱图
1．芒果苷

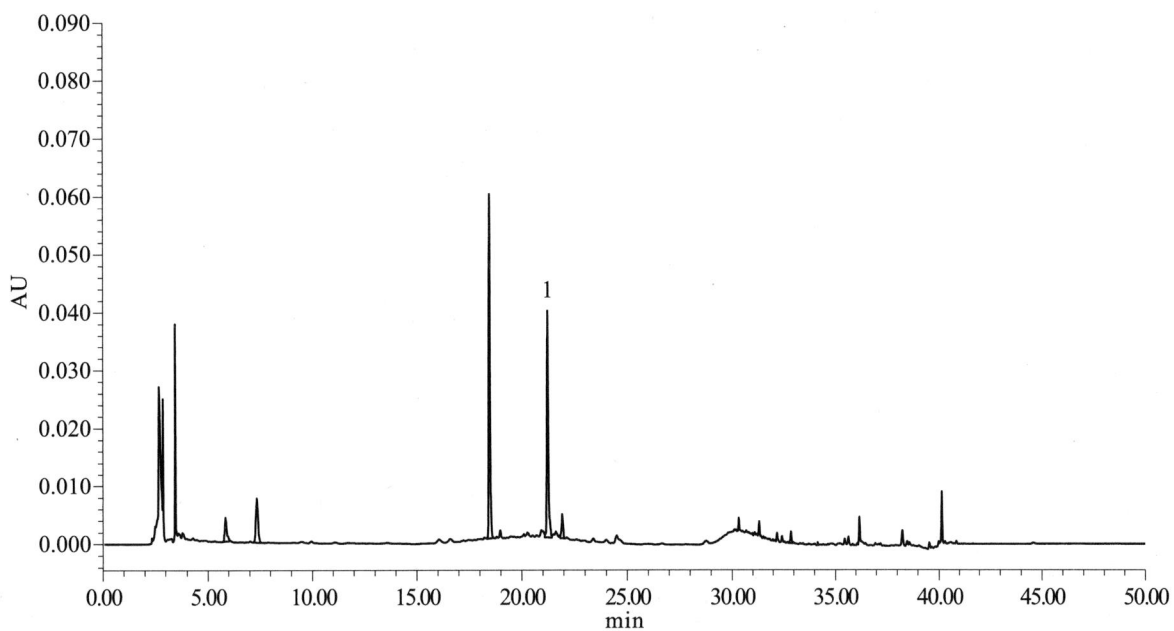

图 71-8　含量测定（芒果苷）供试品 HPLC 色谱图
1．芒果苷

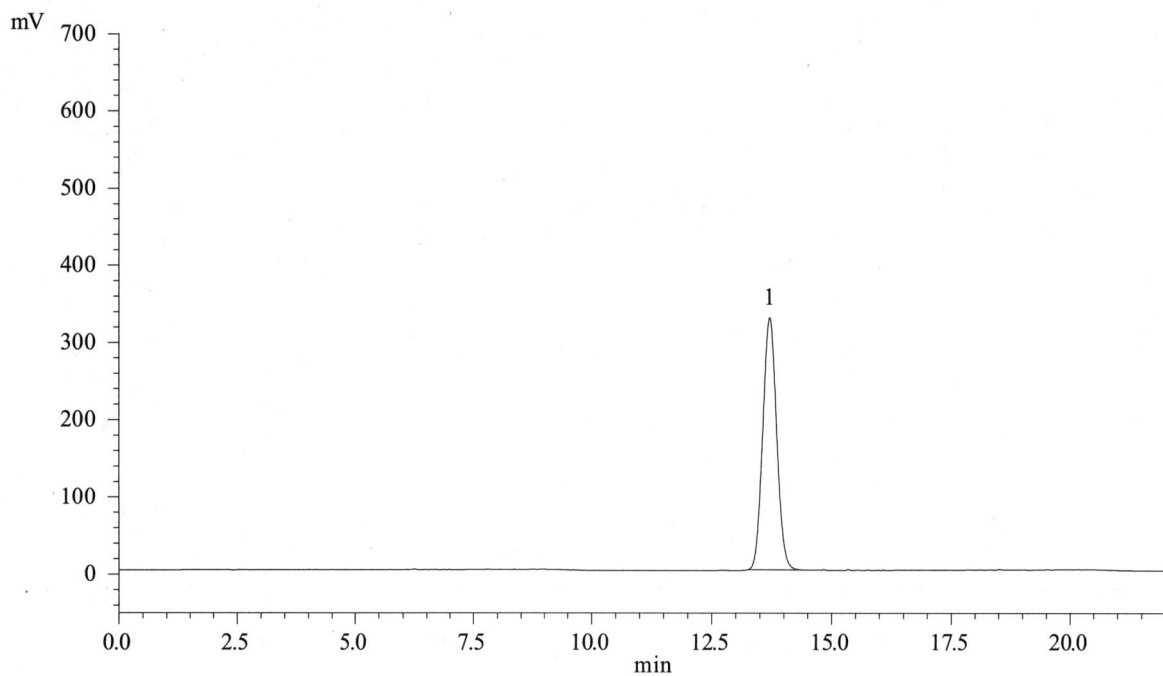

图 71-9　含量测定（知母皂苷 B Ⅱ）对照品 HPLC 色谱图
1．知母皂苷 B Ⅱ

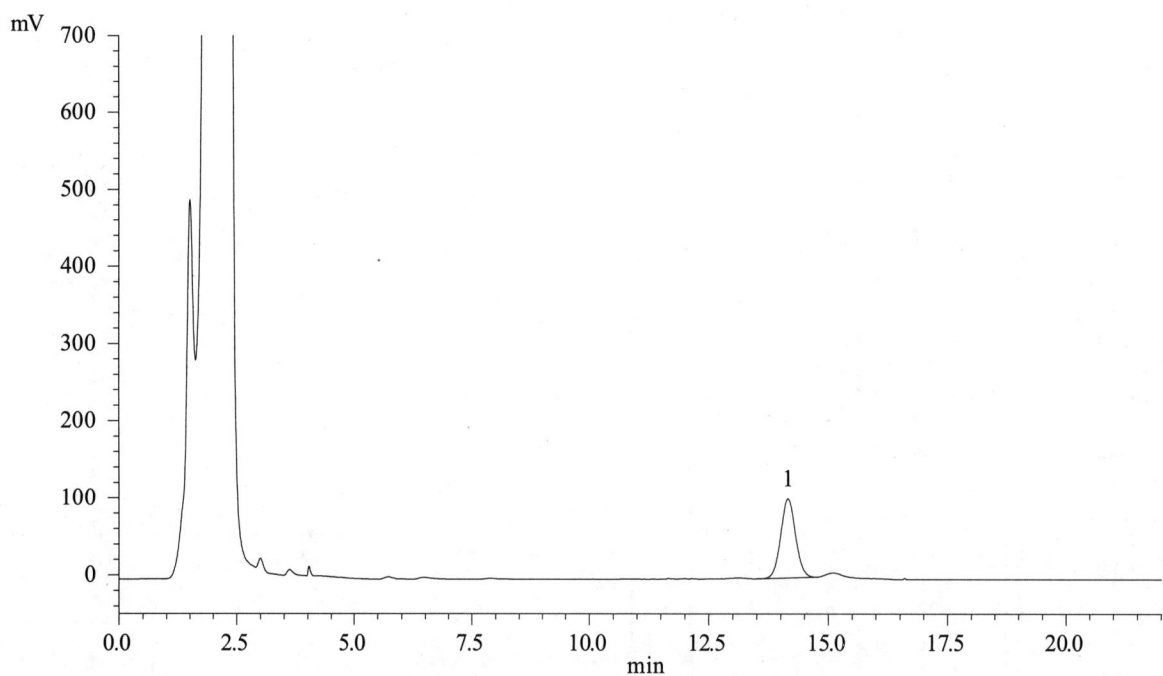

图 71-10　含量测定（知母皂苷 B Ⅱ）供试品 HPLC 色谱图
1．知母皂苷 B Ⅱ

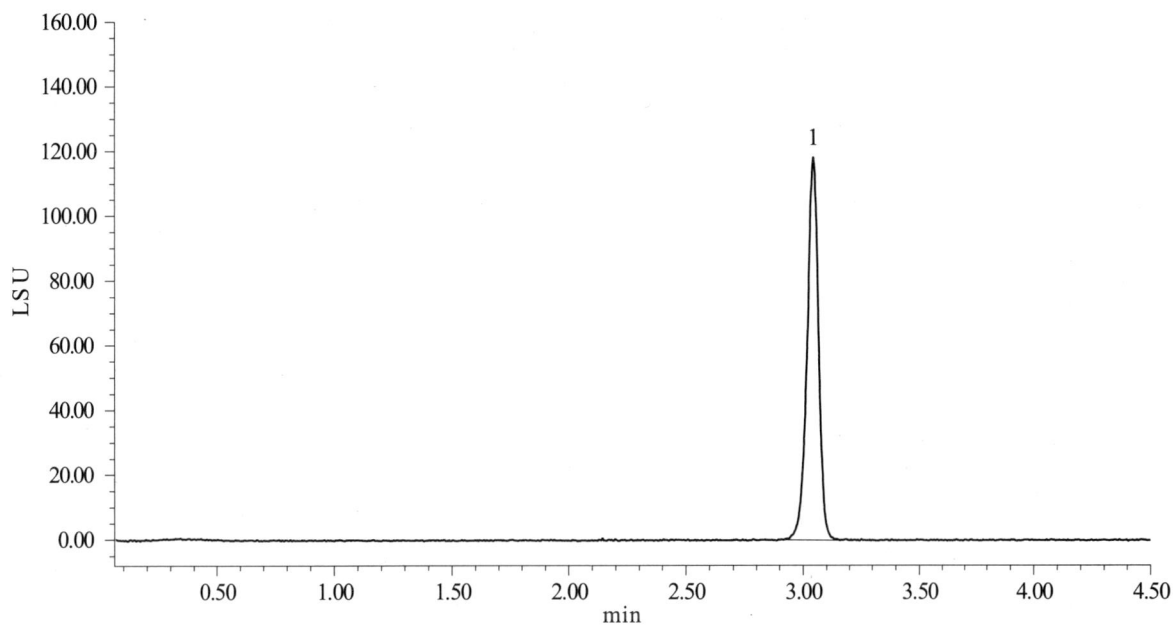

图 71-11　含量测定（知母皂苷 B Ⅱ）对照品 UPLC 色谱图
1. 知母皂苷 B Ⅱ

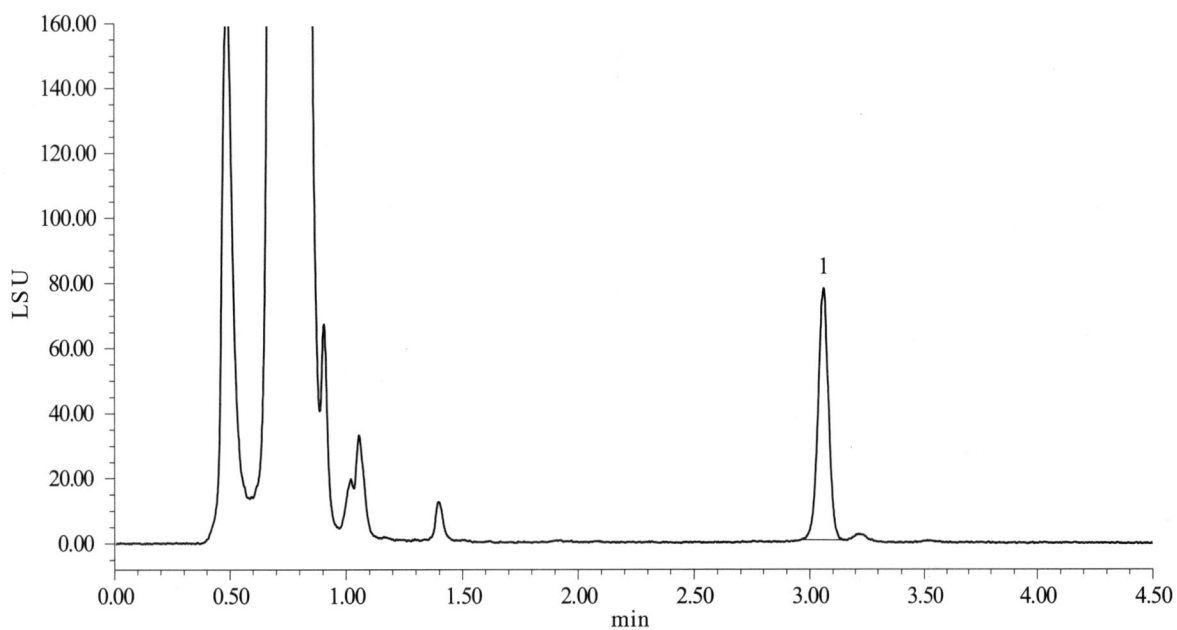

图 71-12　含量测定（知母皂苷 B Ⅱ）供试品 UPLC 色谱图
1. 知母皂苷 B Ⅱ

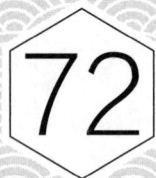

72 野菊花配方颗粒
Yejuhua Peifangkeli

① 样品来源 华润三九医药股份有限公司。

② 样品性状 本品为灰黄色至棕褐色的颗粒；气微，味微苦。

③ 对照药材和对照品来源

对照药材 野菊花（中国食品药品检定研究院，批号：120995-201707）。

对 照 品 1.绿原酸；2.蒙花苷（中国食品药品检定研究院，1.批号：110753-201817，纯度：96.8%；2.批号：111528-201710，纯度：96.6%）。

④ 特征图谱

4.1 溶液的制备

参照物溶液的制备 取野菊花对照药材 0.3g，置具塞锥形瓶中，加水 50ml，加热回流 45 分钟，过滤，滤液蒸干，残渣加 30% 甲醇 100ml，超声处理（功率 200W，频率 50kHz）30 分钟，取出，放冷，滤过，取续滤液，作为对照药材参照物溶液。另取绿原酸对照品、蒙花苷对照品适量，精密称定，加入14% 乙腈制成 1ml 含绿原酸 25μg、蒙花苷 50μg 的混合溶液，作为对照品参照物溶液。

供试品溶液的制备 取本品适量，研细，取 0.3g（相当于饮片 1.2g），置具塞锥形瓶中，加 30% 甲醇 100ml，密塞，超声处理（功率 200W，频率 50kHz）30 分钟，取出，放冷，滤过，取续滤液，即得。

4.2 色谱条件

方法	HPLC（质量标准方法）	UPLC（方法转换方法）
仪器	Alliance HPLC e2695	ACQUITY UPLC H-Class
仪器配置	PDA，柱温箱	QSM，FTN，TUV，柱温箱
色谱柱	XBridge C18 4.6mm×250mm，5μm	ACQUITY UPLC BEH C18 2.1mm×100mm，1.7μm
流动相	A：乙腈 B：0.1% 磷酸溶液	A：乙腈 B：0.1% 磷酸溶液

梯度

HPLC：

时间（分钟）	流动相 A（%）	流动相 B（%）	曲线
0	5	95	初始
16	24	76	6
19	29	71	6
29	30	70	6
34	32	68	6
42	5	95	1

UPLC：

时间（分钟）	流动相 A（%）	流动相 B（%）	曲线
Before injection volume 450μl			
0.0	5	95	初始
2.3	24	76	6
3.0	29	71	6
5.5	30	70	6
6.8	32	68	6
10.0	5	95	1

方法	HPLC（质量标准方法）	UPLC（方法转换方法）
流速	1.2ml/min	0.4ml/min
检测波长	326nm	326nm
柱温	30℃	30℃
进样量	10μl	1μl

4.3 结果与分析

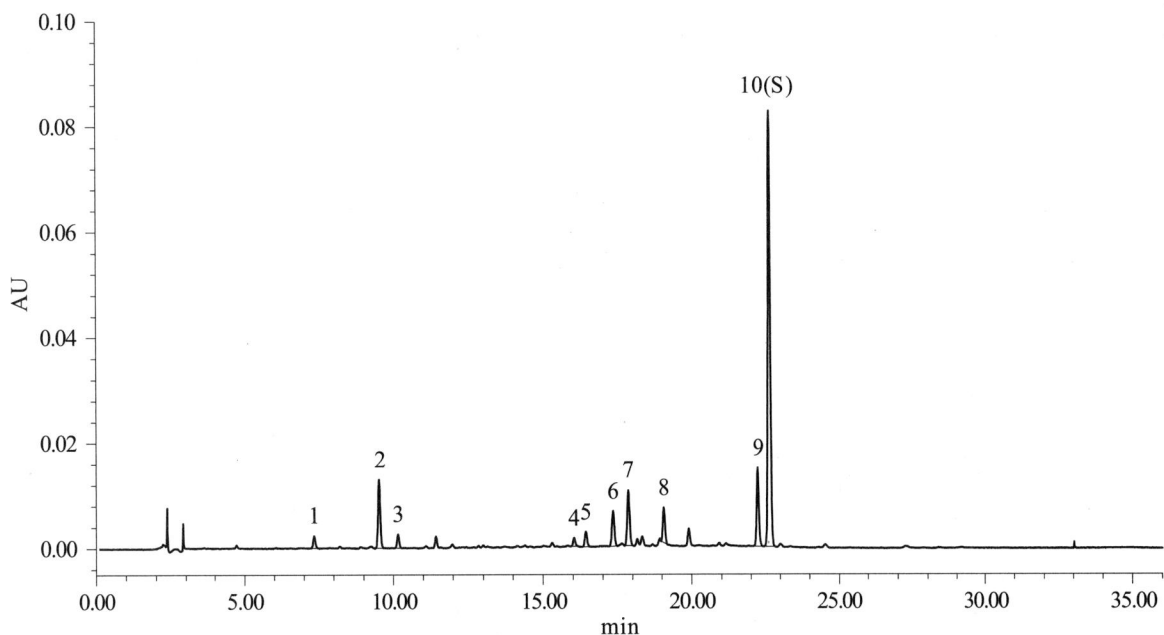

图 72-1　特征图谱对照药材 HPLC 色谱图

表 72-1　特征图谱对照药材 HPLC 特征峰参数列表

组分编号	组分名称	保留时间（min）	理论板数	拖尾因子	相对保留时间	相对保留时间标准规定值限度：±10%
1	新绿原酸	7.340	49355	1.08	0.32	0.31（0.28~0.34）
2	绿原酸	9.521	79690	1.10	0.42	0.40（0.36~0.44）
3	隐绿原酸	10.156	98741	1.01	0.45	0.43（0.39~0.47）
4	—	16.033	205581	1.17	0.71	0.69（0.62~0.76）
5	—	16.422	216690	1.11	0.73	0.71（0.64~0.78）
6	异绿原酸 B	17.347	191716	1.02	0.77	0.75（0.68~0.82）
7	异绿原酸 A	17.858	209388	1.07	0.79	0.78（0.70~0.86）
8	异绿原酸 C	19.068	281610	1.17	0.84	0.83（0.75~0.91）
9	—	22.232	411349	1.12	0.98	0.98（0.88~1.08）
10（S）	蒙花苷	22.635	353113	1.07	—	—

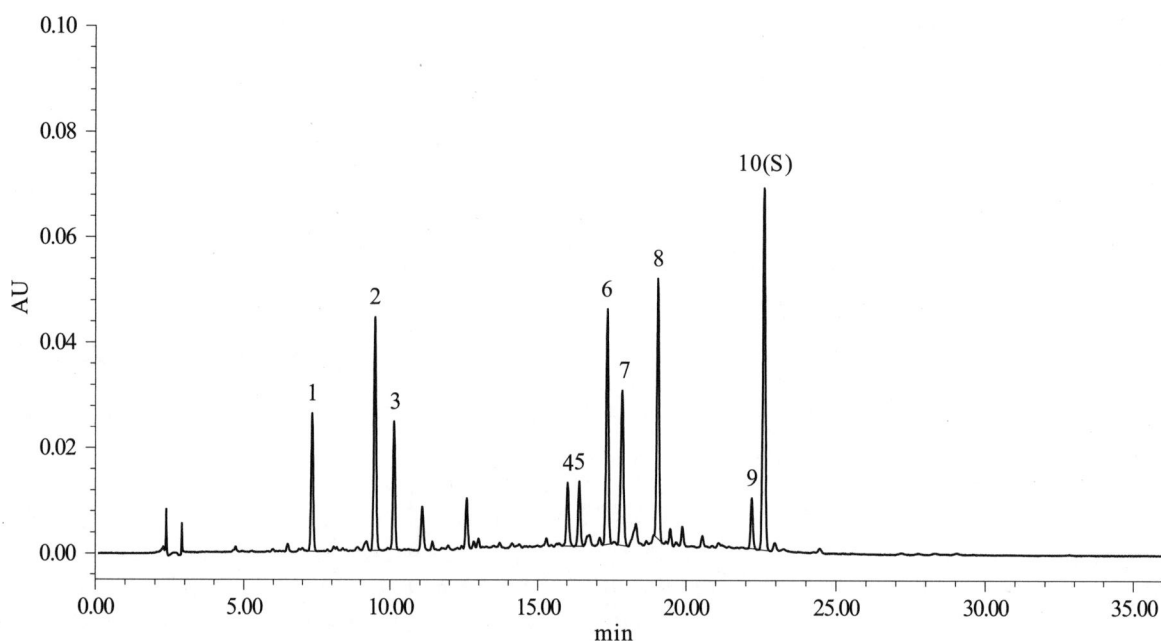

图 72-2　特征图谱供试品 HPLC 色谱图

表 72-2　特征图谱供试品 HPLC 特征峰参数列表

组分编号	组分名称	保留时间（min）	理论板数	拖尾因子	相对保留时间	相对保留时间标准规定值限度：±10%	相对峰面积	相对峰面积标准规定范围
1	新绿原酸	7.310	51490	1.08	0.32	0.31（0.28~0.34）	—	—
2	绿原酸	9.483	77238	1.09	0.42	0.40（0.36~0.44）	0.58	≥ 0.50
3	隐绿原酸	10.123	93049	1.07	0.45	0.43（0.39~0.47）	—	—

组分编号	组分名称	保留时间（min）	理论板数	拖尾因子	相对保留时间	相对保留时间标准规定值 限度：±10%	相对峰面积	相对峰面积标准规定范围
4	—	16.020	191852	1.13	0.71	0.69（0.62～0.76）	—	—
5	—	16.406	211191	1.08	0.73	0.71（0.64～0.78）	—	—
6	异绿原酸 B	17.334	224183	1.04	0.77	0.75（0.68～0.82）	—	—
7	异绿原酸 A	17.830	164372	1.04	0.79	0.78（0.70～0.86）	—	—
8	异绿原酸 C	19.038	273931	1.11	0.84	0.83（0.75～0.91）	—	—
9	—	22.187	411926	1.13	0.98	0.98（0.88～1.08）	—	—
10（S）	蒙花苷	22.589	356028	1.07	—	—	—	—

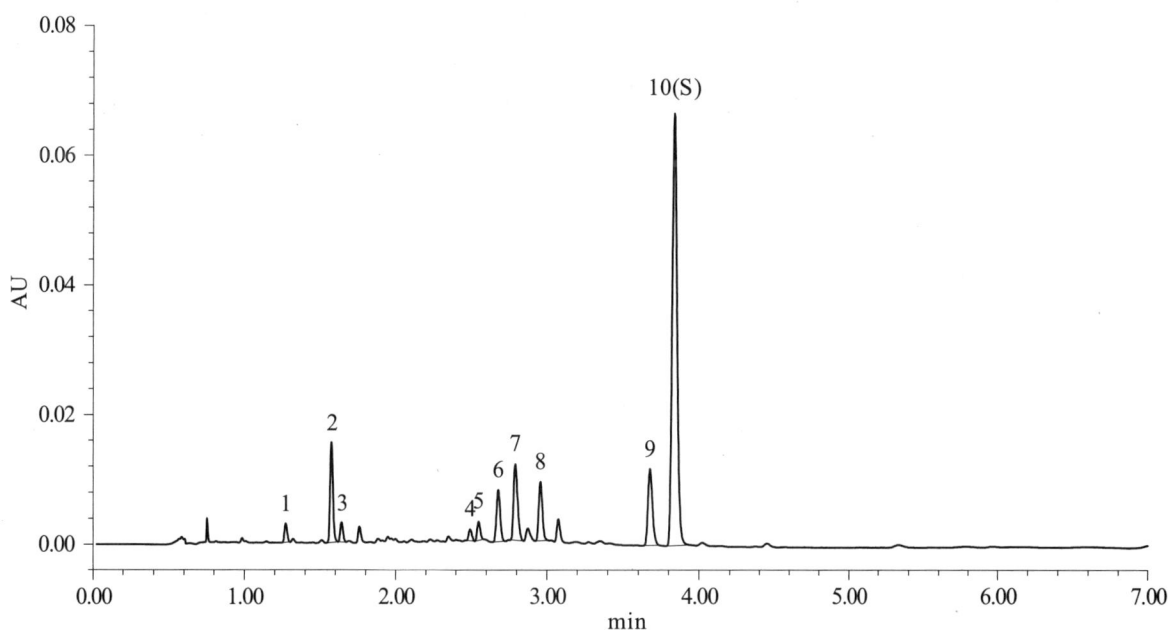

图 72-3　特征图谱对照药材 UPLC 色谱图

表 72-3　特征图谱对照药材 UPLC 特征峰参数列表

组分编号	组分名称	保留时间（min）	理论板数	拖尾因子	相对保留时间	相对保留时间标准规定值 限度：±10%
1	新绿原酸	1.272	23266	1.11	0.33	0.31（0.28～0.34）
2	绿原酸	1.574	31184	1.16	0.41	0.40（0.36～0.44）
3	隐绿原酸	1.642	36250	1.14	0.43	0.43（0.39～0.47）
4	—	2.493	65692	1.16	0.65	0.69（0.62～0.76）
5	—	2.549	71383	1.12	0.66	0.71（0.64～0.78）
6	异绿原酸 B	2.679	54382	1.10	0.70	0.75（0.68～0.82）

组分编号	组分名称	保留时间（min）	理论板数	拖尾因子	相对保留时间	相对保留时间标准规定值 限度：±10%
7	异绿原酸 A	2.791	53194	1.34	0.73	0.78（0.70～0.86）
8	异绿原酸 C	2.956	69857	1.17	0.77	0.83（0.75～0.91）
9	—	3.676	73810	1.25	0.96	0.98（0.88～1.08）
10（S）	蒙花苷	3.837	68640	1.19	—	—

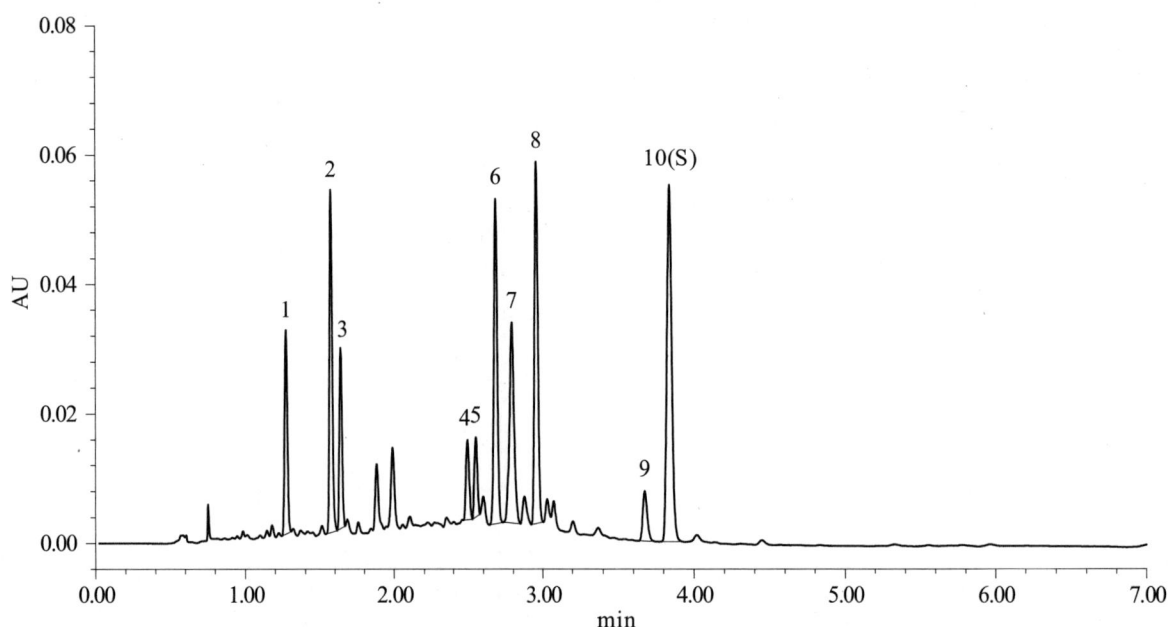

图 72-4　特征图谱供试品 UPLC 色谱图

表 72-4　特征图谱供试品 UPLC 特征峰参数列表

组分编号	组分名称	保留时间（min）	理论板数	拖尾因子	相对保留时间	相对保留时间标准规定值 限度：±10%	相对峰面积	相对峰面积标准规定范围
1	新绿原酸	1.270	23083	1.14	0.33	0.31（0.28～0.34）	—	—
2	绿原酸	1.573	31238	1.17	0.41	0.40（0.36～0.44）	0.59	≥ 0.50
3	隐绿原酸	1.641	35736	1.12	0.43	0.43（0.39～0.47）	—	—
4	—	2.494	61011	1.16	0.65	0.69（0.62～0.76）	—	—
5	—	2.549	73575	1.09	0.66	0.71（0.64～0.78）	—	—
6	异绿原酸 B	2.682	65075	1.09	0.70	0.75（0.68～0.83）	—	—
7	异绿原酸 A	2.790	44866	1.07	0.73	0.78（0.70～0.86）	—	—
8	异绿原酸 C	2.955	75140	1.17	0.77	0.83（0.75～0.91）	—	—
9	—	3.675	73011	1.25	0.96	0.98（0.88～1.08）	—	—
10（S）	蒙花苷	3.836	68826	1.19	—	—	—	—

⑤ 含量测定

5.1 溶液的制备

对照品溶液的制备　取蒙花苷对照品适量，精密称定，加甲醇溶解（必要时加热）制成每 1ml 含 25μg 的溶液，即得。

供试品溶液的制备　取本品适量，研细，取约 0.1g（相当于饮片 0.4g），精密称定，置具塞锥形瓶中，精密加入甲醇 100ml，称定重量，超声处理（功率 200W，频率 50kHz）30 分钟，放冷，再称定重量，用甲醇补足减失的重量，摇匀，滤过，取续滤液，即得。

5.2 色谱条件

方法	HPLC（质量标准方法）	UPLC（方法转换方法）
仪器	Alliance HPLC e2695	ACQUITY UPLC H-Class
仪器配置	PDA，柱温箱	QSM，FTN，TUV，柱温箱
色谱柱	XBridge C18 4.6mm×250mm，5μm	ACQUITY UPLC BEH C18 2.1mm×100mm，1.7μm
流动相	甲醇 - 水 - 冰醋酸（26：26：1）	甲醇 - 水 - 冰醋酸（26：26：1）
流速	1.0ml/min	0.4ml/min
检测波长	334nm	334nm
柱温	30℃	30℃
进样量	10μl	1μl

5.3 结果与分析

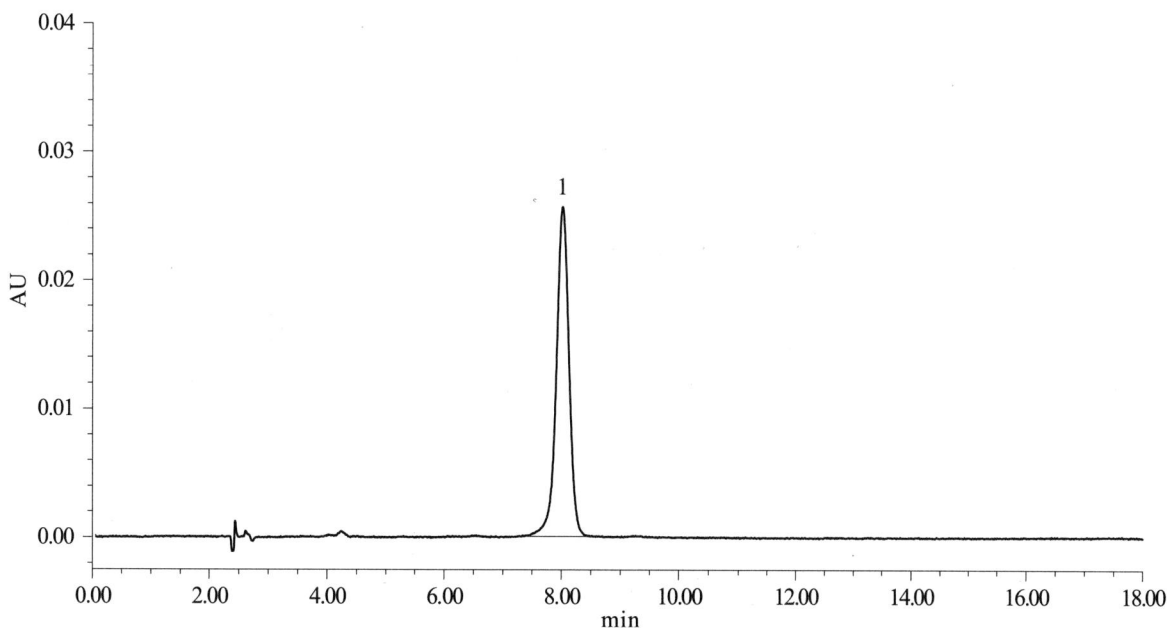

图 72-5　含量测定对照品 HPLC 色谱图
1. 蒙花苷

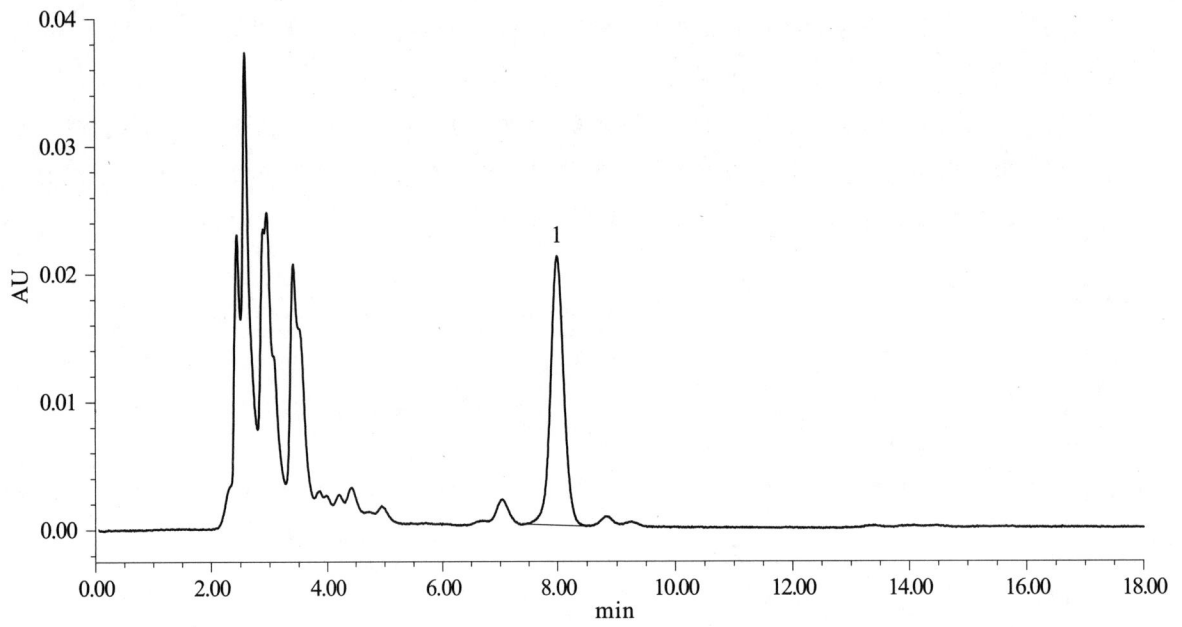

图 72-6　含量测定供试品 HPLC 色谱图
1. 蒙花苷

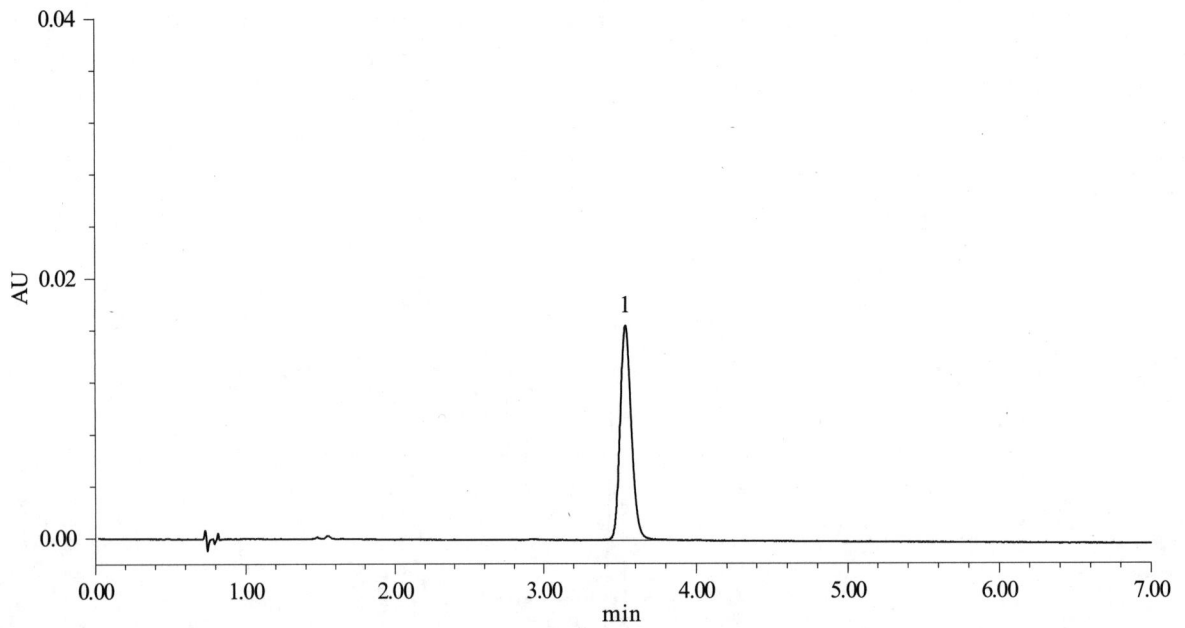

图 72-7　含量测定对照品 UPLC 色谱图
1. 蒙花苷

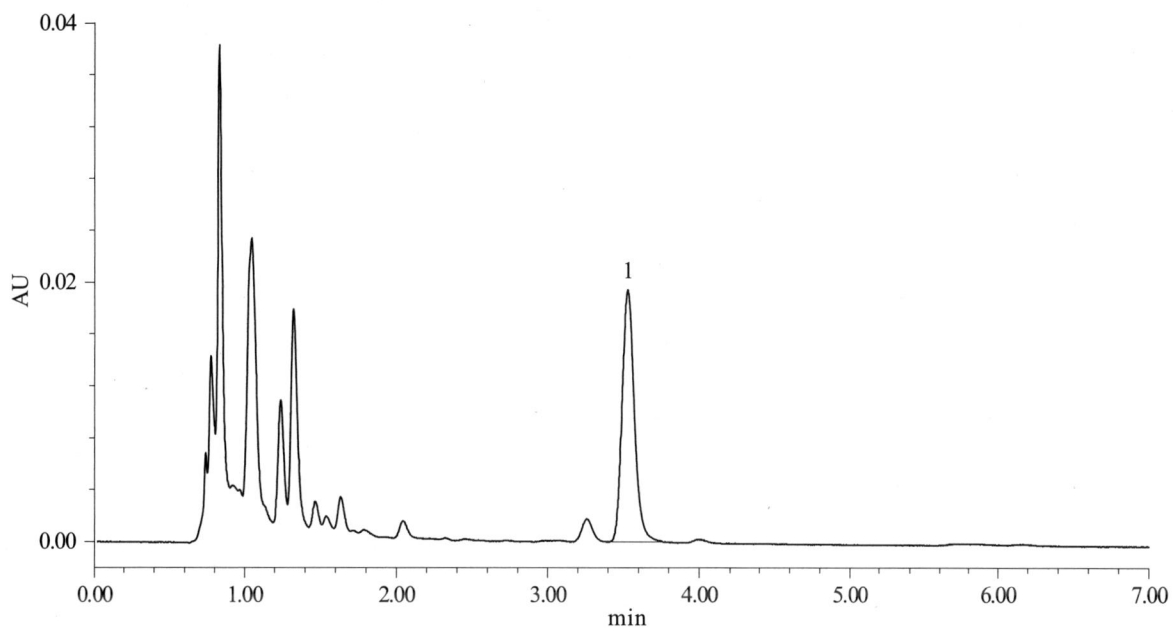

图 72-8　含量测定供试品 UPLC 色谱图
1. 蒙花苷

73 益母草配方颗粒
Yimucao Peifangkeli

1 样品来源 北京康仁堂药业有限公司。

2 样品性状 本品为黄色至棕褐色的颗粒；气微，味微苦。

3 对照药材和对照品来源

对照药材 益母草（中国食品药品检定研究院，批号：120912-201209）。

对 照 品 1.盐酸益母草碱；2.盐酸水苏碱（中国食品药品检定研究院，1.批号：110823-201704，纯度：94.7%；2.批号：110712-201916，纯度：99.2%）。

4 特征图谱

4.1 溶液的制备

参照物溶液的制备 取益母草对照药材1.5g，置具塞锥形瓶中，加水25ml，加热煮沸30分钟，滤过，药渣再加水20ml，加热煮沸20分钟，滤过，合并滤液，减压蒸干，残渣加50%甲醇25ml，超声处理（功率250W，频率40kHz）30分钟，滤过，滤液作为对照药材参照物溶液。另取盐酸益母草碱对照品适量，精密称定，加50%甲醇制成每1ml含40μg的溶液，作为对照品参照物溶液

供试品溶液的制备 取本品适量，研细，取约0.2g（相当于饮片1.1g），精密称定，置具塞锥形瓶中，精密加入50%甲醇25ml，密塞，称定重量，超声处理（功率250W，频率40kHz）30分钟，取出，放冷，再称定重量，用50%甲醇补足减失的重量，摇匀，滤过，取续滤液，即得。

4.2 色谱条件

方法	UPLC（质量标准方法）	HPLC（方法转换方法）
仪器	ACQUITY UPLC H-Class	Alliance HPLC e2695
仪器配置	QSM，FTN，TUV，柱温箱	PDA，柱温箱
色谱柱	ACQUITY UPLC CSH C18 2.1mm×100mm，1.7μm	XSelect CSH C18 4.6mm×250mm，5μm
流动相	A：乙腈 B：0.1% 磷酸溶液	A：乙腈 B：0.1% 磷酸溶液

梯度	时间 （分钟）	流动相 A（%）	流动相 B（%）	曲线		时间 （分钟）	流动相 A（%）	流动相 B（%）	曲线
	0.0	6	94	初始		0.0	6	94	初始
	7.0	16	84	6		3.0	6	94	6
	11.5	34	66	6		37.4	16	84	6
	15.0	100	0	6		59.0	34	66	6
	16.0	6	94	6		76.0	100	0	6
	20.0	6	94	6		80.5	6	94	6
						90.0	6	94	6

	UPLC	HPLC
流速	0.4ml/min	1.0ml/min
检测波长	277nm	277nm
柱温	35℃	35℃
进样量	1μl	10μl

4.3 结果与分析

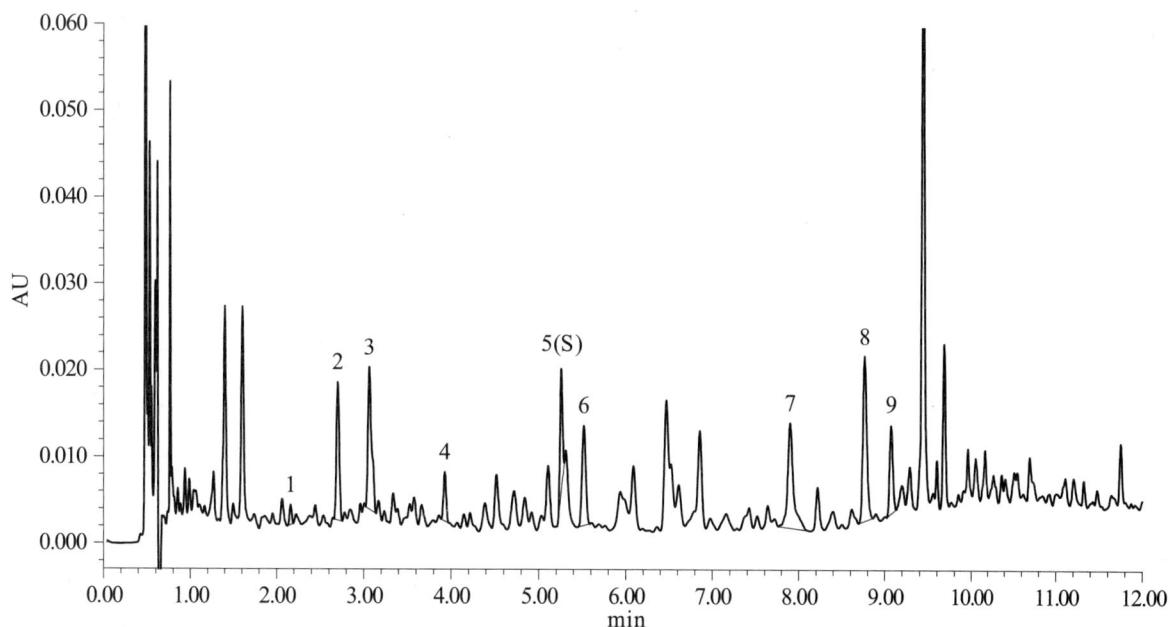

图 73-1　特征图谱对照药材 UPLC 色谱图

表 73-1 特征图谱对照药材 UPLC 特征峰参数列表

组分编号	组分名称	保留时间（min）	理论板数	拖尾因子	相对保留时间	相对保留时间标准规定值限度：±8%
1	—	2.160	32521	0.97	0.41	0.39（0.36~0.42）
2	—	2.701	30858	1.09	0.51	0.49（0.45~0.53）
3	—	3.064	33166	1.51	0.58	0.57（0.52~0.62）
4	—	3.929	72429	1.05	0.75	0.74（0.68~0.80）
5（S）	盐酸益母草碱	5.258	150961	0.93	—	—
6	—	5.519	74093	1.04	1.05	1.05（0.97~1.13）
7	—	7.900	95780	1.45	1.50	1.50（1.38~1.62）
8	—	8.763	173536	1.20	1.67	1.66（1.53~1.79）
9	—	9.074	268835	1.12	1.73	1.72（1.58~1.86）

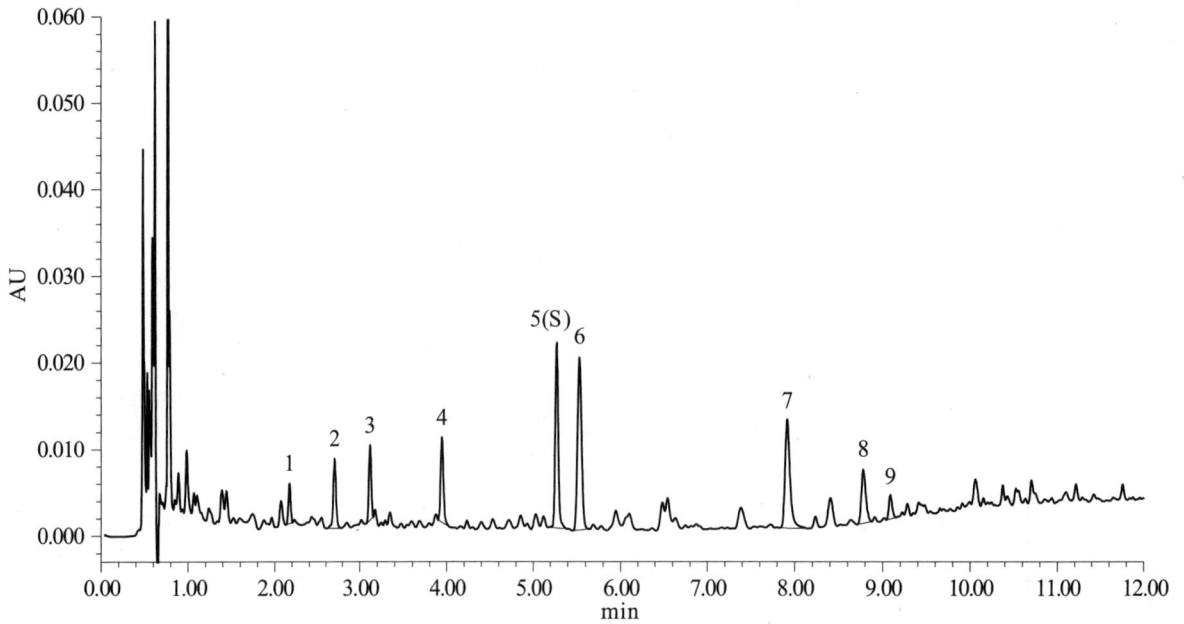

图 73-2 特征图谱供试品 UPLC 色谱图

表 73-2 特征图谱供试品 UPLC 特征峰参数列表

组分编号	组分名称	保留时间（min）	理论板数	拖尾因子	相对保留时间	相对保留时间标准规定值限度：±8%
1	—	2.168	31114	0.99	0.41	0.39（0.36~0.42）
2	—	2.701	32481	1.05	0.51	0.49（0.45~0.53）
3	—	3.116	53794	0.99	0.59	0.57（0.52~0.62）
4	—	3.943	65395	1.30	0.75	0.74（0.68~0.80）

组分编号	组分名称	保留时间（min）	理论板数	拖尾因子	相对保留时间	相对保留时间标准规定值 限度：±8%
5（S）	盐酸益母草碱	5.271	109235	1.19	—	—
6	—	5.530	67719	1.10	1.05	1.05（0.97～1.13）
7	—	7.911	99348	1.46	1.50	1.50（1.38～1.62）
8	—	8.777	145101	1.24	1.67	1.66（1.53～1.79）
9	—	9.084	262748	1.19	1.72	1.72（1.58～1.86）

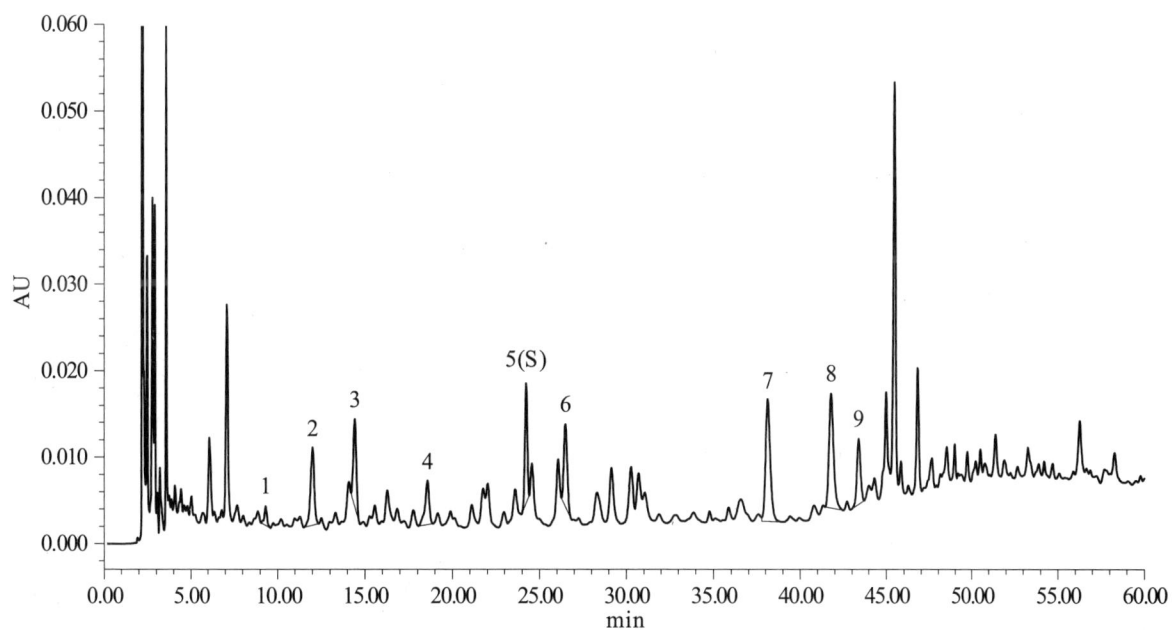

图 73-3　特征图谱对照药材 HPLC 色谱图

表 73-3　特征图谱对照药材 HPLC 特征峰参数列表

组分编号	组分名称	保留时间（min）	理论板数	拖尾因子	相对保留时间	相对保留时间标准规定值 限度：±8%
1	—	9.322	21599	0.95	0.38	0.39（0.36～0.42）
2	—	12.02	14681	0.82	0.50	0.49（0.45～0.53）
3	—	14.433	31060	1.06	0.60	0.57（0.52～0.62）
4	—	18.574	34908	0.76	0.77	0.74（0.68～0.80）
5（S）	盐酸益母草碱	24.241	133164	0.90	—	—
6	—	26.508	82218	1.16	1.09	1.05（0.97～1.13）
7	—	38.137	95076	1.15	1.57	1.50（1.38～1.62）
8	—	41.776	125689	1.31	1.72	1.66（1.53～1.79）
9	—	43.401	197359	0.92	1.79	1.72（1.58～1.86）

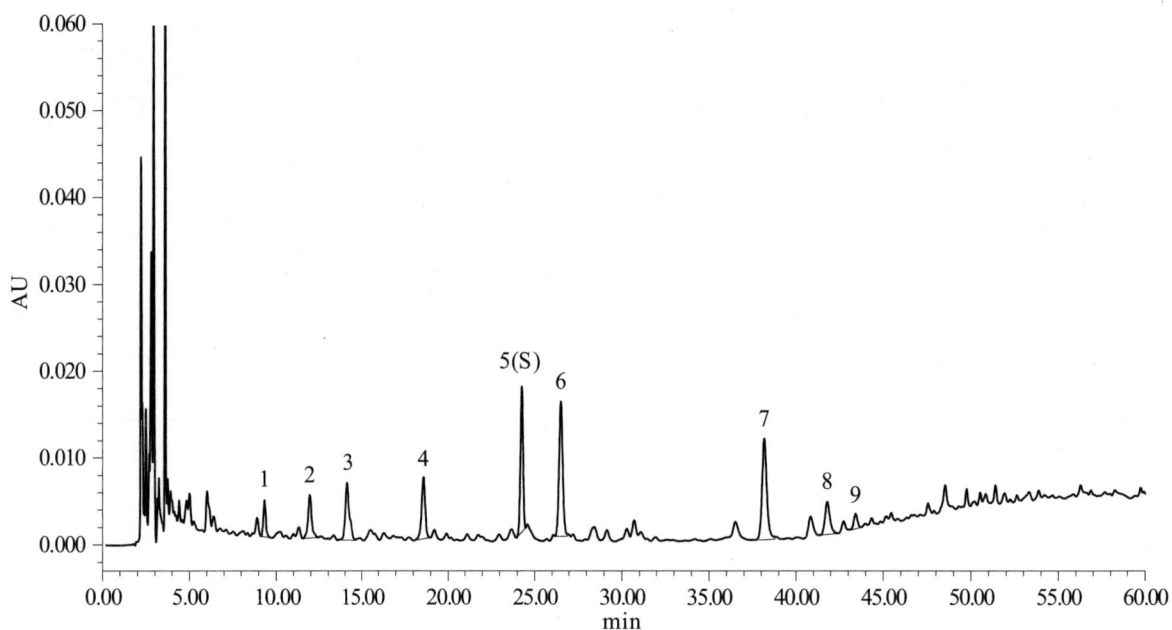

图 73-4　特征图谱供试品 HPLC 色谱图

表 73-4　特征图谱供试品 HPLC 特征峰参数列表

组分编号	组分名称	保留时间（min）	理论板数	拖尾因子	相对保留时间	相对保留时间标准规定值限度：±8%
1	—	9.332	21384	1.26	0.38	0.39（0.36～0.42）
2	—	11.935	18887	1.09	0.49	0.49（0.45～0.53）
3	—	14.099	21015	1.30	0.58	0.57（0.52～0.62）
4	—	18.588	41324	0.88	0.77	0.74（0.68～0.80）
5（S）	盐酸益母草碱	24.255	116963	0.93	—	—
6	—	26.511	71434	1.10	1.09	1.05（0.97～1.13）
7	—	38.169	100333	1.21	1.57	1.50（1.38～1.62）
8	—	41.796	109253	1.19	1.72	1.66（1.53～1.79）
9	—	43.412	196804	0.91	1.79	1.72（1.58～1.86）

5　含量测定

5.1　溶液的制备

5.1.1　盐酸益母草碱　同特征图谱。

5.1.2　盐酸水苏碱

对照品溶液的制备　取盐酸水苏碱对照品适量，精密称定，加甲醇制成每 1ml 含 0.3mg 的溶液，即得。

供试品溶液的制备　取本品适量，研细，取约 0.2g（相当于饮片 1.1g），精密称定，置具塞锥形瓶中，精密加入甲醇 20ml，称定重量，超声处理（功率 250W，频率 40kHz）30 分钟，取出，放冷，再称定重量，用甲醇补足减失的重量，摇匀，滤过，取续滤液，即得。

5.2 色谱条件

5.2.1 盐酸益母草碱　同特征图谱。

5.2.2 盐酸水苏碱

方法	HPLC（质量标准方法）
仪器	Agilent 1200 Series
仪器配置	Degasser，Bin Pump，HiP-ALS，TCC，Agilent 380-ELSD
色谱柱	Polar Propylamide 4.6mm×250mm，5μm
流动相	乙腈 -0.2% 冰醋酸溶液（80：20）
流速	1.2ml/min
检测器	漂移管温度：80℃ 空气流速：2.5L/min 增益：1
柱温	40℃
进样量	20μl

5.3 结果与分析

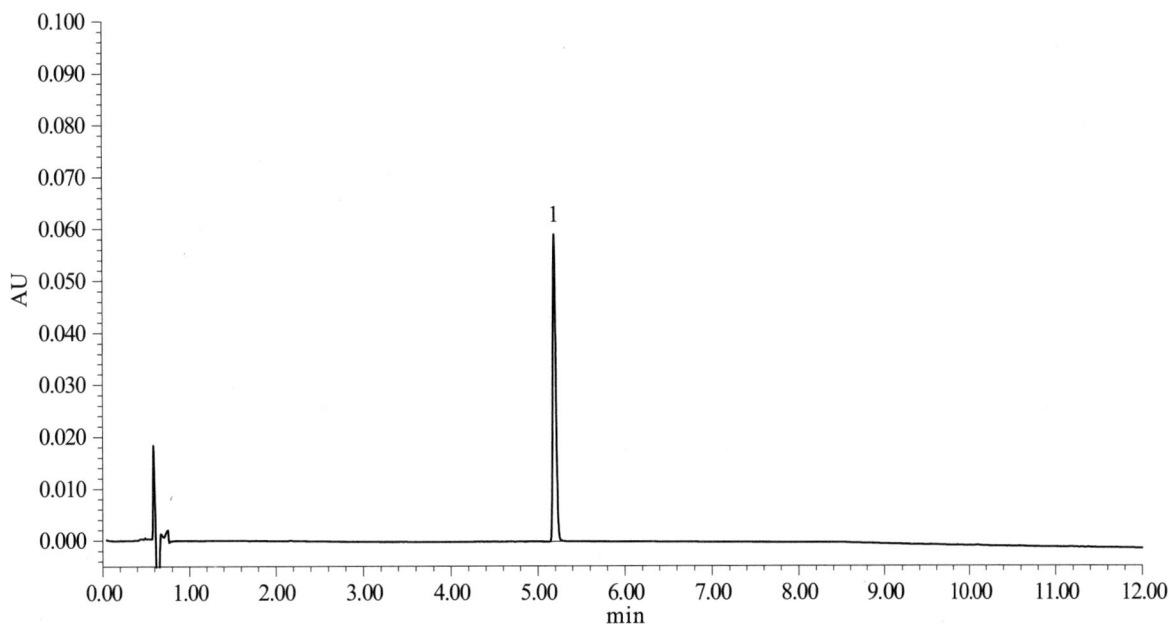

图 73-5　含量测定（盐酸益母草碱）对照品 UPLC 色谱图
1. 盐酸益母草碱

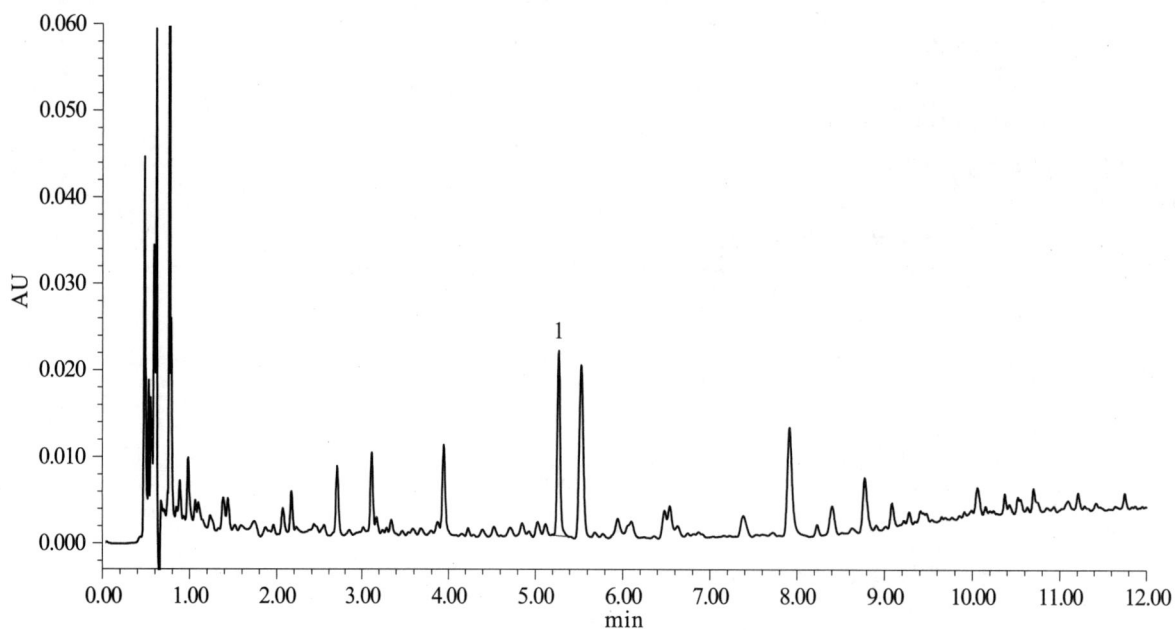

图 73-6　含量测定（盐酸益母草碱）供试品 UPLC 色谱图
1. 盐酸益母草碱

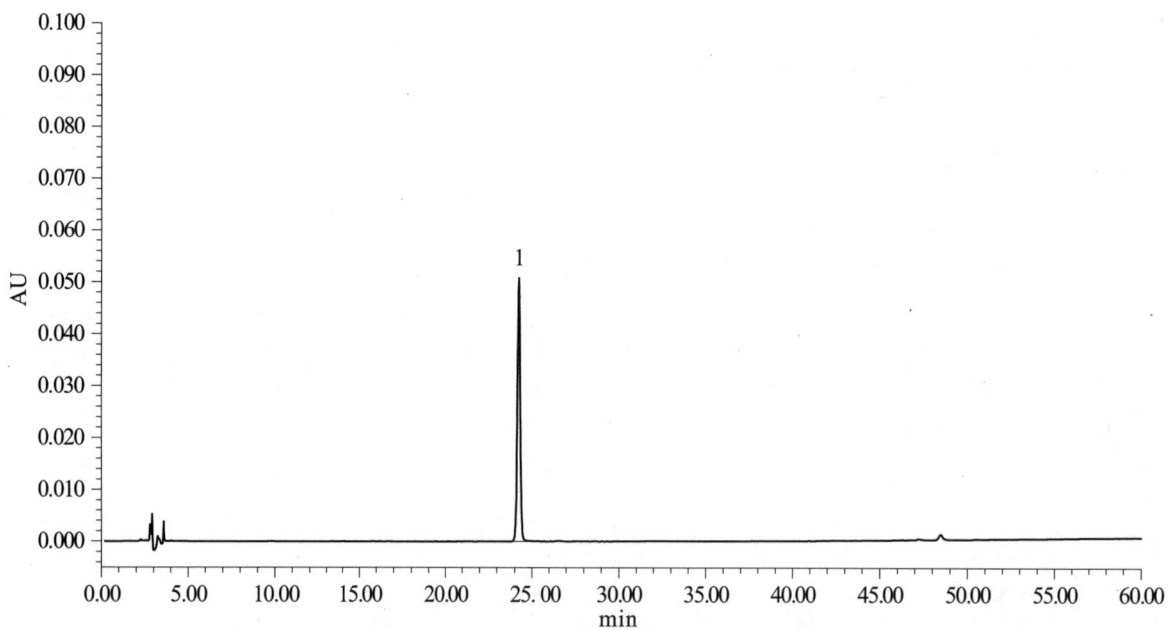

图 73-7　含量测定（盐酸益母草碱）对照品 HPLC 色谱图
1. 盐酸益母草碱

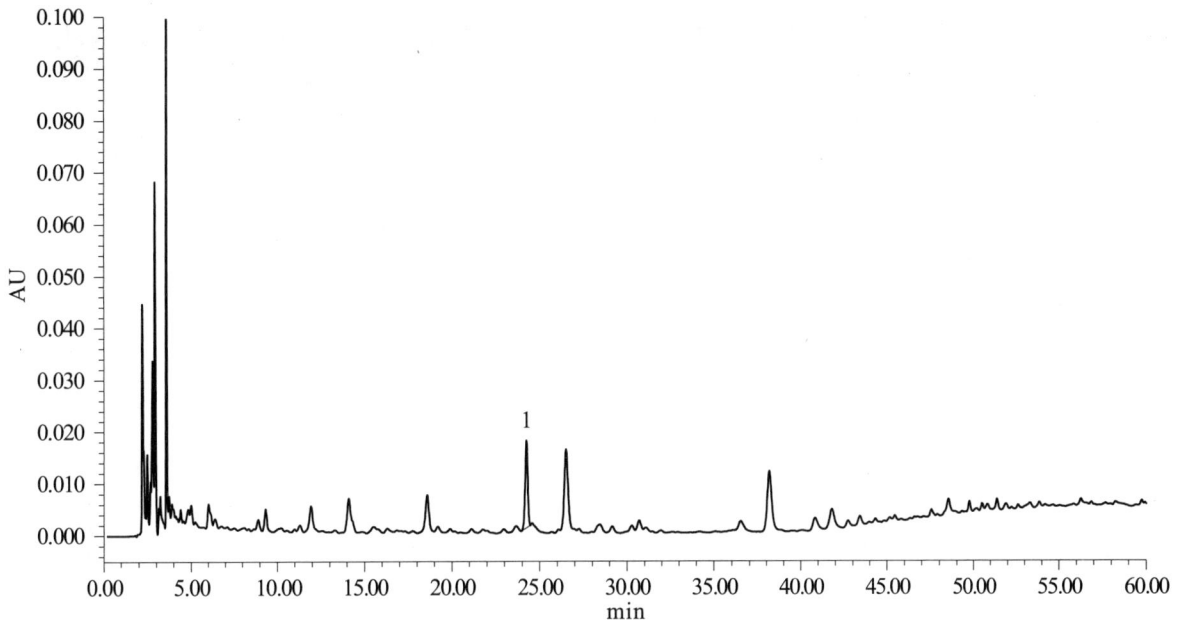

图 73-8　含量测定（盐酸益母草碱）供试品 HPLC 色谱图
1．盐酸益母草碱

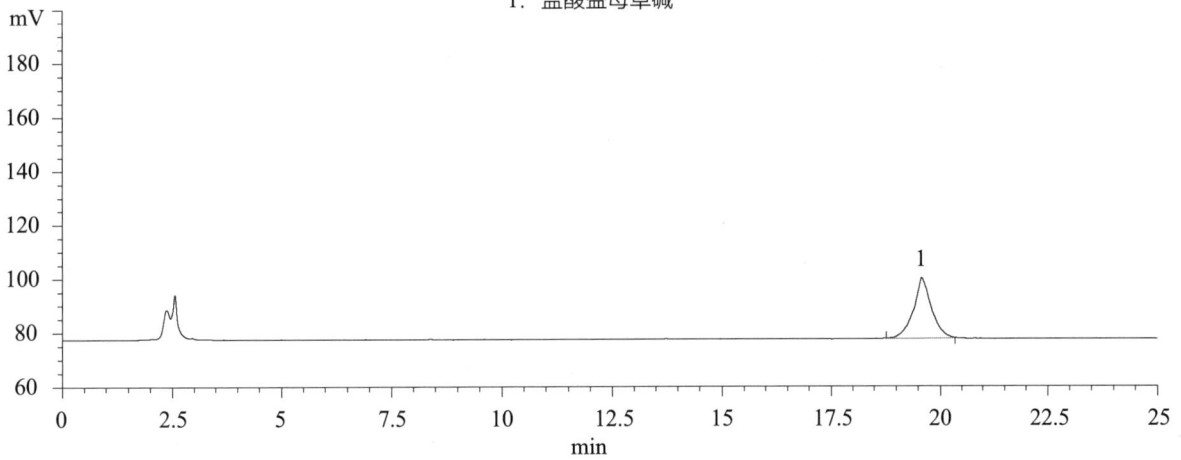

图 73-9　含量测定（盐酸水苏碱）对照品 HPLC 色谱图
1．盐酸水苏碱

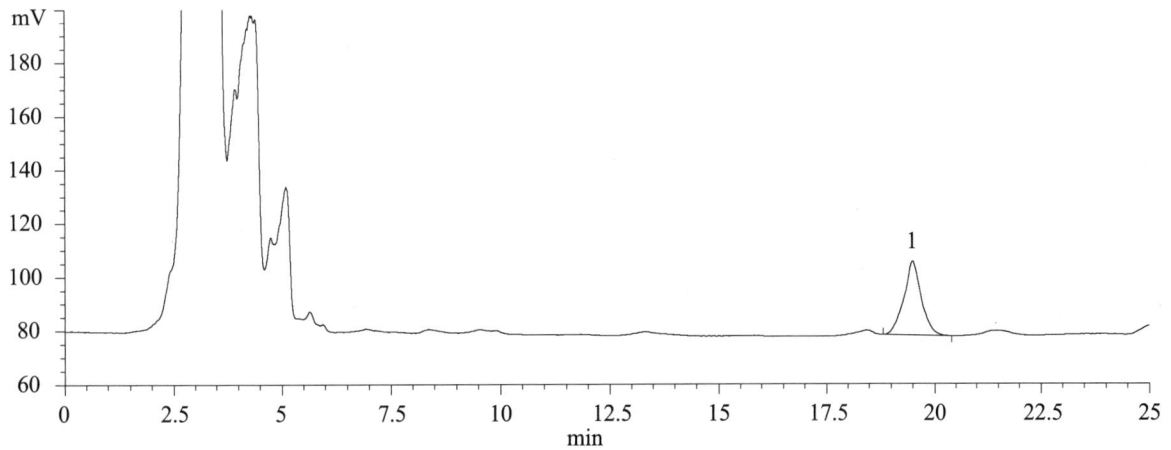

图 73-10　含量测定（盐酸水苏碱）供试品 HPLC 色谱图
1．盐酸水苏碱

74 茵陈［滨蒿（绵茵陈）］配方颗粒
Yinchen［Binhao（Mianyinchen）］Peifangkeli

1 样品来源 广东一方制药有限公司。

2 样品性状 本品为黄棕色至棕褐色的颗粒；气微香，味微苦。

3 对照药材和对照品来源

对照药材 茵陈［滨蒿（绵茵陈）］（中国食品药品检定研究院，批号：120950-201608）。

对 照 品 1. 绿原酸；2. 3,5-*O*- 二咖啡酰奎宁酸（中国食品药品检定研究院，1. 批号：110753-201817，纯度：96.8%；2. 批号：111782-201706，纯度：97.3%）。

4 特征图谱

4.1 溶液的制备

参照物溶液的制备 取茵陈［滨蒿（绵茵陈）］对照药材 1.0g，置具塞锥形瓶中，加水 20ml，加热回流 20 分钟，滤过，滤液蒸干，残渣加 50% 乙醇 50ml 使溶解，滤过，取续滤液，作为对照药材参照物溶液。另取绿原酸对照品、3,5-*O*- 二咖啡酰奎宁酸对照品适量，精密称定，加 50% 甲醇制成每 1ml 各含 40μg 的混合溶液，作为对照品参照物溶液。

供试品溶液的制备 取本品适量，研细，取约 0.15g（相当于饮片 0.675g），精密称定，置具塞锥形瓶中，精密加入 50% 甲醇 50ml，称定重量，超声处理（功率 250W，频率 40kHz）30 分钟，放冷，再称定重量，用 50% 甲醇补足减失的重量，摇匀，滤过，取续滤液，即得。

4.2 色谱条件

方法	UPLC（质量标准方法）
仪器	ACQUITY UPLC H-Class
仪器配置	QSM，FTN，PDA，柱温箱
色谱柱	Acclaim RSLC 120 C18 2.1mm×100mm，2.2μm
流动相	A：乙腈 B：0.05% 磷酸溶液

时间 （分钟）	流动相 A（%）	流动相 B（%）	曲线
0	5	95	初始
1	10	90	6
10	15	85	6
16	20	80	6
21	24	76	6
28	5	95	1

梯度（见上表）

流速	0.4ml/min
检测波长	327nm
柱温	30℃
进样量	1μl

4.3 结果与分析

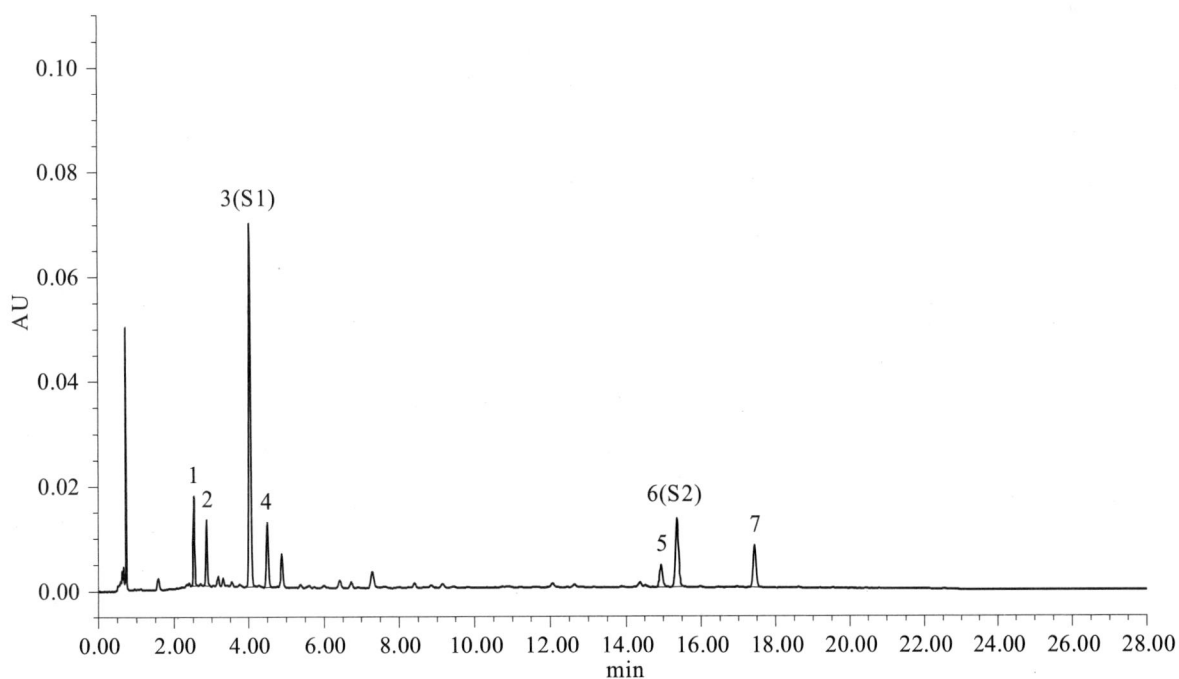

图 74-1　特征图谱对照药材 UPLC 色谱图

表 74-1　特征图谱对照药材 UPLC 特征峰参数列表

组分编号	组分名称	保留时间（min）	理论板数	拖尾因子	相对保留时间	相对保留时间标准规定值限度：±8%
1	—	2.524	21888	0.97	0.63	0.64（0.59～0.69）
2	—	2.862	26574	1.06	0.71	0.72（0.66～0.78）
3（S1）	绿原酸	4.033	32823	1.06	—	—
4	—	4.498	33591	1.05	1.12	1.11（1.02～1.20）
5	—	14.493	156345	1.07	0.97	0.97（0.89～1.05）
6（S2）	3,5-O- 二咖啡酰奎宁酸	15.368	150864	1.03	—	—
7	4,5-O- 二咖啡酰奎宁酸	17.430	223282	1.09	1.13	1.13（1.04～1.22）

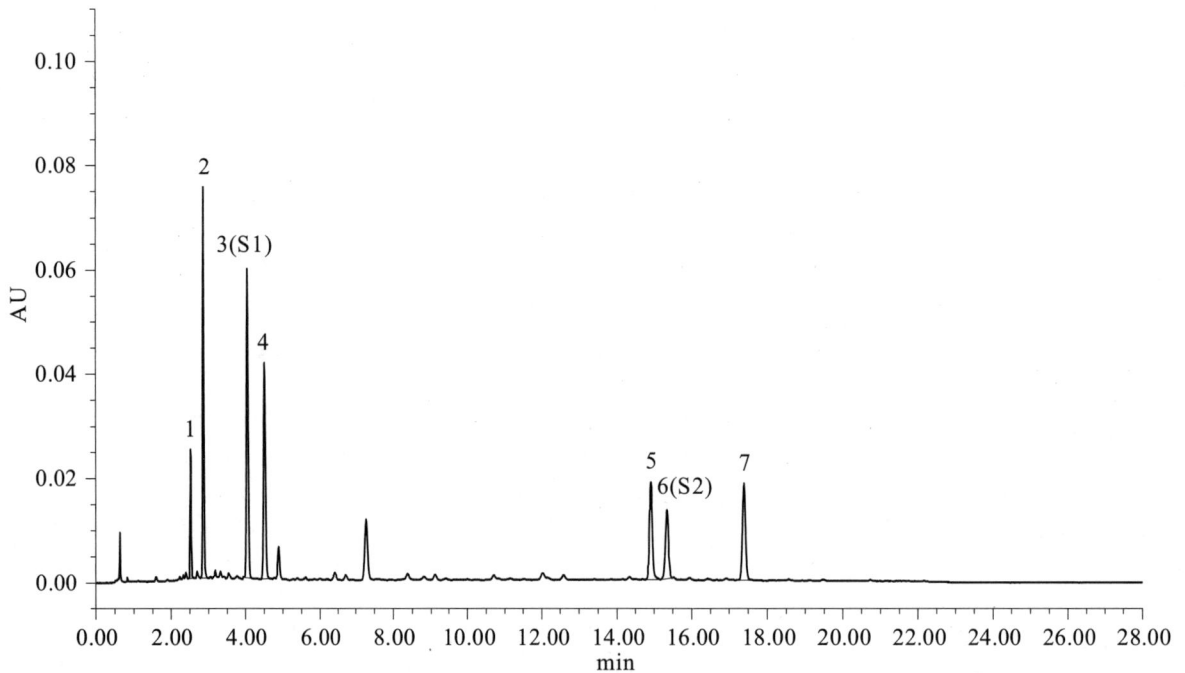

图 74-2　特征图谱供试品 UPLC 色谱图

表 74-2　特征图谱供试品 UPLC 特征峰参数列表

组分编号	组分名称	保留时间（min）	理论板数	拖尾因子	相对保留时间	相对保留时间标准规定值限度：±8%	相对峰面积	相对峰面积标准规定范围
1	—	2.524	38391	1.06	0.62	0.64（0.59～0.69）	—	—
2	—	2.863	42666	1.08	0.71	0.72（0.66～0.78）	—	—
3（S1）	绿原酸	4.043	37930	1.09	—	—	—	—
4	—	4.508	38539	1.06	1.12	1.11（1.02～1.20）	—	—
5	—	14.912	157833	1.08	0.97	0.97（0.89～1.05）	—	—

组分编号	组分名称	保留时间（min）	理论板数	拖尾因子	相对保留时间	相对保留时间标准规定值限度：±8%	相对峰面积	相对峰面积标准规定范围
6（S2）	3,5-O-二咖啡酰奎宁酸	15.341	152284	0.99	—	—	0.42	≥ 0.22
7	4,5-O-二咖啡酰奎宁酸	17.386	224997	1.07	1.13	1.13（1.04～1.22）	0.56	≥ 0.15

5 含量测定

5.1 溶液的制备

对照品溶液的制备 取绿原酸对照品适量，精密称定，置棕色量瓶中，加 50% 甲醇制成每 1ml 含 50μg 的溶液，即得。

供试品溶液的制备 同特征图谱。

5.2 色谱条件

方法	HPLC（质量标准方法）	UPLC（方法转换方法）
仪器	Alliance HPLC e2695	ACQUITY UPLC H-Class
仪器配置	PDA，柱温箱	QSM，FTN，PDA，柱温箱
色谱柱	XBridge C18 4.6mm×250mm，5μm	ACQUITY UPLC BEH C18 2.1mm×100mm，1.7μm
流动相	A：乙腈 B：0.05% 磷酸溶液	A：乙腈 B：0.05% 磷酸溶液
等度	时间（分钟） / 流动相A（%） / 流动相B（%） / 曲线 0 / 10 / 90 / 初始 40 / 10 / 90 / 6	时间（分钟） / 流动相A（%） / 流动相B（%） / 曲线 0 / 10 / 90 / 初始 24 / 10 / 90 / 6
流速	0.6ml/min	0.3ml/min
检测波长	327nm	327nm
柱温	40℃	30℃
进样量	10μl	1μl

5.3 结果与分析

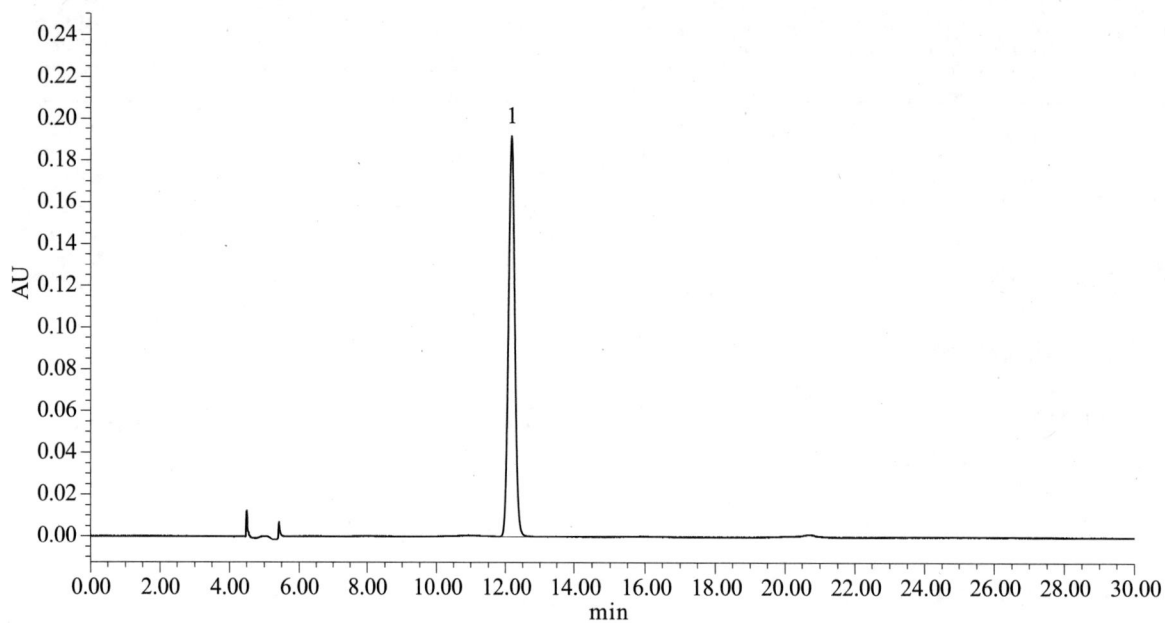

图 74-3　含量测定对照品 HPLC 色谱图
1. 绿原酸

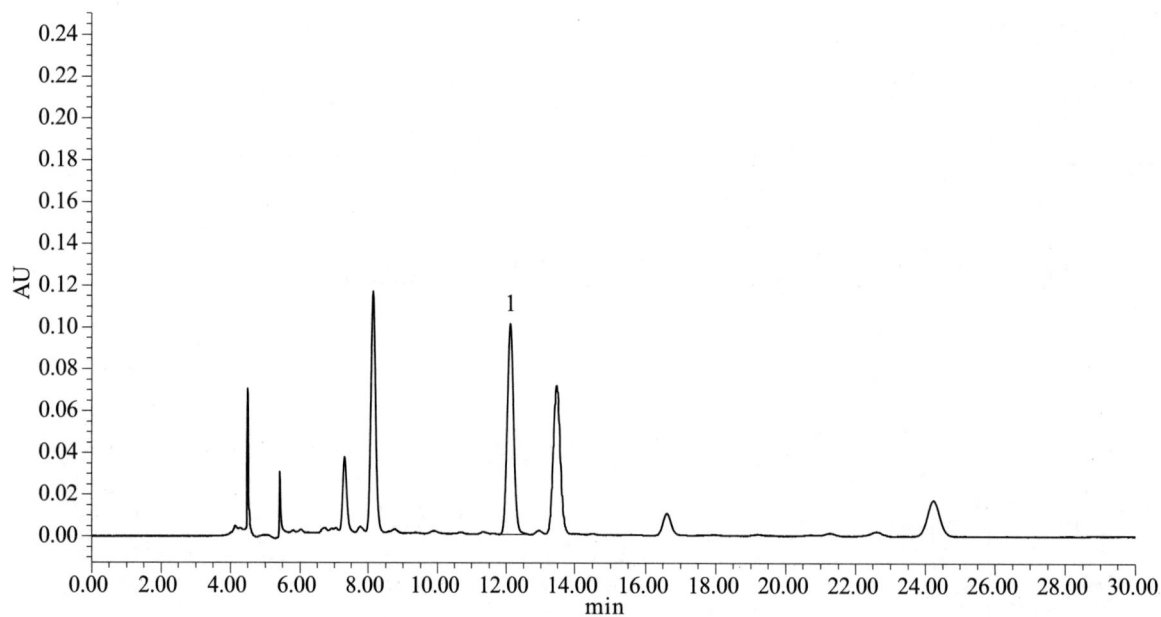

图 74-4　含量测定供试品 HPLC 色谱图
1. 绿原酸

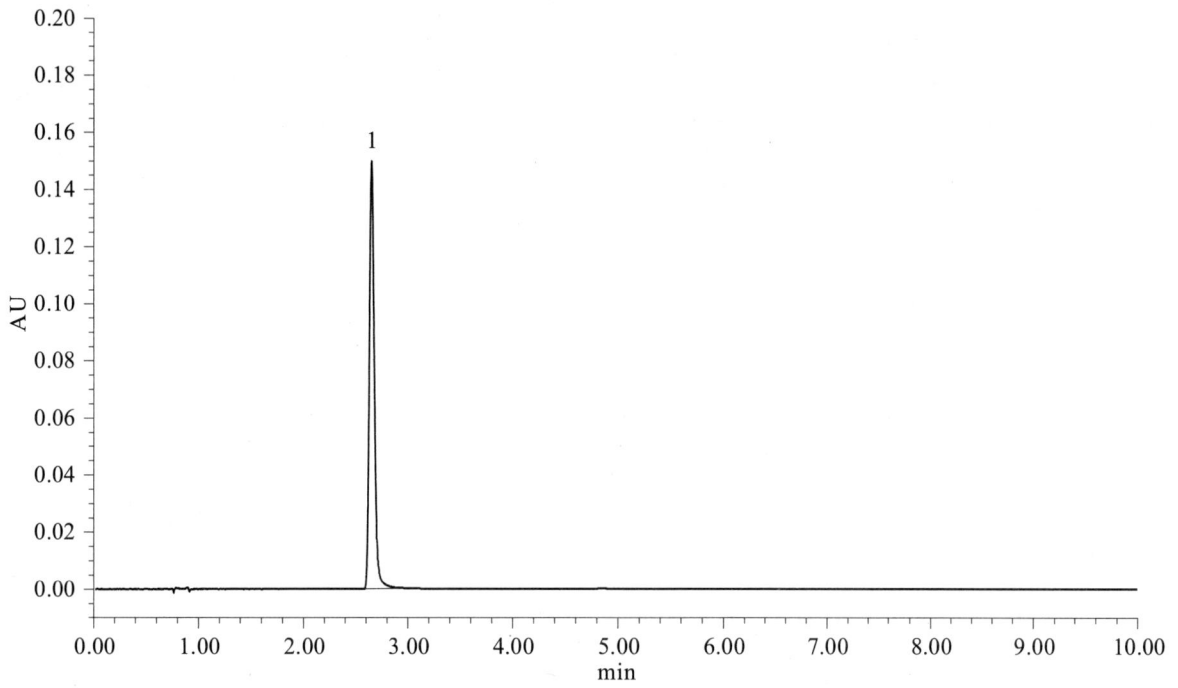

图 74-5　含量测定对照品 UPLC 色谱图
1. 绿原酸

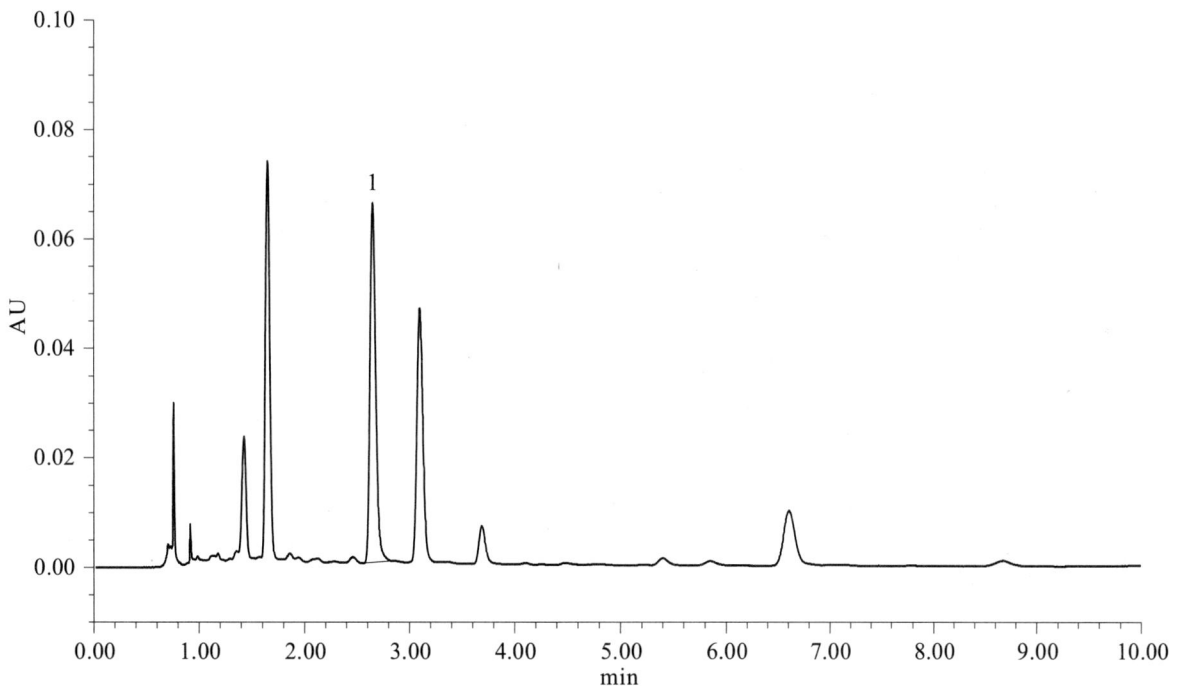

图 74-6　含量测定供试品 UPLC 色谱图
1. 绿原酸

75 淫羊藿（淫羊藿）配方颗粒
Yinyanghuo（Yinyanghuo）Peifangkeli

1 **样品来源** 广东一方制药有限公司。

2 **样品性状** 本品为棕黄色至棕褐色的颗粒；气微，味微苦。

3 **对照药材和对照品来源**

    对照药材 淫羊藿（淫羊藿）（中国食品药品检定研究院，批号：121632-201502）。

    对 照 品 1.淫羊藿苷；2.宝藿苷-Ⅰ（中国食品药品检定研究院，1.批号：110737-201516，纯度：94.2%；2.批号：111852-201603，纯度：99.9%）。

4 **特征图谱**

4.1 溶液的制备

    参照物溶液的制备 取淫羊藿（淫羊藿）对照药材1g，置具塞锥形瓶中，加75%乙醇25ml，加热回流45分钟，放冷，摇匀，滤过，取续滤液，作为对照药材参照物溶液。另取淫羊藿苷、宝藿苷-Ⅰ对照品适量，精密称定，分别加甲醇制成每1ml含0.1mg的溶液，作为对照品参照物溶液。

    供试品溶液的制备 取本品适量，研细，取约0.25g（相当于饮片1.25g），精密称定，置具塞锥形瓶中，精密加入75%乙醇50ml，称定重量，超声处理（功率250W，频率40kHz）45分钟，放冷，再称定重量，用75%乙醇补足减失的重量，摇匀，滤过，取续滤液，即得。

4.2 色谱条件

方法	UPLC（质量标准方法）
仪器	ACQUITY UPLC I-Class
仪器配置	BSM，FTN，PDA，柱温箱
色谱柱	ACQUITY UPLC BEH C18 2.1mm×150mm，1.7μm
流动相	A：乙腈 B：0.1% 醋酸溶液

时间（分钟）	流动相 A（%）	流动相 B（%）	曲线
0	15	85	初始
7	25	75	6
15	25	75	6
19	35	65	6
24	65	35	6
26	100	0	6
30	15	85	1

（以上"梯度"行对应左栏标签"梯度"）

流速	0.4ml/min
检测波长	270nm
柱温	30℃
进样量	1μl

4.3 结果与分析

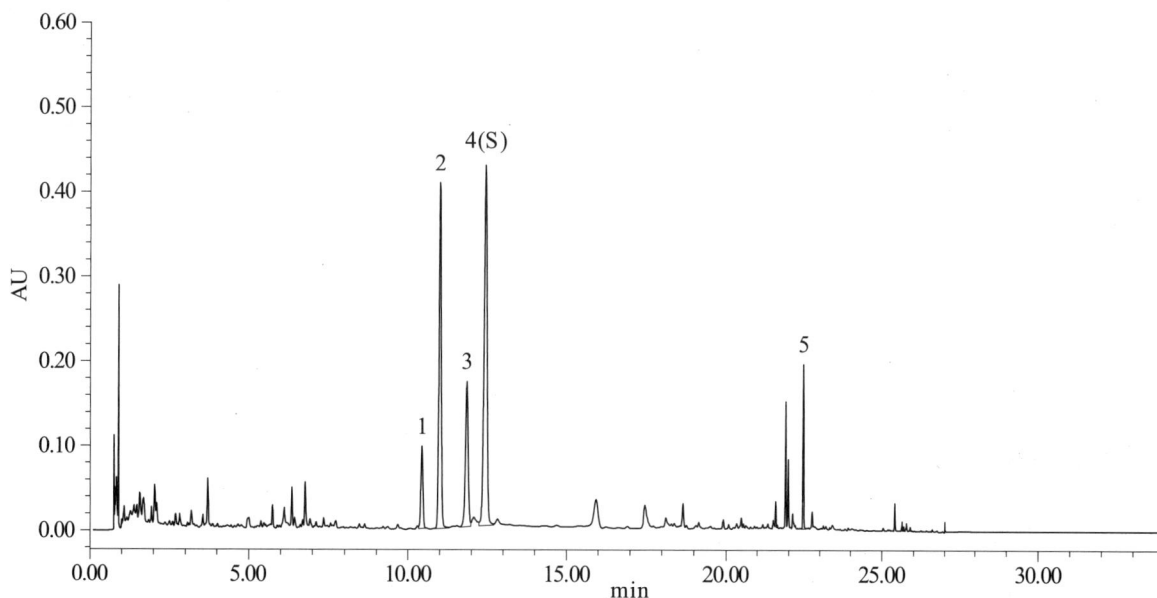

图 75-1　特征图谱对照药材 UPLC 色谱图

表 75-1 特征图谱对照药材 UPLC 特征峰参数列表

组分编号	组分名称	保留时间（min）	理论板数	拖尾因子	相对保留时间	相对保留时间标准规定值限度：±10%
1	朝藿定 A	10.438	120824	0.98	0.84	0.83（0.75～0.91）
2	朝藿定 B	11.007	111996	1.05	0.88	0.88（0.79～0.97）
3	朝藿定 C	11.859	93991	0.96	0.95	0.95（0.86～1.05）
4（S）	淫羊藿苷	12.443	83869	0.91	—	—
5	宝藿苷 - Ⅰ	22.467	4140819	1.04	—	—

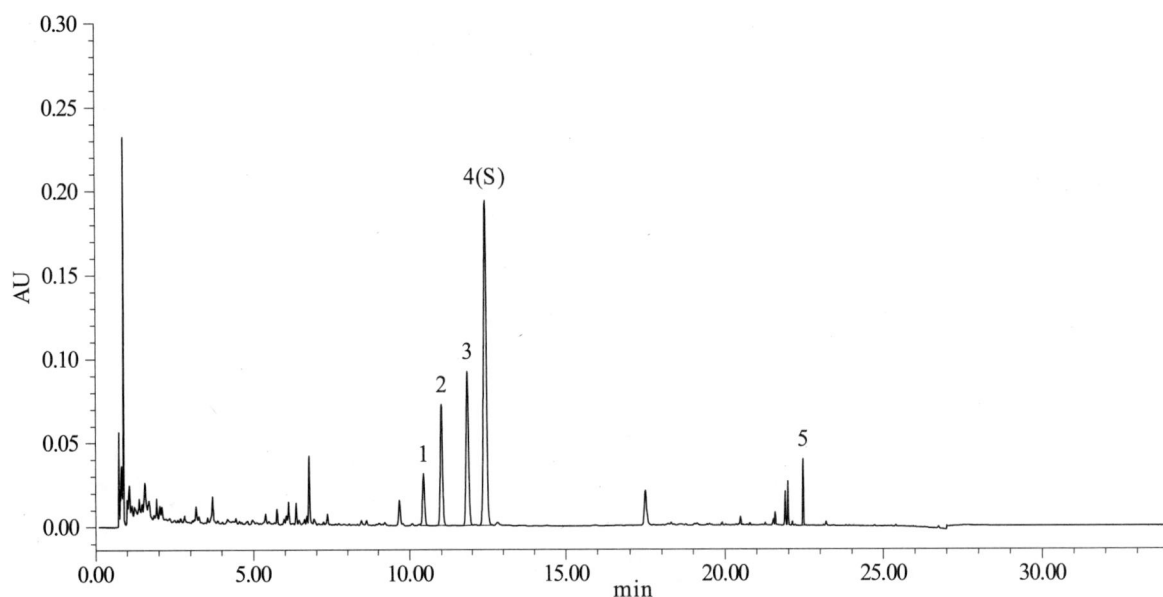

图 75-2 特征图谱供试品 UPLC 色谱图

表 75-2 特征图谱供试品 UPLC 特征峰参数列表

组分编号	组分名称	保留时间（min）	理论板数	拖尾因子	相对保留时间	相对保留时间标准规定值限度：±10%
1	朝藿定 A	10.435	122365	1.04	0.84	0.83（0.75～0.91）
2	朝藿定 B	11.007	112850	1.03	0.89	0.88（0.79～0.97）
3	朝藿定 C	11.857	99801	1.02	0.95	0.95（0.86～1.05）
4（S）	淫羊藿苷	12.432	90559	0.97	—	—
5	宝藿苷 - Ⅰ	22.465	4158801	1.04	—	—

5 含量测定

5.1 溶液的制备

对照品溶液的制备 取淫羊藿苷对照品适量，精密称定，加甲醇制成每 1ml 含 0.2mg 的溶液，即得。

供试品溶液的制备 同特征图谱。

5.2 色谱条件

方法	HPLC（质量标准方法）				UPLC（方法转换方法）			
仪器	ACQUITY Arc				ACQUITY UPLC H-Class			
仪器配置	QSM-R，FTN-R，2489，柱温箱				QSM，FTN，PDA，柱温箱			
色谱柱	XSelect HSS C18 4.6mm×250mm，5μm				ACQUITY UPLC HSS C18 2.1mm×100mm，1.8μm			
流动相	A：乙腈 B：水				A：乙腈 B：水			
梯度	时间（分钟）	流动相A（%）	流动相B（%）	曲线	时间（分钟）	流动相A（%）	流动相B（%）	曲线
	0	24	76	初始	0.00	24	76	初始
	30	26	74	6	6.25	26	74	6
	31	45	55	6	6.46	45	55	6
	45	47	53	6	9.38	47	53	6
	46	24	76	6	9.59	24	76	6
	55	24	76	6	11.50	24	76	6
流速	1.0ml/min				0.4ml/min			
检测波长	270nm				270nm			
柱温	30℃				30℃			
进样量	10μl				1μl			

5.3 结果与分析

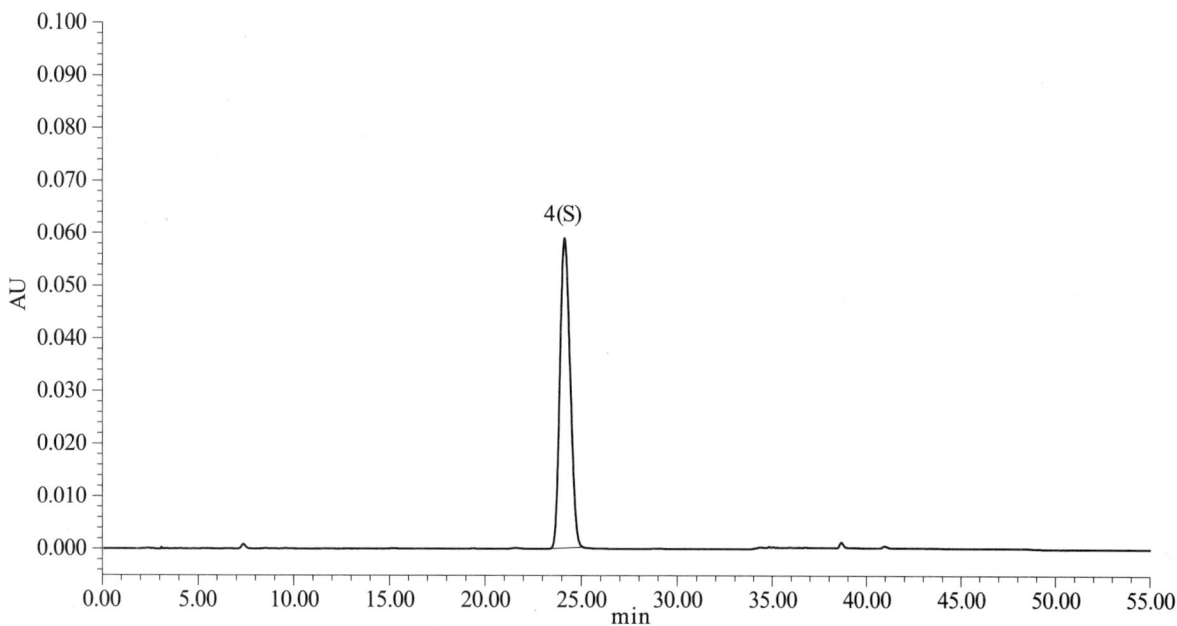

图 75-3　含量测定对照品 HPLC 色谱图
4（S）.淫羊藿苷

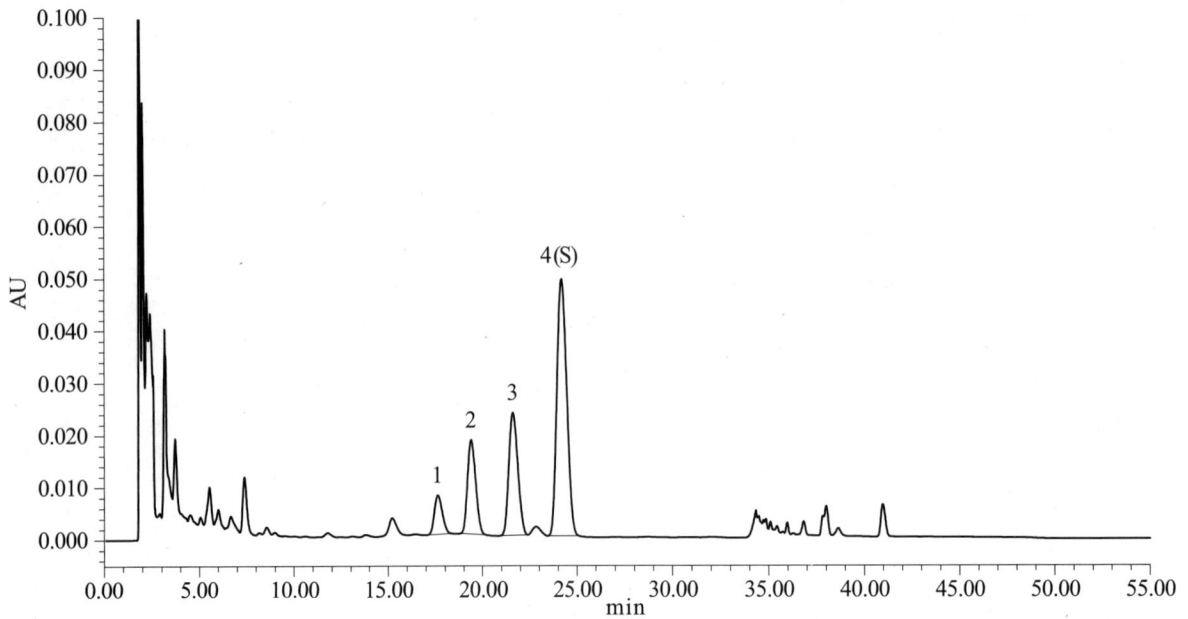

图 75-4　含量测定供试品 HPLC 色谱图

表 75-3　含量测定供试品 HPLC 测定成分参数列表

组分 编号	组分 名称	保留时间 （min）	相对保留 时间	相对保留时间标准规定值 限度：±10%
1	朝藿定 A	17.611	0.73	0.73（0.66~0.80）
2	朝藿定 B	19.396	0.80	0.81（0.73~0.89）
3	朝藿定 C	21.599	0.89	0.90（0.81~0.99）
4（S）	淫羊藿苷	24.166	1.00	1.00

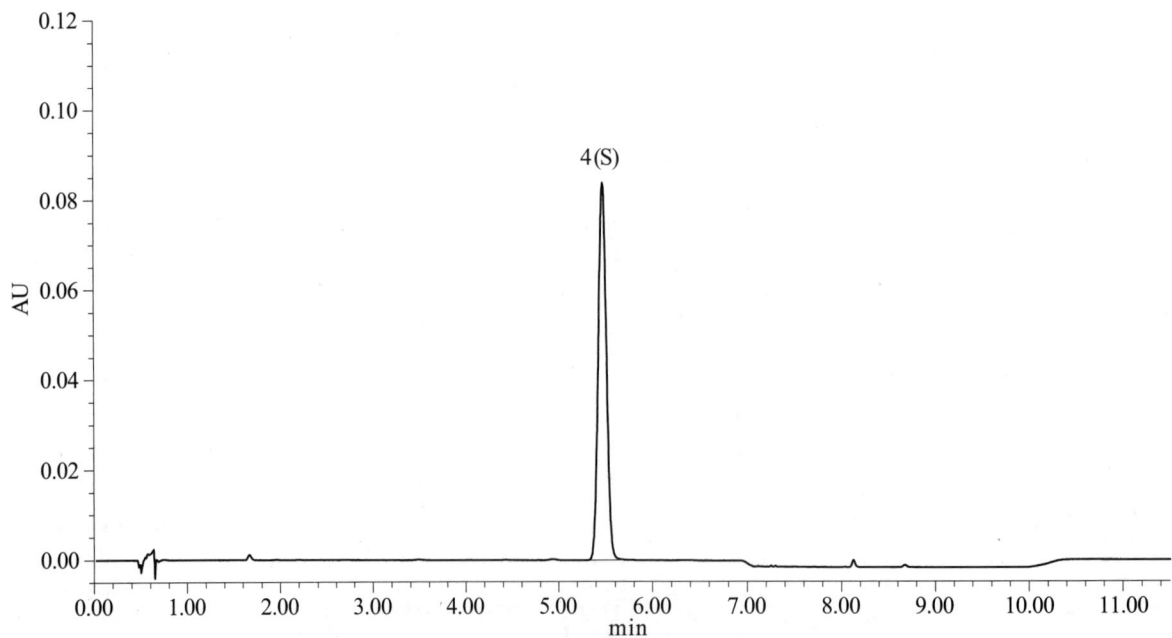

图 75-5　含量测定对照品 UPLC 色谱图
4（S）.淫羊藿苷

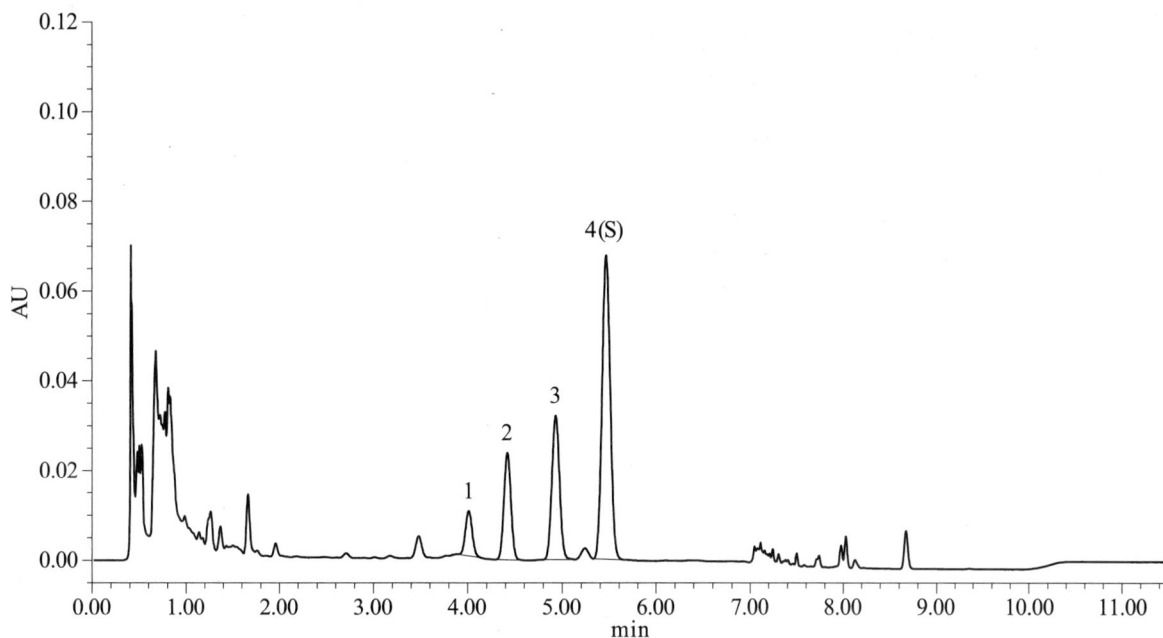

图 75-6　含量测定供试品 UPLC 色谱图

表 75-4　含量测定供试品 UPLC 测定成分参数列表

组分 编号	组分 名称	保留时间 （min）	相对保留 时间	相对保留时间标准规定值 限度：±10%
1	朝藿定 A	4.012	0.73	0.73（0.66～0.80）
2	朝藿定 B	4.420	0.81	0.81（0.73～0.89）
3	朝藿定 C	4.931	0.90	0.90（0.81～0.99）
4（S）	淫羊藿苷	5.462	1.00	1.00

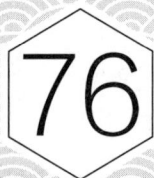

76 鱼腥草配方颗粒
Yuxingcao Peifangkeli

① **样品来源** 广东一方制药有限公司。

② **样品性状** 本品为棕色至棕褐色的颗粒；气微，味微苦。

③ **对照药材和对照品来源**

> **对照药材** 鱼腥草（中国食品药品检定研究院，批号：121046-201406）。
>
> **对 照 品** 1.绿原酸；2.金丝桃苷；3.槲皮苷（中国食品药品检定研究院，1.批号：110753-201817，纯度：96.8%；2.批号：111521-201708，纯度：95.1%；3.批号：111538-201606，纯度：90.6%）。

④ **特征图谱**

4.1 溶液的制备

参照物溶液的制备 取鱼腥草对照药材0.5g，置具塞锥形瓶中，加50%甲醇25ml，超声处理（功率250W，频率40kHz）30分钟，放冷，摇匀，滤过，取续滤液，作为对照药材参照物溶液。另取绿原酸对照品、金丝桃苷对照品、槲皮苷对照品适量，精密称定，加50%甲醇制成每1ml各含100μg的混合溶液，作为对照品参照物溶液。

供试品溶液的制备 取本品适量，研细，取约0.1g（相当于饮片0.5g），精密称定，置具塞锥形瓶中，精密加入50%甲醇25ml，密塞，称定重量，超声处理（功率250W，频率40kHz）30分钟，放冷，再称定重量，用50%甲醇补足减失的重量，摇匀，滤过，取续滤液，即得。

4.2 色谱条件

方法	HPLC（质量标准方法）	UPLC（方法转换方法）
仪器	ACQUITY Arc	ACQUITY UPLC H-Class
仪器配置	QSM-R，FTN-R，TUV，柱温箱	QSM，FTN，PDA，柱温箱
色谱柱	Luna C18 4.6mm×250mm，5μm	ACQUITY UPLC HSS C18 2.1mm×100mm，1.8μm
流动相	A：乙腈 B：0.1% 磷酸溶液	A：乙腈 B：0.1% 磷酸溶液

梯度								
	时间 （分钟）	流动相 A（%）	流动相 B（%）	曲线	时间 （分钟）	流动相 A（%）	流动相 B（%）	曲线
					Before injection volume 317μl			
	0	6	94	初始	0.00	6	94	初始
	10	8	92	6	2.08	8	92	6
	25	15	85	6	5.21	15	85	6
	30	16	84	6	6.25	16	84	6
	45	18	82	6	9.38	18	82	6
	55	27	73	6	11.46	27	73	6
	75	27	73	6	15.63	27	73	6
	80	6	94	6	16.67	6	94	6
	90	6	94	6	20.00	6	94	6

流速	1.0ml/min	0.40ml/min
检测波长	0~30 分钟 326nm 30~90 分钟 254nm	0~6.25 分钟 326nm 6.25~20 分钟 254nm
柱温	30℃	30℃
进样量	10μl	1μl

4.3 结果与分析

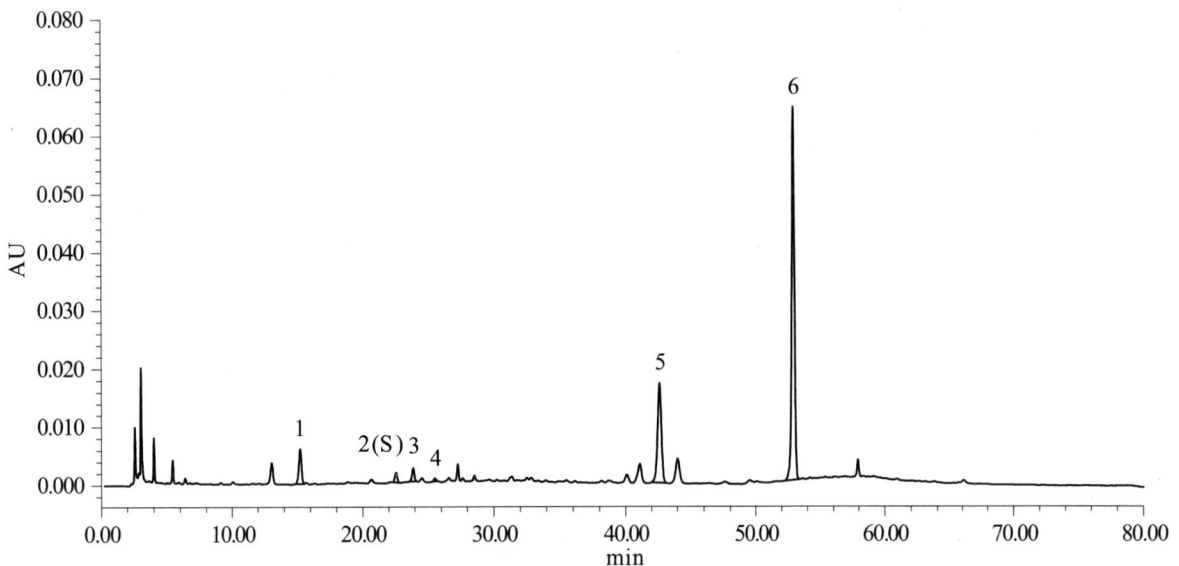

图 76-1　特征图谱对照药材 HPLC 色谱图

表 76-1　特征图谱对照药材 HPLC 特征峰参数列表

组分编号	组分名称	保留时间（min）	理论板数	拖尾因子	相对保留时间	相对保留时间标准规定值限度：±10%
1	新绿原酸	15.225	26542	0.95	0.68	0.66（0.59～0.73）
2（S）	绿原酸	22.553	65626	0.99	—	—
3	隐绿原酸	23.865	91679	0.89	1.06	1.03（0.93～1.13）
4	—	25.510	90029	1.08	1.13	1.13（1.02～1.24）
5	金丝桃苷	42.632	99861	0.93	—	—
6	槲皮苷	52.917	314088	0.91	—	—

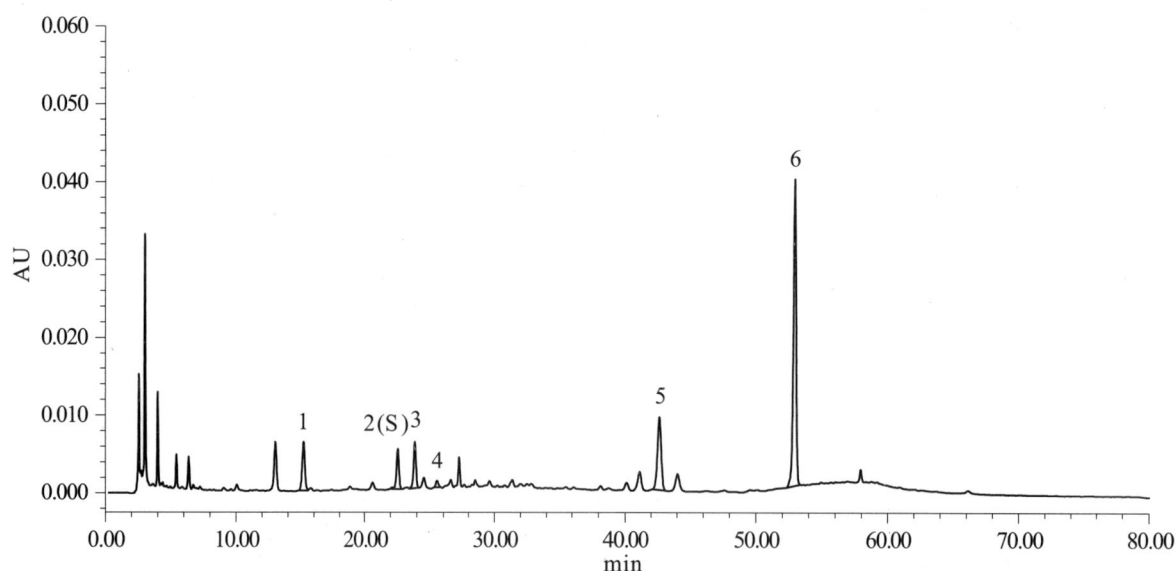

图 76-2　特征图谱供试品 HPLC 色谱图

表 76-2　特征图谱供试品 HPLC 特征峰参数列表

组分编号	组分名称	保留时间（min）	理论板数	拖尾因子	相对保留时间	相对保留时间标准规定值限度：±10%	相对峰面积	峰5与峰6峰面积比值标准规定范围
1	新绿原酸	15.214	25671	1.00	0.68	0.66（0.59～0.73）	—	—
2（S）	绿原酸	22.553	71807	0.91	—	—	—	—
3	隐绿原酸	23.853	90560	0.88	1.06	1.03（0.93～1.13）	—	—
4	—	25.518	79464	1.05	1.13	1.13（1.02～1.24）	—	—
5	金丝桃苷	42.651	101025	0.95	—	—	—	—
6	槲皮苷	52.936	316308	0.90	—	—	0.328	≥ 0.141

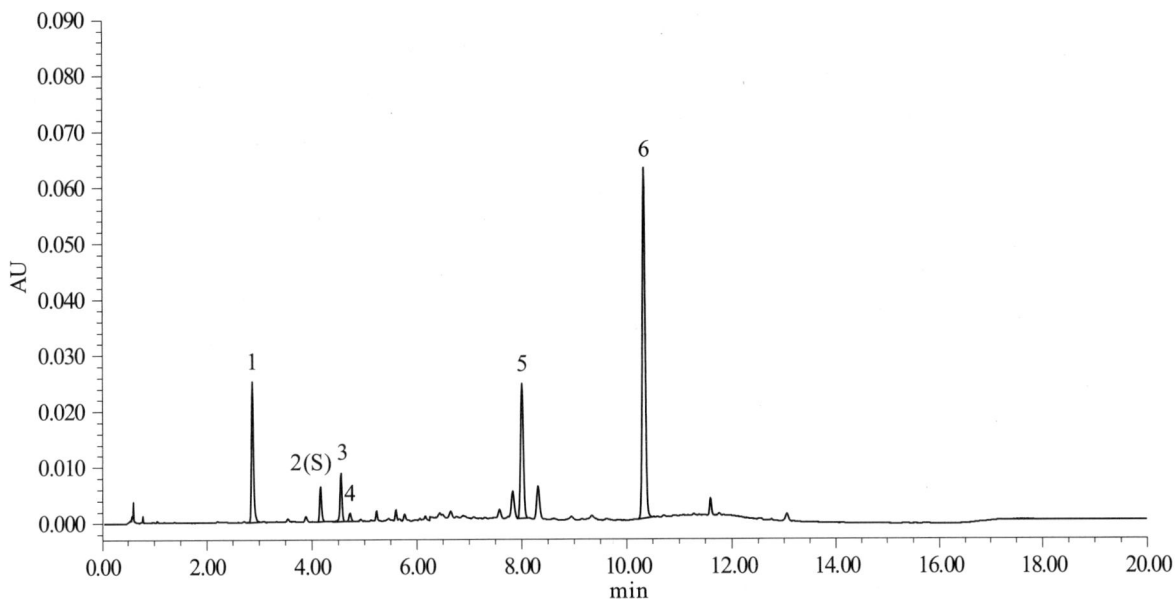

图 76-3　特征图谱对照药材 UPLC 色谱图

表 76-3　特征图谱对照药材 UPLC 特征峰参数列表

组分编号	组分名称	保留时间（min）	理论板数	拖尾因子	相对保留时间	相对保留时间标准规定值限度：±10%
1	新绿原酸	2.87	28255	1.27	0.69	0.66（0.59～0.73）
2（S）	绿原酸	4.16	62611	1.16	—	—
3	隐绿原酸	4.55	74453	0.98	1.09	1.03（0.93～1.13）
4	—	4.72	60230	1.00	1.13	1.13（1.02～1.24）
5	金丝桃苷	8.01	105230	1.08	—	—
6	槲皮苷	10.33	170528	1.05	—	—

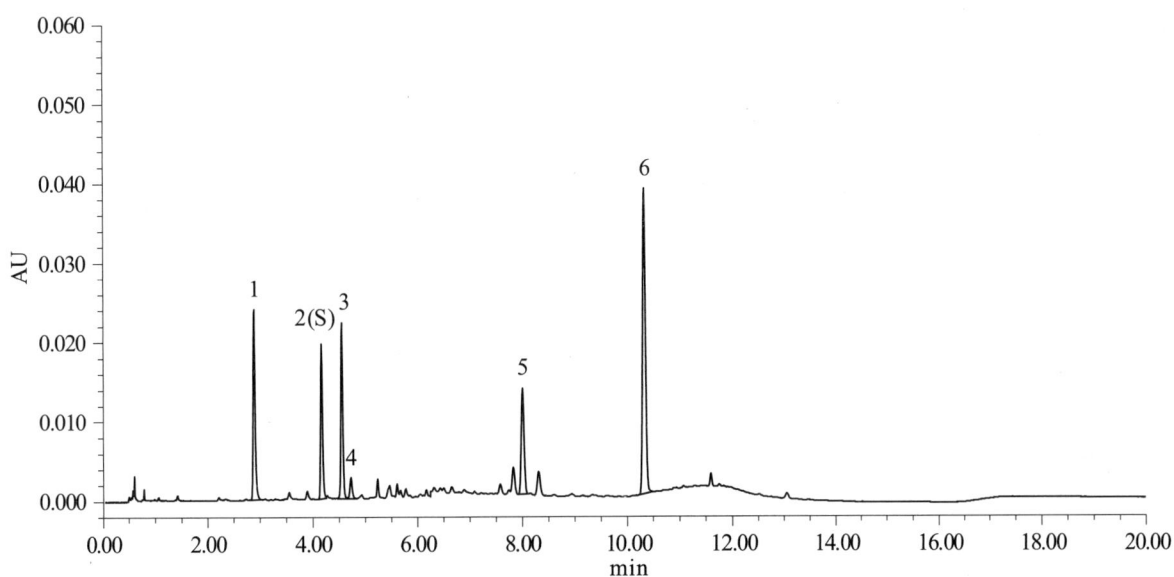

图 76-4　特征图谱供试品 UPLC 色谱图

表76-4 特征图谱供试品 UPLC 特征峰参数列表

组分编号	组分名称	保留时间（min）	理论板数	拖尾因子	相对保留时间	相对保留时间标准规定值限度：±10%	相对峰面积	峰5与峰6峰面积比值标准规定范围
1	新绿原酸	2.889	29375	1.26	0.69	0.66（0.59～0.73）	—	—
2（S）	绿原酸	4.167	63954	1.20	—	—	—	—
3	隐绿原酸	4.553	77258	1.11	1.09	1.03（0.93～1.13）	—	—
4	—	4.724	58090	1.13	1.13	1.13（1.02～1.24）	—	—
5	金丝桃苷	8.007	105583	1.07	—	—	—	—
6	槲皮苷	10.326	168978	1.04	—	—	0.337	≥0.141

5 含量测定

5.1 溶液的制备

对照品溶液的制备 取槲皮苷对照品适量，精密称定，加50%甲醇制成每1ml含40μg的溶液，即得。

供试品溶液的制备 同特征图谱。

5.2 色谱条件

方法	HPLC（质量标准方法）	UPLC（方法转换方法）
仪器	ACQUITY Arc	ACQUITY UPLC H-Class
仪器配置	QSM-R，FTN-R，TUV，柱温箱	QSM，FTN，PDA，柱温箱
色谱柱	XSelect HSS C18 4.6mm×250mm，5μm	ACQUITY UPLC HSS C18 2.1mm×100mm，1.8μm
流动相	A：乙腈 B：0.1%磷酸溶液	A：乙腈 B：0.1%磷酸溶液
等度	时间（分钟）/流动相A（%）/流动相B（%）/曲线 0 / 23 / 77 / 初始 16 / 23 / 77 / 6	时间（分钟）/流动相A（%）/流动相B（%）/曲线 0 / 23 / 77 / 初始 5 / 23 / 77 / 6
流速	1.2ml/min	0.4ml/min
检测波长	254nm	254nm
柱温	30℃	30℃
进样量	10μl	1μl

5.3 结果与分析

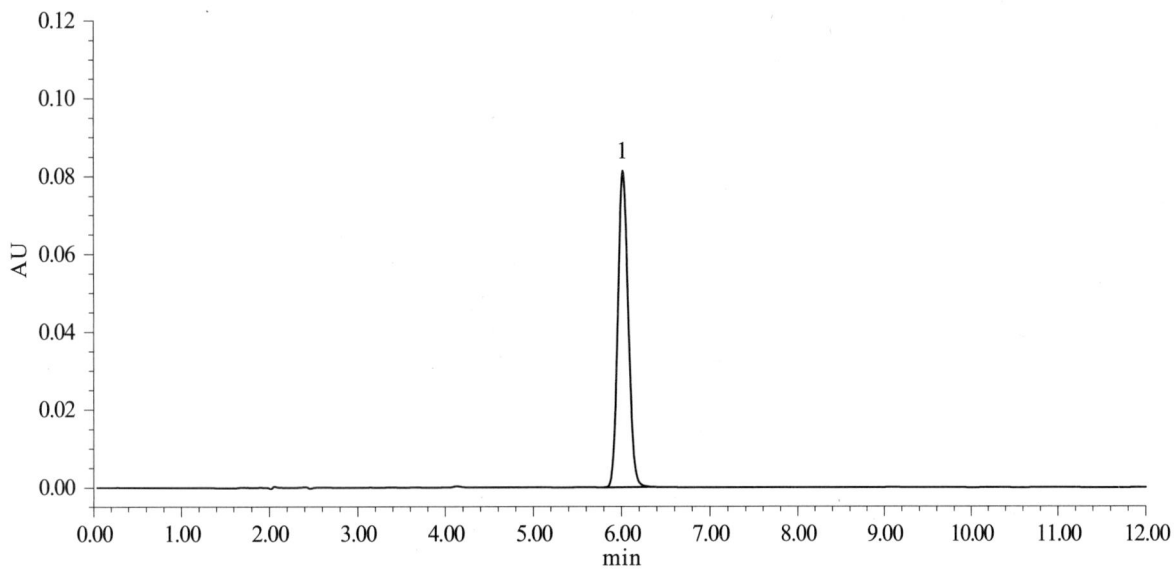

图 76-5 含量测定对照品 HPLC 色谱图
1. 槲皮苷

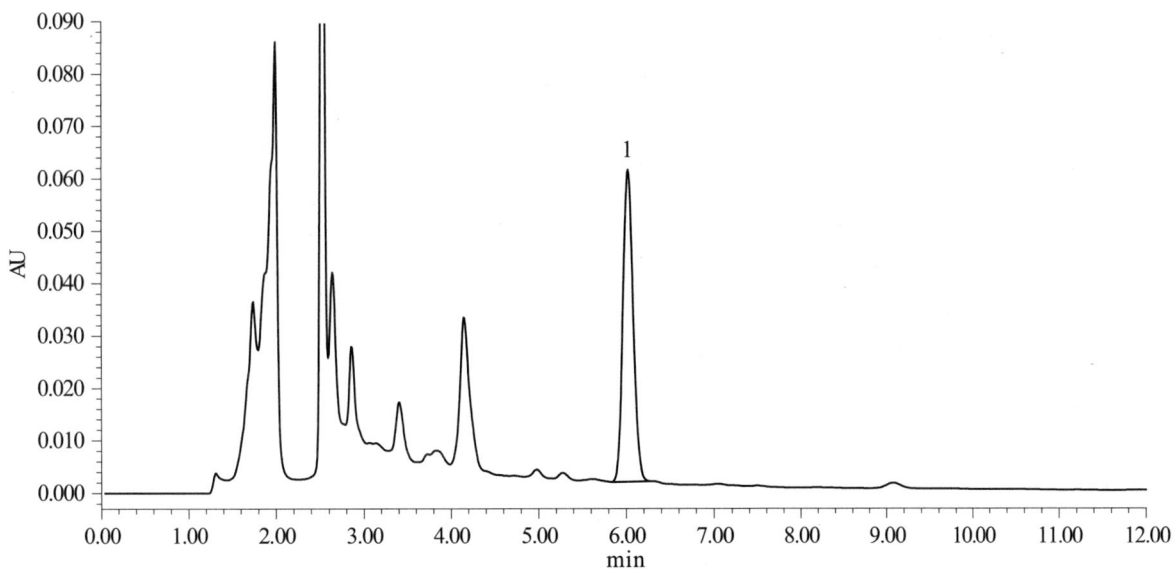

图 76-6 含量测定供试品 HPLC 色谱图
1. 槲皮苷

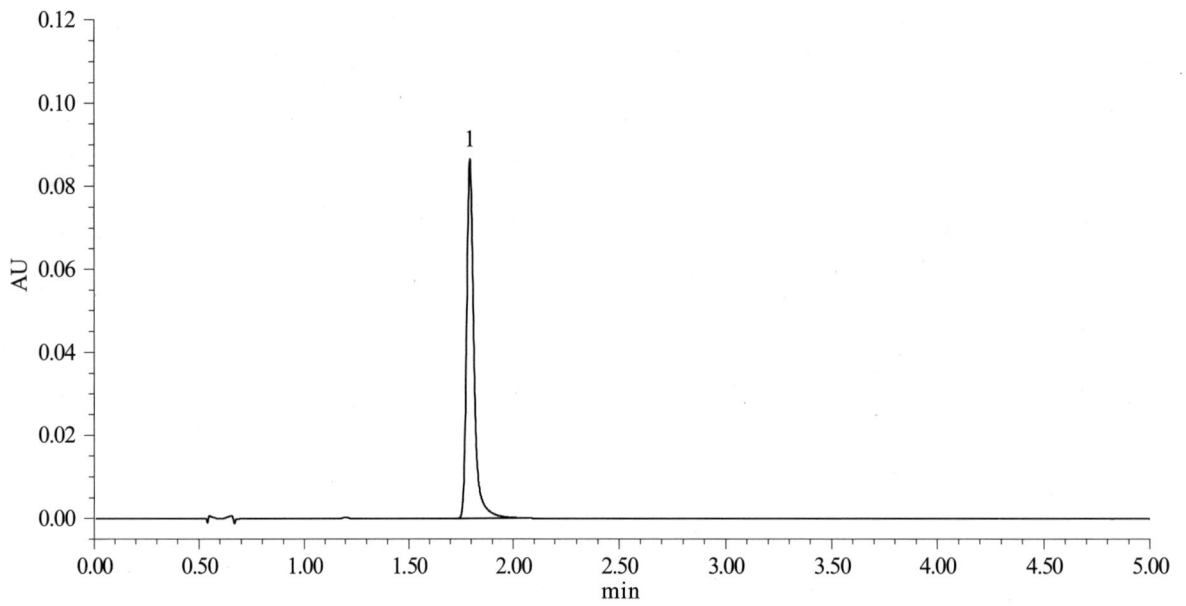

图 76-7　含量测定对照品 UPLC 色谱图
1. 槲皮苷

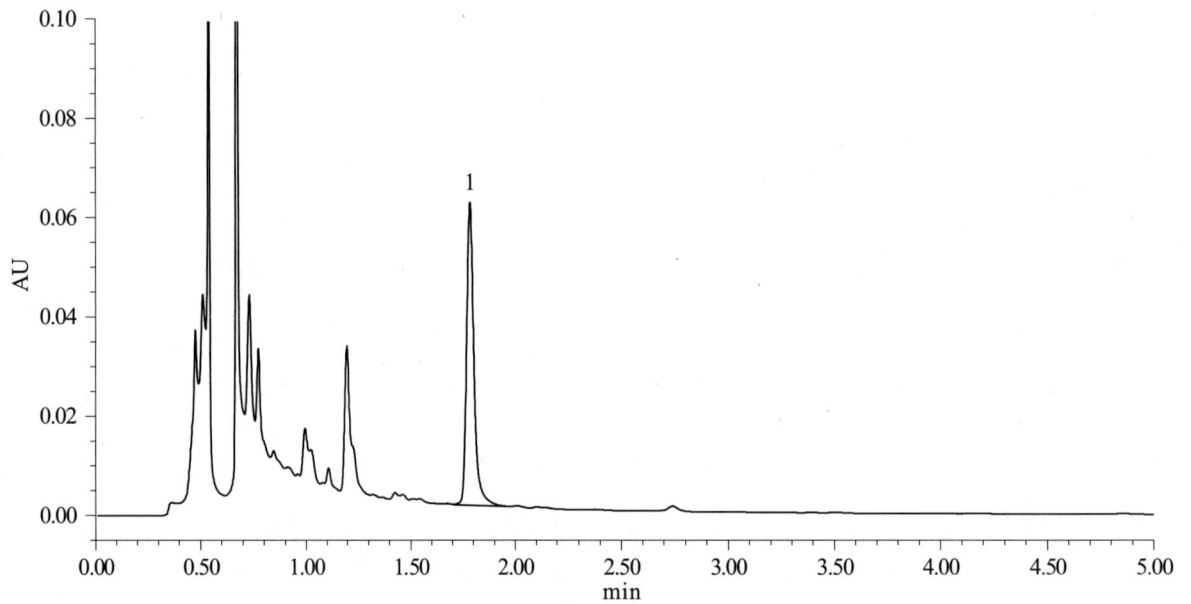

图 76-8　含量测定供试品 UPLC 色谱图
1. 槲皮苷

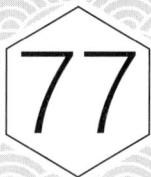

77 远志（远志）配方颗粒
Yuanzhi（Yuanzhi）Peifangkeli

① 样品来源 江阴天江药业有限公司。

② 样品性状 本品为浅黄色至浅棕黄色的颗粒；气微，味苦，微辛，有刺喉感。

③ 对照药材和对照品来源

　　对照药材　远志（远志）（中国食品药品检定研究院，批号：120989-201107）。

　　对 照 品　1. 远志𬭩酮Ⅲ；2. 3,6′- 二芥子酰基蔗糖；3. 细叶远志皂苷（中国食品药品检定研究院，
　　　　　　　1. 批号：111850-201504，纯度：95.5%；2. 批号：111848-201805，纯度：96.6%；3. 批
　　　　　　　号：111849-201705，纯度：91.6%）。

④ 特征图谱

4.1 溶液的制备

　　参照物溶液的制备 取远志（远志）对照药材 1g，置具塞锥形瓶中，加水 25ml，加热回流 1 小时，
放冷，摇匀，滤过，取续滤液，作为对照药材参照物溶液。另取远志𬭩酮Ⅲ对照品、3,6′- 二芥子酰基蔗
糖对照品适量，精密称定，加甲醇制成每 1ml 含远志𬭩酮Ⅲ 25μg、3,6′- 二芥子酰基蔗糖 0.1mg 的混合
溶液，作为对照品参照物溶液。

　　供试品溶液的制备 取本品适量，研细，取约 0.3g（相当于饮片 0.72g），精密称定，置具塞锥形
瓶中，精密加入 70% 甲醇 25ml，密塞，称定重量，超声处理（功率 250W，频率 40kHz）30 分钟，放
冷，再称定重量，用 70% 甲醇补足减失的重量，摇匀，滤过，取续滤液，即得。

4.2 色谱条件

方法	UPLC（质量标准方法）			
仪器	ACQUITY UPLC H-Class			
仪器配置	QSM，FTN，PDA，柱温箱			
色谱柱	CORTECS UPLC T3 2.1mm×150mm，1.6μm			
流动相	A：乙腈 B：0.1% 甲酸溶液			
梯度	时间 （分钟）	流动相 A（%）	流动相 B（%）	曲线
	0	10	90	初始
	3	15	85	6
	8	15	85	6
	10	22	78	6
	23	28	72	6
	25	37	63	6
	33	42	58	6
	38	50	50	6
	40	10	90	6
	45	10	90	6
流速	0.3ml/min			
检测波长	320nm			
柱温	30℃			
进样量	1μl			

4.3 结果与分析

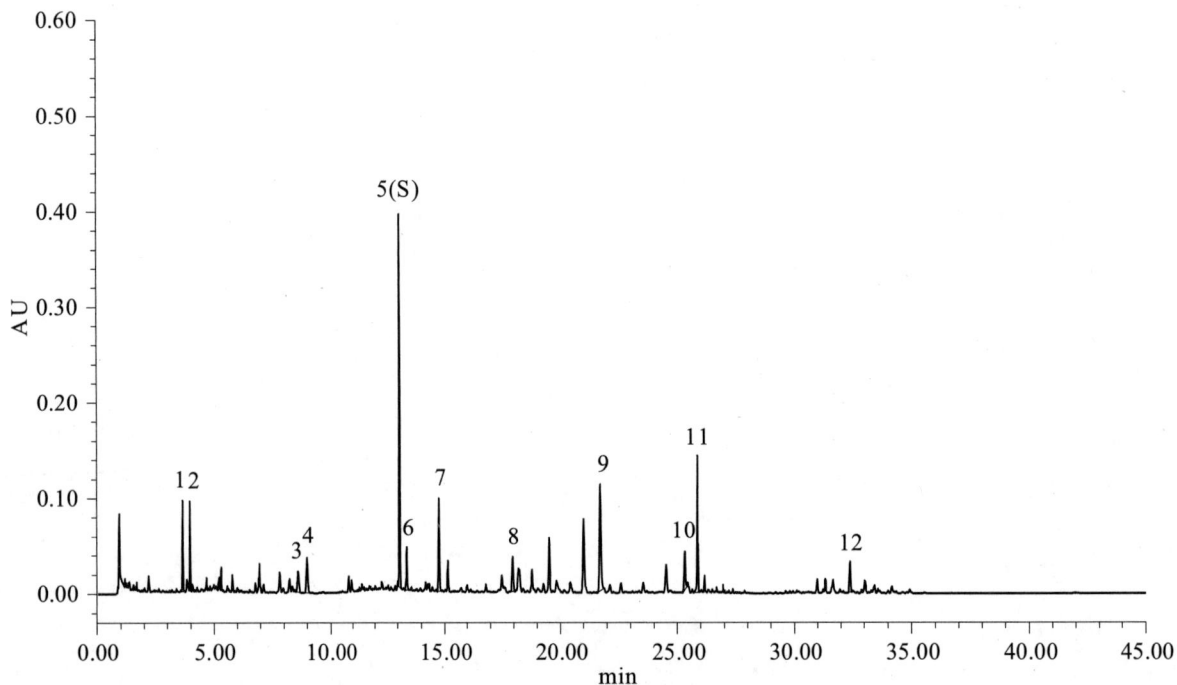

图 77-1　特征图谱对照药材 UPLC 色谱图

表 77-1　特征图谱对照药材 UPLC 特征峰参数列表

组分编号	组分名称	保留时间（min）	理论板数	拖尾因子	相对保留时间	相对保留时间标准规定值限度：±10%
1	西伯利亚远志糖 A5	3.668	102397	1.03	—	—
2	—	3.978	127369	1.04	—	—
3	远志㕭酮Ⅲ	8.604	75380	1.13	—	—
4	远志㕭酮Ⅺ	8.996	102257	1.02	0.69	0.72（0.65～0.79）
5（S）	3,6'-二芥子酰基蔗糖	13.080	960331	1.01	—	—
6	—	13.393	493653	0.96	1.02	1.03（0.93～1.13）
7	—	14.751	573009	1.01	1.13	1.13（1.02～1.24）
8	—	17.962	480860	0.94	1.37	1.40（1.26～1.54）
9	—	21.716	593043	1.10	1.66	1.66（1.49～1.83）
10	—	25.321	1251755	0.96	1.94	1.94（1.75～2.13）
11	—	25.854	2593857	0.95	1.98	1.97（1.77～2.17）
12	—	32.390	1732511	0.88	2.48	2.50（2.25～2.75）

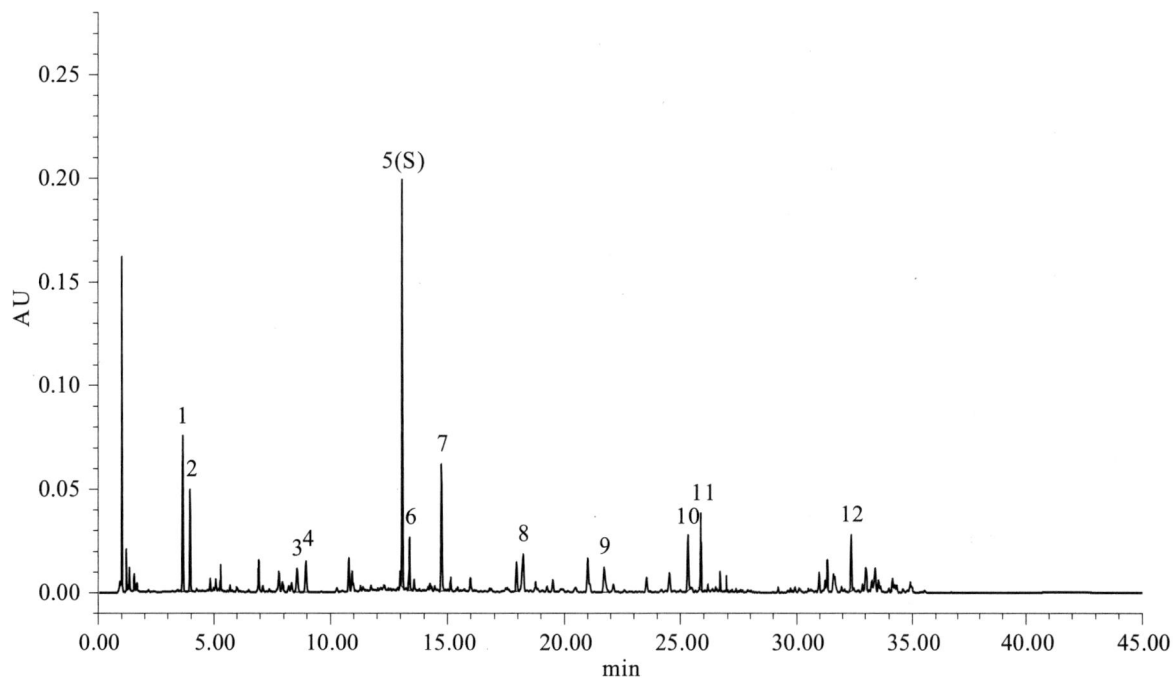

图 77-2　特征图谱供试品 UPLC 色谱图

表 77-2　特征图谱供试品 UPLC 特征峰参数列表

组分编号	组分名称	保留时间（min）	理论板数	拖尾因子	相对保留时间	相对保留时间标准规定值限度：±10%
1	西伯利亚远志糖 A5	3.651	50201	0.99	与对照药材参照物峰 1 保留时间相对应	
2	—	3.962	64962	0.98	与对照药材参照物峰 2 保留时间相对应	
3	远志𠮿酮Ⅲ	8.573	77624	1.05	—	—
4	远志𠮿酮Ⅺ	8.962	100571	0.99	0.68	0.72（0.65～0.79）
5（S）	3,6'- 二芥子酰基蔗糖	13.074	947404	0.99	—	—
6	—	13.388	504658	0.87	1.02	1.03（0.93～1.13）
7	—	14.745	574620	1.02	1.13	1.13（1.02～1.24）
8	—	17.956	490036	0.96	1.37	1.40（1.26～1.54）
9	—	21.720	309944	1.66	1.66	1.66（1.49～1.83）
10	—	25.328	1201961	0.97	1.94	1.94（1.75～2.13）
11	—	25.862	2703973	1.00	1.98	1.97（1.77～2.17）
12	—	32.378	1757154	0.89	2.48	2.50（2.25～2.75）

5 含量测定

5.1 溶液的制备

5.1.1 细叶远志皂苷

对照品溶液的制备　取细叶远志皂苷对照品适量，精密称定，加甲醇制成每 1ml 含 0.5mg 的溶液，即得。

供试品溶液的制备　取本品适量，研细，取约 0.5g（相当于饮片 1.2g），精密称定，置具塞锥形瓶中，加入 10% 氢氧化钠溶液 50ml，加热回流 1 小时，放冷，用盐酸调节 pH 值为 4～5，用水饱和正丁醇振摇提取 3 次，每次 50ml，合并正丁醇液，回收溶剂至干，残渣加甲醇适量使溶解，转移至 25ml 量瓶中，加甲醇至刻度，摇匀，滤过，取续滤液，即得。

5.1.2 远志𠮿酮Ⅲ和 3,6'- 二芥子酰基蔗糖　同特征图谱。

5.2 色谱条件

5.2.1 细叶远志皂苷

方法	UPLC（质量标准方法）
仪器	ACQUITY UPLC H-Class
仪器配置	QSM，FTN，PDA，柱温箱

方法	UPLC（质量标准方法）
色谱柱	ACQUITY UPLC BEH C18 2.1mm×100mm，1.7μm
流动相	A：甲醇 B：0.05% 磷酸溶液

时间（分钟）	流动相 A（%）	流动相 B（%）	曲线
0.0	64	36	初始
1.0	64	36	6
5.0	75	25	6
5.1	64	36	6
10.0	64	36	6

梯度	（见上表）
流速	0.3ml/min
检测波长	210nm
柱温	30℃
进样量	1μl

5.2.2 远志𫇭酮Ⅲ和3,6′-二芥子酰基蔗糖

方法	UPLC（质量标准方法）
仪器	ACQUITY UPLC H-Class
仪器配置	QSM，FTN，PDA，柱温箱
色谱柱	ACQUITY UPLC BEH C18 2.1mm×100mm，1.7μm
流动相	A：乙腈 B：0.05% 磷酸溶液

时间（分钟）	流动相 A（%）	流动相 B（%）	曲线
0.0	16	84	初始
5.0	16	84	6
5.1	18	82	6
12.0	18	82	6
12.1	60	40	6
14.0	60	40	6
14.1	16	84	6
20.0	16	84	6

流速	0.3ml/min
检测波长	320nm
柱温	30℃
进样量	1μl

5.3 结果与分析

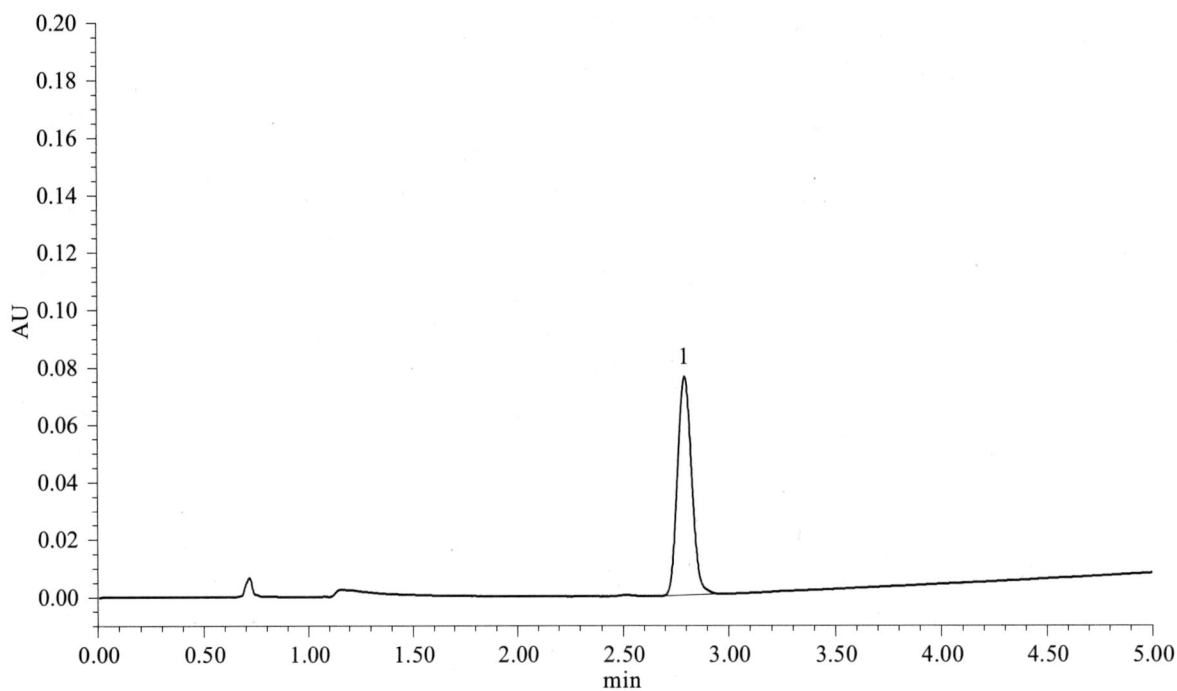

图 77-3 含量测定（细叶远志皂苷）对照品 UPLC 色谱图
1. 细叶远志皂苷

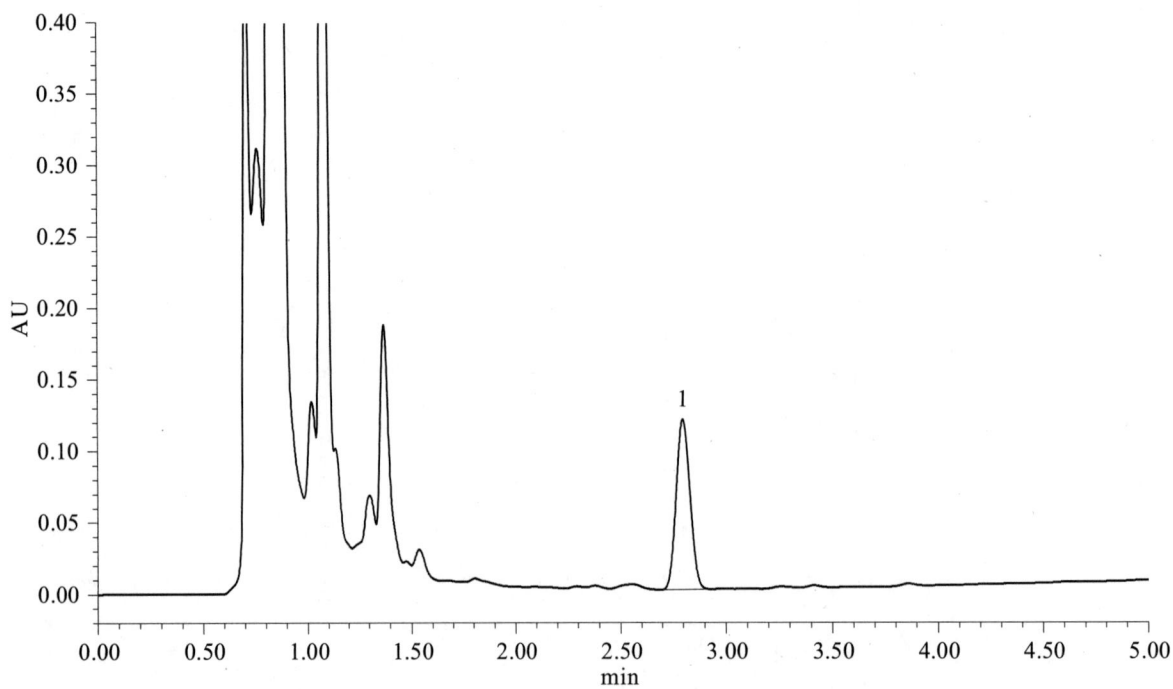

图 77-4 含量测定（细叶远志皂苷）供试品 UPLC 色谱图
1. 细叶远志皂苷

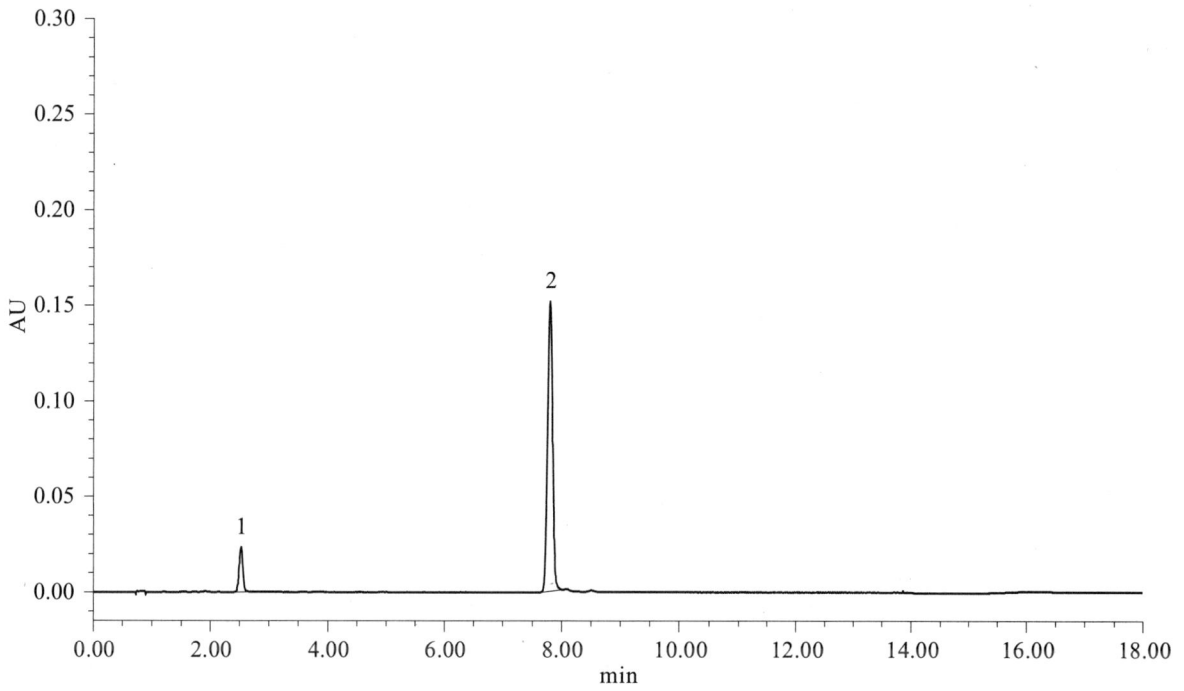

图 77-5　含量测定（远志呫酮Ⅲ和 3, 6′- 二芥子酰基蔗糖）对照品 UPLC 色谱图
1. 远志呫酮Ⅲ；2. 3,6′- 二芥子酰基蔗糖

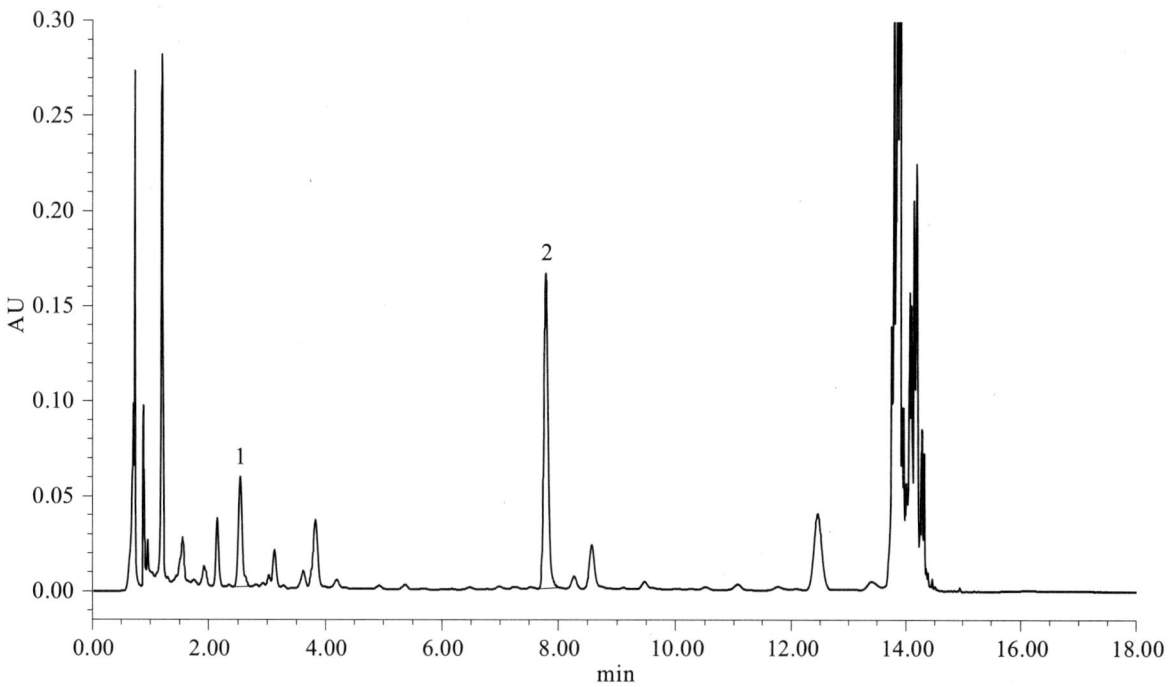

图 77-6　含量测定（远志呫酮Ⅲ和 3, 6′- 二芥子酰基蔗糖）供试品 UPLC 色谱图
1. 远志呫酮Ⅲ；2. 3,6′- 二芥子酰基蔗糖

78 泽泻（泽泻）配方颗粒
Zexie（Zexie）Peifangkeli

1 **样品来源** 北京康仁堂药业有限公司。

2 **样品性状** 本品为浅黄色至黄棕色的颗粒；气微，味微苦。

3 **对照药材和对照品来源**

对照药材 泽泻（中国食品药品检定研究院，批号：121081-201406）。

对 照 品 23-乙酰泽泻醇B（中国食品药品检定研究院，批号：111846-201504，纯度：99.0%）。

4 **特征图谱**

4.1 溶液的制备

参照物溶液的制备 取泽泻对照药材1g，加水25ml，煮沸30分钟，滤过，作为对照药材参照物溶液。另取23-乙酰泽泻醇B对照品适量，精密称定，加50%乙腈制成每1ml含40μg的溶液，作为对照品参照物溶液。

供试品溶液的制备 取本品适量，研细，取0.2g（相当于饮片0.8g），精密称定，置具塞锥形瓶中，精密加50%乙腈15ml，称定重量，超声处理（功率250W，频率40kHz）20分钟，取出，放冷，再称定重量，用50%乙腈补足减失的重量，摇匀，滤过，取续滤液，即得。

4.2 色谱条件

方法	UPLC（质量标准方法）			
仪器	ACQUITY UPLC H-Class			
仪器配置	QSM，FTN，TUV，柱温箱			
色谱柱	ACQUITY UPLC BEH Shield RP18 2.1mm×100mm，1.7μm			
流动相	A：乙腈 B：0.10%磷酸溶液			
梯度	时间 （分钟）	流动相 A（%）	流动相 B（%）	曲线
	0	55	45	初始
	6	90	10	6
	7	90	10	6
	9	55	45	6
	15	55	45	6
流速	0.4ml/min			
检测波长	208nm			
柱温	40℃			
进样量	3μl			

4.3 结果与分析

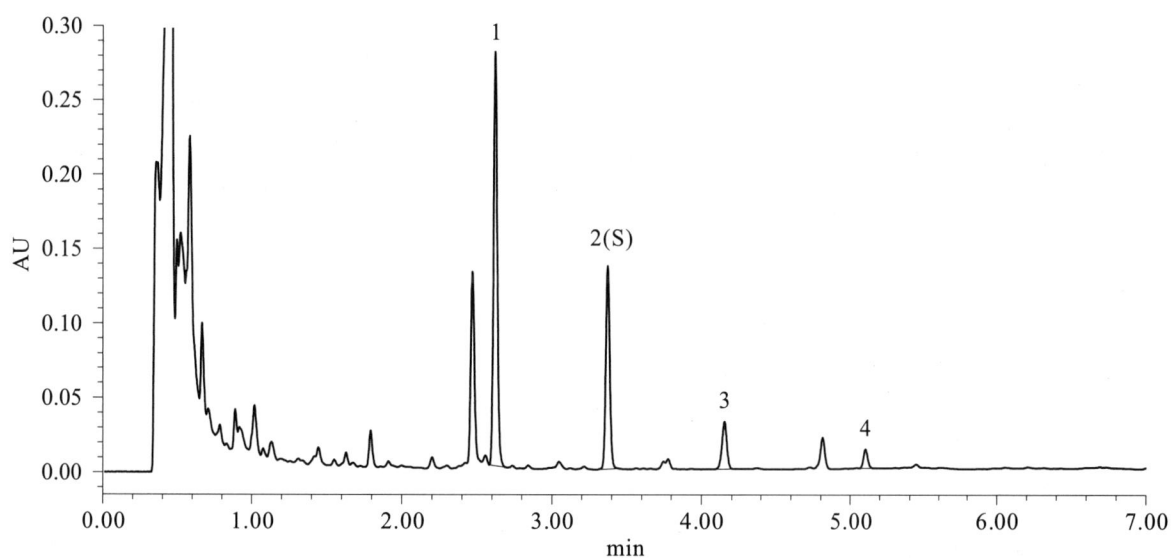

图 78-1　特征图谱对照药材 UPLC 色谱图

表 78-1　特征图谱对照药材 UPLC 特征峰参数列表

组分编号	组分名称	保留时间（min）	理论板数	拖尾因子	相对保留时间	相对保留时间标准规定值限度：±8%
1	—	2.621	53427	1.11	0.777	0.777（0.715～0.839）
2（S）	23-乙酰泽泻醇 B	3.374	77477	1.06	—	—
3	—	4.151	79476	0.95	1.230	1.215（1.118～1.312）
4	—	5.105	148451	1.10	1.513	1.484（1.365～1.603）

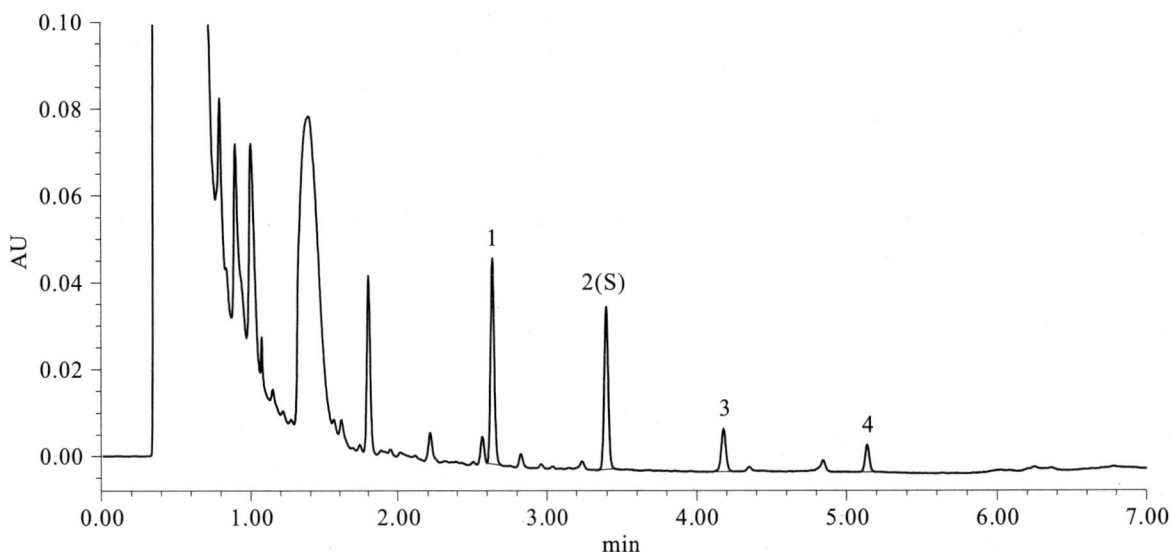

图 78-2　特征图谱供试品 UPLC 色谱图

表 78-2　特征图谱供试品 UPLC 特征峰参数列表

组分编号	组分名称	保留时间（min）	理论板数	拖尾因子	相对保留时间	相对保留时间标准规定值限度：±8%
1	—	2.635	53481	1.11	0.776	0.777（0.715～0.839）
2（S）	23-乙酰泽泻醇 B	3.395	80364	1.04	—	—
3	—	4.179	85459	0.99	1.231	1.215（1.118～1.312）
4	—	5.138	154924	1.03	1.513	1.484（1.365～1.603）

5 含量测定

5.1　溶液的制备　同特征图谱。

5.2　色谱条件　同特征图谱。

5.3 结果与分析

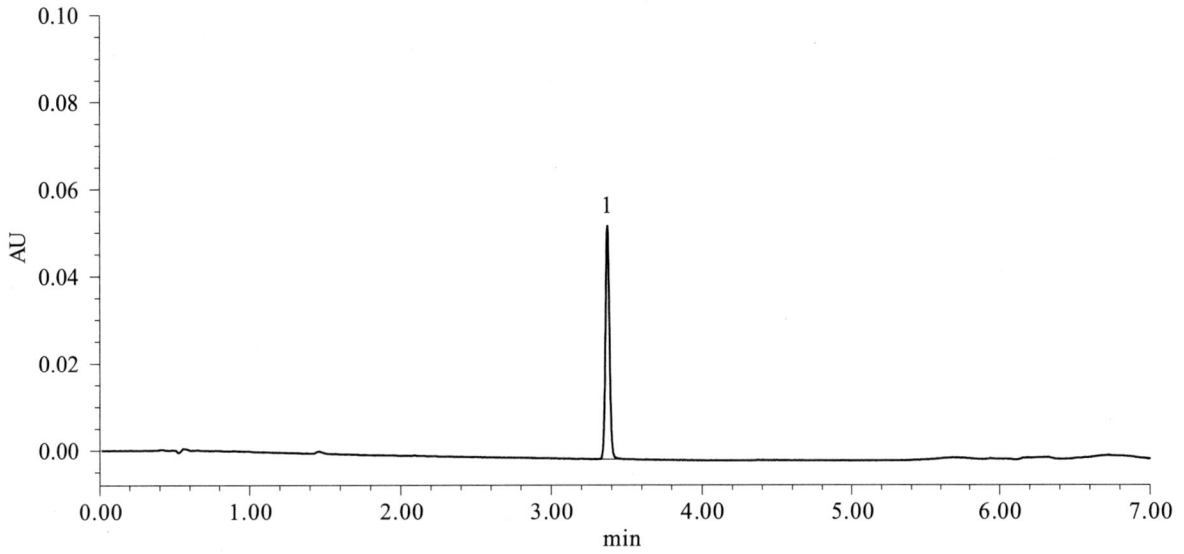

图 78-3 含量测定对照品 UPLC 色谱图
1. 23- 乙酰泽泻醇 B

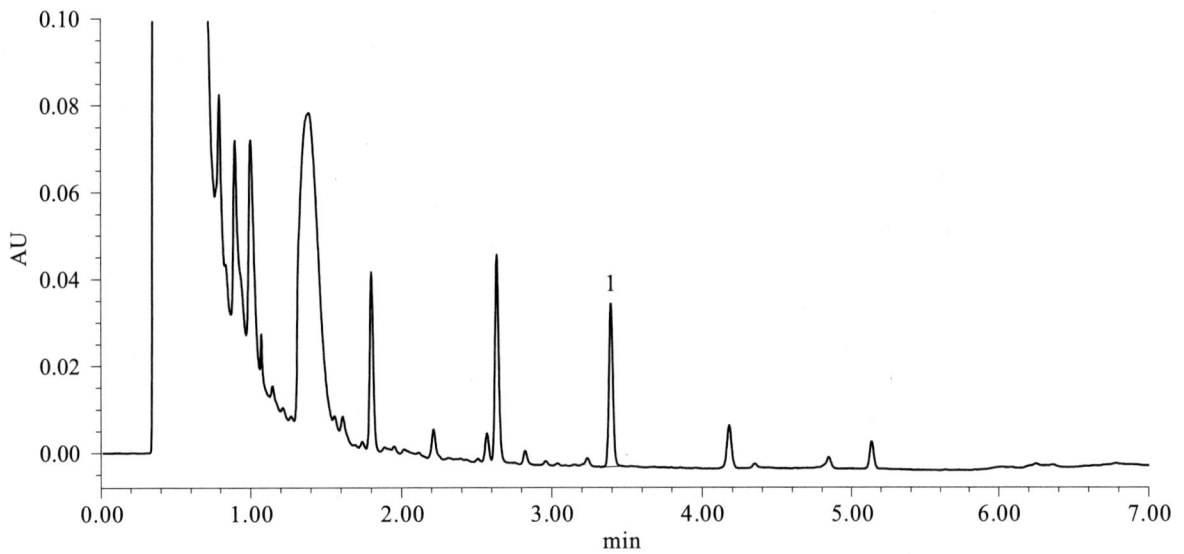

图 78-4 含量测定供试品 UPLC 色谱图
1. 23- 乙酰泽泻醇 B

1 样品来源 北京康仁堂药业有限公司。

2 样品性状 本品为黄色至棕黄色的颗粒；气微，味微苦。

3 对照药材和对照品来源

对照药材 知母（中国食品药品检定研究院，批号：121070-201806）。

对 照 品 1.芒果苷；2.知母皂苷 B Ⅱ（中国食品药品检定研究院，1.批号：111607-201704，纯度：98.1%；2.批号：111839-201706，纯度：94.5%）。

4 特征图谱

4.1 溶液的制备

参照物溶液的制备 取知母对照药材 2g，加水 30ml，加热煮沸 30 分钟，滤过，滤液减压蒸干，残渣加 30% 甲醇 100ml，超声处理（功率 250W，频率 40kHz）30 分钟，放冷，摇匀，滤过，取续滤液，作为对照药材参照物溶液。另取芒果苷对照品适量，精密称定，加 30% 甲醇制成每 1ml 含 50μg 的溶液，作为对照品参照物溶液。

供试品溶液的制备 取本品适量，研细，取约 0.1g（相当于饮片 0.18g），精密称定，置具塞锥形瓶中，精密加入 30% 甲醇 25ml，密塞，称定重量，超声处理（功率 250W，频率 40kHz）30 分钟，取出，放冷，再称定重量，用 30% 甲醇补足减失的重量，摇匀，滤过，取续滤液，即得。

4.2 色谱条件

方法	UPLC（质量标准方法）				HPLC（方法转换方法）			
仪器	ACQUITY UPLC H-Class				Alliance HPLC e2695			
仪器配置	QSM，FTN，TUV，柱温箱				PDA，柱温箱			
色谱柱	ACQUITY UPLC BEH C18 2.1mm×100mm，1.7μm				XBridge C18 4.6mm×250mm，5μm			
流动相	A：0.1% 甲酸乙腈溶液 B：0.1% 甲酸溶液				A：0.1% 甲酸乙腈溶液 B：0.1% 甲酸溶液			
梯度	时间 （分钟）	流动相 A（%）	流动相 B（%）	曲线	时间 （分钟）	流动相 A（%）	流动相 B（%）	曲线
	0.0	5	95	初始	0.0	5	95	初始
	2.0	5	95	6	11.0	5	95	6
	4.0	15	85	6	18.0	15	85	6
	6.0	15	85	6	25.0	15	85	6
	9.0	80	20	6	36.0	80	20	6
	9.1	100	0	6	36.5	100	0	6
	10.6	100	0	6	47.0	100	0	6
	10.7	5	95	6	47.7	5	95	6
	12.0	5	95	6	60.0	5	95	6
流速	0.3ml/min				1.0ml/min			
检测波长	275nm				275nm			
柱温	35℃				35℃			
进样量	2μl				10μl			

4.3 结果与分析

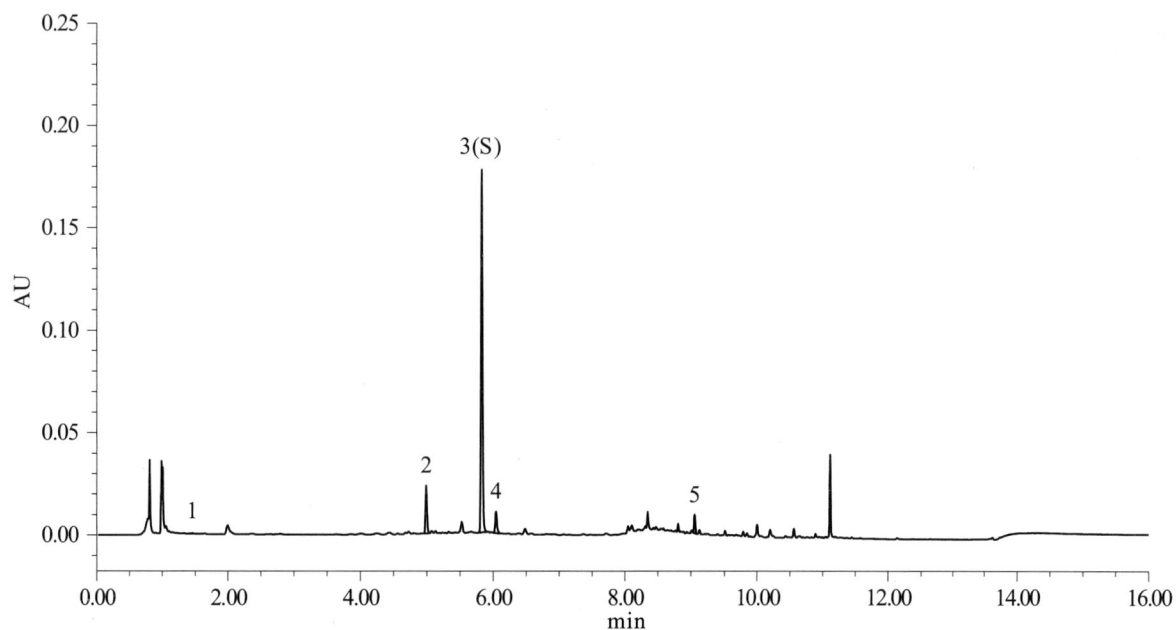

图 79-1 特征图谱对照药材 UPLC 色谱图

表 79-1　特征图谱对照药材 UPLC 特征峰参数列表

组分编号	组分名称	保留时间（min）	理论板数	拖尾因子	相对保留时间	相对保留时间标准规定值限度：±10%
1	—	1.454	5678	0.76	—	—
2	新芒果苷	4.991	233607	1.19	0.86	0.87（0.78～0.96）
3（S）	芒果苷	5.826	290999	1.15	—	—
4	异芒果苷	6.043	242523	1.35	1.04	1.04（0.94～1.14）
5	—	9.052	1015067	1.14	1.55	1.51（1.36～1.66）

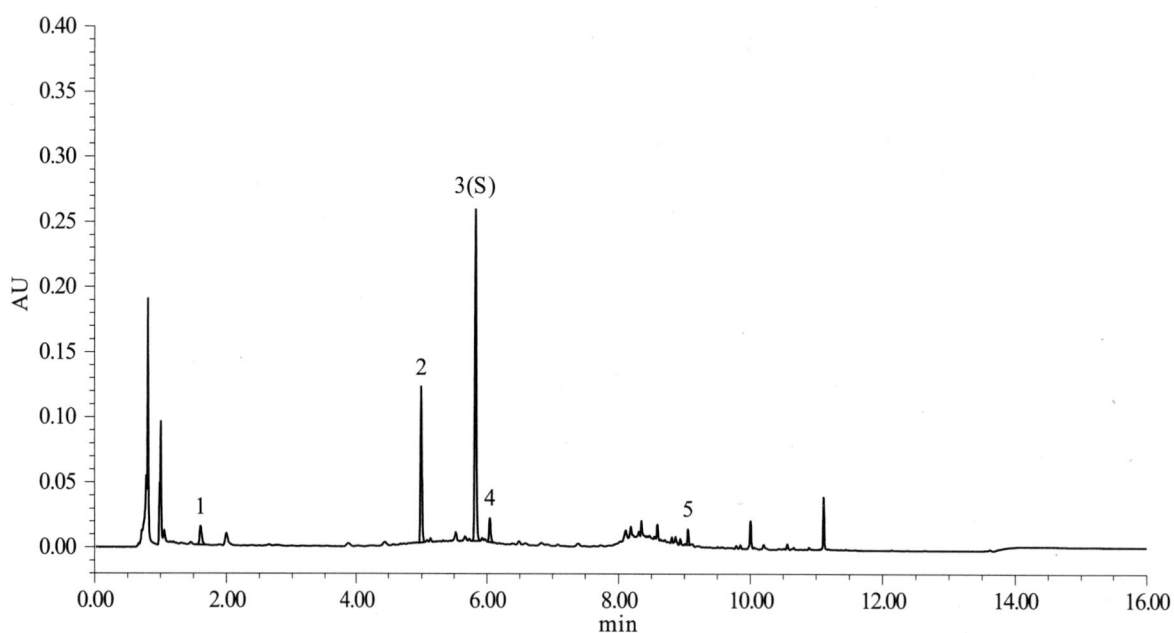

图 79-2　特征图谱供试品 UPLC 色谱图

表 79-2　特征图谱供试品 UPLC 特征峰参数列表

组分编号	组分名称	保留时间（min）	理论板数	拖尾因子	相对保留时间	相对保留时间标准规定值限度：±10%
1	—	1.608	11497	1.36	与对照药材参照物峰 1 保留时间相对应	
2	新芒果苷	4.992	246472	1.17	0.86	0.87（0.78～0.96）
3（S）	芒果苷	5.827	290733	1.15	—	—
4	异芒果苷	6.046	248429	1.24	1.04	1.04（0.94～1.14）
5	—	9.051	1044200	1.05	1.55	1.51（1.36～1.66）

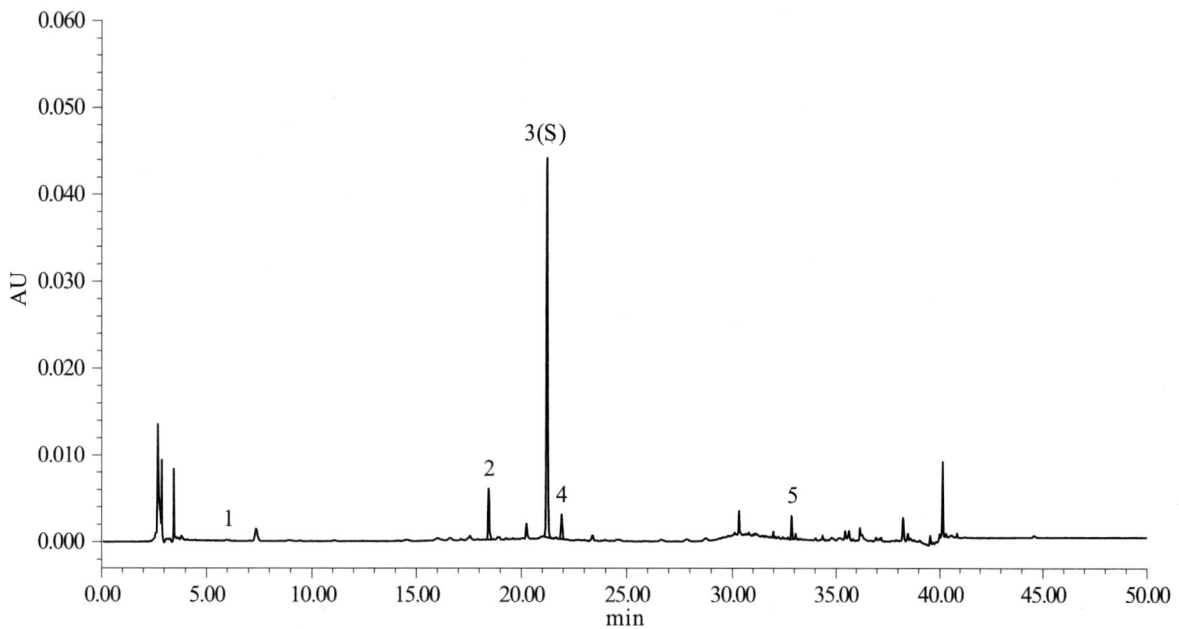

图 79-3　特征图谱对照药材 HPLC 色谱图

表 79-3　特征图谱供对照药材 HPLC 特征峰参数列表

组分编号	组分名称	保留时间（min）	理论板数	拖尾因子	相对保留时间	相对保留时间标准规定值限度：±10%
1	—	6.102	69375	1.34	—	—
2	新芒果苷	18.448	460018	1.34	0.87	0.87（0.78～0.96）
3（S）	芒果苷	21.228	549779	1.06	—	—
4	异芒果苷	21.922	509205	1.08	1.03	1.04（0.94～1.14）
5	—	32.871	2237310	0.95	1.55	1.51（1.36～1.66）

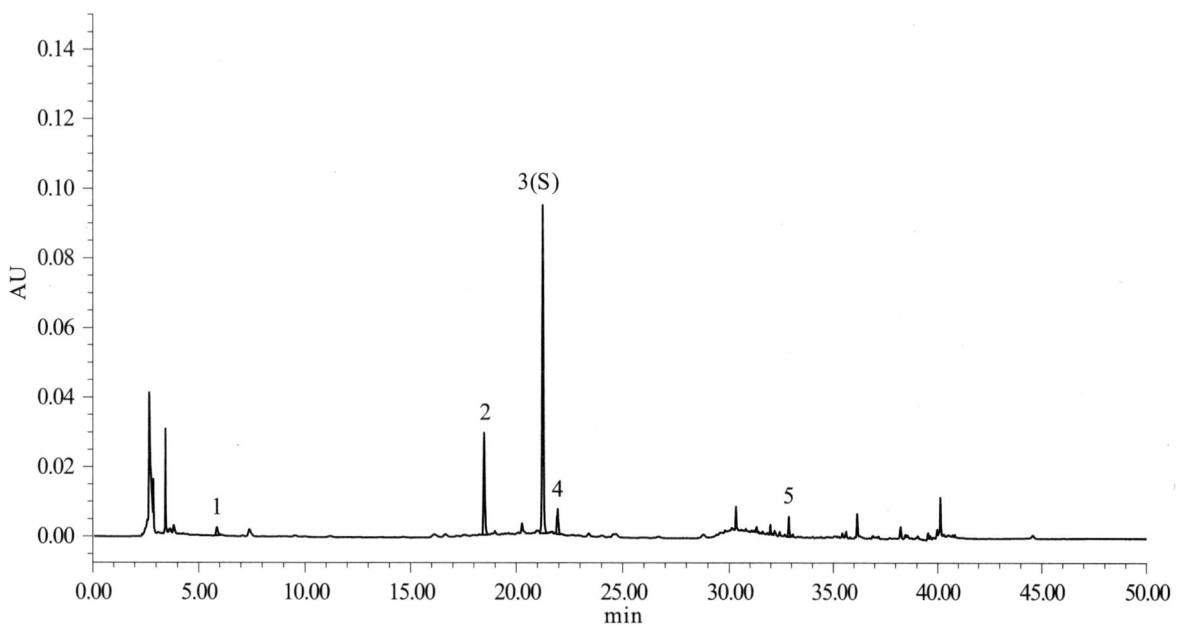

图 79-4　特征图谱供试品 HPLC 色谱图

表 79-4　特征图谱供试品 HPLC 特征峰参数列表

组分编号	组分名称	保留时间（min）	理论板数	拖尾因子	相对保留时间	相对保留时间标准规定值限度：±10%
1	—	5.871	23856	1.49	与对照药材参照物峰 1 保留时间相对应	
2	新芒果苷	18.485	477724	1.26	0.87	0.87（0.78～0.96）
3（S）	芒果苷	21.252	559011	1.06	—	—
4	异芒果苷	21.949	507270	1.04	1.03	1.04（0.94～1.14）
5	—	32.87	2360185	0.86	1.55	1.51（1.36～1.66）

5 含量测定

5.1 溶液的制备

5.1.1 芒果苷　同特征图谱。

5.1.2 知母皂苷 B Ⅱ

对照品溶液的制备　取知母皂苷 B Ⅱ 对照品适量，精密称定，加 30% 丙酮制成每 1ml 含 0.50mg 的溶液，即得。

供试品溶液的制备　取本品适量，研细，取约 0.1g（相当于饮片 0.18g），精密称定，置具塞锥形瓶中，精密加入 30% 丙酮 15ml，密塞，称定重量，超声处理（功率 250W，频率 40kHz）30 分钟，取出，放冷，再称定重量，用 30% 丙酮补足减失的重量，摇匀，滤过，取续滤液，即得。

5.2 色谱条件

5.2.1 芒果苷　检测波长为 258nm，其他同特征图谱。

5.2.2 知母皂苷 B Ⅱ

方法	HPLC（质量标准方法）				UPLC（方法转换方法）			
仪器	SHIMADZU LC-20A				ACQUITY UPLC H-Class			
仪器配置	CBM-20A，LC-20AT，SIL-20AC，CTO-20AC，Alltech ELSD6000				QSM，FTN，ELSD，柱温箱			
色谱柱	CAPCELL PAK C8 UG120 4.6mm×150mm，5μm				ACQUITY UPLC BEH C8 2.1mm×100mm，1.7μm			
流动相	A：水 B：乙腈				A：水 B：乙腈			
等度	时间（分钟）	流动相 A（%）	流动相 B（%）	曲线	时间（分钟）	流动相 A（%）	流动相 B（%）	曲线
	0	75	25	初始	0	77	23	初始
	25	75	25	6	8	77	23	6
流速	1.0ml/min				0.3ml/min			
蒸发光散射检测器	漂移管温度：105℃ 空气流速：2.3L/min 增益：1				增益：500 气体压力：25psi 漂移管温度：70℃ 喷雾器模式：加热 喷雾器功率级别：80%			
进样量	5μl				1μl			

5.3 结果与分析

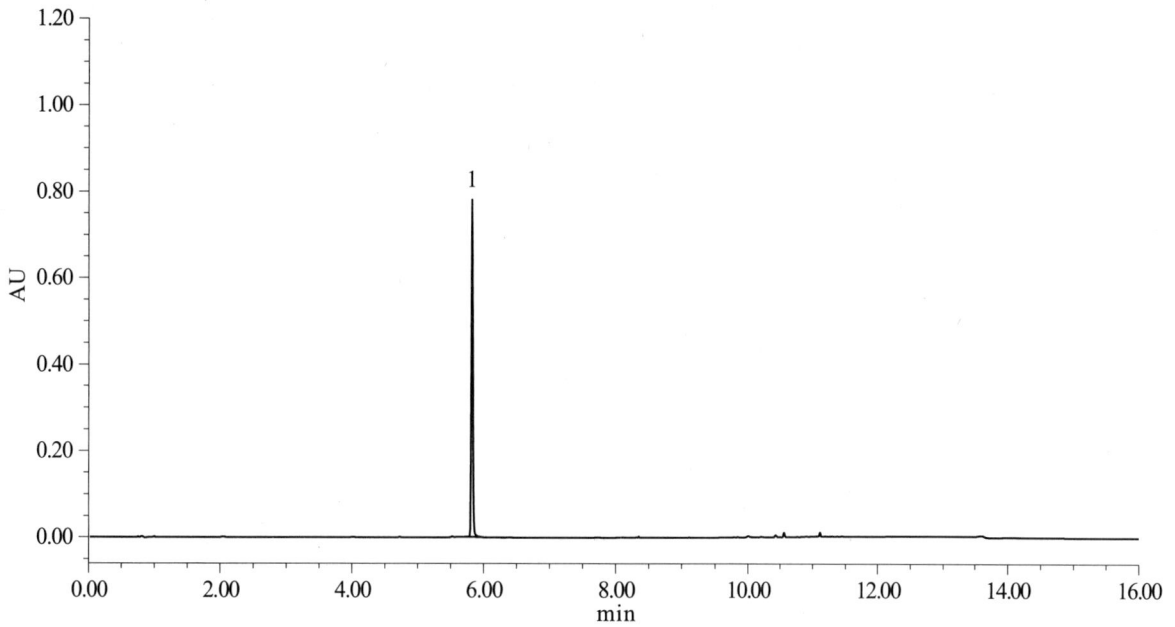

图 79-5　含量测定（芒果苷）对照品 UPLC 色谱图
1．芒果苷

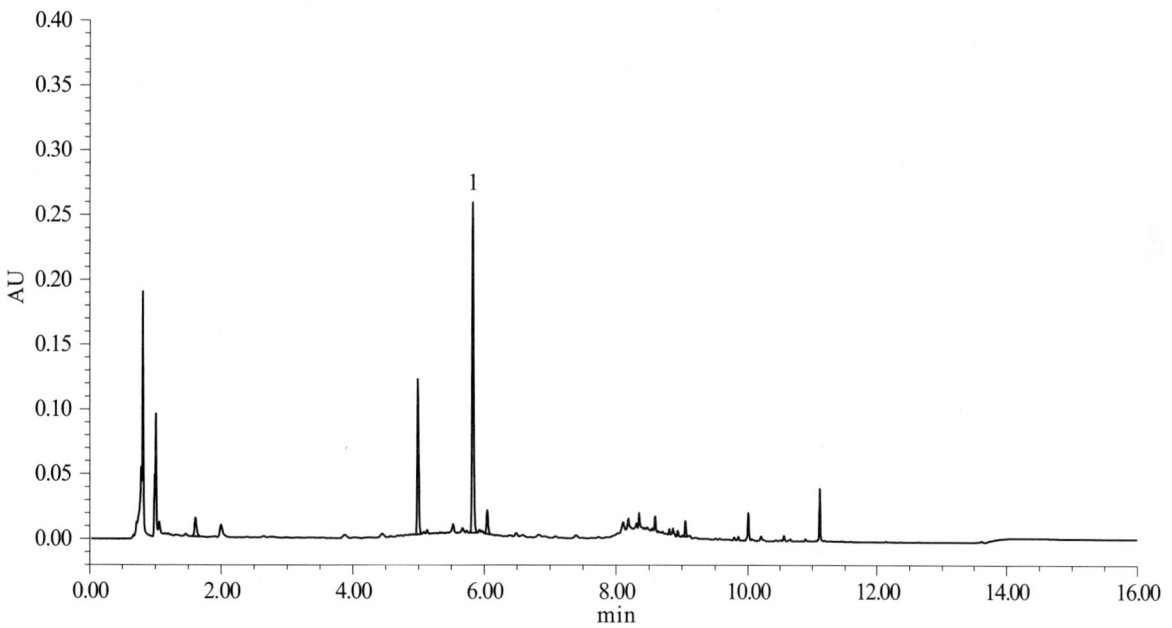

图 79-6　含量测定（芒果苷）供试品 UPLC 色图谱
1．芒果苷

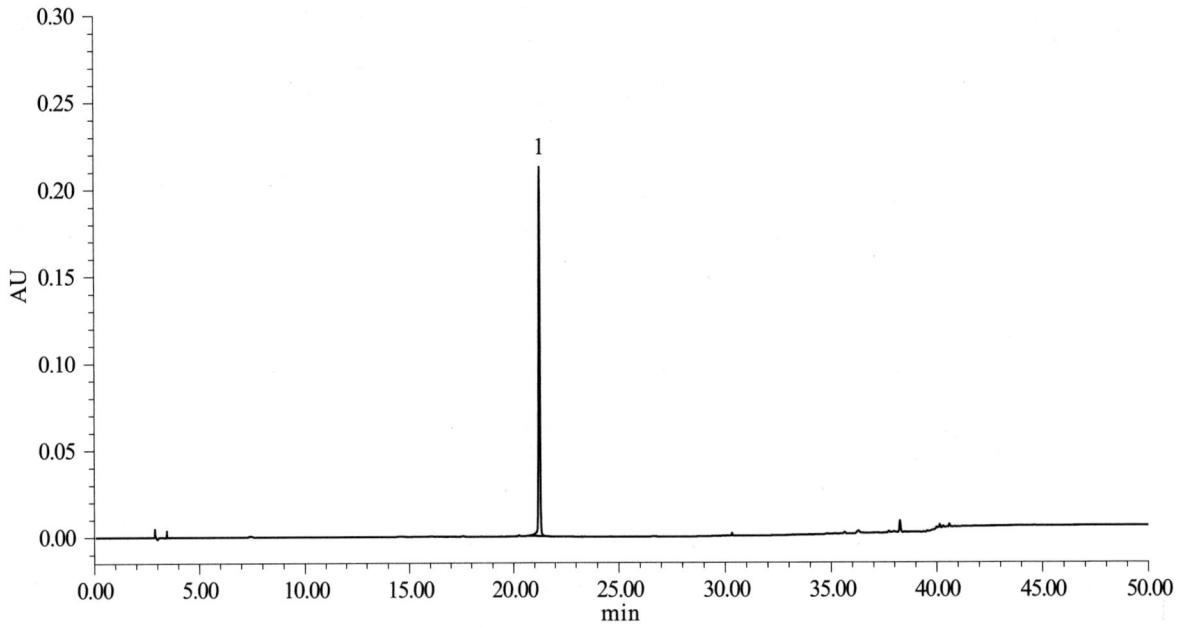

图 79-7 含量测定（芒果苷）对照品 HPLC 色谱图
1. 芒果苷

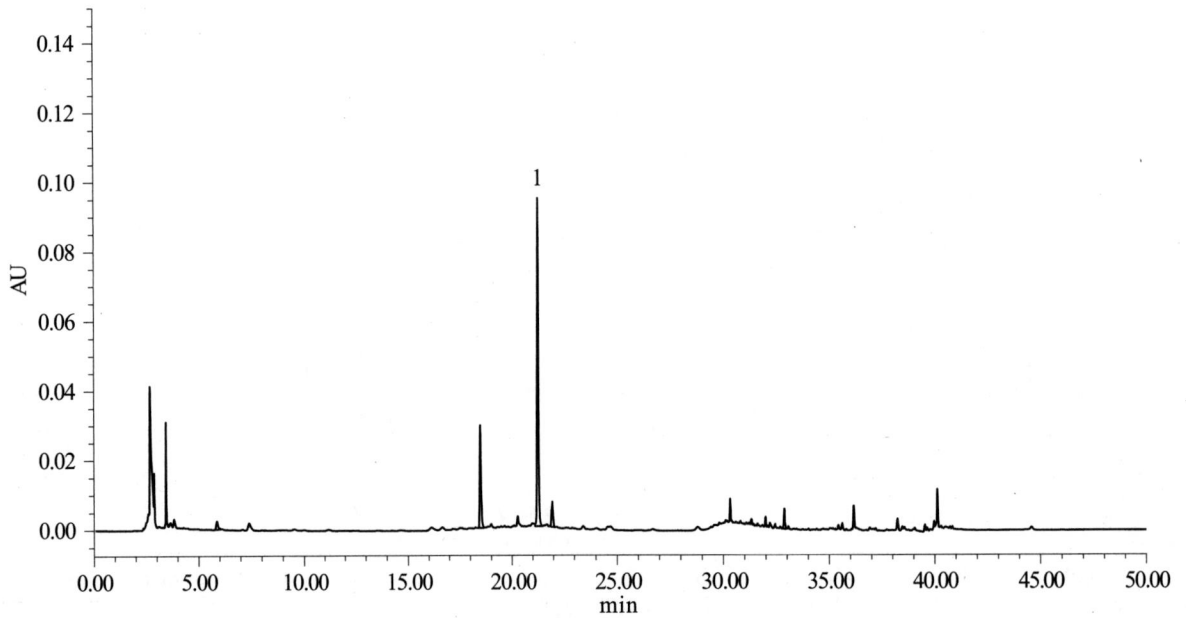

图 79-8 含量测定（芒果苷）供试品 HPLC 色谱图
1. 芒果苷

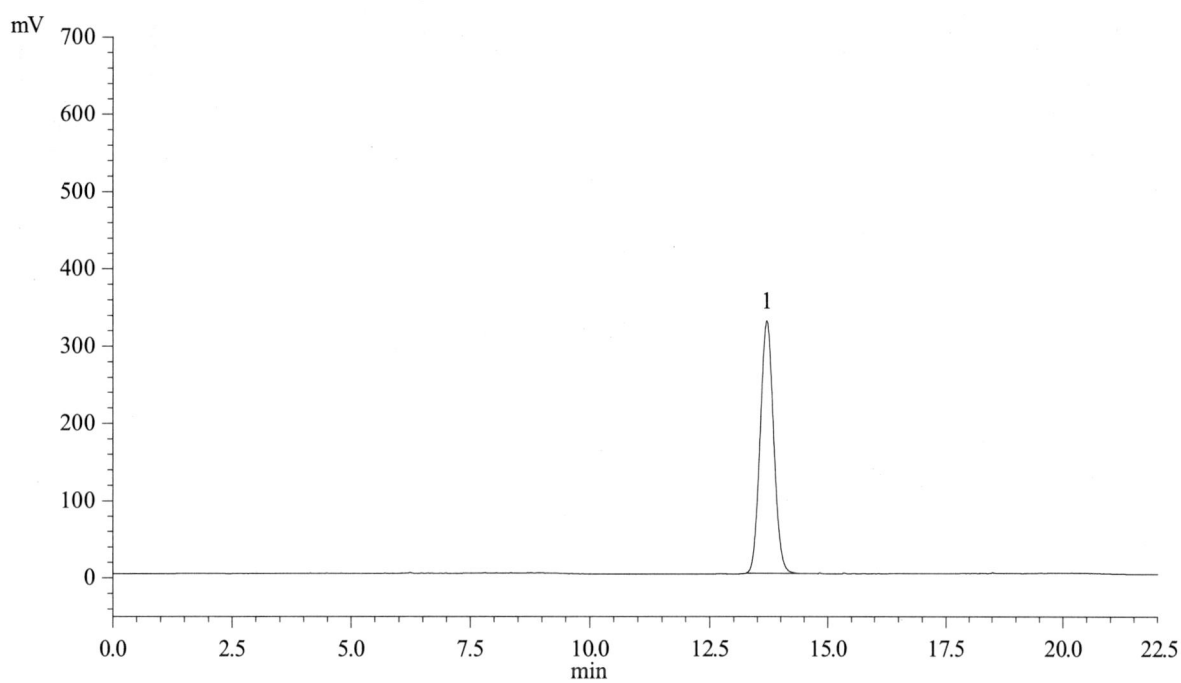

图 79-9　含量测定（知母皂苷 B Ⅱ）对照品 HPLC 色谱图
1．知母皂苷 B Ⅱ

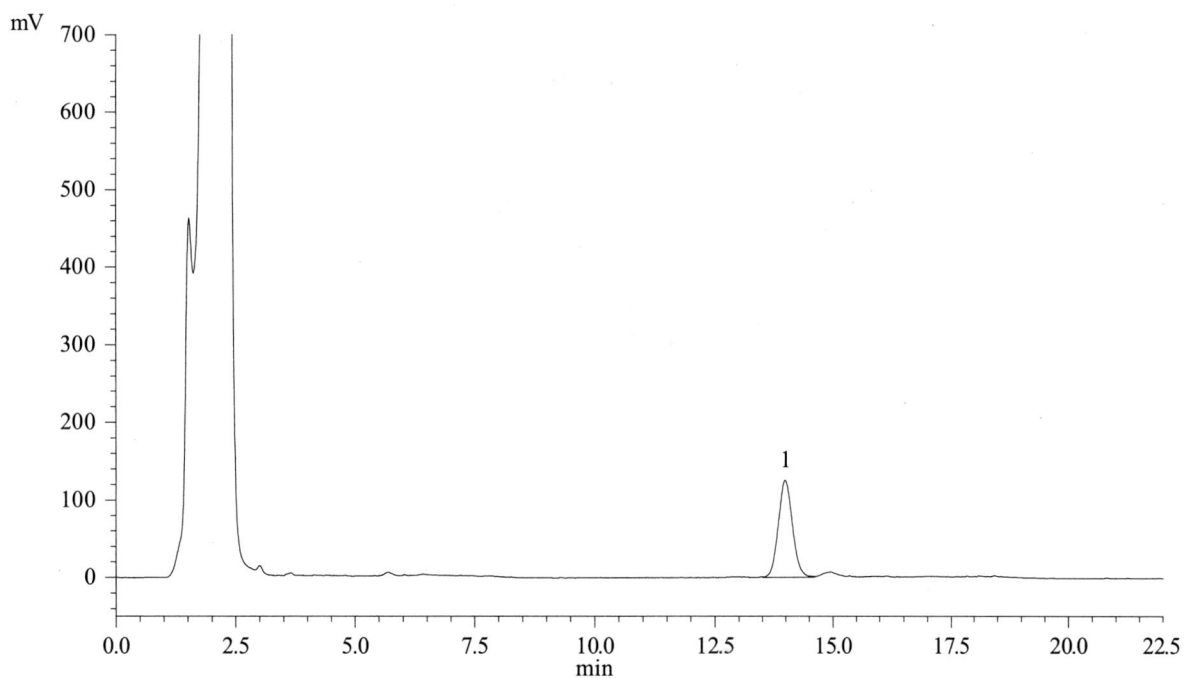

图 79-10　含量测定（知母皂苷 B Ⅱ）供试品 HPLC 色谱图
1．知母皂苷 B Ⅱ

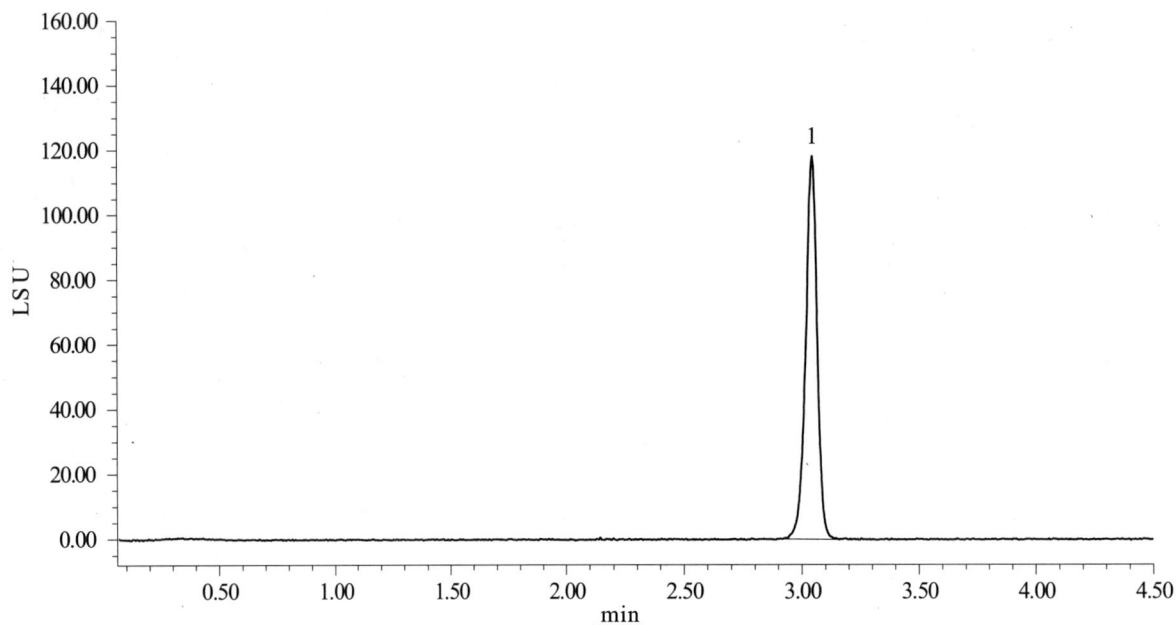

图 79-11　含量测定（知母皂苷 B Ⅱ）对照品 UPLC 色谱图
1. 知母皂苷 B Ⅱ

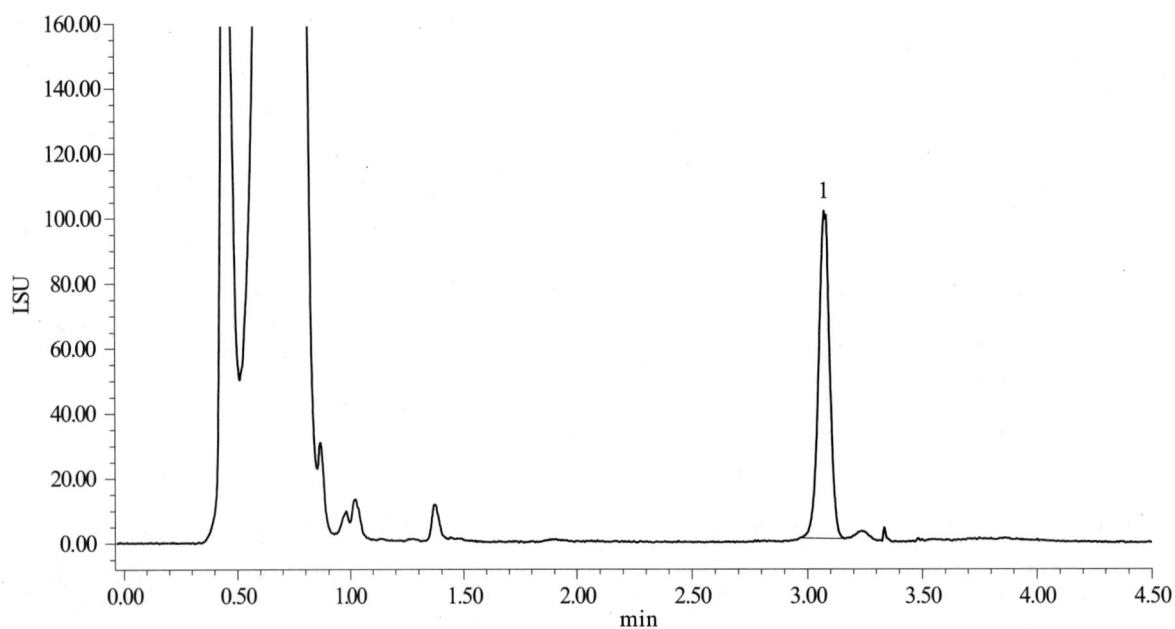

图 79-12　含量测定（知母皂苷 B Ⅱ）供试品 UPLC 色谱图
1. 知母皂苷 B Ⅱ

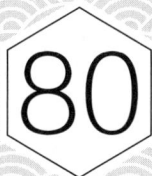

80 栀子配方颗粒
Zhizi Peifangkeli

1 **样品来源** 四川新绿色药业科技发展有限公司。

2 **样品性状** 本品为浅黄色至棕黄色的颗粒;气微,味微酸而苦。

3 **对照药材和对照品来源**

对照药材 栀子(中国食品药品检定研究院,批号:120986-201610)

对 照 品 栀子苷(中国食品药品检定研究院,批号:110749-201718,纯度:97.6%)。

4 **特征图谱**

4.1 溶液的制备

参照物溶液的制备 取栀子对照药材 0.1g,置具塞锥形瓶中,加 50% 乙醇 50ml,超声处理(功率 250W,频率 50kHz)20 分钟,放冷,滤过,取续滤液,作为对照药材参照物溶液。另取栀子苷对照品适量,精密称定,加甲醇制成每 1ml 含 30μg 的溶液,作为对照品参照物溶液。

供试品溶液的制备 取本品适量,研细,取约 0.1g(相当于饮片 0.3g),精密称定,置具塞锥形瓶中,加 50% 乙醇 50ml,密塞,称定重量,超声处理(功率 250W,频率 50kHz)20 分钟,放冷,再称定重量,用 50% 乙醇补足减失的重量,摇匀,滤过,取续滤液,即得。

4.2 色谱条件

方法	HPLC（质量标准方法）	UPLC（方法转换方法）
仪器	Alliance HPLC e2695	ACQUITY UPLC H-Class
仪器配置	PDA，柱温箱	QSM，FTN，PDA，柱温箱
色谱柱	TC C18（2） 4.6mm×250mm，5μm	ACQUITY UPLC HSS T3 2.1mm×100mm，1.8μm
流动相	A：乙腈 B：0.4% 磷酸溶液	A：乙腈 B：0.4% 磷酸溶液

梯度

HPLC:

时间 （分钟）	流动相 A（%）	流动相 B（%）	曲线
0	8	92	初始
10	15	85	6
15	20	80	6
20	25	75	6
40	30	70	6
50	8	92	1

UPLC:

时间 （分钟）	流动相 A（%）	流动相 B（%）	曲线
Before injection volume 317μl			
0.00	8	92	初始
2.38	15	85	6
3.57	20	80	6
4.76	25	75	6
9.53	30	70	6
14.00	8	92	1

方法	HPLC（质量标准方法）	UPLC（方法转换方法）
流速	1.0ml/min	0.35ml/min
检测波长	0～23 分钟 238nm 23～50 分钟 440nm	0～6 分钟 238nm 6～14 分钟 440nm
柱温	30℃	30℃
进样量	10μl	1μl

4.3 结果与分析

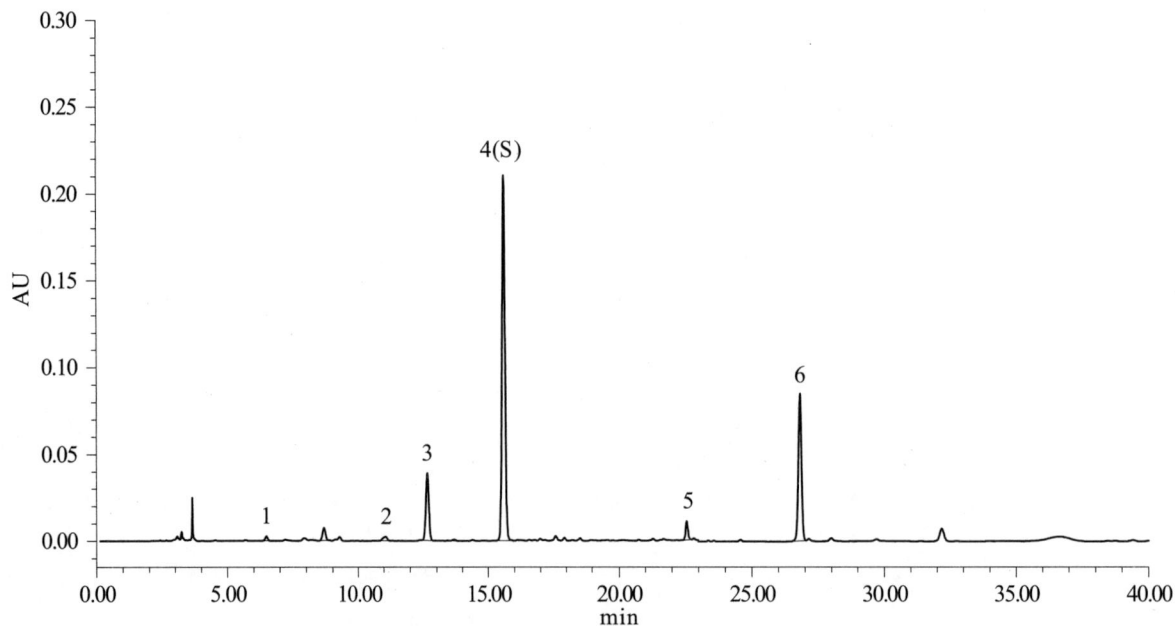

图 80-1　特征图谱对照药材 HPLC 色谱图

表 80-1　特征图谱对照药材 HPLC 特征峰参数列表

组分编号	组分名称	保留时间（min）	理论板数	拖尾因子	相对保留时间	相对保留时间标准规定值限度：±8%
1	—	6.479	20301	1.00	0.416	0.409（0.376～0.442）
2	—	11.057	20999	0.82	0.710	0.704（0.648～0.760）
3	京尼平 -1-β-D- 龙胆双糖苷	12.647	57953	0.99	0.812	0.806（0.742～0.870）
4（S）	栀子苷	15.583	94160	1.03	—	—
5	—	22.558	300976	1.07	1.448	1.455（1.339～1.571）
6	西红花苷 I	26.810	233035	0.99	1.720	1.709（1.572～1.846）

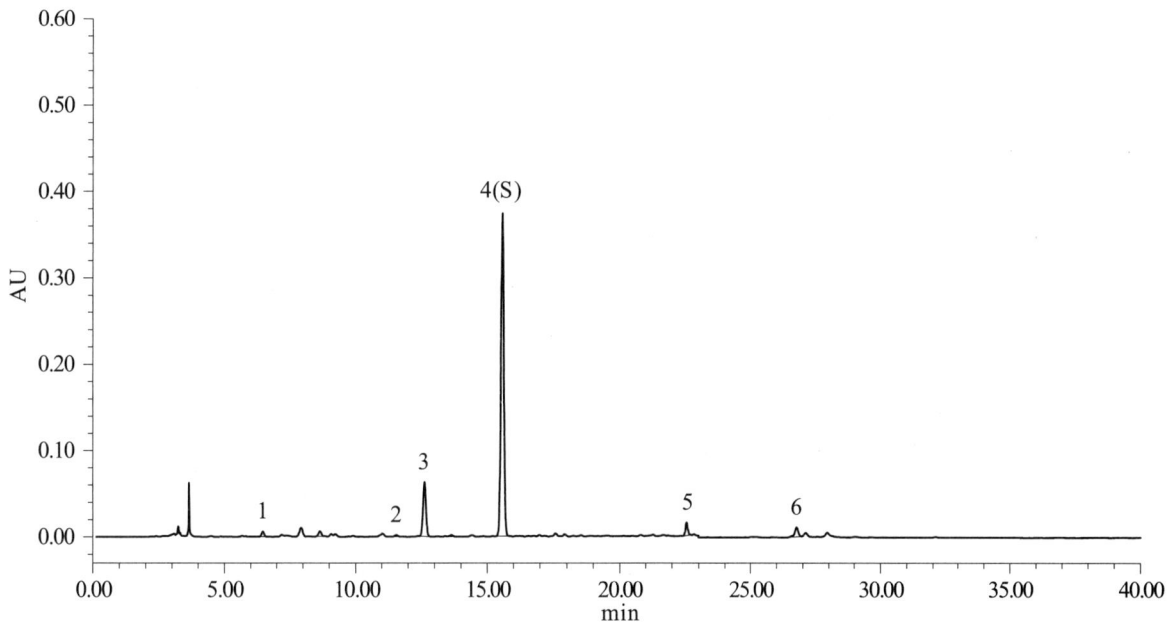

图 80-2　特征图谱供试品 HPLC 色谱图

表 80-2　特征图谱供试品 HPLC 特征峰参数列表

组分编号	组分名称	保留时间（min）	理论板数	拖尾因子	相对保留时间	相对保留时间标准规定值限度：±8%
1	—	6.468	21216	0.99	0.415	0.409（0.376～0.442）
2	—	11.546	38423	1.10	0.742	0.704（0.648～0.760）
3	京尼平 -1-β-D- 龙胆双糖苷	12.623	58558	1.00	0.811	0.806（0.742～0.870）
4（S）	栀子苷	15.571	95565	1.01	—	—
5	—	22.547	303604	1.13	1.448	1.455（1.339～1.571）
6	西红花苷 I	26.765	203012	0.79	1.719	1.709（1.572～1.846）

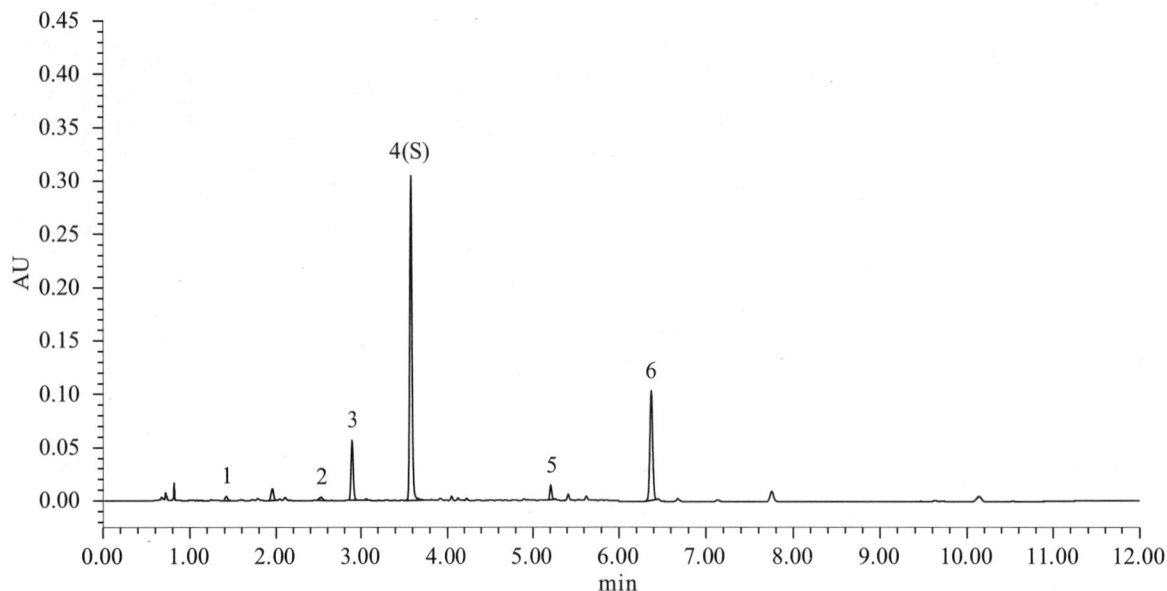

图 80-3　特征图谱对照药材 UPLC 色谱图

表 80-3　特征图谱对照药材 UPLC 特征峰参数列表

组分编号	组分名称	保留时间（min）	理论板数	拖尾因子	相对保留时间	相对保留时间标准规定值限度：±8%
1	—	1.421	12655	1.01	0.397	0.409（0.376～0.442）
2	—	2.529	10179	1.06	0.707	0.704（0.648～0.760）
3	京尼平 -1-β-D- 龙胆双糖苷	2.892	55685	1.09	0.808	0.806（0.742～0.870）
4（S）	栀子苷	3.579	93795	1.12	—	—
5	—	5.208	247343	1.09	1.455	1.455（1.339～1.571）
6	西红花苷Ⅰ	6.367	181216	1.05	1.779	1.709（1.572～1.846）

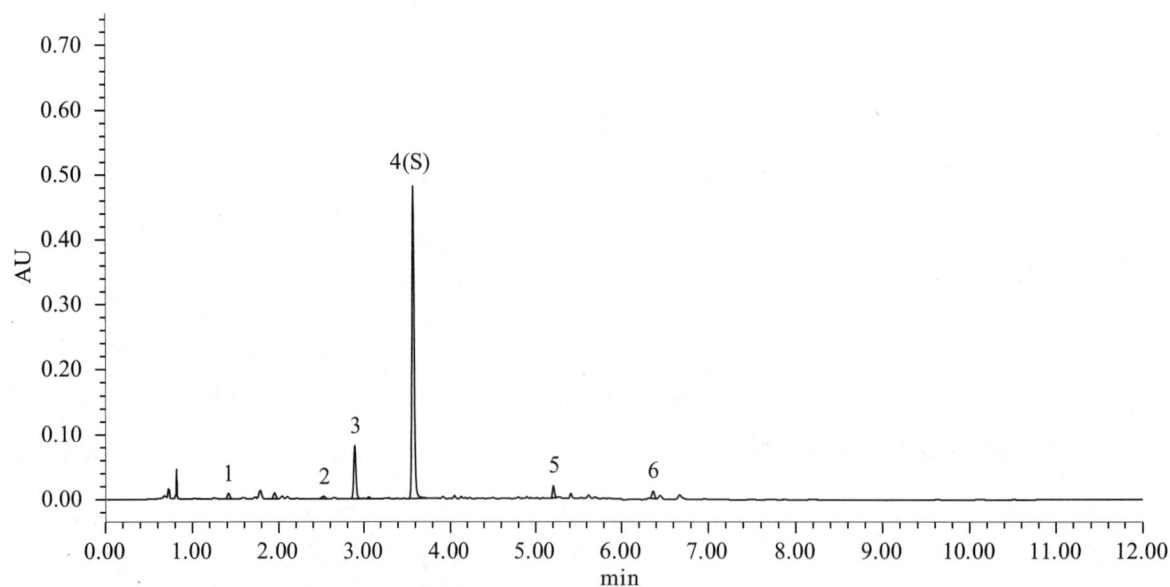

图 80-4　特征图谱供试品 UPLC 色谱图

表 80-4　特征图谱供试品 UPLC 特征峰参数列表

组分编号	组分名称	保留时间（min）	理论板数	拖尾因子	相对保留时间	相对保留时间标准规定值限度：±8%
1	—	1.419	12721	0.98	0.397	0.409（0.376～0.442）
2	—	2.526	12758	1.03	0.707	0.704（0.648～0.760）
3	京尼平 -1-β-D- 龙胆双糖苷	2.889	55470	1.08	0.808	0.806（0.742～0.870）
4（S）	栀子苷	3.574	92511	1.12	—	—
5	—	5.207	240232	1.10	1.457	1.455（1.339～1.571）
6	西红花苷 Ⅰ	6.360	188378	1.10	1.779	1.709（1.572～1.846）

5 含量测定

5.1 溶液的制备　同特征图谱。

5.2 色谱条件

方法	HPLC（质量标准方法）	UPLC（方法转换方法）
仪器	Alliance HPLC e2695	ACQUITY UPLC H-Class
仪器配置	PDA，柱温箱	QSM，FTN，PDA，柱温箱
色谱柱	XSelect HSS C18 4.6mm×250mm，5μm	ACQUITY UPLC HSS T3 2.1mm×100mm，1.8μm
流动相	A：乙腈 B：水	A：乙腈 B：水
等度	<table><tr><td>时间（分钟）</td><td>流动相A（%）</td><td>流动相B（%）</td><td>曲线</td></tr><tr><td>0</td><td>15</td><td>85</td><td>初始</td></tr><tr><td>15</td><td>15</td><td>85</td><td>6</td></tr></table>	<table><tr><td>时间（分钟）</td><td>流动相A（%）</td><td>流动相B（%）</td><td>曲线</td></tr><tr><td>0</td><td>15</td><td>85</td><td>初始</td></tr><tr><td>5</td><td>15</td><td>85</td><td>6</td></tr></table>
流速	1.0ml/min	0.35ml/min
检测波长	238nm	238nm
柱温	30℃	30℃
进样量	10μl	1μl

5.3 结果与分析

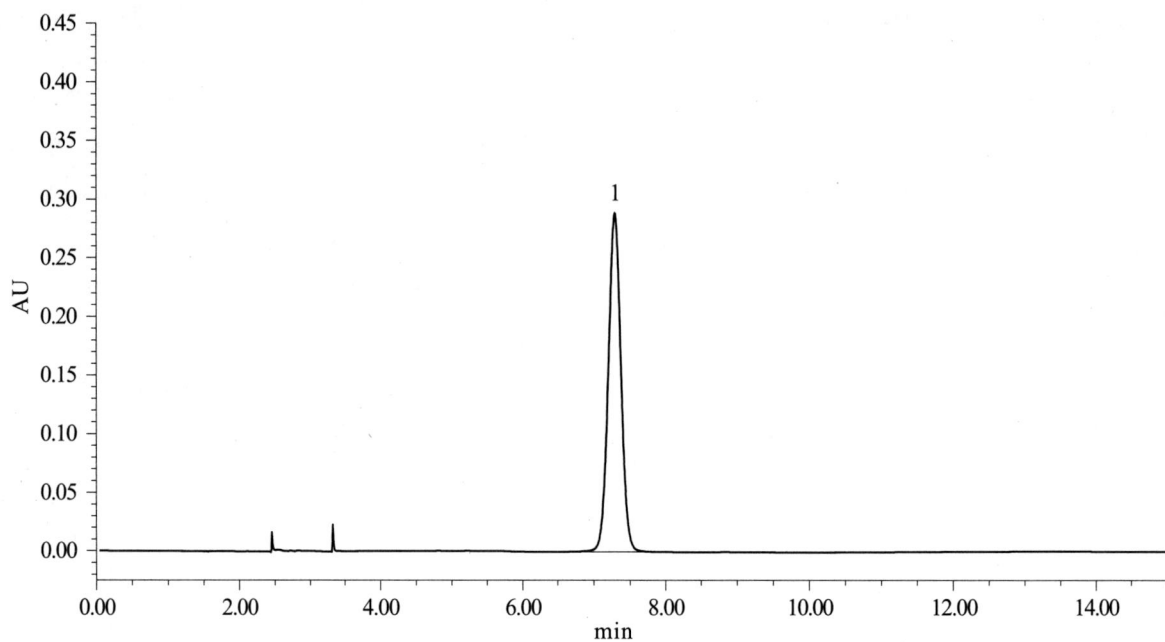

图 80-5　含量测定对照品 HPLC 色谱图
1. 栀子苷

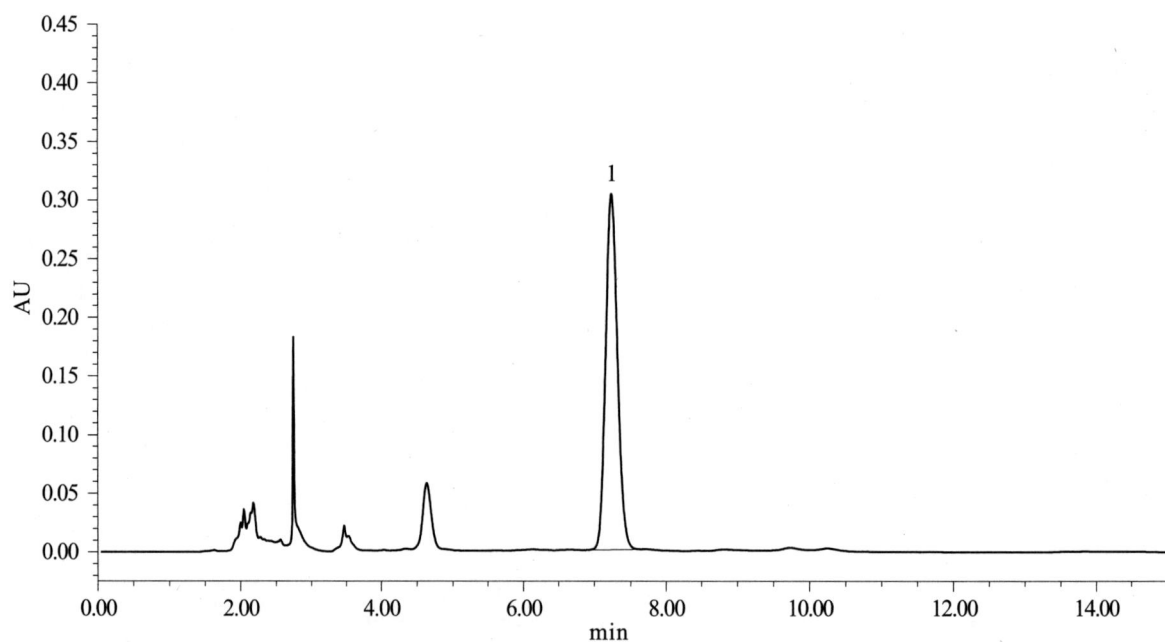

图 80-6　含量测定供试品 HPLC 色谱图
1: 栀子苷

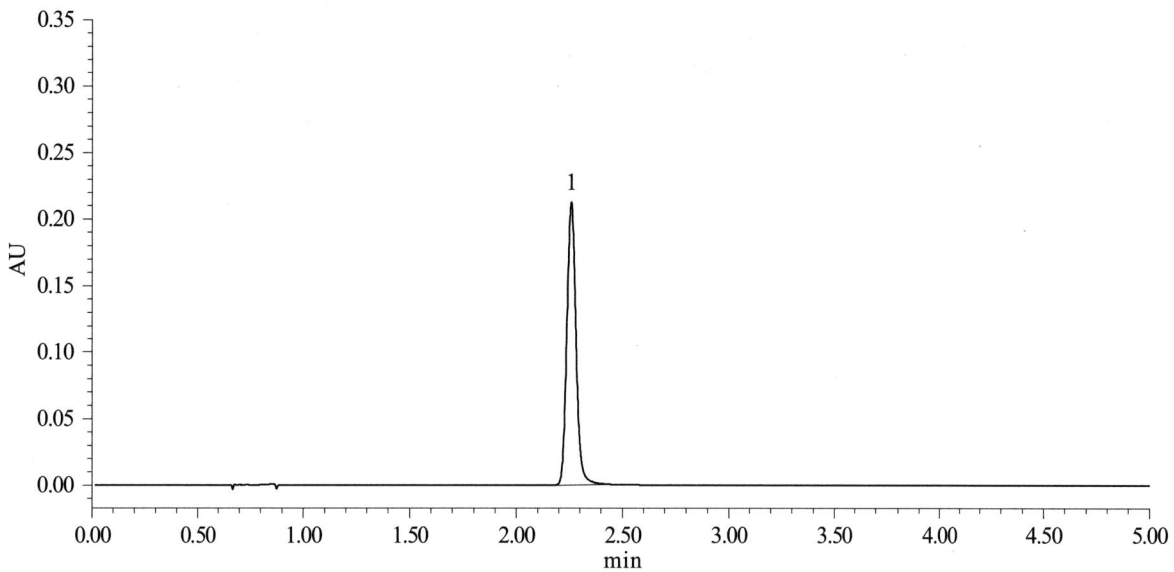

图 80-7　含量测定对照品 UPLC 色谱图
1. 栀子苷

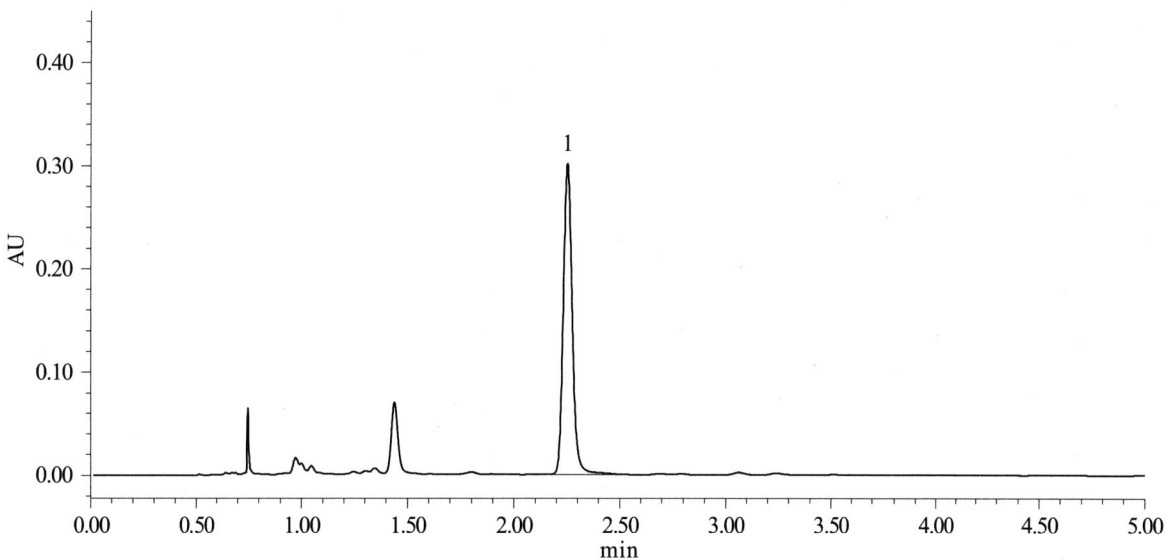

图 80-8　含量测定供试品 UPLC 色谱图
1. 栀子苷

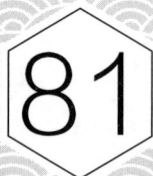

枳壳配方颗粒

Zhiqiao Peifangkeli

① **样品来源** 广东一方制药有限公司。

② **样品性状** 本品为浅棕色至深棕色的颗粒；气微香，味苦、微酸。

③ **对照药材和对照品来源**

对照药材 枳壳（中国食品药品检定研究院，批号：120981-201104）。

对 照 品 1.柚皮苷；2.新橙皮苷；3.川陈皮素；4.橘皮素（中国食品药品检定研究院，1.批号：110722-201714，纯度：93.4%；2.批号：111857-201703，纯度：99.2%；3.批号：112055-202001，纯度：99.6%；4.批号：112054-202001，纯度：99.8%）。

④ **特征图谱**

4.1 溶液的制备

参照物溶液的制备 取枳壳对照药材0.1g，置具塞锥形瓶中，加甲醇50ml，加热回流1.5小时，放冷，摇匀，滤过，取续滤液，作为对照药材参照物溶液。另取柚皮苷对照品、新橙皮苷对照品、川陈皮素对照品、橘皮素对照品适量，精密称定，加甲醇制成每1ml各含80μg的混合溶液，作为对照品参照物溶液。

供试品溶液的制备 取本品适量，研细，取约0.1g（相当于饮片0.35g），精密称定，置具塞锥形瓶中，精密加入甲醇100ml，密塞，称定重量，超声处理（功率250W，频率40kHz）30分钟，取出，放冷，再称定重量，用甲醇补足减失的重量，摇匀，滤过，取续滤液，即得。

4.2 色谱条件

方法	UPLC（质量标准方法）			
仪器	ACQUITY UPLC H-Class			
仪器配置	QSM，FTN，PDA，柱温箱			
色谱柱	ZORBAX SB-C18 2.1mm×100mm，1.8μm			
流动相	A：乙腈 B：0.05%磷酸溶液			
梯度	时间 （分钟）	流动相 A（%）	流动相 B（%）	曲线
	0	15	85	初始
	7	25	75	6
	8	40	60	6
	10	45	55	6
	13	60	40	6
	15	15	85	6
	20	15	85	6
流速	0.4ml/min			
检测波长	320nm			
柱温	30℃			
进样量	1μl			

4.3 结果与分析

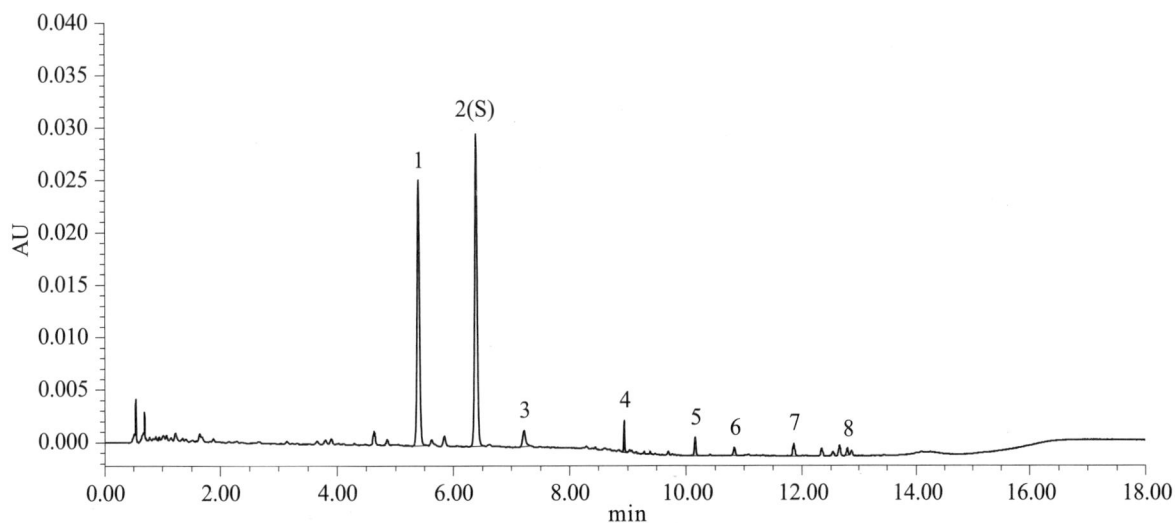

图 81-1　特征图谱对照药材 UPLC 色谱图

表 81-1 特征图谱对照药材 UPLC 特征峰参数列表

组分编号	组分名称	保留时间（min）	理论板数	拖尾因子	相对保留时间	相对保留时间标准规定值 限度：±10%
1	柚皮苷	5.398	83244	1.00	—	—
2（S）	新橙皮苷	6.391	111221	0.99	—	—
3	—	7.214	104242	1.21	1.13	1.13（1.02~1.24）
4	—	8.942	1841065	1.02	1.40	1.46（1.31~1.61）
5	—	10.16	848879	1.04	1.59	1.65（1.48~1.82）
6	—	10.824	465973	1.10	1.69	1.77（1.59~1.95）
7	川陈皮素	11.855	593168	1.13	—	—
8	橘皮素	12.794	715873	0.90	—	—

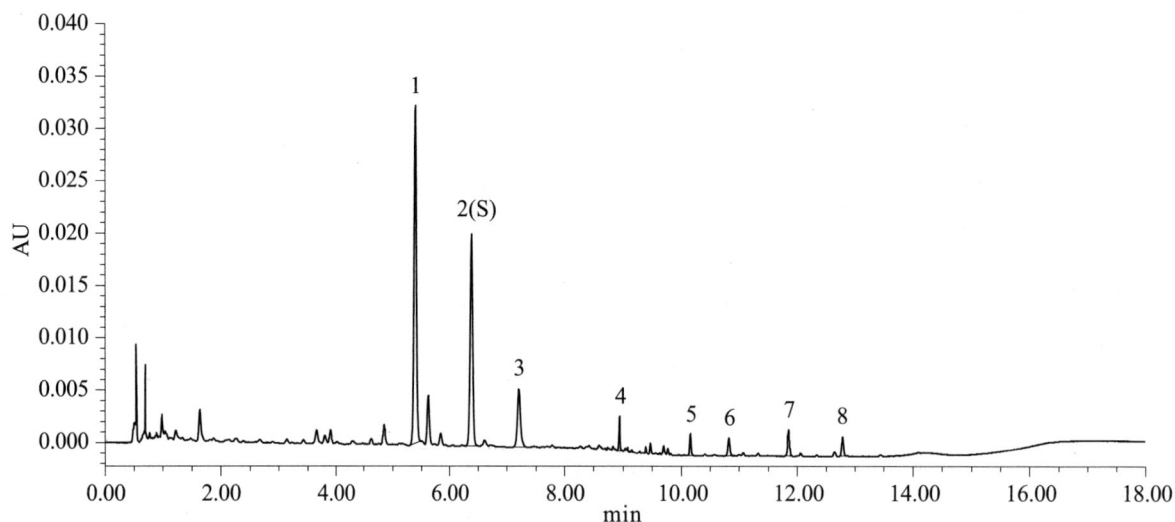

图 81-2 特征图谱供试品 UPLC 色谱图

表 81-2 特征图谱供试品 UPLC 特征峰参数列表

组分编号	组分名称	保留时间（min）	理论板数	拖尾因子	相对保留时间	相对保留时间标准规定值 限度：±10%	相对峰面积	相对峰面积标准规定范围
1	柚皮苷	5.393	83617	0.99	—	—	—	—
2（S）	新橙皮苷	6.387	99344	0.95	—	—	—	—
3	—	7.205	97216	1.15	1.13	1.13（1.02~1.24）	—	—
4	—	8.939	1586017	0.90	1.40	1.46（1.31~1.61）	—	—
5	—	10.159	841569	1.09	1.59	1.65（1.48~1.82）	—	—
6	—	10.821	467597	0.94	1.69	1.77（1.59~1.95）	—	—
7	川陈皮素	11.848	590543	1.03	—	—	0.09	≥0.05
8	橘皮素	12.787	677295	0.94	—	—	0.07	≥0.05

5 **含量测定**

5.1 溶液的制备

对照品溶液的制备 取柚皮苷对照品、新橙皮苷对照品适量，精密称定，加甲醇制成每1ml各含80μg的混合溶液，即得。

供试品溶液的制备 同特征图谱。

5.2 色谱条件 检测波长283nm，其他同特征图谱。

5.3 结果与分析

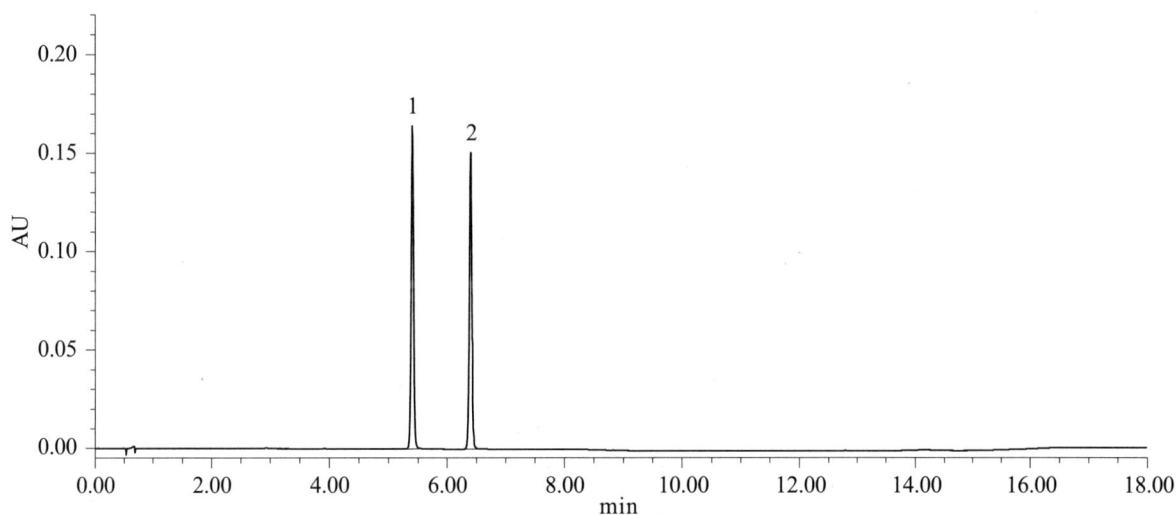

图 81-3 含量测定对照品 UPLC 色谱图
1. 柚皮苷；2. 新橙皮苷

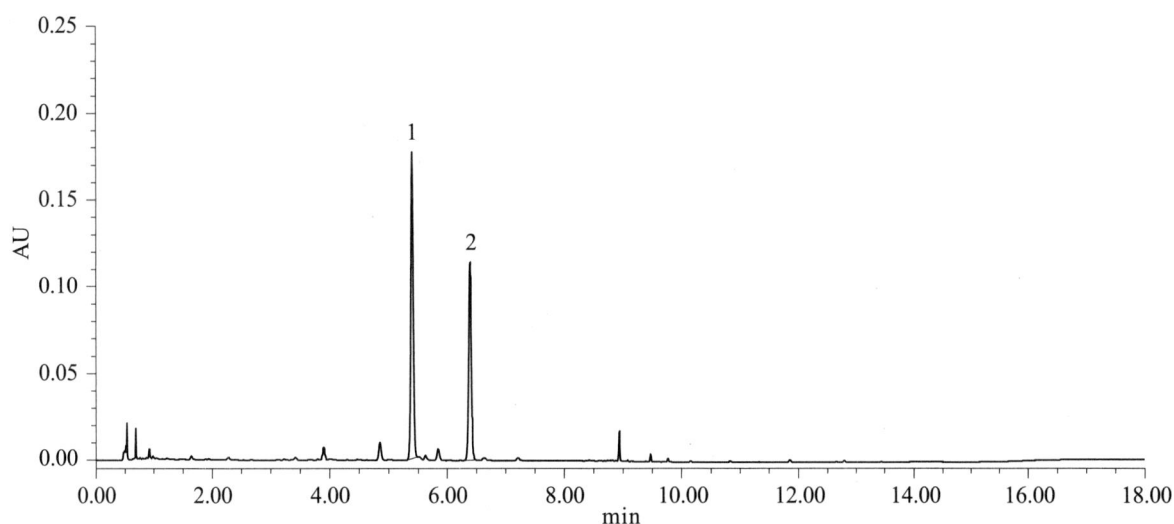

图 81-4 含量测定供试品 UPLC 色谱图
1. 柚皮苷；2. 新橙皮苷

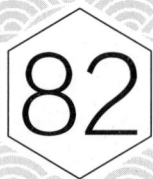

82 制何首乌配方颗粒
Zhiheshouwu Peifangkeli

1 样品来源 北京康仁堂药业有限公司。

2 样品性状 本品为黄色至棕黄色颗粒；气微，味微甘而苦涩。

3 对照药材和对照品来源

对照药材 制何首乌（中国食品药品检定研究院，批号：121454-201405）。

对 照 品 1. 2,3,5,4′- 四羟基二苯乙烯 -2-*O*-*β*-D- 葡萄糖苷（二苯乙烯苷）；2. 大黄素；3. 没食子酸（中国食品药品检定研究院，1. 批号：110844-201814，纯度：91.0%；2. 批号：110756-201512，纯度：98.7%；3. 批号：110831-201906，纯度：91.5%）。

4 特征图谱

4.1 溶液的制备

参照物溶液的制备 取制何首乌对照药材 1.0g，置锥形瓶中，加水 25ml，加热回流 60 分钟，取出，放冷，滤过，滤液蒸干，残渣加 70% 甲醇 25ml，超声处理（功率 250W，频率 40kHz）20 分钟，取出，放冷，摇匀，滤过，取续滤液，作为对照药材参照物溶液。另取没食子酸对照品、2,3,5,4′- 四羟基二苯乙烯 -2-*O*-*β*-D- 葡萄糖苷对照品、大黄素对照品适量，精密称定，加 70% 甲醇制成每 1ml 含没食子酸 20μg、2,3,5,4′- 四羟基二苯乙烯 -2-*O*-*β*-D- 葡萄糖苷 200μg、大黄素 40μg 的混合溶液，作为对照品参照物溶液。

供试品溶液的制备 取本品适量，研细，取约 0.2g（相当于饮片 0.8g），精密称定，置具塞锥形瓶中，精密加入 70% 甲醇 25ml，密塞，称定重量，超声处理（功率 250W，频率 40kHz）20 分钟，放冷，再称定重量，用 70% 甲醇补足减失的重量，摇匀，滤过，取续滤液，即得。

4.2 色谱条件

方法	UPLC（质量标准方法）
仪器	ACQUITY UPLC H-Class
仪器配置	QSM，FTN，PDA，柱温箱
色谱柱	ACQUITY UPLC BEH C18 2.1mm×100mm，1.7μm
流动相	A：乙腈 B：0.1%磷酸溶液

时间 （分钟）	流动相 A（%）	流动相 B（%）	曲线
0.0	5	95	初始
2.0	15	85	6
6.0	25	75	6
9.0	30	70	6
15.0	95	5	6
15.1	5	95	6
25.0	5	95	6

流速	0.4ml/min
检测波长	254nm
柱温	35℃
进样量	1μl

4.3 结果与分析

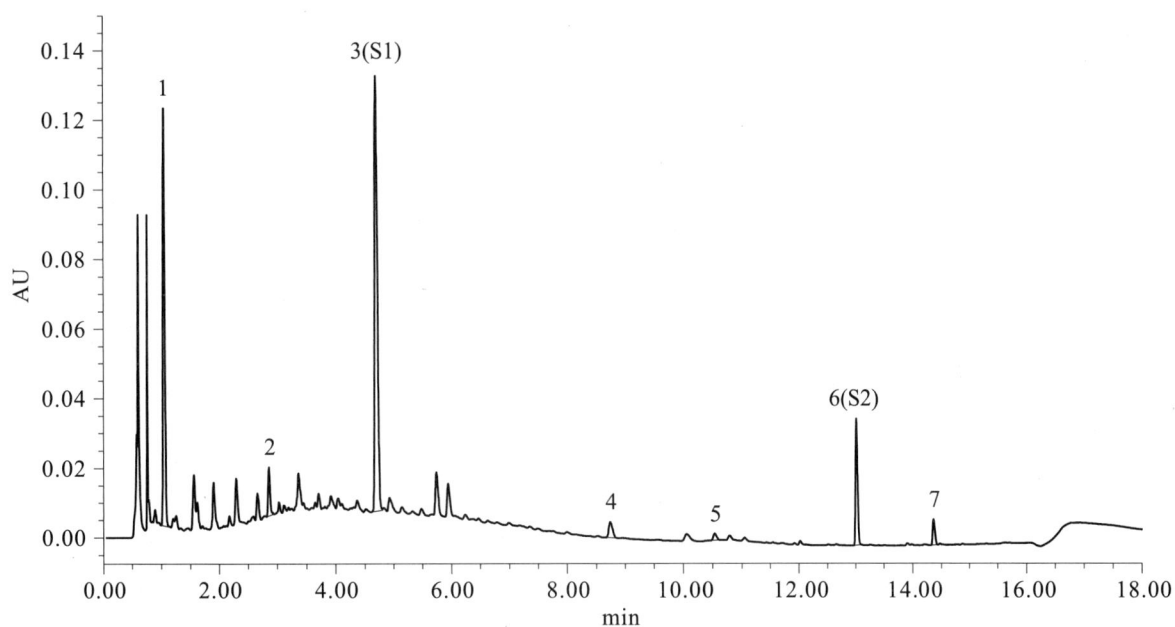

图 82-1　特征图谱对照药材 UPLC 色谱图

表 82-1　特征图谱对照药材 UPLC 特征峰参数列表

组分编号	组分名称	保留时间（min）	理论板数	拖尾因子	相对保留时间	相对保留时间标准规定值限度：±10%
1	没食子酸	1.049	4894	1.20	—	—
2	—	2.856	32032	1.39	0.61	0.61（0.55～0.67）
3（S1）	二苯乙烯苷	4.696	40910	1.41	—	—
4		8.741	75863	1.31	0.67	0.67（0.60～0.74）
5		10.533	157903	1.18	0.81	0.81（0.73～0.89）
6（S2）	大黄素	13.011	495879	1.34	—	—
7	大黄素甲醚	14.360	551753	1.35	1.10	1.10（0.99～1.21）

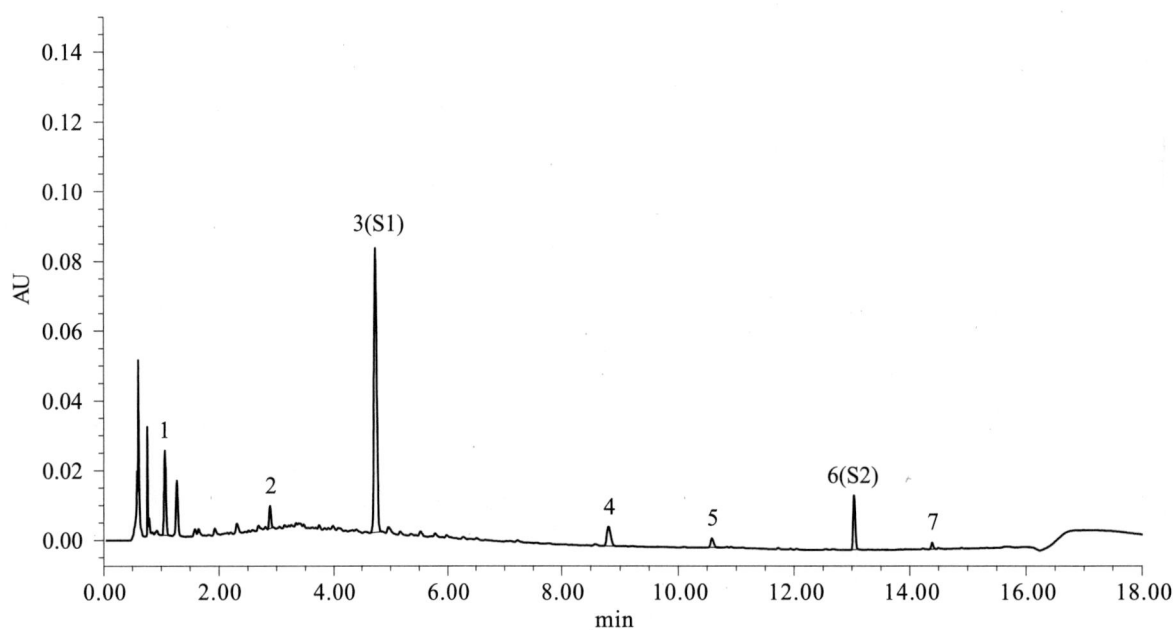

图 82-2　特征图谱供试品 UPLC 色谱图

表 82-2　特征图谱供试品 UPLC 特征峰参数列表

组分编号	组分名称	保留时间（min）	理论板数	拖尾因子	相对保留时间	相对保留时间标准规定值限度：±10%
1	没食子酸	1.066	4849	1.20	—	—
2	—	2.884	35053	1.17	0.61	0.61（0.55～0.67）
3（S1）	二苯乙烯苷	4.734	43380	1.28	—	—
4	—	8.801	81748	1.23	0.68	0.67（0.60～0.74）
5	—	10.582	194685	1.17	0.81	0.81（0.73～0.89）

组分编号	组分名称	保留时间（min）	理论板数	拖尾因子	相对保留时间	相对保留时间标准规定值限度：±10%
6（S2）	大黄素	13.034	579750	1.22	—	—
7	大黄素甲醚	14.386	676882	1.16	1.10	1.10（0.99~1.21）

⑤ 含量测定

5.1 溶液的制备

5.1.1 二苯乙烯苷

对照品溶液的制备 取 2,3,5,4'- 四羟基二苯乙烯 -2-O-β-D- 葡萄糖苷对照品适量，精密称定，加稀乙醇制成每 1ml 含 0.2mg 的溶液，即得。

供试品溶液的制备 同特征图谱。

5.1.2 大黄素

对照品溶液的制备 取大黄素对照品适量，精密称定，加甲醇制成每1ml含大黄素5μg的溶液，即得。

供试品溶液的制备 同特征图谱。

5.2 色谱条件

5.2.1 二苯乙烯苷 检测波长为320nm，其他同特征图谱。

5.2.2 大黄素 同特征图谱。

5.3 结果与分析

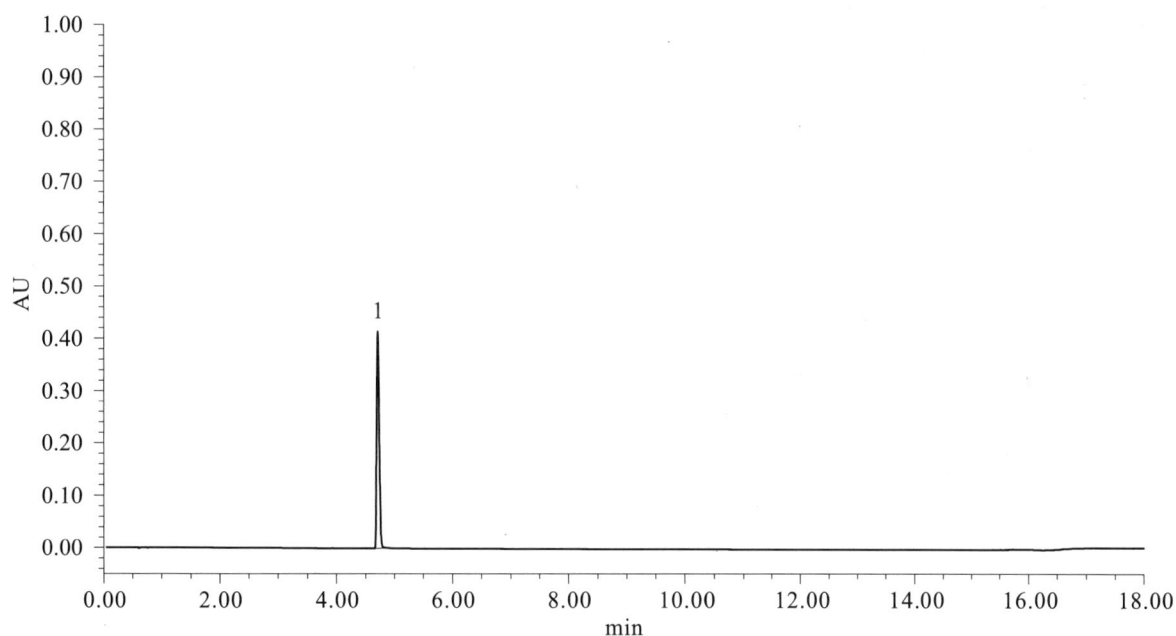

图 82-3　含量测定（二苯乙烯苷）对照品 UPLC 色谱图
1. 二苯乙烯苷

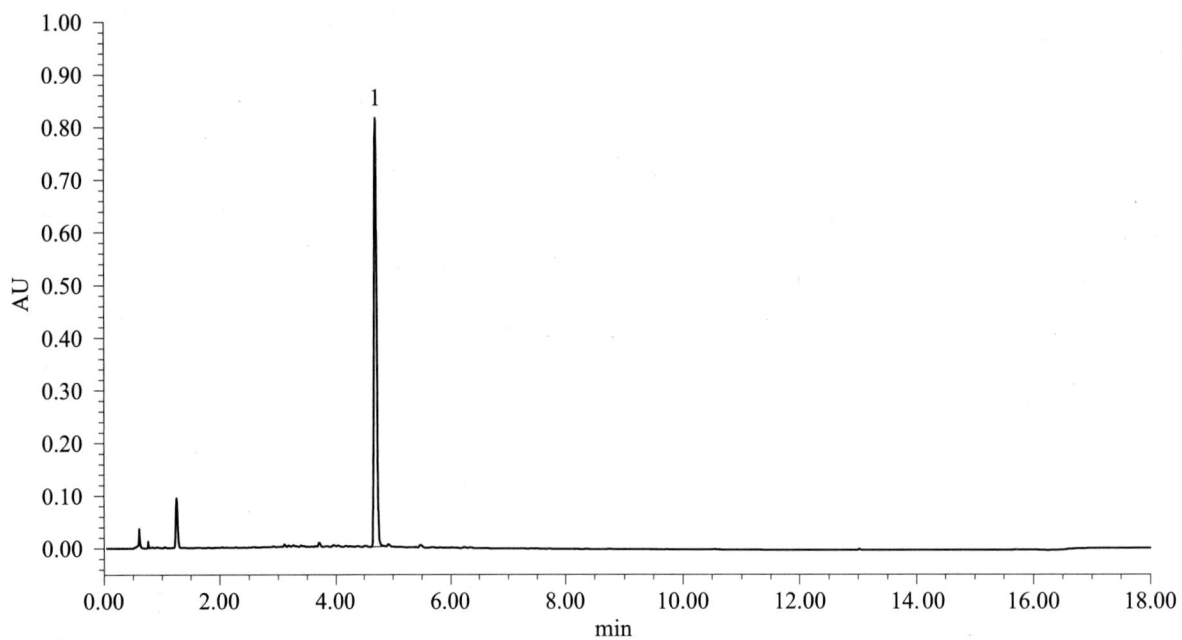

图 82-4　含量测定（二苯乙烯苷）供试品 UPLC 色谱图
1. 二苯乙烯苷

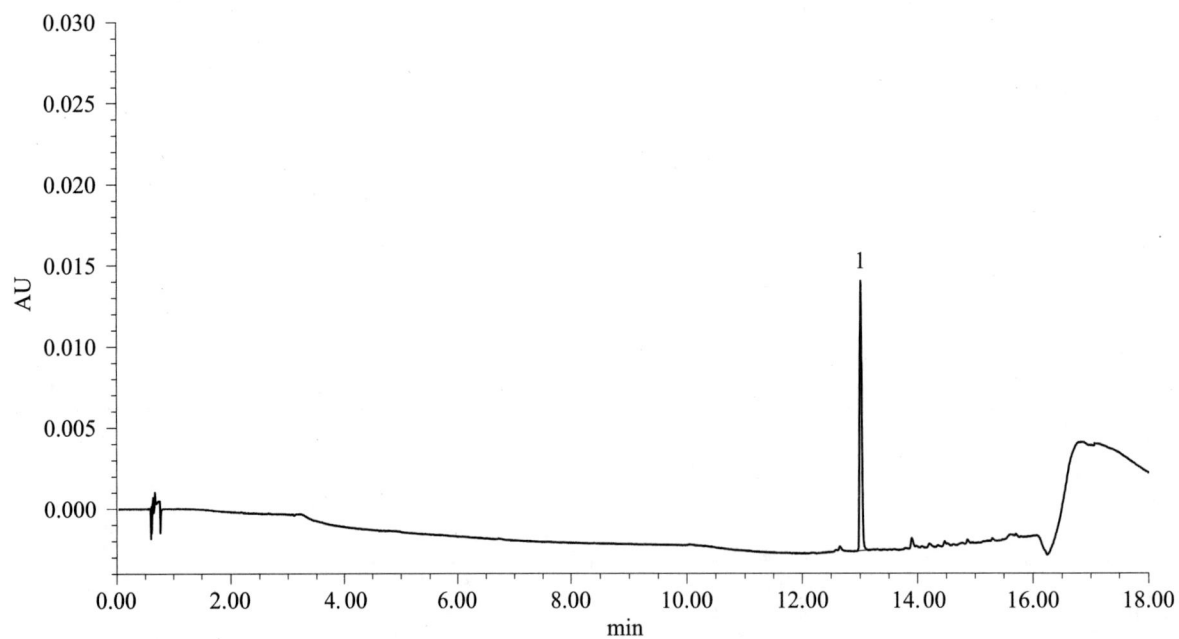

图 82-5　含量测定（大黄素）对照品 UPLC 色谱图
1. 大黄素

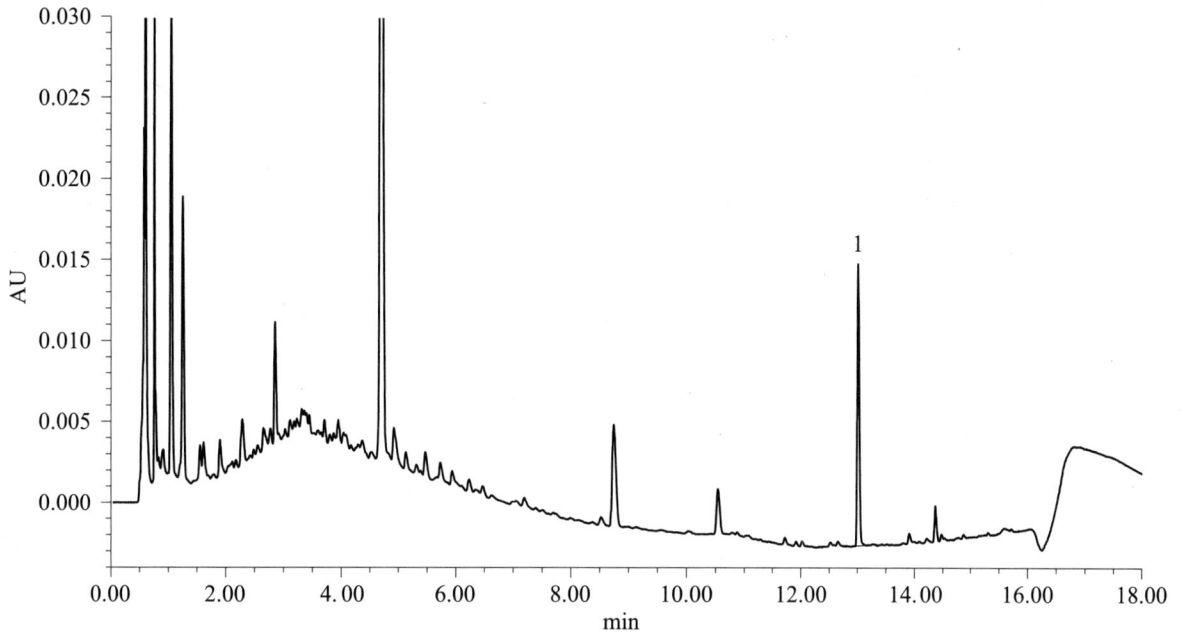

图 82-6 含量测定（大黄素）供试品 UPLC 色谱图
1. 大黄素

83 炙甘草（甘草）配方颗粒
Zhigancao（Gancao）Peifangkeli

1 样品来源 北京康仁堂药业有限公司。

2 样品性状 本品为黄色至黄棕色的颗粒；气微，味甜而特殊。

3 对照药材和对照品来源

对照药材 甘草（甘草）（中国食品药品检定研究院，批号：120904-201620）。

对 照 品 1.甘草苷；2.甘草酸铵；3.甘草素（中国食品药品检定研究院，1.批号：111610-201607，纯度：93.1%；2.批号：110731-201720，纯度：97.7%。北京世纪奥科生物技术有限公司，3.批号：180810，纯度≥98%）。

4 特征图谱

4.1 溶液的制备

参照物溶液的制备 取甘草（甘草）对照药材0.5g，置具塞锥形瓶中，加水25ml，煮沸1小时，滤过，滤液蒸干，残渣加70%乙醇25ml，同供试品溶液制备方法制备，作为对照药材参照物溶液。另取甘草苷对照品、甘草酸铵对照品、甘草素对照品适量，精密称定，分别加70%乙醇制成每1ml含甘草苷20μg、甘草酸铵0.2mg、甘草素14μg的溶液，作为对照品参照物溶液（甘草酸重量=甘草酸铵重量÷1.0207）。

供试品溶液的制备 取本品适量，研细，取约0.2g（相当于饮片0.4g），精密称定，置具塞锥形瓶中，精密加入70%乙醇25ml，密塞，称定重量，超声处理（功率250W，频率40kHz）20分钟，取出，放冷，再称定重量，用70%乙醇补足减失的重量，摇匀，滤过，取续滤液，即得。

4.2 色谱条件

方法	UPLC（质量标准方法）	HPLC（方法转换方法）
仪器	ACQUITY UPLC H-Class	Alliance HPLC e2695
仪器配置	QSM，FTN，PDA，柱温箱	PDA，柱温箱
色谱柱	CORTECS UPLC C18 2.1mm×100mm，1.6μm	XSelect HSS C18 4.6mm×250mm，5μm
流动相	A：乙腈 B：0.05% 甲酸溶液	A：乙腈 B：0.05% 甲酸溶液

梯度：

UPLC（质量标准方法）

时间 （分钟）	流动相 A（%）	流动相 B（%）	曲线
0.0	19	81	初始
1.7	22	78	6
3.8	30	70	6
6.6	66	34	6
7.6	19	81	6
15.0	19	81	6

HPLC（方法转换方法）

时间 （分钟）	流动相 A（%）	流动相 B（%）	曲线
0.0	19	81	初始
4.7	19	81	6
14.9	22	78	6
27.5	30	70	6
50.0	45	55	6
53.0	66	34	6
65.0	19	81	1

方法	UPLC（质量标准方法）	HPLC（方法转换方法）
流速	0.4ml/min	0.8ml/min
检测波长	237nm	237nm
柱温	35℃	35℃
进样量	1μl	10μl

4.3 结果与分析

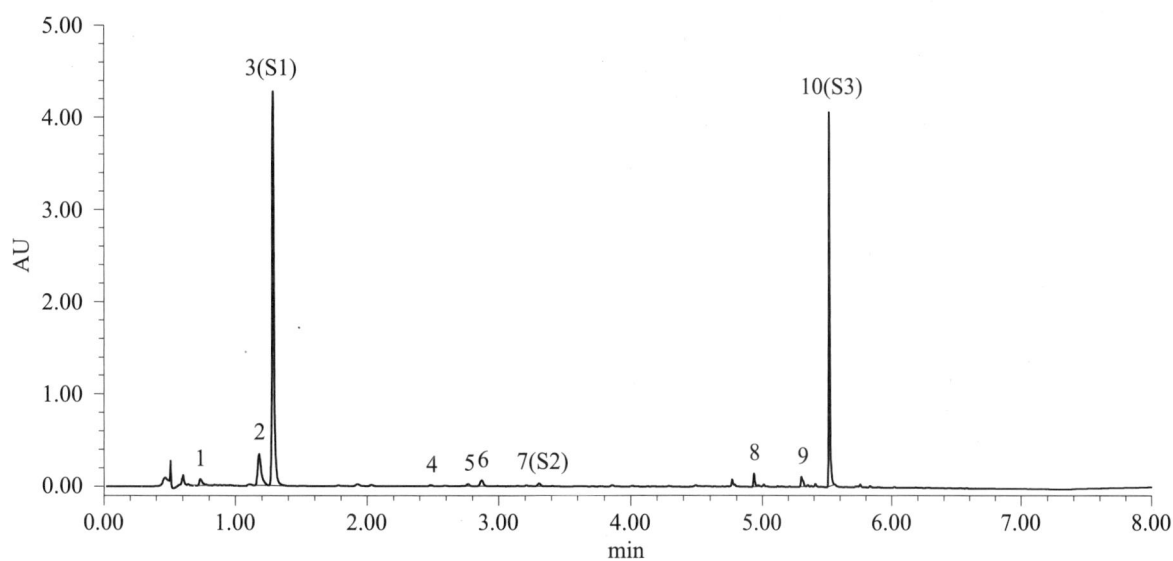

图 83-1　特征图谱对照药材 UPLC 色谱图

表 83-1　特征图谱对照药材 UPLC 特征峰参数列表

组分编号	组分名称	保留时间（min）	理论板数	拖尾因子	相对保留时间	相对保留时间标准规定值限度：±10%
1	—	0.733	5146	2.27	0.57	0.51（0.46～0.56）
2	—	1.178	10008	1.64	0.92	0.92（0.83～1.01）
3（S1）	甘草苷	1.284	50615	1.30	—	—
4	—	2.483	48377	1.15	0.75	0.80（0.72～0.88）
5	—	2.764	69818	1.25	0.83	0.87（0.78～0.96）
6	—	2.869	65090	1.14	0.87	0.92（0.83～1.01）
7（S2）	甘草素	3.306	82559	1.12	—	—
8	—	4.934	929327	1.50	0.89	0.88（0.79～0.97）
9	—	5.301	122051	1.64	0.96	0.96（0.86～1.06）
10（S3）	甘草酸	5.516	2870662	1.45	—	—

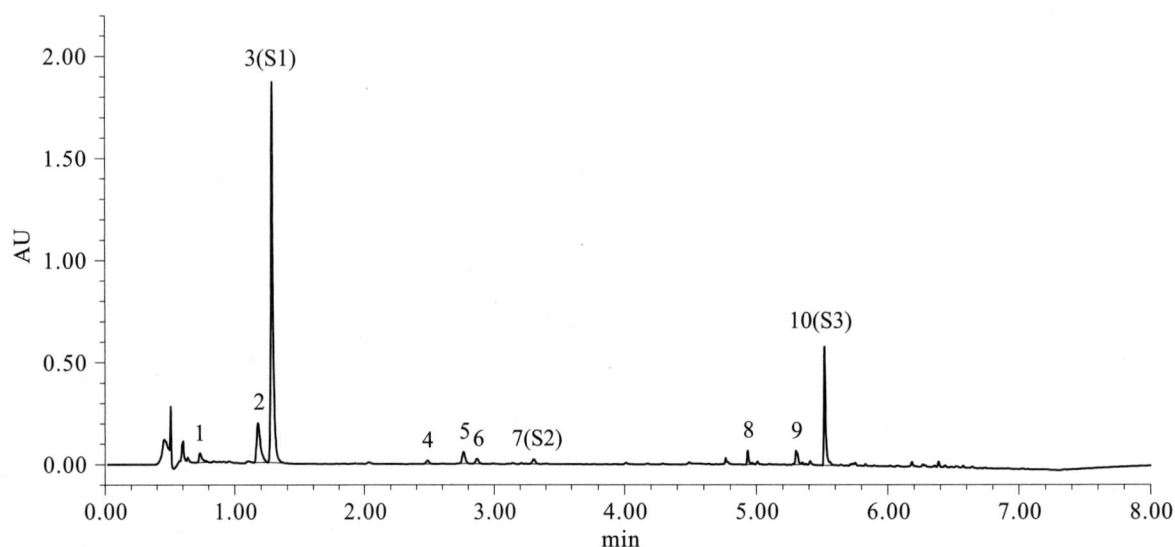

图 83-2　特征图谱供试品 UPLC 色谱图

表 83-2　特征图谱供试品 UPLC 特征峰参数列表

组分编号	组分名称	保留时间（min）	理论板数	拖尾因子	相对保留时间	相对保留时间标准规定值限度：±10%
1	—	0.732	5340	2.43	0.57	0.51（0.46～0.56）
2	—	1.177	8948	1.66	0.92	0.92（0.83～1.01）
3（S1）	甘草苷	1.282	47656	1.38	—	—
4	—	2.482	46911	1.24	0.75	0.80（0.72～0.88）

组分编号	组分名称	保留时间（min）	理论板数	拖尾因子	相对保留时间	相对保留时间标准规定值限度：±10%
5	—	2.764	63756	1.22	0.84	0.87（0.78～0.96）
6	—	2.867	65060	1.22	0.87	0.92（0.83～1.01）
7（S2）	甘草素	3.306	79680	1.12	—	—
8	—	4.933	928004	2.33	0.89	0.88（0.79～0.97）
9	—	5.3	402050	1.09	0.96	0.96（0.86～1.06）
10（S3）	甘草酸	5.517	1167400	1.88	—	—

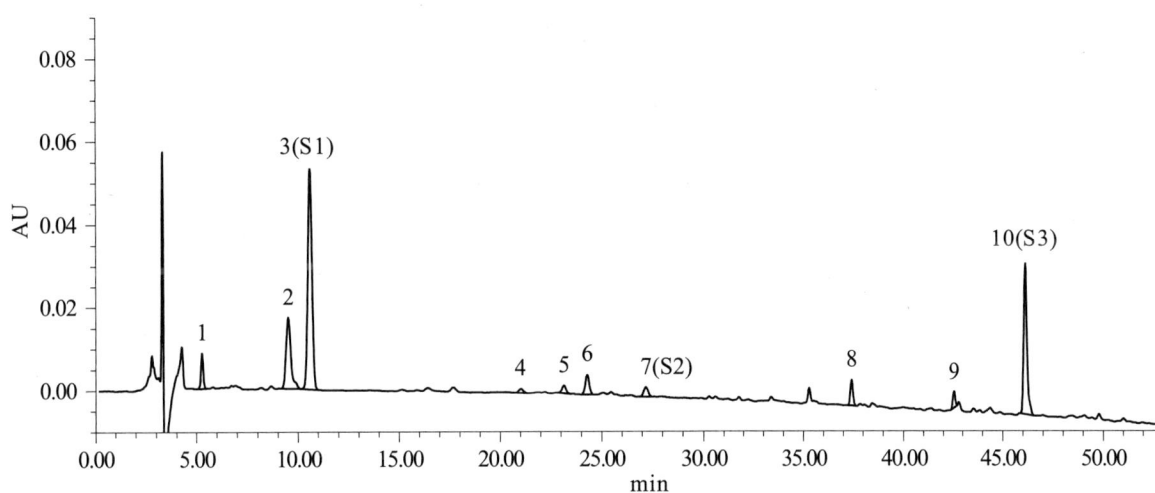

图 83-3　特征图谱对照药材 HPLC 色谱图

表 83-3　特征图谱对照药材 HPLC 特征峰参数列表

组分编号	组分名称	保留时间（min）	理论板数	拖尾因子	相对保留时间	相对保留时间标准规定值限度：±10%
1	—	5.273	10740	0.99	0.50	0.51（0.46～0.56）
2	—	9.509	7983	1.42	0.90	0.92（0.83～1.01）
3（S1）	甘草苷	10.597	11670	1.01	—	—
4	—	21.038	38106	1.07	0.77	0.80（0.72～0.88）
5	—	23.152	57096	1.05	0.85	0.87（0.78～0.90）
6	—	24.287	69038	1.01	0.89	0.92（0.83～1.01）
7（S2）	甘草素	27.182	67354	1.00	—	—
8	—	37.433	342835	1.06	0.81	0.88（0.79～0.97）
9	—	42.559	486435	0.91	0.92	0.96（0.86～1.06）
10（S3）	甘草酸	46.118	422842	1.38	—	—

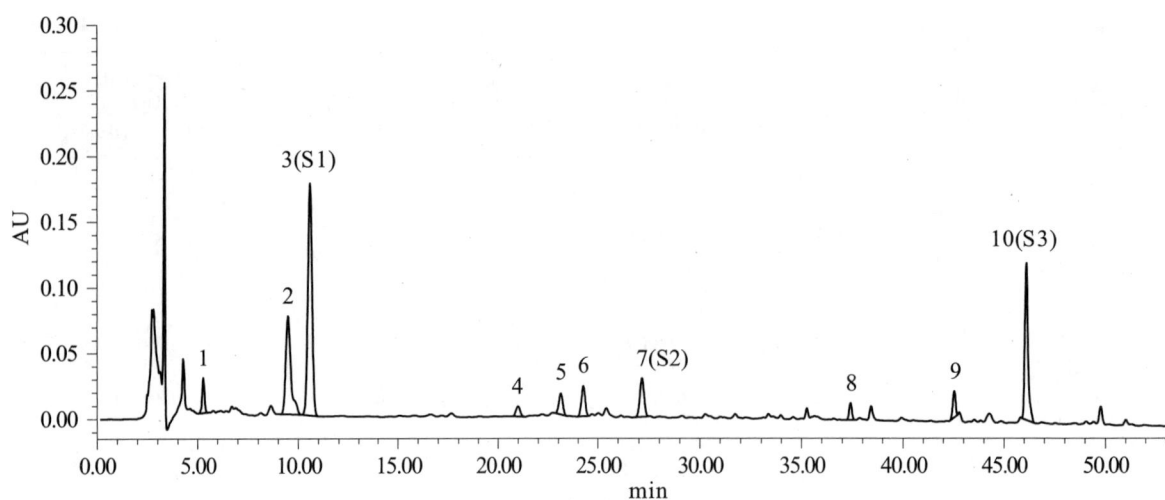

图 83-4　特征图谱供试品 HPLC 色谱图

表 83-4　特征图谱供试品 HPLC 特征峰参数列表

组分	组分名称	保留时间（min）	理论板数	拖尾因子	相对保留时间	相对保留时间标准规定值限度：±10%
1	—	5.275	10090	0.96	0.50	0.51（0.46~0.56）
2	—	9.483	7739	1.52	0.90	0.92（0.83~1.01）
3（S1）	甘草苷	10.571	11562	1.02	—	—
4	—	20.990	44127	1.04	0.77	0.80（0.72~0.88）
5	—	23.116	62856	1.05	0.85	0.87（0.78~0.96）
6	—	24.253	70883	0.98	0.89	0.92（0.83~1.01）
7（S2）	甘草素	27.144	77990	1.00	—	—
8	—	37.405	328600	1.03	0.81	0.88（0.79~0.97）
9	—	42.539	407583	0.89	0.92	0.96（0.86~1.06）
10（S3）	甘草酸	46.099	429726	1.44	—	—

5 含量测定

5.1　溶液的制备　同特征图谱。

5.2　色谱条件　同特征图谱。

5.3 结果与分析

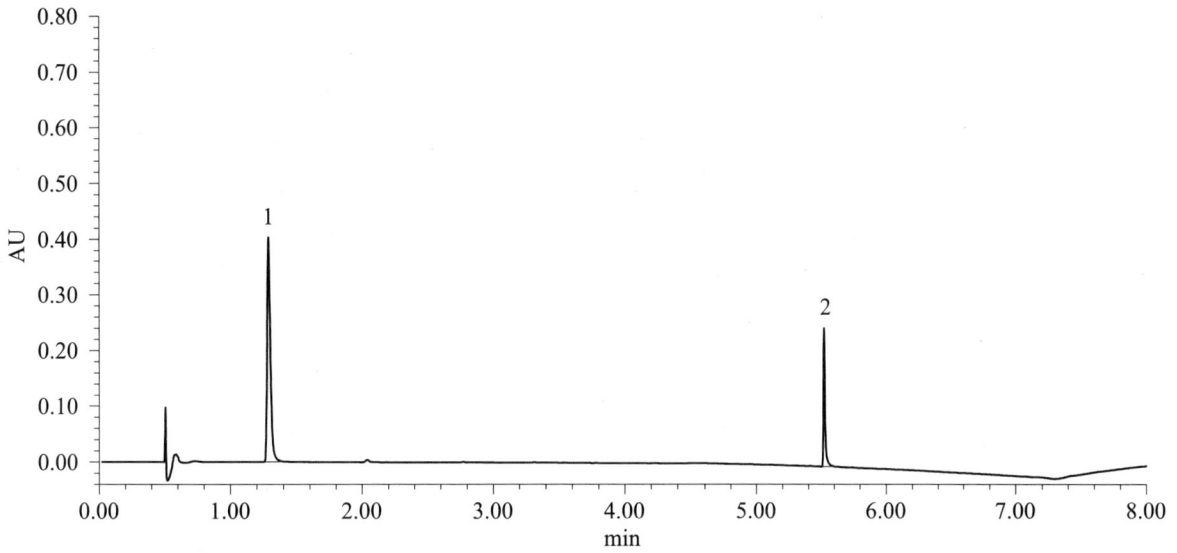

图 83-5　含量测定对照品 UPLC 色谱图
1. 甘草苷；2. 甘草酸

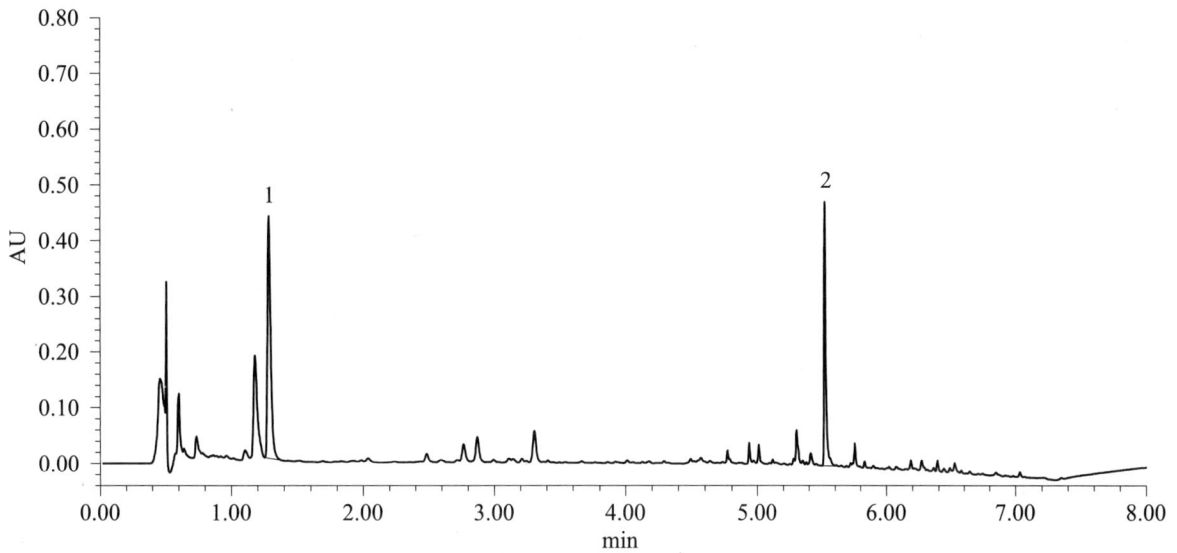

图 83-6　含量测定供试品 UPLC 色谱图
1. 甘草苷；2. 甘草酸

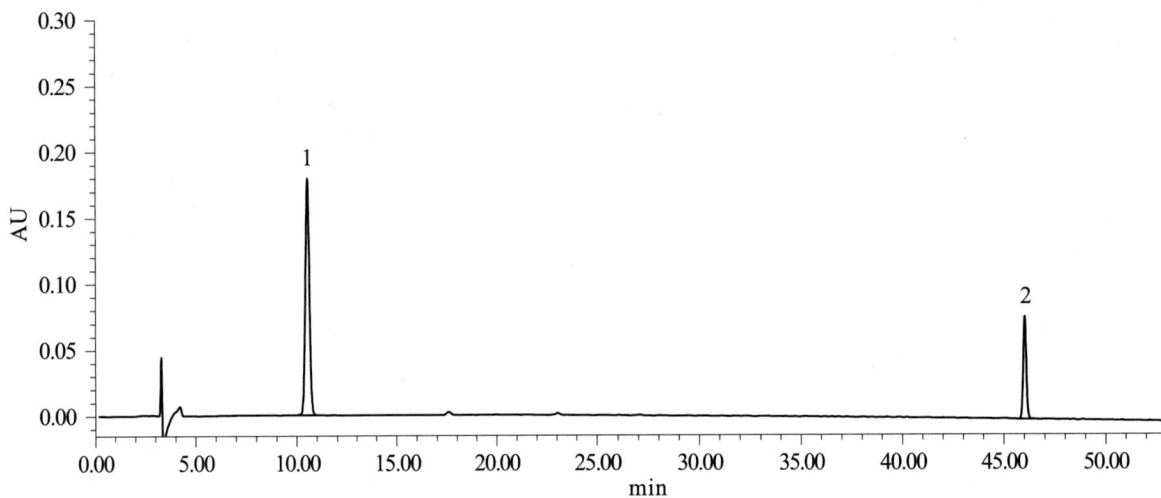

图 83-7　含量测定对照品 HPLC 色谱图
1. 甘草苷；2. 甘草酸

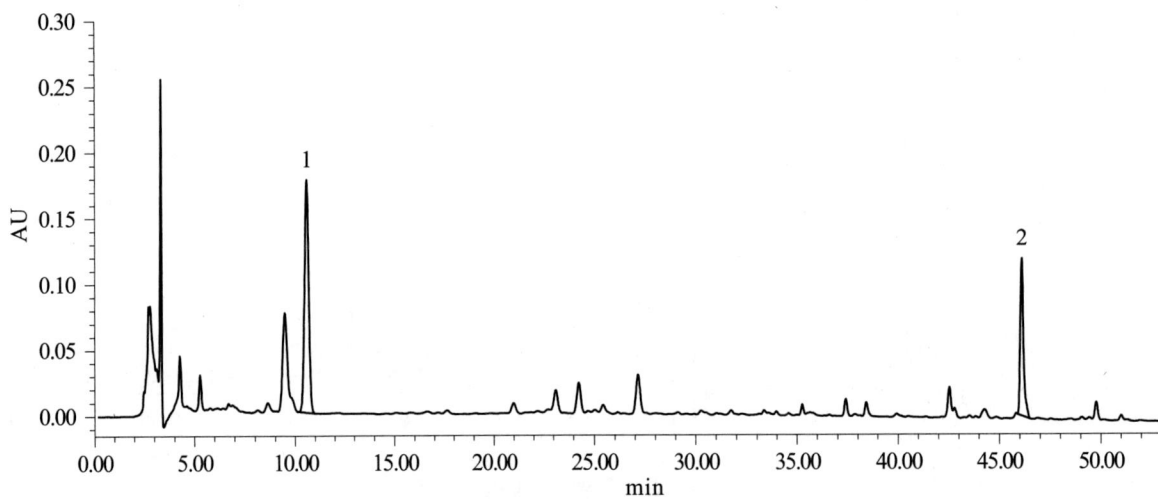

图 83-8　含量测定供试品 HPLC 色谱图
1. 甘草苷；2. 甘草酸

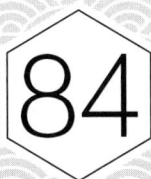

84 紫花地丁配方颗粒
Zihuadiding Peifangkeli

①样品来源 广东一方制药有限公司。

②样品性状 本品为黄棕色至棕褐色的颗粒；气微，味微苦。

③对照药材和对照品来源

对照药材 紫花地丁（中国食品药品检定研究院，批号：121429-201605）。

对照品 秦皮乙素（中国食品药品检定研究院，批号：110741-201708，纯度：99.9%）。

④特征图谱

4.1 溶液的制备

参照物溶液的制备 取紫花地丁对照药材0.5g，置具塞锥形瓶中，加60%甲醇25ml，超声处理（功率300W，频率40kHz）30分钟，放冷，摇匀，滤过，取续滤液，作为对照药材参照物溶液。另取秦皮乙素对照品适量，精密称定，加甲醇制成每1ml含0.15mg的溶液，作为对照品参照物溶液。

供试品溶液的制备 取本品适量，研细，取约0.2g（相当于饮片0.8g），置具塞锥形瓶中，加60%甲醇25ml，加热回流30分钟，放冷，摇匀，滤过，取续滤液，即得。

4.2 色谱条件

方法	UPLC（质量标准方法）
仪器	ACQUITY UPLC H-Class
仪器配置	QSM，FTN，PDA，柱温箱
色谱柱	ACQUITY UPLC BEH C18 2.1mm×100mm，1.7μm
流动相	A：甲醇 B：0.1% 冰醋酸溶液

时间 （分钟）	流动相 A（%）	流动相 B（%）	曲线
0	10	90	初始
4	18	82	6
5	22	78	6
12	40	60	6
14	10	90	1
16	10	90	6

流速	0.4ml/min
检测波长	260nm
柱温	40℃
进样量	1μl

4.3 结果与分析

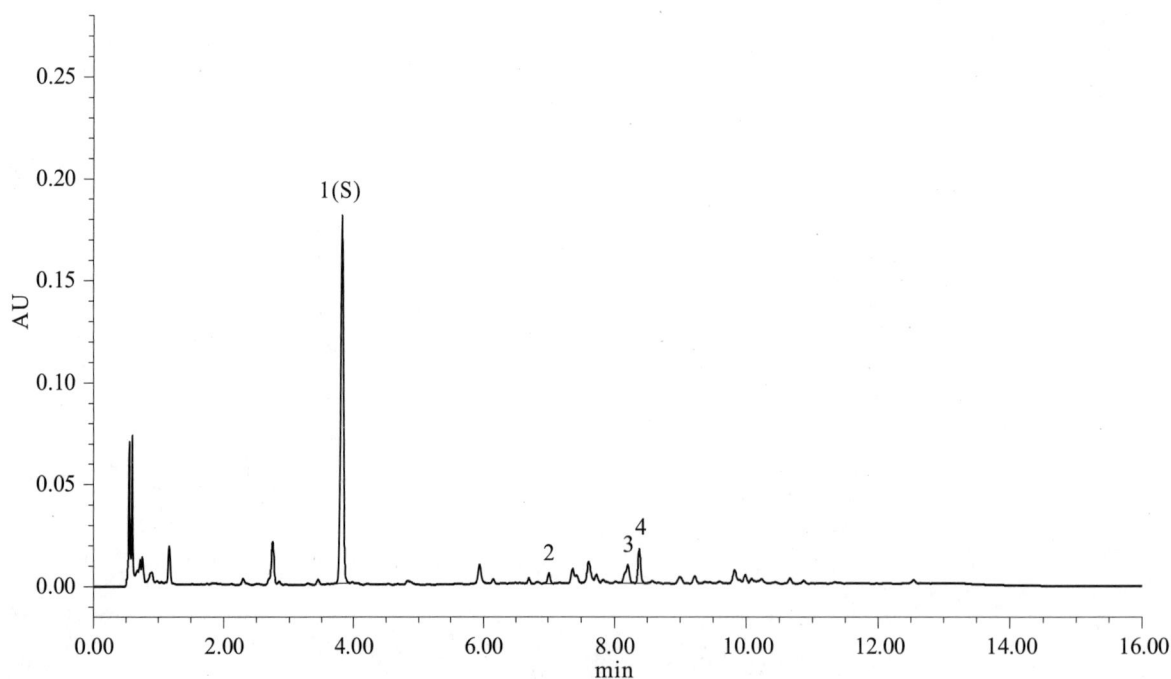

图 84-1 特征图谱对照药材 UPLC 色谱图

表 84-1　特征图谱对照药材 UPLC 特征峰参数列表

组分编号	组分名称	保留时间（min）	理论板数	拖尾因子	相对保留时间	相对保留时间标准规定值限度：±10%
1（S）	秦皮乙素	3.814	33697	1.08	—	—
2	—	7.017	149168	0.81	1.84	1.80（1.62～1.98）
3	—	8.202	91520	0.81	2.15	2.12（1.91～2.33）
4	—	8.378	186023	1.06	2.20	2.18（1.96～2.40）

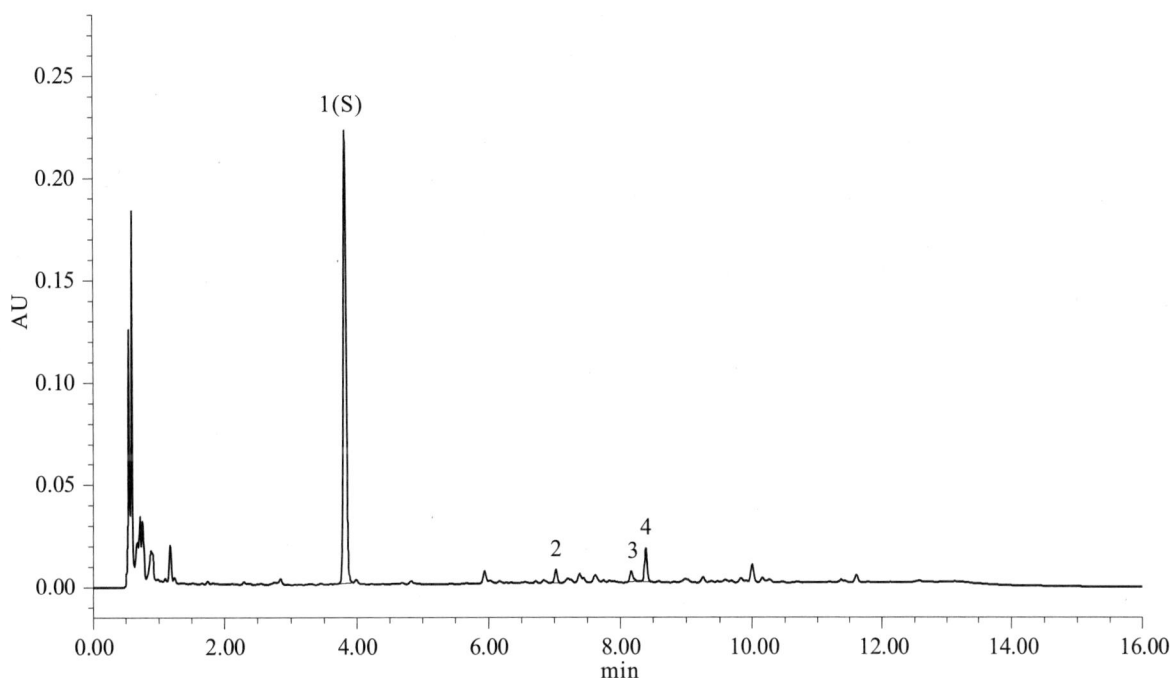

图 84-2　特征图谱供试品 UPLC 色谱图

表 84-2　特征图谱供试品 UPLC 特征峰参数列表

组分编号	组分名称	保留时间（min）	理论板数	拖尾因子	相对保留时间	相对保留时间标准规定值限度：±10%	相对峰面积	相对峰面积标准规定范围
1（S）	秦皮乙素	3.818	33714	1.08	—	—	—	—
2	—	7.029	138818	0.87	1.84	1.80（1.62～1.98）	—	—
3	—	8.168	153384	1.34	2.14	2.12（1.91～2.33）	—	—
4	—	8.393	187018	1.07	2.20	2.18（1.96～2.40）	0.070	≥ 0.017

⑤ 含量测定

5.1　溶液的制备

对照品溶液的制备　同特征图谱。

供试品溶液的制备　取本品适量，研细，取约 0.2g（相当于饮片 0.8g），精密称定，置具塞锥形瓶中，精密加入 60% 甲醇 50ml，称定重量，加热回流 30 分钟，放冷，再称定重量，用 60% 甲醇补足减失的重量，摇匀，滤过，取续滤液，即得。

5.2 色谱条件

方法	UPLC（质量标准方法）
仪器	ACQUITY UPLC H-Class
仪器配置	QSM，FTN，PDA，柱温箱
色谱柱	ACQUITY UPLC BEH C18 2.1mm×100mm，1.7μm
流动相	A：乙腈 B：0.1%磷酸溶液

时间 （分钟）	流动相 A（%）	流动相 B（%）	曲线
0	5	95	初始
4	5	95	6
7	60	40	6
8	5	95	6
11	5	95	6

流速	0.5ml/min
检测波长	350nm
柱温	40℃
进样量	1μl

5.3 结果与分析

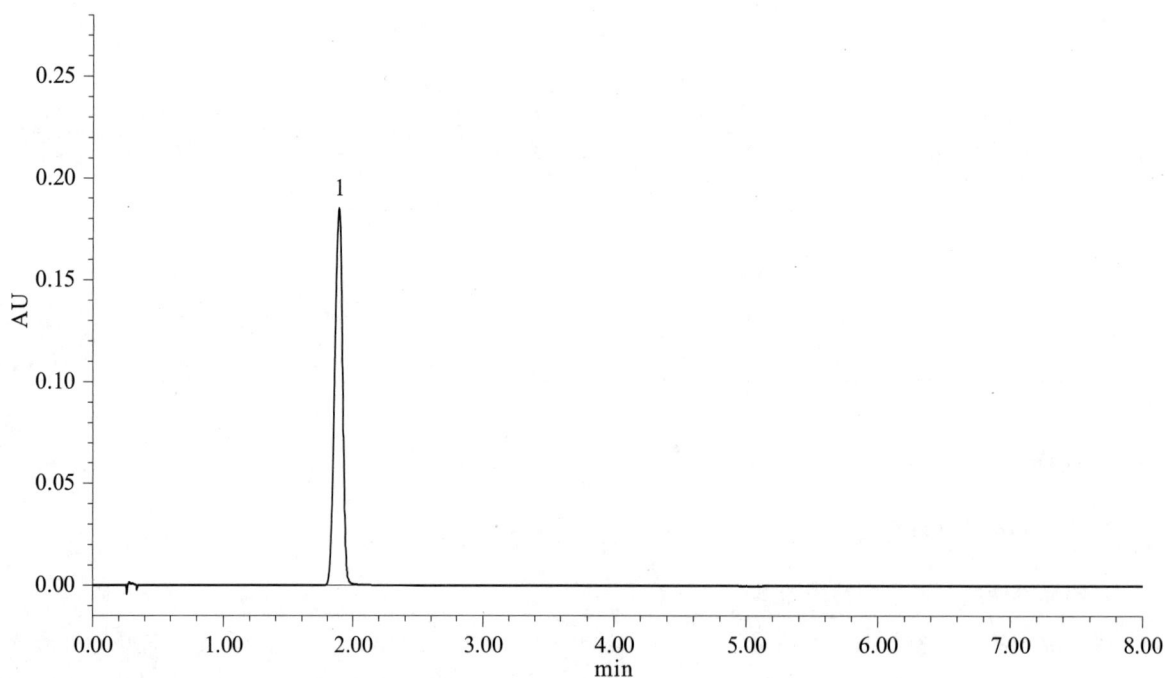

图 84-3　含量测定对照品 UPLC 色谱图
1. 秦皮乙素

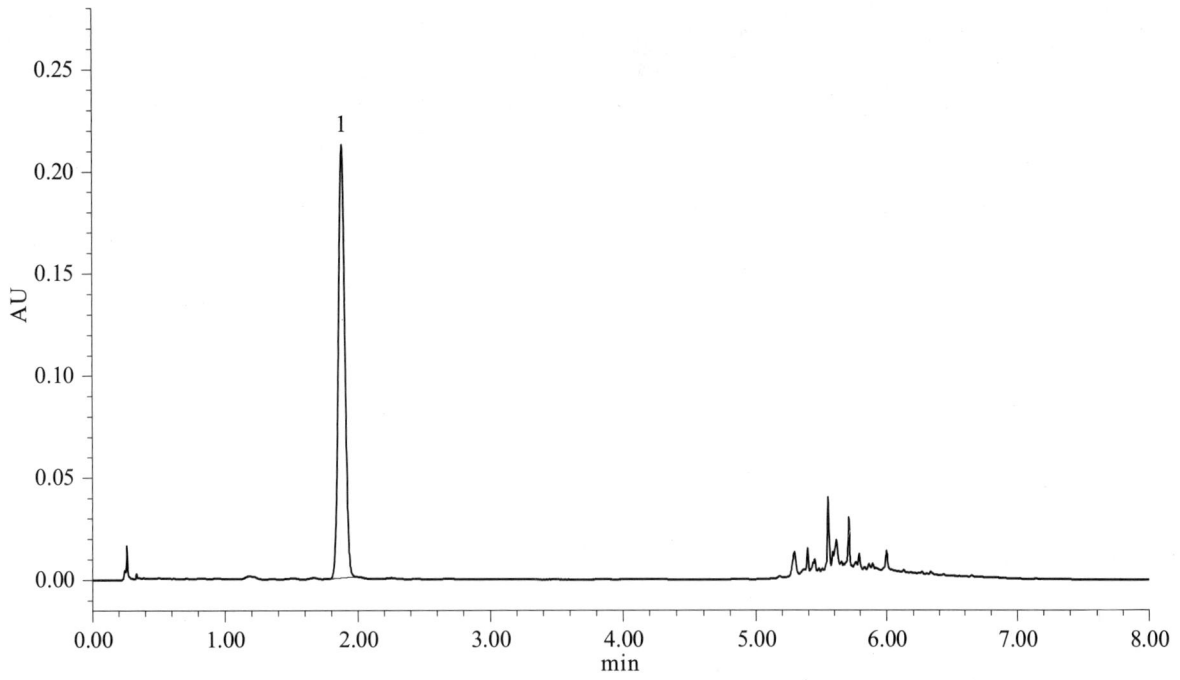

图 84-4　含量测定供试品 UPLC 色谱图
1. 秦皮乙素

⬡85 紫苏子配方颗粒
Zisuzi Peifangkeli

①样品来源 四川新绿色药业科技发展有限公司。

②样品性状 本品为棕色至深棕色的颗粒；气微香，味淡。

③对照药材和对照品来源

　　对照药材 紫苏子（中国食品药品检定研究院，批号：121614-201803）。

　　对 照 品 迷迭香酸（中国食品药品检定研究院，批号：111871-201706，纯度：90.5%）。

④特征图谱

4.1 溶液的制备

　　参照物溶液的制备 取紫苏子对照药材 1g，置具塞锥形瓶中，加 80% 甲醇 25ml，密塞，超声处理（功率 600W，频率 40kHz）30 分钟，摇匀，滤过，取续滤液，作为对照药材参照物溶液。另取迷迭香酸对照品适量，精密称定，加甲醇制成每 1ml 含 80μg 的溶液，作为对照品参照物溶液。

　　供试品溶液的制备 取本品适量，研细，取约 0.5g（相当于饮片 6.0g），精密称定，置具塞锥形瓶中，精密加入 80% 甲醇 50ml，密塞，称定重量，超声处理（功率 600W，频率 40kHz）20 分钟，放冷，再称定重量，用 80% 甲醇补足减失的重量，摇匀，滤过，取续滤液，即得。

4.2 色谱条件

方法	HPLC（质量标准方法）	UPLC（方法转换方法）
仪器	Alliance HPLC e2695	ACQUITY UPLC I-Class
仪器配置	PDA，柱温箱	BSM，FTN，PDA，柱温箱
色谱柱	ZORBAX Eclipse XDB-C18 4.6mm×250mm，5μm	ACQUITY UPLC HSS C18 2.1mm×100mm，1.8μm
流动相	A：乙腈 B：0.1%甲酸溶液	A：乙腈 B：0.1%甲酸溶液

梯度	时间（分钟）	流动相A（%）	流动相B（%）	曲线	时间（分钟）	流动相A（%）	流动相B（%）	曲线
	0	3	97	初始	0.0	3	97	初始
	10	17	83	6	1.7	17	83	6
	35	22	78	6	5.8	22	78	6
	60	60	40	6	10.0	60	40	6
	70	3	97	1	13.0	3	97	1

流速	1.0ml/min	0.5ml/min
检测波长	284nm	284nm
柱温	30℃	30℃
进样量	10μl	1μl

4.3 结果与分析

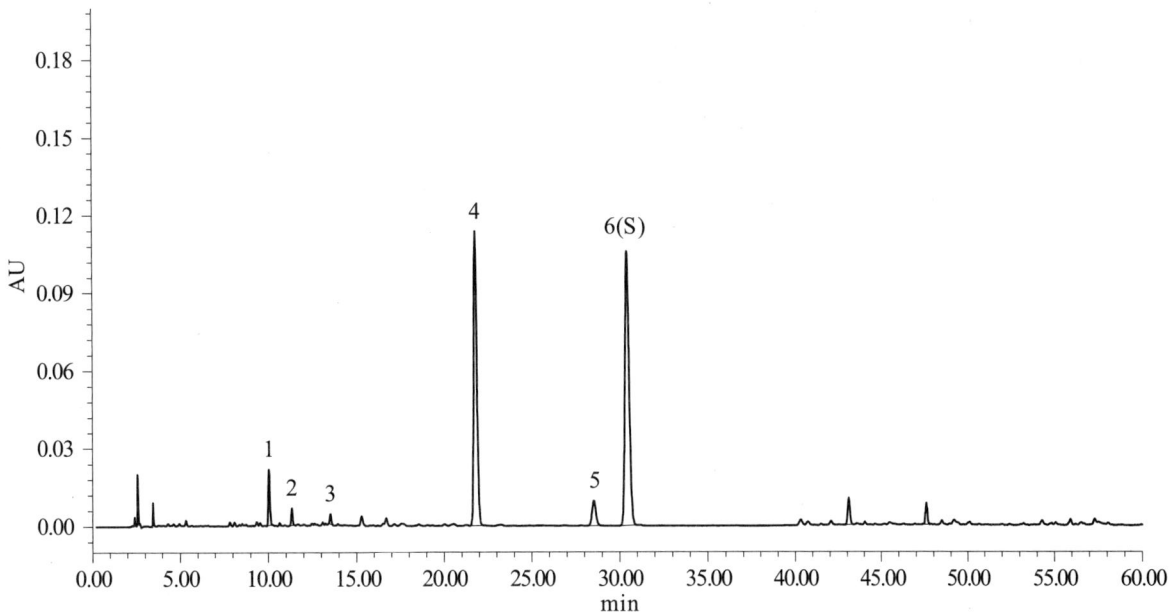

图 85-1　特征图谱对照药材 HPLC 色谱图

表 85-1　特征图谱对照药材 HPLC 特征峰参数列表

组分编号	组分名称	保留时间（min）	理论板数	拖尾因子	相对保留时间	相对保留时间标准规定值限度：±10%
1	—	10.054	66278	1.22	0.330	0.341（0.307～0.375）
2	—	11.340	98412	1.03	0.373	0.381（0.343～0.419）
3	咖啡酸	13.526	116737	1.17	0.444	0.457（0.411～0.503）
4	—	21.808	73014	1.09	0.716	0.716（0.644～0.788）
5	—	28.538	78045	1.08	0.938	0.938（0.844～1.032）
6（S）	迷迭香酸	30.438	78626	1.11	—	—

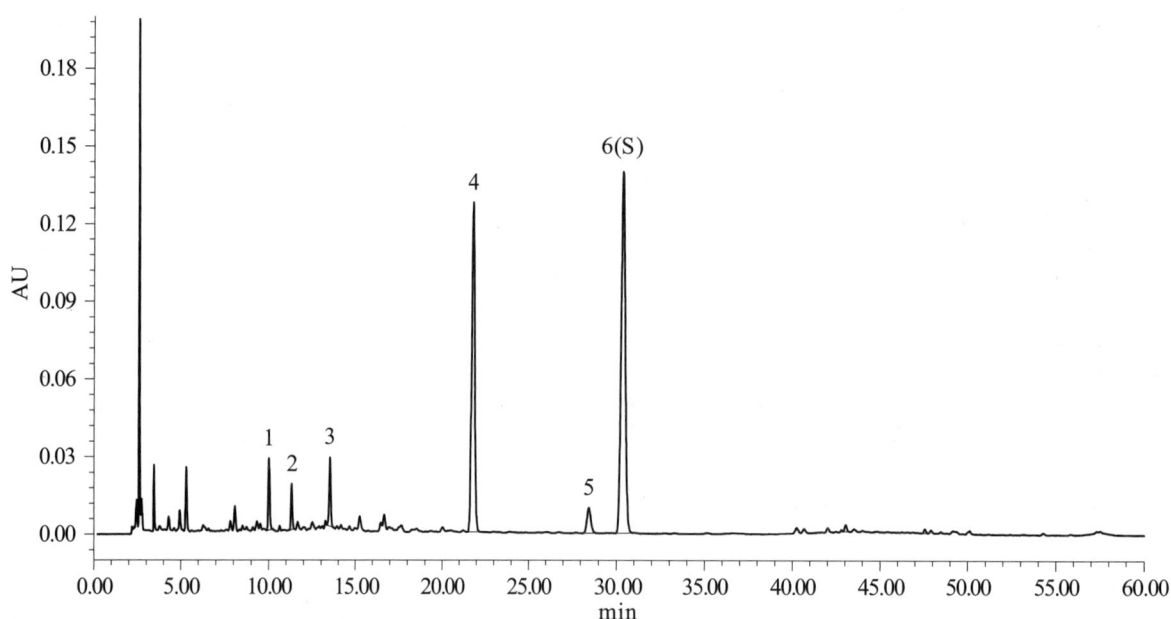

图 85-2　特征图谱供试品 HPLC 色谱图

表 85-2　特征图谱供试品 HPLC 特征峰参数列表

组分编号	组分名称	保留时间（min）	理论板数	拖尾因子	相对保留时间	相对保留时间标准规定值限度：±10%
1	—	10.018	62636	1.26	0.330	0.341（0.307～0.375）
2	—	11.322	95713	1.09	0.373	0.381（0.343～0.419）
3	咖啡酸	13.506	104146	0.98	0.445	0.457（0.411～0.503）
4	—	21.795	73552	1.09	0.718	0.716（0.644～0.788）
5	—	28.474	76694	1.08	0.938	0.938（0.844～1.032）
6（S）	迷迭香酸	30.350	80064	1.12	—	—

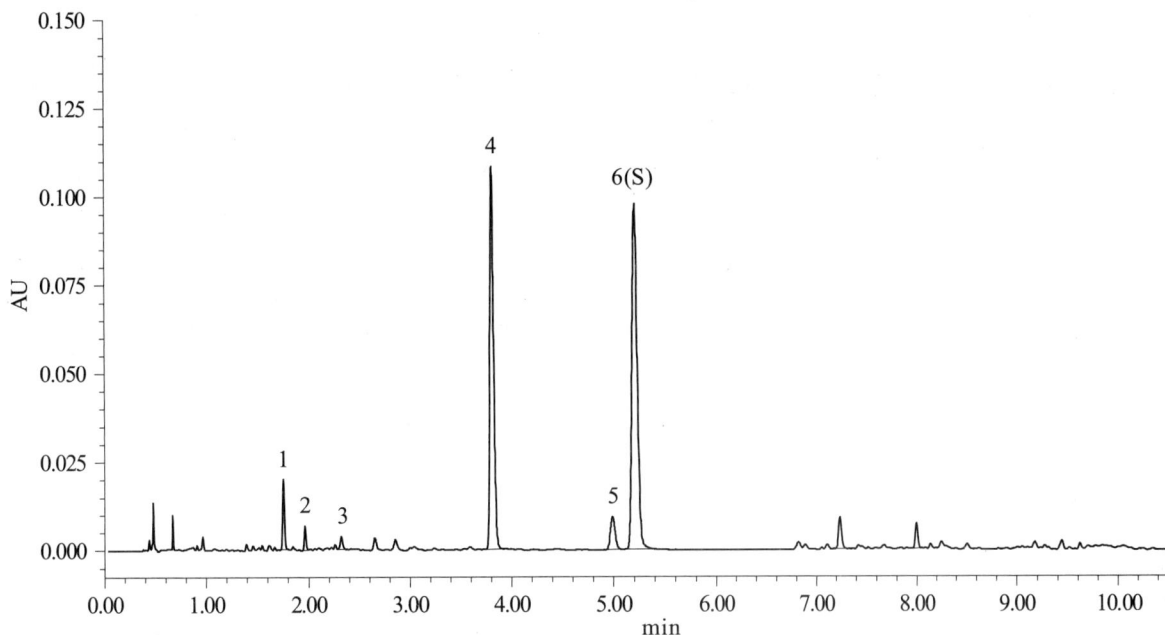

图 85-3　特征图谱对照药材 UPLC 色谱图

表 85-3　特征图谱对照药材 UPLC 特征峰参数列表

组分编号	组分名称	保留时间（min）	理论板数	拖尾因子	相对保留时间	相对保留时间标准规定值 限度：±10%
1	—	1.752	43686	1.18	0.336	0.341（0.307～0.375）
2	—	1.963	64860	1.13	0.377	0.381（0.343～0.419）
3	咖啡酸	2.320	51564	1.10	0.445	0.457（0.411～0.503）
4	—	3.807	49193	1.13	0.731	0.716（0.644～0.788）
5	—	4.990	53751	1.10	0.958	0.938（0.844～1.032）
6（S）	迷迭香酸	5.208	49329	1.14	—	—

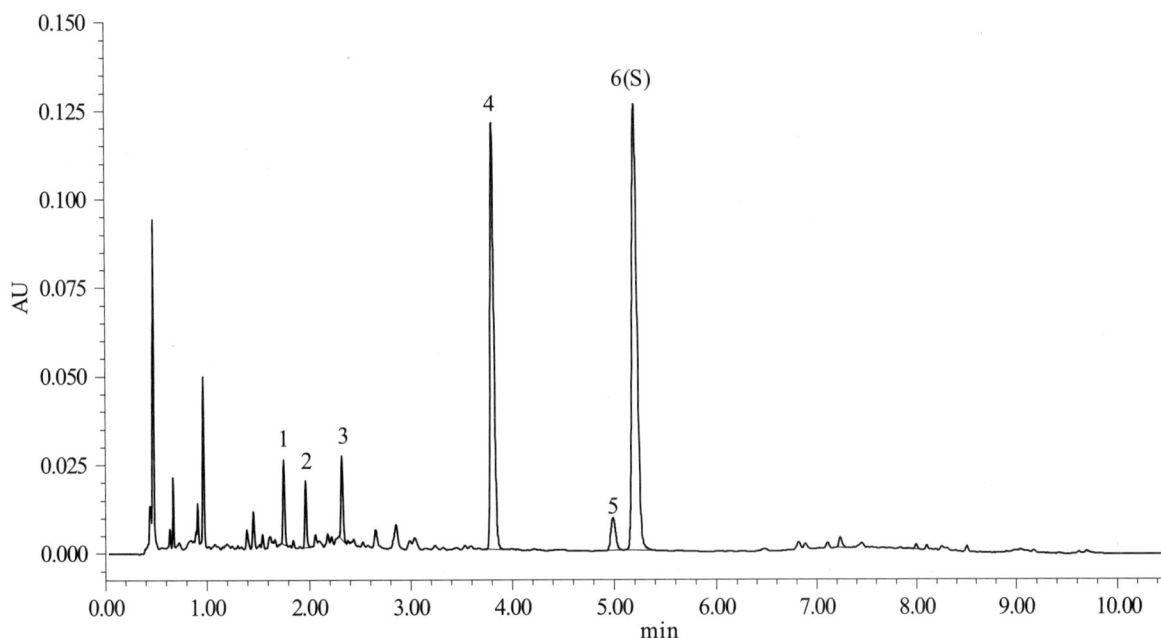

图 85-4　特征图谱供试品 UPLC 色谱图

表 85-4　特征图谱供试品 UPLC 特征峰参数列表

组分编号	组分名称	保留时间（min）	理论板数	拖尾因子	相对保留时间	相对保留时间标准规定值限度：±10%
1	—	1.751	44082	1.22	0.336	0.341（0.307～0.375）
2	—	1.963	64093	1.17	0.377	0.381（0.343～0.419）
3	咖啡酸	2.320	63535	1.25	0.446	0.457（0.411～0.503）
4	—	3.807	49361	1.13	0.731	0.716（0.644～0.788）
5	—	4.989	53845	1.12	0.958	0.938（0.844～1.032）
6（S）	迷迭香酸	5.207	49100	1.14	—	—

5 含量测定

5.1 溶液的制备　同特征图谱。

5.2 色谱条件

方法	HPLC（质量标准方法）	UPLC（方法转换方法）
仪器	Alliance HPLC e2695	ACQUITY UPLC I-Class
仪器配置	PDA，柱温箱	BSM，FTN，PDA，柱温箱
色谱柱	ZORBAX Eclipse XDB-C18 4.6mm×250mm，5μm	ACQUITY UPLC HSS C18 2.1mm×100mm，1.8μm
流动相	A：甲醇 B：0.1% 甲酸溶液	A：甲醇 B：0.1% 甲酸溶液
梯度	时间（分钟）／流动相A（%）／流动相B（%）／曲线 0　40　60　初始 30　40　60　6	时间（分钟）／流动相A（%）／流动相B（%）／曲线 0　40　60　初始 8　40　60　6
流速	1.0ml/min	0.3ml/min
检测波长	330nm	330nm
柱温	30℃	30℃
进样量	10μl	1μl

5.3 结果与分析

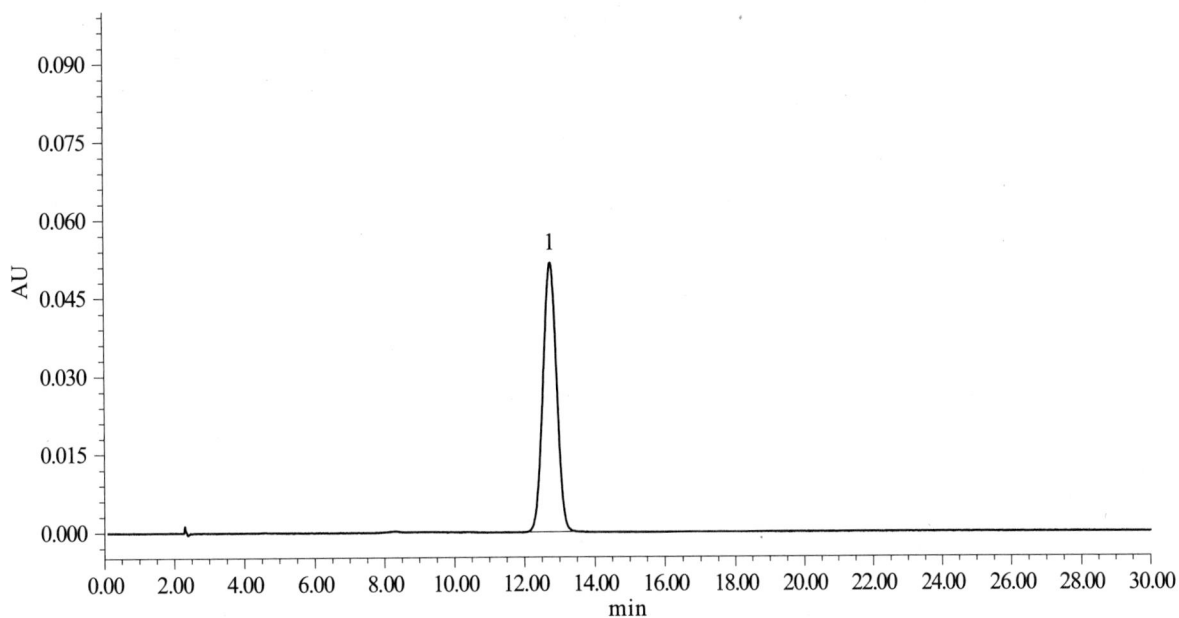

图 85-5　含量测定对照品 HPLC 色谱图
1. 迷迭香酸

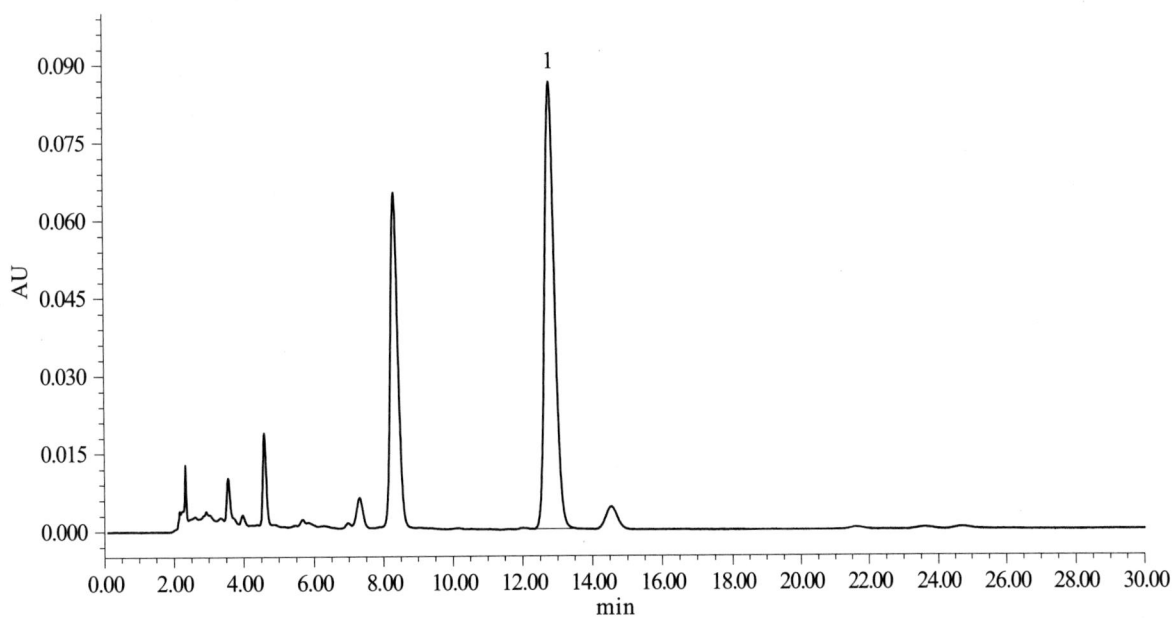

图 85-6　含量测定供试品 HPLC 色谱图
1. 迷迭香酸

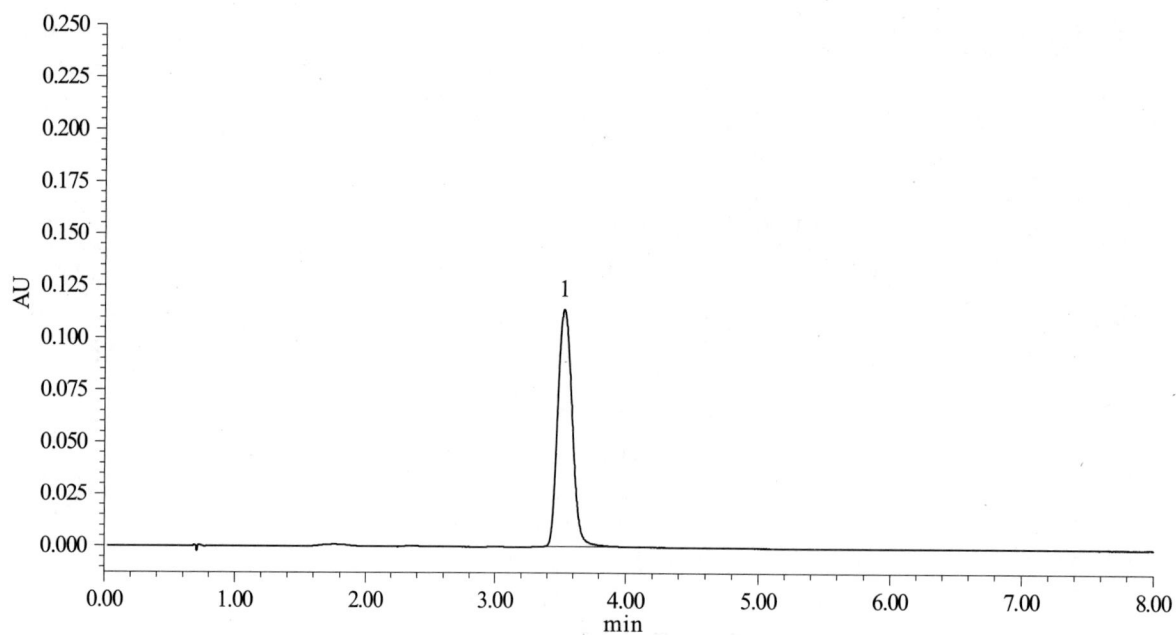

图 85-7　含量测定对照品 UPLC 色谱图
1. 迷迭香酸

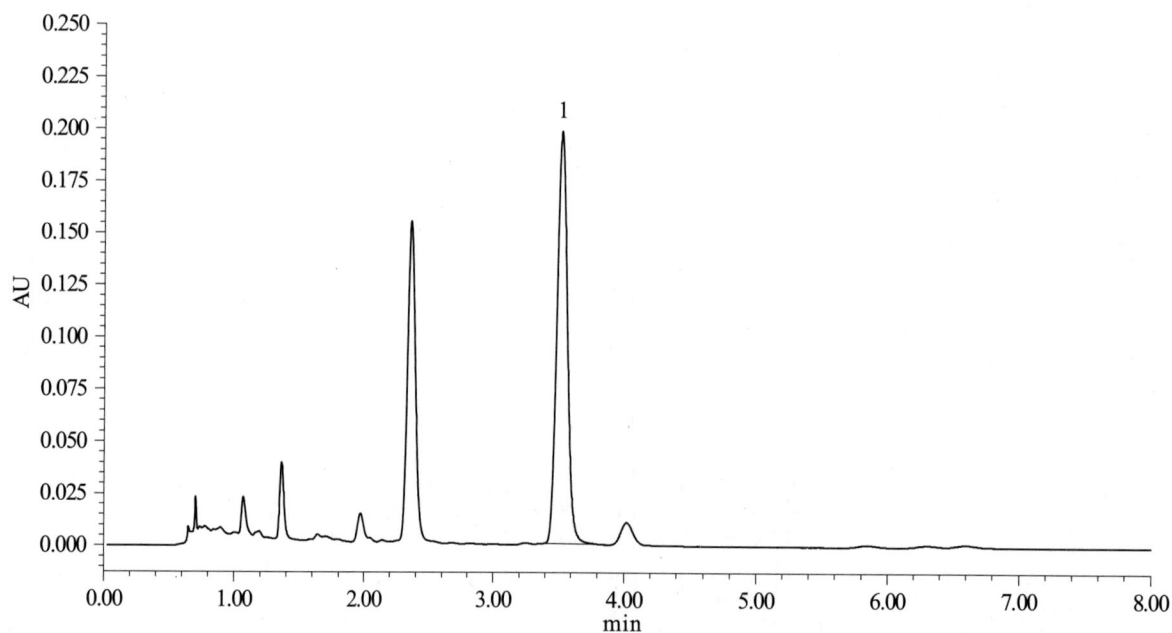

图 85-8　含量测定供试品 UPLC 色谱图
1. 迷迭香酸

86 紫菀配方颗粒

Ziwan Peifangkeli

1 样品来源 江阴天江药业有限公司限公司。

2 样品性状 本品为黄色至黄棕色的颗粒；气微，味微甘、微苦。

3 对照药材和对照品来源

对照药材 紫菀（中国食品药品检定研究院，批号：120956-201106）。

对 照 品 1. 绿原酸；2. 1,5-*O*- 二咖啡酰奎宁酸（1. 中国食品药品检定研究院，批号：110753-201817，纯度：96.8%；2. 上海源叶生物科技有限公司，批号：B28155，纯度≥98.0%）。

4 特征图谱

4.1 溶液的制备

参照物溶液的制备 取紫菀对照药材 0.5g，置具塞锥形瓶中，加水 25ml，加热回流 30 分钟，放冷，摇匀，滤过，取续滤液，作为对照药材参照物溶液。另取绿原酸对照品、1,5-*O*- 二咖啡酰奎宁酸对照品适量，精密称定，分别加 70% 甲醇制成每 1ml 各含 15μg 的溶液，作为对照品参照物溶液。

供试品溶液的制备 取本品适量，研细，取约 0.3g（相对于饮片 0.45g），精密称定，置具塞锥形瓶中，精密加入 70% 甲醇 15ml，密塞，称定重量，超声处理（功率 250W，频率 40kHz）30 分钟，放冷，再称定重量，用 70% 甲醇补足减失的重量，摇匀，滤过，取续滤液，即得。

4.2 色谱条件

方法	UPLC（质量标准方法）			
仪器	ACQUITY UPLC H-Class			
仪器配置	QSM，FTN，TUV，柱温箱			
色谱柱	ZORBAX SB-Aq C18 2.1mm×100mm，1.8μm			
流动相	A：四氢呋喃 - 甲醇（1：4） B：0.1％甲酸溶液			
梯度	时间 （分钟）	流动相 A（%）	流动相 B（%）	曲线
	0	9	91	初始
	10	11	89	6
	11	21	79	6
	17	26	74	6
	25	26	74	6
	36	38	62	6
	45	9	91	1
流速	0.35ml/min			
检测波长	327nm			
柱温	35℃			
进样量	2μl			

4.3 结果与分析

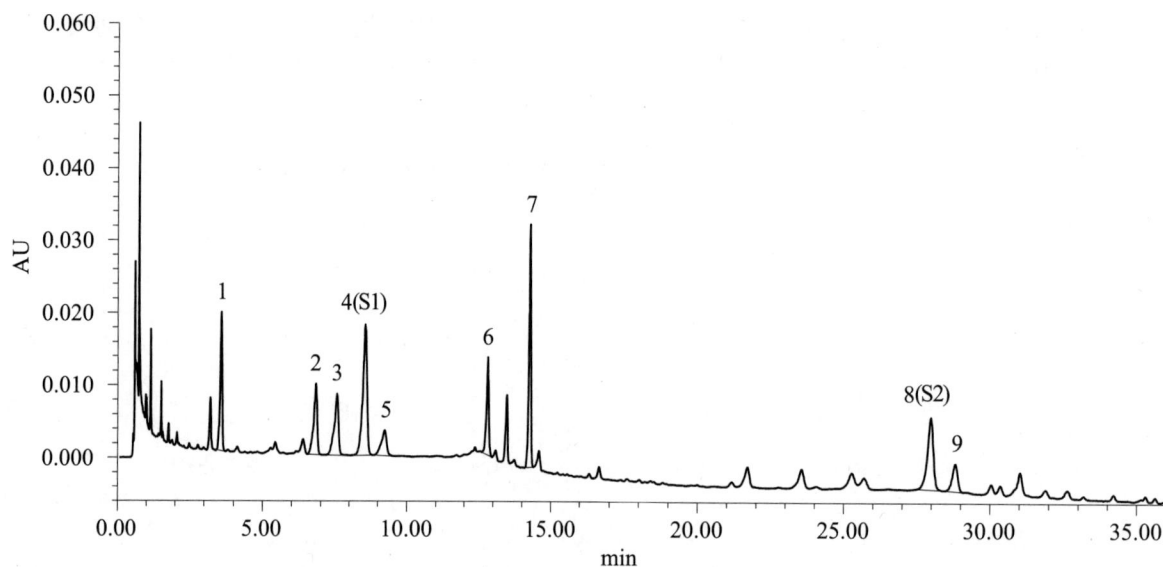

图 86-1　特征图谱对照药材 UPLC 色谱图

表 86-1　特征图谱对照药材 UPLC 特征峰参数列表

组分编号	组分名称	保留时间（min）	理论板数	拖尾因子	相对保留时间	相对保留时间标准规定值限度：±10%
1	新绿原酸	3.581	14372	0.79	0.42	0.42（0.38～0.46）
2	—	6.819	16374	0.76	0.80	0.80（0.72～0.88）
3	隐绿原酸	7.559	13449	0.74	0.88	0.92（0.83～1.01）
4（S1）	绿原酸	8.563	16130	0.79	—	—
5	咖啡酸	9.240	10589	0.80	1.08	1.11（1.00～1.22）
6	—	12.812	135485	0.86	1.50	1.39（1.25～1.53）
7	1,3-O-二咖啡酰奎宁酸	14.265	227163	0.83	1.67	1.55（1.40～1.70）
8（S2）	1,5-O-二咖啡酰奎宁酸	27.974	99343	0.84	—	—
9	—	28.822	112177	0.85	1.03	1.03（0.93～1.13）

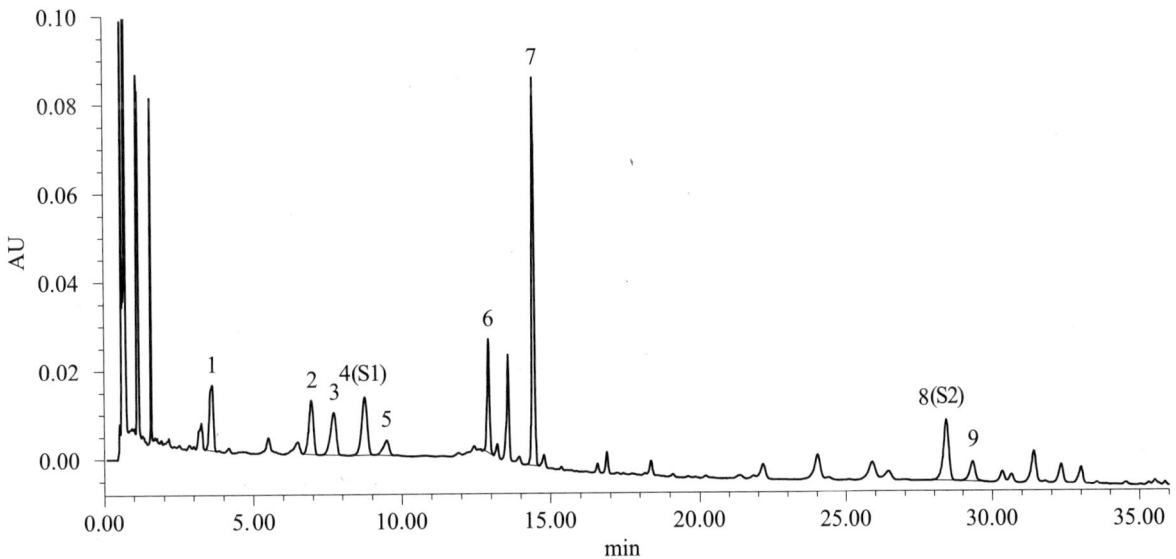

图 86-2　特征图谱供试品 UPLC 色谱图

表 86-2　特征图谱供试品 UPLC 特征峰参数列表

组分编号	组分名称	保留时间（min）	理论板数	拖尾因子	相对保留时间	相对保留时间标准规定值限度：±10%
1	新绿原酸	3.637	4385	0.75	0.41	0.42（0.38～0.46）
2	—	6.955	9442	0.85	0.79	0.80（0.72～0.88）
3	隐绿原酸	7.713	7332	0.81	0.88	0.92（0.83～1.01）
4（S1）	绿原酸	8.764	10674	0.84	—	—
5	咖啡酸	9.495	9309	0.84	1.08	1.11（1.00～1.22）

组分编号	组分名称	保留时间（min）	理论板数	拖尾因子	相对保留时间	相对保留时间标准规定值限度：±10%
6	—	12.930	129520	0.87	1.48	1.39（1.25～1.53）
7	1,3-O-二咖啡酰奎宁酸	14.451	180462	0.86	1.65	1.55（1.40～1.70）
8（S2）	1,5-O-二咖啡酰奎宁酸	28.430	108597	0.82	—	—
9	—	29.329	117133	1.05	1.03	1.03（0.93～1.13）

5 含量测定

5.1 溶液的制备

对照品溶液的制备 同特征图谱绿原酸对照品参照物溶液。

供试品溶液的制备 取本品适量，研细，取约 0.5g（相对于饮片 0.75g），精密称定，置具塞锥形瓶中，精密加入 70% 甲醇 25ml，密塞，称定重量，超声处理（功率 250W，频率 40kHz）30 分钟，放冷，再称定重量，用 70% 甲醇补足减失的重量，摇匀，滤过，取续滤液，即得。

5.2 色谱条件 同特征图谱。

5.3 结果与分析

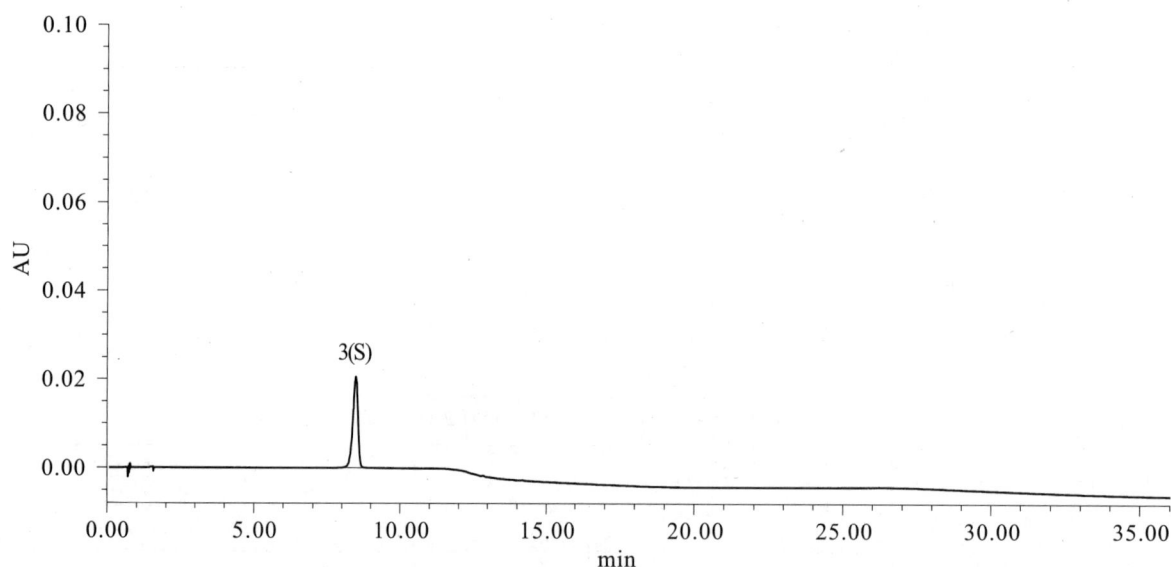

图 86-3 含量测定对照品 UPLC 色谱图
3（S）. 绿原酸

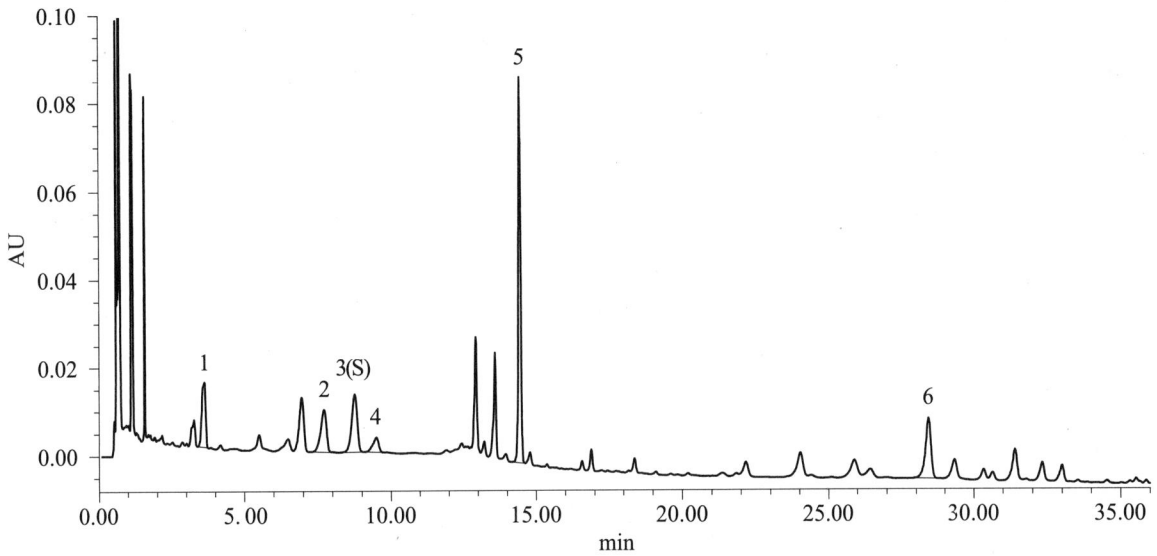

图 86-4 含量测定供试品 UPLC 色谱图

表 86-3 含量测定供试品 UPLC 测定成分参数列表

组分 编号	组分 名称	保留时间 （min）	相对保留 时间	相对保留时间 标准规定值 限度：±10%
1	新绿原酸	3.637	0.41	0.42（0.38～0.46）
2	隐绿原酸	7.713	0.88	0.92（0.83～1.01）
3（S）	绿原酸	8.764	—	1.00
4	咖啡酸	9.495	1.08	1.11（1.00～1.22）
5	1,3-O- 二咖啡酰奎宁酸	14.451	1.65	1.55（1.40～1.71）
6	1,5-O- 二咖啡酰奎宁酸	28.430	3.24	3.12（2.81～3.43）